LEÇONS CLINIQUES

SUR LES

MALADIES MENTALES

ET SUR LES

MALADIES NERVEUSES

TRAVAUX DE M. LE Dr AUGUSTE VOISIN

TRAITÉ DE LA PARALYSIE GÉNÉRALE DES ALIÉNÉS

Paris, 1879, 1 vol. gr. in-8 de XIV-560 pages.

AVEC XV PLANCHES DESSINÉES D'APRÈS NATURE, LITHOGRAPHIÉES ET COLORIÉES, GRAPHIQUES FAC-SIMILÉ.

Prix : 20 francs.

OUVRAGE COURONNÉ PAR L'INSTITUT. PRIX MONTHYON DE 2500 FRANCS, 1880.

De l'anesthésie cutanée hystérique. Paris, 1858, in-8 de 40 pages. (*Gazette hebdomadaire*, 1858.

Des signes propres à faire distinguer les hémorrhagies cérébelleuses des hémorrhagies cérébrales. Considérations de physiologie pathologiqne éclairant l'étude de la paralysie générale des aliénés. Leçons de M. le professeur Bouillaud. Paris, 1859, grand in-8°. (*Union médicale*, juin 1869.)

De l'hématocèle rétro-utérine et des épanchements sanguins non enkystés de la cavité péritonéale du petit bassin, considérés comme des accidents de la menstruation. Paris, 1860, in-8 de 368 pages, avec une planche lithographiée.

De la mélancolie. Mémoire couronné par l'Académie de médecine, 1863.

Études sur les mariages consanguins dans la commune de Batz, près le Croisic (Loire-Inférieure. (*Bulletin de l'Académie de médecine*, 17 janvier 1865, t. XXX ; *Annales d'hygiène publique*, 1865, 2e série, t. XXIII, p. 260.)

Articles : AMNÉSIE, APHASIE, ÉPILEPSIE, HÉRÉDITÉ, du *Nouveau Dictionnaire de médecine et de chirurgie pratiques* publié sous la direction du Dr Jaccoud, Paris, 1865-1872, t. I, III, XIII, XVII.

De l'épilepsie simulée et de son diagnostic par les caractères sphygmographiques du pouls (*Annales d'hygiène publique et de médecine légale*, 2e série, t. XXIX, 1868.)

Contribution à la thérapeutique de l'épilepsie par les préparations de cuivre et de zinc. Maintien des guérisons depuis dix ans et plus. Paris, 1870, in-8, 16 pages. (*Bulletin de thérapeutique*, 15 mars 1870.)

Du traitement curatif de la folie par le chlorhydrate de morphine. (*Bulletin de thérapeutique*, 1874, 1876 et 1880.)

Le service des secours publics à Paris et à l'étranger. (*Annales d'hygiène publique et de médecine légale*. Paris, 2e série, t. XL, 1873.)

De l'emploi du bromure de potassium dans les maladies nerveuses. Mémoire couronné par l'Académie de médecine. Prix Civrieux, 1871. (*Mémoires de l'Académie de médecine*, tome XXXI, p. 1 à 258, 1871.)

De la mélancolie dans la paralysie générale (avec le docteur Ch. Burlureaux). Mémoire couronné par l'Académie de Médecine. Prix Lefèvre, 1875. *Mémoires de l'Académie de médecine*, t. XXXIII, 1880.

Du divorce et de la folie, communication faite à la *Société médico-psychologique*, 26 juin 1882.

De quelques modifications à apporter à la loi de 1838 concernant les aliénés criminels et les rechutes. Conférences sur les maladies mentales. 1882, in-8. (*France médicale*.)

MOTTEROZ, Adm.-Direct. des Imprimeries réunies, A, rue Mignon, 2, Paris

LEÇONS CLINIQUES

SUR LES

MALADIES MENTALES

ET SUR LES

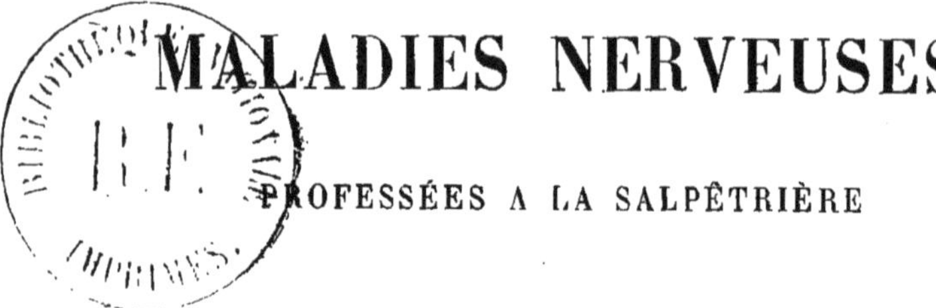

MALADIES NERVEUSES

PROFESSÉES A LA SALPÊTRIÈRE

PAR LE DOCTEUR

AUGUSTE VOISIN

Médecin de la Salpêtrière

AVEC PHOTOGRAPHIES, PLANCHES LITHOGRAPHIÉES

ET FIGURES INTERCALÉES DANS LE TEXTE

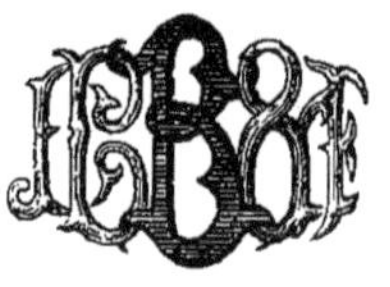

PARIS

LIBRAIRIE J.-B. BAILLIÈRE ET FILS

19, rue Hautefeuille, près le boulevard Saint-Germain

LONDRES. — BAILLIÈRE, TINDALL AND COX | MADRID. — CARLOS BAILLY-BAILLIÈRE

1883

PRÉFACE

Les maladies nerveuses et mentales, si communes aujourd'hui, et dont les conséquences sont si graves pour la famille et la société, sont peut-être celles qui réclament le plus les recherches persévérantes du médecin. Des efforts longs et suivis, des observations minutieuses et délicates sont nécessaires pour connaître la nature intime de ces maladies. Aussi est-ce là le point capital qu'il s'agit d'éclaircir, celui dont la connaissance importe le plus à la théorie et à la pratique de la médecine mentale.

J'apporte à l'œuvre commune le fruit de mes études personnelles. La faveur avec laquelle a été accueillie la publication de mes leçons cliniques sur les maladies mentales et nerveuses en 1874, a été pour moi un vif encouragement à persévérer dans la voie que j'avais suivie dans l'étude de ces affections, et à chercher dans l'alliance de la physiologie et de l'anatomie pathologique le soulagement et la guérison des malades.

Il me sera permis de rappeler que mes efforts ont été couronnés de succès, que l'Institut de France (Académie des Sciences) (Prix Monthyon, 1880), et l'Académie de médecine (Prix Civrieux, 1871, et prix Lefèvre, 1875), ont bien voulu récompenser mes recherches, et de dire que je compte parmi mes plus chères satisfactions le bien que j'ai pu faire aux malades confiés à mes soins.

Les leçons que je publie dans cette deuxième édition ont trait à peu près exclusivement à la folie vésanique, aux délires par intoxications, à l'épilepsie et à la forme de paralysie générale qui présent du délire mélancolique et hypochondriaque.

Parmi les questions que j'ai abordées ici, je signalerai à la bienveillante attention de mes confrères : les caractères des prédispositions à la folie, l'influence de la mauvaise éducation, la folie par anémie et par sthénie; les rapports entre les altérations du sang, les diathèses et l'aliénation mentale; la syphilis cérébrale, la folie secondaire consécutive à la fièvre typhoïde, à la diphthérie, etc., la folie hystérique, la folie sensorielle, c'est-à-dire celle qui est causée par des lésions ou des troubles fonctionnels des organes des sens; la folie sympathique et les altérations des ganglions du grand sympathique; la folie puerpérale, la localisation des idées de suicide dans les régions bregmatique, syncipitale et les lésions corrélatives dans les parties internes des circonvolutions frontales ascendantes et pariétales; la folie native et la folie du jeune âge; la folie alcoolique.

L'étude de la folie par intoxication m'a conduit à étudier la folie par abus de l'opium, du hachisch et du tabac. Un de mes anciens internes, M. Villard, ayant eu l'occasion de faire un voyage en Orient, m'a fourni d'intéressantes observations de folie hachischique, recueillies à l'asile de Sidi Moristan (Caire). Au moyen d'expériences nombreuses, j'ai cherché à constater l'action spéciale du hachisch sur les différents organes.

Plusieurs leçons ont été consacrées à l'hyperthermie crânienne et à l'utilité qu'on peut tirer de ces recherches pour le diagnostic et le traitement, ainsi qu'aux altérations des cellules cérébrales et des vaisseaux capillaires de la substance cérébrale.

L'idiotie, qui a été, il y a cinquante ans, l'objet des préoccupations généreuses de mon grand-père, M. Félix Voisin, a fait l'objet de plusieurs de mes leçons. A l'aide d'observations personnelles, j'ai cherché à en déterminer les causes multiples, à tracer les règles de l'éducation et de l'instruction des idiots et des arriérés et les procédés pédagogiques qui leur sont applicables.

L'étude que j'ai faite de la paralysie générale dans une publication spéciale me dispense d'insister particulièrement ici sur cette affection. Je n'en ai donc parlé que d'une façon incidente à propos de la mélancolie.

La curabilité de l'épilepsie, qui me préoccupe vivement depuis de longues années, a été de ma part l'objet de publications nombreuses, les unes accueillies avec bienveillance par les lecteurs de l'*Union médicale*, du *Bulletin de thérapeutique*, de la *France médicale*, du *Nouveau dictionnaire de médecine et de chirurgie*, les autres sont insérées, par une haute faveur, dans les *Mémoires de l'Académie de médecine*.

Dans une leçon, j'expose les moyens de reconnaître la simulation de l'épilepsie, les particularités que présente le pouls des épileptiques étudié à l'aide du sphygmographe.

J'ai cru utile de résumer dans une leçon voisine, mes recherches sur le traitement de l'épilepsie par les bromures et de la vésanie par le chlorhydrate de morphine. Mon mémoire sur les effets curatifs du bromure de potassium m'avait valu en 1871 le prix Civrieux.

Enfin, mes confrères apprécieront, j'en ai la confiance, le soin avec lequel je me suis attaché à déterminer d'une façon précise la posologie, les effets locaux et généraux des remèdes que je recommande, les indications et les contre-indications de leur emploi.

Je tiens à remercier MM. Burlureaux, Cornillon, Couyba, Coyne, Hanot, Lejard, Liouville, Pluyaud, Sonnerat, Villard qui ont été attachés successivement à mon service et qui, les uns en recueillant mes leçons, les autres en me secondant dans des recherches, m'ont facilité la publication de mes leçons. Le talent avec lequel M. J. Benoist, mon élève, a dessiné des pièces pathologiques sera justement apprécié et méritait d'être rappelé ici.

Sans m'arrêter aux figures intercalées dans le texte, je signalerai les planches lithographiées représentant les lésions cérébrales dans la folie idiopathique congestive (I, II, III), les déformations du squelette et les lésions du cerveau chez les idiots (IV, V), les photographies qui donnent les signes caractéristiques de la physionomie de malades atteintes de folie lypémaniaque (VI) d'Orientaux fumeurs de hachisch (VII). On remarquera encore les photographies d'aliénés avant et après le traitement par le chlorhydrate de morphine.

En terminant, je remercie mes élèves et ceux de mes confrères qui ont bien voulu assister à ces leçons, heureux si je puis, par la persévérance de mes efforts, par l'accumulation des expériences et des preuves, triompher des doutes et des hésitations qui m'ont accueilli au début et faire entrer définitivement dans le domaine de la science les résultats que j'ai obtenus.

AUG. VOISIN.

29 Août 1882.

LEÇONS CLINIQUES

SUR LES

MALADIES MENTALES

ET SUR LES

AFFECTIONS NERVEUSES

PREMIÈRE LEÇON

But de cet enseignement. — Classification des diverses formes de *délire*. — Insuffisance de cette classification pour arriver au diagnostic de diverses formes des *maladies mentales*.

MESSIEURS,

Le but de ces leçons est de vous faire connaître les principales formes de maladies mentales assez bien pour que vous puissiez donner devant les tribunaux des avis judicieux, dans les cas où vous aurez à intervenir comme médecins légistes, et surtout pour que vous puissiez, dans les familles, soigner les malades atteints de folie, dès le début de la maladie et sans perdre de temps. C'est surtout au début des maladies mentales, en effet, que l'intervention du médecin peut être utile ; plus tard, lorsque les malades ont été gardés un ou deux mois à domicile sans recevoir de soins opportuns, il est bien plus difficile de les guérir ; on y parvient encore cependant ; mais lorsque les malades sont aliénés depuis deux ans et plus, ou bien leur délire a eu le temps de se systématiser, ou bien un degré plus ou moins prononcé d'affaiblissement général de l'intelligence est survenu ; il s'est produit dans le cerveau des lésions irréparables, et le rôle du médecin est beaucoup moins étendu et beaucoup moins efficace que dans les cas précédents. C'est donc surtout les médecins qui voient les malades dans leurs familles qui peuvent rendre les plus grands services. Mais, pour cela, il faut d'abord bien faire le diagnostic des maladies mentales à leur début, et la chose est loin d'être facile. Elle serait impossible aux médecins qui se contenteraient d'examiner, chez leurs malades, les troubles intellectuels. Elle devient possible, et quelquefois facile, pour les médecins qui étudient, en même temps que le délire, les diverses manifestations d'ordre somatique, pour ceux qui recherchent, dans les lésions organiques, les causes des troubles de l'intelligence qu'ils constatent; qui, en un mot, examinent l'aliéné, tout comme ils examineraient un malade ordinaire.

La seule constatation des troubles intellectuels est loin de suffire pour établir un diagnostic; vous le comprendrez facilement quand je vous aurai démontré que les diverses formes de délire signalées par les auteurs classiques peuvent se rencontrer dans diverses formes de la folie : c'est pourquoi nous insisterons avec un soin tout particulier sur les troubles somatiques, sur les modifications constatables par l'auscultation, par la percussion, par le thermomètre, par le sphygmographe, par l'examen méthodique des divers appareils, et aussi sur les lésions anatomiques appréciables à l'autopsie. L'étude des troubles intellectuels passera pour ainsi dire en seconde ligne. D'ailleurs, cette étude est extrêmement compliquée, et ce n'est pas en quinze ou vingt séances que je pourrais vous initier sur ce point.

CLASSIFICATION DES DIVERSES FORMES DE DÉLIRE.

Pour étudier et pour grouper les divers troubles intellectuels, affectifs, instinctifs, etc., divers auteurs ont proposé des classifications; celle qui me semble la meilleure est la suivante :

1° Délires *partiels :* Les malades partent d'un thème initial faux; mais les déductions qu'ils en tirent sont logiques et leurs allures raisonnables : à ce groupe appartiennent la lypémanie, le délire des persécutions, l'hypocondrie, le délire religieux, etc. Dans d'autres délires partiels, ce sont les sentiments qui sont lésés : à ce groupe appartiennent les folies lucides, si bien étudiées par Trélat. Dans d'autres délires partiels, enfin, ce sont les instincts qui sont plus spécialement atteints : à ce groupe appartiennent les folies homicide, incendiaire, suicide, la kleptomanie, l'érotisme, la dipsomanie, etc.

2° Dans les délires *généraux*, il existe une perversion plus ou moins profonde de toutes les facultés psychiques; ces états sont représentés soit par des symptômes de dépression (stupeur, stupidité, mélancolie avec stupeur), soit par des signes d'exaltation de l'intelligence (manie, état maniaque).

3° Il y a lieu d'admettre le délire *pseudo-monomaniaque*, très bien étudié par M. Delasiauve : la faculté syllogistique est conservée; mais il existe une mobilité extrême des idées.

4° Enfin, les délires *mixtes* sont caractérisés, entre toutes choses, par la dissociation des idées et par un certain degré d'abolition de l'intelligence : ils mènent immédiatement à la démence.

La démence, d'ailleurs, qui n'est autre chose que l'affaiblissement général des facultés intellectuelles et affectives, est l'état auquel aboutissent à la longue les diverses sortes d'aliénation mentale.

Le délire est le plus souvent accompagné de la perte de conscience : ainsi, dans les délires généraux, mixtes, dans la démence, les malades n'ont pas conscience de leur état mental; ils sont alors véritablement *aliénés;* mais, dans certains cas de délire partiel, les malades ont la conscience de leur état morbide; on ne peut pas dire alors qu'ils soient véritablement aliénés. Je vais faire venir devant vous une femme, à peu près complètement guérie, qui m'a prié de la garder à l'Asile, parce qu'elle ne se « sentait pas assez sûre d'elle-même ». Cette femme n'est plus, à proprement parler, une *aliénée*. Pour qu'il y ait aliénation, il faut qu'il y ait ou démence ou délire avec perte de conscience : c'est dans ces cas seulement que la société a le droit de considérer comme des étrangers (*alienus*, étranger) ceux de ses membres qu'elle ne peut plus conserver sans péril. Cette distinction entre les malades atteints de délire avec ou sans perte de conscience, est importante au point de vue médico-légal; mais elle est difficile à établir, et une très intéressante discussion, qui eut lieu en 1876 à ce sujet à la Société médico-psychologique, a bien montré combien ce point de doctrine est encore loin d'être élucidé suffisamment (1).

La classification des délires en délires partiels, généraux et mixtes, est bonne à conserver, ne serait-ce que pour le souvenir des

(1) *Annales médico-psychologiques*, 5e série, t. XV, 1876.

noms qui s'y rattachent (Esquirol, Pinel, Falret, Delasiauve, etc.). Mais c'est une classification artificielle, qui serait tout à fait insuffisante pour arriver au diagnostic des maladies mentales. Et d'abord, en effet, elle n'est relative qu'à un groupe d'éléments propres à éclairer le diagnostic; elle n'est relative *qu'aux symptômes psychiques;* par conséquent, elle ne peut pas suffire à elle seule, et le praticien aurait grand tort de négliger la seconde source de renseignements que lui fournit l'état somatique, pour ne s'attacher qu'à l'étude des phénomènes psychiques; en second lieu, même pour l'étude des phénomènes psychiques, la classification d'Esquirol est passible de certaines critiques; ce qui provient de ce que les phénomènes psychiques sont trop complexes, trop solidaires les uns des autres, pour qu'on puisse les faire facilement rentrer dans une classification irréprochable.

Nous allons d'ailleurs vous démontrer, en vous faisant voir quelques malades, combien cette classification symptomatique est artificielle, et combien elle est incapable de vous mener à poser un diagnostic : Voici une femme atteinte de stupeur mélancolique; sa maladie remonte à deux mois; elle a débuté à la suite d'un coup de soleil. Avant d'être ainsi mélancolique, cette femme a été très excitée, ses sentiments affectifs étaient pervertis, elle se disputait avec son mari et ses voisins. Dans huit jours, elle sera peut-être atteinte de cette forme de délire qu'Esquirol appelait la monomanie ambitieuse; elle se croira peut-être riche à millions, puissante, reine et mère de Dieu. Dans quinze jours, elle aura peut-être du délire hypocondriaque, se figurant par exemple que son estomac est bouché et que ses entrailles sont pourries. Que voulez-vous conclure de ces délires si mobiles? Si votre attention est exclusivement arrêtée sur les troubles psychiques, si vous négligez les quelques signes somatiques que présente cette malade, et qui ont besoin d'être soigneusement recherchés pour être découverts, vous risquerez fort de vous égarer dans votre diagnostic, et, par suite, dans votre pronostic et dans votre traitement; vous pourrez ainsi arriver à méconnaître la paralysie générale jusqu'au jour où peut-être une attaque apoplectiforme imprévue viendra vous annoncer hautement votre erreur.

Voici, par contre, une mélancolique qui ne parle pas, et sur l'état de laquelle nous n'avons pas de renseignements. Vous suffira-t-il de dire que cette femme est atteinte du délire mélancolique ? A vrai dire, il n'est pas besoin d'être médecin pour porter un pareil diagnostic. La première personne venue, en voyant cette malade avec son teint jaune, ses traits tirés, son apparence misérable, dira qu'elle est mélancolique. Le véritable médecin sera celui qui cherchera la cause de cet état pitoyable, qui saura découvrir que cette malade ressent des névralgies qui ont été la cause des hallucinations et des terreurs ; le véritable praticien sera celui qui fera disparaître ces douleurs et le délire consécutif. Chez la malade que je vous montre, nous y arriverons certainement au moyen de la morphine.

Voici encore l'observation d'une malade dont le délire mélancolique était en rapport avec une lésion viscérale, soupçonnée pendant la vie et démontrée après la mort. Cette observation est encore intéressante à d'autres titres. Vous verrez par elle combien il faut attacher d'importance à la recherche des troubles somatiques et des lésions viscérales, surtout quand les conceptions délirantes ont un certain caractère de ténacité.

Obs. I. — Cette femme, âgée de trente-deux ans, aliénée depuis quatre mois, avait ressenti, quelque temps avant de devenir aliénée, des douleurs très vives dans la région épigastrique ; elle n'avait aucun accident pathologique, pas d'antécédents héréditaires au point de vue de l'aliénation mentale. Mariée et mère de deux enfants, dont le dernier est âgé d'un an, cette femme menait une existence régulière, et rien chez elle ne faisait prévoir l'invasion de la folie. Elle n'avait pas de chagrins domestiques capables d'engendrer une perturbation dans ses facultés mentales.

Sa folie débuta brusquement en août 1876, pendant l'époque menstruelle. Un soir, son mari, rentrant à la maison, ne trouva pas le repas servi comme d'habitude, les aliments étaient préparés, mais sur un réchaud éteint. Le lendemain, Mme C... pleurait et jetait de hauts cris, elle disait qu'on voulait assassiner ses enfants ; or, un seul de ses enfants était avec elle, le plus jeune étant encore en nourrice. Pendant la nuit, elle se leva à plusieurs reprises pour aller voir son enfant, sous prétexte qu'elle l'entendait remuer. Les jours suivants, elle resta couchée, prétendant qu'elle se trouvait malade, mais sans donner plus de détails. Sa mère la prit chez elle, et, pendant quinze jours qu'elle resta avec sa mère, la malade s'occupa quelque peu du ménage, mais parlait peu et mangeait peu, et pleurait souvent, en disant : « Qu'est-ce qu'on veut me faire ? Qu'est-ce que j'ai fait ? On dit que j'ai volé, etc. »

En septembre, malgré l'emploi d'un vésicatoire à la nuque, l'état était le même. La malade avait une apparence craintive, les yeux toujours fixés au sol ; elle mangeait peu, avait des idées de suicide ; on dut la placer dans un asile d'aliénés, et elle entra à la Salpêtrière le 8 septembre.

Nous la trouvons en proie au délire mélancolique signalé par les certificats de la préfecture et de Sainte-Anne ; elle demande ce qu'elle a fait et a l'air d'avoir peur ; elle dit qu'elle voit des choses qui l'effrayent, et qu'elle entend des cris dont elle ne peut pas préciser la nature ; ce ne sont pas des flammes, ni du feu, ni des fantômes, ni des personnes connues qu'elle aperçoit dans ces hallucinations, il lui est impossible de dire ce qui l'effraye ainsi.

Les autres sens sont intacts : le poivre est reconnu à l'odorat.

Il n'y a pas d'ataxie de la langue ni des lèvres, ni de tremblement des mains. La parole est lente, mais parfaitement nette ; les pupilles sont égales ; la pression de la colonne vertébrale ne provoque aucune douleur ; la marche est facile ; le cœur et les poumons sont sains. Les jours qui suivent son entrée, elle se plaignit de douleurs d'estomac, disant qu'elle était bien malade, et qu'elle l'était depuis deux mois, qu'elle avait *une souris qui lui rongeait l'estomac*. Il n'a jamais été nécessaire d'employer la sonde œsophagienne, mais ce n'était qu'à force d'instances que les infirmières parvenaient à lui faire prendre un peu de nourriture.

Nous eûmes enfin recours au traitement antispasmodique, sitôt que la malade nous parut en état de le supporter, et les injections de morphine furent commencées à très petites doses, le 28 octobre, c'est-à-dire un mois et demi après l'entrée. Cette médication n'eut pas un résultat bien avantageux, et comme le mois suivant la malade continuait à accuser des douleurs épigastriques, on lui appliqua un vésicatoire sur l'abdomen, *dans l'idée qu'elle pourrait bien avoir une gastrite*, expliquant la persistance qu'elle mettait à refuser l'alimentation (novembre 1876) ; on la mit en même temps à la diète lactée.

Le 25 novembre, cette femme gagna une pneumonie à droite, pneumonie franche indiquée par tous les signes classiques. Sous l'influence de cette maladie fébrile intercurrente, l'état mental s'améliora, la malade se mit à parler d'une façon raisonnable ; elle se rendait parfaitement compte de son état. Malheureusement la pneumonie n'eut pas une résolution franche. Le 7 décembre, il y eut en outre une hématémèse : la malade vomit beaucoup de sang en caillots ; elle en ressentit un affaiblissement considérable accompagné d'une soif vive, de fièvre ardente ; elle eut du melæna, garda presque jusqu'au dernier jour sa connaissance, n'eut aucune convulsion, aucune paralysie. Mais, le 8, l'haleine exhalait une odeur gangréneuse, et, le 11, la malade succomba.

Autopsie. — Pas d'eschares à la peau ni au sacrum. A la partie la plus interne de la frontale ascendante droite, piqueté hémorrhagique avec suffusion ecchymotique entre la pie-mère et la substance corticale.

A la partie la plus postérieure du lobe occipital droit, ramollissement avec adhérences aux méninges, piqueté noir et suffusion hémorrhagique dans la méninge. Le lobule occipital est mou, se laisse déprimer ; cette mollesse existe aussi au niveau de la frontale ascendante et de la partie la plus interne de la première pariétale droites ; au niveau du point de la méninge ecchymosée, il existe des adhérences entre la méninge et la substance corticale de la frontale ascendante et de la première pariétale dans un espace de 3 centimètres carrés. La substance corticale ainsi arrachée est rouge. Une coupe longitudinale, passant par ces circonvolutions, montre un ramollissement qui a 13 millimètres de haut en bas et 17 dans sa plus grande largeur, bordé par un pointillé rouge formé de pertuis vasculaires.

La partie ainsi altérée occupe donc la substance grise des circonvolutions que nous venons de désigner et la substance blanche sous-jacente. Le ramollissement présente dans toute son étendue une teinte rougeâtre plus intense à sa périphérie ; le lobule paracentral est lui-même atteint par le ramollissement à sa face interne.

Lobule occipital droit : Il existe aussi, dans la partie la plus postérieure du lobule occipital, un ramollissement qui a une étendue en largeur de 5 centimètres, et, d'avant en arrière, de 3 ; il y a des adhérences entre les méninges et la substance ; la partie ramollie est rougeâtre, et il existe, comme dans le précédent ramollissement, aux limites de celui-ci, une série de pertuis vasculaires gorgés de sang.

Dans le reste du cerveau, on n'observe pas de lésion, il n'existe pas d'autres adhérences cérébro-méningées, pas plus que dans l'autre hémisphère : on note de la pâleur de la substance grise dans les couches optiques et dans les corps striés ; pas de lésions appréciables dans les nerfs de la base, le bulbe, la protubérance, ni dans les ventricules, ni dans les corps calleux.

La couche corticale de la première pariétale, de la frontale ascendante à sa partie la plus interne, montre, au microscope, beaucoup de vaisseaux granulo-graisseux, d'autres sains, les petits vaisseaux remplis de sang, et les myélocytes, ainsi que les cellules, dans un état d'intégrité parfaite.

Au sommet du poumon gauche, deux cavités du volume d'un pois, avec épaississement fibreux du tissu ambiant ; il n'existe pas de tubercules pulmonaires. Le lobe supérieur du poumon droit est gangrené ; il s'en exhale une odeur insupportable.

Dans le cœur, on trouve un caillot qui remplit l'artère pulmonaire ; le sang est fluide, groseille ; pas de lésions de l'endocarde ni du péricarde.

Foie décoloré, presque exsangue, de consistance molle. — La muqueuse de l'estomac était érodée en trois points différents. (Ulcères simples de l'estomac.)

Réflexions. — Chez cette malade, la folie n'est donc due ni à l'hérédité ni à aucune cause capable de l'expliquer ; elle survint quelque temps après l'apparition de vives douleurs au creux épigastrique, douleurs symptomatiques d'ulcères simples de l'estomac. Il y a sans doute un rapport de causalité entre cette lésion de l'estomac et le délire ultérieur : ce délire a revêtu la forme dépressive, avec tendance au suicide, refus d'aliments, hallucinations terrifiantes, multiples.

Nous avions pensé qu'il pourrait bien être lié à l'estomac ; c'est pourquoi nous avons fait mettre un vésicatoire au creux épigastrique et donné l'alimentation lactée.

Un mois après, survint une pneumonie tout à fait accidentelle, qui eut pour effet, comme cela arrive souvent, de faire disparaître le délire ; l'axiome d'Hippocrate : « *Febris spasmum solvit* », trouve ici sa vérification. D'autre part, par suite des progrès de l'ulcération stomacale, on vit apparaître des hématémèses et du mélæna ; et la déperdition sanguine, jointe au mauvais état général entretenu depuis trois mois par une alimentation insuffisante, explique l'apparition de foyers gangréneux dans divers organes. Dans le poumon, c'est le poumon droit déjà malade par le fait de la pneumonie, qui subit la fonte gangréneuse; dans le cerveau, les foyers gangréneux occupèrent l'hémisphère droit: l'un siégeait au niveau des circonvolutions frontale ascendante, pariétale ascendante, et du lobule paracentral; l'autre, à la partie postérieure du lobule occipital. Il est à remarquer que la destruction des éléments nerveux, atteignant toute l'épaisseur de la substance grise et une partie de la substance blanche sous-jacente, ne s'est traduite, pendant la vie, par aucune manifestation motrice spéciale. Ce fait est contraire aux théories de MM. Hitzig, Ferrier et Geoffroy.

Ces deux premiers auteurs attribuent, vous le savez, un rôle essentiel à l'écorce grise des circonvolutions frontale ascendante et pariétale ascendante, et du lobule paracentral, au point de vue de certains phénomènes moteurs; quant à M. Geoffroy, il avait cru remarquer que les lésions du lobe occipital amenaient très rapidement des eschares du sacrum; or, dans le cas que nous relatons, il y avait une lésion du lobe occipital droit, sans la moindre trace d'eschare.

Autour des foyers gangréneux existait un piqueté dû à la congestion veineuse, comme cela se rencontre dans presque tous les cas d'encéphalite en foyers.

Au niveau de l'un des foyers, les méninges étaient hyperhémiées et adhérentes: ces particularités n'ont rien d'extraordinaire; mais elles prouvent que le foyer gangréneux existait au moins depuis plusieurs jours.

Les lésions trouvées au microscope sont intéressantes: ainsi, elles démontrent que déjà, au bout de cinq mois de maladie mentale, un certain nombre de vaisseaux encéphaliques ont subi la dégénérescence granulo-graisseuse, tandis que les cellules cérébrales restent saines. Si la maladie mentale avait pu suivre son évolution, tous les vaisseaux encéphaliques auraient subi successivement la même altération, et les cellules auraient été envahies à leur tour. Dans un cas pareil, les indications thérapeutiques à remplir étaient très nettes: 1° guérir la lésion stomacale qui causait le délire; 2° en même temps calmer la douleur au moyen de la morphine; 3° assurer la régularité de la circulation encéphalique, encore au moyen de la morphine.

J'ai fait mes efforts pour vous démontrer que la constatation des troubles psychiques ne suffisait pas, dans l'immense majorité des cas, pour permettre de poser un diagnostic chez un malade aliéné. Nous avons vu, par exemple, que le délire lypémaniaque pouvait appartenir aussi bien à la paralysie générale au début, qu'à la folie simple névropathique, qu'à la folie hystérique, qu'à la folie alcoolique ; que, par conséquent, le médecin ne pouvait pas se flatter d'avoir posé un diagnostic quand il avait prononcé le nom de lypémanie.

Ce que nous avons dit du délire lypémaniaque pourrait se répéter à propos de toutes les autres formes de délire. Ainsi, prenons, si vous le voulez, le délire qui, entre tous, a les caractères les plus tranchés, caractères tellement saillants, que bon nombre d'auteurs l'ont considéré comme pathognomonique de la paralysie générale : je veux parler du *délire ambitieux.*

Que de difficultés ne rencontrerez-vous pas, si vous essayez de poser un diagnostic en ne vous appuyant que sur les caractères de ce délire ! Que de nuances à saisir, qui ne peuvent vous être perceptibles qu'après une longue fréquentation des aliénés !

Le délire ambitieux, en effet, se rencontre non seulement dans la paralysie générale, mais encore dans la folie congestive, dans l'alcoolisme chronique et même dans la folie simple ; il est vrai de dire que, dans cette forme de maladie mentale que j'appelle la folie congestive, le délire ambitieux a des caractères un peu différents du délire ambitieux de la folie paralytique ; j'ai insisté sur ces détails dans une leçon faite à la Salpêtrière en 1867 (1), et je ne puis pas y revenir ici, car c'est une vue d'ensemble que je voudrais parvenir à vous donner aujourd'hui, sans m'égarer dans ces détails ; mais, dans l'alcoolisme chronique, le délire ambitieux a parfois des caractères tels, qu'il est difficile de le différencier de celui de la paralysie générale (c'est, pour le dire en passant, une des raisons qui ont amené certains auteurs à confondre parfois l'alcoolisme chronique avec la paralysie générale). J'ai cité en 1862, dans mon travail sur l'état mental dans l'alcoolisme (2), trois observations où le délire ambitieux attirait immédiatement l'attention.

(1) *Union médicale*, 1867.

(2) Voy. *Annales médico-psychologiques*, 1862, et la *Leçon sur l'état mental dans l'alcoolisme.*

Les idées de persécution, qu'on rencontre habituellement dans l'alcoolisme, étaient nulles chez l'un de mes trois malades, et ne se présentaient chez les autres qu'à de rares intervalles; elles étaient excessivement fugitives, et s'effaçaient complètement devant la fixité du délire ambitieux.

Chez l'un (obs. IX), pas de tremblement de la parole et des lèvres, pupilles irrégulières et inégales, tremblement des mains.

Six mois après, même état, mais pas de signes de paralysie générale.

Chez un autre (obs. X), premier accès de delirium tremens en mai; en décembre, excitation maniaque, satisfaction de soi-même, tremblement des lèvres, des mains et des jambes; le tremblement des lèvres disparaît vite; à l'autopsie, fermeté du cerveau; légère congestion.

Obs. XI. — Parole un peu tremblante; idées de grandeur et de satisfaction absurdes; pas de tremblement de lèvres. Cinq mois après, il apprécie très bien sa position; au bout d'un an, la guérison ne s'est pas démentie.

J'ai encore en ce moment, dans mon service, une malade alcoolisée, entrée il y a trois mois, qui a un délire ambitieux presque identique à celui de la paralysie générale. Cette malade, cuisinière de profession, ne parle que de millions, de paniers d'huîtres, qu'elle doit manger pour son déjeuner et arroser des vins les plus généreux; les conceptions gastronomiques les plus inouïes de Rabelais ne sont rien en comparaison des idées de notre malade, et ce n'est cependant pas une aliénée paralytique: c'est une malade alcoolisée qui est, depuis un mois, en voie de guérison (1).

Dans la folie simple, on observe également parfois ce délire ambitieux. Ainsi, j'ai eu pendant cinq années dans ce service une malade, Mme C..., qui se croyait impératrice, et qui avait les conceptions multiples mobiles, absurdes et contradictoires qui caractérisent le délire considéré comme spécial à la paralysie générale.

Cette malade a été transférée à l'asile de Vaucluse et nous ne savons pas ce qu'elle est devenue. Elle avait présenté une singulière

(1) Depuis cette leçon, cette femme est sortie de mon service en état de guérison.

inaptitude à être impressionnée par la morphine; j'ai pu, chez elle, pousser la dose du médicament à un chiffre très élevé (tout près de 60 centigr. par jour), sans qu'elle ait jamais ressenti le moindre effet physiologique et sans que son état mental se modifiât. Cette malade n'était certainement pas une paralysée générale.

Un mot sur un certain *délire hypocondriaque* que M. Baillarger considère comme appartenant spécialement à la folie paralytique.

Les travaux sur ce sujet, de ce maître, forment un véritable corps de doctrine, ils ont suscité des discussions dans les Sociétés savantes; autour d'eux sont venus se grouper de nombreux mémoires, les uns destinés à corroborer ses idées, les autres cherchant d'une façon plus ou moins heureuse à les infirmer.

Je ne puis que vous les indiquer, en vous priant de vous y reporter (1).

Enfin on trouve, dans l'Appendice au Traité de Griesinger (2), qui résume toutes les idées de M. Baillarger sur la paralysie générale, les conclusions suivantes.

« Depuis trois ou quatre ans, j'ai recueilli un si grand nombre de faits, que l'importance du délire hypochondriaque comme symptôme de la paralysie générale ne me paraît pas douteuse. Cependant l'opinion que j'ai émise a soulevé et soulève encore des critiques; je suis bien loin de m'en étonner et de m'en plaindre; tout ce que je demande, c'est qu'on observe avec soin et sans prévention; qu'on recherche le délire hypochondriaque chez les paralysés plongés dans la mélancolie avec stupeur, et qui se refusent à prendre des aliments, et l'on trouvera le plus souvent des conceptions délirantes hypochondriaques qui, dans l'état de semi-mutisme où sont les malades, passent ordinairement inaperçues. »

M. Dufour, dans sa thèse (3) sur l'hypochondrie (17 août 1860), soutient l'opinion de M. Baillarger.

(1) Baillarger, *Gazette des hôpitaux*, 1857, p. 478. — Séance du 20 novembre 1857 à la Société de médecine de la Seine. — *Note sur le délire hypochondriaque considéré comme symptôme et comme signe précurseur de la paralysie générale*, lue à l'Institut, dans la séance du 17 septembre 1860.

(2) Baillarger, Appendice au *Traité des maladies mentales* de Griesinger, 1869.

(3) Dufour, *Étude sur l'hypochondrie et le délire hypochondriaque*, 17 août 1860.

La même année, M. Moreau (1), de Tours, lut à l'Académie un mémoire intitulé : « *Du délire hypochondriaque et de la paralysie générale.* » Il a cherché quelle était la fréquence *relative* du délire hypocondriaque dans la paralysie générale et dans les autres formes d'aliénation mentale, et les résultats fournis par cette étude sont incontestablement favorables à l'opinion de M. Baillarger.

M. Michea partage aussi cette manière de voir ; il cherche même à donner l'explication de ce délire hypocondriaque.

Mais, par contre, M. Pinel, dans une première discussion à la Société médico-psychologique en 1857, dit qu'il a constaté plusieurs fois le délire dont parle M. Baillarger, mais qu'il ne l'a nullement considéré comme un délire spécial, mais tout simplement comme une complication qu'on remarque, non seulement dans la paralysie générale avec folie, mais même dans les diverses espèces d'aliénation mentale.

« J'ai, dit-il ailleurs, dans ma maison de santé, depuis une dizaine d'années, une dame qui, par *intervalles*, présente le délire mélancolico-hypochondriaque à un haut degré. Elle s'imagine qu'elle va mourir, que son estomac, ses intestins, sont percés, bouchés ; son foie est gâté, pourri ; elle n'a plus de cœur ; son pouls ne bat plus ; elle crache ses poumons ; elle ne respire pas, etc. Cette dame n'a jamais offert la moindre trace de paralysie. »

M. Linas réfute énergiquement, dans sa thèse de 1857 et dans maintes autres occasions, le caractère spécial du délire hypocondriaque.

Marcé et enfin M. Materne se refusent aussi à admettre la différence de l'hypocondrie paralytique de l'hypocondrie simple. (Materne, thèse du 22 juillet 1869.)

Tous ces dissentiments d'auteurs compétents vous démontrent de la façon la plus évidente combien il serait imprudent à vous, qui n'avez pas et qui ne pouvez pas avoir une grande habitude des maladies mentales, de poser un diagnostic en vous fondant sur les seuls caractères du délire.

Mais allez-vous dire, l'étude des troubles psychiques de la folie,

(1) Moreau (de Tours), *Du délire hypochondriaque et de la paralysie générale*, mémoire lu à l'Académie de médecine le 26 décembre 1860.

malgré les travaux d'Esquirol et de ses successeurs, n'est donc encore qu'à peine ébauchée? Ce n'est pas là, Messieurs, la conclusion à laquelle je voulais arriver; bien au contraire, cette étude est suffisamment parfaite en ce moment, et je souhaiterais que la connaissance des troubles somatiques fût aussi précise; mais ce que je regrette, c'est qu'en général les observateurs ne fassent pas marcher de front l'étude des troubles psychiques et l'observation des troubles somatiques.

Je suis convaincu que si l'on travaillait sans s'écarter de cette donnée, on arriverait à s'expliquer bien des points qui sont encore dans l'obscurité la plus complète.

Pour ne parler que du délire hypocondriaque, dit spécial à la paralysie générale, je vais vous relater l'observation suivante et la livrer à vos réflexions; vous verrez qu'elle vous confirme à la fois les idées de M. Baillarger et celles de ses adversaires.

Si vous partagez ma manière de voir à ce sujet, nous pourrons ensuite aller plus avant ensemble et entreprendre, dans une prochaine leçon, l'étude des rapports de la folie simple et de la folie paralytique.

Obs. II. — Une malade, âgée de vingt-huit ans (Leg...), entrée le 12 janvier 1877 dans mon service, présentait tous les caractères d'une folie simple.

Le caractère immédiat, signé par M. Magnan, portait : Excitation maniaque avec idées mélancoliques et idées confuses de persécution.

Cette malade avait de l'hyperesthésie ovarienne, de l'anesthésie à l'avant-bras droit, sa parole était normale. A son entrée elle avait peur d'aller en prison; elle paraissait avoir des hallucinations de la vue et de l'ouïe, une émotivité exagérée; pas d'idées hypocondriaques. Bien que cette malade présentât un peu d'inégalité pupillaire et peut-être un léger trouble de l'odorat, nous fûmes convaincu qu'elle était atteinte de folie simple névropathique, justifiable d'un traitement antispasmodique, et l'examen ultérieur pendant cinq jours consécutifs, nous autorisa à croire que ce diagnostic était fondé.

Or, le 19 janvier 1877, cette femme eut un abcès à la région fessière, un abcès hématique; le lendemain un érysipèle de la face avec fièvre, et sous l'influence de cette fièvre, les conceptions hypocondriaques qui n'avaient pas encore été notées apparurent, et avec les caractères que M. Baillarger a décrits comme propres à la paralysie générale.

Elle disait qu'elle n'avait pas de figure ni de tête (cette idée était sans doute en rapport avec les symptômes de l'érysipèle qui occupait la tête et la face). Pendant deux jours, elle ne cessa de répéter qu'elle n'avait plus ni tête ni figure, que ses yeux n'existaient plus, qu'on lui avait mis une corde autour du cou, qu'on lui avait bouché les yeux; elle avait en même temps l'idée qu'on voulait l'empoisonner.

Or, pendant trois jours que dura ce délire, la malade avait de la fièvre; la température axillaire oscillait autour de 38°,5. L'érysipèle avait diminué, mais n'avait pas tout à fait disparu, les conjonctives étaient rouges, celle de gauche présentait même deux petites taches ecchymotiques.

Le 24 janvier, sous l'influence d'un traitement antiphlogistique convenable, la fièvre tomba pour ne plus revenir, et en même temps disparurent les idées hypocondriaques, mais l'état général était encore défectueux.

Le 26, en effet, on put observer, au tiers moyen de la jambe droite, une phlyctène qui laissa bientôt échapper un liquide séro-purulent, et donna lieu à une ulcération du derme; le jour même, attaque d'hystérie parfaitement caractérisée.

Sous l'influence d'un régime tonique, de l'hydrothérapie et d'un traitement antispasmodique, l'état général redevint satisfaisant au bout d'un mois, et le délire s'amenda également; les conceptions hypocondriaques n'ont jamais reparu.

En mars 1877, la malade était très calme, travaillant toute la journée, recevant gracieusement ses amies ; elle avait bonne mine et excellent appétit.

Réflexions. — Il nous paraît évident que cette malade était atteinte de folie simple ou névropathique; c'était le diagnostic posé au début, qui a été justifié par l'évolution de la maladie et les résultats avantageux obtenus par le traitement tonique et antispasmodique.

Et cependant elle a présenté, à un moment donné, deux phénomènes qui appartiennent bien plus souvent à la paralysie générale, savoir : des troubles de nutrition très accentués (abcès hématiques, phlyctènes, etc.), et ce délire hypocondriaque qui, d'après un certain nombre d'auteurs très compétents, appartient exclusivement à la paralysie générale.

Ce fait donne tort, en apparence, à ces auteurs; mais, dans le fond, nous croyons qu'il confirme leur manière de voir, et qu'il démontre que ce délire hypocondriaque appartient spécialement à la folie *inflammatoire*. Chaque fois que ce délire spécial apparaît, il décèle, à notre avis, un état inflammatoire de l'encéphale; si cet état inflammatoire persiste, on pourra assister à l'évolution de la paralysie générale; si cet état inflammatoire n'est que passager, le délire hypocondriaque ne sera également que passager. C'est ce qui est arrivé dans le cas présent.

Plus je vois de malades, plus je suis convaincu que la ligne de démarcation entre la folie simple et la folie paralytique est à peu près insaisissable. Qui dit que cette malade, dont nous venons de rapporter l'observation, ne serait pas devenue paralysée générale si la fièvre avait duré quelques jours de plus, si le traitement antiphlogistique n'avait pas fait cesser la fluxion encéphalique et n'en avait pas fait disparaître les traces? Cette malade a peut-être côtoyé de très près la paralysie générale; et il est bien possible qu'il en soit de même dans les observations de soi-disant folie simple, avec délire hypocondriaque à caractères spéciaux.

Dans le cas actuel, nous avons eu l'attention attirée sur le symptôme fièvre, parce qu'il y avait un érysipèle de la face; mais supposons que les malades ne soient pas alités et que, dans le cours d'une folie simple, ils aient, ce qui arrive souvent, une poussée congestive vers l'encéphale avec fièvre; ils pourront alors présenter des idées hypocondriaques à caractères spéciaux, de même qu'ils pourront présenter une recrudescence dans les phénomènes d'excitation, sans que le médecin se doute de la cause organique qui entraîne ces manifestations; car, enfin, il n'est pas dans les habitudes des médecins de prendre tous les jours la température de leurs malades, surtout s'ils ont affaire à des cas de folie simple.

Cette poussée congestive, qui aura passé inaperçue, pourra disparaître au bout de quelques jours, comme elle l'a fait chez notre malade; en même temps, les idées hypocondriaques spéciales pourront également ne plus se manifester, et les médecins qui auront assisté à cette scène morbide, sans en pénétrer les secrets, ne manqueront pas de dire, et avec la plus entière bonne foi, que les conceptions hypocondriaques, telles que M. Baillarger les a décrites comme appartenant spécialement à la folie paralytique, existent également dans les autres formes de folie.

Ils auraient tort, à notre avis; car nous sommes de plus en plus convaincu que le délire hypocondriaque à caractères spéciaux est toujours symptomatique d'une lésion encéphalique de nature fluxionnaire ou inflammatoire.

Morel (de Rouen) a bien senti le défaut de la classification actuelle, lorsqu'il a cherché à en fonder une sur l'étiologie; mais, faute de faits et d'observations assez nombreuses, pathogéniques et anatomo-pathologiques, sa classification nouvelle manque d'une base solide; elle pèche aussi par un côté important : elle tend à confondre ensemble des formes tout à fait différentes, lorsqu'elle admet une folie héréditaire, car il y a peu d'aliénations mentales où l'on ne trouve de l'hérédité morbide.

En classant dans la même catégorie toutes les folies alcooliques, on arrive à rapprocher des hémorrhagies cérébrales et méningées, des dégénérescences graisseuses, des méningites chroniques.

La même difficulté se présente pour l'hypocondrie que l'on rencontre dans la folie simple et dans la paralysie générale. Il faut donc, à mon avis, rejeter toute classification fondée sur l'étiologie seule. Ainsi que pour toutes les branches de la médecine, le progrès en pathologie mentale n'est possible que par la participation de l'anatomie pathologique, et toute classification qui voudra être rationnelle devra être établie sur l'étiologie, la pathogénie, la clinique et l'anatomie pathologique.

Je suis d'autant plus convaincu que ce doit être dorénavant la base de toute étude en médecine mentale, que je ne crois pas avoir fait encore une autopsie d'aliéné sans trouver des lésions soit cérébrales, soit extra-cérébrales : les unes visibles à l'œil nu, fait déjà démontré par Parchappe; les autres appréciables seulement au microscope, et, du reste, c'est surtout par un examen microscopique que l'on constate des états pathologiques fondamentaux qui auraient échappé sans ce moyen d'investigation. C'est ainsi que l'on peut réaliser des progrès, c'est par l'emploi du microscope et l'étude de la physiologie expérimentale que la pathologie mentale participera aux progrès des autres parties de la médecine.

Sans examen microscopique, en effet, nous aurions pu considérer comme sains non seulement des cerveaux d'aliénés, mais encore des cerveaux d'idiots. Voici un encéphale d'idiote qui paraît sain à l'œil nu; ses circonvolutions ont une apparence normale, les méninges sont minces, nullement opalines; eh bien! au microscope, les lésions sont considérables, et l'on trouve un état graisseux très avancé de la plupart des capillaires cérébraux, des altérations granulo-graisseuses et pigmentaires des cellules cérébrales.

Chez les aliénés, les lésions que j'ai rencontrées sont de plusieurs ordres :

1° *Lésions intra-cérébrales.* — Tantôt j'ai trouvé des produits de congestion cérébrale; mais, remarquez-le bien, et j'insiste sur ce point, je dis des produits de congestion et je ne dis pas de la congestion, car ce dernier état peut se produire au moment de la mort et constituer un phénomène essentiellement transitoire. Les produits que j'ai observés étaient constitués, tantôt par des éléments du sang transsudés à travers les parois vasculaires, ou par des apoplexies capillaires, des épanchements dans les gaines, soit récents, soit transformés en hématine ou en hématosine, ou bien encore j'ai rencontré des altérations des capillaires consistant en dilatations ou en dégénérescence graisseuse que je considère comme étant liée, dans beaucoup de cas, à une suractivité fonctionnelle exagérée. C'est ainsi que, sur une femme jeune qui peut servir de type et qui était atteinte d'une mélancolie avec tendance au suicide, et qui avait succombé à des complications intercurrentes, les vaisseaux méningés étaient anormalement vascularisés; les méninges elles-mêmes présentaient de petites ecchymoses, sans cependant offrir d'adhérences à la substance cérébrale; la substance grise offrait en plusieurs points un pointillé très abondant et de petites taches noirâtres de la grosseur d'une tête d'épingle; dans d'autres points (lobe postérieur gauche), la substance cérébrale était un peu molle et se dissociait sous le filet d'eau; plusieurs coupes montraient une vascularisation exagérée; les veines des plexus choroïdes étaient gorgées de sang; l'examen microscopique des parties congestionnées m'a montré, ainsi qu'à mon élève Henry Liouville, des vaisseaux gorgés de globules, des épanchements d'hématosine, de l'hématine, et dans les gaines lymphatiques un assez grand nombre de granulations brillantes, arrondies, réfractant fortement la lumière, soit isolées, soit en amas, et se trouvant le plus souvent au niveau des bifurcations vasculaires.

On trouve aussi fréquemment des infarctus représentés par des granulations très petites et noires, et formés par les transformations successives des matières colorantes du sang. Tous ces produits indiquent qu'il s'est fait à une période plus ou moins avancée des épanchements globulaires, des arrêts circulatoires dans les petits vaisseaux. Les cellules cérébrales ne restent pas indemnes au milieu de tous ces troubles nutritifs : chez des individus jeunes, âgés de trente à trente-cinq ans, vous les trouvez plus ou moins pigmentées et contenant des granulations graisseuses qui masquent leur noyau; cette lésion qui, chez un sujet âgé, n'offrirait aucune importance à cause de sa grande fréquence, prend chez le sujet jeune une signification toute particulière.

Enfin, les tubes nerveux sont variqueux, amaigris; la myéline a diminué, et la gaine apparaît plissée à cause d'un état de vacuité plus ou moins considérable du tube nerveux.

J'ai trouvé récemment ces infarctus dans l'encéphale de deux malades, et, sur deux préparations dues à Coyne, mon interne, vous pourrez voir des infarctus organisés datant d'une époque ancienne (fig. 3, page 61).

Toutes les lésions que j'ai ainsi constatées dans les cerveaux des aliénés peuvent, jusqu'ici du moins, se résumer :

1° En lésions des capillaires; apoplexies et épanchements d'hématosine et d'hématine dans les gaines lymphatiques, dilatations des capillaires, infarctus, athérome;

2° En anémie des capillaires, en diminution de la quantité normale du phosphore dans la substance cérébrale;

3° En altérations des corpuscules ganglionnaires qui présentent plusieurs degrés. La lésion qui survient la première, et que l'on trouve le plus communément, est une infiltration de pigment et de graisse dans le protoplasma, infiltration qui laisse tout d'abord intacts le noyau et le nucléole, tout en le masquant; puis, dans un degré plus avancé, le pigment et la graisse disparaissent, et l'on voit le pourtour du corpuscule se ratatiner et se rapprocher tellement du noyau qu'il arrive à le toucher, et que, plus tard, il ne reste plus aucune trace de protoplasma.

Dans les degrés intermédiaires à ces lésions, il n'est pas rare de constater que le prolongement des corpuscules est recroquevillé et vide de myéline, et même de rencontrer des cylinder axis coupés.

Lorsque le protoplasma n'existe plus, le noyau se déforme à son tour; il prend une apparence anguleuse; le nucléole qui a résisté le plus, disparaît à son tour; il ne reste plus alors que le noyau, qui a revêtu une forme triangulaire et auquel reste quelquefois appendu un reste de cylinder axis.

Tel est, Messieurs, le dernier terme des lésions de la cellule cérébrale, un corps anguleux et de moitié plus petit qu'une cellule de la couche corticale, zone supérieure, le plus souvent luisant, noirâtre, quelquefois flétri et irrégulier sur ses bords, et auquel est appendu un reste de cylinder axis.

Les lésions congestives s'accompagnent quelquefois, quoique

rarement, d'adhérences de méninges cérébrales sur des points en général très petits de l'écorce grise de l'encéphale; ainsi, chez une femme atteinte depuis six ans d'un délire de persécution, j'ai trouvé, sur une surface de 2 à 3 centimètres et en un point situé à la partie la plus postérieure de la première circonvolution frontale gauche, de l'épaississement avec hyperhémie des méninges, et, dans les mêmes points, une adhérence des membranes à la substance grise qui, déchirée par leur arrachement, apparaissait avec une teinte légère lie de vin et des marbrures rougeâtres. Je me suis demandé si la maladie n'était pas une paralysie générale; mais il n'en était pas ainsi. M. Cornil, prié par moi de vouloir bien examiner cette partie des centres nerveux, me fit connaître les faits suivants dans une note qu'il m'a remise :

« Il y a une injection considérable des vaisseaux ; en plusieurs points, on trouve des apoplexies capillaires dont le siège précis est dans la gaine lymphatique ; nulle part on ne trouve de corps granuleux; les vaisseaux sanguins ne sont pas épaissis ni athéromateux ; pas d'hyperplasie du tissu conjonctif; les tubes nerveux sont normaux, mais un grand nombre de cellules sont pigmentées, ce qui peut s'expliquer par l'âge de la malade (55 ans). »

A la classe des lésions congestives se rattachent les altérations qui résultent de la présence de tumeurs que l'on trouve dans des cerveaux d'aliénés. C'est ainsi que j'ai observé dernièrement, à l'autopsie d'une lypémaniaque, plusieurs tumeurs hydatiques logées dans les circonvolutions cérébrales et qui avaient été le point de départ de poussées congestives.

Dans d'autres circonstances, j'ai rencontré de l'anémie et de l'ischémie cérébrale, simple ou liée à une anémie générale, chez des malades qui avaient présenté des hallucinations ou avaient été poursuivis par des idées de persécution. Dans ces temps derniers, chez une femme tuberculeuse devenue mélancolique, qui ressentait des hallucinations de l'odorat et de la sensibilité générale, et qui est morte à l'âge de trente-sept ans, l'encéphale présentait dans toutes ses parties une pâleur considérable ; l'examen microscopique me montra un état presque absolu de vacuité des capillaires; les éléments nerveux paraissaient sains et les parois vasculaires n'offraient aucun des caractères de la dégénérescence graisseuse.

J'avais déjà remarqué des faits de cette nature chez les phthisiques du service de M. Bouillaud lorsque j'étais son chef de clinique ; dans la période intermédiaire entre la veille et le sommeil, et même pendant la veille, ces malades présentaient des hallucinations.

Lorsque je dirigeais un service à l'hospice de Bicêtre, j'ai pu constater le même fait sur un moine chartreux qui, par suite d'excès d'ascétisme, avait été atteint d'hallucinations; il était tuberculeux. A l'autopsie, j'ai rencontré des lésions d'anémie, et en particulier la vacuité des vaisseaux qui n'étaient pas athéromateux ; il n'y avait point de dégénérescence graisseuse. C'était, en résumé, une anémie simple liée à un état cachectique.

D'autres fois l'anémie est liée à une dégénérescence des vaisseaux qui sont très athéromateux, et l'on se rend facilement compte du trouble que cette altération peut apporter dans la circulation et dans la nutrition, lorsque l'on constate qu'il y a quelquefois de véritables nappes de graisse épanchée dans les parois vasculaires et que la lumière du vaisseau en est rétrécie.

2° *Causes extra-cérébrales du délire vésanique.* — Les causes extra-cérébrales du délire sont incontestables, malgré qu'elles soient niées par quelques auteurs.

Les affections des voies digestives et de leurs annexes produisent fréquemment le délire, et cette pathogénie est d'autant plus certaine que l'on voit ce délire cesser lorsque l'affection de ces organes a disparu.

La folie est liée, dans certains cas, à des altérations du sang, diathésiques ou accidentelles.

Dans d'autres circonstances, on trouve des tumeurs du cerveau, d'anciens foyers qu'on peut considérer comme étant le point de départ d'irritations et de poussées congestives ; enfin, dans certains cas de folies sympathiques, on rencontre des lésions du foie, de l'estomac, de l'utérus, etc. Ainsi, des femmes affectées de lésions variées des organes génitaux sont atteintes de délire de persécution, d'hallucinations ayant pour point de départ ces états pathologiques. C'est ainsi que, chez une femme de mon service qui a un prolapsus utérin, l'application d'un pessaire amène une diminution notable du délire et de l'agitation.

D'autres fois, la folie se lie à des lésions des organes des sens, de l'appareil de la vision, de l'ouïe. J'ai vu des malades dont les hallucinations de la vue ont pour point de départ des altérations des milieux de l'œil, une cataracte, par exemple, un glaucome. J'ai été consulté dernièrement par une dame chez laquelle le glaucome avait amené des hallucinations, un état mélancolique inquiétant et des idées de persécutions. Une iridectomie faite par M. Galezowski l'a délivrée du glaucome, des hallucinations et du délire mélancolique, et, depuis deux ans, la guérison ne s'est pas démentie.

Nous décrirons plus loin en détail chaque classe de ces folies sympathiques.

Formes du délire. — Le délire peut se présenter sous trois formes :

1° *Délire partiel ;*

2° *Délire général ;*

3° *Délire complexe.*

Le délire partiel est presque toujours triste, mélancolique ou hypocondriaque. Le malade éprouve des sensations morbides réelles qu'il a interprétées faussement ; il est pris d'idées d'empoisonnement et il refuse de manger. Il surgit des idées d'animaux contenus dans le ventre, d'affection cancéreuse d'enfants qui vont naître et qui naissent tous les jours. Le malade devient taciturne, il pense à se tuer, il se plaint, gémit sur ses souffrances abdominales et épigastriques ; il devient misanthrope.

Cet état se complique parfois d'une apparence de démence qui tient à ce que les facultés intellectuelles sont distraites par les préoccupations mélancoliques et hypocondriaques.

Le délire général est précédé, comme le délire partiel, par des sensations pénibles. Ces sensations sont plus tard faussement interprétées et, sous l'influence de ce trouble de l'esprit, de craintes sur sa santé, d'angoisses, il se produit peu à peu une agitation accompagnée d'actes désordonnés et d'incohérence dont l'intensité est en rapport direct avec la multiplicité des idées délirantes.

Ce délire se caractérise en particulier par des idées de poison, de souffrances, de grossesse, de vers, de suicide et de mort, que l'on peut surprendre au milieu de ce bouleversement de l'intelligence.

Le délire complexe a commencé par être un délire partiel qui s'est compliqué de séries de conceptions délirantes secondaires, tertiaires, etc., qui se tiennent, et dont la suite montre la conservation de la syllogistique.

C'est ainsi qu'un malade craignant d'être empoisonné, se prend de haine contre ses empoisonneurs et, par suite, contre tout le genre humain.

L'étude de ces aliénés apprend le danger des habitudes morbides ou bien de la répétition des mêmes causes accidentelles.

Les habitudes morbides arrivent à modifier la vitalité du cerveau et à déterminer des états congestifs et anémiques.

La répétition de sensations et de phénomènes toujours les mêmes arrive à transformer des symptômes en maladies. Cette transformation est, du reste, favorisée dans quelques cas par l'échauffement des centres nerveux que leur irritation produit.

L'irritation et l'échauffement des centres nerveux ne peuvent durer longtemps sans déterminer des troubles psycho-sensoriels, surtout chez les malades qui portent en eux une certaine prédisposition aux maladies mentales.

Vous comprenez, Messieurs, combien il est important de reconnaître au plus tôt la cause du délire, afin de se hâter de traiter la cause centrale ou périphérique, tout en combattant les désordres secondaires qui se produisent dans les centres nerveux.

DEUXIÈME LEÇON

Étude des facultés chez les prédisposés à la folie et aux affections nerveuses. Influence de l'éducation.

MESSIEURS,

Je me propose de vous parler dans cette conférence des phénomènes prodromiques qui précèdent l'aliénation mentale et les affections nerveuses, et j'espère vous pénétrer de la conviction que leur connaissance à temps peut permettre d'enrayer l'évolution de ces maladies redoutables dont la fréquence de plus en plus grande ne saurait trop éveiller notre vigilance.

Cette connaissance est principalement nécessaire aux médecins ordinaires des familles, qui sont plus à même que d'autres d'observer l'apparition de certains signes, en apparence peu sérieux, et d'étudier la maladie à son origine même.

Pour qui connaît l'importance du diagnostic et du traitement de la folie à son début, cette étude est majeure.

Messieurs, ce sujet demande que nous entrions dans quelques considérations sur l'entendement humain, sur les différentes facultés qui le composent et sur la façon de les appliquer et de les exercer.

Un court aperçu sur ces facultés sera d'autant plus utile que le médecin doit les analyser, s'il veut combattre ou suspendre leur mauvais fonctionnement, et s'il veut apprécier des défauts de pondération dans l'être intellectuel, moral et instinctif.

Je dirai plus, l'analyse psychologique des facultés doit entrer dans les habitudes du médecin, afin qu'il puisse donner des conseils sur les modes d'instruction et d'éducation, sur le genre de vie des membres des familles dont il est le médecin et afin qu'il puisse donner l'éveil, en cas d'apparition de phénomènes prodromiques des affections mentales et nerveuses. C'est là un des beaux côtés du rôle du médecin, c'est d'être souvent l'arbitre et le juge des mesures à prendre, c'est d'avoir autorité pour prévenir les familles des dangers qui menacent leurs membres et pour leur dire ce qu'il faut faire pour parer au mal.

Ne croyez pas avoir rempli tout votre devoir de médecin, lorsque vous avez rédigé des ordonnances, non; vous avez souvent à veiller sur l'hygiène morale et intellectuelle des membres des familles qui vous ont donné leur confiance. Non seulement vous devez être le médecin de ces familles, mais encore, en plus d'une circonstance, vous devez être leur conseiller.

C'est ainsi que vous pouvez empêcher l'évolution de maladies mentales et nerveuses dont vous aurez saisi les manifestations prodromiques. Il faut que vous soyez dans cet ordre d'études, moraliste, philosophe, psychologue et même pédagogue. Vous devez, dans nombre de ces cas qui touchent aux affections du système nerveux, répandre les saines doctrines d'éducation et d'instruction, en les appropriant aux différentes natures d'individus, et c'est ainsi que vous pourrez déraciner des errements déplorables en fait d'éducation et d'instruction; empêcher des fautes commises par des parents ignorants dans la direction de leurs enfants et de leurs proches, et prévenir le développement d'affections nerveuses et mentales trop souvent liées à une mauvaise éducation et à des méthodes erronées d'instruction.

Le rôle prophylactique de l'éducation ne s'étend pas seulement à l'individu sain ou à celui menacé de folie; il augmente encore d'importance si l'on songe aux générations futures. En effet, une bonne éducation des parents est une garantie pour leurs descendants, en ce sens que la prédisposition s'atténuera au fur et à mesure que les générations se succéderont.

Le médecin doit, dans cet ordre d'idées, s'efforcer de donner des conseils qui permettent aux individus de connaître leurs forces, de les développer d'une façon harmonieuse.

Il doit s'attacher à apprendre ce qu'on doit faire d'après les aptitudes ;

A recommander de maintenir l'équilibre entre la force et la douleur, le repos et le mouvement; pratiquer en un mot la loi d'oscillation (Despine);

A apprendre à subordonner l'imagination à l'intelligence ;

A développer l'intelligence et à faire soigner l'éducation;

A empêcher de s'occuper avec un soin excessif de sa personne et de l'existence physique, et de se renfermer dans l'égoïsme qui même à l'hypocondrie, et à maintenir une corrélation entre les occupations physiques et morales et les différentes heures du jour et de la nuit.

Le médecin doit, en outre, quelquefois rappeler aux individus mal pondérés que si la vie confère des droits, elle impose aussi des devoirs.

L'oubli de ces principes et la façon d'être déplorable de pères, mères, maris et femmes, mènent si souvent aux affections mentales et nerveuses, que je ne saurais trop appeler votre attention sur ces divers points dans votre pratique médicale.

Revenons à l'étude des facultés dont le médecin doit connaître le fonctionnement, afin d'être à même de donner des avis lorsqu'il redoute chez un de ses clients l'évolution d'une maladie mentale ou nerveuse.

Notre entendement se compose, vous le savez, de facultés intellectuelles et morales, et il faut y joindre les penchants inférieurs et les facultés industrielles et artistiques.

Les facultés intellectuelles comprennent :

La perception, la mémoire, la parole, l'attention, le raisonnement, le jugement, l'imagination et le libre arbitre.

Les facultés morales comprennent :

Les sentiments affectifs, la vénération, l'ambition, le courage, la volonté, l'estime de soi, la bienveillance, la sociabilité, le sentiment du merveilleux, la pudeur, le sentiment du beau, le sentiment du bien et du mal ou sens moral.

Nous devons tenir compte des penchants inférieurs et des instincts conservateurs dont les manifestations dominantes sont si fréquentes dans les affections mentales et nerveuses : le besoin d'alimentation, l'instinct génésique, le savoir-faire, la dissimulation, le sentiment de la propriété, l'instinct de destruction, l'irascibilité.

Soyez convaincus, Messieurs, que ces facultés et ces penchants sont innés, que l'homme naît avec leur germe, et qu'ils se développent peu à peu par leur exercice.

La connaissance de ce fait est des plus importantes pour l'étude que nous voulons faire des prodromes des affections nerveuses et mentales; en effet, il n'est pas inutile de savoir que l'enfant possède en naissant les germes de ces facultés, et que si elles ne se développent pas toujours bien, c'est souvent faute de direction ou par suite de dispositions organiques défectueuses.

Il faut rejeter l'opinion de physiologistes anglais qui veulent expliquer les facultés psychiques par des lois qui présideraient à l'association des idées.

Il faut que vous sachiez bien que l'homme qui se souvient, qui perçoit, qui réfléchit, qui aime, qui craint, qui sent le bien et le mal, le beau et le laid, connaît par sa conscience que c'est réellement par des propriétés inhérentes à son moi que ces divers effets se produisent en lui.

L'homme n'a pas besoin d'éducation pour percevoir, pour se souvenir, pour prêter attention.

La perception et la mémoire, en effet, peuvent être très développées chez les idiots.

Il en est de même des facultés morales et des penchants inférieurs; ils sont innés; la bienveillance, l'amour, la sociabilité, le sentiment du bien et du mal ou le sens moral et en particulier la connaissance de soi-même sont des sentiments qui font partie de la nature humaine.

L'éducation la mieux entendue ne pourrait pas créer des facultés, elle ne peut que cultiver celles qui existent, au moins en germe.

Nous appliquerons ces données générales à l'étude de la prédisposition à la folie et des prodromes des affections nerveuses et mentales.

1° Etudions en premier lieu l'état des prédisposés aux affections nerveuses et à la folie. Je ne parle en ce moment que de la folie simple ou vésanique.

A. *Analyse des déviations des facultés intellectuelles.* — Le prédisposé à la folie et aux affections nerveuses se fait remarquer presque toujours par une *activité excessive de l'intelligence*, plus rarement par de l'engourdissement et de l'affaiblissement de cette faculté. Lorsque cette suractivité est encouragée par les parents et par les proches, il peut se produire des affections nerveuses telles que l'hystérie, l'épilepsie, la chorée, le somnambulisme et de l'aliénation mentale.

J'ai observé plusieurs cas de maladies nées dans ces conditions chez des jeunes gens de quinze à dix-huit ans. Il est à noter que la plupart s'étaient préparés à des examens demandant une étude approfondie des mathématiques. J'ai remarqué encore que chez ces jeunes gens, les maladies nerveuses revêtent des formes extraordinaires que l'on peut difficilement classer : chez deux entre autres, il y avait mélange d'un état méningitique et de nervosisme avec hyperesthésie des sens.

Voici quatre observations intéressantes à plus d'un titre :

Obs. III. — Jeune fille de vingt-deux ans, dont l'intelligence a été si précoce qu'elle a appris l'alphabet en une heure, et que placée à l'âge de sept ans dans une école, elle a pu en six mois passer à la première classe, et à l'âge de dix ans être la plus forte; à onze ans et demi, elle a remporté le prix d'honneur et les premiers prix dans toutes les facultés contre des camarades ayant quinze ans.

Depuis l'âge de quinze ans, cette jeune fille s'est mise à rêver de choses incompatibles avec sa position sociale et à parler de mariage.

Enfin, à l'âge de vingt ans, alle a commencé à présenter des signes d'aliénation mentale de nature hystérique, dont elle a guéri par la morphine en injections sous-cutanées.

Obs. IV. — Un jeune garçon, fils d'un père asthmatique et d'une mère bizarre, avait été entraîné au travail d'une façon excessive.

Vers l'âge de treize ans, cet enfant devint rêveur et fut pris de temps en temps d'états de somnolence qui duraient quinze jours, et pendant lesquels il se promenait, mangeait de la viande qu'on lui coupait. Il avait, pendant ces périodes, une expression imbécile; et il ne se souvenait pas de ce qui s'était passé pendant ces quinze jours. De plus, en l'état ordinaire, il était excessivement grossier, il se moquait de tout; il poussait à bout les plus patients.

Il était exceptionnellement bon pianiste et très habile à tourner.

Du reste pas de mauvais instincts.

L'instituteur spécial à qui il a été confié est arrivé à le guérir de ces états de somnolence en le secouant et en l'occupant à des travaux manuels dès le début de ces périodes de somnolence.

Obs. V. — J'ai donné tout récemment des soins à M. B..., jeune homme de dix-sept ans, dont les ascendants sont bien portants, qui est lui-même grand, fort et intelligent et qui, à la suite de travaux intellectuels exagérés de mathématiques, pour arriver à l'École centrale, a été pris de fatigue excessive, puis d'hyperesthésie de la peau telle qu'on ne pouvait le toucher, qu'il ne pouvait même se laver, prendre des bains, mettre la main sur du marbre sans éprouver une sensation d'électricité. Après une quinzaine de jours, ce jeune homme fut frappé d'une première attaque épileptique (grand mal) et atteint de photophobie très intense, et d'hallucinations consistant en vue de flammes, de visages menaçants et de choses effrayantes.

Les attaques étaient effrayantes, accompagnées de cris sauvages et de gestes très impressionnants.

Ce jeune homme a guéri en six mois de temps par le bromure de potassium à haute dose et par le drap mouillé.

Il fait aujourd'hui son volontariat.

Obs. VI.—J'ai donné des soins à M. L..., jeune homme de dix-huit ans, qui, à la suite de travaux intellectuels des plus excessifs, est tombé dans une mélancolie des plus profondes, accompagnée de refus de manger, de parler, d'un amaigrissement considérable, d'abaissement de la température et d'absence de pouls radial, — 36 pulsations temporales.

J'ai soumis ce jeune homme au traitement par les injections sous-cutanées de morphine et j'ai été assez heureux pour le guérir après six semaines de traitement.

Le prédisposé n'a pas ou presque pas de *jugement*, de *sens commun;* il est utopiste, excentrique, original, raisonneur, il contredit sur tout, manque d'esprit de suite, de stabilité, de règle dans l'emploi du temps, et d'ordre dans son travail.

Il a beaucoup trop d'imagination, il *s'enthousiasme à l'excès* pour la poésie, la musique et d'autres arts.

Obs. VII. — J'ai vu récemment un jeune homme qui est sur la pente de la folie, et qui est tellement passionné pour la musique qu'il joue du piano toute la journée, déchiffre des morceaux, compose, et qu'il s'est fait acheter un violon sur lequel il s'est essayé pendant des heures entières; et il est à noter que son père lui passait toutes ses fantaisies musicales, avant que je l'eussse averti du danger que pouvait faire craindre une contention d'esprit excessive sur un même sujet d'études.

Un acte récent du fils a enfin éclairé le père; le jeune homme est monté, un soir, à cheval, les pieds et les jambes nues, et il s'est promené ainsi dans le pays où son père a sa maison de campagne.

La mémoire est quelquefois exaltée dans sa totalité, mais on observe plus fréquemment de l'exaltation de certaines parties de la mémoire.

Les renseignements que l'on obtient sur les antécédents apprennent quelquefois que l'individu n'a commencé à parler que tard, et que la lecture, l'écriture, ne se sont formées que lentement.

B. *Etude des facultés morales*. — Les facultés morales sont souvent les seules qui soient atteintes. Nous allons les passer en revue.

1° *Amour de l'approbation*. — Même dans l'enfance, on peut noter un amour excessif de l'approbation, de la vanité, de la coquetterie; et chez la femme, il se produit fréquemment, aux périodes menstruelles, des actes destinés à satisfaire sa coquetterie et son désir de plaire.

La femme commet alors des délits de vol, principalement à l'étalage, qui la font incarcérer et la conduisent en justice.

2° *Estime de soi.* — L'estime de soi est poussée quelquefois à un degré excessif; aussi on voit quelques-uns de ces individus orgueilleux, vantards.

J'ai été consulté pour un jeune homme dont l'intelligence a présenté plusieurs caractères qui indiquent la pente à la folie : mobilité d'opinion, disparition de l'attention, difficulté de fixer son esprit, disposition aux extrêmes et à l'enthousiasme irréfléchi ; son orgueil n'avait pas d'égal ; il parlait de ses talents avec une expression de contentement dont on a difficilement idée.

Lorsque l'on contrarie le moindrement ces individus, ils deviennent boudeurs, et la bouderie est portée à un point qui énerve et agace les parents, les instituteurs, les serviteurs les plus patients.

3° Le *sentiment* du juste, de l'injuste et du bien est souvent peu développé; aussi ces individus ont un égoïsme révoltant; ils sont personnels au plus haut point.

4° La *bienveillance* peut leur faire défaut et l'on observe alors chez eux des sentiments d'animosité pour leur prochain et de cruauté envers les animaux domestiques.

Beaucoup de ces individus n'ont jamais eu de respect, d'amour pour leurs parents; ils sont au contraire haineux, tracassiers.

J'ai soigné un de ces prédisposés qui, en public même, était d'une impolitesse inconvenante avec son père et avec sa mère, à la moindre observation sur son caractère et sur son peu de travail.

Il vous intéressera, j'en suis sûr, de connaître, en quelques mots, l'histoire de ce malade :

Obs. VIII. — C'était un jeune homme de quinze ans, très intelligent, mais sujet à des manies; son père avait épousé sa nièce. La femme était intelligente mais lymphatique et très impressionnable.

Dès l'âge de un an, leur fils avait des tics de la face. On s'aperçut dans sa seconde enfance qu'il était très taquin, qu'il avait comme des besoins de casser, qu'il se jetait sur ses parents, qu'il les étreignait sans raison et pendant un temps excessif; qu'il avait des emportements avec son père, que son caractère était sauvage.

A quinze ans, son esprit de contradiction, d'opposition et de révolte contre toute personne ayant [sur lui de l'autorité s'accrut; il parlait mal de ses parents, ou bien il était trop familier avec eux et il les interrompait à tout instant lorsqu'ils parlaient.

Il était devenu excessivement vantard, menteur, chipeur, voleur même, parlant de choses inconvenantes et ordurières. Dans d'autres moments, il avait des théories singulières sur le travail, sur les chances que l'on peut avoir dans les examens.

Il se livrait à des actes inouïs de singularité : c'est ainsi qu'il essayait les bottines de sa mère et qu'il les cachait ensuite, qu'il prenait toutes les bottines de femmes qu'il trouvait à sa portée ; c'est ainsi qu'il liait les mains et les jambes d'une domestique pour abuser d'elle.

Il devint épileptique; j'ai pu l'en guérir au moyen du bromure de potassium, et par les soins d'une éducation appropriée et par les soins d'un instituteur spécial, je suis parvenu à améliorer considérablement certains côtés de son caractère et à guérir plusieurs de ses défectuosités.

Il fait aujourd'hui son droit.

5° La *faculté de la persévérance* peut être exaltée et transformée en entêtement, ou bien déprimée, et l'individu est alors insouciant.

6° Ces individus sont *gais* ou *bien tristes à l'excès* et sans raison; ou tantôt gais et tantôt tristes sans plus de motifs. Ces alternatives de dépression et d'excitation s'observent chez beaucoup d'héréditaires; elles sont, du reste, souvent en rapport avec des troubles digestifs, avec des changements d'habitude et de régime, de saison et de temps, avec une nouvelle lune et avec la menstruation.

7° L'*irascibilité*, la *colère* sont des plus fréquentes; en outre, ces individus sont vétilleux, méticuleux. Je connais un de ces prédisposés qui s'occupe de lui-même d'une façon exagérée, qui ne tolère pas une tache sur ses vêtements, et qui fait des scènes très vives à son valet de chambre à propos de rien.

On en voit qui déplacent les objets, les meubles, puis les rangent et les replacent encore ; d'autres qui passent un temps excessif à leur toilette.

Un jeune homme à qui je donne des soins s'est commandé pour *quatre-vingt-dix francs* d'eaux de toilette en trois semaines.

Un autre s'était mis cinq bagues aux doigts.

La taquinerie est portée quelquefois à un très haut degré dans leurs rapports avec leurs parents et leurs domestiques, et cela même dès leur bas âge.

J'en ai observé qui avaient incessamment la crainte de devenir aliénés et qui m'en parlaient à chaque visite que je leur faisais.

8° La *résolution*, la *fermeté de caractère* sont bien souvent diminuées ; ces individus sont craintifs, pusillanimes, irrésolus, on a beaucoup de peine à obtenir d'eux un acte de volonté et de décision pour travailler ou pour lutter contre les entraînements au mal.

9° L'*humeur est très inégale* et passe d'un extrême à l'autre. Sandras a dit avec raison de ces individus : « que c'étaient des gens des extrêmes passant de la gaieté à la tristesse et réciproquement. » Cette disposition rend ces individus très peu sociables.

C. *Etude des penchants inférieurs.* — L'instinctivité est fréquemment développée d'une façon excessive ; on observe souvent, dès l'enfance, de la perversion dans la manifestation des actes instinctifs.

1° L'*instinct de destruction* est quelquefois anormalement développé ; on voit de ces individus détruire sans raison des animaux inoffensifs ou des objets usuels.

J'ai été consulté pour un jeune homme qui déchirait des toiles de tableaux et les mettait au feu.

2° Ils sont parfois *très rusés*, dissimulés et vagabonds. Ils sont souvent *voleurs* ou *chipeurs ;* j'en ai connu un qui avait volé et puis collectionné un certain nombre de pièces d'argent et de billets sans s'en servir et qui les avait enveloppés, étiquetés et rangés avec ordre dans une boîte.

Il devint sujet à des absences épileptiques et à du somnambulisme. Un autre, très riche, avait volé des pots de pommade à trente centimes et des bottines de femme.

Une jeune fille de quatorze ans volait la domestique de sa mère.

3° La *tendance à boire* des liqueurs alcooliques est un des symptômes que l'on observe chez ces individus, aussi bien chez les femmes, chez les jeunes filles que chez les hommes, et il n'est pas étonnant que les excès de boissons augmentent leur surexcitation et les poussent à la colère. J'ai été consulté pour des jeunes filles de la meilleure société qui buvaient en cachette des liqueurs fortes et même des eaux dentifrices ; un de mes maîtres envoyait récemment à ma consultation une jeune femme qui, après avoir présenté pendant longtemps des prodromes d'aliénation mentale, devint dipsomane.

Voici en quelques mots son observation :

OBS. IX. — La mère de cette jeune fille était bizarre et peu intelligente. Quant à elle, elle avait toujours eu une intelligence au-dessous de la moyenne ; elle avait toujours été colère et menteuse, d'un caractère très mobile et d'une humeur très changeante, tantôt vive, tantôt atone et apathique. Après quelques années de mariage, son mari s'aperçut qu'elle buvait de l'eau-de-vie, jusqu'à un demi-litre par jour. Elle cachait l'eau-de-vie sous les couvertures de son lit.

Dernier détail : lorsqu'elle avait bu, elle était prise d'une excitation génésique très vive.

Les abus de fumer ne sont pas non plus rares.

Le nommé M... fumait jusqu'à trente cigares de 25 centimes par jour.

Vous comprendrez sans peine que ces excès alcooliques et nicotiques sont bien faits pour exciter un système nerveux déjà ébranlé.

4° L'*instinct génésique* est fréquemment très développé chez ces individus ; la plupart se livrent avec frénésie à l'onanisme et même à la pédérastie.

OBS. X. — J'ai été consulté pour un de ces prédisposés, âgé de vingt-deux ans, qui, étant en voyage et se trouvant à Avignon dans une des parties du château des Papes, fit des tentatives de pédérastie sur un soldat. Ce même individu avait un certain nombre de manies singulières : celle entre autres de laisser pousser ses ongles très longs, d'aller vider lui-même son vase de nuit dans la cour de sa maison ou dans le jardin lorsqu'il était à la campagne. Il a fini par avoir des hallucinations.

OBS. IX. — Un autre, âgé de dix-huit ans, s'est livré à la pédérastie sur le cocher de sa mère. Pris un jour de remords, il m'a écrit une lettre dans laquelle il me raconte ce qu'il a fait, la honte qu'il en a, et me demande des conseils pour se guérir de tentations aussi épouvantables ; mais son esprit hésitant ne s'en tint pas longtemps à ces bonnes déterminations, car moins de dix jours après, il m'écrivait une seconde lettre qui commençait par ces mots : « Le sort en est jeté ! ne vous occupez plus de moi. Décidément la vertu est trop haute pour que je l'atteigne. »

Ce jeune homme a eu pendant deux à trois mois des vertiges que le bromure de potassium a guéris.

5° *Quelques-uns recherchent le mariage.* Trélat a cité plusieurs exemples déplorables de mariages accomplis par ces individus. Il est arrivé à ma connaissance que deux jeunes femmes prédisposées à la folie ont été prises de délire la nuit même de leurs noces, et il est fâcheux de dire que ces jeunes filles avaient été mariées sur le conseil de médecins qui avaient cru que le mariage leur rendrait la santé parfaite.

Messieurs, c'est là une erreur de croire que le mariage peut guérir les jeunes filles qui présentent les phénomènes prodromiques ou initiaux de la folie ou des névroses telles que l'hystérie, l'épilepsie ou la chorée. Voici encore un exemple qui prouve que le mariage ne guérit pas:

Obs. XII.— Une femme D... était, dès sa jeunesse, originale, peu sociable et méchante. Elle rechercha avec ardeur le mariage et se maria. Elle eut un fils qui est très original, très emporté et dipsomane.

Le mariage ne l'a pas guérie, tant s'en faut. Elle devint épileptique, l'état menta empira; on la voyait s'habiller à contre-temps, se mettant pendant l'hiver des vêtements d'été, plaçant ses armoires au milieu des chambres.

Elle était raisonneuse, avait des théories sur tout; et elle prononçait à tous moment des phrases stéréotypées telles que : « Je puis le dire, c'est le cas de dire. »

Voici encore deux cas dans lesquels l'excitation génésique était considérable.

Obs. XIII. — Une jeune fille a eu depuis son enfance un caractère sournois et dissimulé; des idées de plaisir, de coquetterie.

Elle a été menstruée à douze ans; depuis cette époque, elle a toujours parlé de mariage sans rien préciser.

« Je veux me marier avec n'importe qui, disait-elle fréquemment. »

Elle se livrait à l'onanisme.

Elle n'a pu apprendre aucun état; elle lisait en cachette des pièces de théâtre et des romans.

Elle n'a jamais acquis une idée pratique de la valeur de l'argent.

Elle a été frappée de manie aiguë à vingt-deux ans; elle en a guéri, mais elle est restée avec ses travers.

Obs. XIV. — Le deuxième cas est relatif à la fille d'un pasteur protestant, homme aimable mais joueur, ivrogne et dissipateur; sa fille avait les qualités aimables de son père. mais son éducation fut négligée. A quatorze ans, elle était coquette et prétentieuse; elle chercha vers cet âge à plaire, elle se mit à voler et se livra à la débauche; après un certain nombre d'années, elle fut prise de manie aiguë et elle succomba.

Messieurs, la domination des instincts chez les natures entachées de prédisposition aux affections du système nerveux est un indice de l'imminence d'une maladie mentale ou nerveuse.

L'équilibre des instincts est, en effet, une condition de l'harmonie de l'âme: la domination de l'un amène des désordres qui retentissent dans tout l'être, qui enrayent le développement régulier des facultés intellectuelles, qui troublent leur fonctionnement et rendent le libre arbitre impuissant.

La force morale en est suspendue ou diminuée. De plus, la prédominance des instincts amène l'aberration du sentiment et je vous rappellerai que Pinel, Esquirol, Prichard et Nasse ont signalé les aberrations du sentiment comme conduisant aux maladies psychiques.

Facultés industrielles. — Les facultés industrielles prennent quelquefois un développement exagéré et hors de proportion chez les individus prédisposés à la folie et aux affections nerveuses. On observe chez eux, dès leur enfance, une surprenante précocité dans certains actes qui demandent de l'habileté, dans des arts et dans des professions.

Ceux auxquels je fais allusion possèdent une adresse de mains étonnante; ainsi quelques-uns font de très jolis travaux de tour. D'autres ont une grande facilité à apprendre la musique, à jouer du piano et à dessiner.

En voici quelques exemples :

Un jeune garçon de treize ans, d'un caractère très bizarre, a été trop poussé au travail et est tombé dans un état voisin de l'imbécillité. Cet enfant s'était adonné avec passion à l'étude de la musique et il était arrivé sans maître à jouer du piano d'une façon remarquable. Ce sont ces travaux qui avaient fatigué son intelligence.

J'en connais un qui est un remarquable caricaturiste sans avoir jamais appris les règles du dessin. D'autres ont une disposition étonnante pour l'architecture.

J'ai donné des soins à un jeune homme qui avait eu, dès son enfance, des facultés industrielles excessivement développées, raisonnant sur la mécanique, sur les machines à vapeur, comme le ferait un ingénieur; mais peu à peu il fut pris de troubles du caractère de nature grave, se mettant en colère contre les siens, frappant sa mère, se levant de table et se sauvant hors de la pièce, manifestant alternativement et sans raison des pleurs et des rires, de l'affection, de l'aversion pour ses parents. Ce jeune homme a guéri par une éducation raisonnée.

En résumé, Messieurs, l'étude que nous venons de faire avait pour but de vous exposer que les individus prédisposés à la folie et aux affections nerveuses présentent pendant un certain temps, avant le développement de la maladie, des troubles et de la suractivité fonctionnelle des facultés intellectuelles, morales, instinctives et industrielles et une transformation des phénomènes physiologiques en défauts, en vices, en originalités ou en extrêmes. La caractéristique est le plus fréquemment l'absence de mesure et le manque d'équilibre. L'éducation seule peut remédier à ces troubles de fonctionnement.

L'éducation bien entendue remplit un rôle modérateur et redresse les déviations des facultés et je ne saurais trop recommander, chez ces individus, l'éducation fondée sur le système pédagogique qu'ont institué Ferrus, Séguin, Félix Voisin, Delasiauve, Vallée et, dans cette maison même, Mlle Nicolle.

TROISIÈME LEÇON

Conformation extérieure des prédisposés à la folie. — Causes de la prédisposition — Incubation et prodrômes.

MESSIEURS,

Les individus prédisposés à la folie présentent dans leur conformation extérieure des signes particuliers qui ont été pour la plupart déjà étudiés par Morel.

La taille est quelquefois inférieure à la moyenne.

Les diamètres du crâne sont très souvent inférieurs à la moyenne; c'est ainsi que j'ai fréquemment rencontré cent soixante-quinze millimètres et au-dessous comme diamètre antéro-postérieur.

Il existe souvent aussi des malconformations du crâne, qui sont du reste limitées à certaines parties, et sont produites par des ossifications prématurées partielles des sutures du crâne.

Il existe parfois de la désharmonie de la face, d'autres fois il y a disproportion entre la face et le front, dans certains cas il y a asymétrie.

Les auteurs ont signalé encore des tics, du strabisme, l'épaisseur de la lèvre inférieure, du nystagmus.

La conformation vicieuse des oreilles a été bien décrite par de Blainville et Morel.

Les variétés inférieures de l'espèce humaine, dit de Blainville, présentent des modifications dans l'oreille : son attache remonte plus haut, le lobule diminue sensiblement, le pavillon ou l'hélix augmente évidemment. Il tend même à s'aplatir.

L'asymétrie, l'hypertrophie, l'atrophie de l'oreille externe, ont été l'objet d'observations bien vraies de la part de Morel.

Les dents présentent des dispositions irrégulières; on est frappé par l'implantation vicieuse des incisives, des canines, par l'absence de la seconde dentition, dans certaines dents surtout, et dans les secondes incisives latérales.

La voûte palatine est parfois asymétrique, étroite ou profonde. Les organes génitaux externes offrent assez souvent des arrêts de développement et des vices de conformation. Legrand du Saulle a signalé chez ces individus l'existence d'hypospadias, d'absence de parties importantes des organes génitaux et en particulier la monorchidie, la cryptorchidie et de plus la stérilité.

Les membres ont quelquefois une disposition vicieuse; c'est ainsi que les mains et les pieds sont plus petits qu'ils ne devraient, que certains individus ont les pieds plats, que, chez d'autres, les petits empans des mains sont plus étendus que les grands, que les doigts sont courts et inégaux.

Causes de la prédisposition héréditaire et acquise. — La prédisposition aux maladies mentales est souvent héréditaire : elle a été étudiée d'une façon complète par Moreau, de Tours (vous pourrez consulter ses travaux), mais la prédisposition est fréquemment aussi le résultat de conditions acquises ordinairement dépressives, qui retentissent d'une manière fâcheuse sur l'individu. Ces causes agissent lentement; elles produisent, soit : 1° des habitudes fluxionnaires cérébrales, soit : 2° des troubles fonctionnels cérébraux, déterminés par de la sthénie et de l'anémie partielles; soit : 3° des troubles cérébraux causés par de l'anémie générale; soit, enfin : 4° des troubles par voie réflexe.

On peut dire d'une façon générale que le relâchement et les vices de l'éducation des enfants ont une influence indéniable sur la folie. La pensée de Labruyère, à savoir qu'il y a des pères dont toute la vie ne semble occupée qu'à préparer à leurs enfants des raisons de se consoler de leur mort, s'applique à beaucoup de pères et de mères d'aliénés.

Voici deux observations que j'emprunte à Pinel, et qui peuvent être considérées comme types.

Obs. XV. — Un fils unique, élevé sous les yeux d'une mère faible et indulgente, prend l'habitude de se livrer à tous ses caprices. L'impétuosité de tous ses penchants augmente par les effets de l'âge. Veut-on lui résister, son humeur s'exagère. Il attaque avec audace; il cherche à régner par la force; il vit continuellement dans les querelles et les rixes. Il tue les animaux qui lui donnent du dépit, chien, mouton, cheval. Dans les fêtes, il donne des coups. Il a des procès, des blessures, des amendes. Il jette enfin une femme dans un puits, et, reconnu aliéné, il est placé à Bicêtre.

Obs. XVI. — Une jeune fille avait l'habitude, dès son enfance, de faire des lectures sans choix et sans ordre, s'emparant de romans, histoires, poésies, qu'elle parcourait alternativement avec rapidité durant des jours et même des nuits. Elle devint très irascible, emportée. Pas de règle dans les repas. Mariée, elle présenta la même vacillation du caractère et la tendance aux extrêmes. Elle devint aliénée.

D'autre part, on élevait autrefois les enfants dans un sentiment de plus grande dépendance.

L'homme a besoin d'une certaine discipline; il faut limiter l'empire de sa volonté. Il est nécessaire que l'homme souffre la contradiction, qu'il ne soit pas impatient de tout joug et qu'il reconnaisse l'autorité dès sa première évolution; l'homme a besoin de s'habituer aux contre-temps, à l'adversité, à une contrainte sagement combinée, car c'est surtout chez ces sujets incapables de pouvoir supporter le chagrin que l'on rencontre le plus d'aliénés et chez ceux qui sont prompts à s'émouvoir et à s'effrayer.

La faiblesse de caractère dans la lutte contre les obstacles prédispose aux maladies mentales. Il faut que l'homme ait, pour ainsi dire, l'éducation du soldat.

L'on rencontre en outre des parents qui font à leurs enfants des reproches exagérés pour les fautes les plus légères, qui les exaspèrent et les poussent ainsi à se laisser aller à des instincts pervers.

J'ai connu une jeune fille qui était toujours traitée avec dureté, sous les yeux d'une de ses sœurs qui était au contraire élevée doucement, et qui, arrivée à se trouver humiliée, accablée de chagrin, perdit le sommeil et devint aliénée.

Une mauvaise éducation est une des plus fréquentes causes, et par mauvaise éducation j'entends l'absence de la discipline, de frein, de fermeté, l'abandon de l'enfant à sa volonté, à ses caprices, ce qui fait qu'il ne peut plus supporter les contre-temps, l'adversité, les obstacles, les chagrins. On voit des parents dont la condescendance aux moindres désirs de leurs enfants dépasse tout ce qu'on peut imaginer. Il en résulte chez les enfants un esprit de domination à outrance, une vanité, un amour-propre démesurés et un laisser-aller déplorable aux instincts destructeurs du développement physique et intellectuel.

Après ces quelques considérations sur la pathogénie de la prédisposition acquise, analysons les causes morales et intellectuelles qui peuvent déterminer la folie.

Certains parents comprennent très mal la façon d'instruire leurs enfants; comme je vous l'ai déjà dit, ils les font travailler d'une façon exagérée, ils les surmènent. J'ai vu bien des fois cette suractivité des facultés intellectuelles, ce travail à outrance, cet appel exagéré de toutes les forces de l'organisme vers le cerveau, déterminer des phénomènes qui conduisaient infailliblement à la folie ou aux maladies nerveuses. Les excès d'imagination favorisés par des lectures outrées et sans ordre sont encore une des causes qui mènent à la folie.

Parmi les causes dépressives, il faut citer les chagrins par revers de fortune, de position, par mariage qui manque, lorsque l'individu ne sait pas conserver l'équilibre dans son esprit et se plonge dans l'isolement; les chagrins par dissensions intérieures, par les mauvais traitements des maris qui s'enivrent, dépensent tout ce qu'ils gagnent, vivent aux dépens de leur femme dont ils prennent même le pain et dont ils vendent les vêtements ; le remords, la honte, la frayeur, les attentats dont certaines jeunes filles ou femmes ont été les victimes; les actes de sodomie commis sur elles.

Il faut encore citer les emportements fréquemment répétés en tant que produisant un état de fluxion cérébrale habituel, la jalousie, l'envie, la croyance au merveilleux et les pratiques spirites, magnétiques, mesmériques; des pratiques religieuses exagérées et mal dirigées chez des esprits faibles.

Voici quelques exemples de causes dépressives que j'ai recueillis dans mon service :

Une nommée G... avait perdu quatre sœurs dans peu de temps.

Une nommée M... n'avait pu se consoler du départ de son fils pour l'armée.

Une nommée B... a été tout impressionnée par la mort d'une sœur qui a été tuée à ses côtés par un obus.

Une nommée P..., affectée par la perte d'un bateau de charbon.

La nommée App., séparée de son père depuis plusieurs années.

La nommée D... a été abandonnée par son mari, débauché.

La nommée V... a été maltraitée pendant plusieurs années par son mari.

La nommée B... est devenue malade à la suite de la mort de son mari.

Certaines professions amènent aussi la prédisposition à la folie : je vous citerai la profession de cuisinier, en raison des inhalations d'oxyde de carbone ; celles de serrurier, de peintre.

Je n'oublierai pas de vous signaler les effets du passage d'une vie active à une vie paresseuse ; c'est ce qu'on voit chez d'anciens officiers qui, par le fait de la cessation de leur vie active, deviennent dyspeptiques, anémiques, hypocondriaques et plus tard aliénés.

La suractivité ou l'inactivité de l'instinct génésique peut exercer une influence à plus ou moins longue échéance sur le développement de la folie. C'est ainsi, d'un côté, que l'onanisme, les abus de coït, tels qu'on les observe chez les prostituées, en particulier, et que, d'un autre côté, la continence absolue chez les veuves et chez les filles sont des causes indéniables. Les excès alcooliques, les abus de tabac, les inhalations d'opium, d'éther, de chloroforme, déterminent si bien la prédisposition à la folie, qu'il suffit d'une cause légère pour la déterminer chez ces individus, préparés de longue date à son invasion.

N'oublions pas l'influence du milieu et en particulier des commotions politiques, des émeutes de la rue, des revers de la patrie ; combien de femmes sont devenues aliénées, huit à dix ans après la guerre de 1870, et chez lesquelles on peut suivre, dès la triste fin de la guerre et de la Commune, l'incubation de la maladie.

Je résumerai en quelques mots les caractères que j'assigne à l'individu prédisposé à la folie : Sensibilité morale très vive, mobilité du caractère, faiblesse de la volonté, inconstance de l'esprit, qui est changeant et superficiel ; irritabilité, bizarreries, scrupules excessifs, violences, pédantisme, indifférence ou enthousiasme à l'excès, penchants vicieux, pas de pondération, pas d'équilibration. Le prédisposé est souvent extrême en tout.

Prodromes et incubation de la folie. — J'appelle période d'incubation de la folie cette période pendant laquelle l'impression morbifique prépare les troubles de l'organisme. C'est la période qui s'écoule entre l'état de santé et le moment de la maladie ; l'individu n'est pas encore malade, mais n'est déjà plus bien portant, et il s'est déjà fait dans la structure de son système nerveux des modifications matérielles appréciables ou non encore appréciables à nos moyens d'exploration. Malgré ces prodromes, l'individu peut vaquer à ses occupations, s'occuper de ses affaires.

On peut dire en thèse générale que cette période d'incubation existe pour toute sorte de folie. Il est extrêmement rare que la folie éclate sans prodromes. Tantôt lente et tantôt rapide, l'incubation peut durer des années, ou bien se terminer au bout de quelques jours.

Je diviserai l'incubation de la folie en deux catégories, suivant que le prodrome se rattache à des troubles cérébraux ou à des troubles extracérébraux. La première offre des phénomènes liés à une irritation cérébro-sensorielle et pouvant se diviser en cérébraux, psychiques, sensoriels et crâniens ; la seconde présente des phénomènes tenant à une irritation ou une hyperesthésie spinale et du grand sympathique et des nerfs partant de ces deux organes, lesquels phénomènes peuvent se diviser en viscéraux et en périphériques.

Je vais simplement énumérer les phénomènes par lesquels se révèle l'incubation de la folie simple, c'est-à-dire de la folie vésanique, renvoyant à mon traité de la Paralysie générale pour les signes de l'incubation de la folie inflammatoire qui, je peux le dire dès à présent, sont à très peu de chose près les mêmes.

L'énumération de ces phénomènes d'incubation montrera que, de même qu'à sa période d'état, la folie présente des désordres qui, loin de se borner à des modifications du moral et de l'intellectuel, envahissent encore le domaine physique ; de même, pendant la période prodromique, un grand nombre de phénomènes physiques viendront s'ajouter aux manifestations purement psychiques.

La *céphalalgie* est un des premiers phénomènes ; il consiste en lourdeur de tête, en sensation de poids dans la région frontale ou syncipitale.

Troubles de la sensibilité cérébro-spinale. — Ce sont des douleurs générales ou bien une douleur montant à la tête, une sensation de serrement du crâne, des douleurs crâniennes prenant un caractère de périodicité, revenant, par exemple, tous les deux jours, ayant pour siège tantôt la région syncipitale, tantôt la région temporo-frontale ou bien encore occipitale.

On peut signaler encore le serrement cardiaque, une sensation de chaleur montant des reins à la tête, la rachialgie, l'abdominalgie, une sensation de chair labourée comme avec un peigne de fer, le frissonnement, les fourmillements, le picotement de la peau.

Sensations électriques. — Ces sensations, qui appartiennent surtout à la période d'état, se manifestent aussi quelquefois pendant l'incubation ; elles consistent dans des sensations de courant électrique cérébral ; le malade fait des sauts dans son lit, comme sous le coup de secousses électriques.

Troubles de la sensibilité ganglionnaire viscérale. — Ils consistent surtout en de la cardialgie et de l'épigastralgie.

Sensations diverses. — Sous ce nom je comprends les vertiges, les étourdissements qui n'ont leur cause dans aucune lésion appréciable et qui sont accompagnés de troubles dans les différents sens : bourdonnements d'oreilles, sifflements, sons de cloches, vue de taches rouges, de phosphènes multicolores, de maisons renversées, comme si avec cette hyperexcitabilité, l'accommodation et le redressement de l'image cessaient de se faire normalement ; état de vivacité des yeux, injection du globe oculaire.

Les sensations diverses comprennent encore la sensation de chaleur montant à la tête (hystérie), la coloration rouge, instantanée, des pommettes, les crispations des muscles de la face, qui offre alors des grimaces de la plus grande variété, la constriction à la région du cou (hystérie), la raucité de la voix (hystérie).

La *circulation* est le siège de quelques prodromes : alternatives de froid et de chaud, frissonnements avec rougeur de la face, sensation de refroidissement des extrémités.

La *respiration* présente des troubles qui consistent la plupart du temps en étouffements, *mais ce sont les troubles fonctionnels du tube digestif* qui sont surtout le plus marqués. Les malades ont de l'anorexie, se plaignent de perdre l'appétit ; la digestion est troublée par des borborygmes ; on observe aussi de la constipation liée quelquefois au régime excentrique auquel les soumettent leurs sensations perverties. La *menstruation* est affaiblie, difficile ou même nulle.

La *motilité* offre aussi son cortège de phénomènes : exubérance d'activité, besoin de locomotion sans but déterminé. Les phénomènes *psychiques* consistent en des sensations subjectives d'idées troublées, de tête malade, de crainte de devenir fou, puis l'individu a des pressentiments et fait des appréciations erronées sur les sensations perverties dont il est le siège. Les sentiments de crainte, de prudence sont exagérés, l'individu a surtout peur de mourir; il a une idée fixe dont il ne sort pas et qui consiste souvent à dire : « Mes idées s'en vont; je perds la mémoire. » Du reste cette appréciation ne manque pas d'une certaine justesse : la mémoire est moins bonne; ces individus oublient des affaires, des rendez-vous, puis ils deviennent exigeants, ennuient leurs parents, leurs amis du récit de leurs maux; ils cessent de s'occuper de leur ménage, parlent seuls à tort et à travers, s'imaginent pouvoir facilement devenir riches, bavardent continuellement et avec une grande volubilité ou bien ils tombent dans l'excès contraire, de sorte qu'il est quelquefois difficile de les faire sortir du mutisme dans lequel ils s'enferment. Beaucoup de ces individus ont des idées fausses sur la pratique habituelle de la vie, et, ne rencontrant dans leur entourage personne qui leur fasse écho, ils recherchent l'isolement, et cet isolement aggrave leurs chances de maladie. Le *sommeil* est tantôt diminué ou même nul, tantôt agité par des rêves et des cauchemars.

Le *caractère* subit des variations assez considérables : tantôt ses défauts s'exagèrent, tantôt il devient diamétralement opposé à ce qu'il était d'abord. L'irritabilité est le plus fréquemment notée; d'autrefois le caractère est sombre, abattu, apathique, triste. L'individu pleure sans motif, il a de la tendance à s'isoler, à se mettre en colère, à faire des scènes de jalousie; il consulte des tireuses de cartes sur son sort, déteste brusquement ceux qu'il aimait, devient jaloux de son fils ou de sa fille; l'ambition et la coquetterie sont sa préoccupation constante.

Instincts. — Je vous signalerai l'intempérance, la voracité, la tendance à boire, à s'enivrer avec différentes liqueurs; et, dans un autre ordre d'idées, des désirs amoureux insatiables, des pratiques honteuses, quelquefois de l'inertie génitale.

Actes. — Que les actes soient consécutifs à des idées ou à des sensations perverties ou qu'ils soient exécutés sans but apparent, on observe des dépenses inutiles, des spéculations hasardeuses et ruineuses.

Voilà en résumé ce que m'a donné l'analyse détaillée de tous les phénomènes prodromiques de la période d'incubation de la folie chez les aliénés que j'ai soignés, et je vous ferai remarquer en terminant que ce n'est pas seulement dans quelques cas isolés que j'ai pu les observer, mais qu'ils sont déduits de *toutes les observations* de folie qu'il m'a été donné de prendre dans ma pratique civile et nosocomiale.

QUATRIÈME LEÇON

Physiologie pathologique du délire. — Des diverses formes de folie. — Folie acquise. Folie diathésique.

MESSIEURS,

L'individu qui a parcouru la période d'incubation et qui présente du délire est aliéné. Nous avons donc à étudier la physiologie pathologique du délire.

Nous pouvons dire tout d'abord que le délire est un accident de la partie de la substance corticale des circonvolutions qui renferme les cellules.

C'est le cas de nous poser la question de savoir s'il y a des cellules différentes pour la perception, pour les sensations et pour les mouvements.

La question n'est pas mûre; cependant les travaux de Luys, de Meynert, permettent de dire que les cellules qui sont dévolues aux fonctions intellectuelles sont situées dans la zone supérieure et que celles qui sont dévolues au mouvement sont dans la zone inférieure; les premières sont plus petites et les secondes sont plus volumineuses.

D'après Parchappe, le siège du délire est dans les circonvolutions frontales antérieures. D'après Schiff, il existe dans les pariétales.

On doit plutôt dire, messieurs, que toutes les circonvolutions participent à la production du délire; on voit en effet, par l'étude anatomique du cerveau et par les observations anatomiques et pathologiques, que toutes les circonvolutions peuvent participer à la production du délire, et que les fibres émanées des parties antérieures, moyennes et postérieures du cerveau convergent vers les pédoncules cérébraux.

Les causes originelles du délire peuvent exister dans le cerveau et hors du cerveau; mais avant d'aborder l'étude des causes variées qui donnent naissance au délire, il est nécessaire de vous fournir quelques données sur sa physiologie pathologique. Le délire peut, en effet, être produit de trois façons différentes :

A. Il peut être la conséquence de la dissociation primitive des idées, de leur perversion, du trouble du raisonnement; dans ce cas, il existe des conceptions délirantes primitives; le délire est ordinairement général et le malade commet beaucoup d'actes délirants.

B. Le délire peut encore résulter d'une interprétation fausse de sensations réelles; dans ce cas, le délire est consécutif. La faculté de raisonnement, la logique, sont ordinairement intactes, la perception est seule lésée, et le délire est partiel.

C. Le troisième cas a trait à ces exemples très rares d'hallucination qui ont été la conséquence de conceptions délirantes.

Telles sont les trois conditions principales du délire; tandis que, dans certains cas, on observe la perversion isolée des sensations, de la pensée et de la volonté, dans d'autres, cette perversion est simultanée. Quant aux délires, ils ne restent pas toujours simples; il arrive au contraire très fréquemment qu'à la longue, les délires se compliquent; l'état mental devient alors complexe et on assiste à l'évolution de délires secondaires, tertiaires.

Il est des cas où cette complexité se fait dès le début, comme dans la manie congestive. Quant à l'étiologie du délire idiopathique et symptomatique de cause cérébrale, elle comprend la congestion, la méningite, la méningo-encéphalite, les tumeurs, les corps étrangers, les intoxications, les altérations du sang, les diathèses, l'état spasmodique et l'athérome.

J'ai cherché, Messieurs, dans une précédente conférence, à vous montrer que les classifications admises jusqu'à ce jour, et fondées sur les formes symptomatiques, étaient mauvaises précisément à cause des bases sur lesquelles elles reposaient. De plus, mes efforts ont tendu à faire entrer dans vos esprits la conviction que toute classification rationnelle devait avoir pour fondement l'ensemble des notions que nous donnent les symptômes, la pathogénie, l'anatomie pathologique et l'étiologie.

C'est ainsi que je diviserai la folie en six classes :

1° *Folie acquise*, c'est-à-dire qui survient dans le cours de la vie, et lorsqu'elle a été précédée d'un état raisonnable de l'intelligence.

2° *Folie native*, forme dans laquelle les troubles intellectuels se montrent dès le plus jeune âge, surtout sous l'influence de l'hérédité.

3° *Folie par intoxication* ou *par virus*, dont la nature est nettement indiquée par son nom, ou *par altération du sang*, ou *par diathèse*.

4° Le *crétinisme*, l'*idiotie*, l'*imbécillité*, classe dans laquelle se rangent un grand nombre de troubles intellectuels caractérisés, soit par un affaiblissement de la volonté et de l'entendement, ce qui constitue les faibles d'esprit, soit par une abolition presque complète des mêmes facultés psychiques, accompagnée ou non de lésions du squelette.

5° La *paralysie générale*, forme de folie la mieux étudiée, et pour laquelle les lésions et les symptômes ont été mis en regard avec une exactitude suffisante et en relation avec nos connaissances actuelles sur la physiologie du système nerveux.

6° La *démence sénile*.

I. — FOLIE ACQUISE

La classe des folies acquises comprendra quatre variétés : 1° *Folie primitive* ou *idiopathique;* — 2° *Folie secondaire*, consécutive à une affection nerveuse, comme l'épilepsie, l'hystérie ou à la fièvre typhoïde, etc. ; — 3° *Folie sensorielle*, consécutive à l'hyperesthésie sensorielle simple ou aux lésions des organes des sens ; c'est grâce à l'aide de M. Galezowski, qui a bien voulu me donner ses conseils et mettre à ma disposition sa grande expérience ophthalmologique, que j'ai pu étudier les états pathologiques de l'œil en relation avec la forme de folie qui est liée à des lésions des yeux ; — 4° *Folie liée* à l'hyperesthésie du système cérébro-spinal, à des névralgies de la 5e paire ; — 5° *folie sympathique*, établie d'une façon incontestable par M. Loiseau. Cet auteur, en effet, a fait voir que souvent des troubles intellectuels variés étaient consécutifs à des lésions périphériques qui venaient troubler peu à peu le fonctionnement régulier de l'intelligence et de la volonté. C'est une classe importante à étudier et à conserver, surtout au point de vue des ressources qu'elle peut offrir pour la thérapeutique.

Chacune de ces variétés est accompagnée de symptômes communs qui sont tantôt de la mélancolie, de la stupeur, du délire dépressif sous toutes ses formes, ou bien encore de la manie, des conceptions délirantes, des idées de persécution et des hallucinations; ces derniers troubles sont surtout communs à presque toutes ces variétés, que l'on peut arriver à distinguer par l'analyse psychologique et par l'examen physique.

Chez les aliénés, en effet, messieurs, vous porterez votre attention méthodique sur tous les organes et sur toutes les parties du corps; ces recherches présentent de nombreuses difficultés à cause de l'insoumission des malades et de leur mobilité excessive; mais, très souvent, la connaissance de l'origine de leur maladie ne pourra être obtenue qu'à ce prix. C'est ainsi qu'on trouvera souvent des lésions de l'utérus, du cœur, de l'estomac, des poumons, du foie, des organes des sens, etc., auxquelles on peut rattacher les troubles intellectuels et qui, sans cet examen, auraient passé complètement inaperçues.

FOLIE IDIOPATHIQUE.

La première variété, ou *folie idiopathique*, peut dépendre : 1° d'états dits *sine materia*, c'est-à-dire dans lesquels on n'a trouvé aucune lésion appréciable; 2° d'états dans lesquels on trouve des lésions matérielles; 3° d'altérations du sang.

1° ÉTATS SANS LÉSIONS APPRÉCIABLES. — Il est impossible de nier qu'il peut y avoir des folies sans lésions matérielles appréciables, surtout en présence de quelques observations qui paraissent concluantes; mais il convient de restreindre le nombre de ces cas, et plus on avancera dans la connaissance de la structure de l'encéphale, plus cette classe diminuera d'importance.

Les états *sine materia* dépendent directement, et dans un court délai, d'influences morales, de grands chagrins, de fatigues intellectuelles, d'un amour contrarié, d'une ambition déçue, d'idées religieuses prédominantes; causes qui ont toutes une action déprimante et dont on retrouve la trace dans le délire.

Comme je vous le disais tout à l'heure, il existe des observations bien probantes de l'existence d'une folie idiopathique *sine materia* et se rattachant toujours à des causes morales immédiates; ainsi, on peut citer les observations recueillies par Ellis.

Il existe d'autres observations, une en particulier due à Morel (de Rouen), et dont voici en quelques mots le résumé : Un jeune homme, aux journées de juin 1848, a un de ses amis tué à ses côtés; presque immédiatement il tomba en état de stupeur.

Tout en ne niant pas les folies instantanées, je vous engage, messieurs, à vous défier, non seulement des renseignements donnés par les malades, leur état explique cette juste défiance, mais aussi de ceux fournis par les parents.

Vous savez que, même dans les hôpitaux ordinaires, les malades et leurs parents cherchent à rattacher les différents états morbides qui sont soumis à votre observation à des causes tangibles. Ainsi, un carcinome du sein sera toujours rapporté à un traumatisme plus ou moins authentique et plus ou moins ancien; une tuberculose avancée, à un refroidissement. Eh bien! vous retrouvez cette tendance encore plus marquée quand il s'agit de malades atteints d'aliénation mentale et d'affections nerveuses. Je puis vous citer le fait de deux soldats qui seraient devenus subitement épileptiques au siège de Puébla : une bombe, en éclatant près d'eux, leur aurait occasionné une telle émotion que, dans la journée même, ils auraient eu des attaques très caractérisées de *morbus comitialis*; d'après leur récit, et après avoir éliminé les causes d'hérédité et les causes organiques, leur épilepsie paraissait pouvoir se rattacher à une cause morale immédiate. Il n'en était rien cependant, car les renseignements pris auprès de l'autorité compétente, les chefs de corps et les médecins du régiment, établirent que l'un n'était devenu épileptique que neuf jours, et l'autre trois semaines après l'accident auquel ils rattachaient leur maladie, sans avoir ressenti rien de particulier dans l'intervalle. Dans tous les cas, en effet, d'affection nerveuse par cause morale, il y a généralement une sorte d'incubation dans laquelle il se produit un trouble de nutrition du cerveau, peu considérable il est vrai, mais suffisant pour entraver le fonctionnement régulier de la cellule cérébrale ; cette incubation se fait dans l'espace de temps variable qui sépare la cause morale de l'état morbide, et est constituée par des malaises, des frissons, des soubresauts, de l'insomnie et de la céphalalgie.

Je vais vous montrer une malade qui est devenue aliénée par motion morale : elle était domestique depuis de longues années dans la même maison ; elle est renvoyée inopinément, sans avoir rien à se reprocher ; elle ressent un grand chagrin de l'affront qui lui est fait, reste près de trois semaines sans manger, et tombe peu à peu dans la mélancolie avec stupeur.

Pour ce cas particulier, il y a eu certainement un temps d'incubation, celui dans lequel la malade est restée privée à peu près de nourriture ; il y a eu une anémie générale qui a nui à la nutrition du système cérébral.

Quoi qu'il en soit, messieurs, il paraît bien extraordinaire qu'un individu puisse instantanément devenir fou, et, lorsque de pareils cas semblent se présenter, vous analyserez avec soin les observations.

Lorsqu'on se trouve en présence de l'un de ces cas, qui paraissent incontestables, de folie instantanée; on peut admettre, pour l'expliquer, qu'il s'est produit une action spéciale sur le système vasculaire, un spasme analogue à celui qui se produit chez certains névropathiques. Ainsi, à la suite de grandes émotions, la mère d'un jeune idiot de mon service a ressenti, à plusieurs reprises, une décoloration des deux derniers doigts d'une main ; elle éprouva alors des fourmillements, de l'anesthésie dans les parties ischémiées. Cet état a duré une fois cinq jours, et évidemment était dû à une sorte de spasme des petits vaisseaux de la partie ainsi décolorée. On comprend que le même phénomène puisse se produire dans les vaisseaux du cerveau et occasionner un trouble dans le fonctionnement des éléments nerveux. A ce propos, je vous citerai la migraine, état morbide qui, comme chacun le sait, est très fréquent chez les ascendants des aliénés et présente, en dehors du phénomène douleur, des troubles sensoriaux, des hallucinations ; eh bien ! vous n'ignorez pas qu'on la rattache à de l'ischémie cérébrale causée par un spasme des petits vaisseaux.

Quoi qu'il en soit de cette pathogénie et des considérations qu'on peut apporter pour l'appuyer ou la combattre, vous admettrez avec moi qu'il y a là matière à d'intéressantes recherches. Quelle que soit l'explication qu'on veuille donner, quelle que soit la pathogénie qu'on se décide à adopter , sachez que cette classe de folie se caractérise toujours par une forme dépressive, par de la mélancolie avec stupeur, par des idées tristes; mais ne croyez pas que l'esprit reste inactif; au contraire, le travail intellectuel est incessant et reste continuellement dans un courant d'idées déprimantes. Le lypémaniaque, même en état de stupeur, est assailli d'idées qui le rendent profondément malheureux.

De la folie par sthénie des vaisseaux cérébraux et avec spasme des organes de la vie végétative et de la vie animale.

L'insistance que j'ai toujours mise à vous recommander l'étude du diagnostic anatomique de la folie, s'applique en particulier à cette variété de folie dont la nature est comparable à la sthénie de Brown et au spasme essentiel décrit par Trousseau. Les malades qui en sont atteints présentent des symptômes que l'examen psychique seul est impropre à faire reconnaître, et pour lesquels il est nécessaire de faire intervenir les procédés applicables au diagnostic des maladies somatiques.

En premier lieu, messieurs, la physionomie présente, dans son ensemble ou dans quelques-unes de ses parties, des signes caractéristiques qui sont plus ou moins accentués : pâleur du teint, qui est jaunâtre et même jaune citron; état crispé du front, du nez, des lèvres; rides horizontales et antéro-postérieures quelquefois très profondes ; paupières plissées ; nez pincé, surtout à la base ; la peau du nez et des joues pour ainsi dire ratatinée ; les sillons naso-labiaux très fortement accusés, la peau du menton plissée ; la face quelquefois très maigre. Tous ces phénomènes donnent à la physionomie une apparence maigre désagréable et rechignée pour ainsi dire (1).

La maigreur est quelquefois très considérable dans le tronc, dans les membres; la peau a partout une teinte pâle ou terreuse; le ventre est profondément excavé.

L'aménorrhée, la constipation sont constantes chez ces malades, et l'anurie par spasme du col vésical fréquente.

(1) Voyez les photographies à la fin du volume.

Les sécrétions (cutanée, urinaire) sont considérablement diminuées; la peau est souvent d'une sécheresse absolue; ceux de ces malades qui sont atteints de tubercules pulmonaires ramollis ne crachent jamais. La muqueuse nasale est sèche. La sensibilité générale est obtuse. La température axillaire dépasse rarement 37 degrés, et oscille ordinairement entre 36 et 37.

Le pouls présente des caractères de la plus haute importance: il est petit, très tendu, et les tracés sphygmographiques démontrent parfaitement cet excès de tension. Sur quelques-uns, les courbes sont à peine appréciables, et le tracé forme presque une ligne droite.

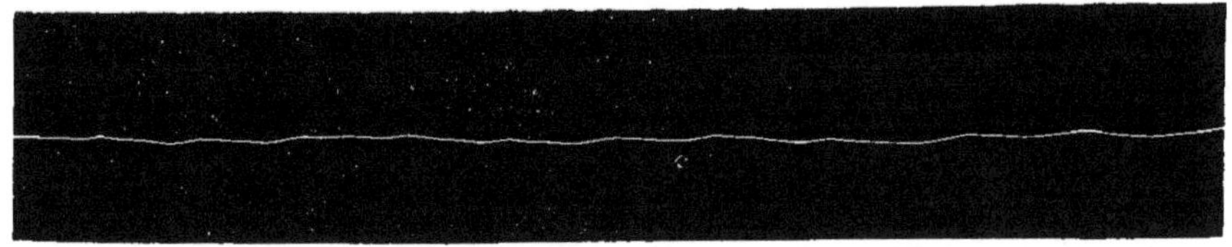

Fig. 1. — Femme Lib.... trente-six ans. — Est en état de mélancolie avec stupeur.

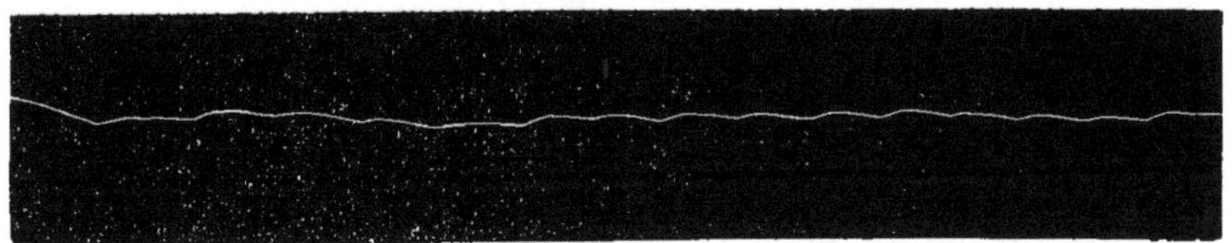

Fig. 2. — Femme Bou..., quarante-deux ans. — Est en état de mélancolie.

L'état du cœur est souvent en opposition avec celui des artères radiales; on y constate une impulsion énergique, des bruits forts et éclatants, sans qu'il y ait de l'augmentation dans ses diamètres normaux. Ce contraste entre la petitesse du pouls et l'impulsion cardiaque me paraît s'expliquer par la force que doit employer le cœur pour résister à son état de plénitude qui résulte du rétrécissement spasmodique des vaisseaux périphériques et pour lancer le sang dans ces tuyaux vasculaires contractés.

Quelle peut être l'influence de cet état de sthénie sur la production de la folie? Dans ma pensée, le résultat anatomique est de l'anémie des centres nerveux et, par suite, un état dyscrasique du système nerveux de la vie de relation qui se manifeste dans les cellules et dans les fibres nerveuses cérébrales, médullaires et périphériques, et du système nerveux ganglionnaire. Aussi, en même temps que le fonctionnement cérébral est atteint, observe-t-on des troubles dans les poumons, l'estomac, l'intestin, les reins, les ovaires, l'utérus, la vessie, les glandes et les papilles nerveuses de la peau.

Les formes de folie qui se rattachent à cet état anatomique sont principalement des formes de folie lypémaniaque, avec stupeur ou non, dans lesquelles les malades se refusent à manger ou mangent incomplètement, et tombent rapidement, si un traitement curatif n'est pas employé à temps, dans un état de cachexie et de déliquium d'autant plus incurable que le sang s'altère. J'ai observé en effet plusieurs fois dans le sang de ces malades, certains caractères du sang des leucocythémiques, sans cependant qu'il y ait multiplication de globules blancs. C'est ainsi que, par les points du doigt piqué, on voit sortir d'abord un liquide aqueux, et qu'une goutte de sang mise sous le champ du microscope présente non pas une nappe uniforme, mais une série d'îlots parfaitement isolés. Ces malades qui meurent succombent alors à des eschares.

Si le précepte : *Naturam morborum ostendunt curationes*, est vrai, il confirme singulièrement l'opinion que j'ai sur cette folie. En effet, les malades que j'ai guéris par le chlorhydrate de morphine ont tous présenté, avant de s'améliorer et de guérir, des signes physiques qui indiquent la cessation de la sthénie. C'est ainsi que les individus traités présentent, dans l'ordre d'apparition, les phénomènes suivants :

Rougeur de la face, des conjonctives, sensation de chaleur générale, diminution de la tension artérielle, amélioration de la physionomie, qui s'embellit.

La teinte jaunâtre commence à disparaître de bas en haut ; et alors on voit le bas de la face s'éclaircir, le regard devenir franc et vif. La rougeur de la face et la sensation de chaleur générale sont le résultat de la diminution dans la tension vasculaire ; la diminution de la tension artérielle indique que l'état sthénique est diminué, et que les fonctions végétatives vont se rétablir. Et, comme conséquence, on voit le corps augmenter de poids et les règles réapparaître.

L'influence de la sthénie sur la production des troubles mentaux et physiques que je viens d'exprimer me paraît encore corroborée par un fait d'observation que tout médecin a pu constater sur les aliénés atteints de folie simple; à savoir : que le délire diminue et même cesse pendant les maladies fébriles.

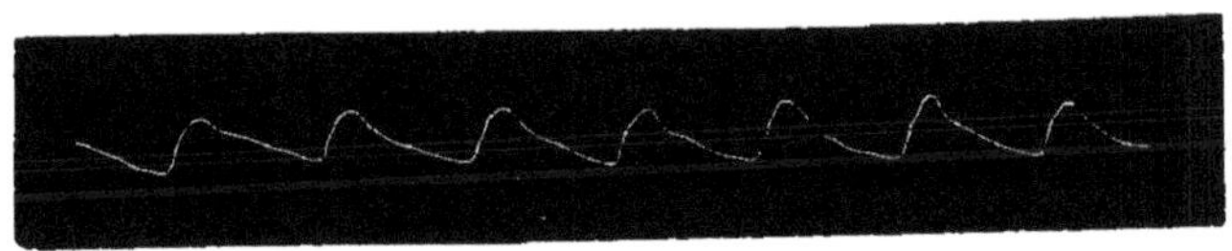

Fig. 3. — Tracé sphygmographique pris un matin, avant l'injection, au moment où la dose quotidienne injectée était de 414 milligrammes.

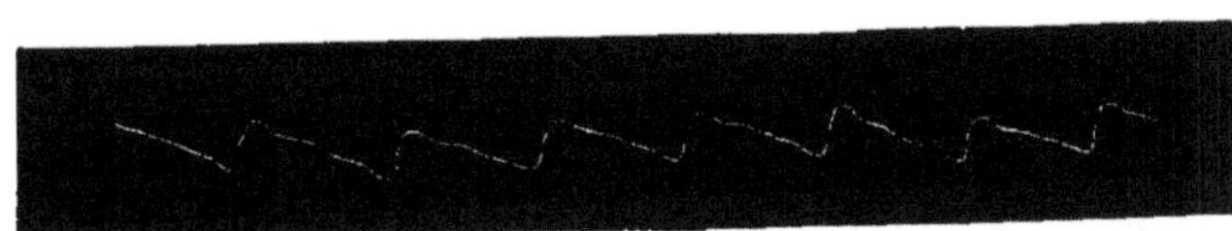

Fig. 4. — Tracé sphygmographique pris un soir, au momeut où la dose quotidienne injectée était de 81 milligrammes.

Des aliénés pris de fièvre symptomatique, d'une angine, d'une pleurésie, d'une pneumonie, et qui s'étaient refusés jusque-là à parler ou à répondre, ont adressé alors à leurs médecins, comme à moi, des paroles raisonnables et fourni des renseignements exacts sur leurs antécédents, sur leurs conceptions délirantes et sur leurs hallucinations. La fièvre avait déterminé dans le cerveau de ces aliénés une paralysie vaso-motrice, sous l'influence de laquelle l'état sthénique des vaisseaux cérébraux avait diminué ou cessé temporairement.

Le pronostic de cette variété anatomique de folie est ordinairement favorable, à moins que la durée de l'état sthénique et de l'anémie qu'il amène n'ait nui d'une manière définitive à la constitution organique des vaisseaux cérébraux et des éléments nerveux, et n'ait produit enfin cette altération du sang que l'on rencontre dans la leucocythémie, et qui consiste dans le fait de la séparation du sang en îlots, lorsqu'on l'examine, à l'état frais, sous le champ du microscope.

Quant au traitement curatif, il consiste dans l'emploi de la morphine en injections sous-cutanées ou prise par la bouche, de bains, de l'électricité à courant constant. Ces trois médications ont chacune pour effet de lutter contre l'état spasmodique. Le curare m'a été utile, dans certains cas, comme médicament paralysant les extrémités nerveuses.

J'ai observé récemment avec mon ami le docteur Millard un cas intéressant de lypémanie par spasme artériel et anémie cérébrale, et accompagné d'abaissement du pouls et de la température.

La guérison a été promptement obtenue au moyen du traitement morphinique.

Obs. XVII. — Je suis appelé, le 10 juin 1878, auprès de L..., âgé de quinze ans. Ce jeune homme, qui était très fort, a beaucoup grandi depuis un an, s'est épuisé par un travail excessif au collège de Laval pour obtenir les premières places dans sa classe de réthorique, et passer son baccalauréat cette même annés.

Le début des accidents remonte à six mois. Il a été pris de dégoût pour les aliments, dégoût qui s'est manifesté très intense depuis quinze jours. Pendant toute cette période il a très peu mangé; depuis cinq jours, il n'a rien mangé. Depuis trois semaines, dès qu'il a mangé quelque peu, il se sent un goût très mauvais dont il ne peut définir la nature, et une sensation de gonflement épigastrique, comme s'il avait beaucoup mangé : il a mangé une miette de pain, un haricot vert, et gros comme une pièce d'un centime de viande. Pas de sensation spéciale dans la tête. Il est devenu apathique; tout lui est égal. La parole, autrefois très rapide, est lente. Depuis trois semaines, insomnie; la nuit il souffre.

Il a maigri énormément. Pâleur extrême. État cyanique du nez, des oreilles. Froid des extrémités; marbrures sur tout le corps. Apparence de grande faiblesse.

Pupilles égales, moyennes. Vue bonne. Bourdonnements d'oreille à droite ; l'ouïe y est diminuée. Pas d'hallucinations de la vue, de l'ouïe, de l'odorat. Pas de délire. Tristesse profonde. Pas d'ataxie; parole nette. Toux grasse depuis trois jours. Pas de palpitations; pas de spermatorrhée; se tient difficilement debout.

Battements du cœur réguliers, mais très lents. Pouls, 32 pulsations excessivement faibles. Température axillaire, 35°,2.

Au sommet du poumon droit, retentissement exagéré de la voix.

Traitement. — Lait, un litre en quatre fois, échaudés. Injection sous-cutanée de chlorhydrate de morphine, 1 milligramme.

11 juin. Le traitement a été bien supporté : dose, un milligramme et demi, défense absolue de lire et d'écrire.

Le 12, dose de 2 milligrammes.

Du 13 au 18, la dose est augmentée d'un demi-milligramme par jour.

Le 19, le traitement est bien supporté; la dose est de 5 milligrammes. Le pouls est moins mou; la température axillaire, prise à jeun, est de 36°. Il existe un peu moins de cyanose. Le malade prend bien le lait; il mange devant moi un petit morceau de côtelette ; il a pu faire quelques pas dans sa chambre ; il dort trois heures par nuit. La dose sera augmentée d'un demi-milligramme par jour.

Le 24 juin. Pouls, 40; température, 37°,2; diminution de l'état mélancolique et de la cyanose. Le malade a dormi quatre heures depuis deux jours; a mangé chaque jour la moitié d'une côtelette, deux litres de lait; dose de morphine, 1 centigramme. La dose sera augmentée d'un quart de milligramme tous les deux jours.

Le 28, la dose de 0,011 est bien supportée. Le malade prend chaque jour une côtelette, deux litres de lait, deux échaudés; n'a plus de mauvais goût dans la bouche; la soif n'est plus intense; il a encore la sensation de gonflement épigastrique. Il a dormi quatre heures et a pu aller seul de son lit à son fauteuil. Le 2 juillet, la dose est de 0,012. Température axillaire, 36°,8; pouls, 52. La cyanose a beaucoup diminué; les forces reviennent; l'appétit renaît tous les jours; il a mangé hier du poisson et la moitié d'un bifteck. L'état de mélancolie est moindre. Même dose. Vin de quinquina; même alimentation.

Le 5 juillet, l'amélioration persiste. Le malade a pu descendre quelques marches. La cyanose n'existe presque plus. Le pouls est à 56; la température, à 37°. Il a pu lire quelques lignes sans fatigue. Même dose. — 10 juillet. Continuation de l'amélioration. La dose est abaissée à 0,01. — 15 juillet. Le jeune homme est sorti plusieurs fois. Il n'est plus mélancolique. Dose, 0,005. — 20 juillet. Il retourne avec son père à Laval dans un état de santé parfaite. Il prendra chaque jour, pendant quinze jours, une pilule de 2 milligrammes de chlorydrate de morphine. — 10 août. Des nouvelles que j'ai reçues m'ont appris que la guérison ne s'est pas démemntie.

2° États dépendant de lésions appréciables du cerveau. — Ils sont de beaucoup plus fréquents que le précédent, et peuvent être rapportés à quatre causes organiques, à quatre processus différents.

Tantôt c'est *un état congestif* avec ses produits et ses résultats; tantôt c'est de l'*anémie pure, avec diminution des globules et changements dans la qualité du sang;* parfois, c'est de l'*anémie secondaire liée à une lésion des vaisseaux, à de l'athérome;* enfin, le quatrième mode de production organique comprend les *tumeurs* et les *lésions diverses* qui les accompagnent.

I. Processus congestif. — § I. *Congestion active; hyperhémie.* — Le rôle du *processus congestif* est aussi important que celui de l'élément anémique. Il s'agit surtout de la congestion artérielle, et les signes anatomiques de cette congestion sont des produits hématiques sur lesquels nous reviendrons tout à l'heure.

Le rôle important que joue l'élément congestif avait été entrevu et signalé en 1866 par M. Baillarger (1), lorsqu'il disait: « Les folies congestives ne sont pas la première période de la paralysie, mais elles sont encore moins des folies simples. »

M. Baillarger est à tort, suivant moi, revenu sur cette première opinion, lorsque, dans sa dernière publication, en 1869, il rattache ces

(1) Travail présenté en 1866 à la Société médico-psychologique.

formes congestives à la première période de la paralysie générale (1).

Je crois que M. Baillarger ne serait pas ainsi revenu sur une idée que, pour ma part, je crois juste, et ne l'aurait pas ainsi abandonnée, s'il avait fait, dans ces cas, des examens microscopiques. Ils lui auraient démontré que ces lésions de congestion ne sont pas inflammatoires comme dans la paralysie générale, ces dernières offrant pour caractéristique d'être formées par des produits hyperplasiques. Je vais essayer de vous démontrer que ces deux états diffèrent l'un de l'autre et se distinguent par les symptômes, par la marche et par les lésions. Ainsi la femme que je vous ai montrée dans notre dernière conférence et qui offrait une physionomie si altière, est le type de la folie congestive ; vous vous rappelez son regard méprisant, ses yeux un peu égarés, la vivacité toute particulière de ses gestes mêlés de dignité dans le maintien. La parole, dans ces cas, est vive, brève, saccadée, très rapide ; on sent une sorte de fébricité chez ces malades ; ils sont essentiellement hallucinés de la sensibilité générale et de l'ouïe, et ces hallucinations les mènent à des idées de persécution et à des idées délirantes qui concordent avec leur habitus extérieur ; l'ensemble de l'aliéné est pour ainsi dire homogène.

Vous avez remarqué les caractères physiques que présentent les malades atteints de folie congestive ; ils ont les pupilles égales, contractiles ; ils restent toujours sérieux, presque jamais on ne les voit rire ; ils offrent quelquefois du délire tout spécial de grandeur sans satisfaction ; ils ont des richesses, il est vrai, mais ce sont des richesses dont ils ne jouissent pas et dont ils ne se flattent pas avec cet air de béate satisfaction qui est le propre de la paralysie générale ; la mémoire est absolument conservée ; ils se rappellent exactement toutes les circonstances de leur vie avant leur maladie et celles qui se sont présentées depuis le début de leur maladie. Cette particularité les distingue essentiellement des paralysés généraux. Dans la paralysie générale, nous observons des phénomènes d'ataxie, du tremblement des lèvres, de la langue, de la parole qui est hésitante, ânonnée, etc. On y trouve le plus souvent des différences dans les diamètres des deux pupilles qui sont inégales, peu ou pas contractiles ; dès le début, on

(1) *Appendice au Traité des maladies mentales* de Griesinger.

observe un affaiblissement de la mémoire; certaines sensibilités spéciales sont aussi, dès le commencement, diminuées ou même abolies; je veux parler de l'odorat et du goût, ce dernier sens me paraissant entièrement lié à l'intégrité du premier.

Le délire de la paralysie générale offre les caractères de l'absurdité, se différenciant en cela nettement du délire des folies congestives qui est un délire suivi et qui permet aux malades de discuter vos opinions, vos actes, vos intentions, et de vous étonner par la rigueur et la logique de leurs déductions.

Les délires de grandeur de ces deux formes diffèrent : la femme que je vous ai montrée avait un port, une tenue en rapport avec son délire de grandeur; tandis que chez le paralysé général il n'y a pas la moindre harmonie entre son délire ambitieux et sa position actuelle: il se croit roi, empereur, Dieu, plein de force, de puissance, de richesse, alors que sa tenue est sale, son maintien négligé, sa démarche hésitante. Le paralysé général offre bien des contradictions frappantes dans ses idées de richesses : ainsi, pour vous citer un exemple, tel paralysé général qui dit posséder des milliards, raconte qu'il a un logement de 300 francs au cinquième étage, qu'il gagne 3 francs par jour, etc. Que le paralysé général soit satisfait ou chagrin, sa figure porte toujours la même expression de béatitude et de niaiserie.

Pour vous faire apprécier cette différence, je vais vous citer deux faits qui se sont présentés ces jours derniers à mon observation. La première malade était une femme âgée de quarante-cinq ans; sa physionomie était gaie, animée, elle avait ce qu'on appelle le *facies erecta*, égarée par moment; elle gesticulait beaucoup; la parole était brève, rapide; elle avait des hallucinations de la sensibilité générale et de l'ouïe; on lui donnait, disait-elle, des coups dans la rue et on lui faisait mal; elle entendait avec une grande finesse tous les bruits que faisaient ses voisins; elle croyait qu'on l'appelait de la rue, et qu'on lui prodiguait les mots les plus injurieux. C'est sous cette influence que cette dame a commis une action qui a été la source d'assez grands ennuis pour un étranger: elle marchait dans une rue, puis tout à coup elle s'arrêta, prétendit qu'elle avait été frappée par un monsieur qui passait à côté d'elle, l'interpella, s'exalta et se plaignit avec un tel air de sincérité qu'on arrêta ce monsieur injustement accusé et qu'on l'a maintenu deux heures dans un poste de police. Cette dame est atteinte de folie congestive liée à la ménopause. La seconde malade est menacée de folie congestive : elle a conscience de son état; elle a la physionomie exaltée comme la précédente malade; pas plus que chez l'autre, on ne trouve de troubles de la parole et de la motilité; pas de troubles de la mémoire, mais ses sens sont très exaltés ou plutôt très impressionnables, très aiguisés; elle se plaint d'étourdissements, de serrements de tête; elle éprouve comme idées délirantes des scrupules très singuliers, prenant leur source dans ce que depuis très longtemps les rapports conjugaux qu'elle aurait eus avec son mari auraient été accompagnés de précautions destinées à empêcher la fécondation; elle serait perdue et damnée à cause de cette action; elle va d'église en église, elle a même fait un esclandre au moment de la communion de Pâques; elle s'est imaginé qu'une grossesse lui assurerait son pardon et elle a tenté en vain une fois d'y parvenir. Grand désespoir à la suite de cette tentative; aussi elle a interdit à son mari toute cohabitation avec elle; elle voit des chimères, le démon; elle a conscience que ce sont des hallucinations et me dit même : Je vais devenir aliénée, si cela continue.

Si l'on fait l'autopsie de ces malades, on trouve des lésions bien caractéristiques, des exsudats hématiques, intra- et extra-cérébraux; les méninges ne sont pas toujours vascularisées à l'excès, mais, en tout cas, elles ne sont adhérentes en aucun point à la substance grise. Souvent on trouve un léger piqueté, des apoplexies capillaires dans la substance grise, qui, ainsi que la blanche, est infiltrée de substance hématique en amas, de cristaux d'hématine, d'hématosine, d'infarctus, d'épanchements globulaires d'âges différents et ayant subi des transformations variées. Les vaisseaux offrent dans leurs parois des cristaux d'hématine; mais jamais on n'y rencontre la moindre hyperplasie de tissu conjonctif, très rarement des gouttelettes de graisse, dernier état que je crois résulter alors d'une sorte de fatigue des membranes vasculaires.

Les deux observations suivantes de folie congestive empruntent un certain intérêt à la concordance d'hallucinations avec des lésions des couches optiques.

OBS. XVIII.— *Folie congestive. — Aliénation partielle.— Hallucinations multiples. —Idées de persécution.— Lésions de plusieurs centres sensoriaux (noyau olfactif, couche optique) et des circonvolutions pariétales. — Examen microscopique.*

La nommée Lag..., âgée de quarante et un ans, est entrée le 30 janvier 1867 à l'hospice de la Salpêtrière (première section des aliénées), service de M. le docteur Auguste Voisin.

Mère très impressionnable, père très nerveux et colère (pas de consanguinité). Grand-père maternel mort à soixante-cinq ans d'une affection cérébrale caractérisée en particulier par du délire, la perte de la connaissance, et ayant duré neuf jours.

Réglée à quinze ans. A eu de tout temps un caractère jaloux et s'imaginant souvent qu'on parlait d'elle.

En 1865 elle s'est éprise d'un missionnaire qu'elle voyait dans une église; elle en est devenue jalouse, s'étonnant qu'il parlât à d'autres femmes, puis elle s'est mise à dire que le missionnaire faisait venir dans sa chambre (à elle) des hommes pour l'insulter. Le missionnaire étant parti pour l'étranger, sa fureur contre lui a augmenté, elle a injurié à plusieurs reprises les passants dans la rue, à propos du missionnaire. C'est alors que les habitants de sa maison se sont plaints et qu'elle a été placée à la Salpêtrière avec le certificat suivant de M. Lasègue :

« Aliénation partielle; craintes fréquentes et croissantes qu'on lui en veut. Elle ne connaît pas les personnes qui lui en veulent. Hallucinations de l'ouïe probables. »

Au premier examen, 31 janvier, elle présenta l'état suivant :

C'était une femme d'une taille au-dessus de la moyenne, de traits réguliers, d'une physionomie morose et préoccupée.

Sens normaux : pupilles normales; viscères abdominaux et thoraciques sains. Rien de particulier dans la motilité et dans la sensibilité générale aux pincements. Menstruation régulière.

Propre, mais travaille sans suite, quitte sans motifs appréciables et subitement l'atelier de travail.

Mémoire bonne (dates, noms, choses, événements). Langage articulé normal. Parle souvent seule. Par moments, excitation. Hallucinations injurieuses de la vue et de l'ouïe; on lui fait du mal, on lui en veut. Hallucinations génitales dont elle se plaint beaucoup.

La maladie persista malgré un traitement hydrothérapique, des préparations opiacées, et présenta pendant deux ans des périodes d'excitation et de dépression. Dans les derniers temps, diminution de l'ouïe.

Elle succomba le 17 avril 1869 à une fièvre typhoïde qui dura trois semaines, sans avoir présenté d'autres phénomènes cérébraux que ceux observés lors de son entrée.

Autopsie faite vingt-six heures après la mort par M. le docteur A. Voisin et M. Coyne, interne du service. — On constate dans l'intestin grêle (tiers inférieur) un certain nombre de plaques de Peyer ulcérées, un peu d'emphysème pulmonaire et de congestion hypostatique.

Rien de particulier dans le foie. Un peu d'augmentation de volume dans la rate. Pas de dégénérescence amyloïde.

Dans les reins, quelques plaques laiteuses sur les bassinets.

Pas d'athérome artériel. Adhérences de l'ovaire à la trompe gauche.

Cerveau : Poids de l'encéphale, 1130 grammes. Pas d'athérome, à l'œil nu, dans les vaisseaux cérébraux.

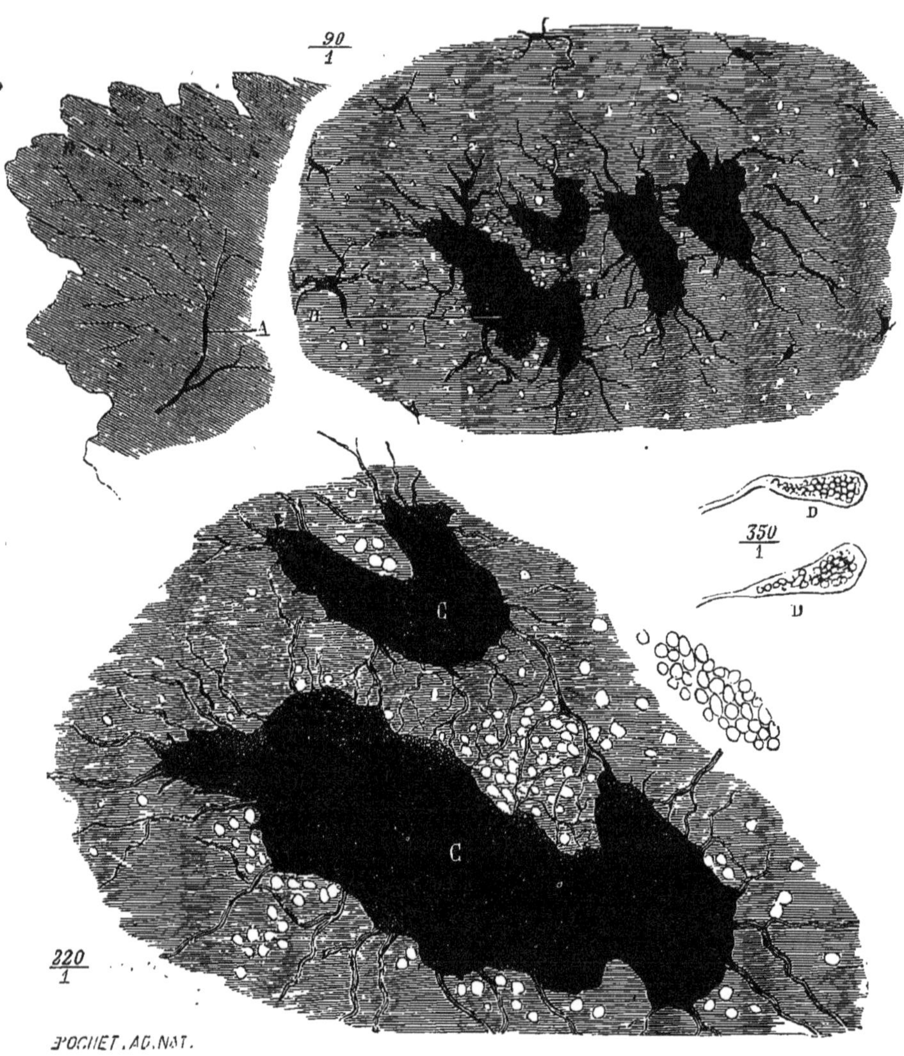

Fig. 5. — Femme Lag... (Préparations microscopiques faites par M. Coyne.)

A. Couche corticale de la frontale ascendante gauche. Vascularisation exagérée. — B. Infarctus. — C. Infarctus vu à un plus fort grossissement. Autour d'eux se trouvent épanchés des globules sanguins isolés et en amas. — D. Cellules grises ayant subi la transformation graisseuse.

Pas d'épaississement ni d'adhérence des méninges supérieures, latérales et inférieures. Pas de sérosité sous-arachnoïdienne; apparence normale des nerfs crâniens, sauf les huitièmes paires, qui sont molles; à la partie la plus postérieure et interne des deux lobes du cervelet, et dans la région la plus immédiatement contiguë des olives bulbaires, on voit des petites granulations comme on en voit dans les plexus choroïdes ventriculaires ; ils se prolongent jusque dans le quatrième ventricule, où on les trouve tapissant sa paroi cérébelleuse.

Bulbe et protubérance normaux. La partie la plus interne de la scissure de Sylvius est recouverte d'une arachnoïde épaisse, opaline, résistante. Le même état se retrouve en avant du chiasma. Le centre gris olfactif du lobe sphénoïdal droit présente à la vue plusieurs points noirâtres et des arborisations en quantité assez notable. La circonvolution gauche de l'hippocampe présente aussi ce pointillé en deux endroits.

Rien de semblable à gauche.

Rien d'anormal dans le tuber cireneum, les corps mamillaires, les bandelettes optiques.

Piqueté rouge sur les tubercules quadrijumeaux gauches. Dans l'intervalle qui sépare les corps genouillés externe et interne gauches, il existe de petites lacunes et de légères dépressions.

Les méninges inférieures et supérieures enlevées, on constate que les circonvolutions ont un volume ordinaire, qu'elles sont normalement rapprochées les unes des autres et ne présentent aucune teinte pathologique.

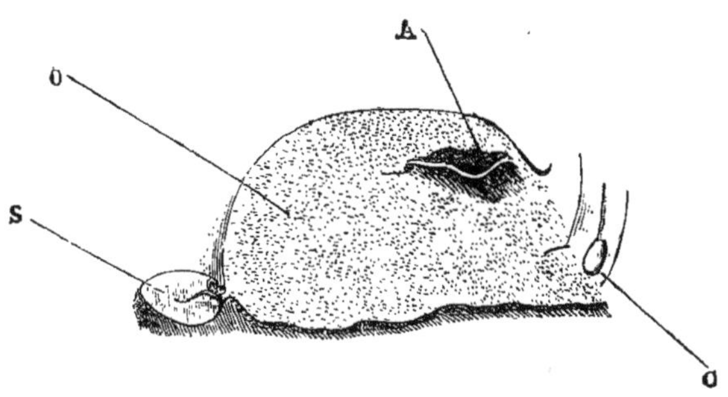

Fig. 6. — Couche optique droite incisée dans sa longueur.

A. Lacune. — C. Commissure cérébrale antérieure. — O. Tache. — C. Glande pinéa.e.

Une coupe horizontale de l'hémisphère gauche montre en avant la substance grise de couleur et d'épaisseur ordinaires ; mais la première circonvolution pariétale (frontale ascendante de Meynert) présente à sa partie la plus interne une apparence anormale caractérisée par une teinte générale jaunâtre et par l'existence d'une zone jaunâtre très nette, d'une largeur de $0^m,001$, qui divise en deux parties à peu près égales la substance grise de la circonvolution.

Cet état se retrouve à un degré moindre dans la deuxième circonvolution pariétale gauche (première pariétale de Meynert).

Au milieu de ces parties altérées, on trouve les vaisseaux plus gros que de coutume ; la substance blanche sous-jacente en renferme de semblables.

Pareil état se voit à droite dans les circonvolutions pariétales, tandis qu'il manque des deux côtés dans les frontales et les occipitales.

Les parties blanches des hémisphères ont une consistance normale.

Rien de particulier dans le corps calleux, dans la couche optique gauche.

Le centre gris de la couche optique droite est plus vascularisé que de coutume et une coupe antéro-postérieure de cette couche montre qu'elle est très vascularisée, et dans la partie la plus immédiatement sous-jacente au centre gris olfactif on voit une petite tache lie de vin et une dépression correspondante (fig. 6). Il existe une lacune dans la partie moyenne.

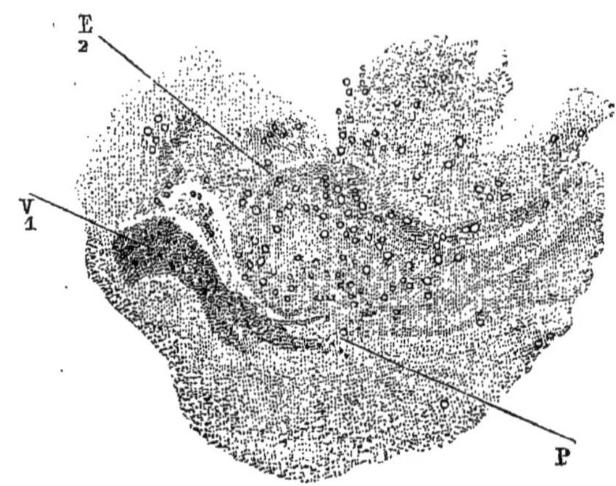

FIG. 7. — Tache (O) de la couche optique vue au microscope (90/1). — V. Vaisseau. —E. Globules rouges de sang extravasé. — P. Point où le vaisseau a été rompu.

Elles ont chacune au plus un millimètre et demi de diamètre.

Examen microscopique. — Une portion de la substance grise d'une des circonvolutions pariétales offre :

1° Un assez grand nombre de vaisseaux dont la gaine lymphatique est infiltrée de gouttes d'huile ;

2° Des vaisseaux gorgés de globules rouge ;

3° Des cellules infiltrées de granulations graisseuses jaune oranges ;

4° Des infarctus (voy. fig. 5, p. 61).

Des portions de circonvolutions pariétales, traitées par le carmin, la fuchsine et l'acide acétique, ne présentent aucun caractère de prolifération de tissu conjonctif.

Une partie du centre olfactif du lobe sphénoïdal droit, où existe des points noirs, présente :

1° Un gros vaisseau dilaté uniformément, gorgé de globules rouges ;

2° Un amas de cristaux d'hématine jaune orange ;

4° Des infarctus d'un brun noirâtre et en grand nombre le long des vaisseaux ;

4° Quelques cellules graisseuses ;

5° Des amas d'hématosine et d'hématine dans la paroi lymphatique de quelques vaisseaux, en particulier aux points de bifurcation.

Pas d'hypergénèse de tissu conjonctif.

La tache de la couche optique est constituée par un épanchement globulaire (fig. 6).

Ainsi, lésions de nature congestive dans les centres sensoriaux (noyaux d'un lobe sphénoïdal, d'une couche optique), et lésions dans les circonvolutions pariétales.

Obs. XIX. — *Hallucinations de l'ouïe dans le début de la paralysie générale. — Petit foyer hémorrhagique dans la couche optique gauche. — Examen microscopique du vaisseau rompu et du foyer.*

La nommée Tr..., âgée de trente-neuf ans, est entrée, le 31 octobre 1877, dans mon service de la Salpêtrière, dans un état très avancé de paralysie générale (troisième période).

Des renseignements recueillis sur ses antécédents, il ressort qu'il n'existe pas d'hérédité et que peu après le début de la maladie, cette femme a été prise, il y a quinze mois, d'hallucinations de l'ouïe, consécutivement à une sensation de choc qu'elle ressentit dans la tête : « elle entendait qu'on l'insultait, qu'on l'appelait voleuse. »

Elle succomba, le 18 novembre 1878, à la paralysie générale.

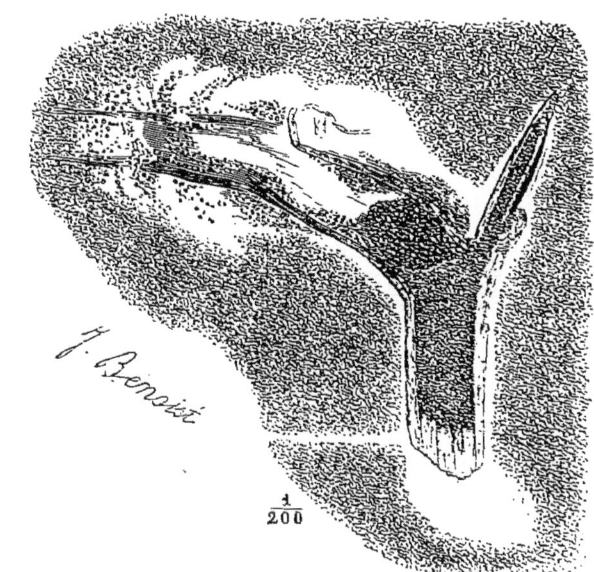

Fig. 8. — Lacune de la couche optique droite vue au microscope. — On voit un vaisseau dont la rupture a amené une hémorrhagie. Dans l'intérieur du vaisseau est un bouchon sanguin, et plus loin se trouvent de nombreux globules de sang qui se sont épanchés en dehors du vaisseau.

A l'autopsie, je trouvai une grande quantité de sérosité intra- et sous-arachnoïdienne. La pie-mère était rouge et l'arachnoïde opalescente.

Adhérences entre les méninges et plusieurs circonvolutions cérébrales, c'est-à-dire les première, deuxième et troisième frontales gauches et les première et troisième frontales, première occipitale et ourlet droits.

La couche optique droite est saine, mais la gauche est hyperhémiée et présente à sa partie moyenne, à 10 millimètres de sa partie supérieure, une lacune en voie de cicatrisation, pouvant loger un grain de chènevis.

L'examen microscopique de plusieurs coupes fines pratiquées dans cette partie de la couche optique gauche, préalablement durcie par le bichromate de potasse, montre les particularités suivantes :

Dans toutes les préparations on voit un espace vide bordé de substance nerveuse dans laquelle on aperçoit des fibrilles nerveuses déchiquetées, dont les bouts font saillie dans l'espace vide. Dans plusieurs préparations, la substance nerveuse est infiltrée de globules sanguins ratatinés, en partie décolorés, et de cristaux d'hématine, et enfin, dans une des préparations, on aperçoit sur l'un des bords et par le travers de la lacune un vaisseau qui affecte la disposition suivante : La portion que l'on voit par le travers de la lacune est vide de sang, déformé sur ses bords, et en un point il y a solution de continuité avec recroquevillement des membranes. Mais lorsqu'on suit le vaisseau vers le bord de la lacune, on aperçoit dans son intérieur un coagulum sanguin en forme de bouchon arrondi, et composé de globules sanguins tassés et atrophiés et d'hématosine. Ce bouchon se prolonge jusqu'à une certaine distance.

De plus, à côté et le long du vaisseau oblitéré, il existe des faisceaux de tissu conjonctif.

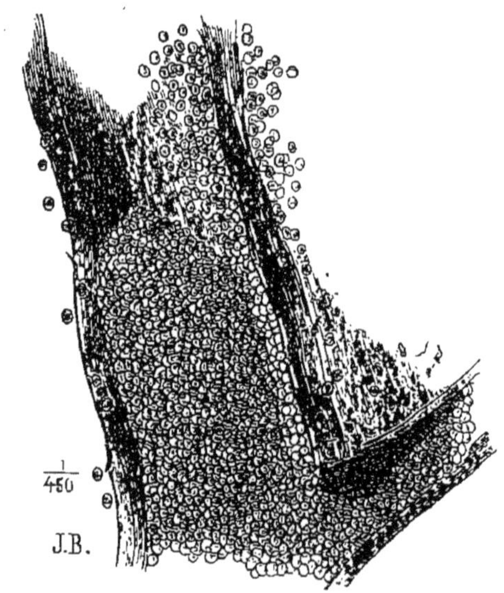

FIG. 9. — Grossissement à 450 diamètres du bouchon sanguin du vaisseau représenté figure 6, montrant que ce coagulum est formé de globules sanguins.

Dans une circonstance, j'ai eu l'occasion de faire faire l'analyse chimique d'un de ces cerveaux par M. Pézold; je lui avais remis 643 grammes de substance nerveuse, et, dans toute cette masse, il n'a trouvé que 1gr,25 de phosphore, ce qui est une proportion très faible; en effet, le poids de l'encéphale tout entier était de 1200 grammes, ce qui ferait à peu près pour cette masse nerveuse, et en suivant la même proportion, 2gr,40 de phosphore pour le tout.

Or, Valentin et Denis, ceci est admis par MM. Ch. Robin et Verdeil (1), ont trouvé dans leurs analyses la proportion de 1 gramme de phosphore par 100 grammes de substance nerveuse ; ce qui aurait fait pour le même encéphale 12 grammes. Vous voyez que, dans ce cas, il y avait un déficit considérable, de 9gr,60 de phosphore. Ce fait, s'il était vérifié de nouveau, acquerrait une grande importance ; car vous n'ignorez pas qu'on rattache à la présence du phosphore dans la substance cérébrale une grande partie de son activité.

Les lésions que je viens de vous faire connaître diffèrent beaucoup de celles de la paralysie générale qui est, vous le savez, une méningo-encéphalite diffuse et chronique.

La folie congestive se fait remarquer par l'intensité des hallucinations, ce qui la rapproche, sous ce rapport, de la folie sympathique ; on trouve aussi, dans l'une et dans l'autre, des conceptions délirantes, de l'agitation, du mécontentement ; les malades sont querelleurs, injurieux et présentent souvent de l'exaltation maniaque.

Dans les deux cas, il y a une sorte d'épine, de foyer d'irritation, d'où part un stimulus. Dans les cas de folie sympathique, cette épine est périphérique, tandis que pour la folie congestive elle est centrale et siège principalement dans les parties dévolues aux impressions sensorielles, c'est-à-dire dans les couches optiques, les corps genouillés, les noyaux olfactifs, acoustiques. Mon opinion est en rapport avec les travaux de Luys (2), qui considère les couches optiques comme les centres sensoriels et l'intermédiaire entre les organes des sens et l'écorce cérébrale. Du reste, les relations anatomiques qui existent entre les couches optiques et les régions corticales sont établies sur plusieurs ordres de faits. Ainsi on a vu des lésions ayant détruit les couches optiques, qui avaient aboli les impressions sensorielles ; en second lieu, on a vu des altérations diverses siégeant dans ces organes, produire des illusions, des hallucinations

(1) Robin et Verdeil, *Chimie anatomique*. Paris, 1853.

(2) Luys, *Recherches sur le système nerveux*. Paris, 1867.

variées. Les observations XV, XVI et XVII en sont une démonstration bien nette.

Il en est de même du fait suivant :

Obs. XX. — *Folie lypémaniaque. — Hallucinations très intenses de la vue. — Hyperhémie transversale de la couche optique gauche, de la couronne de Reil et des première et deuxième circonvolutions pariétales gauches.*

La nommée Big..., âgée de trente-sept ans, est entrée dans mon service de la Salpêtrière, le 14 mars 1873, dans un état de folie lypémaniaque avec hallucinations de la vue et alternatives de dépression et d'excitation.

Cette femme a toujours été très impressionnable, très colère et susceptible ; elle pleurait pendant des heures entières à la suite de contrariétés. Elle est sobre et sa conduite ne laisse rien à désirer.

Son père était ivrogne de profession.

Dysménorhée depuis plusieurs mois.

Les premières hallucinations sont survenues en décembre 1872.

Étant à l'adoration perpétuelle à l'église de Saint-Cloud, et voyant son enfant de douze ans dormir, elle l'a emporté à la sacristie, en montant sur les chaises, avec une rapidité extraordinaire.

A la sacristie, elle s'est exaltée, mais n'a rien dit devant le curé. Rentrée chez elle, elle s'est calmée. Elle n'a jamais dit à son mari ce qu'elle a éprouvé alors ; elle a regretté seulement le scandale fait à l'église.

Le 1er janvier 1873, à la messe, elle est allée du bas de l'église à l'autel à genoux et baisant le sol. On a voulu la ramener chez elle ; elle a frappé les personnes qui l'avaient ramenée. Elle avait décroché un Christ avec lequel elle frappait les personnes qui étaient autour d'elle.

Son mari en rentrant l'a trouvée très agitée mais ne disant rien. Cet accès durait encore le 3. Le 4, étant avec une sœur, elle a commencé à être méchante ; en sortant d'un bain, elle est devenue furieuse.

Un médecin l'a fait conduire à Charenton. Il a fallu se mettre à huit pour lui mettre la camisole de force. Elle est restée à Charenton jusqu'au 1er mars. Là elle n'a pas reconnu son mari. Elle a refusé de manger à plusieurs reprises.

Le 1er mars, transférée à Sainte-Anne, elle y séjourna jusqu'au 14.

Ramenée de Sainte-Anne à la Salpêtrière elle est entrée dans mon service.

Elle a eu plusieurs fois, depuis son départ de chez elle, des accès de fureur.

État de la malade à son entrée dans mon service. On est frappé par la fixité de ses yeux et son expression de crainte.

L'agitation est presque incessante.

Dans un moment de calme, on arrive à savoir d'elle qu'elle voit un aigle vert et d'autres oiseaux énormes qui fondent sur elle. Elle voit l'aigle sur le toit et il est bien grand.

Elle n'entend, dit-elle, aucun bruit anormal.

En dehors de ces quelques moments de calme, la malade est excessivement agitée et l'expression de crainte que nous avons signalée est souvent celle de la terreur ; on l'entend dire en tremblant et en frissonnant : « Assez, assez ! »

La malade ne présente aucun des signes de la paralysie générale.

Température, 36°,3.

Pouls, 120.

L'alimentation est excessivement difficile.

Pas de règles en ce moment.

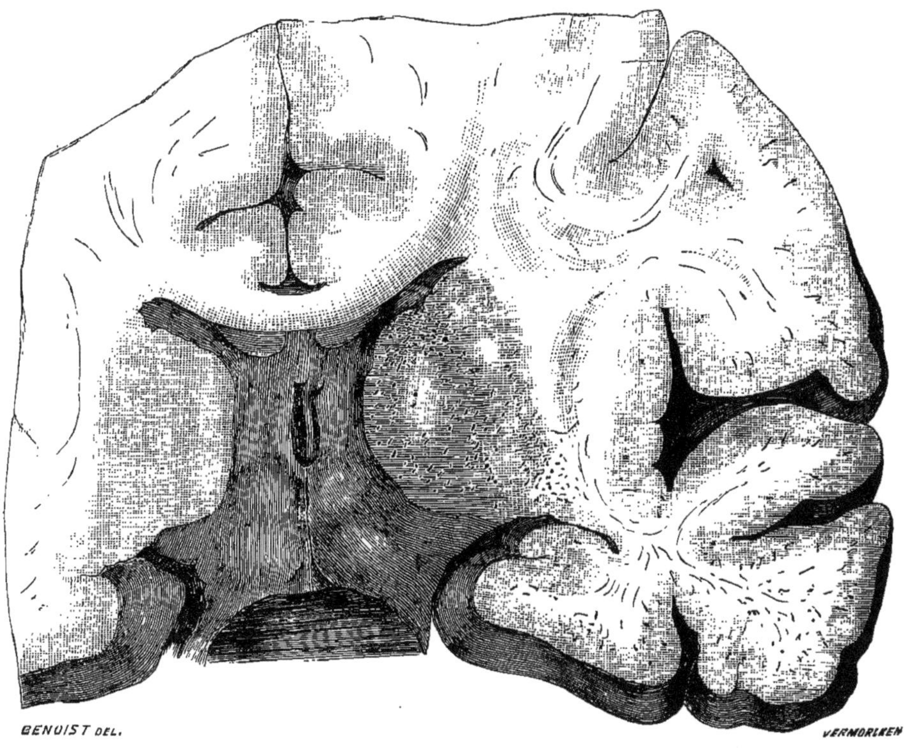

Fig. 10. — Coupe transversale du cerveau passant par le tiers antérieur de la couche optique gauche chez la nommée Big..., on voit l'hyperhémie de la couche optique et de la première pariétale gauches.

Traitement. — Vésicatoire à l'occiput; 1 gramme de chloral le soir en lavement. Bains avec affusions froides sur la tête.

20 mars. Même état. Même traitement jusqu'à ce jour.

L'alimentation est toujours des plus difficiles.

4 avril. Eschares au sacrum et aux fesses.

Pustules d'ecthyma aux jambes et aux cous-de-pied.

Une goutte de sang obtenue par une piqûre du doigt se compose d'un liquide blanc semé de filets rouges et très fluides. La lamelle du couvre-objet l'étale sans pression en une masse de petits îlots.

La malade a succombé le 12 avril à des eschares.

Autopsie. — Le cadavre est très maigre et très pâle.

Cœur.— Pas d'altérations valvulairs, mais il sort des parois du cœur du sang fluide ressemblant à de l'eau teintée en rouge.

Poumons. — Un peu de congestion pulmonaire.

Intestins. — Rien de particulier dans les intestins.

Le *foie* pèse 150 grammes.

Encéphale. — Le cerveau est un peu mou; il pèse 1235 grammes. Pas d'altérations des artères de la base ni des méninges. Les hémisphères sont symétriques. Les méninges sont transparentes en tous les points. Il existe une teinte ecchymotique au bord externe de l'hémisphère gauche (région pariétale), il n'existe pas d'adhérences des méninges en ce point pas plus qu'en aucun autre.

Plusieurs coupes verticales et transversales sont pratiquées d'avant en arrière. Celle qui intéresse le tiers antérieur de la couche optique gauche, permet de constater un grand nombre de pertuis vasculaires, pour la plupart du diamètre de 0,0005, tant dans la couche optique que dans la partie de couronne de Reil, qui l'entoure, et dans la première pariétale (voy. fig. 10).

Rien de semblable du côté droit.

La coupe transversale, postérieure à la précédente de 1 centimètre et passant par le tiers moyen de la couche optique, permet encore d'y constater un piqueté semblable dans la partie correspondante de la couronne de Reil et dans une partie de la deuxième pariétale. Rien de semblable à droite.

Les substances grise et blanche des deux circonvolutions pariétales et surtout de la première présentent de l'hyperhémie.

La substance corticale des autres circonvolutions frontales, temporales et occipitales, est pâle.

En résumé, le cerveau de cette femme, qui était atteinte d'hallucinations de la vue des plus intenses, nous offrait une hyperhémie considérable dans les deux tiers antérieurs de la couche optique gauche et en même temps dans la couronne de Reil avoisinante, et des première et deuxième circonvolutions pariétales dans leur partie *externe.*

Il y a quelques années, Marcé a montré que des cas de démence étaient consécutifs à des dégénérescences des couches optiques (1). Demme a bien montré que beaucoup d'individus atteints d'affections chroniques des yeux devenaient aliénés ; j'en ai vu un certain nombre de cas; mais, de plus, j'ai vu un certain nombre d'aliénés par les sens, tomber dans la démence.

Toutes ces considérations s'appliquent à la folie congestive, où l'on voit toujours des lésions des couches optiques, des noyaux olfactifs, etc., qui donnent naissance à des sensations multipliées sous l'influence desquelles l'individu ne peut s'expliquer, par une comparaison avec les impressions antérieures, ce qu'il sent, voit, entend, goûte, odore ; on dirait que sous l'influence de ces lésions, il se produit comme une sorte d'éréthisme, d'excitation continuelle des

(1) Marcé, *Recherches cliniques et anatomopathologiques snr la démence sénile et sur les différences qui la séparent de la paralysie générale* (*Mémoires de la Société de biologie*, 1863, et tirage à part).

centres sensoriels, et que le rapport normal entre l'impression et la sensation est complètement modifié; c'est-à-dire que, pour une impression qui est égale à 1, le malade ressent une sensation qui est : 10.

C'est tellement vrai que, près de ces malades, vous ne pouvez faire un peu de bruit, remuer brusquement une chaise, sans qu'ils tressaillent et témoignent d'une émotivité très singulière ; ils sont impressionnés comme s'ils recevaient des commotions électriques; c'est de là que naît chez eux si facilement la croyance aux pratiques de physique qui leur sert à expliquer les sensations bizarres qu'ils ressentent. Et, sous l'influence de ces sensations extraordinaires, de ces illusions, de ces hallucinations répétées, il est d'autant moins extraordinaire que l'intelligence se trouble, que les autopsies démontrent que les lésions congestives des couches optiques amènent des altérations analogues dans la substance corticale des circonvolutions pariétales, et plus tard frontales ; ces malades s'en prennent alors au genre humain de leurs sensations, ils le détestent, et ils montrent ainsi, en particulier, qu'ils sont devenus aliénés.

Le *traitement* qui me paraît le plus rationnel et que j'ai adopté, est la méthode révulsive sous toutes ses formes, les antiphlogistiques et les dérivatifs; ainsi ce seront des vésicatoires ou des cautères à la nuque ou au bras, quelques petites saignées déplétives. Quant aux moyens pharmaceutiques que j'emploie, les uns ont pour but d'augmenter la tonicité du système vasculaire, d'autres de diminuer la vitesse du courant sanguin, c'est-à-dire la digitale, le *veratrum viride ;* j'ajoute à cela l'hydrothérapie que, dans ce cas, j'emploie sous la forme de l'enveloppement en drap mouillé, et que j'ai vue amener un tel ralentissement de la circulation, que le pouls tombait de 72 pulsations à 50 par minute.

Il ne faut pas s'effrayer de la résistance des malades à tout traitement ; l'un des exemples les plus saillants qu'il m'ait été donné d'observer de cette résistance est offert par la première malade que je vous ai montrée. Nos tentatives pour la traiter nous ont valu la haine de cette femme, et ceux qui sont chargés de la soigner reçoivent à chaque instant de grossières injures ; cette résistance n'a rien que de naturel de la part d'individus qui méconnaissent leur état morbide ; elle prouve ce fait, c'est qu'ils sont gravement malades. Aussi, messieurs, ne faut-il pas hésiter à employer la camisole de force, quelquefois seul moyen d'instituer un traitement, et de pouvoir le continuer en maintenant les pièces d'un pansement et en permettant d'examiner l'aliéné. Cet appareil les sauve de leurs violences contre eux-mêmes, les empêche de se blesser dans nombre de circonstances, et ne croyez pas qu'ils l'aient en horreur, comme on le dit et comme on le suppose ; je pourrais vous montrer des malades qui, les premières fois, ont fait de la résistance, il est vrai, mais qui maintenant aident elles-mêmes à ce qu'on leur mette la camisole, lorsque leur agitation rend ce moyen nécessaire.

§ II. *Congestion passive.* — Il existe une autre forme de folie congestive, c'est *la folie par congestion passive;* elle résulte d'une stase qui se produit lorsque le sang arrive aux capillaires avec une force moindre que celle qui lui serait nécessaire. Ce fait se présente lorsque la tonicité du système artériel est diminuée, ainsi sous l'influence de l'état athéromateux; il en résulte, en effet, un ralentissement de la circulation capillaire qui produit dans les petits vaisseaux une stagnation du sang favorable à la transsudation, hors des parois vasculaires, d'éléments hématiques que l'on trouve dans un état de régression plus ou moins avancée; cette forme de congestion se rencontre assez fréquemment dans certains cas de cachexie par cause organique.

J'ai vu récemment un cas très intéressant de cette varité d'aliénation ; c'était une phthisique arrivée à la dernière période de la cachexie tuberculeuse. Entrée dans mes salles le 22 septembre 1868, elle y est morte le 26, ayant présenté, dans le court espace de temps qu'elle a été soumise à notre observation, les symptômes suivants : Du côté des poumons, l'état était celui qu'on trouve dans la tuberculose avancée ; elle offrait de grandes cavernes au sommet du poumon gauche. Comme phénomènes intellectuels, elle présentait une démence absolue et une incohérence très grande ; la parole était rapide et nette. Elle disait : « Qu'elle venait de voir Mlle Rachel ; qu'elle arrivait des ateliers nationaux ; qu'elle était hier au foyer de la Comédie française ; Mlle Rachel veut tuer un enfant ; j'ai fait des dettes que je n'ai pas payées ; où est le pistolet pour tuer le bébé ? mais je ne l'ai pas tué. »

Le délire et l'incohérence, dont les paroles que je viens de vous citer ne donnent qu'une faible idée, dataient de près de trois semaines.

L'autopsie montra, en dehors des lésions tuberculeuses du poumon, des altérations importantes de l'encéphale : le cerveau paraissait généralement pâle et anémique ; les méninges n'étaient nullement congestionnées et n'étaient pas adhérentes à la substance corticale ; mais, tout le long du bord externe de l'hémisphère droit, l'écorce cérébrale offrait un piqueté rouge, abondant, ressemblant à de petites apoplexies capillaires. A l'examen microscopique, on constatait que dans ces points les vaisseaux étaient athéromateux au plus haut degré ; le long de leurs parois, on trouvait une véritable nappe de graisse ; de plus, on voyait des amas d'hématine, d'hématosine, des cristaux de carbonate de chaux ; cependant les cellules cérébrales paraissaient partout normales. Ainsi que vous le voyez, Messieurs, le cerveau de cette femme présentait réunis deux états bien différents : un peu d'anémie et une congestion passive, cette dernière dépendant de l'athérome vasculaire.

II. Folie par anémie simple. — Il existe une autre forme de folie d'origine différente : celle dite *par anémie*, presque aussi fréquente que la forme congestive. Elle se présente surtout chez les femmes, et particulièrement chez les jeunes femmes ; elle se trouve, ainsi que son nom l'indique, liée à une anémie, à une chloro-anémie, soit générale et primitive, comme à la suite de chagrins, d'une alimentation insuffisante, d'excès de travaux, etc., soit secondaire et consécutive alors à une maladie générale, dans la convalescence d'une affection aiguë soit cachectique, soit produite par diathèse cancéreuse, tuberculeuse. On retrouve, dans cette forme de folie, bien des traits de la chloro-anémie, tels que la décoloration et l'anémie de la peau et des muqueuses, des souffles vasculaires, un état nerveux caractérisé par de la mélancolie et de la variabilité du caractère, des douleurs névralgiques, des modifications du rhythme du cœur, des troubles digestifs (dyspepsie, gastralgie, constipation), des troubles utérins (dysménorrhée, leucorrhée), etc. Cette cause de folie n'a pas encore été suffisamment admise par tous les auteurs, et cependant Buchez et Archambault, dans une discussion qui a eu lieu en 1857 à la Société médico-psychologique de Paris, avaient cherché à démontrer que des altérations quantitatives et qualitatives du sang amenaient des troubles intellectuels : « Des modifications dans la nutrition du système nerveux, soit central, soit périphérique, disait Buchez, peuvent résulter d'un changement dans la composition du sang, et c'est là ce qui peut expliquer les troubles nerveux qui se manifestent chez les anémiques et les chlorotiques. » Plus tard, M. Boureau, dans sa thèse, avait repris la même opinion en apportant à l'appui de nouveaux faits. En dernier lieu, Morel (de Rouen) l'avait adoptée. Vous voyez donc, Messieurs, que cette cause morbide avait été soupçonnée, que dis-je, avait été formellement démontrée.

Malgré ces autorités scientifiques, le plus grand nombre des auteurs préfère admettre, comme cause primitive de folie, l'élément moral ; c'est ainsi que, au sujet d'un mémoire que j'avais présenté à l'Académie de médecine en 1863, et dans lequel je liais le plus souvent la mélancolie à l'anémie et à la chloro-anémie, M. Lélut, rattachant le même état morbide à des causes surtout morales, combattit vivement mon opinion. Cette idée n'a jusqu'ici soulevé que des critiques ou a été laissée de côté avec indifférence ; j'ai confiance qu'elle mérite mieux que cela, et je n'en veux pour preuve que les insuccès du traitement moral, insuccès qui démontrent que, dans la folie, il y a autre chose que des causes morales, et qu'il faut nécessairement s'occuper de l'élément physique. Certes, je suis loin de nier l'influence des causes morales d'une façon absolue, mais je prétends qu'elles n'agissent que d'une façon indirecte, et que leur action primitive rare, pour ne pas dire exceptionnelle, ne produit la folie que lorsque, sous cette influence, le système circulatoire a été atteint, et qu'il s'est produit un état anémique et dyscrasique.

Dans ces dernières années, des travaux faits en dehors de l'aliénation mentale ont démontré l'influence de l'anémie cérébrale sur les troubles intellectuels. Je puis vous citer les recherches de Wade et de Rostan, d'Erhmann, de Soulier, de Vulpian, de Bachelet, élève de Vulpian (1), sur cette importante question. Tous ces mémoires tendent à démontrer que l'anémie cérébrale, non pas celle qui est subite et suit, par exemple, la ligature de la carotide primitive, mais

(1) Bachelet, thèse de doctorat, 1867.

celle qui se développe lentement comme celle qui succède à une oblitération lente des mêmes artères, amène dans le fonctionnement cérébral des troubles analogues à ceux qui sont observés dans l'aliénation mentale. Erhmann, dans son travail, cite (page 28) le fait de deux malades atteints de tumeurs du corps thyroïde comprimant les carotides, chez lesquels, au fur et à mesure que la compression devint plus considérable, il se développa des troubles cérébraux, tels que hallucinations, délire, etc. Il ajoute avoir vu des cas où les hémorrhagies ont déterminé de l'agitation, du délire. Marshall-Hall relate le fait d'une femme qui, pendant une abondante métrorrhagie, fut prise d'un délire violent qui dura deux heures. Soulier (*Lyon médical*, 1868) admet l'identité la plus parfaite des phénomènes produits par la congestion et l'anémie cérébrale, soit qu'il s'agisse de convulsions, d'excitation cérébrale, de délire.

Tous ces faits et toutes ces opinions s'accordent avec le résultat des expériences de Rosenthal et de Flint. Ils ont démontré que la privation pour le cerveau d'un sang oxygéné produit tout d'abord une certaine excitation des fonctions cérébrales, c'est-à-dire des troubles intellectuels et du délire. Le délire des convalescents démontre aussi cette action de l'anémie sur le fonctionnement intellectuel.

Thore a démontré que, pendant la convalescence qui suit les affections graves et de longue durée, il y avait quelquefois des accès de délire durant vingt à trente heures, et s'accompagnant d'une grande agitation et d'hallucinations de la vue et de l'ouïe.

J'ai pu moi-même récemment observer un cas analogue : Un enfant, âgé de trois ans et demi, en convalescence d'une diphthérie très grave, présentait pendant la nuit du délire, de l'agitation, des peurs sans raison dès que cinq heures s'étaient écoulées sans qu'il prît de nourriture ; avec l'alimentation, le calme reparaissait.

Enfin, rappelez-vous Trousseau citant plusieurs faits de délire d'inanition guéris à l'aide d'aliments réparateurs (1).

Dans le même ordre d'idées, nous trouvons le délire des naufragés de la *Méduse* décrit par Savary et s'accompagnant d'illusions ou d'hallucinations, surtout de la vue ou de l'ouïe.

(1) Trousseau, *Clinique médicale de l'Hôtel-Dieu*, t. I, p. 358.

Dans tous les faits que nous venons de citer, la cause du délire est la même que celle de la forme de folie qui nous occupe, c'est-à-dire que, dans les deux cas, c'est l'anémie, l'aglobulie et ses conséquences sur la crase du sang qui occasionnent tous ces troubles, rapides dans le premier cas et lents dans le second; mais leur pathogénie intime me paraît être la même et dépendre d'une altération quantitative et qualitative du sang, et par suite d'une excitation des cellules par insuffisance de nutrition; l'aphorisme d'Hippocrate, *Sanguis moderator nervorum*, est toujours vrai.

On comprend, en effet, l'influence que l'aglobulie peut avoir sur le système cérébral; il n'est pas indifférent que la quantité de globules, et partant d'oxygène qu'ils transportent, soit diminuée. Recueillez vos souvenirs, et vous verrez que la chloro-anémie s'accompagne d'un état nerveux tout spécial, d'une irritabilité très grande, avec une teinte mélancolique, qui sont comme l'ébauche de la folie. Mais cette relation entre ces deux états n'est pas toujours et seulement suffisante pour expliquer l'apparition de la folie. Il faut admettre, en effet, avec la plupart des auteurs, et en particulier avec Moreau (de Tours), qu'une prédisposition héréditaire est le plus souvent indispensable, et joue un rôle très important dans toute la pathologie mentale.

Cette forme de folie se caractérise surtout par des symptômes de dépression; elle présente plus souvent le type de mélancolie simple ou de mélancolie avec stupeur que le type de manie avec agitation; et pour vous faire apprécier la vérité de ce que je viens de dire, je veux vous citer quelques faits qui se sont présentés à mon observation. J'ai eu à donner mes soins à un jeune homme, apprenti sculpteur, âgé de trente ans, très studieux, plein d'émulation; il se livrait au travail avec une grande ardeur, et cherchait à compenser ainsi l'état inférieur de développement de son intelligence; d'un autre côté, son alimentation était insuffisante; il avait observé plusieurs fois une abstinence de nourriture de plusieurs jours pour achever un travail à jour fixe; il faut ajouter qu'il se livrait à l'onanisme. Lorsque je l'observai, il était dans un état de mélancolie très prononcée, avec stupeur, immobilité, mutisme, et refusait de manger; comme symptôme physique, on constatait, à la base du cœur et le long des vaisseaux du cou, un souffle doux systolique. Un traitement tonique et reconstituant guérit rapidement ce malade de son anémie et de sa folie, et lorsque la guérison fut obtenue, il me confia que, pendant tout le temps de sa maladie, des voix le menaçaient de le punir et l'injuriaient à propos de ses mauvaises habitudes d'onanisme.

Cette même influence de l'anémie par inanition a été bien remarquable chez un malade que j'ai vu à Bicêtre : cet homme, d'une humeur ordinairement sombre, perd sa fille; il cesse absolument de manger, et, au bout d'un mois, est pris de folie mélancolique avec hallucinations terrifiantes de l'ouïe, accompagnées des signes de l'anémie la plus prononcée. Il guérit au bout de six mois.

Dans ces derniers temps, j'ai été appelé auprès d'une femme chez laquelle la folie a été bien évidemment liée à une anémie, suite de chagrins violents occasionnés par la mort d'une fille unique: cette malade perdit peu à peu le sommeil, l'appétit; le teint devint jaune pâle; elle se plaignait d'avoir froid aux extrémités qui, en effet, étaient refroidies; elle passait ses nuits à gémir, à pleurer; sa physionomie devint triste, concentrée; elle tomba dans la mélancolie; elle parla de moins en moins, et, si elle prononçait quelques paroles, c'était pour dire qu'elle voyait bien que les maîtres de la maison où elle était employée ne la garderaient pas, qu'ils lui faisaient mauvaise mine; par moments, elle se jetait au cou de la maîtresse de la maison, pleurant et demandant pardon. En même temps, elle cessait de travailler et perdait beaucoup de son habileté manuelle, ce qui augmenta son chagrin; son haleine devint fétide, le teint jaune terreux, et, en auscultant les carotides et la base du cœur, on entendait un souffle doux systolique. C'est à cette période de la maladie que le membre supérieur droit devint un jour maladroit et faible sans qu'il y eût eu des signes de coup de sang; elle ressentit seulement une céphalalgie gravative considérable au front; elle éprouva des hallucinations de l'ouïe, de la vue; fut assaillie d'idées délirantes à forme triste et mélancolique; c'est dans cet état que la malade qui, d'ailleurs, s'était refusée à tout traitement, dut être emmenée dans son pays; ce départ fut précisément la cause des phénomènes intéressants qui se présentèrent quelques jours avant qu'elle quittât Paris. En voyant la femme qui devait la remplacer, elle fut prise d'une violente émotion, et, trois heures après, elle racontait en ma présence tout ce qu'elle avait ressenti jusqu'alors: elle avait éprouvé, disait-elle, en même temps que cette émotion ou plutôt quelques minutes après, des douleurs dans le membre supérieur droit, puis une sensation de chaleur générale, de l'accélération dans la circulation et des frissons; la céphalalgie avait disparu; sa tête était dégagée du poids qui, jusqu'à ce jour l'avait accablée; les extrémités, froides auparavant, avaient une température ordinaire, et elle sentait le sang y circuler; la gêne dans les mouvements du membre supérieur droit avait disparu. Elle parlait comme avant sa maladie; sa physionomie exprimait l'expansion, le bonheur; la face rouge, colorée, avait perdu la teinte jaune, terreuse; le pouls était plutôt résistant, et battait à 72; la température axillaire était à 37°,4. Comme vous le voyez, la transformation était complète; mais malheureusement cet état ne dura que dix-sept heures, et, après une nuit sans sommeil, l'état antérieur reparut. (Cette femme a guéri depuis.)

Les phénomènes que j'avais constatés en premier lieu : froid aux extrémités, teinte jaunâtre de la face, bruit de souffle doux et systolique dans les carotides, pâleur des conjonctives, étaient bien évidemment sous la dépendance de l'état anémique qui avait amené consécutivement les hallucinations et la folie. Mais ce qu'il faut noter, Messieurs, c'est cette sorte de crise provoquée par une émotion, crise dans laquelle j'ai observé le rétablissement de la circulation et de la chaleur aux extrémités, la cessation de la céphalalgie, le retour de l'intelligence à l'état normal, et en même temps la disparition des phénomènes de faiblesse et de maladresse du membre supérieur droit, qui me paraissent d'autant plus devoir être rattachés à une ischémie ou anémie localisée de l'hémisphère gauche, qu'ils ont disparu au moment de la crise.

Une anémie que j'appellerai *secondaire*, observée surtout dans la cachexie tuberculeuse et dans la diathèse cancéreuse, amène aussi des troubles intellectuels.

Un homme de peine fut admis dans le service de M. Bouillaud. Il était atteint depuis huit mois d'une phthisie non héréditaire, accompagnée d'hémoptysies abondantes durant depuis quatre mois, et présentait des hallucinations de l'ouïe et de la vue. Il voyait passer des feux rouges, blancs, analogues à des chandelles;

il entendait aussi des personnes de sa connaissance avec lesquelles il entretenait des conversations. Dans le service de mon savant maître, j'ai pu aussi observer une femme âgée de vingt-quatre ans et atteinte depuis deux ans de phthisie pulmonaire héréditaire; cette malade, excessivement amaigrie, ne dormait pas et se sentait chaque nuit tomber à l'eau, voyait cette eau et apercevait des poissons et des coquillages. Dans tous ces faits, l'anémie consécutive à la tuberculose avait altéré la composition et la quantité du sang.

Je vous ai dit, Messieurs, que la folie par anémie est plus souvent caractérisée par des symptômes de dépression que par l'agitation; j'aurai cependant à vous montrer plusieurs malades assez agitées chez lesquelles la folie est bien évidemment liée à de l'anémie; mais leur agitation est, si je puis m'exprimer ainsi, douce. Ces malades ne sont pas méchantes; elles menacent rarement, ou bien, si elles font des menaces, elles n'y donnent pas suite; parfois elles sont injurieuses, mais leurs injures ne sont pas aussi grossières que dans la folie congestive; leurs hallucinations, leur délire sont plus variés et plus mobiles que dans la forme congestive; elles sont moins tenaces dans leurs injures, leur persiflage, leur haine, leurs conceptions délirantes et leurs interprétations fausses. Ces malades sont réellement alors le type de la mobilité; leur main est leste et prête à frapper, mais le coup est sans conséquence et analogue à ceux auxquels se laissent facilement aller les femmes dites nerveuses; on n'observe pas chez elles les menaces, le maintien, le délire, les manières de faire des folies congestives dont je vous ai montré un type dans ma première conférence. Cette forme de folie se caractérise principalement par des illusions et des hallucinations de l'ouïe et de la vue ou de la sensibilité générale, et par des conceptions délirantes ayant trait à ces hallucinations. C'est une folie qui procède bien plutôt d'impressions sensorielles que de mobiles intellectuels et moraux, ou, pour mieux rendre ma pensée, c'est une folie qui prend ordinairement son origine primordiale, non dans l'exercice involontaire et désordonné de l'imagination et de la mémoire, mais d'abord dans la surexcitation fonctionnelle des sens et de la sensibilité générale.

Permettez-moi d'y insister, c'est par des troubles des sens, surtout celui de la vue, par l'ouïe et par la sensibilité générale, que débute cette forme de folie; les malades ont des hallucinations d'abord, et c'est plus tard seulement que surviennent les conceptions délirantes.

Au point de vue physique, ces malades offrent les caractères de l'anémie la plus prononcée : le teint est pâle, jaunâtre; les muqueuses décolorées, et la peau tellement anémique qu'on peut enfoncer une épingle sans amener une goutte de sang; la sensibilité générale est en même temps si altérée, qu'on peut pincer et piquer la peau, traverser (comme je le fais devant vous) l'enveloppe cutanée sans qu'ils témoignent de la douleur; ils sentent quelquefois ce qu'on leur fait; mais la sensation est tellement élémentaire et tellement obtuse, qu'on ne peut s'empêcher de penser à ces extatiques et à ces convulsionnaires que l'on brûlait et torturait sans pouvoir leur arracher une plainte; à ces faquirs de l'Inde, qui se martyrisent sans témoigner de la moindre douleur. En outre, les femmes atteintes de ce genre de folie sont affectées de leucorrhée considérable, liée le plus souvent à des granulations du col de l'utérus et à des troubles de la menstruation (dysménorrhée); elles accusent de la constipation, de la dyspepsie, du ballonnement fréquent du ventre.

Le traitement doit être essentiellement tonique et reconstituant; c'est ce que vous avez vu dans quelques-uns des faits que je vous ai cités; c'est au même traitement que doivent leur guérison des hallucinés observés par M. Baillarger (1), et il en sera de même chaque fois qu'une maladie mentale sera traitée rationnellement, en tenant compte de sa pathogénie.

Le nombre des guérisons obtenues dans les établissements d'aliénés démontre bien que la variété de folie qui nous occupe aujourd'hui est une de celles qui sont le plus facilement curables, et qui donnent à la thérapeutique les plus beaux résultats.

Folie par athérome artériel. — Folie consécutive à des tumeurs intra-crâniennes.

III. Folie par athérome. — Si la folie par anémie simple et par chloro-anémie a été signalée par Buchez, Archambault, Bou-

(1) Baillarger, *Mémoires sur les hallucinations* (*Mémoires de l'Académie de médecine*, Paris, 1846).

reau et d'autres auteurs, la folie par anémie consécutive à l'athérome des vaisseaux n'a pas, que je sache, été jusqu'à ce jour signalée, et cependant cette cause me paraît être assez fréquente (1).

En permettant de reconnaître ce genre de lésion, le microscope, venant ainsi en aide à la clinique, aura rendu un très grand service à la pathologie mentale; car, tout en apprenant à pénétrer plus avant dans la connaissance de la nature de la folie et de ses causes organiques, il nous fournit des données qui expliquent l'insuccès, dans ces cas, des méthodes ordinaires de traitement, et met sur la voie d'une thérapeutique plus rationnelle.

Ce genre de lésions concorde très bien avec le rôle que l'on attribue à bon droit aux passions, aux chagrins, aux excès dans la genèse de la folie; il est souvent une conséquence de la misère physiologique; on a, d'une part, signalé la fréquence des affections cardiaques chez les aliénés, et, d'autre part, il y a longtemps que l'on a dit, et le fait est toujours vrai, que les causes morales étaient souvent productrices des maladies du cœur : mais aujourd'hui on doit ajouter : et des *maladies du système artériel*. De nombreuses observations, en effet, démontrent les relations qui existent entre des états pathologiques généralisés du système circulatoire et des passions, des excès, des veilles, des chagrins, même chez des adultes ne dépassant pas trente et quelques années.

La coïncidence de maladies du cœur avec la folie a bien été reconnue; mais, jusqu'à ce jour, les auteurs n'ont pas pensé à chercher dans le système artériel encéphalique des lésions analogues aux lésions cardiaques, qui pussent expliquer le trouble mental. Leurs hypothèses se sont bornées à chercher le lien morbide qui pouvait rattacher les maladies du cœur à la folie; c'est dans ce sens que sont conçus les mémoires intéressants du journal de Nasse, de Lippich, de Burrows, de Saucerotte, mémoires ayant trait à des individus qui avaient des lésions athéromateuses des orifices du cœur.

Dans la plupart des faits qu'ils ont cités, ces auteurs font mention d'hallucinations, de conceptions délirantes primitives, mais plus souvent d'hallucinations; c'est ainsi que deux frères, observés par Saucerotte (*Annales médico-psychologiques*, année 1844, p. 173)

(1) Voyez mes Leçons (*Union médicale*, 23 décembre 1869).

et atteints de rétrécissements des orifices avec palpitations, avaient des hallucinations et des terreurs inimaginables : l'un voyait des fantômes blancs à formes fantasques et indéfinissables, qui se posaient devant lui d'un air menaçant; l'autre se persuadait qu'il était dominé, poursuivi; il entendait les moqueries, les injures de ceux qui l'entouraient et était tombé dans la plus profonde mélancolie. Saucerotte donne aussi cinq observations où l'influence des maladies du cœur sur la production des hallucinations et des conceptions délirantes ressort de la façon la plus évidente, et il arrive à cette conclusion : que les palpitations amènent un état congestionnel, et, par suite, une stimulation anormale du cerveau.

Morel dit aussi avoir fréquemment rencontré des affections du système circulatoire central chez les aliénés, et ajoute que les maladies du cœur lui paraissent entrer pour une large part dans l'étiologie de la folie; mais cet éminent médecin n'a pas pensé que des lésions pouvaient exister plus haut, et, partant, expliquer bien autrement les troubles intellectuels qu'une lésion du cœur.

Voici ce que j'ai rencontré dans l'encéphale des malades dont la folie était produite par des lésions athéromateuses des vaisseaux cérébraux : les artères principales et moyennes offraient de nombreuses plaques d'athérome blanc jaunâtre ; quelquefois leurs parois étaient complètement calcifiées; on voyait, à l'examen microscopique, des altérations considérables dans les vaisseaux capillaires des méninges et du cerveau, altérations qui consistaient, en particulier, en granulations graisseuses, surtout au niveau de leurs bifurcations; ces altérations occupaient surtout la gaine lymphatique; de fines gouttes d'huile étaient disséminées dans la paroi; la transparence du vaisseau en était diminuée. Ces lésions amènent un état d'ischémie plus ou moins prononcé dans les parties les plus périphériques de ces mêmes vaisseaux; on n'y voit pas, ou l'on n'y voit que très peu de globules sanguins, et les portions correspondantes de substance cérébrale qui, à l'œil nu, paraissent pâles et décolorées, sont exsangues sous le microscope; consécutivement à ces lésions, il se fait à la longue, dans les éléments nerveux eux-mêmes, des modifications plus ou moins considérables, qui amènent forcément de l'incohérence dans les idées et de la démence ; ainsi, les cellules de la substance grise apparaissent un peu rétractées, revenues sur elles-mêmes, moins transparentes; elles renferment une certaine quantité de granules de graisse. D'autres sont complètement décolorées; quelques cellules prennent une teinte de rouille; les tubes eux-mêmes apparaissent ratatinés, et ils se vident tellement quelquefois de leur myéline, que, à de forts grossissements, leurs canaux de communication apparaissent filiformes. Quelques exsudats hématiques se rencontrent aussi dans les préparations; ils paraissent dus à une congestion passive partielle dépendant de la gêne de la circulation et sont constitués par des amas d'hématine et d'hématosine.

Ces altérations secondaires de l'ischémie par athérome se rapprochent singulièrement de celles que Luys et Marcé ont décrites dans la démence sénile; l'analogie est grande, en effet, et, arrivée à cette période de lésions, la folie par athérome présente plusieurs caractères qui lui sont communs avec la démence sénile et qui sembleraient faire croire que ces malades sont atteints de sénilité dans l'âge adulte. Cette comparaison me rappelle un fait très intéressant d'athéromes généralisés que j'ai observé dans le service de M. Bouillaud lorsque j'étais son chef de clinique, fait qui prouve, en particulier, que la dégénérescence athéromateuse généralisée peut survenir dans l'âge adulte, et non pas seulement dans la vieillesse (1).

L'observation qui a été imprimée dans les *Bulletins de la Société anatomique* est relative à un homme adulte, âgé de quarante-huit ans, qui, depuis longtemps, se livrait à toutes sortes de débauches (excès de vin, de femmes, de fatigues). Les premiers accidents consistèrent en étouffements, palpitations, difficulté dans la marche, œdème des jambes, insomnie; au bout de trois mois, les cheveux étaient devenus entièrement blancs; la faiblesse était considérable; l'arc sénile des cornées très prononcé, la mémoire très infidèle; il paraissait, en un mot, avoir soixante-dix ans. Le rhythme des battements du cœur était très irrégulier; il survint des hallucinations consistant dans la vue de personnes qu'il avait connues autrefois; les forces s'éteignirent progressivement, et l'individu succomba à des eschares au sacrum.

L'autopsie montra, outre, une péricardite chronique, des altérations athéromateuses et des incrustations calcaires du cœur, de

(1) *Bulletins de la Société anatomique*, 1861, p. 211

l'aorte, et de toutes les artères des membres, de celles du cou, du cerveau, et une diminution de consistance de ce dernier organe.

Je vous ai parlé de cet exemple de dégénérescence athéromateuse généralisée, survenue à l'âge adulte et semblable à celle que l'on rencontre dans la démence sénile, afin de vous démontrer que l'altération athéromateuse n'est pas exclusivement le propre de la vieillesse, et qu'elle peut survenir chez l'adulte à la suite d'excès de toute sorte, de passions, de fatigues exagérées. Du reste, dans mes conférences de l'année dernière, je vous ai montré des malades atteintes de paralysie générale qui, encore jeunes, et consécutivement à des chagrins, à des fatigues excessives, avaient été atteintes de ces mêmes lésions, vérifiées, d'ailleurs, plus tard à l'autopsie. Une de ces malades, la nommée Lenor..., vient d'être prise ces jours-ci, pendant le début d'une pneumonie lobaire, de gangrène partielle de la peau du ventre, qui m'a paru se lier à l'altération athéromateuse générale, et être précisément due à une embolie ou à une thrombose. J'ajouterai même, en raison de l'apparition simultanée de cette gangrène et de la pneumonie, que cette dernière a eu peut-être la même cause anatomique que la plaque gangréneuse du ventre.

Pour vous faire voir que ces lésions ne sont pas toujours liées à la vieillesse, je vous rappellerai encore que Conway les a observées chez un enfant de quatorze ans, et que l'athérome est produit à tout âge par certains agents intoxicants : l'alcool, le plomb, par la syphilis, et par des maladies diathésiques : la goutte et le rhumatisme.

Les lésions athéromateuses jettent, Messieurs, le trouble dans la nutrition des éléments nerveux, et nuisent au fonctionnement cérébral régulier. Je vois, en effet, comme résultat d'ensemble de ces altérations une gêne, une diminution dans l'abord du sang artériel aux éléments nerveux, et, par suite, des modifications considérables dans l'échange qui doit se faire aux extrémités des capillaires entre le sang et la substance nerveuse, échange qui a pour résultat de nourrir et de vivifier la cellule et le tube nerveux, et d'amener la rénovation des éléments anatomiques.

Nous avons là, en premier lieu, de l'anémie ou ischémie, et, en second lieu, de la dyscrasie : aussi l'on comprend que, sous leur double influence, les cellules nerveuses, n'étant plus régulièrement nourries, cessent de fonctionner régulièrement, ainsi que les tubes nerveux. Pour moi, je me représente que la première conséquence inévitable de cet état morbide est un obstacle à l'unité d'action dans le fonctionnement des cellules nerveuses, et à la coordination de leurs modes d'activité ; le fonctionnement de chacune devient, pour ainsi dire, individuel et indépendant de celui des autres. En tout cas, n'obéissant plus à une direction unique par suite de la discontinuité des rapports fonctionnels normaux entre tubes et cellules, celles-ci deviennent le siège d'actes automatiques qui font surgir sans ordre, des idées sans suite, des souvenirs antérieurs qui, revenant pêle-mêle, amènent nécessairement la domination de l'imagination. En effet la clinique prouve que les discours inconscients de ces malades nous font assister à des actes, à des événements de leur vie passée, et reflètent des habitudes de pensées et de sentiments qui leur étaient familières autrefois.

Les lésions peuvent porter aussi bien sur les éléments nerveux de la couche corticale des circonvolutions que sur ceux des régions inférieures, et en particulier sur les centres que nous avons considérés comme étant le réceptacle des impressions sensoriales, c'est-à-dire les couches optiques, les centres olfactifs, auditifs, optiques. Dans le premier cas, on observe comme processus pathogénique du délire celui que je viens de vous exposer; dans le second, le délire est sensorial, c'est-à-dire qu'il a pour point de départ des illusions, des troubles des sens, de la sensibilité générale et spéciale, au lieu de naître primitivement de conceptions fausses et de l'exercice involontaire de l'imagination et de la mémoire.

Dans les cas de délire sensorial, il se fait consécutivement au trouble fonctionnel des couches optiques (centres olfactifs, auditifs), une réaction secondaire d'autant plus facile sur la substance corticale que l'altération vasculaire est plus ordinairement générale et en tout cas progressive, et par conséquent elle atteint, dans un temps plus ou moins prochain, les portions supérieures de l'encéphale.

Enfin, lorsque l'état morbide est dans son degré le plus avancé, la composition de la substance nerveuse elle-même se modifie, et elle entre en dégénérescence régressive, caractérisée en particulier par des gouttes et des nappes d'huile, des granulations graisseuses que l'on trouve dans la gangue amorphe et dans les cellules grises. C'est à ce degré, et lorsque est survenue la triple lésion des vaisseaux, des cellules et des tubes, qu'apparaissent la folie systématisée et la démence. Vous le voyez, le processus morbide a, dans ces cas, des tendances essentiellement nécrobiotiques ; c'est ce qui explique comment cette variété de folie arrive fatalement à la démence, qui est un état nécrosique.

Ce genre de folie peut être reconnu sur le vivant, surtout au moyen de l'examen physique du malade, et, à ce sujet, je ne craindrai pas d'insister de nouveau sur l'importance qu'offre au médecin aliéniste cet examen. Vous ne sauriez croire combien j'ai trouvé ainsi de lésions qui coïncidaient avec les conceptions délirantes; la lésion est alors tellement réelle, que la guérison ou l'amélioration de la folie suit la guérison ou l'amélioration de l'état physique.

Pour en revenir aux moyens de reconnaître sur le vivant la folie par athérome, vous devez ausculter le cœur, l'aorte, les carotides, prendre des tracés sphygmographiques, faire l'examen ophthalmoscopique de l'œil ; vous arrivez à constater soit un souffle existant à la pointe ou à la base du cœur, soit dans les gros vaisseaux, soit à vous assurer, par le sphygmographe, que le système artériel est altéré, et vous obtenez alors un plateau et une courbe très élevés, ainsi que vous pouvez vous en assurer par ces tracés que je fais passer sous vos yeux.

De plus, ces malades ont un teint pâle, jaunâtre et spécial à l'état athéromateux ; la température du corps est abaissée, les sécrétions cutanées sont diminuées, et, chez des gens encore jeunes, j'ai trouvé le cercle sénile des cornées très apparent. Le poids, chez ces malades, est très peu élevé; ainsi, chez deux femmes placées dans ces conditions, il était de 50 kilogr. chez l'une et de 53 chez l'autre, quoique leur taille fût moyenne.

J'ai prié M. le docteur Galezowski d'examiner avec moi, dans certains cas, quelques-unes de ces malades, et j'ai constaté avec lui que les artères centrales de la rétine présentaient quelquefois des flexuosités. De plus, nous remarquâmes que, chez une malade, les battements de ces mêmes artères étaient notablement faciles à obtenir par une très douce pression exercée sur le globe oculaire. Ce symptôme, qui est pour nous en ce moment l'objet de recherches, m'a paru se lier à l'athérome et dépendre d'une diminution dans la résistance des membranes artérielles à la diastole du vaisseau. Ce signe, s'il était fréquent, serait donc à ajouter aux autres pour fixer le diagnostic d'une folie par athérome artériel.

La folie par athérome, au point de vue symptomatique, se présente, comme je vous l'ai fait pressentir dans notre dernière conférence, sous deux formes qui sont primitivement bien différentes :

Dans l'une, les impressions sensoriales, les illusions, les hallucinations, en un mot, les troubles de la sensibilité générale et des sensibilités spéciales se montrent tout d'abord et dominent la scène morbide pendant un certain temps ; dans l'autre, la folie débute d'emblée par des conceptions délirantes et des erreurs d'imagination.

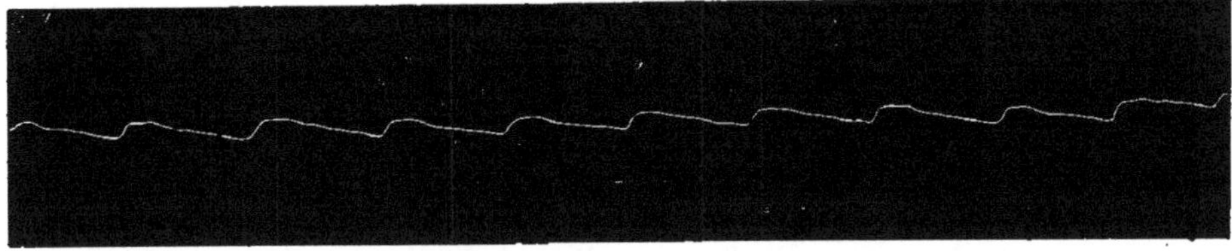

Fig. 11. — Femme de quarante-deux ans.

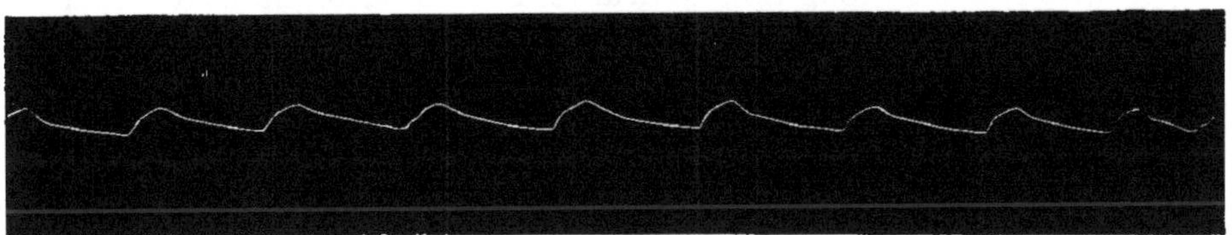

Fig. 12. — Femme de quarante-quatre ans.

Je vous ai montré, dans la dernière conférence, deux malades : la nommée Barn..., entre autres, qui présentait le type de la dernière de ces deux formes de folie. Chez elle, la maladie a commencé par un délire triste, non hallucinatoire ; par des actes déraisonnables consistant à acheter à tort et à travers des objets dont elle n'avait nullement besoin ; et, vous le reconnaîtrez, Messieurs, ces phénomènes, qui révèlent de l'incohérence, démontrent pleinement que chez elle l'affection avait atteint de prime abord le siège de l'intelligence ; tandis que chez l'autre malade que je vais vous montrer, et qui dès le début n'a eu que des hallucinations de l'ouïe, les parties dévolues aux impressions sensoriales ont été seules primitivement affectées.

La seconde malade a commencé, en effet, il y a six ans, à éprouver des hallucinations de l'ouïe. Travaillant dans un atelier, elle croyait entendre qu'on disait du mal d'elle ; elle ressentait dans les bras des sensations analogues à celles qu'on lui aurait produites en lui serrant cette partie du corps pour la chasser de la salle, et, chose singulière, toutes ces hallucinations cessaient lorsqu'elle était en plein air et loin du mouvement de l'atelier. Ces aliénés peuvent avoir des hallucinations diurnes ou nocturnes analogues à celles qu'on observe dans d'autres formes de folie et dépendant des sens spéciaux de l'ouïe, de la vue et de la sensibilité générale.

Cependant les malades qui ont été soumis à mon observation les avaient surtout de l'ouïe et de la sensibilité générale ; ils présentent aussi des illusions ; et des sensations réelles, souvent interprétées d'une façon fausse, deviennent l'occasion d'un trouble mental.

Dans les deux formes il se produit quelquefois de l'exaltation maniaque, et c'est sous l'influence de ces hallucinations et de ces sensations faussement interprétées que se produisent des idées de persécution, des conceptions délirantes et des paroxysmes d'exaltation maniaque, pendant lesquels ils sont en proie à un délire général qui s'étend de plus en plus, par suite, en particulier, de la tendance essentiellement progressive et généralisante de l'athérome.

A l'inverse de beaucoup de malades atteints de délire partiel, qui travaillent, qui s'occupent d'une façon plus ou moins utile, ceux dont le trouble mental est lié à des altérations athéromateuses s'occupent très peu ou ne s'occupent que de travaux futiles. On les voit marcher sans but, aller, venir sans raison, passer des heures entières, assis par terre, dans l'inaction la plus absolue ou occupés seulement de leurs idées de persécution et de leurs hallucinations ; s'ils travaillent, leur attention ne peut s'élever au-dessus des soins grossiers du ménage ou des travaux du manœuvre ; ils s'affublent souvent, comme une malade que je vais vous présenter, de chiffons de couleurs voyantes, et cela sans délire de grandeur, sans idées de dignités ; leur insouciance et leur nonchalance sont le plus souvent très grandes et se révèlent dans leurs habitudes extérieures. Ainsi que la plupart des aliénés qui ont des hallucinations de l'ouïe, ces malades parlent souvent seuls, à voix basse ou à haute voix, suivant l'intensité de l'hallucination. Enfin, ainsi que chez tous les aliénés, les sentiments affectifs sont très affaiblis ou nuls : la mort d'un proche, d'un père, d'une mère, d'un enfant, leur est à peu près indifférente ; cependant leur mémoire reste assez longtemps normale jusqu'au moment où arrive la démence, terminaison habituelle de cette forme de folie et conséquence du processus spécial essentiellement destructeur que constitue chez eux la dégénérescence graisseuse. Ces malades présentent aussi la plus grande tendance à tomber dans la folie dite systématisée, c'est-à-dire dans la forme de troubles de facultés intellectuelles dans laquelle les aliénés sont renfermés dans le même cercle d'idées fausses ou délirantes, d'actes inconscients et dont ils ne sortent jamais. C'est ainsi qu'une de ces malades, qui se trouve actuellement dans mon service, passe son temps pendant toute la journée à introduire, avec sa langue et ses lèvres, des cailloux, de petits débris de bois dans les fentes des murs, et est arrivée ainsi à enlever complètement tout le plâtre qui joint les pierres des murs d'une certaine partie du chalet. C'est dans ces cas que la folie systématisée est bien évidemment un état secondaire.

Le pronostic de cette forme de folie est grave, et il tire toute sa gravité de la fréquence ou, pour mieux dire, de la constance de la terminaison par démence liée à la dégénérescence graisseuse des éléments nerveux ; c'est celle qui m'a présenté le plus de résistance à la guérison et même à l'amélioration, cette impuissance étant certainement due à l'insuffisance de nos connaissances sur les moyens à employer pour lutter contre l'état athéromateux des artères.

Pour le moment, je me contente d'employer des alcalins à haute dose, une nourriture tonique et réparatrice, les reconstituants, l'hydrothérapie sous toutes ses formes.

Voici des tracés sphygmographiques qui indiquent l'action satisfaisante du bicarbonate de soude contre l'athérome artériel.

De plus, il est nécessaire, lorsqu'il existe de l'agitation, d'appliquer des sédatifs à la nuque ou derrière les oreilles, parce qu'il se produit souvent dans ce cas de la congestion veineuse, résultat du ralentissement de la circulation artérielle.

La manie du vieillard n'a pas souvent d'autre cause que la congestion passive due à l'athérome, et est toujours heureusement combattue par des révulsifs appliqués à la nuque et à l'occiput.

Quoique cette variété de folie doive, par la marche naturelle de sa lésion caractéristique, aboutir fatalement aux mêmes altérations terminales que la démence sénile, on peut, je crois, l'en distinguer très nettement dans ses premières périodes, en se fondant sur la clinique et les connaissances anatomo-pathologiques que je vous ai exposées.

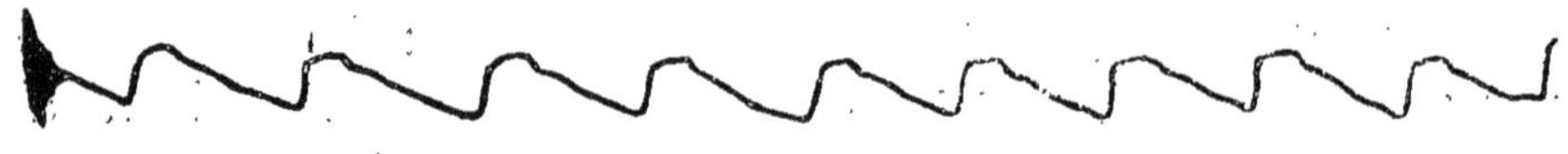

FIG. 13. — Tracé pris sur une femme atteinte de folie par athérome.

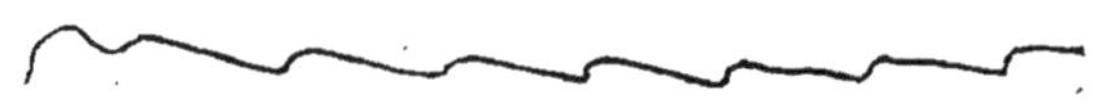

FIG. 14. — Tracé pris sur la même malade après 13 mois de traitement par le bicarbonate de soude à la dose de 3 grammes par jour.

Il est certain, en effet, d'une part, qu'avant que la lésion ait atteint des éléments nerveux, ces malades, au contraire de ce qui se passe dans la démence sénile, conservent leur mémoire intacte, raisonnent sainement sur un certain nombre de sujets, et ne présentent aucune diminution dans la sensibilité générale et spéciale, et que, d'autre part, les autopsies faites dans les premiers temps montrent que les éléments nerveux sont indemnes de toute altération organique ; tandis que, ainsi que vous le savez, la démence sénile se caractérise essentiellement dès l'abord par des altérations graisseuses des cellules nerveuses ; en un mot, la dégénérescence graisseuse des éléments nerveux est primitive dans la démence sénile, tandis qu'elle n'est que secondaire dans la folie par athérome. Les observations que j'ai pu recueillir, jusqu'à ce jour, de folie par athérome ne sont pas encore assez nombreuses pour que je puisse affirmer que rien ne m'a échappé dans sa description ; le temps, l'étude feront le reste ; mais je termine cet exposé avec la pensée qu'il aura été utile d'avoir dégagé cette forme de folie des autres variétés déjà connues

IV. Folie consécutive a des tumeurs intra-craniennes. — Des tumeurs *intra-crâniennes* de différentes espèces peuvent déterminer la folie idiopathique. Jacobi a vu un cas de cette nature; Foville père, Berthier en ont observé, et, bien qu'ils soient bien rares, j'ai vu deux de ces faits. Les deux malades que j'ai pu étudier avaient été examinés par Falret père et Lasègue, et, d'après le certificat donné par ces deux honorables maîtres dont je suis heureux de pouvoir invoquer ici l'autorité, elles étaient atteintes de délire partiel pur. Eh bien ! chez la première malade, aliénée depuis quinze ans et dont le trouble cérébral consistait en un délire de persécution, j'ai trouvé deux tumeurs situées : l'une à la partie inférieure des lobes antérieurs, l'autre à la partie supérieure de l'hémisphère gauche; toutes deux étaient formées d'un stroma celluleux, de corps de Gluge, d'une gangue granuleuse, de corpuscules graisseux et de vaisseaux en petit nombre.

L'autre malade, qui avait été aussi reconnue comme atteinte d'aliénation mentale caractérisée par de la lypémanie et du penchant au suicide, présenta, à l'autopsie, six tumeurs hydatides qui s'étaient logées dans des circonvolutions supérieures et dans des sillons, et s'étaient creusé des loges dans l'intérieur de l'écorce grise; l'examen microscopique nous fit voir que ces tumeurs renfermaient des ecchinocoques; au voisinage de ces tumeurs, il s'était fait un état congestionnel très marqué de la substance nerveuse. Dans ces cas, la folie a consisté en un délire partiel triste, caractérisé par des idées de persécution, des tendances persistantes au suicide, et s'est compliqué une fois d'attaques épileptiformes. Ces faits sont rares en France, ils doivent l'être moins dans les pays où les affections produites par les entozoaires sont fréquentes, ainsi dans certaines portions de l'Amérique méridionale, dans la république de l'Équateur en particulier.

C'est par ces considérations que je termine ce que je me proposais de vous dire sur la forme primitive de la folie qui, ainsi que vous l'avez vu dans cette étude, est liée à des processus congestif, anémique, athéromateux, et, en dernier lieu, à la présence de tumeurs intra-cérébrales.

3° Etats dépendant d'altérations du sang. — La composition du sang peut être modifiée soit par l'augmentation, soit par la diminution des principes immédiats du sang ou par l'introduction dans le sang de principes étrangers. Or, vous savez que le fonctionnement régulier de la cellule cérébrale nécessite que dans le travail d'endosmose qui se produit entre les principes immédiats du sang et les molécules cellulaires, le travail d'assimilation prédomine.

Ce travail est le phénomène vital par excellence; et suivant qu'il se fait bien ou mal, la nutrition des éléments anatomiques se fait aussi, bien ou mal. C'est dans le protoplasma que se passent ces actes indispensables à la vie de la cellule. Le protoplasma est la partie de la cellule dont l'intégrité est nécessaire à la fonction régulière des organes; c'est dans sa substance, a dit Claude Bernard, que se passent les phénomènes fonctionnels ou de dépense vitale.

Il me paraît utile de vous dire sa constitution chimique. Le protoplasma est un mélange complexe de matières albuminoïdes renfermant comme éléments principaux : du carbone, de l'hydrogène, de l'azote et de l'oxygène, et comme éléments accessoires : du phosphore, du soufre, du chlore, du sodium, du potassium, du magnésium, du calcium, du silicium et du fer.

Or dans un organisme sain le sang doit apporter ces éléments au protoplasma; de plus il ne doit pas en apporter plus qu'il n'en faut, et, en outre, il ne doit pas amener au protoplasma des principes étrangers qui seraient nuisibles.

C'est sur ces données que doit reposer l'étude des altérations du sang dans leur rapport avec le fonctionnement cérébral.

A. *Diminution des principes immédiats du sang.* — La diminution des principes immédiats du sang nous occupera tout d'abord.

D'abord l'anémie existe, vous le savez, lorsque le nombre des globules rouges du sang est inférieur à 4 millions par millimètre cube. Je n'ai pas besoin de vous décrire les deux procédés de Malassez et de Nachet et Hayem pour les compter.

2° Il existe une variété d'anémie causée par la diminution de l'hémoglobine sans amoindrissement du nombre des globules.

3° La diminution de l'oxygénation est encore une cause des altérations du sang qui trouble le fonctionnement cérébral et produit l'excitation, ainsi que l'ont démontré Rosenthal et Flint. L'altération de la fibrine et par suite la diffluence du sang sont des lésions dont l'influence est destructive pour le protoplasma cellulaire. Je vous ai montré plusieurs fois les caractères du sang des aliénés atteints de diathèse gangréneuse : la couleur noirâtre, l'absence de ténacité, la séparation en îlots sous la plus légère pression, et enfin la présence dans le sang de ces malades de microzymas et de bactéries.

B. *Augmentation des principes immédiats du sang.* — On observe la pléthore, c'est-à-dire l'augmentation de la fibrine et des globules rouges dans les folies inflammatoires aiguës.

Les conséquences de cet état sur la constitution et le fonctionnement de la cellule et du protoplasma sont considérables ; il se fait des exsudations de sérum, de globules, d'hématosine ; le sérum pénètre par endosmose dans le protoplasma et le gonfle, et enfin il hypertrophie les cellules.

De plus, de l'hématosine pénètre dans le protoplasma, et c'est ce qui explique comment on y trouve de l'hématoïdine.

C. *Adultération du sang par des principes étrangers accidentels ou durables, diathésiques, constitutionnels ou non.* — Il est intéressant non seulement de connaître l'influence de l'adultération par des principes accidentels sur la matière cérébrale, mais encore d'approfondir leur mode d'action et, s'il est possible, les modifications physico-chimiques qui en sont la conséquence.

Claude Bernard a ouvert la voie dans cet ordre de recherches.

Il a étudié les effets de l'éther sur le protoplasma des cellules et il a vu qu'il exerçait une action coagulante.

Il y a là un important sujet de recherches qui concerneraient les différents agents adultérants du sang, c'est-à-dire l'alcool, l'opium, le haschish, le plomb, le mercure, le sulfure de carbone et d'autres encore.

Il faut encore comprendre parmi les principes adultérant le sang : les diathèses dartreuse, goutteuse et rhumatismale et les virus tels que la syphilis.

FOLIES DIATHÉSIQUES.

Les folies diathésiques étudiées en général ne présentent pas de symptômes psycho-sensoriels propres qui puissent constituer un critérium diagnostique et leur marche ne présente rien de spécial.

On observe aussi bien la manie que la lypémanie, avec ou sans hallucinations, le délire général comme le délire partiel.

Au point de vue pathogénique, les folies diathésiques se caractérisent par des congestions localisées, des exsudats et de la prolifération nucléaire.

L'étendue de l'hyperhémie est plus ou moins grande et il est à noter que ce processus hyperhémique est le même dans le tubercule, le cancer, la goutte, la syphilis. Aussi n'y a-t-il rien d'étonnant à ce que la forme des désordres de l'intelligence soit la même dans les folies diathésiques les plus différentes.

C'est dans des signes autres que les signes psychiques qu'il faut rechercher les moyens de reconnaître ces variétés de folie.

Folie liée à la dartre. — Les anamnestiques apprennent que le malade avait une affection de la peau ou une diarrhée chronique qui a disparu rapidement quelque temps avant la folie et que depuis ce moment il a été pris de trouble de l'esprit.

On peut savoir en outre que l'individu a déjà eu des alternatives de dartre et de délire, ou bien qu'il y a eu relation entre la disparition d'une affection dartreuse et l'apparition d'états morbides divers; catarrhe, asthme, angine, gastralgie, diarrhée ou leucorrhée.

On peut encore constater sur la peau du malade des traces de cicatrices de dartre ancienne, sécheresse, état luisant, teinte rouge ou violacée accrue par le froid, exagération de la sécrétion du pigment et taches brunâtres aux seins, aux aisselles, aux aines et aux cuisses; lamelles furfuracées, état mamelonné et rugosités de la peau et des ongles.

En résumé, la folie dartreuse est constituée par un délire qui n'a rien qui la diffère des autres vésanies, et ce n'est que par les signes somatiques propres aux dartreux et par les anamnestiques que l'on peut la diagnostiquer.

Son traitement général est celui de la dartre: purgatifs, arsenic, soufre, dépuratifs. Je me suis bien trouvé de traiter, dès le début, le délire par des révulsifs cutanés et ultérieurement par des préparations bromurées et opiacées.

Folie liée à la goutte. — La diathèse goutteuse est une de celles qui donnent le plus fréquemment naissance à des manifestations cérébrales et à la folie. Les lésions cérébrales produites par la goutte sont congestives, mais ce ne sont pas des phlegmasies franches. Elles sont transitoires, éphémères, sont rarement définitives, elles disparaissent rapidement, soit par métastase, soit artificiellement, soit par révulsion.

Leur évolution se fait quelquefois en vingt-quatre heures. L'étude des altérations des centres nerveux que détermine la goutte a été bien faite pour la moelle épinière par Graves et Ollivier.

Le diagnostic ne peut se faire d'après les symptômes psychiques seuls; les formes du délire sont en effet excessivement variables. C'est ainsi que dans 22 cas de folie goutteuse, la mélancolie existait 6 fois; la manie 6 fois; les hallucinations 3 fois; la stupeur 2 fois; la démence 3 fois.

C'est dans les symptômes physiques de la goutte que l'on peut trouver les éléments du diagnostic.

Il faut rechercher ces fluxions passagères qui se forment subitement et rapidement dans diverses parties du corps; fluxions accompagnées de chaleur, de rougeur et de douleur à évolution rapide, naissant et disparaissant en quelques heures et se portant sur différents points du corps, articulations, viscères et cerveau.

Il faut tenir compte de la rougeur et de la chaleur du nez. La présence de l'urate de soude dans la sérosité des vésicatoires est un excellent moyen de diagnostic, j'en ai fait l'application plusieurs fois.

L'étude de l'urine joue, dans ce cas, le rôle le plus important. La diminution de l'acide urique est d'abord la règle puisqu'elle peut être de 6 centigrammes en vingt-quatre heures.

L'urine renferme des dépôts d'urate de soude et d'ammoniaque; d'autres signes ne sont pas moins importants : c'est ainsi que l'on décrit du grincement de dents causé ou non par de l'hyperesthésie des nerfs dentaires, des concrétions de l'oreille externe (Tood, Garrod) formées d'urate de soude, de la tuméfaction (tophus) des épiphyses des petits os des mains et des pieds.

La connaissance de l'hérédité goutteuse vient compléter les renseignements qui permettent d'affirmer le diagnostic de la folie goutteuse.

Le traitement de la folie goutteuse se compose du traitement ordinaire de la diathèse et du traitement des phénomènes cérébro-spinaux, tout d'abord par les révulsifs cutanés et les dérivatifs intestinaux et, ultérieurement, par des préparations calmantes.

Folie liée au rhumatisme. — La folie rhumatismale n'est pas fréquente et comme pour les autres folies diathésiques, ses signes psychiques ne sont pas pathognomomiques; le délire est également, en effet, lypémaniaque et hypocondriaque avec ou sans hallucinations.

Il faut donc rechercher les symptômes physiques particuliers aux rhumatisants : la tuméfaction des grandes articulations avec maigreur des parties voisines, les déformations articulaires, les ankyloses, la sensation de crépitation et de parchemin dans les articulations. Joignez à ces moyens de diagnostic la connaissance des antécédents rhumatismaux, et le diagnostic de la folie rhumatismale peut être fait; surtout vous n'oublierez pas que son évolution suit ordinairement, sinon toujours, la disparition brusque de douleurs et de fluxions articulaires.

FOLIE PAR INTOXICATION SYPHILITIQUE.

Le diagnostic des affections syphilitiques du cerveau d'avec la folie et la paralysie générale présente souvent de grandes analogies et quelquefois même des ressemblances absolues dans ces états morbides de leur nature si différents.

Cela est vrai pour la syphilis secondaire et la syphilis tertiaire.

En effet, la *syphilis secondaire* peut être accompagnée d'étourdissements, de vertiges et même de délire, d'affaiblissement de l'intelligence, et ce qui augmente encore la difficulté du diagnostic, c'est qu'il existe dans la syphilis secondaire des troubles d'un certain nombre de fonctions de l'axe céphalo-rachidien, analogues aux troubles observés dans certaines formes de paralysie générale au début, troubles consistant en poussées de sang à la tête, en sortes de vapeurs, en attaques épileptiformes et en céphalée.

De plus, il existe dans la syphilis secondaire, comme dans la paralysie générale, des névralgies diversement situées.

Le tremblement des mains existe encore dans la syphilis secondaire.

Si la connaissance des symptômes psychiques seuls ne permet pas d'établir le diagnostic de syphilis secondaire, dans le cas d'accidents cérébraux ressemblant aux symptômes de la folie, et si certains signes physiques sont communs aux deux états morbides, il en est d'autres, parmi ces derniers (et c'est sur eux qu'il faut se fonder), qui permettent d'affirmer la cause du trouble mental. J'ajouterai que dans les symptômes physiques communs aux deux états morbides, il existe quelques nuances qui font que tel symptôme appartient plus généralement à la syphilis.

Par exemple, le tremblement des mains peut exister dans la syphilis; mais il n'y a pas de tremblement de la langue. De plus il y a bien des névralgies dans la syphilis et dans la paralysie générale au début, mais dans la syphilis la cinquième paire est surtout atteinte; tandis que dans la paralysie générale les nerfs émanés de la moelle épinière sont principalement affectés. Dans la syphilis secondaire, en outre, la céphalée est la règle.

Aucun de ces signes n'est absolu; aussi, ce n'est que sur les accidents syphilitiques cutanés, muqueux et ganglionnaires, caractéristiques de la syphilis secondaire, que le diagnostic peut seul se fonder pour distinguer les phénomènes cérébraux symptomatiques de la syphilis secondaire d'avec la paralysie générale au début.

La *syphilis cérébrale causée par des accidents tertiaires* est aussi quelquefois difficile à distinguer de la paralysie générale à forme dépressive, ou démence paralytique. Le diagnostic ne peut offrir la moindre certitude si l'on s'en tient uniquement à l'étude des symptômes psychiques.

En effet, il est certain nombre de ces symptômes qui sont communs ou qui présenteut la plus grande analogie.

C'est ainsi que l'on observe dans la syphilis cérébrale tertiaire : de l'hébétude; une apparence enfantine, niaise : l'habitude de lire continuellemeut les mêmes pages, les mêmes images, de ne s'intéresser qu'à des contes pour les enfants; des changements de caractère; soit des moments de colère non justifiée, soit des marques d'une affection outrée; l'état morose; de la diminution de mémoire (nulle fonction n'est plus troublée que par l'épilepsie syphilitique); l'amoindrissement de la vivacité de l'esprit, son indécision; des redites; enfin, de l'excitation maniaque.

Tous ces symptômes s'affirment dans la paralysie générale, non dans la paralysie générale à forme expansive avec délire de satisfaction et de grandeur, mais dans la paralysie générale à forme dépressive avec le délire lypémaniaque, ou dans la forme appelée démence paralytique. Et ce qui augmente la difficulté, c'est que certains symptômes physiques sont communs à la syphilis cérébrale et à la paralysie générale, entre autres les attaques épileptiformes et les vertiges.

Mais il est d'autres caractères physiques de la paralysie cérébrale qui permettent d'établir d'une manière à peu près certaine le diagnostic.

En premier lieu, il faut placer les syphilides cutanées, osseuses, ganglionnaires; les signes tirés de l'état des yeux et du nez; et en second lieu, les symptômes indicateurs d'une lésion circonscrite à foyer, et consistant en paralysies partielles, durables, telles que la paralysie d'un nerf moteur de l'œil, d'un sens; hémiplégie, ptosis...

Ces derniers sont à peu près pathognomoniques de la syphilis, quoique j'aie vu, très exceptionnellement du reste, du ptosis, du strabisme, voire même de l'hémiplégie, chez des paralysés généraux, symptômes qui étaient dus à de petits foyers généraux de ramollissement ou d'hémorrhagie dans la protubérance, dans un corps strié ou sur le trajet de fibre motrice dans d'autres parties du cerveau.

Un dernier symptôme est souvent pathognomonique de la syphilis cérébrale, c'est la céphalée; non pas cette céphalée sourde, peu intense, — comme la céphalée de la syphilis secondaire, — mais cette céphalée douloureuse, arrachant des cris, ayant toujours le même siège, durant des heures entières, procédant par accès.

Il n'existe pas un cas de paralysie générale où on l'ait rencontrée telle que je viens de la décrire. Elle ne se voit semblable que dans l'épithélioma de la dure-mère, mais alors on n'observe pas trace de syphilides.

En résumé, dans la syphilis secondaire et tertiaire avec accidents cérébraux, les symptômes psychiques ne peuvent servir à établir le diagnostic, et là, comme dans les autres affections diathésiques dont je vous ai déjà parlé, il est nécessaire de faire intervenir la connaissance des phénomènes somatiques.

CINQUIEME LEÇON

Lésions de la cellule cérébrale dans la folie simple; trois degrés : altérations des capillaires cérébraux ; localisation primitive des lésions dans les circonvolutions pariétales; concordance de ces altérations avec les résultats thermométriques obtenus par Schiff.

MESSIEURS,

Je commence cette nouvelle série de leçons avec la conviction de plus en plus grande que la folie est surtout une maladie somatique. J'ai fait, depuis 1870, un certain nombre d'autopsies qui ont été démonstratives sur ce point, et j'ai remarqué de plus en plus qu'un traitement purement moral est complètement insuffisant à améliorer et à guérir la folie. Je rechercherai avec vous, dans cette première leçon, quelles sont les altérations qui se produisent dans l'intimité de la substance cérébrale, et j'espère ainsi vous faire entrevoir de nouveaux horizons pour la thérapeutique de l'aliénation mentale.

Déjà, en 1868, je vous avais signalé quelques lésions de la trame cérébrale, et j'avais insisté sur des altérations congestives consistant en apoplexies, en épanchements d'hématosine et d'hématine dans les gaines lymphatiques, et sur des dilatations des capillaires et la nécrose des vaisseaux ; des infarctus, de l'athérome ; sur la diminution de la quantité du phosphore, et j'avais fait passer sous vos yeux des préparations microscopiques qui vous ont montré des lésions vasculaires encore inconnues des auteurs modernes (1).

L'état athéromateux, les amas d'hématine et d'hématosine sont les lésions les plus fréquentes.

L'état athéromateux ne se voit, le plus ordinairement, qu'au microscope; cependant il y a des aliénés chez lesquels la lésion vasculaire est généralisée à tout l'arbre artériel et se voit à l'œil nu.

(1) Voyez mes leçons dans l'*Union médicale*, 1869 et 1872, les *Annales médico-psychologiques* de mars 1870, et ma communication au Congrès de Bordeaux, 1872.

L'état athéromateux est surtout abondant aux bifurcations; il occupe rarement toute l'étendue d'un capillaire; cependant certains capillaires sont altérés dans toute leur longueur; les dépôts athéromateux obstruent plus ou moins le canal vasculaire et débordent d'une façon variable la paroi. (Pl. II, fig. 1, 2, et pl. III, fig. 2, 3.)

Les lésions athéromateuses sont la cause du troisième genre de lésions, à savoir, des dilatations ampullaires; on voit très nettement, sur certains vaisseaux, toute la série des modifications de forme et d'altérations que subit le capillaire pour céder sur un point, et présenter la dilatation en ampoule.

Cette dilatation ampullaire est elle-même suivie du quatrième genre de lésions, de la disposition anévrysmale que j'ai rencontrée dans plusieurs cas. (Pl. III, fig. 1.)

Le cinquième genre de lésions vasculaires que j'ai rencontrées consiste en obstructions par une matière granuleuse, pigmentaire, qui cache entièrement la lumière du vaisseau, qui lui fait une sorte de manchon, le déborde et se répand dans la substance environnante. (Pl. I, fig. 4.)

Le sixième genre est caractérisé par des infarctus (voy. fig. 3, p. 64.)

Le septième et le huitième genre, que je n'ai observés que chez des individus aliénés depuis vingt-six ans et plus, sont les conséquences des obstructions vasculaires.

Les vaisseaux, ne recevant plus de sang, meurent nécessairement et arrivent à se fragmenter. On voit alors sous le microscope des morceaux de vaisseaux d'un brun noirâtre, d'autres de couleur fumée très légère, sans lien les uns avec les autres, dont le contour est irrégulier, et dont les extrémités sont déchiquetées. Ces fragments sont peu transparents; mais le peu de transparence n'empêche pas de voir dans les parois de très petits points noirs. (Pl. I, fig. 5.)

Je n'ai pas encore fait une autopsie d'aliéné atteint de folie simple sans rencontrer une des lésions que je viens d'énumérer, du moment que la maladie datait de deux mois.

Quant aux aliénés atteints de folie simple, qui succombent en un petit nombre de jours à la manie aiguë, la substance corticale cérébrale présente, chez eux, une hyperhémie intense et une injection très marquée des capillaires les plus fins.

Je me propose aujourd'hui de vous dire les caractères intimes des lésions cérébrales et de vous exposer les altérations de la cellule cérébrale elle-même dans la folie simple, lorsque sa durée dépasse deux mois.

Quelques considérations préliminaires sur l'anatomie normale de la cellule cérébrale vous feront mieux saisir les lésions. La cellule, vous le savez, est un corps fusiforme, piriforme ou arrondi, formé d'une matière granuleuse, un peu jaunâtre, renfermant un noyau et un nucléole, pourvu de prolongements au nombre maximum de six, dont un, plus gros, renferme le *cylinder axis*.

D'après mes observations, les lésions de cette cellule comportent trois degrés.

Dans le premier, le protoplasma a subi une dégénérescence graisseuse et pigmentaire. Le noyau et le nucléole sont intacts ; la lésion n'occupe, dans le principe, que le fond de la cellule. (Pl. I, fig. 2.)

Dans ce degré, les prolongements, le *cylinder*, ne présentent aucune modification apparente.

Dans le second degré, le protoplasma subit un commencement de travail de résorption ; le pourtour du corpuscule ganglionnaire se flétrit et se ratatine par places, et ce pourtou se rapproche tellement du noyau que celui-ci arrive à constituer une partie du bord de la cellule. A ce moment, une portion du protoplasma a entièrement disparu. En même temps, le corpuscule ganglionnaire devient de plus en plus opaque, granuleux, pigmenté, et irrégulier sur ses bords ; le noyau et le nucléole sont de moins en moins visibles au milieu de cet amas brunâtre ; puis le prolongement *cylinder* s'atrophie, devient filiforme. Les autres prolongements présentent la même altération atrophique, et deviennent d'une friabilité telle qu'ils se brisent avec la plus grande facilité (1).

Dans un troisième degré, enfin, le protoplasma ayant à peu près disparu, le contour du noyau paraît être celui de la cellule ; le corpuscule ganglionnaire prend une forme tout à fait irrégulière, anguleuse et une couleur rouille (2). Les prolongements secondaires ont disparu, et le prolongement *cylinder* s'est séparé de la cellule ; il ne

(1) Pl. I, fig. 6, pl. II, fig. 1, *f*, et pl. III, fig. 5, *b*, et fig. 6,
(2) Pl. III, fig. 3, *a*, et fig. 6, *c*

reste de lui qu'un petit bout recroquevillé très mince, effilé, ou bien même il n'en reste aucune trace. Dans ce cas, le corpuscule apparaît comme un corps isolé, perdu dans la trame cérébrale, de forme anguleuse ou arrondie, parfois triangulaire, souvent luisant, de teinte rouille ou grisâtre (1), formé de granulations pigmentaires et graisseuses, et présentant encore le plus fréquemment dans son centre les restes du noyau.

Pendant longtemps, j'avais pris les corpuscules altérés pour des corpuscules de Gluge; mais les essais que j'ai faits avec les réactifs appropriés, et les occasions que j'ai eues de trouver sous le champ du microscope quelques-uns de ces corps pourvus encore d'un petit bout de prolongement *cylinder*, m'ont permis de distinguer définitivement leur nature et leur origine.

Ainsi, messieurs, les cellules cérébrales sont, chez les aliénés, manifestement altérées. Ces lésions sont de nature nécrobiotique et indiquent que le fonctionnement de ces éléments subit de graves atteintes dans cette maladie. Comment, en effet, messieurs, en peut-il être autrement avec les altérations de la trame cérébrale que je vous ai exposées dans le commencement de cette leçon : épanchements du sang, lésions des vaisseaux, obstacles au cours régulier du sang dans les capillaires ?

Je ne sais si je m'abuse, mais vous devez saisir facilement les rapports pathogéniques qui existent entre ces deux ordres d'altérations, c'est-à-dire, pour mieux préciser, entre des lésions qui troublent ou empêchent l'abord du sang aux cellules cérébrales, et l'atrophie, la nécrose de ces cellules.

Je n'ai pas rencontré, jusqu'à présent, cet ordre de lésions chez les aliénés atteints de folie simple, morts en état de manie aiguë de courte durée. Les cellules m'ont toujours paru saines au milieu même des réseaux de capillaires considérablement injectés de sang.

Dans les départements du cerveau où existent ces lésions arrivées au degré le plus avancé, les tubes nerveux sont aussi altérés; ils présentent des varicosités, de l'atrophie telle, qu'à des grossissements de 500 diamètres, quelques-uns sont filiformes.

Voici quelques observations de folie simple où les lésions étaient

(1) Pl. III, fig. 3, *a*.

évidentes. J'y joins les dessins qui ont déjà paru dans le compte rendu du Congrès de Bordeaux (1872) :

Obs. XXI. — *Folie lypémaniaque de cause morale. — Lésions vasculaires. — Anévrysmes miliaires. — Dilatations ampullaires.*

Dech..., cinquante ans. Pas d'antécédents héréditaires. Bonne santé jusqu'à il y a trois ans, où elle a perdu une forte somme d'argent. Quelques heures après, perte de connaissance, vomissements, puis suppression de la faculté de parler pendant deux heures et hébétude pendant quinze jours. A partir de cette époque, elle n'a jamais parlé raisonnablement, puis elle a fait des actes extravagants; elle a mis le feu chez elle, a jeté des chaises par les fenêtres, etc.

Elle se présenta à moi avec les apparences de la lypémanie, parlant tout bas, me disant qu'elle était malheureuse.

Elle est morte, au bout de dix-huit jours, de cachexie produite par la dysphagie qu'a amenée un énorme goître. Aucun phénomène d'asphyxie.

Autopsie. — Pas d'altérations appréciables des artères de la base.

Un certain nombre de coupes du *cerveau* mettent à découvert : 1° des lacunes plus ou moins étendues qui se creusent sous le filet d'eau ; 2° de petits foyers de ramollissement blanc, et même un dans lequel on logerait une noix. On trouve plusieurs anévrysmes miliaires à la surface des circonvolutions et même dans l'épaisseur du cerveau. Pas d'adhérences des méninges avec la substance corticale.

On voit, à l'état frais, dans un certain nombre de parties du cerveau, des lésions théromateuses, des rétrécissemeuts, des dilatations ampullaires des capillaires, et des altérations des cellules aux trois degrés.

L'examen des parties durcies par l'acide chromique et traitées par le carmin, permet d'affirmer qu'il n'existe pas de prolifération du tissu conjonctif.

Pas d'altérations d'autres parties du système artériel; poumons, cœur, foie, normaux. (Pl. III, fig. 1, 2, 3, 4, 5.)

Obs. XXII. — *Folie simple caractérisée par des hallucinations, de l'agitation maniaque, et, finalement, par de l'incohérence et de la démence.*

At..., trente-neuf ans. Pas d'antécédents héréditaires. Accidents morbides : deux affections aiguës du jeune âge, accompagnées de délire.

A vingt-deux ans, peu après son mariage avec un homme brutal, qui la battait, extravagances, chants à tort et à travers. Ces phénomènes ont continué depuis.

A trente ans, aliénation caractérisée par des hallucinations de l'ouïe, agitation maniaque. Placée dans un établissement d'aliénées, l'agitation, les hallucinations, l'incohérence prédominèrent. Les mouvements étaient brusques et impétueux. La parole était très rapide et nette ; les pupilles égales, contractiles; jamais de fièvre.

La mort survint subitement à l'âge de trente-deux ans, à la suite de la prise, par erreur, d'une dose d'un médicament toxique.

Autopsie. — Les méninges cérébrales étaient presque entièrement saines, sauf qu'il existait sur l'arachnoïde viscérale une dizaine de taches blanchâtres. Aucune adhérence avec la substance corticale.

Le cerveau pesait 1040 grammes; avec le bulbe, la protubérance et le cervelet, 1170 grammes.

La substance grise de la première circonvolution pariétale gauche présentait, en plusieurs points, une tache blanchâtre et la confusion des zones. A l'œil nu, rien de particulier dans les circonvolutions frontales. La moitié postérieure de la couche optique droite offrait un piqueté vasculaire très notable et des pertuis de vaisseaux trois à quatre fois plus larges que normalement.

La face postérieure du quatrième ventricule avait une teinte grisâtre qui masquait la plupart des fibres du nerf auditif; elle était parcourue par des houppes vasculaires et présentait, à l'endroit du bec et de chaque côté de la ligne médiane, deux plaques grisâtres, symétriques, longues de 6 millimètres, larges de 2 au maximum, et dans lesquelles se perdaient un certain nombre de fibres du nerf auditif. Une coupe d'avant en arrière, pratiquée au niveau de ces plaques, montrait que la lésion se prolongeait à 2 millimètres 1/2 de profondeur, et que, vu par transparence, le tissu y avait une couleur nettement gommeuse.

Rien de particulier dans la protubérance. On ne voit pas d'artères athéromateuses.

La moelle était notablement plus petite que normalement.

Examen microscopique

1° A l'état frais : A. Substance grise de a première frontale gauche. Les parois de plusieurs vaisseaux étaient granulo-graisseuses par places. Corpuscules ganglionnaires sains. — B. Substnnce grise de la première pariétale gauche. Altérations granulo-graisseuses dans plusieurs vaisseaux, surtout aux bifurcations. A côté de cellules saines, il en était d'altérées au troisième degré, dont on voyait encore le noyau. — C. Substance grise de circonvolutions occipitales. Mêmes lésions. Quelques cellules altérées au troisième degré apparaissaient dans la préparation comme des taches brunâtres.

2° Après séjour de onze jours dans une solution d'acide chromique au millième : A. *Portion* de substance blanche du lobe occipital gauche sous-jacente (2 centimètres) à la substance grise altérée. Plusieurs tubes présentaient dans leur intérieur des amas granulo-graisseux, jaunâtres, qui paraissaient remplir complètement la gaine et empêchaient de distinguer le cylindre d'axe. Les tubes n'étaient pas variqueux. On ne voyait rien de semblable dans d'autres points voisins de ceux où la substance grise n'était pas altérée.

3° Après macération pendant un mois, dans une solution d'acide chromique à 4/1000, puis dans l'alcool ordinaire pendant vingt-quatre heures, dans le carmin pendant cinq minutes, dans l'alcool absolu pendant quatre heures, dans la térébenthine pendant dix minutes : A. Une portion de substance blanche d'une circonvolution occipitale présentait en deux points des espaces limités par des faisceaux de fibres, mais qui en sont complètement dépourvus, et où l'on ne voyait que de la matière amorphe. — B. Aucune partie du cerveau ne présentait trace de prolifération de tissu conjonctif et par conséquent de sclérose. — C. Portion de face postérieure du quatrième ventricule où est l'état grisâtre. Les parois de plusieurs vaisseaux offraient des amas granuleux par places ; elles étaient notablement épaissies, elles présentaient un assez grand nombre de noyaux fusiformes, et le tissu intermédiaire en renfermait une certaine quantité. L'altération n'était pas aussi intense qu'on aurait pu le croire à l'œil nu. (Pl. XII, fig. 1, 2.)

Obs. XXIII. — *Folie lypémaniaque par athérome artériel et consécutivement par nécrose des éléments cérébraux. — Altérations artérielles générales. — Affection causée par une submersion accidentelle dans l'eau.*

Femme Hav..., trente-deux ans. Pas d'hérédité. Jamais de maladie aiguë, fébrile; maladie datant de deux ans.

Il y a deux ans, suppression définitive des règles, par suite de submersion accidentelle dans la Seine. Au bout de trois mois, sa famille remarqua successivement des modifications du caractère, de la tristesse, puis de l'absence de régularité dans le travail, des défauts de raisonnement, des actes déraisonnables, du chiffonnage, l'absence de tenue, la mise à l'envers de ses vêtements. Quatorze mois plus tard, il survint des attaques convulsives qui aggravèrent l'état mental.

Conduite à la Salpêtrière, elle fut traitée par des ventouses sèches aux jambes et par des bains. L'état de stupeur constaté au moment de l'entrée persista d'une façon à peu près continue et fut à peine interrompu par de l'agitation passagère. La mort survint au bout de six mois, par suite du refus de manger, de l'inanition et de la cachexie qui en résulta, malgré l'emploi de la sonde œsophagienne. Jamais la parole ne fut embarrassée. Pas d'inégalité pupillaire, ni de tremblement de la langue et des lèvres.

Les lésions cérébrales et méningées constatées à l'œil nu consistaient en quelques plaques opaques des méninges supérieures, en état athéromateux et calcaire d'un grand nombre d'artères et d'artérioles cérébrales et méningées, en épaississements partiels des méninges inférieures, en pâleur de la substance corticale, et en confusion des zones de circonvolutions frontales supérieures, en anévrysmes miliaires dans plusieurs circonvolutions supérieures frontales, pariétales et occipitales, en plusieurs petits foyers de ramollissement dans la première frontale gauche, dans les corps striés et dans le cervelet. Aucune adhérence des méninges avec la substance corticale. Du côté des autres organes, il existait des indurations calcaires dans les valvules sigmoïdes du cœur, et de l'hypertrophie considérable de ses parois.

L'examen histologique du cerveau m'a montré que là où la substance corticale apparaissait pâle à l'œil nu, les vaisseaux capillaires étaient atteints d'une altération granulo-graisseuse avancée, que dans un grand nombre de cellules, le protoplasma présentait la dégénérescence pigmentaire et graisseuse, que le cylinder axis était en voie d'atrophie, que les prolongements secondaires manquaient sur beaucoup de cellules, et que dans les parties où l'on trouvait au maximum ces lésions, les canaux vasculaires étaient à peu près oblitérés par des amas granulo-graisseux que l'acide acétique dissolvait. Pas la moindre hyperplasie du tissu conjontif; pas de noyaux dans les vaisseaux.

En résumé, folie consécutive à aménorrhée subite causée par submersion involontaire dans l'eau. Maladie progressive mentale. Mort au bout de deux ans et demi. Altérations du système artériel central et périphérique. Lésions nécrosiques et gangréneuses. (Pl. XI, fig. 1, 2.)

Obs. XXIV. — *Folie sensorielle et démence finale.*

Vio... L..., soixante-treize ans. La folie datait de longue date. Il y eut d'abord des hallucinations de l'ouïe, puis des idées de persécution, et enfin de l'incohérence.

La malade est morte de pneumonie.

Autopsie. — Altérations calcaires des artères.

Taches vert-de-gris, au nombre de 30 à 40, à la surface des circonvolutions supérieures frontales et pariétales seules.

Couche optique droite : une coupe antéro-supérieure y faisait découvrir une lacune qui pouvait loger une lentille. État blanc crémeux de la face postérieure du quatrième ventricule, couvrant les racines du nerf auditif.

Examen microscopique d'une tache vert-de-gris : Vaisseaux fragmentés. Amas de pigment dans les vaisseaux, qui en sont obstrués. Infactus pigmentés correspondant à ces obstructions. (Pl. XI, fig. 3, 4, 5, 6.)

Obs XXV. — *Folie lypémaniaque caractérisée par des hallucinations, des idées de persécution, puis par de la démence.*

Femme L..., soixante-seize ans. Aliénée depuis trente ans.

L'aliénation mentale a été d'abord caractérisée par des hallucinations, des idées de persécution, et depuis dix ans par de l'incohérence et par de la démence.

La surface convexe du cerveau présentait près de 40 taches, les unes d'une teinte vert-de-gris, les autres brunâtres, arrondies ou allongées, d'un diamètre maximum de 2 millimètres, sans adhérences avec les méninges, à surface unie.

L'examen microscopique à l'état frais m'a montré :

1° Un certain nombre de fragments de vaisseaux irrégulièrement disposés, d'une teinte jaune sale, à parois presque opaques, renfermant un grand nombre de petits amas pigmentaires, sans aucune trace de globules.

2° Dans la gaine lymphatique des vaisseaux des amas de granulations graisseuses, et dans d'autres des amas de pigments très épais.

3° Quelques cellules cérébrales atrophiées, à contour très irrégulier, remplies d'une matière pigmentaire et graisseuse qui masquait le noyau et le nucléole, dont les prolongements secondaires étaient pour la plupart brisés, et dont les prolongements cylinder axis étaient atrophiés ou rompus.

J'ai observé un sixième fait analogue au précédent, au point vue de la démence et des taches cérébrales.

Dans un septième cas (pl. III, fig. 4, *a*, *b*), la folie était systématisée, avait été primitivement lypémaniaque, et datait de vingt-huit ans.

Le huitième fait (pl. III, fig. 6) est relatif à une femme de trente ans dont l'intelligence était restée arriérée à la suite d'une fièvre typhoïde survenue à l'âge de sept ans, et dont la folie lypémaniaque datait de cinq ans.

Il est un dernier point d'un grand intérêt et d'une importance majeure que j'ai à vous exposer. Les altérations des cellules cérébrales ne s'observent pas d'une façon égale dans les diverses parties du cerveau ; je vous ai déjà montré et je vous ferai voir une localisation évidente de ces lésions suivant telle ou telle forme de folie, suivant que le délire est partiel ou général, suivant que le malade a ou n'a pas conscience de son état, et qu'il est ou qu'il n'est pas en démence.

Dans le délire partiel d'origine sensorielle, qui a pris naissance dans les hallucinations; dans la folie sympathique partielle, les lésions occupent les couches optiques et les circonvolutions pariétales, surtout la première, dans la partie supérieure (lobule paracentral), tandis que les circonvolutions frontales sont saines.

Lorsque, au contraire, de partiel, le délire est devenu général, qu'il s'est compliqué d'incohérence, de démence, les altérations occupent toutes les circonvolutions.

La perte absolue de conscience de l'état de folie, la croyance la plus complète aux conceptions délirantes sont, pour moi, maintenant des signes de la propagation des lésions aux circonvolutions frontales.

L'autopsie que j'ai faite d'une femme que j'ai soumise à votre examen l'année dernière m'a fourni, au sujet de ces localisations, les données les plus intéressantes.

Cette malade, âgée de trente-deux ans, était atteinte de folie mélancolique partielle d'origine hallucinatoire qui durait depuis deux ans. Prise, dans le service, d'une fièvre typhoïde, elle a cessé pendant la maladie fébrile d'éprouver autant d'hallucinations; elle appréciait sa situation, nous donnait sur son état de mélancolie stupide antérieur des renseignements très circonstanciés et elle ne présentait qu'un peu de délire partiel. Elle a succombé quelque temps après, n'ayant présenté rien de nouveau. J'ai constaté, à l'autopsie, des lésions dans les circonvolutions pariétales seules et un état sain des frontales. Voici plusieurs préparations recueillies sur elle, qui montrent des lésions des cellules, des altérations vasculaires, et d'anciens épanchements globulaires dans les circonvolutions pariétales; voyez, au contraire, des préparations recueillies sur les circonvolutions frontales, l'état est entièrement sain.

J'ai observé quelques cas semblables qui me semblent prouver que, dans la folie d'origine sensorielle, hallucinatoire et sympathique, les lésions primitives et les premiers troubles fonctionnels se manifestent dans les circonvolutions pariétales.

Il existe, du reste, une concordance singulièrement heureuse entre mes études anatomo-pathologiques et des faits nouveaux, et encore peu connus, signalés récemment par un observateur et un expérimentateur dont la valeur scientifique ne peut être constestée, M. Schiff. Il s'agit de la question traitée par lui sous le nom d'échauffement du système nerveux (1). Voici les résultats les plus saillants :

Y a-t-il une modification dans la température des centres nerveux à la suite d'une excitation sensitive des extrémités ou du tronc par le seul fait de sa transmission et indépendamment de toute modification circulatoire? Si l'on excite, dit Schiff, légèrement l'animal en expérience par le toucher, en exerçant une pression douce sur un point quelconque du cerveau, cette irritation augmente d'une manière évidente sa température, et accuse la différence entre deux points du cerveau, tous les deux en rapport avec la pile thermo-électrique. Ce qui prouve, au reste, qu'on ne saurait attribuer cet échauffement soit à la circulation soit à toute autre cause, c'est que si, coupant la moelle conductrice de l'impression, vous isolez par cette section même le cerveau, vous n'y voyez plus d'augmentation de température. Or, je vous ferai remarquer que, dans ces expériences, cet augment calorifique se produit dans les parties moyennes du cerveau. L'excitation des nerfs spéciaux de l'ouïe, de l'olfaction, de la vue, exagère toujours le calorique dans les circonvolutions pariétales surtout.

Ces expériences intéressantes nous font bien comprendre, messieurs, quel rapport étroit il y a entre le trouble cérébral et les modifications anatomiques consécutives, d'une part, et les excitations sensitives ou sensorielles plus ou moins éloignées telles qu'on en observe dans la folie sympathique, dans les cas d'hallucinations sensorielles, et de la sensibilité générale.

Que se passe-t-il, en effet, messieurs, si vous voulez analyser les phénomènes? Il se produit une excitation anormale des vaisseaux et des cellules du centre cérébral. Il se fait un appel fluxionnaire qui, s'il persiste, ne tarde pas à produire des troubles nutritifs. De ces troubles nutritifs naît l'altération consécutive, et, par suite, le fonctionnement anormal des cellules cérébrales, le désordre, c'est-à-dire

(1) Schiff, *Archives de physiologie*, 1869.

la folie. Rappelez-vous cette pensée que j'emprunte à Andral : « Les lésions de l'innervation cérébrale conduisent infailliblement et toujours à des lésions somatiques. » Aussi, je ne saurais trop insister sur la nécessité de calmer la douleur cérébrale, et c'est le traitement morphinique qui est le plus efficace pour empêcher la fluxion cérébrale, l'échauffement et les lésions consécutives à la névrose.

Est-ce que ce rapport entre la douleur cérébrale et la folie n'est pas d'ailleurs démontré par ce fait que la cessation des souffrances éloignées même suffit pour faire disparaître la folie d'origine sympathique? Oui, certes, et je vous en donnerai de nombreux exemples. Ainsi, j'ai observé plusieurs fois déjà des malades atteintes de cataractes qui avaient provoqué des excitations sur le nerf optique, lesquelles s'étaient traduites par des illusions et des hallucinations. Ces excitations répétées reproduisirent ces mêmes phénomènes et entraînèrent la folie. Eh bien! il a suffi parfois d'une opération sur ces cataractées pour faire disparaître la folie en même temps que sa cause.

En résumé, messieurs, la physiologie et l'anatomo-pathologie se trouvent d'accord pour expliquer la localisation primitive des lésions dans les circonvolutions pariétales, chez les aliénés atteints de folie sympathique, d'hallucinations sensorielles et d'hallucinations de la sensibilité générale, et mes observations m'autorisent à vous dire que la propagation de ces altérations dans les circonvolutions antérieures et postérieures amène l'incohérence et la démence chez des malades qui ne présentaient auparavant que de la folie partielle.

SIXIÈME LEÇON

De la température du crâne dans les maladies mentales

MESSIEURS,

Je veux, dans cette leçon, vous exposer comment j'ai été amené à rechercher la température des diverses parties du crâne, et j'insisterai surtout sur les résultats thérapeutiques qui m'ont engagé à poursuivre ces études : une observation que je vous relaterai à la fin aura, je l'espère, pour effet de fixer vos souvenirs.

Depuis longtemps j'avais remarqué, ce qui n'est d'ailleurs pas nouveau, que dans certaines formes de folie on pouvait observer plus ou moins passagèrement une température axillaire au-dessus de la normale; je les ai réunies sous le nom de folies inflammatoires. La folie paralytique est celle qui présente le plus fréquemment ces exacerbations fébriles. Vous savez que dans les périodes aiguës de la paralysie générale il est ordinaire de trouver de la fièvre et que la température peut atteindre jusqu'à 40 degrés, qu'on en rencontre encore très souvent quand il survient une recrudescence du délire; et qu'alors le thermomètre, mis dans l'aisselle, peut indiquer une température de 39°, 39°,5, etc.

J'ai démontré ailleurs que, même dans les cas les plus chroniques, la fièvre fait des apparitions de courte durée dont le praticien ne doit pas méconnaître la signification.

Plus tard, j'ai remarqué que les indications fournies par la température axillaire donnaient des renseignements insuffisants, et j'ai porté mon attention sur la température de la tête; j'ai pu remarquer alors que la température de la boîte crânienne était loin de suivre exactement les écarts de la température axillaire; et que bien souvent la température axillaire s'en éloignait très peu ou pas du tout : mes recherches avaient d'abord été faites sur des aliénés paralytiques. Quand j'eus cette conviction, je m'attachai à attendre pour ainsi dire sur place la phlegmasie, sans m'occuper de savoir si elle était l'effet du délire ou si elle en était la cause, et j'eus la satisfaction d'obtenir des résultats heureux, en employant des dérivatifs puissants, tels que des cautères à la nuque, des vésicatoires sur la tête, etc.

Plus tard encore, frappé de l'analogie qui existait entre le délire maniaque des aliénés paralytiques, et le délire maniaque des autres aliénés, de certaines hystériques par exemple, analogie telle que les praticiens les plus exercés commettent parfois des erreurs de diagnostic et méconnaissent la paralysie générale là où elle existe, tandis qu'ils la soupçonnent lorsqu'elle n'existe pas, je me demandai si le délire maniaque, *à quelque forme de folie qu'il appartienne*, n'était pas lié à une hyperhémie cérébrale ; les instruments de précision seuls pouvaient me donner la solution de ce problème. Or, le thermomètre ordinaire me la donna dans une certaine mesure : les explorations thermométriques m'apprirent qu'en effet, chez les malades atteintes de vésanie, alors même que la paralysie générale était hors de cause, chaque fois qu'il existait du délire maniaque, il y avait une température crânienne dépassant plus ou moins la normale.

Ceux de vous qui suivent régulièrement ma clinique ont pu apprécier le nombre des succès thérapeutiques que j'ai déjà obtenus en suivant pas à pas les indications que me fournissait cette simple observation de l'hyperthermie *cérébrale* chez les aliénées névropathiques, les aliénées hystériques par exemple. Avec un peu d'habitude et beaucoup d'attention, je suis convaincu qu'on pourrait arriver à enrayer ces cruelles maladies qui passent pour incurables, presque avec autant de facilité qu'on guérit les malades atteints de pneumonie.

Cette foi robuste n'est pas poussée chez moi à l'exagération ; et je sais bien qu'il y a parfois des échecs ; mais n'y en a-t-il pas dans le traitement de la pneumonie ?

Quoi qu'il en soit, voici comment je procède :

Supposons qu'on m'amène une malade atteinte de ce délire aigu qu'on désigne d'habitude sous le nom de manie ; supposons que je ne connaisse rien sur ses antécédents, ce qui est d'ailleurs le cas habituel dans nos services d'aliénés, je commence par poser le diagnostic, et grâce à diverses investigations, entre autres à l'exploration par le thermomètre, il est rare que je n'arrive pas à établir le diagnostic et le traitement *immédiat*. Ou bien, le thermomètre placé dans l'aisselle ou au besoin dans le rectum indique de la fièvre, et alors je redoute la paralysie générale ou la fièvre typhoïde, et je redouble de précautions pour poser un diagnostic précis ; dans ces cas il y a en même temps une température excessive à la tête, mais l'exploration de la tête ne m'indique rien de bien spécial. — Ou bien il n'y a pas de fièvre, et alors il y a bien certainement une hyperthermie encéphalique. C'est contre cette dernière que je dirige le traitement.

Telle malade atteinte d'hyperthermie encéphalique sans fièvre peut être au début d'une folie paralytique ; je parviens bien vite à m'en assurer en étudiant plus spécialement le délire et les autres troubles somatiques ; j'ai alors beaucoup moins de chances de succès, car du moment où le diagnostic de folie paralytique est possible, c'est qu'il existe depuis un certain temps dans l'encéphale des lésions qui peuvent être au-dessus des ressources de l'art ; mais il peut aussi arriver, comme je viens de vous le dire, que cette malade ne présente pas de signes de folie paralytique ; chez elle alors le délire maniaque est dû à une simple fluxion encéphalique qui peut être de date récente ; je m'empresse alors de la combattre et j'y parviens le plus souvent au moyen d'un ou de deux vésicatoires appliqués sur la nuque ou sur la tête ; une fois que je me suis rendu maître de l'élément fluxionnaire, j'emploie une médication antispasmodique dont la morphine est la base ; je pousse alors la dose de la morphine assez loin pour obtenir le calme de ce système nerveux ébranlé, je tâche de provoquer un sommeil qui, pour n'être pas naturel, n'est pas moins réparateur, et j'arrive ainsi, après avoir donné au cerveau le repos forcé et prolongé, à des résultats thérapeutiques durables.

Telle est, messieurs, d'une façon sommaire la conduite que j'adopte à l'égard d'une maladie aiguë que j'observe pour la première fois ; inutile de vous dire que s'il s'agissait d'un homme, je redouterais plus spécialement la folie paralytique, même en l'absence des signes caractéristiques et de la fièvre. Mais prenons le cas de malades que nous avons eu le temps d'observer depuis plusieurs semaines par exemple ; notre conduite est dirigée d'après les mêmes principes : s'il s'agit d'une aliénée paralytique, chaque fois que nous observons chez elle une recrudescence de la fluxion encéphalique, nous appliquons sur la tête un vésicatoire ou un cautère, et nous parvenons ainsi à calmer le délire aigu, à sauver la malade d'un danger immédiat, et quelquefois à la guérir, si elle n'est qu'à la première ou au commencement de la seconde période de la maladie. S'il s'agit d'une aliénée non paralytique, si dans le cours d'un traitement antispasmodique, il survient de la fluxion cérébrale sans fièvre, ce dont nous sommes averti par la recrudescence du délire et par l'exploration avec le thermomètre, nous nous hâtons de suspendre le traitement antispasmodique, de recourir aux dérivatifs sur la tête et aux réfrigérants, et aussitôt que nous nous sommes rendu maître de cet élément fluxionnaire qui ne peut qu'aggraver la maladie, nous reprenons le traitement antérieur ; c'est quelquefois à cinq ou six reprises qu'il faut ainsi arrêter le traitement commencé pour parer au danger que cause la fluxion cérébrale ; j'en ai cité des exemples dans le *Bulletin de thérapeutique* de janvier et février 1876. Parfois un seul vésicatoire, une modification du régime alimentaire et un purgatif parviennent en quarante-huit heures à dissiper la fluxion encéphalique inquiétante ; d'autres fois c'est pendant des semaines entières qu'il faut lutter contre cette complication. On y parvient le plus souvent, et pour ma part, je suis convaincu qu'on pourrait, en agissant ainsi, empêcher beaucoup de folies purement névropathiques de passer à l'état inflammatoire, c'est-à-dire qu'on pourrait préserver de la périencéphalite diffuse un certain nombre d'aliénés. Mais je ne fais qu'effleurer le sujet, car c'est un terrain brûlant sur lequel nous reviendrons ultérieurement.

Je trouve que cette façon de considérer la pathologie mentale la simplifie singulièrement ; elle rend presque inutile la classification si laborieusement édifiée par Esquirol, et dont vous avez déjà pu sentir l'insuffisance, puisque chaque jour vous voyez qu'on introduit une forme spéciale de délire, décorée d'un nom nouveau.

Mais, direz-vous, pourrait-on appliquer au traitement de la

lypémanie ce que vous venez de nous dire du traitement de la manie? Le thermomètre peut-il donner des indications aussi précises et aussi précieuses? Oui, certainement, le lypémaniaque qui a une fluxion passagère ou une congestion chronique de l'encéphale révélée par le thermomètre, doit être traité comme le maniaque à hyperthermie encéphalique, de même que le malade atteint de stupeur, chez lequel il vous est difficile d'établir un diagnostic immédiat. S'il a de l'hyperthermie encéphalique, traitez-le par des vésicatoires sur la tête et vous le verrez sortir de sa stupeur; s'il n'a pas d'hyperthermie encéphalique, donnez-lui de la morphine, modifiez cette circulation encephalique défectueuse, ce spasme vasculaire qui tient le cerveau dans un état de nutrition anormal, et vous verrez encore disparaître la stupeur : n'attendez pas, pour le soigner, que des lésions irrémédiables se soient produites dans son encéphale, et vous savez que ces lésions arrivent vite, et qu'il n'y a pas de temps à perdre.

Je pourrais passer ainsi avec vous en revue toutes les variétés de folie, mais je ne veux pas abuser de votre attention, et je vais pénétrer plus avant dans les détails de cette étude sur la température crânienne.

Tout d'abord, je vais vous rappeler les chiffres indiquant la température des diverses parties du crâne qu'on peut observer chez les individus *sains*.

Me mettant en garde contre des conclusions prématurées, j'ai recherché avec un soin extrême quelles étaient les températures des diverses parties du crâne chez les individus sains : autant que possible, je me plaçais dans des conditions identiques d'aération. Ainsi, je faisais mettre dans une seule salle toutes les personnes dont j'examinais la température crânienne, de façon qu'elles fussent, pour ainsi dire, en équilibre de température avec le milieu ambiant. Mes observations ont, en outre, été suffisamment nombreuses pour que j'en puisse considérer les résultats comme certains : or j'ai pu observer que la température des diverses parties du crâne varie dans une certaine mesure chez les individus sains. Ainsi celle du front varie de 31 à 34°, suivant les sujets;

Celle du bregma et des lignes bregmatico-mastoïdiennes, de 33 à 35°;

Celle de l'inium, de 34 à 35°,5;

Celle de la région mastoïdienne, de 31 à 34°;

Celle des tempes, de 34 à 35°,5.

Mes études ont aussi confirmé les remarques qu'avait présentées Broca à la Société pour l'avancement des sciences au Congrès du Havre de 1877, relativement aux rapides variations de température chez le même individu sain, lorsque le cerveau passait de l'état de repos relatif à l'état de travail. J'ai pu me convaincre ainsi qu'il y avait une extrême mobilité dans les actes de la circulation cérébrale chez l'homme sain; ces études sont intéressantes au point de vue philosophique et physiologique, mais elles ne me préoccupent pas outre mesure, car elles me sont inutiles au point de vue médical: ce qui m'en est resté dans l'esprit, c'est que chez l'homme sain, même quand le cerveau travaille, la plus haute température du crâne ne dépasse pas 36°, et encore cette température de 36° n'est-elle atteinte que momentanément, et, une fois le travail cérébral terminé, elle descend à un chiffre moindre. Cela étant, si chez un aliéné je voyais la température de telle ou telle partie du crâne atteindre momentanément 36°, je ne m'en inquiéterais aucunement; si, au contraire, je voyais la température rester plusieurs jours de suite à 36°, j'aurais des craintes et j'instituerais un traitement dérivatif et antiphlogistique.

Mais ce n'est pas seulement 36° qu'indique le thermomètre chez les aliénés atteints d'hyperthermie encéphalique; ainsi chez un halluciné, j'ai noté pendant plusieurs jours 37°,8 derrière l'oreille gauche, alors que la température axillaire n'était que de 37°; je crois avoir rendu service à cette malade en lui appliquant un vésicatoire à la nuque, à la suite duquel la température est redescendue à 33° derrière l'oreille gauche, en même temps que le délire a diminué.

Chez une autre malade, la température post-auriculaire gauche était de 37°,8, la droite de 37°,6, alors que la température axillaire n'était que de 37°. Cette malade, considérée par un de nos confrères les plus distingués comme menacée de folie paralytique, a parfaitement guéri; et je l'ai revue six mois après sa sortie : un vésicatoire permanent que j'ai fait appliquer sur la région occipitale rasée a amené au bout de vingt-neuf jours une chute de la température qui est arrivée à 33° derrière l'oreille droite et 32°,8 derrière l'oreille gauche.

L'observation de cette malade vous sera relatée tout à l'heure *in extenso* (voy. page 117).

Chez une autre malade (Gr...), la fluxion cérébrale était tellement intense, que malgré l'emploi des révulsifs, je n'ai pu m'en rendre maître; cette femme, qui n'avait pas de fièvre, avait au bregma une température de 38°. Elle a succombé, et son autopsie a magistralement démontré que j'avais été dans le vrai en poursuivant sur place la fluxion encéphalique; des lésions congestives très intenses étaient en effet localisées aux circonvolutions pariétales des deux côtés, à leur partie la plus interne.

Nous venons de voir le parti que l'on peut tirer de l'observation thermométrique dans les cas où il n'existe pas de fièvre.

Quand il existe de la fièvre, l'examen de la température crânienne est moins intéressant; mais on peut cependant encore en tirer des inductions utiles : n'est-il pas curieux, en effet, de constater que parfois la température de la tête est plus élevée que celle du reste du corps ? J'ai vu tout récemment un aliéné paralytique en proie à un violent délire, dont la température post-auriculaire droite était de 39°, alors que l'axillaire n'était que de 38°,3.

Il est encore une série d'études plus intéressantes que je voudrais vous signaler, et c'est par là que je finirai : elle concerne les localisations des phénomènes fluxionnaires ou inflammatoires.

Il ne faudrait pas croire que tout l'encéphale se fluxionne à la fois : souvent la fluxion est localisée. C'est ce qui arrive surtout chez les hallucinés, la fluxion n'atteint que telle ou telle région, telle ou telle circonvolution.

Voyez, messieurs, le parti qu'on pourrait tirer de cette étude au point de vue de la physiologie cérébrale !!!

Pour en revenir aux localisations des fluxions cérébrales, je vous dirai que j'ai presque toujours constaté des différences de température entre les différentes parties symétriques du cerveau : chez l'homme sain, ces différences sont minimes, elles ne dépassent pas un degré; mais chez l'aliéné l'écart peut être très considérable. Ainsi, chez un paralytique qui avait 38°,3 dans l'aisselle, j'ai noté 39° derrière l'oreille droite et 37°,5 derrière l'oreille gauche. N'est-il pas évident que si l'on croit devoir intervenir en cas semblable, c'est du côté gauche de la tête qu'on devra appliquer soit les sangsues, soit les vésicatoires, soit la glace ?

Des différences semblables se rencontrent très souvent. J'ai relevé un tableau très significatif à cet égard. Voici quelques fragments de ce tableau :

Une aliénée paralytique, qui est dans le demi-coma, a 39°,8 sous l'aisselle ; 38°,2 derrière l'oreille droite ; 35°,7 derrière l'oreille gauche.

Une autre très agitée a 38°,3 dans l'aisselle ; 39° derrière l'oreille droite ; 37°,5 derrière l'oreille gauche.

De même c'est le bregma, c'est la région frontale qui peuvent être spécialement fluxionnés. Si je surprenais une température excessive localisée au bregma, par exemple, c'est là que je placerais un cautère : je réserve plus spécialement le cautère pour les fous paralytiques, chez lesquels il s'agit d'obtenir une dérivation puissante de longue durée.

Les mêmes différences existent chez les aliénés névropathiques qui ont de l'hyperthermie encéphalique sans fièvre et chez lesquels je me trouve si bien de traiter l'élément fluxionnaire avant d'instituer le traitement antispasmodique ou même dans le cours de ce traitement. Si je note une hyperthermie plus accentuée à gauche de la tête qu'à droite, c'est à gauche que j'appliquerai un vésicatoire ou la glace.

Ces faits de fluxions ou de congestions localisées n'ont rien qui doive étonner les médecins familiarisés avec l'étude de la pathologie générale : il est bien vrai qu'il y a dans l'organisme un *consensus unus*, qu'il ne faut jamais perdre de vue, si l'on ne veut courir le risque d'oublier le malade pour atteindre la lésion dont il est porteur ; mais il faut aussi compter avec ce fait que les divers départements de l'organisme ont leur innervation propre, jouissant ainsi d'une certaine indépendance : nous avons tous vu chez les femmes nerveuses un doigt devenir subitement pâle et anémié, alors que les doigts voisins restaient à l'état normal ; nous savons tous qu'un lobe pulmonaire peut se congestionner, alors que les autres lobes restent sains : pourquoi une partie de cerveau ne pourrait-elle pas se fluxionner, indépendamment des autres ou plus que les autres voisines ?

Quant à dire que c'est la congestion de telle ou telle partie du cerveau, que c'est l'anémie de telle ou telle circonvolution qui produit tel ou tel trouble psychique, je crois que c'est l'expression de la vérité dans bon nombre de cas, mais je ne puis pas encore le démontrer suffisamment, les adversaires de la doctrine organicienne pourraient aussi bien me répondre que c'est le délire qui produit la fluxion, en vertu de cet adage : *Ubi stimulus ibi fluxus.* Là n'est pas la question ; que la congestion soit la cause ou l'effet du trouble mental, je sais qu'en la combattant je guéris mes malades et cela me suffit : je traite les maladies mentales comme je traite les pneumonies. Pour diagnostiquer une pneumonie, pour savoir de quel côté de la poitrine et sur quel point exact je dois pratiquer une émission sanguine ou plus tard faire appliquer un vésicatoire, j'ausculte la poitrine, et sans perdre de vue le malade, après avoir constaté l'état de ses forces, j'agis. De même, quand j'ai un aliéné à soigner, j'interroge d'abord l'état de sa circulation cérébrale.

Ce que les médecins ordinaires découvrent avec leur stéthoscope pour les maladies de poitrine, moi je le cherche avec mon thermomètre pour les maladies mentales : la méthode me paraît logique, et les résultats que j'en ai déjà obtenus sont de nature à m'encourager dans cette voie (1).

Voici, pour terminer, une de mes observations ; c'est celle d'une malade évidemment menacée de paralysie générale, chez laquelle l'exploration thermométrique des parois du crâne m'a conduit à employer un traitement énergique et que j'ai été assez heureux pour guérir, quoi qu'un de mes collègues eût posé le diagnostic de paralysie générale.

Obs. XXVI. — *Folie congestive avec hyperthermie crânienne. — Guérison.*

Juliette Cl..., vingt-cinq ans. Sa mère est morte dans le service des aliénés de Rambuteau (Salpêtrière), et son père d'une attaque d'apoplexie.

D'un caractère gai, elle a toujours été affectueuse, économe et rangée.

Elle n'a jamais accusé que des douleurs d'estomac et de l'enflure des jambes, surtout pendant ses grossesses qui ont été au nombre de dix. Elle a nourri six de ses enfants : les autres sont morts dès leur naissance.

Les menstrues ont toujours été régulières, abondantes.

(1) Consultez mes leçons, *France médicale,* 1878, nos 89 et 90.

Il y a deux ans, elle a été traitée pour une affection utérine (ulcération). De cette époque date le début de la maladie qui se traduisait tantôt par de l'extravagance dans les actes, de l'incohérence dans les paroles, tantôt par des larmes abondantes, Elle a eu à plusieurs reprises du délire qui durait quelquefois deux mois entiers. Plusieurs fois, surtout aux périodes menstruelles, elle a quitté son ménage, restait deux jours dehors, puis, quand elle rentrait, elle se mettait, sans rien dire, à s'occuper de son intérieur. Depuis la même époque, c'est-à-dire il y a deux ans, son mari a remarqué qu'elle recherchait très avidement et très fréquemment les rapprochements sexuels. En trois ans, elle mit au monde trois enfants, et deux dans les deux dernières années.

La maladie s'est aggravée surtout depuis le 31 mars. Elle a accouché le 15, s'est mise à nourrir son enfant, lorsqu'elle s'est sentie prise de douleurs dans le bas-ventre. Le lait, abondant d'ordinaire, a diminué et les lochies se sont arrêtées. Le 27, malgré ses douleurs abdominales et ne s'étant pas encore levée, elle passa par la fenêtre et se rendit à la chapelle des Enfants-Assistés, où le soir, à onze heures et demie, elle a été rencontrée par la supérieure qui l'a ramenée chez elle. Elle s'est relevée un moment après, revint à la chapelle. et le matin son mari l'y découvrit occupée à chanter. Elle a été prise le même jour de délire, d'agitation et manifesta de la frayeur, des craintes.

Elle a dit que son mari allait perdre sa place, qu'on allait les mettre tous les deux dehors, elle a vu des serpents, elle a dit qu'elle n'avait plus d'enfants, qu'un individu les avait tous tués et que sans sa sœur cet homme aurait mis le feu à la maison. En regardant un tableau, elle a dit à son mari : Vois, il y a une femme qu'on assassine.

D'abord conduite à Sainte-Anne, elle a été transférée à Vaucluse, et de là, sur la demande de son mari, elle a été amenée à la Salpêtrière.

11 juin 1877. Pupilles inégales, bien contractiles. La malade paraît bien voir, bien entendre, mais ne reconnaît pas le poivre à l'odorat. La langue tirée hors de la bouche tremble notablement. La sensibilité au pincement est conservée.

Pas de goître ni de chapelet ganglionnaire à la partie postérieure du cou. Pas de douleur spontanée du rachis, mais la pression est douloureuse sur les 2e, 3e et 4e dorsales.

Rien de particulier dans les poumons. Au cœur, bruit de souffle, râpeux, au premier temps et à la pointe.

Œdème des membres inférieurs plus considérable à droite. Pas de douleur ovarienne ni abdominale.

Depuis son arrivée, la malade est agitée, sa physionomie est préoccupée. On l'a entendu répondre à des voix, parler du roi, mais sans manifester d'idées de richesses.

Pendant l'examen, sa physionomie a pris par moments un air de satisfaction, de fierté qui se trouve encore dans ses réponses, la plupart du temps très incohérentes. Elle nous dit, par exemple : « C'est le soleil qui fait le caractère de la femme. Quand on a le malheur d'être étendue sur le lit mortuaire des médecins..... »

Temp. axill., 36°,6; temp. auricul. droite, 33°,6 ; temp. auriculaire gauche, 34°,9.

Vésicat. à l'occiput rasé ; bains froids quotidiens à 15° ; KBr, 2 grammes.

Le 29 juin. Même état. Temp. axill., 37° ; auricul. droite, 37°,6; auricul. gauche, 37°,8.

Nouveau vésicatoire à entretenir; KBr, 4 grammes.

8 juillet. Temp. auricul. droite, 33°; auricul. gauche, 32°,8.

Le 15. On commence le traitement morphinique.

Le 18. Mieux sensible. La malade a vu son mari hier et l'a très bien reçu. Cependant on ne peut pas causer encore avec elle d'une façon bien suivie. Elle me dit qu'à son arrivée ici elle avait mal à la tête, qu'elle avait la fièvre typhoïde, et qu'elle se sent mieux maintenant. Elle n'a plus d'ataxie de la langue ni d'inégalité pupillaire.

15 août. On supprime le vésicatoire.

9 octobre. La malade a pris de l'embonpoint ; elle est tout à fait raisonnable ; sa physionomie est éveillée. On cesse toute espèce de traitement. La dose de morphine a été portée à 6 centigrammes par jour.

Le 15. Sortie de la malade.

En mars 1878, je la revois en très bonne santé.

En résumé, la maladie mentale a été accompagnée d'hyperthermie des parois de la tête dans la région temporo-pariétale ; l'hyperthermie a cédé à des applications vésicantes. Ce phénomène morbide passé, le traitement morphinique a pu être employé avec succès.

SEPTIÈME LEÇON

Folie secondaire, consécutive à la fièvre typhoïde, à la diphthérie, etc.

Messieurs,

Je vous ai déjà parlé, à propos de l'anémie cérébrale, de l'aliénation mentale qui succède dans quelques cas à la fièvre typhoïde. Je n'y reviendrai pas ; mais je veux vous parler d'une autre série de cas dans lesquels la fièvre typhoïde laisse à sa suite des altérations considérables méningo-encéphaliques, qui déterminent la folie par un processus bien distinct que le processus anémique. On ne sait pas assez que la fièvre typhoïde peut s'accompagner de lésions des méninges cérébrales et de la substance grise; la plupart des médecins sont disposés à les nier, faute d'avoir fait des examens anatomo-pathologiques suffisants.

Cette contradiction dans les opinions dépend aussi probablement de la variété dans les formes de la fièvre typhoïde suivant telle ou telle épidémie : ainsi telle épidémie se caractérise principalement par les accidents abdominaux; telle autre par les accidents pulmonaires; une autre par les phénomènes spinaux; celle-là par les troubles cérébraux. Et tel médecin peut n'avoir jamais vu de près toutes ces différentes formes, surtout en épidémie. De là ces doutes et ces fins de non-recevoir de la part de ceux qui pour tous les phénomènes cérébro-spinaux, en particulier, font toujours intervenir un ictus et éloignent toute idée de lésion.

Mais les faits sont là, messieurs, qui démontrent que dans certaines épidémies de fièvre typhoïde, à forme cérébrale, les lésions cérébro-spinales ou cérébrales et spinales séparées sont à peu près la règle.

J'ai vu, à la Charité pendant mon clinicat, en 1862 et 1863, deux épidémies de fièvre typhoïde où les accidents cérébro-spinaux ont été très fréquents.

Les autopsies que j'ai faites sous les yeux de M. Bouillaud n'ont laissé aucun doute sur l'existence de lésions méningo-encéphaliques. C'est ainsi que plusieurs fois j'ai trouvé les méninges cérébrales très rouges, opalines, épaissies, adhérentes ou non avec la substance corticale des circonvolutions. Cette substance, corticale se dissociait facilement sous le filet d'eau, et dans certains cas où il n'existait pas d'adhérences, cette substance, qui était d'un aspect tigré produit par un piqueté abondant, d'une apparence tomenteuse, d'une couleur gris jaunâtre, se dissociait aussi sous le filet d'eau; en même temps la masse cérébrale avait perdu toujours de sa densité. Les lésions que j'ai vues à la Charité ont été reconnues en même temps dans deux épidémies de 1862 et 1863, à l'Enfant-Jésus et à la maison municipale de santé, par MM. Bouvier, Cazalis et Chedevergne, interne des hôpitaux, qui a fait sur ce sujet sa thèse inaugurale. Son travail renferme cinq observations aussi démonstratives que possible de méningite et de péri-méningo-encéphalite aiguë.

Les méninges étaient généralement rouges, épaissies, opaques, ecchymosées en plusieurs points et la fluxion avait été telle quelquefois que la cavité sous-arachnoïdienne contenait des caillots de sang. Le détachement de ces membranes ne pouvait se faire en plusieurs endroits sans arracher la substance corticale correspondante.

Cette substance était plus ou moins piquetée en rouge et cette apparence n'était nullement modifiée par le lavage; là où la substance corticale était adhérente aux méninges, le filet d'eau la dissociait en filaments. Après avoir décrit ces lésions sur des enfants et des adultes, M. Chedevergne ajoute : « Il n'est pas inutile d'indiquer la ressemblance qui existe au point de vue anatomique entre cette péri-méningo-encéphalite et la péri-méningo-encéphalite des paralysés généraux. »

Cette analogie que Chedevergne dit exister à l'œil nu devient certaine lorsqu'on examine ces pièces anatomiques au microscope. On trouve, en effet, et vous allez pouvoir vous en assurer, que ces lésions consécutives à la fièvre typhoïde étaient en partie constituées par de l'hypergenèse de noyaux qui remplissent les parois vasculaires, et par de l'hyperplasie du tissu conjonctif des vaisseaux, formée de fibrilles lamineuses et de corps fusiformes, nerveuse, et des éléments embryoplastiques en voie d'évolution dans la substance, altérations qui sont caractéristiques de la paralysie générale.

J'ai eu l'occasion d'observer récemment, soit à l'hôpital, soit dans des expertises médico-légales, un certain nombre d'aliénés chez lesquels la maladie a été le résultat de fièvres typhoïdes graves.

Voici un résumé de ces faits :

Obs. XXVII. — La nommée R... a été atteinte il y a cinq ans d'une fièvre typhoïde grave. Pas d'hérédité.

Depuis la fièvre typhoïde, elle est prise, chaque année, à la même époque, d'inquiétude. Elle parle d'une façon inconsidérée et elle devient violente; elle frappe ses parents, et sous prétexte de gagner beaucoup d'argent, elle se sauve de la maison paternelle.

Obs. XXVIII. — La nommée P..., âgée de trente-trois ans, a été prise à neuf ans d'une fièvre typhoïde très grave qui a été suivie de cécité complète pendant plus d'un an. Pas d'hérédité. Elle n'a pas présenté, depuis cette époque, l'allure des enfants de son âge; elle est devenue sombre, inquiète et elle a cessé de frayer avec les autres. Elle se plaignait fréquemment de malaises, de céphalalgie.

A quinze ans, elle a commencé à présenter des signes de folie mystique; elle ne parlait que de damnation, que de se confesser; elle a suivi les exercices du catéchisme jusqu'à vingt et un ans.

L'exaltation religieuse et les idées mystiques n'ont pas cessé jusqu'à trente-deux ans.

A cet âge, elle a commencé à déclamer dans la rue, dans les jardins publics. « Le bon Dieu m'a rendu malade, disait-elle entre autres choses; pourquoi ne suis-je pas comme tout le monde, pourquoi suis-je malade, moi qui dois gagner ma vie? »

La nuit, elle fixait le mur, comme si elle y voyait quelque chose.

Obs. XIX. — La nommée Phil....., âgée de quarante-six ans, a joui d'une bonne santé jusqu'à une fièvre typhoïde grave dont elle a été atteinte à dix-huit ans.

Son père est mort jeune; il se faisait saigner assez souvent.

Elle avait des habitudes d'ordre et de travail et un bon caractère.

A la suite de la fièvre typhoïde, elle a dit pendant trois mois qu'elle était damnée et perdue, et elle a déchiré ses effets pendant des moments d'exaltation.

Elle est restée originale, très impressionnable, surtout aux périodes menstruelles.

A quarante ans, elle a été reprise de ses idées de damnation, de perdition; elle a eu des périodes de mélancolie avec gémissements, avec crainte d'être brûlée par le démon, et elle a été placée à la Salpêtrière dans mon service.

Obs. XXX. — La nommée Crab..., âgée de seize ans, a été atteinte d'une fièvre typhoïde grave il y a onze mois. La convalescence a duré près de cinq mois. Elle a conservé de cette maladie une surdité double incomplète, et il en est résulté de la faiblesse intellectuelle, des accidents hystériformes et une diminution notable de l'initiative et de la volonté de bien faire et de vaquer à un travail quelconque; aussi elle a été arrêtée comme vagabonde; mais, après expertise médicale, elle a été placée dans un asile d'aliénées

Obs. XXXI. — La nommée C..., âgée de cinquante-trois ans, a été bien portante jusqu'à l'âge de vingt et un ans. Son père est vivant et non malade. Sa mère est morte à quatre-vingt-cinq ans, de vieillesse... Un frère est idiot et un autre est mort subitement de congestion cérébrale.

A vingt et un ans, cette femme a été prise d'une fièvre typhoïde qui a duré six mois. Depuis cette époque, elle a été frappée d'aliénation mentale tous les ans ou tous les deux ans. Les accès ont tous été caractérisés par de l'excitation, des colères et des violences, et ils ont duré de trois à six mois.

Obs. XXXII. — La nommée Vinc..., âgée de neu ans, est née à terme et s'est bien portée jusqu'à l'âge de deux ans et demi; elle a contracté à ce moment une fièvre typhoïde très grave accompagnée d'accidents cérébraux qui ont duré trois mois.

Elle a perdu la parole et elle ne l'a pas recouvré depuis; elle n'a pu apprendre que les lettres et les nombres les plus élémentaires.

Elle s'est livrée depuis aux actes les plus incohérents et elle a présenté les signes de l'idiotie.

Cinq autres idiotes de mon service le sont devenues après des fièvres typhoïdes.

Dans tous ces cas, la fièvre typhoïde a déterminé des lésions méningo-encéphaliques graves avec épaississement des méninges, adhérences multiples, épanchement de sérosité sous-arachnoïdienne et hyperhémie considérable de la substance grise.

Des observations de folie consécutive à la fièvre typhoïde ont été faites par d'autres auteurs, mais l'absence d'examens cadavériques a surtout contribué à faire rejeter absolument toute idée de lésions. L'anémie, la cachexie, l'asthénie, les altérations septicémiques du sang, l'élément pestilentiel étaient seuls en cause; aussi les autopsies que j'ai montrées à plusieurs de mes collègues à la Charité et à la Société anatomique (en 1862 et 1863), ont-elles suscité d'assez vives controverses; mais la preuve par les faits laisse heureusement peu de place pour le doute.

L'aliénation mentale consécutive à la fièvre typhoïde se rencontre chez l'enfant et chez l'adulte. Dans le premier cas, les formes morbides sont : l'affaiblissement de l'intelligence, l'imbécillité, l'idiotie accompagnée ou non de la perte des sens, ainsi que l'a dit Chedevergne. Les complications méningo-encéphaliques de la fièvre typhoïde déterminent chez l'enfant une véritable démence.

Chez l'adulte, les formes morbides sont : la paralysie générale et de la mélancolie avec stupeur et du délire de persécutions associé le plus ordinairement à de la démence.

1° *Enfance.* — Vous vous rappelez que je vous ai montré une enfant âgée de quatre ans qui consécutivement à une fièvre typhoïde a perdu la vue, l'ouïe et est en voie de devenir idiote par défaut de perception.

Vous allez voir une jeune enfant qui, à la suite d'une fièvre typhoïde à forme cérébrale survenue à deux ans et demi, est devenue idiote. Ces cas ne sont pas rares dans les services d'idiots et d'idiotes.

Les symptômes appartenant à cette forme de folie sont nombreux et peuvent porter sur les sens, sur l'intelligence, sur la parole et sur diverses parties du crâne.

Sans entrer dans une analyse détaillée qui trouvera mieux sa place lorsque je vous parlerai de l'idiotie, je veux vous exposer en quelques mots les caractères les plus saillants de cet état morbide.

Les nerfs crâniens étant souvent atteints dans leur portion crânienne ou cérébrale, les centres de perception sont eux-mêmes atteints, et par suite l'intelligence est arrêtée dans son développement ; car « *nihil in intellectu quod non primo fuerit in sensu* ».

L'intelligence elle-même est atteinte dans son siège par suite des lésions de la substance corticale ; la parole peut être perdue, soit qu'il y ait des lésions des lobes antérieurs, soit qu'il y ait perte de l'ouïe, de la vue ; en effet, l'enfant en bas âge devenu aveugle, sourd, reste muet ; et à ce sujet je vous rappellerai le fait intéressant d'un enfant amené à Bicêtre comme sourd-muet. Cet enfant recouvra la parole, lorsqu'il commença à entendre quelque peu.

Sans être perdue, la parole peut être considérablement troublée ; c'est ainsi que j'ai vu des cas (Janc....) où la parole revêtait les caractères propres à la paralysie générale. Elle était lente, embrouillée, les mots mal distincts ; et pour compléter ce point d'analogie avec certains symptômes de la paralysie générale, j'ai vu de ces malades qui avaient une physionomie satisfaite, riante, épanouie. Ainsi que je le dirai pour l'adulte, quelques signes cliniques et l'anatomie pathologique établissent sous certains côtés une analogie entre ces états morbides et la paralysie générale : mêmes lésions et quelques symptômes identiques, symptômes qui seraient bien plus nombreux et saillants, si les malades n'étaient pas des enfants.

Ces sujets présentent les mêmes symptômes intellectuels et moraux que ceux appartenant à l'imbécillité et à l'idiotie ; et comme eux, ils peuvent offrir des modifications morbides des os du crâne. Ainsi chez un nommé Janc..., les protubérances occipitales offraient si peu de saillie que l'occiput se trouvait sur le même axe que la colonne vertébrale.

Les mesures de tête prises dans ces conditions m'ont appris que certaines courbes, certains diamètres étaient moindres que normalement, que quelques parties du crâne étaient moins développées que d'autres, ainsi que vous pourrez en juger tout à l'heure.

Chez tous les sujets ainsi atteints dans la première enfance, les dents de la seconde dentition présentent des particularités qui indiquent un trouble de développement qui a dû se faire pendant leur période de formation, alors qu'elles étaient encore renfermées dans les alvéoles. A la face antérieure des incisives surtout on voit des dépressions, leur bord est crénelé ; de plus il arrive souvent que par suite de l'étroitesse des mâchoires, les dents sont plus ou moins irrégulièrement disposées.

J'ai vu plusieurs fois un degré assez prononcé de prognathisme. La voûte palatine est parfois aussi anormalement profonde et rétrécie.

Les autopsies que j'ai pu faire d'enfants devenus idiots dans ces circonstances m'ont appris que la lésion est une méningo-encéphalite partielle ou diffuse, accompagnée d'exsudats hématiques de différents âges.

2° *Chez l'adulte.* — Lorsque ces lésions consécutives à la fièvre typhoïde ont atteint un adulte, les états morbides le plus ordinairement produits sont, ainsi que je vous l'ai dit, la démence liée ou non à la mélancolie avec stupeur, aux hallucinations et la paralysie générale.

Chez la malade que vous allez voir, la démence est accompagnée d'hallucinations, d'idées de persécutions.

Lorsque c'est la paralysie générale qui s'est déclarée, elle se caractérise par les mêmes symptômes et les mêmes lésions que la paralysie générale classique. Ainsi chez une nommée Lab..., la parole était très tremblée, les pupilles inégales ; il existait un délire de grandeur, de richesse (elle avait de belles robes de soie, bien belles, du bon vin vieux, on allait la marier). La physionomie était heureuse ; le rire était hébété ; la démence complète. Cette page de son écriture est bien un exemple type de l'écriture des paralysés généraux.

L'autopsie montra une péri-méningo-encéphalite chronique diffuse avec épaississement des méninges, avec adhérences à la substance corticale, avec raclage facile de la substance grise et formation de crêtes de la substance blanche de circonvolutions antérieures.

Vous pouvez vous assurer par l'examen microscopique que les capillaires cérébraux sont très épaissis, que leurs parois renferment de nombreux noyaux de tissu conjonctif. A l'état frais, il était facile de constater que les cellules grises étaient infiltrées de graisse ; que de nombreux cristaux d'hématine jaune oranger remplissaient la préparation.

J'ai prié mon interne H. Liouville d'examiner ces préparations au point de vue de la prolifération du tissu conjonctif.

Il a trouvé la même lésion que moi.

Voici maintenant des préparations de la couche optique de cette même malade faites par mon interne M. Coyne; vous y verrez de nombreuses traces d'épanchements globulaires, des infarctus, des cellules et des vaisseaux granulo-graissieux.

Le diagnostic de cette forme de folie avec celle qui résulte de l'adynamie et de la cachexie consécutives à la fièvre typhoide se fonde sur la démence, sur l'existence des symptômes de la paralysie générale, sur la longueur et la gravité des phénomènes qui accompagnent les lésions de la méningo-encéphalite, tandis que le délire des convalescents, des cachectiques est un délire partiel à hallucinations de peu de durée qui guérit assez facilement par un régime tonique.

Le pronostic de cette forme grave et sa thérapeutique sont jusqu'ici bien impuissants. Il faut cependant essayer de la combattre par les moyens applicables à la paralysie générale classique.

Voici, en terminaut, une observation de cette variété de fclie.

OBS. XXXIII. — *Folie consécutive à une fièvre typhoïde survenue à vingt et un ans.*

La nommée Coss... (Joséphine), âgée de cinquante-trois ans, est entrée le 21 avril 1881 dans le service du docteur Aug. Voisin, à la Salpêtrière (observation recueillie par M. Valade, interne des hôpitaux).

Antécédents normaux, pas de mariage consanguin entre son père et sa mère. Un de ses frères est idiot, un autre est mort d'apoplexie cérébrale.

A vingt et un ans, la malade eut une fièvre typhoïde qui dura six mois et qui lui laissa une prédisposition à l'aliénation mentale qui s'est manifestée par des accès de folie répétés tous les ans ou tous les deux ans, accès qui sont tous caractérisés par une excitation furieuse, sans tentative d'homicide ni de suicide cependant. L'accès une fois passé, et la durée en était de trois à six mois, la malade, redevenue calme, reprenait ses occupations et sa vie ordinaire.

Examen de la malade. — D'une bonne tenue et les traits réguliers et symétriques, la nommée Joséphine C... présente un regard égaré; les pupilles sont égales.

La malade nous dit avoir été plusieurs fois placée à Blois dans une maison d'aliénées. Actuellement elle croit être chez sa sœur, à Paris. La nuit, nous dit-elle, elle entend des voix de gens de son pays, de gens qui demeurent à Vendôme et dans d'autres lieux du département. Elle entend encore la voix des ouvrières de l'atelier de sa sœur qui viennent l'injurier et la traitent de mille manières.

Des visions la tourmentent; elle est frappée par des personnes qui lui font avaler un poireau. Elle voit encore, la nuit, le visage de toutes les personnes qu'elle a perdues et qui entourent son lit.

Son idée fixe est de se défendre de l'accusation de vol. Elle se plaint d'être injustement saisie et elle dit que la justice n'a pas le droit de la traiter de voleuse.

Elle ne paraît pas avoir d'hallucinations de l'odorat ni de la sensibilité générale. Pas de goître ni de pléiades ganglionnaires. Joséphine C... est bien conformée, ses masses musculaires sont fermes, la menstruation s'accomplit encore régulièrement. Elle a un peu de leucorrhée.

Rien d'anormal dans l'appareil cardio-vasculaire.

Elle se plaint d'être sujette à des aigreurs et des étourdissements au moment de ses règles.

EXPLORATION

MENSURATION.

Taille du sujet	1m,52

Mesures de la tête.

Diamètre antéro-postérieur maximum	166 mill.
— transversal maximum	140
— frontal minimum	98
— biauriculaire	132
— temporal	140

RECHERCHES DE LA TEMPÉRATURE.

	A droite.	A gauche.	
Frontale	35,5	35,5	
Temporale	35,5	35	
Post. auriculaire	36,4	35,8	
Trois centimètres plus haut sur la ligne bregmatico-mastoïdienne	36,2	35,8	
Trois centimètres plus haut	36	35,5	
Bregmatique			35,5
Iniaque			35
Fond de l'oreille	36,4	36,4	
Axillaire			36,5

26 avril. Ce matin grande excitation. Elle se plaint d'être traitée d'assassin par les ouvrières de sa sœur, qui l'ont volée et la poursuivent encore.

Elle parle avec une grande volubilité, traitant ces filles de « salopes » et de « sacrées cochonnes ».

Elle est en tout temps le chapeau sur la tête, habillée et prête à partir, son paquet à la main.

J'ai reçu ces jours derniers, à la Salpêtrière, deux aliénées mélancoliques et hallucinées, chez lesquelles la maladie mentale date de fièvres typhoïdes graves, d'une durée de quatre à six mois, y compris une convalescence des plus longues.

Il est un certain nombre de folies secondaires consécutives à d'autres maladies que la fièvre typhoïde. Foville a publié un cas de diphthérite pharyngienne suivie de paralysie générale et de mort au bout de trois ans.

Bard (de Beaune) a publié un cas de paralysie générale consécutive à une fièvre intermittente double tierce guérie par le quinquina en un mois ; mais quinze jours après la fin des accidents, les forces diminuèrent, il survint de la parésie complète des membres inférieurs, de la parésie incomplète des membres supérieurs ; et de plus, et surtout, de l'ataxie des membres supérieurs, de l'hésitation, de la lenteur de la parole, du bégayement, de la demi-démence et de la stupeur. Un vésicatoire à la nuque et des sinapismes ne produisirent aucune amélioration, mais le traitement par le calomel amena une salivation énorme et la guérison au bout de trois mois.

HUITIÈME LEÇON

Folie hystérique.

Messieurs,

La folie hystérique existe surtout chez la femme; mais on la rencontre chez l'homme. Pour ma part je l'ai observée. Elle peut exister chez des femmes sujettes à des attaques convulsives et en être la conséquence, ou bien elle peut remplacer des attaques, ou bien elle se produit chez des individus qui n'ont jamais eu d'attaques et dans des conditions telles que l'on peut dire que son existence dépend du même état nerveux que celui qui détermine les attaques, et que folie et attaques sont les éléments du même état nerveux hystérique.

Le délire, a dit M. Briquet, se voit assez fréquemment chez les hystériques; on le trouve dans deux circonstances différentes : le plus souvent il accompagne les autres formes d'attaques comme phénomène secondaire; quelquefois, au contraire, le délire est le fait dominant, il constitue l'attaque et il ne s'accompagne que des accidents hystériques ordinaires.

La folie hystérique existe exceptionnellement dans le début de l'adolescence, c'est-à-dire avant quinze ans, mais enfin elle existe, ainsi que je vous en citerai un exemple.

La folie hystérique est, pour M. Moreau (de Tours), le type de l'état nerveux par le mélange, l'amalgame chez le même individu de phénomènes nerveux musculaires, cutanés, sensoriaux et psychiques. La folie hystérique se caractérise à première vue et d'une façon très saisissante par des troubles de la sensibilité générale, de la sensibilité morale, des pleurs, des rires, des sanglots, des variations continuelles du caractère et une mobilité d'allure incessante. C'est ainsi que souvent ces innombrables caprices de l'esprit désolent les personnes de l'entourage de ces malades.

L'élément moral joue un rôle considérable dans cette affection, et toutes les déviations possibles du sentiment se trouvent ici représentées. La fréquence de la lucidité des facultés intellectuelles étudiées isolément explique le nombre de folles hystériques qui se présentent devant les tribunaux pour se défendre contre leur interdiction. Je dis, lorsqu'on les étudie isolément, car prise dans son ensemble, l'intelligence est presque toujours déviée. Le jugement en particulier est une des facultés les plus troublées; la pondération, l'appréciation juste des choses, des actes les plus simples, n'existe pas chez ces individus lorsqu'ils sont dans la période préparatoire.

Lorsqu'il y a du délire, ses formes les plus ordinaires sont, d'après M. Moreau: la manie, la mélancolie stupide; les conceptions délirantes de toutes sortes liées ou non à des hallucinations; les idées de suicide et d'homicide, l'érotisme; la dipsomanie, les impulsions à détruire, à frapper, à mordre, à déchirer, à injurier, à taquiner, à chercher querelle; un irrésistible besoin d'étreindre fortement les objets qui se trouvent à leur portée. La folie dite morale a aussi les plus grands rapports avec la folie hystérique; ces malades mettent en effet au service de leurs passions maladives les plus mauvais instincts, et pour arriver à leur fin, les démarches les plus compromettantes ou au moins les plus inattendues leur sont quelquefois indifférentes : elles tuent et empoisonnent même.

Leur conduite est souvent en désaccord avec leur position et leur manière d'être antérieure. J'ai lu un certain nombre de lettres écrites par ces malades et dans toutes apparaissait une grande originalité, un oubli des bienséances et un penchant notable vers tous les ordres de satisfaction physique.

Je crois, d'après ce que j'ai observé, que les femmes ainsi malades éprouvent des sensations utérines, vaginales, abdominales, gastriques, etc., qui les portent à satisfaire les organes qui en sont le siége, et c'est ce qui produirait chez elles la dipsomanie, l'érotomanie, la kleptomanie.

Voici deux lettres écrites par une malade de cette catégorie; vous verrez que cette femme nommée L... écrit à son mari, qu'elle injurie toujours et qu'elle traite ordinairement comme le dernier des hommes, une lettre dans les termes les plus tendres pour obtenir de lui un cadeau : et remarquez que dans ces lettres, il perce toujours un trait qui fait allusion aux besoins physiques et à leur satisfaction.

Une autre femme, nommée D..., écrivait ces jours derniers à son frère qu'elle ne veut pas recevoir quand il vient la voir, qu'il lui envoyât du gibier, du beurre, du café; tout ce qu'il faut, disait-elle, pour faire une noce, sans oublier la petite goutte. Notez que cette femme est toujours de très bon ton, très réservée et qu'elle se défendrait avec énergie d'avoir écrit de semblables lettres, si on l'interrogeait sur ce chapitre.

Vous avez pu lire dernièrement dans les journaux le récit des excentricités commises par une princesse hystérique, qui allait coucher dans ses écuries sur de la paille et frayait familièrement avec ses gens. Cette forme de folie hystérique peut conduire aussi à l'assassinat: ainsi a fait la femme Carigon, traduite devant les assises du Loiret pour avoir tiré un coup de pistolet sur un médecin, indigne du reste, de ce nom. Ainsi a voulu faire dernièrement à ma connaissance la femme d'un de mes amis qui pendant près de deux ans a jeté chaque matin dans le chocolat qu'il prenait une pincée de poison.

C'est à cette même forme de folie hystérique que se rattachent ces cas de folie hystérico-religieuse observés dans le moyen âge surtout.

J'ai vu de ces malades possédées de la manie de voler tout ce qui est à leur portée. Ainsi une hystéro-épileptique que j'ai dans mon service, prend tout ce qui lui tombe sous la main, et elle crie, vocifère lorsqu'on se plaint de ses vols.

En voyant ces malades soutenir aussi énergiquement qu'elles n'ont rien volé, et en se rappelant l'observation de cette jeune fille de quatorze ans qui avait complètement perdu la mémoire, je serais porté à croire que la plupart des actes désordonnés et répréhensibles commis par ces malades sont commis sans conscience de leur part et qu'elles ne s'en souviennent pas.

Quelques-unes de ces folles arrivent parfois à des actes d'animalité. Ainsi on a surpris la fille Ch..., que je vais vous présenter maintenant, occuper à masturber le chien qui court dans le service, ou encore masturbant d'autres femmes. Or, tous renseignements pris, j'ai su que cette jeune fille était très pudique avant sa maladie.

Obs. XXXIV. — Cette fille Ch... habitait autrefois Bruyères, dans les Vosges : elle y fut prise d'attaques d'hystérie et de délire maniaque qui nécessitèrent son envoi à Paris et son admission d'urgence à l'hôpital. Après deux mois de traitement par des injections de morphine, elle guérit complètement. Mais son beau-père et sa mère ayant refusé de la reprendre, elle en devint très triste et fut reprise de folie. Dans les premiers temps, elle nous redemandait encore de retourner à Bruyères, et de la ramener dans les Vosges, à son cher village de Bruyères. Mais aujourd'hui vous la voyez tombée dans la folie la plus complète. Elle est toujours souriante : par moments elle est prise d'un délire furieux, se livre à des violences, crie : « Caput... les Prussiens sont là !!! » Lorsqu'on touche les points hyperesthésiés, elle jure. Mais ce qui domine chez elle, au point de de vue de la sensibilité, c'est l'anesthésie de presque tout le corps. Vous voyez, messieurs, que je puis lui enfoncer, même devant elle, une épingle au travers de la main sans qu'elle en souffre.

Néanmoins il faut savoir que ces malades ont souvent une énergie telle, ou bien sont tellement préoccupées par leurs hallucinations qu'elles ne veulent pas manifester la douleur qu'elles ressentent. Mais dans ces cas, dès que l'on pique, ou si l'on pince, leurs pupilles se dilatent immédiatement. C'est un bon moyen de diagnostic de la conservation de la sensibilité.

Dans la folie hystérique, on observe assez souvent des troubles vasculaires. Souvent c'est une teinte violacée ou cyanosée qui apparaît sur la peau. Le pouls est d'une petitesse extrême, telle que l'on ne peut prendre de tracé sphygmographique. D'autres troubles spasmodiques des artères donnent lieu à un refroidissement notable de la main.

Enfin, j'ai constaté chez une fille C... qu'il existait une hyperthermie de 1 à 2 degrés sur le bregma et sur l'inium. Pour éviter la sensation douloureuse qui accompagne l'hyperthermie, cette malade se met souvent la tête sous la pompe ou dans le ruisseau. Comme chez notre première hystérique, nous avons à noter chez elle quelques actes de bestialité; tantôt elle s'étouffe en mangeant gloutonnement et tantôt elle mange à même dans son écuelle.

J'ai vu dans un asile d'aliénés, à Auch, une hystérique qui était fort distinguée avant sa maladie, mais qui avait fini par arriver à un tel état de déchéance, qu'elle mangeait ses excréments et qu'elle restait accroupie pendant des journées entières.

La jeune malade que je veux encore vous montrer, la nommée L..., est une jeune fille de vingt ans ; un peu obtuse dans son enfance, elle devint plus tard très intelligente et très habile ouvrière. Dans sa jeunesse on l'avait surmenée, on l'avait fait travailler à l'excès. Sur ces entrefaites cette jeune fille devint réglée. Sa santé en fut un peu ébranlée et l'on eut à noter dès ce moment des troubles de caractère. Elle prit sa mère en grippe, elle disait du mal d'elle et elle lui jouait des tours; un jour même elle en vint à l'insulter publiquement, à lui reprocher d'être une marâtre ; le lendemain elle imagina d'étaler à la fenêtre de sa chambre le linge sale de la maison, voulant ainsi prouver que sa mère n'avait pas soin d'elle ; et quand on lui reprochait sa conduite, elle répondait en poussant des cris. Dès sa jeunesse, cette fille eut l'idée très précoce du mariage.

En parcourant son observation, je vois, parmi les caractères de sa folie, qu'elle était grossière, gloutonne, vorace; elle allait même jusqu'à voler des gâteaux chez les pâtissiers. Enfin, elle avait de mauvaises habitudes.

Sur ces entrefaites apparurent des attaques franches d'hystérie, qui se répétèrent assez souvent.

Quand on l'interroge, elle répond, à moins que ce ne soit sa mère qui lui parle, car elle refuse de lui rien dire ou bien elle lui répond des injures. Sans doute elle est en proie à des hallucinations. Ses réponses sont incohérentes et elles dénotent la gloutonnerie, la bestialité. Elle vient de me confier qu'hier on lui avait apporté vingt-huit litres de haricots blancs. Elle manifeste donc une idée exagérée de possession, mais je vous fais remarquer qu'il n'y a pas de troubles de la parole, ni de tremblement de la langue, ni des lèvres.

Dans les premiers temps, elle se plaignait d'une forte chaleur au sommet de la tête, et en effet tandis que la température axillaire était de 37°, elle avait, au niveau de l'inium, une température de 41°. Nous avons constaté cette température au moment de ses accès de violente manie.

Plusieurs fois je lui ai demandé de m'écrire plusieurs phrases : elle griffonne encore, mais ses phrases sont incohérentes et les mots écrits en partie seulement.

Nous avons essayé du traitement par le drap mouillé, par les injections de morphine, mais la malade nous étant arrivée après quatre ans de maladie, sa cure est très difficile.

En résumé, vous le voyez, messieurs, la folie hystérique peu chez certaines malades, laisser longtemps parfaitement intactes les facultés intellectuelles; mais, par contre, il existe des cas, comme ceux que je viens de présenter, dans lesquels les malades arrivent rapidement à un état de bestialité absolument complète et de déchéance morale incurable.

La folie hystérique a des rapports pathologiques évidents avec la fonction menstruelle; vous verrez bien certainement, dans votre pratique, des femmes qui, à chaque période menstruelle, deviennent singulières, excentriques, coquettes, exaltées ou tristes, moqueuses, qui commettent des actes indiquant un manque de jugement, une grande légèreté, et qui se laissent aller à de mauvais instincts et à la débauche même.

Elles parlent à tort et à travers.

Ces états durent cinq à six jours et ils se reproduisent à chaque menstruation, mais ils laissent après eux, dans l'intervalle des périodes cataméniales, une certaine exagération de la sensibilité et une teinte d'excentricité.

Ces états sont, chez beaucoup de femmes, comme le rudiment de la folie hystérique et constituent, pour un certain nombre, un germe qui ne demandera souvent pour se développer plus tard que des grossesses répétées, c'est-à-dire un excès de fonctionnement utérin ou des perturbations morales.

Cette malade, que vous allez voir, démontre bien l'un de ces modes pathologiques de la folie hystérique.

Plusieurs années avant qu'elle devînt aliénée, la menstruation s'accompagnait chez elle d'exaltation, de légèreté, d'excentricité même dans la conduite et dans les paroles. Ces phénomènes duraient de sept à huit jours.

Une dame, que je soigne, présente à chaque période menstruelle, depuis de longues années, de l'excentricité dans la tenue, dans les paroles et une somnolence qui se produit aussitôt qu'elle est assise.

J'ai observé cette somnolence ou plutôt ce besoin irrésistible de dormir, chez une dame, fille d'une aliénée qui s'est suicidée, laquelle passait un grand nombre d'heures du jour à dormir et était d'une originalité excessive dans la conduite de la vie.

Cette somnolence me rappelle ces observations de somnambulisme faites sur des hystériques. M. Moreau a remarquablement décrit ces états où les malades entièrement absorbés en eux-mêmes, sont plongés dans une rêvasserie dont rien ne peut les tirer. C'est, dit-il, l'état de rêvasserie d'un fébricitant, moins la fièvre. Ce n'est à aucun titre l'état de l'aliéné stupide chez lequel en réalité il existe une grande préoccupation d'idées et des terreurs profondes.

J'observe fréquemment, chez ces malades, une faiblesse générale qui les rend incapables de travailler, mais qui disparaît avec une rapidité qui étonne à la suite d'une injection de morphine, même à très faibles doses.

Le délire de la folie hystérique est aigu, subaigu ou chronique.

Les caractères propres à l'hystérie sont plus facilement perçus dans les états subaigus et chroniques ; mais même dans l'état aigu et au milieu de la mobilité incessante de ces malades, du dévergondage de leurs paroles et de leurs actes, qui est le cachet de cette forme, vous pourrez saisir par moments des caractères propres à l'hystérie : suffocations, constriction épigastrique et laryngée, respiration haletante, sanglots, douleurs épigastrique et abdominale brusques ; pleurs et rires sans motifs suffisants ; troubles de la sensibilité générale, anesthésie, hyperesthésie.

C'est ainsi que s'est présentée à mon observation, il y a trois ans, dans le service de M. Baillarger que je remplaçais alors, une femme qui a joué un rôle bien fâcheux dans une affaire de séparation de corps d'un des plus fameux médecins de Paris.

Elle m'avait été amenée dans un état de manie complète présentant le dévergondage le plus éhonté de paroles, d'actes et une mobilité incessante, et, pendant quinze jours que dura cet état, elle porta à plusieurs reprises la main à son cou, à sa poitrine comme si elle étouffait ou y souffrait, elle se plaignait de douleurs à l'épigastre, elle pleurait et riait sans raison.

Revenue à la raison, elle raconta qu'elle était sujette, depuis de longues années, à de la suffocation, à de la constriction à la gorge, à des douleurs épigastriques et à des pleurs sans motifs.

M. Moreau (de Tours) a cité l'observation d'une hystéro-épileptique dont l'état psychique offrait une analogie frappante avec la mélancolie stupide de certains maniaques.

La perturbation mentale s'était définitivement substituée aux accidents convulsifs hystéro-épileptiques. De la névrose proprement dite, il n'était resté que des troubles partiels de la sensibilité générale. Elle tombait dans des accès d'obtusion intellectuelle accompagnés de plaintes, de larmes, de mots incohérents; et en même temps, notez le bien, d'oppression.

Les accès duraient quelques minutes, après lesquelles la malade reprenait ses sens et répondait aux questions sans paraître se douter de l'état d'où elle sortait.

La folie hystérique n'existe pas seulement, ainsi que je vous l'ai dit, chez la femme adulte, j'en ai moi-même observé un cas chez une jeune fille de quatorze ans dans des circonstances assez intéressantes.

Un peu faible d'intelligence jusque-là, mais bien portante du reste, elle avait déjà eu trois à quatre fois ses règles, lorsque, quelques jours avant l'époque, elle éprouva, à la vue d'un homme qui tombait du cinquième étage, une forte peur, et elle fut prise, pendant près de douze heures, d'un tremblement continu. Quelques jours après, à la période menstruelle, elle fut atteinte brusquement de suffocation, hoquet, sanglots, agitation, bris d'objets à sa portée, et consécutivement il survint du délire pendant trois à quatre jours.

Cet état nécessita son placement dans mon service. Lorsque je la vis, son agitation était inouïe : elle allait, venait sans raison, sans but, gesticulait, ne répondait à peu près à aucune question, mais parlait toujours et prononçait des portions de phrases incompréhensibles, comme « passez muscade ».

La voix était enrouée, ressemblant à celle d'un homme. Cet état apyrétique se reproduisit à plusieurs reprises, mais elle conserva dans les intervalles une faiblesse inouïe de mémoire, une nonchalance absolue; elle se refusa à toute espèce de travail. Elle errait sans but dans les cours; on ne pouvait rien lui donner à faire parce que au bout de quelques secondes elle avait oublié les recommandations qu'on lui avait faites.

Trois à quatre fois, elle présenta des phénomènes caractérisés par de la pâleur de la face, de la somnolence, la conservation de la connaissance, le tout durant dix minutes.

La menstruation resta supprimée pendant les premiers mois de son séjour à la Salpêtrière. Je la soumis à un traitement hydrothérapique et à la médication par le quinquina. Le sang menstruel reparut au bout de six mois. A partir de ce moment, les phénomènes mentaux disparurent en même temps que les accès maniaques et hystériques, et il est à noter que la mémoire reparut intacte et normale, dès que les autres phénomènes eurent cessé.

La folie hystérique peut, à ma connaissance, exister chez l'homme.

Un malade qui m'a présenté cet état est âgé de trente et un ans; il a toujours été impressionnable et colère.

Comme courtier à la Bourse, il mène une existence fiévreuse et très occupée; depuis six mois il s'était pris d'un amour platonique pour une femme et il devint bien plus irritable; on le vit pleurer et rire alternativement au plus léger motif; il cessa de dormir, et sa pensée fut assiégée par des idées noires qui le poussèrent une fois jusqu'à une tentative de suicide.

De plus, il présenta des crises caractérisées par des mouvements d'extension des membres, de la suffocation, des pleurs, des gémissements avec conservation de la connaissance.

A la moindre contrariété, il se plaignait de constriction épigastrique et post-sternale.

Le malade s'améliora par traitement hydrothérapique, des préparations belladonées et bromurées, mais la guérison ne devint définitive que lorsque ce jeune homme arriva au but de ses désirs.

Vous le voyez, la folie hystérique se présente sous bien des aspects; mais, relativement à l'opinion de quelques maîtres qui ne considèrent pas la folie hystérique comme liée aux troubles fonctionnels de l'utérus et des organes sexuels et à l'onanisme, soyez persuadés que l'influence des phénomènes fonctionnels utérins et génitaux est grande dans ces états morbides; mais remarquez que je ne vous parle que des troubles fonctionnels et non des lésions des organes génitaux.

Aucune recherche anatomo-pathologique décisive ne nous a jusqu'à présent appris s'il se produit dans les centres nerveux des lésions secondaires consécutives à ces états morbides ; je n'ai eu jusqu'à ce moment l'occasion de faire que l'autopsie d'une femme, qui m'avait présenté un cas de folie moitié hystérique, moitié puerpérale, datant de quatre ans, et l'examen microscopique m'a montré dans une couche optique saine, à l'œil nu, des lésions consistant en états granulo-graisseux des parois des vaisseaux capillaires et en corps de Gluge disséminés.

La substance corticale des circonvolutions antérieures était saine à l'œil nu et au microscope ; ce résultat concorde singulièrement avec le retour possible à peu près complet à l'intelligence dans les derniers temps de la vie ; mais une circonvolution pariétale préparée par M. Coyne renferme, vous pouvez vous en assurer, dans sa portion corticale un assez grand nombre d'exsudats hématiques dans la substance nerveuse et dans les gaines vasculaires, ainsi qu'un état granulo-graisseux dans plusieurs de ces gaines. Les tubes nerveux sont sains. Les cellules sont saines.

La moelle, les racines postérieures ont besoin dans ces cas d'être examinées bien attentivement.

Dans le diagnostic de la folie hystérique il faut penser à la possibilité de la folie par sympathie utérine. Il faut alors rechercher s'il existe des lésions utérines. Le délire est partiel dans ces cas, tandis que la folie hystérique est un état général.

Le traitement de cette forme de folie consiste généralement en hydrothérapie, en toniques, en injections sous-cutanées de morphine, en une bonne hygiène morale et physique.

Vous arriverez ainsi à améliorer, à guérir, mais il faudra vous méfier des rechutes.

NEUVIÈME LEÇON

Folie sensorielle

MESSIEURS,

La folie sensorielle est celle qui est consécutive à l'hyperesthésie ou à l'irritation des sens. Vous verrez que cette folie a une origine spéciale et des symptômes tout particuliers, et qu'elle doit devenir toujours ou à peu près curable ; c'est surtout dans ces cas qu'il faut se bien persuader que la folie a le plus souvent une origine somatique.

Quelques aperçus historiques sur la question des hallucinations me paraissent nécessaires, afin de bien préciser le sujet.

Je vous ai déjà parlé, à plusieurs reprises, des hallucinations, et je vous ai montré des malades dont les hallucinations se rattachaient à des causes qui siégeaient tantôt dans les régions de la base et du centre du cerveau qui sont plus particulièrement dévolues aux impressions sensorielles, je veux parler des couches optiques, des centres optiques, olfactifs, etc., et tantôt dans les régions supérieures de l'encéphale dévolues à l'intelligence, à la mémoire, à l'imagination.

Dans le premier cas, ce sont, dans la classification de M. Baillarger (1), des hallucinations psycho-sensorielles, et, dans le second cas, des hallucinations psychiques. Ces dernières hallucinations, assez rares, se reconnaissent à ce que les malades vous disent qu'on leur parle *en pensée*, *le langage de la pensée;* qu'ils conversent *d'âme à âme;* que leurs voix sont secrètes, INTÉRIEURES. Ces hallucinations sont le produit de l'exercice involontaire, de l'automatisme de la mémoire et de l'imagination seules.

(1) Baillarger, *Des hallucinations, des causes qui les produisent et des maladies qu'elles caractérisent*. Paris, 1846.

Les hallucinations psycho-sensorielles sont le résultat de l'excitation des organes sensoriels dans leur partie intra-cérébrale et de l'exercice indépendant ou de l'automatisme de la mémoire et de l'imagination. Telle est la classification adoptée par M. Baillarger, qui a fondé sur elle sa définition de l'hallucination :

Une perception sensorielle, indépendante de toute excitation extrême des sens, mais ayant son point de départ dans l'exercice involontaire de la mémoire et de l'imagination.

Pour M. Baillarger, la suspension plus ou moins complète des sens et l'excitation interne des appareils sensoriaux, sont deux conditions favorables aux conditions de l'hallucination ; mais le point de départ du phénomène siège dans l'intelligence, et non pas dans les organes des sens. Cette opinion est conforme à celle d'Esquirol, qui n'admettait pas que les sens fussent pour quelque chose dans la production de l'hallucination.

Calmeil, au contraire, et Linas admettent les hallucinations sensoriales. Calmeil trouve naturel d'expliquer le vice de la sensation par l'influence que la modification des tissus lésés a dû exercer sur les nerfs ambiants, et il cite le fait rapporté par Bourdelot, d'une femme atteinte de cataracte qui avait été effrayée en plein jour par des mouches, des chenilles de toutes les couleurs, un insecte dont une aile était verte, l'autre jaune, la tête rouge et le corps bleu, et chez laquelle le cristallin, brisé par morceaux, renfermait des fragments qui se touchaient comme des prismes ou étaient les uns sur les autres comme des glaçons.

D'un autre côté, dans son traité important, Brierre de Boismont ne fait pas allusion à la possibilité d'une liaison entre une hallucination et l'altération des organes extérieurs des sens.

Michéa professe, sur la pathogénie des hallucinations, une opinion qui est en désaccord avec celle de M. Baillarger : il considère certaines hallucinations comme étant sous la dépendance immédiate du système nerveux périphérique, du moins quant à leur point de départ; car le lieu où elles s'élaborent et se constituent, dit-il, est l'encéphale, et il divise les hallucinations en idiopathiques, ou dérivant d'une lésion première des centres nerveux, et en symptomatiques, ou consécutives à un trouble des cordons périphériques. Il ne laisse pas entrevoir que la cataracte ou le glaucome puisse être cause d'hallucinations. Michéa (1) ne parle que de pression simple, d'irritation mécanique des organes des sens, de l'ébranlement de l'encéphale déterminé par un coup sur la tête, d'une impression trop vive exercée sur les sens par leurs excitants habituels.

Morel pense, comme M. Michéa, que les sens interviennent dans la production de l'hallucination, et il cite en particulier, à l'appui de cette opinion, le fait des hallucinations qu'il appelle dédoublées, et dans lesquelles on ne voit l'hallucination que d'un œil. Une personne observée par Donat, qui voyait toujours une araignée, des spectres et des tombeaux, n'avait l'hallucination que lorsqu'elle ouvrait l'œil gauche, le droit étant fermé. Aussi Morel a-t-il assigné à ces hallucinations la dénomination de *sensorielles*. C'est celle aussi que je crois la meilleure.

L'influence des lésions des organes extérieurs de la vue sur l'intelligence a été signalée par Dumont, médecin de l'hospice d'aveugles des Quinze-Vingts, dans un mémoire très intéressant sur la cécité. Sur 220 individus atteints de cécité, acquise ou simple, 27 lui ont présenté des désordres intellectuels, variant depuis l'hypocondrie jusqu'à la manie, les hallucinations et la démence. Dumont n'a pas songé à tirer de ces faits un principe thérapeutique applicable aux hallucinés.

Dans le même ordre d'idées, Bouisson a publié l'observation d'un homme qui, atteint de cataracte double, présentait de l'amnésie, de l'incohérence d'idées, un défaut de spontanéité intellectuelle, et qui fut guéri de ces troubles mentaux, lorsque la vue fut rétablie par l'extraction des cristallins (2). Je vous rappellerai encore un cas d'hallucinations de la vue causées par un ulcère scrofuleux de la cornée, et une rétinite, rapporté par Guérin (3).

D'autre part, Griesinger se refuse à admettre que des hallucinations puissent être « le résultat de l'irritation des épanouissements périphériques des nerfs des sens, parce que, d'un côté, les hallucinations s'observent même dans des sens dont la fonction périphérique est supprimée, et parce que toute irritation directe des nerfs

(1) Michéa, *Des hallucinations, de leurs causes et des maladies qu'elles caractérisent*. Paris, 1846.

(2) Bouisson, *Bulletin de l'Académie de médecine*, t. XXVI, p. 6.

(3) *Revue philosophique et religieuse*, janvier 1859, p. 159.

peut bien, dans la rétine, déterminer des taches lumineuses, des images colorées, mais non des formes précises, compliquées; dans l'oreille, des bourdonnements, mais non des mots formés. »

Messieurs, la clinique vous montrera que ces derniers raisonnements ne sont pas exacts; car certains faits disséminés dans la science, et d'autres qui me sont personnels (1), démontrent que la suppression d'une lésion des organes de l'ouïe, de la vue, amène la guérison d'hallucinations; et, d'autre part, des malades que je vous montrerai ont cessé d'éprouver des hallucinations de la vue lorsque la cécité est devenue absolue.

En résumé, l'intervention des lésions des organes extérieurs des sens, dans la genèse de certaines hallucinations et de la folie, est rejetée, ou peu s'en faut, par les auteurs, et l'influence de la mémoire et de l'imagination est considérée jusqu'ici comme jouant le rôle dominant. Sans prétendre supprimer l'influence réelle et souvent unique de cette dernière cause dans nombre de cas, je crois qu'on ne doit pas l'exagérer et qu'il faut réserver une certaine part à l'altération des organes extérieurs des sens.

J'espère vous faire saisir toute l'importance thérapeutique de cet ordre d'idées, et l'avenir qui lui est réservé dans la pathologie mentale.

A. — Folie liée a des lésions irritatives et a l'hyperesthésie de l'œil.

1° *Folie liée à des lésions irritatives de l'œil.*

Les observations que j'ai faites portent presque toutes sur des malades de la Salpêtrière, et, pour toutes les lésions de l'œil, j'ai fait appel au savoir du docteur Galezowski, persuadé qu'une grande expérience en oculistique est nécessaire pour décider de la réalité de certaines lésions, et pour ne pas considérer comme morbides des états physiologiques; en oculistique surtout, ce genre d'erreur est des plus faciles et des plus communs.

Nous avons examiné 28 malades atteints d'hallucinations primitives de la vue, sans préjudice d'hallucinations secondaires. Parmi ces 28, 20 nous ont présenté des lésions des milieux de l'œil, et, sur ces 20, 2 nous ont offert des altérations glaucomateuses, tandis que, chez les 18 autres, le cristallin était le siège de cataracte à diverses périodes (1); et, dans ce dernier cas, c'étaient ou bien des stries étoilées concentriques, des taches en nombre restreint, qui occupaient le plus souvent la périphérie du cristallin seul, ou de la capsule et du cristallin en même temps; ou bien c'étaient des opacités ou des plaques mal délimitées, lenticulaires ou capsulo-lenticulaires, ayant souvent l'apparence ponctuée.

Les lésions occupaient principalement les couches antérieures; mais cependant, dans plusieurs cas, la lésion était bien nettement corticale postérieure ; une fois, une opacité légère occupait le noyau même des deux cristallins ; une fois, les opacités cristallines consistaient en incrustations phosphatiques.

Lorsque les lésions sont ainsi partielles, elles occupent surtout le segment inférieur du cristallin. Ces lésions partielles n'empêchent pas de voir, avec l'ophthalmoscope, l'état du fond de l'œil.

Le meilleur moyen de voir ces opacités et ces stries, même rudimentaires, est de dilater préalablement la pupille avec l'atropine, et d'éclairer le fond de l'œil avec le miroir de l'ophthalmoscope. Les altérations cristalliniennes apparaissent alors facilement à l'œil nu, ou, mieux, muni d'une loupe, avec une teinte noire qui ne permet pas de se méprendre sur la lésion, tandis que les altérations capsulaires se présentent avec une teinte blanche, une apparence plissée, non rayonnée.

Le diagnostic du siège des opacités se fait aussi très bien avec l'éclairage oblique qui a l'avantage de montrer les différents plans de l'appareil cristallinien.

Lorsque la cataracte est complète, les altérations ne permettent pas d'apercevoir la papille et les vaisseaux; mais l'éclairage avec le miroir ou avec l'éclairage oblique rend autrement facile le diagnostic qu'une simple inspection à l'œil nu. Vous voyez alors soit des stries étoilées très rapprochées, comme dans la cataracte lenticulaire, soit des plaques blanchâtres profondes, comme dans la cataracte capsulaire postérieure.

Lorsque les lésions sont glaucomateuses, l'œil est plus ou moins

(1) *Deux cas de guérison d'hallucinations de la vue par l'extraction du cristallin et l'iridectomie* (*Ann. med.-psychologiques*, 1869).

rouge, sa consistance est augmentée jusqu'à être quelquefois pierreuse; des douleurs sus-orbitaires sont permanentes; la vue est trouble, et l'examen ophthalmoscopique permet de constater une opacité nuageuse anté et péri-papillaire, et une excavation plus ou moins profonde du nerf optique. Lorsque les altérations sont anciennes, la papille présente de l'atrophie à des degrés variables, et la vue devient de plus en plus limitée à certains points, de plus en plus circonscrits, du nerf optique.

Ainsi que dans toute la pathologie mentale, la prédisposition héréditaire joue un rôle important, mais non pas nécessaire.

L'âge de ces hallucinés varie, dans mes observations, de 35 ans à 70 ans et quelques années. Tous ces malades, qui présentent des signes de cataracte à des degrés divers, ont éprouvé pendant plusieurs années, avant d'avoir des hallucinations, des sensations visuelles de mouches noires, d'araignées, de poussières noires, de la diminution et du trouble de la vue. Les prodromes de glaucome datent, au contraire, de moins loin, et le trouble mental suit d'assez près le début de cette affection.

Ces altérations oculaires ne sont pas, le plus ordinairement, suivies directement d'hallucinations; il est de règle que, entre les troubles visuels que je viens de vous citer et elles, les malades éprouvent des illusions, et croient voir à certains corps réels une forme qu'ils n'ont pas. C'est ainsi qu'une malade, à côté de qui est couchée une autre femme, la voit la nuit sous la forme d'un homme, couvert de sa seule chemise, et ayant une longue figure. Elle le voit dormant, elle en a très peur. Les autres malades couchées dans sa salle lui semblent être des morts : l'un a « *un pantalon rayé gris, et, sur ce pantalon, elle distingue des fils* ». Ce sont des illusions que favorise la très faible clarté d'une veilleuse. Une autre voit chaque individu prendre envers elle des airs menaçants.

Une malade, qui a été guérie d'hallucinations et de délire partiel par une iridectomie, a commencé par avoir des illusions consistant à voir les passants lui faire des grimaces et rire d'elle. A ces illusions se joignent et plus tard succèdent de véritables hallucinations de la vue, douces ou terrifiantes, auxquelles les individus timorés, crédules, superstitieux, croient plus facilement que d'autres, et, dès ce moment, ainsi que je vous l'ai déjà dit, ils sont aliénés.

A partir de là, leur esprit, incité par des sensations de plus en plus nombreuses et irrésistibles, tourne dans un cercle d'idées de plus en plus restreint, et s'abstrait dans des conceptions délirantes, secondaires, tertiaires, etc., dont le point de départ est la préoccupation hallucinatoire. Il résulte de ce trouble dans le fonctionnement de la substance corticale cérébrale une série d'associations d'idées inconscientes et de souvenirs anciens dont l'observateur a beaucoup de peine à suivre le fil, parce qu'il lui faudrait connaître à fond les moindres actes anciens de l'aliéné, les plus petits faits de sa vie passée. Un fait très intéressant, dans ces cas, est l'état secondaire hallucinatoire d'un ou de plusieurs autres sens; il semble qu'il se fasse une série d'actions réflexes dont le circuit serait constitué par les nerfs optiques, les couches optiques et les autres appareils sensoriaux. Quelle que soit l'explication, le fait est d'observation, et l'ouïe est le sens le plus influencé par les hallucinations de la vue, — et réciproquement.

Ces hallucinations ne m'ont pas paru aussi persistantes, je dirai même aussi tyranniques que les hallucinations que l'on observe dans la paralysie générale, la folie congestive, la folie anémique et la folie sympathique; et il est à noter qu'elles sont loin d'être nettes comme toutes celles qui ont pour origine l'exercice involontaire de la mémoire et de l'imagination : elles sont confuses, changeantes; leurs couleurs, leurs contours se modifient avec une très grande rapidité; une malade me dit que c'était comme une fantasmagorie, une série d'ombres chinoises auxquelles elle se complaisait avec bonheur.

Les hallucinations surviennent principalement à la chute du jour, le soir, lorsque la lumière diminue, ou bien le matin, lorsque la clarté du jour est le plus vive; cela dépend de l'état du noyau cristallinien. Rarement j'ai vu de ces hallucinés pris d'exaltation maniaque; leur délire est plutôt tranquille et inoffensif. Il est rare que ce délire et ces hallucinations les empêchent de travailler, de vaquer à quelques fonctions. Cependant j'ai vu une malade s'agiter par intervalles, et se livrer à quelques violences. La peur que leur inspirent les illusions et les hallucinations est alors à peu près le seul mobile de l'agitation, des cris et des actes désordonnés de ces malades. C'est ainsi qu'une femme s'agitait et criait par peur d'un aigle vert, qui devenait gris blanc, puis gris jaune avec une bordure noire; une autre s'effrayait, la nuit, à la vue d'un chien noir de petite race, puis d'un blanc. Ces hallucinations augmentent ordinairement de fréquence et d'intensité lorsque les malades sont exposés au mouvement, à l'agitation de la rue; tout en multipliant leurs sensations, le va-et-vient des individus, des voitures, semble augmenter l'excitabilité déjà existante des nerfs optiques et des centres sensoriels optiques, et favoriser l'état illusionnel et hallucinatoire. Aussi la plupart de ces malades n'ont pas, ou n'ont que très peu de ces phénomènes pendant leur séjour dans l'hôpital, mais ils ne peuvent rester au delà de quelques jours dans Paris. La malade D... en est un exemple frappant.

A peine sortie, elle retombe, s'agite et crie; rentrée dans l'hôpital, elle redevient aussitôt calme. Elle en a si bien conscience, qu'elle ne veut jamais sortir, et qu'il faut presque la contraindre pour la faire retourner dans sa famille.

Je vous ai dit que la peur pouvait être la cause de l'agitation de quelques malades.

Une femme, nommée P..., en est une preuve bien convaincante. Lorsqu'elle est dans une rue où il y a une grande animation, la multiplicité des individus en mouvement l'effraye; elle voit qu'on se cache, qu'on se met à l'écart pour la guetter et lui faire du mal; les figures sont menaçantes; elle se prend de peur et crie.

Au sujet de cette malade, j'ai à revenir sur ce que je vous ai dit relativement à l'âge auquel peuvent survenir les opacités et stries capsulo-lenticulaires, et partant les illusions et hallucinations qu'elles déterminent.

Plusieurs cas me prouvent que ces phénomènes peuvent survenir dès l'adolescence.

Ainsi une malade a commencé, vers l'âge de treize ans, à avoir la vue brouillée, nuageuse, indécise, surtout par moments; quelques mois après, elle a vu les figures autres qu'elles n'étaient, elle les apercevait allongées, menaçantes, sévères; elle trouvait aux personnes des physionomies sinistres qui ne lui semblaient pas ordinaires. Elle s'en effrayait, et dès cet âge elle a toujours été en crainte.

Une autre malade a commencé, à l'âge de quinze ans, à voir des mouches noires voler devant elle. Ces mouches avaient des ailes, deux yeux au devant de la tête; leur corps était plus allongé et plus gros que celui d'une mouche ordinaire. Consécutivement elle a cru voir souvent, étant jeune, des ombres sur le mur, ombres mal définies, ayant un gros ventre. Les portraits, les tableaux, les dessins des papiers de tenture et des rideaux, prenaient la forme de figures de personnes.

Ainsi, voici des malades qui ont présenté, entre treize et quinze ans, des signes d'opacités cristallines. La dernière, en particulier, raconte avec précision un fait assez curieux; elle dit que dans son pays, en Bretagne, cette sensation de mouches noires est assez fréquente chez les individus, qu'on appelle cela avoir des *langoux;* et, ceci doit moins étonner qui connaît la Bretagne, elle ajoute que l'on fait des processions pour les éviter et les empêcher de grossir. Le symptôme serait donc fréquent.

L'existence de phénomènes semblables dans l'adolescence me paraît un fait très intéressant.

En tous cas, on comprend que les symptômes que je vous ai énoncés doivent impressionner vivement des adolescents et des enfants.

Le diagnostic de la folie sensorielle est facilité par un signe qui permet de distinguer les hallucinations qui lui appartiennent, des hallucinations psycho-sensorielles et psychiques qui sont le propre d'autres formes de folie; elles cessent, en effet, lorsque les malades ont les yeux bandés ou sont dans une obscurité profonde. Les malades, au contraire, qui sont atteints d'hallucinations psycho-sensorielles ne cessent pas de les avoir lorsqu'un bandeau a été appliqué sur leurs yeux, et ceux qui en ont aussi de l'ouïe ne cessent pas de les avoir, les oreilles bouchées. A l'inverse de ce qui existe chez les autres, la rétine ne paraît donc jouer aucun rôle dans la production des phénomènes. Ce moyen me paraît absolument propre à différencier les hallucinations sensorielles des psycho-sensorielles et psychiques, et être un guide précieux pour le traitement.

La cessation de l'hallucination par le fait de l'obscurité complète est, en somme, en concordance avec la suppression de l'hallucination sensorielle par la cécité absolue. Ceci est évident pour ces deux malades, et est en désaccord avec l'opinion d'Esquirol, qui se fondait sur l'existence d'hallucinations de la vue chez des aveugles pour affirmer la non-participation des organes extérieurs des sens à la production de ces phénomènes ; mais d'abord, ainsi que l'a fait remarquer Foville père, rien ne démontre que, dans un œil cataracté, quelques fibres nerveuses ne persistent pas, qui puissent transmettre une irritation aux centres nerveux, et puis Esquirol a peut-être fait des observations sur des individus atteints d'hallucinations psychiques ou psycho-sensorielles devenus accidentellem en aveugles.

La pathogénie de la folie liée à ces hallucinations sensorielles me semble pouvoir être comprise de deux façons, qui, loin de s'exclure, se complètent au contraire. Ou bien l'incertitude de la vision, les formes singulières, anormales des objets, les sensations fausses, la vue des mouches, araignées, etc., les illusions déterminent un état de crainte, de doute, de terreur même qui réagit sur le caractère, et plus tard sur l'intelligence et l'imagination ; ou bien les lésions de l'œil amènent dans les épanouissements des nerfs optiques et dans les centres optiques un état d'irritation qui n'aboutit tout d'abord qu'à des sensations exagérées, fausses, multipliées, ou à des illusions confuses qui, persistant, prennent un caractère de réalisme. Ces hallucinations sont alors des perceptions déviées, mais réelles, que l'individu voit comme il vous voit. Ces deux modes pathogéniques s'accordent très bien comme point de départ avec la lésion intra-oculaire, et l'imagination n'a rien à faire ici, primitivement au moins, puisque l'occlusion des yeux, l'obscurité, font cesser le phénomène. Ces malades disent expressément que, par une nuit obscure, ils n'ont plus de visions.

En est-il de même dans les hallucinations psycho-sensorielles et psychiques ? Non, certes, et tandis que la mémoire et l'imagination y sont primitivement troublées, ainsi que l'ont bien montré Esquirol et Baillarger, elles ne sont atteintes que secondairement dans les hallucinations sensorielles.

Je ne saurais vous dire combien, dans la folie, il est important de connaître le point de départ, l'état primitif, sans quoi l'on ne peut se reconnaître au milieu du dédale des phénomènes secondaires.

La conviction que ces hallucinations ont purement et simplement une origine sensorielle et les cas de guérison dont je vous ai déjà entretenus (1) me font penser que la thérapeutique doit arriver à être ici efficace.

Et d'abord, rien n'est plus simple dans les cas de cataracte mûre, de glaucome; mais la difficulté semble, au premier abord, assez grande lorsqu'il s'agit d'opacités légères et disséminées.

Le cristallin, en effet, vous le savez, ne peut être enlevé lorsqu'il n'est pas à peu près complètement opaque; mais c'est là un point d'études qui me paraît intéressant.

N'y a-t-il pas moyen de pratiquer la discision dans un cristallin atteint d'opacités légères, de façon à mettre le corps en contact direct avec l'humeur aqueuse qui, imbibant alors la surface cristalline, la gonflerait, la dissoudrait et la résorberait?

Quel que soit le procédé opératoire, il me paraît rationnel d'enlever de l'œil le cristallin, lorsque ses altérations ont troublé la vision et amènent des phénomènes aussi dommageables pour l'intelligence que des illusions et des hallucinations.

2° *Folie liée à l'hyperesthésie de l'œil.*

Il est plus difficile, en l'absence de lésions oculaires, de savoir si les hallucinations sont primitives ou secondaires, c'est-à-dire consécutives ou non à un état nerveux central; en effet, il est un grand nombre de cas où des phénomènes sensoriels sont le retentissement périphérique d'une lésion centrale; de même que l'on voit chez l'épileptique, des auras des membres résulter de lésions cérébrales.

Ces symptômes consistent, dans les deux cas, en vue de flammes, de flammèches, de points brillants, d'éclairs; mais il y a les plus grandes présomptions que la cause des illusions et des hallucinations est dans le globe oculaire, lorsque le malade est impressionné très vivement par la lumière, tient les paupières fermées et recherche l'obscurité, et lorsque les illusions et les hallucinations cessent par le fait de l'occlusion des paupières.

La production de très nombreux phosphènes jaunes, bleus, violets, par une faible pression du globe oculaire, est un bon moyen de reconnaître l'hallucination sensorielle de la vue.

Cet état d'acuité du sens de la vue est un bon signe pronostique,

(1) *Bulletin général de thérapeutique*, 15 décembre 1868.

et le traitement par les injections sous-cutanées de morphine a rapidement raison de l'hyperesthésie de l'œil et des hallucinations.

B. — Folie liée a l'hyperesthésie et a l'irritation du sens de l'ouïe.

Les considérations un peu détaillées dans lesquelles je suis entré pour le sens de la vue sont aussi applicables *au sens de l'ouïe*, dont les fines dispositions anatomiques, décrites par Corti, sont bien favorables à l'existence de l'hyperesthésie et à son retentissement sur l'encéphale. Rien n'est, en effet, fréquent comme d'apprendre que l'hallucination de l'ouïe a été précédée par des bruissements, des tintements, des bourdonnements d'oreille, des murmures, des coups, par le retentissement désagréable du moindre bruit, puis par des illusions.

Chez un grand nombre de malades que j'ai guéris par les injections sous cutanées de morphine, la pathogénie de leurs hallucinations n'avait pas été autre. Comme pour l'hallucination *de la vue*, dont l'origine est sensorielle, l'hallucination sensorielle de l'ouïe cesse par le fait de l'occlusion des oreilles, ou par le fait du silence. Ces hallucinations sont souvent unilatérales, et le diagnostic peut fréquemment en être aidé par le récit que font les malades des bruissements et des bourdonnements qui les fatiguent.

L'acuité de l'ouïe est un bon moyen de diagnostic de l'hyperesthésie primitive du sens de l'ouïe d'avec l'hyperesthésie des centres nerveux qui a retenti secondairement sur le sens de l'ouïe.

Quant aux lésions irritatives de l'oreille interne qui peuvent retentir sur l'encéphale, leur étude constitue une difficulté considérable, dont la cause dépend des dispositions anatomiques de l'oreille interne et de la difficulté d'étudier ses lésions, sans tout détruire, dans les coupes auxquelles il faut soumettre le tissu osseux. L'anatomie normale est peu certaine ; il en est de même de l'anatomie pathologique.

J'ai observé cependant des cas où des lésions dartreuses, qui avaient envahi et gagné l'oreille interne, avaient été l'origine de troubles sensoriels et, plus tard, d'hallucinations et de folie; mais je n'ai pu, dans un cas de mort, étudier convenablement l'oreille interne.

C. — Folie liée a l'hyperesthésie de l'odorat.

Les considérations précédentes s'appliquent au *sens de l'odorat*, dont l'hyperesthésie est bien évidente dans certains cas.

En résumé, ces trois sens sont le siège de symptômes dont l'analogie pathogénique concorde bien avec la similitude de leurs appareils anatomiques et l'existence de cellules vibratiles dans chacun d'eux.

Les considérations applicables au sens du toucher seront mieux à leur place dans la leçon suivante, consacrée aux névralgies et aux illusions viscérales, parce que, chez la plupart des aliénés qui ont des hallucinations dites du toucher, il est bien difficile de les distinguer des hallucinations de la sensibilité générale.

D. — Folie liée a l'hyperesthésie du système cérébro-spinal et du grand sympathique.

Les manifestations névralgiques sont fréquentes chez les aliénés, surtout chez la femme, et sont plus souvent qu'on ne le suppose l'origine de la folie. Si la connaissance de ces phénomènes d'hyperesthésie est facile chez l'aliéné guéri ou amélioré, il n'en est pas de même dans la période d'état, l'aliéné ne faisant presque jamais alors l'aveu ni la confidence de ce qu'il éprouve, parce qu'il en attribue la cause à des individus qu'il croit intéressés à lui nuire.

C'est en présence de cet ordre de phénomènes qu'il faut laisser de côté les théories métaphysiques et philosophiques sur la genèse de la folie, et qu'il faut franchement étudier l'aliéné comme un malade ordinaire qui a une affection physique.

Les principales manifestations névralgiques qu'on observe chez ces aliénés portent sur les membres, le tronc, la tête, sur les organes génitaux internes et externes. Ce sont des névralgies des membres supérieurs et inférieurs et des organes génitaux ; des névralgies lombo-abdominales, sus-ombilicales, intercostales, cervicales, faciales, syncipitales ; de la gastralgie, de l'entéralgie.

Chez quelques malades, l'affection revêt la forme de névralgie générale; chez d'autres, la douleur est répandue dans un membre, dans une région, ou bien elle est parfaitement localisée, et n'occupe qu'un espace de quelques centimètres.

La douleur revêt toutes les formes possibles : arrachement, traction, pincement, feu, froid, lourdeur, légèreté, élasticité. La douleur a parfois une intensité telle, qu'elle peut provoquer des phénomènes très pénibles : ainsi, chez un individu lypémaniaque et halluciné, la douleur a débuté, violente, à la partie supérieure du fémur, a duré une demi-heure, et l'a mis dans un état très pénible. Il lui semblait qu'il allait mourir; son cerveau lui semblait vide; il avait des impatiences terribles; au bout d'une demi-heure la douleur ayant disparu, il est resté dans un état d'inquiétude très vive.

La douleur fixée à la région syncipitale a une influence toute spéciale sur les idées de suicide.

Une névralgie sous-mentale avait donné à une de ces malades des envies de mordre. Des injections de morphine l'en ont guérie. Un point douloureux, situé entre l'appendice xiphoïde et l'ombilic, avait donné à une malade l'idée qu'elle avait une bête dans le ventre.

Obs. XXXV. — *Névralgie trifaciale et de la dure-mère, Illusions de la vue et de l'ouïe.*

La nommée Fal... âgée de quarante-quatre ans, souffre de névralgie trifaciale depuis l'âge de seize ans, consécutivement à une marche dans la neige pendant une période menstruelle. Elle a contracté depuis ce moment une névralgie frontale qu'elle a gardée depuis, sauf pendant quelques intervalles. La névralgie s'est étendue progressivement à presque toutes les parties de la tête et s'est compliquée, dans ces derniers temps, d'illusions de la vue et de l'ouïe.

Elle est entrée dans mon service le 16 novembre 1880.

On est frappé par l'expression profondément triste et souffrante de sa physionomie.

La malade tient dans ses mains la partie postérieure de sa tête ; elle indique les régions occipitale, bregmatique et temporo-pariétale, comme siège de la douleur maximum.

Elle éprouve dans la région bregmatique des tiraillements qui s'irradient dans tout le cuir chevelu, et qui donnent l'idée de piqûres d'orties. De plus à chaque mouvement d'inclinaison de la tête à droite ou à gauche elle ressent dans l'intérieur de la boîte crânienne une douleur excessivement forte; c'est pour l'éviter qu'elle tient sa tête avec ses mains.

Elle accuse des bourdonnements d'oreilles, de la photophobie. Il lui semble qu'on bat du fer près d'elle, qu'on lui coupe les oreilles.

« On dirait en outre, dit-elle, que je ne suis plus la même; que ma tête est rapetissée. »

Par moments, elle nous voit autres que nous ne sommes et elle croit apercevoir des flammes. Pas de sommeil.

Ces douleurs lui donnent l'idée de se détruire; mais je ne voudrais pas, dit-elle, le faire, j'ai la foi.

Des pointes de feu, à la région bregmatique, et des injections sous-cutanées de chlorhydrate de morphine améliorent son état.

Le phénomène nerveux peut non seulement revêtir la forme *douleur*, donner naissance à des hallucinations du toucher (1), mais encore présenter la forme *aura*, et, comme l'aura épileptique, monter des membres inférieurs, des parties génitales, du coude, à la tête, et déterminer alors un trouble instantané, une angoisse très pénible, des cris et des mouvements désordonnés. J'ai vu deux malades dont la folie avait éclaté subitement à la suite de semblables auras partant du coude, et j'ai pu, chez un d'eux, empêcher un second accès en injectant aussitôt sous la peau une dose suffisante de morphine.

Lorsque l'hyperesthésie porte sur le système ganglionnaire, elle donne lieu aux symptômes les plus singuliers. Ainsi, elle peut déterminer une sensation de faim, de vide continuel épigastrique, de besoin continuel de manger, de boire, et en même temps des besoins incessants et impérieux d'uriner, et un état très pénible de tympanite. Tel était le cas, chez une lypémaniaque, dont voici l'observation résumée :

Obs. XXXVI. — Femme de quarante-huit ans. Aménorrhée depuis deux ans, malade depuis neuf mois..... Face crispée. Expression de malaise. Anxiété suspirieuse. Sensation de vide continuelle et très pénible dans l'épigastre. Besoin incessant de manger. Tympanite. Besoins très fréquents d'uriner. Un peu d'incontinence. Constipation opiniâtre. Douleur lombo-sacrée. La malade passe son temps à manger, ne parle que de manger, et l'intelligence s'est affaiblie en même temps que ses idées ne sont portées que vers la seule préoccupation de satisfaire son appétit. Elle ne se tient plus propre.

Chez deux autres, elle a porté sur le clitoris, y a déterminé une excitation très douloureuse qui ne leur laissait aucun repos, et qui avait déterminé, à la fin, un état de folie, des gestes désordonnés, des hallucinations et du délire de persécution.

Obs. XXXVII. — Jeune fille de vingt-deux ans. Depuis trois ans, douleur continue dans le clitoris, pour laquelle il a été fait des cautérisations au fer rouge, et la dila-

(1) Brierre de Boismont, *Hallucinations*, p. 83.

tation forcée des parties génitales externes. Depuis six mois, hallucinations de l'ouïe. Gestes désordonnés. Regard très singulier. Ne fait que parler des fibres de ses parties génitales; se découvre à chaque instant, met ses jambes en l'air et écarte ses grandes lèvres, en prenant des poses incroyables. Des injections de morphine à doses très élevées ont guéri la folie et ont beaucoup diminué la douleur clitoridienne.

Obs. XXXVIII. — Jeune fille de vingt et un ans. Depuis l'âge de treize ans, douleur clitoridienne, suivie, au bout de trois ans, d'hallucinations internes, relatives au sens génital. Idées de persécution en rapport avec ces hallucinations. Plaintes, chez un commissaire, contre son patron. Je l'ai guérie par la morphine.

J'ai vu aussi l'hyperesthésie des corps caverneux et le satyriasis déterminer, à la longue, la folie lypémaniaque, accompagnée ou non d'hallucinations.

Obs. XXXIX. — *Névralgies faciales et de la tête des plus intenses. Folie hystérique hypémaniaque. Gémissements. Idées de persécution. Préoccupations religieuses. Guérison par le traitement morphinique.* (*Dose maximum* 0,60).

La nommée Ba...., domestique, âgée de quarante et un ans, est entrée dans mon service, à la Salpêtrière, le 4 janvier 1876, dans un état de folie caractérisée par de l'exaltation, des préoccupations religieuses, des idées de persécution et des menaces de suicide par immersion et pendaison, à cause de crimes imaginaires. Les sens sont normaux; la parole est nette et facile; la mémoire intacte : pas d'ataxie de la langue ni des lèvres.

Rien de particulier à l'examen des divers organes. Hyperesthésie notable de la région iliaque droite. Anesthésie des membres inférieurs, du membre supérieur gauche; l'introduction du doigt à l'épiglotte ne détermine pas de phénomènes réflexes.

Les diamètres du crâne sont un peu au-dessus de la moyenne. La malade se plaignait depuis longtemps de douleurs de tête et d'estomac, était très nerveuse et a eu plusieurs crises avec chute à terre, constriction à la gorge; étouffement, sensation de brûlure générale. Antécédents héréditaires : son père, très original, toujours souffrant, dyspeptique.

Commencement du traitement par injections sous-cutanées de chlorhydrate de morphine, des prises de bromure de potassium, des bains de Barèges. — Dose initiale de morphine, 3 milligr.

Le 26, mêmes sensations, même douleur iliaque; n'a pas conscience de son état: Je suis coupable, dit-elle, et non malade. — 35 milligr.

Le 27 mars, elle est toujours plaintive, mais plus calme et ne crie plus; une douleur précordiale qu'elle attribuait à un cancer a disparu. — 7 centigr.

Le 9 mai, elle éprouve encore une sensation de brûlure générale et d'étouffement; elle voudrait bien travailler, mais n'en a pas la présence d'esprit; se sent entraînée comme dans une vague; rêve toujours qu'elle est dans l'eau; les douleurs névralgiques ont cessé. — 20 centigr.

Pendant les mois suivants, l'amélioration se fait lentement. Au mois d'octobre, elle va bien, n'a plus que quelques douleurs, mais pas de délire.

En décembre, elle ne se sent pas encore maîtresse d'elle-même, comme autrefois, mais elle se rappelle ce qu'elle a dit et fait; ne rêve plus être dans l'eau, n'a plus d'idées de suicide et commence à comprendre l'exagération de ses idées. — 9 centigr.

Après l'injection elle éprouve une sensation de chaleur et de bien-être qui lui permet de travailler. La dose est élevée progressivement jusqu'à 60 centigr. par jour en deux fois. A cette dose, toute trace de délire cesse. La malade la supporte bien, quoiqu'elle commence à éprouver des nausées. La dose est maintenue quinze jours, puis abaissée propressivement jusqu'au 20 mai 1877. Le 1er juin la médication est suspendue. La malade va bien; elle reconnaît avoir été malade et nous raconte toutes les idées délirantes qu'elle a eues et les sensations qu'elle a éprouvées. Elle sort le 15 juin 1877.

Juillet 1880. Depuis sa sortie, la guérison ne s'est pas démentie; elle est venue me voir plusieurs fois à la Salpêtrière. Elle s'est mariée il y a un an.

Obs. XL. — Homme de cinquante et un ans. Depuis six ans, douleur à la base du gland, survenant tous les jours, accompagnée de teinte violacée et de chaleur de l'organe. La douleur se porte dans les lombes. Elle dure quelquefois douze heures; elle l'absorbe, et il ne sort plus de chez lui. Il est devenu, depuis quelque temps, morose, hypochondriaque, et ne pense plus qu'à sa douleur. Il a déjà eu quelques hallucinations fugaces. Il ne peut plus avoir de rapprochements sexuels, à cause de la douleur.

Obs. XLI. — Homme de cinquante-quatre ans. Depuis neuf mois, érections continuelles très douloureuses, qui ont déterminé un commencement d'hypochondrie.

Chez une autre malade, les accès de folie ont toujours été précédés par une sensation d'engourdissement qui va et vient dans tout son corps; chez un autre, par une sensation d'impatience générale qui passe dans le tronc et dans les membres.

Dans tous les cas, ces douleurs et ces phénomènes pénibles sont le point de départ des conceptions délirantes; et c'est surtout l'idée d'électricité, de physique, de coups, de secousses, envoyés par des inconnus ou des ennemis, qui est prédominante.

Ces états névropathiques existent souvent dans la folie simple, qui est caractérisée par de la lypémanie, avec angoisses, hallucinations et croyances à des influences extérieures, par de l'excitation maniaque et par de l'hypochondrie; et ils peuvent conduire à toutes les conséquences de la folie la mieux caractérisée et la plus compliquée. Cette variété de folie est la plus facile à guérir avec les injections sous-cutanées de chlorhydrate de morphine aux doses élevées que vous me voyez employer.

DIXIÈME LEÇON

De la folie sympathique — Altérations du ganglion semi-lunaire.

MESSIEURS,

Nous avons étudié la folie congestive, la folie par anémie simple et celle par dégénérescence athéromateuse des vaisseaux; enfin la folie sensorielle. Nous voici parvenus à une classe de vésanies qui n'est pas la moins intéressante, je veux parler de la folie sympathique.

Cette folie sympathique prend sa source dans le trouble d'un organe plus ou moins éloigné et sans relations fonctionnelles avec le cerveau, trouble dont la réflexion sur l'encéphale détermine la folie. Elle est plus fréquente qu'on ne le suppose ordinairement; sa marche est très lente, insidieuse, obscure. La cause première en est souvent très difficile à découvrir, et vous ne sauriez croire, messieurs, ce qu'il y faut quelquefois mettre de patience. C'est dans ces cas que l'on voit combien il est nécessaire pour le médecin aliéniste de connaître la médecine générale, afin de ne laisser échapper aucune lésion et aucun trouble, si légers qu'ils puissent paraître au premier abord.

Il ne faut point, messieurs, confondre la folie sympathique avec la folie symptomatique qui toujours, et c'est sa marque spéciale, est produite par des lésions intra-crâniennes, ainsi, par exemple, qu'elles soient d'origine syphilitique ou qu'elles reconnaissent toute autre cause.

Il faut, comme nous le disions plus haut, réserver le nom de folie sympathique à ces troubles mentaux déterminés par la souffrance d'un organe éloigné et dont les fonctions n'ont pas de rapports directs avec l'encéphale : ainsi, par exemple, une maladie de l'estomac ou de l'intestin, ou de quelque autre viscère abdominal.

Ce qui démontre bien sûrement, messieurs, que cette cause de troubles cérébraux n'est pas vaine, c'est le rétablissement des fonctions normales du cerveau après la guérison de l'organe malade. Je puis en citer de nombreux exemples dont la plupart sont empruntés à Whytt (1), Lisfranc, Lallemand, Loiseau (2), Azam (3).

Dans un cas de Lisfranc, une dame était déjà devenue aliénée pendant plusieurs grossesses. Un nouvel accès se déclara et l'on crut qu'elle était de nouveau enceinte. Mais Lisfranc reconnut qu'il existait une vive douleur utérine, et s'assura qu'il existait de l'hypertrophie du corps de l'utérus, de l'inflammation et une érosion du col. Il la guérit par des moyens appropriés, et la folie cessa.

Lallemand (4), par la cautérisation du verumontanum, a guéri des vésanies liées à de la spermatorrhée.

Azam a observé une femme qui était devenue lypémaniaque et qui avait tenté de se suicider. Elle se plaignait de lourdeur, de pesanteur dans le bas-ventre et d'ischurie. Le col de l'utérus présentait des granulations et un écoulement mucoso-albumineux. La lésion guérit au bout de deux mois par des soins appropriés. En même temps l'état mental se modifia progressivement, puis redevint normal.

Une seconde malade, atteinte d'une façon identique, guérit par les mêmes moyens.

Bazin a vu une femme qui était hallucinée du sens de l'ouïe après une grossesse difficile. Elle était démonomane, prenait le diable pour son mari, et était excitée par ses conseils diaboliques au meurtre de sa mère et de son mari véritable.

Bazin constata la présence d'une inflammation chronique de l'utérus (métrite interne catarrhale) qu'il guérit par des cautérisations intra-utérines, et la folie disparut.

La relation entre la folie et les lésions souvent les plus légères des

(1) Whytt, *Traité des maladies nerveuses, hypochondriaques et hystériques*, trad. Paris, 1877.
(2) Loiseau, *Mémoire sur la folie sympathique*. Paris, 1857,
(3) Azam (de Bordeaux), *De la folie sympathique*. Bordeaux, 1858.
(4) Lallemand, *Des pertes séminales involontaires*. Paris, 1836-1842.

organes abdominaux se fait pressentir dans la pratique ordinaire de la médecine.

Il vous arrivera, en effet, d'être consultés par des femmes dont le caractère s'aigrit, devient sombre, dont la physionomie est triste, le regard terne, et qui manifestent une grande nonchalance dans les choses ordinaires de la vie. En examinant les organes génitaux, vous constaterez de la métrite granuleuse ou catarrhale, et la guérison de l'affection utérine amènera celle des troubles mentaux.

Cet état moral existe quelquefois même chez la jeune fille, aux approches de la menstruation, ou bien dans les cas de dysménorrhée.

J'ai observé et guéri une malade dans des conditions intéressantes. C'était une dame qui avait des hallucinations en rapport avec l'apparition d'un glaucome aigu, et dont le cerveau était profondément troublé. Je priai M. Galezowski de l'opérer par l'iridectomie. Sa santé morale se rétablit comme par le passé ; mais, plus tard, survint un nouvel accès de folie à l'époque de la ménopause. Je pus la guérir en me servant d'une médication dérivative chaque fois que les troubles ménopausiques apparaissaient. La guérison se maintient depuis quatre ans.

C'est en suivant la même méthode que j'ai été assez heureux pour guérir de folie sympathique, avec délire hypochondriaque, une malade qui était dans mon service, depuis six ans, lorsque j'en fus nommé le médecin, et dont la folie avait été déterminée et entretenue par un catarrhe de la cavité utérine et par de l'hydrométrie.

Obs. XLII. — La nommée S... (Marie), quarante-cinq ans. Entrée le 22 octobre 1864 dans mon service de la Salpêtrière, alors dirigée par M. Falret père, avec un certificat portant qu'elle était atteinte de mélancolie. Examinée plusieurs fois par MM. Falret et Lasègue, elle a été considérée comme étant incurable, et aucun traitement ne lui a été fait.

Lorsque je pris le service, en 1867, j'obtins de la malade les renseignements suivants : Mère, soixante-seize ans, bien portante, d'une bonne constitution. Père, soixante-douze ans, bien portant, d'une santé délicate. Grand'mère paternelle, morte à quatre-vingt-quatre ans. Grand-père paternel, mort jeune, de fièvre cérébrale (chagrins). Grand'mère maternelle, morte très âgée, bonne santé. Grand-père maternel, bonne santé.

La malade n'a eu qu'une sœur, qui vit et est bien portante. Elle s'est mariée jeune, dit que son beau-frère l'a volée, en ne donnant pas ce qui était convenu dans son contrat. Son commerce n'a pas réussi, elle est tombée dans la misère. La faillite est survenue neuf à dix jours après qu'elle venait d'accoucher de son quatrième enfant. Elle a été prise de délire, cela se passait il y a vingt-trois ans. Dit avoir eu à ce moment une paralysie à gauche et a dû se servir de béquilles pendant quelque temps (quinze jours au plus), et depuis n'a rien ressenti de ce côté. Insiste à plusieurs reprises sur la misère dans laquelle elle était à ce moment. A perdu son mari il y a dix-huit ans.

Quelques années après, pendant qu'elle était dame de comptoir dans un café, a eu des névralgies dans la région oculaire et la joue gauches, lesquelles ont duré deux à trois ans, avec des intervalles, et ont cessé après la prise d'un médicament très violent qui l'a plongée dans une sorte de léthargie; elle a quitté la maison et s'est placée dans un salon littéraire, puis est retournée chez son père.

Tout allait bien, me dit-elle, lorsque, il y a trois ans, elle reçut la confidence d'une de ses filles qui avait été l'objet de violences de la part du mari d'une de ses amies. Elle en fut accablée et elle arriva à croire qu'on voulait tuer ses parents. Elle ne sait dire qui voulait les tuer, ni comment; tomba dans l'exaltation; son médecin, M. Costa, vint la voir, lui donna une potion calmante et la mena avec son père à la Préfecture; de là, conduite ici en 1864.

État, le 16 octobre 1867: Femme maigre, cheveux gris, physionomie très agréable; très triste; se tient presque toujours la main gauche sur la tempe gauche; bonne tenue, conversation agréable. Par moments, s'occupe à chanter avec le maître de chant et y met beaucoup de bonne volonté; parole facile, rapide; reconnaît avoir été folle il y a trois ans, et dit ne plus l'être depuis deux ans. Elle m'explique de la façon suivante son raisonnement relatif à ses craintes :

« — Je suis venue ici sans être folle. Si je sors, on me demandera pourquoi je suis venue; on me mettra en jugement, en prison, et on me tuera. »

Après des instances de ma part, elle, me raconte autre chose : « Je suis enceinte de quarante-deux mois; j'ai eu des relations avec un individu après la mort de mon mari; ma grossesse a été constatée par une sage-femme, je sens remuer, j'ai des maux de cœur; c'est une honte pour moi et mes enfants; c'est affreux; ne le dites pas (elle pleure en disant cela). Quand j'accoucherai, je mourrai. Dites-moi, avez-vous vu jamais une grossesse de quarante-deux mois? Y croyez-vous ? J'ai confiance en vous. »

Je lui dis que ce n'est pas possible et je lui montre un livre où il est imprimé qu'une grossesse ne peut dépasser trois cents jours. Elle me fait promettre de ne rien dire de tout cela; sans quoi, tout le monde la verrait de mauvais œil.

Quand elle voit ses filles, elle commence par être gaie, puis *leur dit qu'elle les fera tuer;* elle ajoute qu'elle est enceinte.

Pendant qu'elle travaille, elle sort quelquefois subitement de la salle de travail, crie, *dit qu'elle est une malheureuse,* pleure, parcourt rapidement la cour en tous sens. Dans ses moments de désespoir, elle demande à ne pas sortir d'ici, mais craint qu'on ne la renvoie. Gargouillement presque continuel dans son ventre, entendu à distance. Appétit; mange régulièrement.

20 octobre 1868 : Mêmes craintes d'être enceinte; à mes raisons, répond: « *Le hasard est si grand!* » Ne veut m'écrire; me promet d'abjurer toutes ses erreurs; se désole; travaille bien, du reste, à l'atelier. Brusquement, elle me dit: « J'ai des moments où je veux douter; d'autres où je ne veux pas, quand même ce serait une idée. » A un sentiment d'oppression épigastrique : « Je suis sûre d'être enceinte comme il y a un bon Dieu. Pourquoi suis-je énorme comme cela? »

Je traite la malade par l'hydrothérapie, des pilules de fer, des bains de Barèges; mais l'état reste le même. Mêmes idées de grossesse, même tristesse, même désolation. Je constate, le 27 octobre, que le corps de l'utérus est douloureux, plus gros qu'il ne faudrait, de près du double que dans l'état de vacuité. Je cherche à faire pénétrer dans la cavité utérine une sonde utérine, mais inutilement, et ce n'est qu'après plusieurs jours de dilatation du col par des morceaux d'éponge préparée que j'y parviens.

Il sort du col utérin une assez grande quantité de liquide limpide, non filant, à peine un peu louche. J'ai fait à plusieurs reprises, les jours suivants, à des intervalles de quarante-huit heures, des injections dans la cavité utérine de solution de nitrate d'argent au 20e. La quantité injectée a été, chaque fois, de 1 centimètre cube.

Les injections n'ont été suivies d'aucune douleur.

Pendant le mois qui a suivi le commencement du traitement, il est sorti du col utérin une grande quantité de liquide aqueux clair; puis, après ce temps, le liquide a été filant. Le 4 novembre, la quantité injectée a été de 2 centimètres cubes, et l'injection a été suivie d'une légère douleur dans la région sacrée.

J'ai cessé les injections au bout de six semaines.

Le 2 février, la malade me dit avoir la sensation de voix intérieures chantantes, mais ne plus avoir la sensation de grossesse depuis une injection qui a causé de vives douleurs dans les premiers jours de décembre; elle ajoute qu'elle devait être folle. Elle ne perd plus de liquide par le col utérin; elle est toujours très émotive.

6 avril. Elle éprouve encore, par moments, une sensation de gonflement abdominal et de la tristesse; mais elle n'a plus l'idée qu'elle est enceinte.

L'état de tristesse a diminué progressivement, et, en septembre 1870, elle était parfaitement guérie.

Je l'ai gardée encore dans mon service pendant deux ans, jusqu'à ce que des affaires d'intérêt qui la concernaient eussent été arrangées.

Elle est rentrée dans la société depuis novembre 1872; elle est revenue souvent voir les employées du service, et j'ai pu constater que la guérison s'est bien maintenue (août 1881).

En résumé, cette malade, aliénée depuis plus de six ans, et considérée comme incurable, était atteinte de folie sympathique causée par de l'hydrométrie, et consistant à croire qu'elle était enceinte depuis plusieurs années. Je l'ai guérie par des injections de solution de nitrate d'argent dans la cavité utérine, où la pénétration de la sonde n'a pu se faire qu'après une dilatation graduelle.

Quel est le mécanisme de ce genre de folie? La folie se produit-elle par action directe des organes malades sur le cerveau ou par action réflexe? Supposons, par exemple, un trouble, une lésion abdominale; la sensation qu'elle détermine est transmise par les filets sympathiques au plexus solaire et à ses ganglions. Comment va-t-elle s'y comporter pour produire la folie? Sera-ce par action directe ou par réflexion? Nous ne pouvons admettre cette action directe, parce que la physiologie et l'anatomie nous montrent le contraire : pour l'anatomie, on n'a pas vu jusqu'ici de filet sympathique traversant un ganglion directement, sans s'y modifier d'une manière quelconque, pour se porter directement sur la moelle et de là se rendre au cerveau. La physiologie nous enseigne que les ganglions sont des centres réflexes et que, l'impression transmise au ganglion semi-lunaire, par exemple, y subit une modification et en repart comme d'un centre pour être réfléchie sur le cerveau.

Deux autopsies de folie sympathique, d'origine abdominale, dont je vous montre les détails vus au microscope, me paraissent éclairer la question et montrer que les ganglions abdominaux du grand sympathique sont intéressés dans ces cas d'aliénation. Rien d'anormal à l'œil nu dans ces ganglions, mais avec le microscope on y voit un très grand nombre de noyaux embryoplastiques, puis un état plus avancé de ces noyaux, c'est-à-dire des corps fusiformes, un tissu lamelleux jeune et courant en divers sens. Le nombre des cellules nerveuses y est diminué ; celles qui restent sont ou saines ou atrophiées, ou remplies de granulations pigmentaires et graisseuses. Quelques-unes présentent encore des noyaux ; chez d'autres ils ont disparu. L'enveloppe de quelques-unes est notablement épaissie, de plus du double.

Les deux femmes qui font le sujet de ces observations avaient eu, avant de devenir aliénées, des affections abdominales subaiguës. L'une d'elles était une hypochondriaque qui disait avoir des milliers d'enfants par jour et qui nous annonçait que ces enfants servaient à faire la soupe de l'hôpital.

L'autre était une lypémaniaque qui avait des idées constantes de suicide. Les anses intestinales, l'épiploon étaient couverts de tractus blancs ; des adhérences réunissaient des portions d'intestin avec le foie, la rate et avec d'autres anses ; le gros intestin était rétréci par places au moyen d'adhérences, et dilaté et aminci dans d'autres. Le côlon transverse était déplacé, il avait pris une direction verticale.

Voici, du reste, l'observation complète de cette dernière :

Obs. XLIII. — *Folie lypémaniaque d'origine sympathique. Affections douloureuses du ventre. — Hallucinations de la sensibilité générale. — Influences électriques. — Idées de suicide.*

C'était une femme âgée de cinquante-quatre ans, qui avait eu, avant d'être aliénée, une affection aiguë du ventre et en avait conservé une très grande sensibilité ; même depuis la folie, elle avait souvent perdu du sang par les selles; pas d'hémorrhoïdes.

La malade était aliénée depuis plus de sept ans, au moment où elle a succombé. Elle avait d'abord présenté des hallucinations de la sensibilité générale, de l'agitation par moment, des idées tristes et de suicide, du refus de manger.

Elle a succombé à de l'inanition, après sept ans de séjour à la Salpêtrière, dans le service de M. Baillarger.

Examen à l'œil nu : Pas d'adhérences entre le gros intestin et les parois abdominales. Le côlon transverse est placé verticalement et arrive, en haut, jusqu'à l'appendice xiphoïde. Il a presque partout des parois excessivement amincies; on ne voit plus de plis transversaux; au contraire, au voisinage du côlon ascendant, il est ratatiné. A sa partie gauche, il est adhérent aux parois abdominales, à la rate, à des anses de l'intestin grêle; il est excessivement dilaté.

Le cæcum est fortement dilaté. Le côlon ascendant est assez notablement dilaté; il adhère aux parties qui sont en arrière, puis, après une excessive dilatation, il se rétrécit et se dilate encore.

La surface interne du gros intestin et de l'intestin grêle présente des saillies couleur pourpre, du volume de grains de millet, constituées par des dilatations veineuses et renfermant presque toutes un petit caillot noir.

L'utérus donne une sensation de flot; il renferme la valeur d'un verre à liqueur de liquide mucoso-purulent qui renferme des globules pyoïdes et de Gluge; quelques globules rouges un peu décolorés.

Rien de particulier dans les poumons, le cœur, dans l'aorte et les autres troncs artériels.

L'encéphale pesait 1200 grammes. Il n'existait pas d'épaississement des méninges. Nous avons trouvé dans le cerveau plusieurs vacuoles remplies d'un liquide couleur lie de vin.

L'*examen microscopique* du cerveau n'a pas été fait, mais j'ai fait celui des ganglions semi-lunaires, de concert avec Gramdry.

Nous y avons trouvé une grande quantité de noyaux embryoplastiques, des corps fusiformes, de l'atrophie des cellules, dont plusieurs semblent devoir disparaître; dans d'autres cellules, au contraire, un état d'altération graisseuse et pigmentaire.

Ainsi, Messieurs, la folie sympathique était accompagnée dans ces deux cas d'altérations caractéristiques du ganglion semi-lunaire, altérations de nature inflammatoire qui ont abouti à la raréfaction et à la nécrose du tissu nerveux ganglionnaire, et qui me semblent démontrer que ces organes sont intéressés dans les manifestations que présentent les aliénés par sympathie.

Lobstein avait déjà observé des altérations du grand sympathique après des maladies de l'intestin, suivies de folie, et en particulier chez une femme hypochondriaque.

Pinel considérait l'hypochondrie comme toujours liée à une lésion du sympathique abdominal.

Bichat avait trouvé le ganglion semi-lunaire fibreux, et, à l'appui de ce fait, je puis citer le cas d'une femme hypochondriaque, qui présentait ce même ganglion fibreux.

Les deux faits dont je viens de vous entretenir viennent donc corroborer les observations faites par Lobstein, Pinel et Bichat, par des résultats de recherches microscopiques qui montrent des lésions dans les ganglions sains à l'œil nu, et qui, d'autre part, fournissent au médecin des indications thérapeutiques pour le traitement d'affections des organes abdominaux dont il peut redouter le retentissement sur les facultés intellectuelles.

Les *maladies du tube intestinal* sont une cause non moins fréquente de folie. Ainsi, les déplacements du côlon transverse coïncident assez souvent avec la folie. Nous avons récemment fait l'autopsie d'une femme aliénée, morte dans le service de M. Baillarger, et qui présentait un déplacement considérable du côlon transverse, qui, de transversal, était devenu perpendiculaire. De plus, il était très dilaté, très aminci, presque réduit à une pelure d'oignon, et dans la vacuité la plus complète. D'autre part, on observait sur l'intestin grêle un rétrécissement considérable.

J'ai eu, dans mes salles, une femme dont la folie lypémaniaque était déterminée par un cancer de l'épiploon.

L'*helminthiase* est souvent cause déterminante de folie. La pathologie infantile en offre des exemples non rares, et le livre de M. Davaine en renferme aussi quelques cas (1). Cette folie vermineuse prend souvent la forme maniaque.

Les *maladies du foie* déterminent souvent l'hypochondrie ou la mélancolie. Ainsi nous avons, dans le service, une femme du nom de B... qui a un ictère chronique, et qui est depuis dans un état de douce mélancolie, accompagnée d'hallucinations de la vue et de l'ouïe.

De même l'hypertrophie de la rate peut suffire à troubler l'exercice de l'intelligence. L'embarras gastrique (De Lucé), le cancer de l'estomac (Mathez, Bonet), les constrictions du côlon (Bergmann, Guislain, Schrœder), peuvent produire la folie ; la grossesse même a déterminé souvent la folie ; Marcé a montré les caractères propres

(1) C. Davaine, *Traité des entozoaires et des maladies vermineuses*. 2e édition. Paris, 1877.

de chaque folie qui survient pendant la grossesse et pendant la lactation (1). (Voy. p. 166.)

Dans la poitrine, nous voyons aussi que les organes qui y sont contenus ont, dans des cas nettement déterminés, amené l'explosion de la folie. On en a observé un exemple bien net dans un déplacement du cœur.

Du côté du poumon, les observations sont loin d'être rares. Ainsi, dans la première période de la phthisie, on voit survenir quelquefois des troubles mentaux. Des femmes deviennent tendres, amoureuses, passionnées, vont jusqu'à l'oubli des plus simples convenances.

Schrœder van der Kolk a cité le cas d'un individu chez lequel trois poussées tuberculeuses ont, à trois reprises différentes, développé une excitation maniaque. J'en ai vu deux cas.

Il est à noter, en effet, que ces prédisposés au tubercule ont toujours été nerveux, impressionnables, émotifs ; il me paraît évident, pour ainsi dire, que leurs cellules cérébrales sont dans le même état d'excitabilité que le sont les cellules médullaires d'un individu prédisposé à l'épilepsie.

D'un autre côté, Messieurs, la folie sympathique compte des adversaires tels que Stahl, Cullen, P. Falret, Georget. Ce dernier a avancé que les troubles des organes éloignés, loin d'être primitifs, c'est-à-dire loin d'être une cause, étaient secondaires, c'est-à-dire un effet. Il est difficile d'admettre, en se plaçant à ce point de vue, qu'une vésanie puisse, par le fait seul du trouble intellectuel, déterminer des lésions et des altérations aussi considérables que, par exemple, des adhérences péritonéales limitées au foie, des déplacements du côlon, comme la folie sympathique en offre assez souvent des exemples.

Comment expliquer, avec cette opinion, le cas cité par Esquirol, d'un enfant ayant des vers intestinaux et présentant des troubles intellectuels qu'il a guéris en le débarrassant de ses vers? D'ailleurs, ne savons-nous pas aussi qu'à la suite de souffrances viscérales intenses, on voit quelquefois éclater, sans fièvre, un délire aigu qui, s'il se prolonge ou se reproduit souvent, mène à un état de folie confirmée? D'un autre côté, l'éruption des dents chez l'en-

(1) Marcé, *Traité de la folie des femmes enceintes, des nouvelles accouchées et des nourrices*, Paris, 1858.

fant provoque quelquefois des accès convulsifs qui peuvent laisser à leur suite le mal comitial s'établir définitivement chez le sujet.

White avait observé sur lui un état hallucinatoire de la vue, quand il avait de la dyspepsie gastro-intestinale ou un trouble du tube digestif.

Ce serait assez, Messieurs, pour vous démontrer l'inanité de la proposition négative de Georget, s'il ne s'était chargé lui-même de la réfuter en admettant qu'une *variété de délire aigu peut être due à des causes éloignées*.

ONZIÈME LEÇON

Folie puerpérale.

MESSIEURS,

On entend, vous le savez, par *folie puerpérale* la folie des femmes enceintes, nouvellement accouchées ou nourrices.

Ce genre de folie serait mieux nommé *folie parturéale*, car l'état puerpéral n'est, à proprement parler, que l'état de la femme à partir du moment des premières douleurs jusqu'à celui du retour des organes génitaux à leur état normal. Quoi qu'il en soit, c'est encore cette dénomination de *folie puerpérale* qui, quoique inexacte, est adoptée par tous les aliénistes.

Faut-il la changer? Je ne pense pas qu'on puisse retirer de ce changement un grand bénéfice, car il en est de cette catégorie de la folie comme de beaucoup d'autres caractérisées par une dénomination abstraite et qui sont destinées à disparaître au fur et à mesure des progrès de l'anatomie pathologique, pour rentrer dans un cadre de maladies mentales à lésions bien observées et bien définies.

Ne sait-on pas, en effet, aujourd'hui que *la maladie* qu'on appelait il n'y a encore que quelques années du nom de *mélancolie* est reconnue aujourd'hui n'être la plupart du temps qu'un symptôme de la paralysie générale (A. Voisin et Burbureaux)?

Des trois catégories que renferme la folie puerpérale : folie des femmes enceintes, des nouvelles accouchées et des nourrices, la première est d'origine sympathique, les deux autres sont de nature vasculaire, anémique ou congestive.

A. *Folie des femmes enceintes.* — C'est la moins nombreuse des trois catégories; 27 pour 310 folies puerpérales d'après Marcé (1) et 28 pour 155 d'après Fuke.

(1) Marcé, *Traité de la folie des femmes enceintes, des nouvelles accouchées et des nourrices.*

Les prodrômes se manifestent chez les femmes enceintes par de l'abattement, de l'immobilité, la perte du courage, par des angoisses, de l'anxiété, une disposition mélancolique parfois très tranchée, des troubles digestifs, cardiaques, plus rarement de l'excitation. D'autres indiquent être sorties de l'état normal par des excès de boisson.

La folie confirmée se produit quelquefois au moment de la conception; alors l'incubation est très courte, d'autres fois elle a lieu pendant le cours de la gestation, surtout au septième mois. La primiparité ne paraît pas avoir d'influence non plus que la multiparité; les plus grandes causes sont du côté des prédispositions héréditaires, des antécédents, comme une grossesse antérieure accompagnée de folie. (On a vu des folies chez une femme au début de sept grossesses, chez une autre au début de dix grossesses.) La forme de l'aliénation mentale est la forme triste avec délire partiel, hallucinations tristes, dipsomanie, folie morale, idées de suicide et d'infanticide très fréquentes; manie rare.

Ces femmes se livrent à des actes délictueux, à des vols portant sur tout indistinctement ou sur des objets spéciaux. Ainsi Marcé cite l'observation d'une dame qui volait spécialement de la volaille, privée qu'elle était momentanément de réfléchir sur les conséquences de sa conduite.

La loi de l'an III considère la femme enceinte comme ne jouissant pas de toute sa liberté morale.

D'un autre côté, certains auteurs ne croient pas à une diminution de responsabilité; je pense que dans ces vols, dit vols d'aliénés, il ne faut pas avoir d'opinion absolue, mais qu'on doit tenir compte des antécédents héréditaires et autres, des mobiles de l'acte, de l'état de l'intelligence, et avoir présents à la mémoire différents cas bien nets que je pourrais citer : par exemple, celui d'une dame qui a présenté de la kleptomanie à toutes ses grossesses, le cas cité par Georget d'une mère de cinq enfants, enceinte de cinq mois, qui les a précipités dans un puits et s'y est jetée ensuite, et celui d'une femme peu intelligente, d'un caractère difficile, triste, qui, pendant sa grossesse, chercha sans raison à empoisonner son mari.

Ce genre de folie présente souvent de l'amélioration et quelquefois se termine par la guérison au moment de l'accouchement; d'autres fois, la folie persiste et s'établit à l'état chronique sans que l'accouchement ait augmenté le délire. Le traitement à instituer devra naturellement être une sorte de révulsion sympathique : bains, affusions froides sur la tête, vésicatoires, cautères et exercices et travail réguliers.

B. *Folie des nouvelles accouchées.* — Cette folie s'est manifestée chez les primipares le plus souvent, d'après Reid, Macdonald, et Fuke, chez les multipares d'après Marcé et moi. Quoi qu'il en soit, l'hérédité est une des causes les plus puissantes prédisposantes. Weil a observé cette cause 14 fois sur 30. D'après mes observations personnelles, je retrouve chez Br... le père mort aliéné, une sœur exaltée ; chez Hu... la mère ivrogne, le père excentrique, extravagant ; chez Mi.... le grand-père paternel mort aliéné, le père mort aliéné.

Il y a aussi à tenir compte de l'état social antérieur, état de malheur, grossesses intempestives, etc., l'état mental antérieur est aussi à noter ; on trouve que toutes ces malades étaient bizarres, singulières, irascibles, exaltées, mobiles, changeantes, ayant des manies ridicules et insignifiantes.

Le début a lieu d'ordinaire avant la fin des six premières semaines, rarement après le deuxième mois.

Cette folie est le plus souvent de nature anémique et est sous la dépendance de la plus ou moins grande quantité de sang perdu ou bien de l'anémie résultant de la lactation.

Quelquefois cependant on observe un état congestif, c'est lorsque la folie est causée par la suspension subite de la lactation, comme pour la malade Hu..., déjà citée, à la suite d'une triste nouvelle apprise le lendemain de l'accouchement. Les causes occasionnelles sont : le retour de la menstruation (cause sympathique), les émotions morales (Hu....), l'éclampsie qui laisse un état de torpeur, l'issue de sang par le sein, admise par Planchon, niée par Marcé ; je l'ai observée dans le cas suivant.

Obs. XLIV. — La nommée Hu..., âgée de trente-huit ans, est entrée le 28 juillet 1865 dans mon service de la Salpêtrière.

Mère morte il y a deux ans, de vieillesse. Buvait de l'eau-de-vie et s'enivrait.

Père vit, est infirme, a fait très mauvais ménage avec sa femme, parce qu'il buvait aussi, et il a ainsi mangé tout son bien,

Ils ont eu quatre enfants : 1° un mort soldat; 2° une fille non mariée, qui a eu des maux d'oreilles; elle a un enfant bien portant; 3° une fille mariée névropathique, qui n'a pas eu d'enfants ; enfin 4° notre malade.

Elle n'a pas eu de maladies étant jeune, n'était pas originale avant son mariage. Mariée à trente ans. Avant son mariage, a eu deux enfants avec son mari actuel ; devenue enceinte au bout de quelques mois de mariage. Ces deux premiers enfants sont morts, l'un d'une fausse couche de trois mois, l'autre au huitième jour, de convulsions. Le premier enfant, né pendant le mariage, est maladif, maigre, tousse, souffre de l'estomac; il a neuf ans. Le deuxième enfant est bien portant. Le troisième est mort à trois ans d'une pneumonie, avec rougeole concomitante.

C'est pendant cette cinquième grossesse que son mari s'est aperçu du début de la folie. A la suite d'observations de son beau-père sur la mauvaise tenue de son ménage, elle devient préoccupée, triste (elle était au huitième mois de sa grossesse).

Le lendemain de l'accouchement, elle apprend la mort de sa mère, qui était à Nancy. Cela lui a porté un coup ; elle a pâli de suite, puis les seins qui étaient gros n'ont pas donné de lait comme les autres fois; il a fallu nourrir l'enfant en partie au biberon. Elle a, dès ce moment, eu la fièvre pendant huit à dix jours, et une céphalalgie qui, depuis lors, ne l'a pas quittée. Elle devint de suite préoccupée. Sa chambre était obscure la nuit, et elle réveillait son mari pour lui montrer des serpents et d'autres animaux; elle entendait au dehors du monde qui parlait d'elle. De ce moment elle a cessé de dormir, et elle se levait fréquemment la nuit. Puis elle était devenue colère. Le jour, elle faisait des actes de méchanceté, jetait la vaisselle par la fenêtre. Sa physionomie exprimait la fureur et effrayait son enfant de six ans. Cependant, elle continua à nourrir son enfant au biberon et au sein. Elle avait à peine un peu de lait. Enfin, au bout de six mois, le lait cessait tout à fait et était remplacé par du *sang;* le père a sevré l'enfant. Dans cette première période, elle était très méchante pour son mari, se laissait cependant approcher par lui. La menstruation n'a pas cessé pendant l'allaitement, comme pour les autres enfants, du reste.

Redevenue enceinte quatre mois après le sevrage, son délire persista, et elle attribuait à des influences mauvaises de personnes l'absence de menstruation. Elle ne voulait pas admettre qu'elle fût enceinte. C'est le monde qui la gonflait, lui faisait mal au ventre, à la tête; « on me lance quelque chose ».

Accouchement à neuf mois. Dès que la poche des eaux fut rompue, elle se lève, crie, va nue à la fenêtre, demande pardon à tout le monde (il était trois heures du matin), ne veut pas se mettre au lit et laisse tomber l'enfant à terre. Le mari va chercher un médecin; il en demande successivement trois. Tous sortis. Une sage-femme refuse de se déranger. Enfin vient une amie qui la délivre. Elle embrasse son enfant et dit : « Pauvre Bonnet! je ne croyais pas : pardonne-moi; je croyais que le monde me gonflait. » Les voisins viennent la voir; elle s'excuse de les avoir insultés. Elle reste raisonnable pendant huit jours. Le lait venait bien. Au bout de ce temps, l'enfant tombe malade et tète à peine. Deux jours après cet accident, elle recommence à délirer, disant qu'on rend son enfant malade. On l'amène à l'hôpital Beaujon, et de là, faute de place, à l'hôpital Necker. L'enfant est trouvé très malade et meurt deux heures après. Au bout de trois jours, le mari va voir sa femme, qui se cachait dans ses draps, persistant à avoir peur. Elle dit à son mari : « Tu m'empêches de dire ce que j'ai à dire. M. et Mme Simon m'ont envoyé ces jours-ci la pisse de leurs chevaux, et il faut que j'avale cela. J'ai mal à la tête, je veux m'en aller. »

Au bout de huit jours, elle prend la pancarte de son lit, va au bureau de l'hôpital, quitte l'hôpital à dix heures du matin et arrive chez son mari, à Courbevoie, tombant de fatigue. Couchée aussitôt, elle n'a pu dormir. Le délire a augmenté ; elle a recommencé à crier, à invectiver, jetait tout par la fenêtre, perdait son linge, ne faisait souvent pas les repas des enfants ; elle allait demander à manger aux voisins. Les enfants étaient battus ; ils avaient faim et disaient que leur mère était enragée. Mêmes hallucinations.

Enfin, le mari va trouver le commissaire. Un médecin vient ; elle lui raconte ses hallucinations de l'ouïe ; elle lui dit une foule de mots grossiers, orduriers, « qu'on lui faisait avaler de l'urine, des crachats, qu'elle voyait des bêtes ». Elle se plaint de céphalalgie (coups de marteau) et lui dit qu'on va lui en faire autant qu'à elle. Mal reçu par le commissaire, le mari se plaint, et son patron fait envoyer le greffier du commissaire, qui vient voir la malade : mais comme celle-ci lui répond bien pendant les quelques minutes que dure l'entretien, le médecin est déclaré fou et la malade raisonnable. Le certificat délivré n'a pas de suite, et la malade reste chez elle dix-huit mois, présentant toujours les mêmes phénomènes. Elle voulait déménager tous les jours ; une fois son mari a cédé ; mais le premier jour de la nouvelle installation elle a voulu aller autre part. « Les Simon lui envoyaient toujours de la pisse. »

Continuation de la méchanceté. A un moment, elle a commencé à frapper ses enfants ; elle en jette un par la fenêtre du rez-de-chaussée (il en est mort rachitique). La voisine va chercher le mari, qui accourt, trouve l'enfant blessé au nez et les deux autres cachés sous le lit, et poursuivis par la mère armée d'un manche à balai.

Le mari va trouver le commissaire. Nouveau certificat du médecin.

La malade arrive à la Salpêtrière.

Depuis son entrée jusqu'à ce jour, novembre 1881, hallucinations, délire de persécution.

La chloroformisation serait d'après Webster une cause occasionnelle de folie chez la femme en couches ; Simpson et Campbell professent le contraire.

Les formes de folie que l'on observe le plus souvent sont : les formes dépressive, raisonnante, maniaque, monomaniaque ; l'incohérence, l'enfantillage s'observent souvent. Dans la forme dépressive, c'est surtout l'état hallucinatoire qui domine, la folie mélancolique se produit surtout après le quinzième jour. La forme maniaque dans les quinze premiers jours est rare ; elle ressemble, par les conceptions délirantes, au délire nerveux des traumatismes, non sans quelque analogie somatique du reste ; elle ne dure quelquefois pas plus de vingt-quatre à quarante-huit heures et commence brusquement sans prodrômes par des hallucinations intenses et par des conceptions impulsives qui conduisent les malades à l'infanticide, au suicide.

Le *diagnostic* aura surtout pour base les commémoratifs et l'examen physique qui peuvent seuls, dans bien des cas, permettre de distinguer ce genre de folie de la manie épileptique ou du *delirium tremens*, car les conceptions délirantes se ressemblent parfois à s'y méprendre.

On devra, dans le cas où on soupçonnera l'épilepsie, rechercher les signes tirés de la morsure de la langue, les contusions et le piqueté de la face.

Quant à l'intoxication alcoolique, on la reconnaît à l'odeur de l'haleine de la malade, aux sueurs profuses, à l'état vultueux de la face, à l'expression de peur et de terreur, à la prédominance des hallucinations de la vue et au tremblement des mains.

Le *pronostic* est toujours grave, soit que la maladie se termine dans les premiers jours par la mort dans le délire et pendant la période d'excitation, soit qu'à cette période succède une période d'adynamie qui se termine par la mort dans le coma, soit enfin que la maladie se termine par l'aliénation mentale.

J'ai laissé de côté, Messieurs, jusqu'à ce moment, l'anatomie pathologique de cette catégorie de folie puerpérale, parce que c'est un point encore très discuté. Des auteurs et en particulier des auteurs étrangers : allemands et anglais, accusent des lésions, une turgescence vasculaire cérébrale, des exhalations de sérosité, de l'opacité arachnoïdienne, une diminution de consistance du tissu cérébral; d'autres auteurs, des Français ceux-là, n'accusent d'autre lésion qu'un piqueté cérébral indiquant une certaine hyperémie.

Pour moi, j'admets des lésions toutes les fois que la maladie est de nature congestive et ces lésions sont celles qui sont produites par la congestion cérébrale ou cérébro-méningée. Il va sans dire que si la maladie est de nature anémique, on ne retrouve que de la pâleur de la substance cérébrale.

Je pourrais appuyer cette opinion sur un grand nombre d'autopsies; je me contenterai de citer les deux suivantes, qui sont pour ainsi dire des cas types :

OBS. XLV. — La nommée B... fut atteinte trois fois de folie puerpérale : la première au cinquième mois de la troisième grossesse guérit en un mois; la seconde douze jours après l'accouchement, et guérit assez vite; la troisième après une quatrième couche.

La folie était à chaque fois une manie religieuse avec excitation très intense et incohérence.

Deux ans après sa dernière attaque de folie, B... mourut de fièvre typhoïde abdominale, pendant laquelle elle reprit la conscience de son état et presque toutes ses facultés générales.

L'autopsie nous montre un pointillé rouge en beaucoup d'endroits et une hyperhémie considérable des couches optiques et de toutes les portions centrales. Les circonvolutions pariétales offrent des amas granulo-graisseux et de pigment dans les gaines périvasculaires. Les couches optiques renferment également des amas graisseux avec des gouttelettes de graisse libres.

En somme, ces lésions sont assez frappantes à côté des circonvolutions frontales qu étaient saines, aussi bien que tout le reste du cerveau.

Il faut bien se garder de conclure à l'état sain d'un cerveau, alors même que l'aspect microscopique ne révèle ni comme teinte, ni comme consistance, aucune lésion; mais on doit toujours y adjoindre l'examen histologique et ne jamais se hâter de qualifier une folie dont on n'a pas fait l'examen nécro-microscopique, de folie *sine materia*. Quant au traitement, on n'aura qu'à se reporter à la nature congestive ou anémique de la maladie, pour employer, soit les révulsifs et les déplétifs, soit les toniques et les ferrugineux, surveiller l'utérus et maintenir la liberté du ventre. Une seule médication est indiquée d'une manière invariable, c'est la pose d'un vésicatoire à la nuque, lorsque la maladie n'offre pas d'issue favorable après six à sept semaines, afin de s'opposer, par cette révulsion énergique, aux exhalations séreuses et aux produits plastiques, qui ne se constituent que trop souvent dans l'encéphale.

Obs. XLVI. — *Folie puerpérale survenue quinze jours après l'accouchement. — Méningo-encéphalite. — Mort. — Autopsie.*

La nommée Kl..., âgée de vingt-quatre ans, est entrée le 15 décembre 1880 dans mon service et elle y est morte le 28 décembre 1880.

Voici les renseignements donnés par le mari :

Il y a trois semaines que sa femme est accouchée à l'hôpital Saint-Louis. L'accouchement a été difficile. Il a duré dix-huit heures. Elle n'a pas été malade après l'accouchement; ce n'est qu'il y a sept jours qu'elle a été prise, sans cause déterminante appréciable, de troubles mentaux.

Elle avait eu une bronchite quelques jours avant l'accouchement.

Le mari a appris qu'il y a dix ans elle a déjà été aliénée. Pas d'alcoolisme.

Elle est primipare. L'enfant se porte bien.

Elle nourrissait son enfant; elle avait beaucoup de lait, qui est bien venu dès les premiers jours.

État à son entrée. — La malade est très agitée; elle parle constamment, d'une façon incohérente.

Le front est couvert de croûtes; saillie légère et rougeur de la peau du front ressemblant à une contusion.

Les pupilles sont égales, la langue sèche ; elle ne tremble pas.

Du poivre mis dans le nez provoque une sensation piquante et désagréable ; mais il est difficile d'étudier l'odorat.

Elle paraît voir des choses qui l'effraient.

Les seins sont très gros, volumineux, et l'on fait sortir facilement du lait.

La peau est sèche. Température axillaire. 39°,3. Sur le ventre on voit très nettement des vergetures.

Le corps de l'utérus remonte encore à quatre travers de doigt au-dessus du pubis.

La pression est douloureuse, à gauche surtout.

Rien autre dans les poumons que quelques râles secs. Rien au cœur.

La malade parle à chaque instant de son sang qu'on va lui prendre. Son langage est excessivement incohérent; on l'entend dire : « Il faut pas tourmenter toujours au lit, je voyais assez clair ; c'est mon sang qui coulait pour tout le monde. »

Pas de signes de paralysie ; pas de tremblement des membres.

La sensibilité au pincement est normale. A plusieurs reprises, le toucher de la colonne vertébrale est extrêmement douloureux au niveau de la 8e lombaire.

Odeur forte des parties génitales.

Purgatif. Vésicatoire à la nuque.

20 décembre. — Température axillaire, 37°,4, le matin.

21 décembre. — La malade est toujours agitée ; elle a des frayeurs. Température axillaire, 37°,4, le matin.

Elle parle de ses enfants, de sa religion juive. Incohérence. Elle parle haut, chante, crie. Les pupilles sont égales, la langue humide, sale. Insomnie.

Purgatif. Vésicatoire à la nuque. Sirop diacode, 30 grammes. Le soir, vésicatoire sur le bas-ventre.

25 décembre. — Température, 38°,6.

26 décembre. — La langue et les lèvres sont sèches, ainsi que l'arrière-gorge. La malade ne mange pas. Bronchite.

Elle a des douleurs utérines. L'utérus n'est pas revenu sur lui-même.

Traitement : ouate et onguent gris sur le ventre. Température, 38 degrés.

27 décembre. — Pustules d'ecthyma en grand nombre sur le dos et les cuisses.

La malade est très faible ; lorsqu'on la lève, elle s'affaisse.

Du sulfate de quinine a été donné chaque jour à la dose de 0gr,60 au lavement.

La malade a succombé dans la nuit du 28 au 29, après avoir eu 42 degrés.

Autopsie. — *Moelle épinière*. — Injection notable de la méninge postérieure. Il n'y a rien de particulier à la vue, à diverses coupes de la moelle.

Encéphale. — Injection considérable des méninges cérébrales ; suffusions ecchymotiques aussi bien à la base qu'à la surface convexe.

Il existe une ecchymose assez grande dans le sillon de séparation de la première frontale droite d'avec a deuxième.

L'injection est plus forte des deux côtés au niveau des lobules frontaux. Apparence normale des vaisseaux de la base et des nerfs de la base. Conformation normale des circonvolutions cérébrales, du cervelet, du bulbe et de la protubérance.

Pas d'épaississement des méninges de la base au niveau des lobules orbitaires, des lobules temporaux, du cervelet, de la protubérance et du bulbe.

Les méninges ne renferment pas de vaisseaux athéromateux. Elles sont fines, n'adhèrent nulle part à la substance corticale.

Les circonvolutions sont bien faites. Leurs plis, leurs sinuosités sont normaux.

Par des coupes perpendiculaires, on constate une injection considérable de tous les vaisseaux capillaires, même les plus petits. Il en résulte un lacis rouge excessivement serré.

Beaucoup de ces capillaires présentent des dilatations de distance en distance.

Les ventricules latéraux et le quatrième n'offrent rien de particulier.

Injection notable des couches optiques.

Examens microscopiques. — Des parties de la substance corticale de toutes les frontales présentent une injection considérable des plus petits vaisseaux, des capillaires les plus fins qui sont bourrés de globules et de matière colorante du sang; de l'hématosine est épanchée dans la substance intermédiaire.

Les poumons sont un peu congestionnés, surtout le droit. Le tissu ne va pas tout de suite au fond de l'eau. Un peu de bronchite. Ni pus, ni adhérences de la plèvre.

Le foie est gras, les reins sont sains. Dans l'abdomen il n'y a pas de pus.

Il existe un kyste de l'ovaire gauche du volume d'une grosse pomme; le kyste renferme un liquide clair.

L'utérus coupé présente une épaisseur de 1 centimètre et demi. Il n'existe pas de pus dans sa cavité, qui est longue de 8 centimètres et demi.

La surface interne est tomenteuse; vers sa partie supérieure se trouvent des ecchymoses et des saillies veineuses hémorrhoïdaires.

L'utérus, fendu au niveau de ces parties ecchymosées, ne présente pas de pus.

Le cœur est gras. Il n'existe pas de lésions valvulaires ni d'endocardite. Deux ou trois muscles valvulaires du cœur gauche présentent de petites suffusions sanguines interstitielles.

C. *Folie des nourrices.* — Ces cas de folie puerpérale sont bien moins nombreux que ceux des deux autres catégories.

On peut les diviser en trois classes :

1° Cas de folie survenant dans les six premières semaines;

2° Cas survenant après plusieurs mois d'allaitement;

3° Cas causés par le sevrage.

La folie est soit anémique, lorsqu'il se produit de l'épuisement général de l'organisme, ou bien elle est congestive, lorsque la lactation est supprimée subitement.

Le plus souvent les symptômes de l'anémie précèdent la folie: amaigrissement, accès de fièvre, amnésie, obtusion intellectuelle, bizarrerie, perversions instinctives, délire.

Les formes de folie sont à peu près les mêmes que pour la précédente catégorie; c'est de la manie, de la mélancolie, de la monomanie, de la folie à double forme, toutes accompagnées d'hallucinations et d'idées impulsives, de tendances homicides, infanticides.

Cette catégorie est moins grave que la précédente; la plupart des cas guérissent, soit par un traitement reconstituant, soit par des révulsifs à la tête, des affusions froides, des bains et l'opium. Une indication à remplir est celle qui est donnée par Rech, c'est-à-dire de reprendre la lactation, dans le cas de folie à la suite de la suspension de cette fonction. Il a vu réussir ce moyen dans deux cas : l'un est celui d'une malade ayant conservé du lait sans nourrir pendant vingt ans; la seconde ayant été malade pendant onze ans. Elles furent guéries en allaitant un jeune chien : la première, pendant trois semaines; la seconde, pendant six semaines.

DOUZIEME LEÇON

Folie avec idées de suicide. Sa physiologie pathologique. Localisation cérébrale.

MESSIEURS,

Je vous disais dans la précédente leçon que je reviendrais sur le sujet de la folie suicide.

Les observations que j'ai faites ont pour objet la localisation cérébrale des idées de suicide.

Depuis longtemps j'avais remarqué que les malades qui ont des idées de suicide se plaignent ordinairement de céphalalgie bregmatique et syncipitale, et décrivent cette douleur dans les termes les plus imagés, la comparant à la sensation que donnerait un clou, un fer chaud, une boule, une vessie pleine. J'avais encore constaté que la température de cette partie du crâne était ordinairement notablement élevée chez ces malades.

Mon attention était donc déjà attirée sur ce point, lorsque des autopsies vinrent en aide à mon observation.

Je constatai de la congestion aiguë ou chronique, des produits de congestion, des exsudats dans les parties des méninges et du cerveau exactement en rapport avec les points où s'était produite la douleur et l'hyperthermie, c'est-à-dire à l'extrémité antérieure du sillon de Rolando qui correspond, vous le savez, au bregma. Les examens histologiques complétèrent ce que je constatais à la vue, et me montrèrent dans la substance cérébrale et au milieu des cellules des produits de congestion et d'inflammation. Après cette période assez longue d'observation et de recherches (je dis longue, car les autopsies sont rares, et je ne pouvais rien avancer sans autopsie), mon opinion a pu se faire; aussi je puis aujourd'hui poser cette conclusion, à savoir, que les idées de suicide chez les aliénés sont liées à des troubles fonctionnels et à des lésions qui siègent dans les parties les plus internes des circonvolutions frontales ascendantes et pariétales. Je dirai plus, les impulsions dangereuses au suicide, à l'homicide, aux actes violents, ont leur origine dans ces circonvolutions.

Je commencerai par les signes observés sur plusieurs des malades de mon service.

Obs. XLVII. — Un nommé Dechois..., atteint de lypémanie avec idées de suicide, souffrait d'une douleur syncipitale qui, très limitée d'abord, s'étendait tous les jours. Le malade y ressentait une sensation de chaleur continue, insupportable. J'ai pu maintes fois mesurer la température crânienne en ce point. Elle était de 38 à 39 degrés. (La température axillaire était à 37°,2.) La persistance de la continuité de la douleur et de la chaleur était la cause de son désespoir et de ses idées de suicide.

Obs. XLVIII. — Une dame R..., atteinte de folie lypémaniaque, éprouvait depuis le début une douleur fixe dans la région syncipitale, accompagnée de battements dans la tête. Cette douleur lui donnait des idées de suicide.

La région syncipitale était d'une chaleur exagérée, perceptible à la main, et que le thermomètre montrait être de 38°,5. (La température axillaire était à 37°,4.)

Obs. XLIX. — Une femme Gris... a été amenée dans mon service le 13 février 1872 et y est morte le 17.

Elle était atteinte de lypémanie avec idées incessantes de suicide. Malgré son état physique dont la cause était une inanition volontaire, cette femme chercha, à la veille de sa mort, à s'introduire dans la bouche un morceau de linge qu'elle avait pelotonné.

Elle portait souvent la main au haut de la tête, au bregma, avec l'apparence de la souffrance. Cette partie avait une température au-dessus de la normale. En effet, elle était de 39 degrés (supérieure de 2 degrés à la température axillaire, qui n'était qu'à 37°,2). Je reviendrai sur l'autopsie de cette femme.

Obs. L. — Une nommée Chamb..., lypémaniaque, avait des idées de suicide tellement constantes, qu'il était impossible de la laisser seule un seul instant.

Elle avait essayé de se pendre, elle s'était coupé le cou, en avant du larynx, puis elle refusa de manger, et il fut nécessaire, pendant plusieurs mois, de la nourrir par la sonde œsophagienne. Elle se plaignait de céphalalgie bregmato-syncipitale.

La température de cette région était élevée notablement au-dessus de la normale elle était de 37 degrés. (L'axillaire n'était que de 37 degrés.)

Obs. LI. — Une nommée Baud..., atteinte de folie lypémaniaque avec idées de suicide, s'est précipitée deux fois dans un puits, a avalé une autre fois de l'eau de Javelle, et a cherché maintes fois à se suicider, depuis qu'elle est dans mon service.

La physionomie de cette femme présente à un haut degré l'apparence de la souffrance; mais elle n'accuse de douleurs dans aucun point du corps.

La température de la région bregmatique a été prise à plusieurs reprises et été chaque fois plus élevée que la normale.

1 fois elle était de		36°,2. (La température axillaire était de			37°,3
1 fois	—	36°	—	—	36°,2
1 fois	—	36°,5	—	—	36°,8
1 fois	—	36°,8	—	—	36°,9

Voici maintenant les résultats que m'ont donnés les autopsies que j'ai faites : la première est celle de cette femme Gris..., qui a succombé à de l'inanition volontaire, et qui s'introduisait un linge dans la bouche pour s'étouffer. Entrée le 13 février 1872 dans mon service, elle y est morte le 17.

Les veines méningées qui couraient à droite et à gauche sur les parties internes des circonvolutions frontales ascendantes et 1re et 2e pariétales, et de la partie la plus antérieure de l'occipitale la plus interne, étaient gorgées de sang, et les méninges y étaient très épaissies et hyperhémiées, et il existait un kyste séreux du volume d'une petite pomme qui s'appuyait sur les circonvolutions pariétales gauches.

De plus, une coupe antéro-postérieure et horizontale de chaque hémisphère, pratiquée à la profondeur de 1 centimètre, faisait voir une teinte rouge et violacée qui occupait la partie la plus interne de la frontale ascendante et 1re pariétale (2e pariétale de Gratiolet) gauches et de la 1re pariétale droite.

La nommée Chamb... (celle qui a tenté de se pendre et qui s'était coupé la partie antérieure du cou) a présenté à l'autopsie les particularités suivantes :

Il existait une hyperhémie méningée considérable dans le sillon qui sépare la 1re frontale gauche de la frontale ascendante, à la surface de la 1re pariétale (à sa partie interne) et dans le territoire contigu.

Chez une nommée Paul, qui a tenté un triple infanticide et qui s'est suicidée en avalant une fourchette qui a déterminé la perforation du duodénum, il existait dans la partie la plus interne de la 2e pariétale droite des dilatations et des pertuis vasculaires indiquant un état de congestion déjà ancien.

Ces dilatations vasculaires se continuaient dans la partie sous-jacente de la couronne de Reil.

Les dessins exécutés d'après des coupes fines de la partie la plus interne de cette 2e pariétale droite montrent de la prolifération nucléaire dans les capillaires de cette circonvolution, et indiquent bien un état hyperhémique chronique.

Je vous ai exposé les faits qui concernent la folie suicide; je vous ai montré des dessins représentant des lésions, qui ont été exécutés au moment même des autopsies. Il me reste à chercher s'il est possible de donner de ces faits une explication rationnelle.

Je le crois, et je compte vous faire voir qu'il y a une corrélation entre ces faits et les données acquises sur les localisations cérébrales.

L'observation d'une femme Canon, morte il y a quelques années dans mon service, m'a beaucoup servi à ce sujet.

Cette femme, âgée de 55 ans, avait subi une condamnation pour vol, et, après sa sortie de prison, elle eut beaucoup à souffrir des révélations que l'on faisait à son sujet, et n'a pu que très difficilement trouver de l'ouvrage.

Elle était un peu sourde, et tout pour elle devint illusion de l'ouïe; elle croyait que ceux qu'elle voyait parler s'occupaient d'elle et la dénonçaient. Elle fréquentait assidûment l'église de Montmartre et s'imagina que le curé était son ennemi acharné, qu'il l'injuriait dans l'église, en chaire même.

Elle essaya en vain de voyager; partout elle entendait des gens chuchoter et dire : « La voilà, il ne faut rien lui acheter! »

Exaspérée, elle se rendit de Marseille à Paris, alla dans l'église de Montmartre un dimanche pendant l'office, et elle tira trois coups de pistolet sur le curé pendant qu'il prêchait. Arrêtée, elle déclara qu'elle avait commis cet acte pour passer devant une cour d'assises et pour pouvoir dévoiler les persécutions dont elle était l'objet de la part des curés.

Elle fut reconnue aliénée et envoyée dans mon service.

Je constatai que cette femme avait des hallucinations, qu'elle était très violente, et je pensai que cet état se liait à un processus congestif.

La malade était sujette à des accès de colère d'une intensité extrême; son caractère devint de plus en plus acariâtre; elle m'injuriait, me menaçait, arrivait vers moi la tête droite, le port méprisant; la moindre observation, le moindre froissement l'irritaient, et dans ses accès de colère, ses yeux flamboyaient et rougissaient. Elle menaçait et frappait les employés du service et les autres malades. A chaque instant, elle était sur le point d'avoir des impulsions méchantes et dangereuses; au moindre obstacle qui s'opposait à sa volonté, elle prenait une chaise ou un autre objet pour le jeter à la tête des gens.

Un jour, entre autres, à la suite d'une légère dispute avec une autre malade, elle la frappa si violemment qu'elle en mourut.

Elle ramassait tous les morceaux de verre et les aiguisait, puis elle fit de même d'un morceau de zinc, et l'affila si bien qu'elle en fit une arme dangereuse.

Elle nous déclara enfin que si le 22 juillet elle n'était pas sortie, elle se tuerait.

Elle se pendit le 22 avril.

L'autopsie me montra dans la partie supéro-interne des circonvolutions pariétales, entre elles et la pie-mère, un exsudat jaunâtre pultacé, comparable à du mastic, ayant un demi-millimètre d'épaisseur. Cet exsudat occupait précisément la partie supéro-interne de la 1re la 2e et de circonvolutions pariétale droites, la partie intserne de la 1re pariétale gauche et une très petite portion de la 2e circonvolution occipitale droite. A la coupe, la substance grise de ces circonvolutions était décolorée.

Cet exsudat, examiné au microscope, présentait un substratum amorphe granuleux, renfermait des leucocytes et quelques vaisseaux en voie de formation.

Les cellules de la circonvolution pariétale droite étaient graisseuses et fortement pigmentées, et dans plusieurs le cylindre présentait un commencement de désagrégation.

Cette observation venant après les autres dont je vous ai donné les détails, me paraît être d'une importance considérable pour la localisation : Voilà, en effet, une femme qui a manifesté pendant plusieurs mois, sous mes yeux, les impulsions les plus soudaines, les plus dangereuses, et qui, s'étant suicidée, offre des lésions éminemment de date récente sur et dans les mêmes circonvolutions que celles que je vous ai montrées atteintes dans les autres cas de folie suicide.

Le processus morbide est pris sur le fait, et il est impossible de ne pas trouver de relation entre ce dernier acte de sa vie et les lésions et l'exsudat des circonvolutions pariétales. Or, si vous vous reportez aux connaissances que l'on a aujourd'hui sur les centres psycho-moteurs et sur le rôle des circonvolutions pariétales et des lobules des plis pariétaux dans les phénomènes de motilité, vous comprendrez l'importance qu'il y a à rencontrer ces altérations chez une malade qui présentait au plus haut degré les tendances impulsives.

Je chercherai à pénétrer plus avant dans la physiologie pathologique de ces phénomènes maladifs.

Comment expliquer que des idées délirantes puissent avoir leur siège dans des circonvolutions considérées comme dévolues à la motilité?

L'explication est très simple, lorsqu'on accepte les opinions de Ferrier, de Carville et de Duret sur la participation d'un effort intellectuel et volontaire à la fonction motrice des circonvolutions appelées par ce fait psycho-motrices; lorsqu'on connaît les travaux de Meynert sur les fonctions différentes des couches de cellules de l'écorce cérébrale; en un mot, si l'on admet que des centres psychiques occupent les mêmes régions que les centres moteurs.

L'étude de l'aphasie a déjà fait avancer cette question, car il est de plus en plus évident, pour quiconque examine un aphasique, que son infirmité dépend de la perte de la mémoire des mots et de l'incoordination des mouvements de la langue et des lèvres, et comme des lésions très limitées de la 3e circonvolution frontale l'ont produite, il est certain que les altérations ont atteint un centre psychique, siège de la mémoire des mots, et un centre moteur, siège des mouvements coordonnés de la langue et des lèvres.

L'anatomie de la substance grise d'une circonvolution montre, du reste, des différences tellement grandes dans la forme des cellules, qu'il est évident que les fonctions de ces groupes dissemblables de cellules ne sont pas les mêmes. Les unes sont fusiformes et sont pourvues de prolongements plus ou moins nombreux; d'autres sont arrondies, et, ce qui permet encore davantage d'admettre pour ces diverses variétés de cellules des fonctions différentes, c'est que les unes sont absolument semblables à la forme des cellules sensitives de la moelle épinière, et que d'autres, celles pourvues de prolongements, ressemblent aux cellules motrices de cet organe. En effet, les éléments de la 1re couche et de la 4e sont arrondis, rarement allongés, ou pyramidaux, ou triangulaires, et ressemblent aux noyaux sensibles de la moelle allongée, et les éléments de la 2e, de la 3e et de la 5e couche sont pyramidaux et fusiformes et ont une conformation semblable à celle des cellules des noyaux des nerfs moteurs dans la moelle allongée et dans la moelle épinière.

Pour en revenir à notre sujet, la réunion de cellules sensitivo-psychiques et de cellules motrices dans la même zone de substance grise d'une circonvolution nous permet de comprendre l'association de deux phénomènes d'une nature aussi dissemblable que la douleur et l'impulsion au suicide.

Mais sachez qu'il faut que cette douleur soit forte, continue, sans répit, et c'est le cas pour ces malades ; et c'est alors que la douleur peut déterminer une série d'idées qui conduisent à une incitation volontaire de nature triste, à une impulsion suicide.

De plus, la douleur peut provoquer les impulsions les plus dangereuses, lorsqu'elle est liée à des lésions congestives méningo-cérébrales capables d'irriter, de titiller les cellules sensitivo-psychiques et motrices sous-jacentes.

Dans certains cas, ces lésions pourraient même exister sans douleur et n'en déterminer pas moins l'impulsion dangereuse.

En résumé :

1° Les considérations dans lesquelles je suis entré au sujet de l'idée de suicide sont, en somme, en concordance avec l'opinion qui a cours aujourd'hui sur la réunion dans les mêmes circonvolutions de centres psychiques et moteurs ;

2° La rapidité des actes impulsifs est encore une preuve de la relation intime qui lie la pensée à la manifestation extérieure et inconsciente et du siège dans une même partie de l'écorce cérébrale de centres psychiques et de centres moteurs ; et il semble que la soudaineté des actes impulsifs s'explique par la transmission à des cellules motrices, par l'intermédiaire des fibres nerveuses du réticulum, de l'irritation des cellules sensitivo-psychiques avoisinantes ;

3° La clinique et l'anatomie pathologique se sont accordées, dans un certain nombre de cas, pour m'autoriser à localiser l'idée de suicide et l'impulsion au suicide dans un territoire de l'écorce cérébrale correspondant à la région bregmatico-iniaque, et situé dans la partie la plus interne des 1re et 2e circonvolutions pariétales, et dans les lobules pariétaux, c'est-à-dire dans les parties moyennes du cerveau.

TREIZIEME LEÇON

De la folie causée par le siège de Paris et par la Commune.

MESSIEURS,

J'ai l'intention de vous faire passer, aujourd'hui, sous les yeux plusieurs cas d'affections mentales qui ont trouvé, dans les phases inouïes que notre pays a traversées, toutes leurs causes d'origine et de développement. Ce n'est pas en moi, croyez-le bien, un simple désir d'ajouter quelques traits à ces tristes tableaux, et d'exciter gratuitement votre curiosité par cette exposition de quelques conséquences bien douloureuses du siège et de la Commune.

Si je n'ai pas craint de sembler peut-être rechercher le bénéfice facile de l'intérêt d'une telle revue rétrospective, c'est que j'ai trouvé là des observations qui sont d'une certaine utilité pour la discussion de points assez importants de la pathogénie des affections mentales.

Tout d'abord, Messieurs, il est une question préjudicielle qu'il me faut résoudre devant vous.

On a dit, et vous avez entendu dire, qu'à Paris, le nombre de ceux qui avaient perdu la raison au milieu des désastres de la patrie, est bien moins considérable qu'on aurait pu l'imaginer; mais on me paraît avoir surtout établi cette allégation sur des statistiques faites dans des établissements qui reçoivent les individus aisés ou riches. Appliquée à ce cas spécial, cette remarque est exacte, j'en conviens, parce que la plupart des personnes appartenant à ces classes, ont pu quitter Paris après le siège, se reposer, se reconstituer, et échapper aux vexations qu'ont eu à supporter ceux qui sont restés dans Paris sous la Commune. Mais on ne saurait plus l'admettre à l'endroit des indigents et de ceux dont les ressources, reposant sur le travail journalier, ne leur ont pas permis de quitter Paris. Ceux-là, et principalement les femmes, ont été éprouvés en grand nombre.

Ceci posé, j'aborde l'examen d'un principe de pathogénie généralement admis en pathologie mentale et dont le domaine me semble avoir été étendu outre mesure, c'est, du moins, ce que j'espère vous démontrer, justement à l'aide d'observations relatives à plusieurs malheureuses victimes du premier ou du second siège.

C'est un article de foi, devant lequel se sont inclinés beaucoup d'aliénistes depuis longtemps déjà, que toute folie simple relève en dernière analyse de l'hérédité ou de l'idiosyncrasie; pour eux, ces causes prédisposantes sont tout, les causes occasionnelles presque rien, pas même toujours l'étincelle qui allume le feu tout préparé.

Cette proposition exprime la vérité dans la plupart des circonstances.

Oui, il est bien vrai; scrutez avec soin, comme sans parti pris, les ascendants et le passé d'un individu qui vient d'être frappé d'aliénation, et le plus souvent vous retrouverez plus ou moins haut dans ses ascendants, soit paternels, soit maternels, la preuve indiscutable de l'hérédité, comme aussi vous pourrez retrouver plus ou moins loin dans l'histoire fidèle de sa vie antérieure, l'indice non moins flagrant de l'idiosyncrasie déjà révélée par des paroles, des tendances, par des actes plus ou moins nombreux, plus ou moins délirants, plus ou moins remarqués.

Mais je crois fermement qu'en certaines circonstances, en dehors de toute hérédité, en dehors de toute idiosyncrasie, sans aucun avertissement antérieur, les causes occasionnelles s'accumulent, pour ainsi dire, sur un même individu, avec une énergie prolongée et toujours croissante, et peuvent atteindre le pouvoir décisif de l'hérédité et de l'idiosyncrasie.

Or, Messieurs, songez un seul instant à cet espace de temps qui s'étend de juillet 1870 à juin 1871, et dites-moi s'il fut jamais un concours d'événements plus aptes à constituer un programme suivant lequel les causes occasionnelles, contingentes, accidentelles, suffisent à elles seules pour briser un ressort, même bien trempé, d'une intelligence humaine.

Ces défaites sur défaites au lendemain même des espérances les plus vives, en apparence les mieux fondées, au milieu des rêves les plus caressés de cette gloire militaire qui exalte jusqu'aux plus vulgaires esprits; puis ce siège de cinq mois, avec ces alternatives d'illusions toujours déçues et de désespoirs toujours croissants, avec les gardes aux remparts, les longues stations aux portes des marchands, les alarmes des émeutes, la famine, l'hiver sibérien, le bombardement et la capitulation finale, seule récompense de tant d'infortunes et de tant d'efforts.

Puis, sans trêve, la guerre civile, et quelle guerre civile! succédant à la guerre contre l'étranger, la Commune où les esprits déjà frappés ont pu sombrer définitivement dans les privations continuées, les passions politiques poussées jusqu'à la fureur, l'alcoolisme, la terreur des fusillades dans les rues, les perquisitions faites par les insurgés dans les maisons; des assassinats publics, des incendies organisés.

De toutes les causes morales et physiques qui peuvent troubler l'harmonie des forces cérébrales, soit par des fatigues fonctionnelles exagérées, soit par l'usure organique, aucune n'a manqué à chacun des instants de ces longs mois, et, alors, la raison, le sens commun affirment qu'une telle série progressive peut conduire, sans rien de préalable, un esprit donné jusqu'à la folie; et, ici, comme toujours, la raison, le sens commun, sont d'accord avec les résultats de l'observation.

Sans doute, parmi ceux qui ont le plus souffert, tous n'ont pas payé de leur raison, mais c'est qu'aussi, même parmi ceux-là, tous n'ont pas enduré les mêmes privations, n'ont pas assisté aux mêmes scènes terribles, n'ont pas joué les mêmes rôles; tous enfin n'avaient pas la même force physique et morale à opposer aux événements.

Ainsi, pour n'en donner qu'un exemple saisissant, il est de toute évidence que les femmes ont été plus frappées que les hommes, parce que, toutes choses égales d'ailleurs, la folie trouvait de nouveaux appoints dans l'irritabilité nerveuse, dans la faiblesse physique spéciales à leur sexe.

D'une façon générale, si on pouvait dresser une balance exacte pour chacun, on pourrait voir nettement que chaque cas de folie a correspondu à un total maximum de causes, et que parfois ce maximum a pu être atteint, sans que l'hérédité ou l'idiosyncrasie figurent en rien en ligne de compte.

Encore une fois, c'est ce dernier membre de la proposition que je me propose d'élucider ici par des faits.

Voici d'abord des observations de folie par anémie.

OBS. LII. — Une femme de cinquante-deux ans, dont les ascendants n'ont jamais été atteints d'affection mentale, s'était toujours bien portée jusqu'en mars 1871. Jusque-là ses fonctions intellectuelles étaient restés absolument saines. Elle habitait alors Asnières. Les insurgés vinrent s'y installer, et pendant huit jours elle fut l'objet de leurs injures, de leurs menaces; elle fut surtout très maltraitée par « un homme en blouse, à figure sinistre ». Elle dut passer les derniers jours de cette lamentable semaine dans une cave.

Quand elle en sortit, elle eut une ménorrhagie très abondante, et le lendemain fut prise d'hallucinations de la vue : elle voyait « l'homme en blouse » dans sa chambre, partout dans sa maison, partout où elle allait. Elle voyait aussi des chats-huants et entendait le tumulte d'hommes, d'animaux qui combattaient.

A ces hallucinations s'ajoutèrent des bourdonnements d'oreilles, de l'insomnie, une mobilité incessante des idées, une sensation continue de vague cérébral, de l'amaigrissement, une pâleur considérable de la peau, un état de tristesse invincible.

C'est dans cette situation que je la vis, quatre mois après le début de ces accidents. Je la guéris par le bromure de potassium, les toniques et les ferrugineux.

OBS. LIII. — Une autre femme, âgée de trente-sept ans, n'ayant dans ses antécédents aucun signe d'hérédité morbide, habitait Plaisance : elle s'était toujours très bien portée de tous points jusqu'au mois de janvier 1871. Elle fut fortement commotionnée par le bombardement prussien; en même temps, les vivres devenant de plus en plus rares, elle souffrit de la faim. Elle commença à prendre en haine son fils aîné, à chercher querelle à tous ceux qui l'entouraient, à commettre des actes incohérents. On la vit, en plein jour, fureter dans tous les coins avec une chandelle allumée; puis elle négligea entièrement son ménage et tomba dans un mutisme complet.

Lorsque je la vis, six mois après ces événements, ces phénomènes étaient compliqués de cachexie anémique, d'hallucinations de l'ouïe, de rêvasseries constantes, de cet état de vague de l'intelligence que j'ai déjà signalé.

Jusqu'à aujourd'hui, sa maladie n'a pas été modifiée par le hachisch et le bromure de potassium, l'hydrothérapie, les dérivatifs, le fer.

OBS. LIV. — Une femme âgée de soixante ans, sans antécédents héréditaires ou idiosyncrasiques, d'une nature très calme, habitait Neuilly pendant les combats qui s'y sont livrés en avril et mai 1871. Elle dut se réfugier dans la cave de sa maison et y rester près de deux mois. Là, elle devint profondément anémique ; puis elle eut des hallucinations de l'ouïe, de nature injurieuse, et des idées de persécution : elle était dans une terreur continuelle des insurgés, tremblant au moindre bruit, croyant sans cesse qu'on venait l'arrêter, pleurant nuit et jour. Elle se laissa même souvent aller à des paroles, à des actes violents envers son mari.

La maladie a complètement cédé à un traitement tonique et ferrugineux.

OBS. LV. — Un jeune homme de vingt-huit ans, ne présentant, dans ses antécédents soit personnels, soit héréditaires, aucune disposition à l'aliénation mentale, avait toujours été bien portant jusqu'au siège de Metz, où il eut beaucoup à souffrir, moralement et physiquement.

Il présenta bientôt une anémie profonde, une étrange susceptibilité de caractère, de la loquacité, des idées de persécution ; il s'imaginait que des espions le poursuivaient, qu'il était trahi par ses domestiques. En août 1871, sous l'influence d'un délire hypochondriaque des plus accentués, il s'était enveloppé dans une couverture, disant que ses entrailles allaient sortir, qu'il se sentait mourir.

Il s'améliora assez promptement au moyen de ferrugineux, de bains sulfureux, d'une alimentation reconstituante.

Voici maintenant, Messieurs, trois observations de folie congestive ;

Obs. LVI. — Une jeune femme de vingt-cinq ans, qui ne présentait aucune prédisposition ni dans ses ascendants ni dans son passé, s'était toujours bien portée jusqu'au 17 mai 1871, jour où la Commune a fait arrêter, comme réfractaire, son mari, qui fut conduit à la Conciergerie. Elle avait alors ses règles ; la menstruation fut immédiatement suspendue.

Dès ce jour aussi, la mère a remarqué que l'intelligence de sa fille était notablement troublée ; elle interpréta faussement les actes, les faits les plus simples, prit des habitudes de coquetterie outrée, frappa sa mère. Elle cessa de s'intéresser à son mari, qui, trouvé sans papiers d'identité dans les bâtiments de la Préfecture, fut dirigé sur les pontons de Brest.

La folie de cette femme s'est caractérisée de plus en plus par des craintes imaginaires, des hallucinations de nature terrifiante, un état lypémaniaque très accentué qui dure encore.

Obs. LVII. — Une autre femme, âgée de quarante-deux ans, sans aucun antécédent de folie ni de névrose, de bonne santé habituelle, d'un caractère doux, travailleur, habitait Plaisance avec son mari, au moment de l'insurrection de mars 1871.

Pendant les deux jours qu'on se battit dans Plaisance même, sa folie débuta par des actes religieux excessifs consistant surtout en signes de croix, en génuflexions continuelles. Le troisième jour, elle se barricada dans sa chambre, poussant des cris, cassant la vaisselle ; il fallut forcer la porte pour entrer.

Aujourd'hui, la maladie consiste en une folie lypémaniaque et de persécution dans laquelle cette femme se montre turbulente, violente, injurieuse, surtout sous l'empire d'hallucinations terrifiantes.

Obs. LVIII. — Une femme de quarante-cinq ans, rentrant chez elle, sous la Commune, ne trouva plus rien de son mobilier qui venait d'être enlevé par les insurgés. Elle était à une période cataméniale : le jour même, les règles se supprimèrent, puis, aussitôt, cette femme tomba dans la mélancolie, cessa de s'occuper de son ménage, restant des heures entières immobile et muette. Son mari dut la soigner comme on soigne un enfant.

Tel était son état lorsque les insurgés vinrent chercher son mari pour le forcer à se battre contre la troupe. Cet homme put s'échapper et rentrer chez lui après une heure d'absence ; mais il trouva sa femme dans un état d'agitation extrême, ne parlant que de prison, d'incendies, de mort. Le lendemain, l'agitation avait encore augmenté, et la malade tenta de se jeter par la fenêtre, puis de se donner un coup de couteau.

Aujourd'hui, la folie est simplement lypémaniaque et accompagnée d'hallucinations de l'ouïe de nature pénible.

Chez une autre femme encore, il a été impossible de découvrir la moindre influence exercée par l'hérédité ou l'idiosyncrasie.

Voici, Messieurs, un exemple de folie par irritation sensorielle. — Je commence par vous dire que la même remarque que je faisais à la fin de l'observation précédente est applicable à la malade dont il s'agit ici.

Obs. LIX. — Une femme, âgée de cinquante-trois ans, était atteinte depuis l'âge de quinze ans de surdité incomplète causée par le bruit d'un coup de fusil tiré auprès d'elle; depuis, elle avait eu aussi presque continuellement des bourdonnements d'oreilles.

Pendant l'insurrection de mars 1871, des obus éclatèrent près d'elle; elle en fut profondément troublée. Presque aussitôt, elle eut des hallucinations de l'ouïe, entendit des voix qui partaient des murs; puis, insensiblement, elle en arriva à rester indifférente aux choses de son ménage, à passer les nuits, comme les jours, à s'agiter, à crier, à chanter.

Aujourd'hui, la maladie se borne à des hallucinations de l'ouïe et à de l'excitation par moments.

J'ai soigné cette femme par les purgatifs, par des cautères placés derrière chaque oreille.

J'ai eu aussi l'occasion d'observer une hystéro-épilepsie accompagnée de désordres intellectuels, développée dans les mêmes conditions.

Obs. LX. — Une jeune fille de dix-sept ans, qui ne présentait aucune prédisposition, traversait avec sa mère la rue de Grenelle pendant que les troupes de Versailles entraient dans Paris : un obus vint éclater à quelques pas, tuant la mère, qui fut décapitée, sans même blesser la fille. La malheureuse enfant fut prise aussitôt de syncope, de tremblement, et, dans la même journée, d'une attaque hystéro-épileptique qui fut suivie d'autres, au nombre de deux à six par jour; dans l'intervalle des accès, la malade, les yeux hagards, restait plongée dans la stupeur, ou bien riait pendant des heures entières; étrangère à tout ce qui se passait autour d'elle, et devenue paraplégique, elle avait complètement perdu le souvenir de la catastrophe qui l'avait mise dans un tel état. Elle resta ainsi quatre mois, soignée à l'eau sédative par un charlatan.

C'est alors que je la vis; j'administrai le bromure de potassium; les accès diminuèrent en nombre et en intensité; l'intelligence revint insensiblement.

Restait, après huit mois de maladie, la paraplégie, dont je confiai la cure à mon interne. Les premières séances d'électrisation sur les membres inférieurs et la colonne vertébrale furent difficilement supportées ; deux fois elles déterminèrent des attaques d'hystérie, mais, en persistant, nous arrivâmes à faire tolérer les courants électriques induits et à réveiller les mouvements des membres inférieurs. La malade put faire quelques pas dans la rue en s'aidant de deux bras ; enfin, à la suite d'un petit accès hystérique, elle recouvra intégralement l'usage de ses jambes.

Aujourd'hui, la santé de cette jeune fille n'est guère plus troublée que par une excitation légère survenant un peu avant les règles. (Elle s'est mariée depuis.)

Je termine enfin, Messieurs, par une observation de paralysie générale puisée à la même source.

Obs. LXI. — Une femme de quarante ans, sans influence héréditaire ou idiosyncrasique, s'était signalée sous la Commune, comme vivandière, par son zèle ardent, et par des actes d'intempérance excessive. Dans les derniers jours de la Commune, elle servit sur une des canonnières du Point-du-Jour, et, l'insurrection vaincue, elle sortit de Paris avec des insurgés, se rendit à Bourges, où elle coopéra à l'incendie de monuments, puis revint à Paris, où elle fut prise d'une excitation des plus violentes, qui la fit conduire ici. La malheureuse, la face congestionnée, en proie à des hallucinations terrifiantes de l'ouïe et de la vue, gesticulait, vociférait sans relâche. J'ai écrit pendant quelques instants les paroles qu'elle prononçait et qui, malheureusement, se rapportent à des faits vrais dans lesquels elle a rempli un rôle actif avec son mari. Je vais vous les lire, pour vous donner une idée exacte de l'exaltation effroyable de cette malade. Voici :

« Nous avons renfermé la France ; nous allons mettre de côté, parce qu'il y a de l'or dessous. Nous allons mettre le feu.

» Nous n'avons que la peine de bourrer les canons. La canonnière est à Bourges.

» — D. Qui a mis le feu ?

» — R. Moi, donc (en disant cela, elle s'exalte, et sa physionomie rayonne d'une joie sauvage).

» Nous avons fait brûler toutes les maisons, et c'était-il beau ! nous avons fait un beau feu d'artifice, nom de Dieu !

» Nous avons mis le feu dans le fourneau, puis nous l'avons renversé, et le feu a pris.

» Nous avons mis le pétrole sur les murs. Que c'était beau !

» Léonie, Madeleine, Alexandrine, ont mis le feu.

» Nous avons brûlé les murs.

» Nous avons trouvé des louis : ils sont tous à *yeur* place.

» Ça a flambé. Nous avions les fourneaux tout prêts.

» Il a fallu faire le feu d'artifice sur la place. Alexandrine nous mettait à nos places Nous avions des outils. Voilà Madeleine arrivée. C'est nous les premiers.

» C'était très amusant ! il n'y avait rien de plus beau !

» Nous avions du vin de Bordeaux.

» Nous brûlerons l'eau. Nous brûlerons la Loire pour en faire une bassinoire.

» Nous avons mis des fourneaux dans les égouts.

» Si on mettait le feu, ça irait mieux, on trouverait tout facilement.

» C'est moi qui ai placé toutes les cartouches.

» Madeleine avait sa lunette d'approche et son fusil. La canonnière, c'est Madeleine, ah ! ah ! c'est si beau ! (Elle chante.) La canonnière ! marche, canonnière !!!

» Nous avons mis le feu à la tour de Bourges ; nous avons mis le feu aux cloches: nous disions : Ça fera de l'argent. *Nous allions à la Butte.*

» On a éteint le feu ; nous nous sommes en allés.

» Léonie balance la Seine ; elle est dans la Seine.

» — D. Qu'alliez-vous faire à Bourges ?

» — R. Chercher l'argent en dessous... C'était rempli d'argent ; c'était tout en or. Madeleine met le feu aux fourneaux. C'était-il beau ! Sur les arbres c'est rien que des pompons.

» Nous avons qu'à prendre, nous avons qu'à faire un feu d'artifice tout le temps, nous ferons notre quartier ; nous partagerons.

» X..., c'est lui qui nous mettait le feu. »

Elle resta ainsi huit jours sans le moindre calme. Un soir, elle eut une épistaxis abondante, puis succomba quelques instants après comme sidérée.

A l'autopsie, nous trouvâmes une hémorrhagie méningée très considérable et les lésions caractéristiques de la paralysie générale au début.

Voilà, Messieurs, parmi les malades que j'ai reçues dans mes salles ou que j'ai eu à soigner ailleurs, quelques-uns des cas les plus convaincants de folie rapide survenue sous l'influence de causes purement occasionnelles.

Messieurs, un mot encore avant de finir : J'ai pensé qu'il vous serait d'une certaine utilité de voir nos aliénés aller ailleurs que dans cet amphithéâtre où leur allure naturelle peut se trouver modifiée, de les voir dans leur milieu propre, dans les cours, les dortoirs, les chalets où elles sont habituées à recevoir quotidiennement la visite du médecin et des élèves.

Vous savez, Messieurs, qu'à ce propos les avis sont partagés : parmi les aliénistes, les uns pensent qu'il est dangereux, les autres admettent qu'il est indifférent, pour les aliénés, d'être entourés, chaque matin, par un certain nombre de personnes. Je crois qu'il est, ici, un juste milieu à observer et qu'il n'y a aucun inconvénient pour nos malades à ce qu'une fois par semaine quelques-uns d'entre vous assistent à la visite. L'Administration a partagé cette manière de voir.

Vous pourrez tous ainsi, à tour de rôle, prendre une connaissance plus complète, plus intime, plus réelle, des malades de notre service.

QUATORZIEME LEÇON

II. — FOLIE NATIVE

Messieurs,

Je vous montrerai dans cette conférence des exemples de *folie native*, c'est-à-dire de cette folie qui débute de très bonne heure, dès la première éclosion des facultés intellectuelles.

Le développement de l'intelligence et les progrès des lésions qui frappent son organe, se font parallèlement, et à mesure que le domaine, le champ d'activité, les horizons de la pensée s'agrandissent, l'insuffisance de l'instrument, l'étendue de ses désordres s'accusent sous un jour de plus en plus vif.

Sans doute, il y a dans cet état quelque chose de très analogue à l'imbécillité, ce sont des affections voisines. Cependant la déchéance morale n'est pas la même, le stigmate imprimé à la forme n'est pas aussi profond, aussi manifeste dans la folie native. Ce n'est plus ici une abolition, comme le néant des nobles prérogatives de l'esprit, il n'y a que diminution plus ou moins grande, perversion plus ou moins singulière.

Et puis, en certains points, l'intelligence reste encore à un niveau à peu près normal et par là parvient à obtenir, pour ainsi dire, de la société un permis de séjour, funeste privilège, comme vous le verrez tout à l'heure, qui délivre la folie native de l'interdit appliqué à l'idiotie et à l'imbécillité et lui permet de se propager par la voie de l'hérédité.

L'hérédité, Messieurs, tel est le point de départ, le germe de la folie native; son influence ici est évidente, capitale.

Cependant l'affirmation de l'hérédité, à l'endroit du sujet qui nous occupe, est une conquête moderne, toute récente. Au commencement du siècle, les plus grands esprits, Louis, Lordat, la niaient absolument : même en 1837, Heinroth écrivait ces mots qui semblent exhumés d'un ouvrage du quinzième siècle et qui exhalent le spiritualisme le plus incompréhensible :

« La folie ne dépend jamais d'une cause physique; elle n'est pas une maladie du corps, mais une maladie de l'esprit, un péché. Elle n'est pas, elle ne peut pas être héréditaire, parce que le mot pensant n'est pas héréditaire. L'homme qui a pendant toute sa vie, devant les yeux et devant le cœur, l'image de Dieu, n'a pas à craindre de perdre jamais la raison. Les tourments des malheureux désignés sous le nom d'ensorcelés et de possédés sont la conséquence de l'exaltation de leurs remords de conscience. L'homme a une certaine puissance morale qui ne peut être vaincue par aucune puissance physique et qui ne succombe jamais que sous le poids de ses propres fautes, etc., etc. »

Pour le dire en passant, en dehors de la question d'hérédité, il y a dans les assertions trop orthodoxes d'Heinroth, violation patente de la vérité : les faits les plus authentiques et en grand nombre, protestent contre cette prétention d'assimiler les fous à des damnés commençant dès ici-bas leur enfer, et d'introduire sur toute la ligne le péché dans l'étiologie de la folie.

Il y a une statistique de Guislain, à propos de la maison religieuse de Gand, qui démontre qu'il n'y a pas uniquement que ceux qui vivent loin de Dieu qui puissent être frappés d'aliénation.

Il faut bien le dire, la théorie d'Heinroth a toujours eu et a encore le don de sourire très agréablement à certains théologiens ou certains croyants renforcés.

Il n'y a pas longtemps j'assistais à un sermon au bénéfice d'une société de secours pour les aliénés; quelle ne fut pas ma surprise d'entendre le prédicateur, animé sans doute des meilleures intentions, développer sur tous les tons ce thème de la folie considérée comme un châtiment céleste et implorer la charité, non pour des aliénés, mais pour des pécheurs !

Mais laissons là ces doctrines obscures et revenons à la discussion de ce rôle de l'hérédité si bien étudiée par MM. Lucas, Mesnet, Moreau (de Tours).

Sans doute, il ne faut pas exagérer et affirmer que la folie du père ou de la mère doive se retrouver trait pour trait dans l'enfant; pas plus à ce point de vue qu'à tous les autres, l'enfant n'est le moule absolument exact de son père, de sa mère, qui ne leur transmettent souvent que la prédisposition à la folie.

Il est vrai que quelquefois les phénomènes morbides présentés par l'enfant offrent la plus grande similitude avec les troubles que les parents avaient manifestés. Ainsi il n'est pas rare de voir un individu tenter de se suicider ou se suicider par les mêmes moyens employés par l'un des parents. Je vous ai déjà cité l'histoire d'un jeune homme qui alla se pendre au même arbre où son père et son grand-père s'étaient pendus longtemps avant.

Les faits analogues ne manquent pas, mais le plus souvent la transmission se fait par voie de types dissemblables ainsi que l'a justement montré Morel. Souvent même la prédisposition ne va pas jusqu'à créer de tous points le délire émotif et ne se traduit que par une aptitude plus ou moins grande à l'excitation cérébrale, aux troubles nerveux vagues, irréguliers. Là apparaît avec toutes ses singularités, le protéisme indiscutable des affections nerveuses.

En général, les enfants nés d'aliénés, présentent un ensemble de caractères qui, considérés chacun en particulier, n'ont pas une signification absolue, mais qui, réunis, groupés, représentent un cachet, une marque spéciale.

Ces enfants se font remarquer de bonne heure par la faiblesse et la mobilité de leur intelligence, par une grande irritabilité de caractère; ils sont coléreux, désobéissants, méchants, taquins pour les autres enfants, cruels pour les animaux domestiques qui sont à leur portée. La tête est généralement petite, les oreilles, selon l'excellente observation de Morel, trop grandes, aplaties, évidées, asymétriques; l'ouïe est plus ou moins dure; la parole est facile chez eux; l'instinct est très développé, prédomine, peut acquérir une puissance singulière, produire des résultats étonnants. Ils peuvent avoir, selon l'expression de mon grand-père, *un génie partiel*, ou pour me servir d'une expression vulgaire, mais saisissante, *ils ont des bosses*. C'est ainsi qu'ils peuvent faire de grands et rapides progrès en musique, exceller aux ouvrages manuels, posséder une bonne mémoire.

Ce qui leur manque, et en toute circonstance, c'est un jugement sain et solide, c'est l'esprit de suite, c'est la faculté de comparaison, de causalité ; aussi dès que les conditions de la vie, les devoirs sociaux deviennent, avec l'âge surtout, plus étendus, plus complexes, ils montrent une déplorable insuffisance et laissent apercevoir dans leur intelligence des lacunes qui avaient passé inaperçues dans l'enfance, ou bien ils éparpillent en tous sens une activité démesurée ou bien n'opposent aux obstacles qu'une apathie profonde, toujours en deçà ou au delà du but à atteindre. Aussi, comme je vous l'ai déjà dit, ils n'ont pas trop à remercier la société de la facilité avec laquelle elle les accepte ; leur vie, presque toujours, est condamnée à l'insuccès, aux déboires, aux peines de toutes sortes, d'autant que leur intelligence n'est pas toujours seulement faible, mais souvent aussi pervertie.

Ces êtres déchus sont en effet particulièrement enclins au vice. Chez eux le côté moral n'est pas le moins ébranlé, le moins imparfait, et souvent leur infirmité morale peut revêtir les formes les plus dangereuses. C'est ainsi qu'on les voit dipsomanes, voleurs, incendiaires ou homicides.

Ils sont alors d'autant plus à craindre que presque tous s'efforcent de cacher leurs mauvais instincts, apportent dans cette dissimulation le plus grand soin, la plus grande habileté et parviennent pendant un temps plus ou moins long à endormir toute surveillance, à déjouer toute supposition, jusqu'au jour où leur travers éclate en délit, en faute impossible à céler et dont la justice ou le monde leur demande compte.

Il est fâcheux de constater que le plus souvent ils sont alors mariés. — Une statistique de Trélat apprend que sur 77, 51 avaient pu se marier.

Il y a deux périodes dans le développement de la folie native.

Il y a une période préparatoire, et une période d'état.

Dans la période préparatoire, l'ensemble de signes dont je vous parlais il y a un instant n'est pas aussi complet, aussi significatif; comme vous le comprenez, le tableau ne s'achève que par des traits que chaque année, pour ainsi dire, ajoute aux traits antérieurs. Cependant, même au début, dès les premiers pas de cette dégénérescence qui va lentement, on trouve encore des indices qui permettent au médecin exercé d'achever dans son esprit ce qui n'est encore chez le malade qu'à l'état de linéaments.

Déjà il remarque le faible développement du squelette en général, surtout de la tête, les caractères de l'oreille indiqués par Morel, les défaillances de l'intelligence et du moral, les tendances au suicide relativement si fréquentes chez les enfants issus d'aliénés et qui ne s'observent guère que chez des enfants de cette catégorie.

Le médecin reste ainsi dans l'expectative, s'astreint à la réserve la plus prudente, conseille de grandes précautions, une surveillance active; plus tard des troubles intellectuels caractéristiques se manifestent sous l'influence de causes efficientes.

Viennent, en effet, l'excitation physiologique de la menstruation, l'ébranlement nerveux si redoutable que causent les abus sexuels, l'onanisme qui à lui seul, comme je l'ai vu, peut déterminer des hallucinations; viennent des émotions morales trop fortes, comme celles qu'ont pu produire les événements du siège ou de la Commune, et l'incendie qui couvait éclate.

Souvent la catastrophe survient après le mariage, très probablement sous l'influence des préoccupations trop lourdes, de la responsabilité trop fatigante, des chagrins par incompatibilité de caractère, que ces individus rencontrent d'autant plus aisément sur le seuil de la vie de famille qu'ils n'ont pas toutes les facultés qui rendent facile et agréable la vie en commun.

Je vous engage à lire le livre si remarquable du savant aliéniste Trélat, vous y verrez quel abîme de misères, de souffrances, de désordres se creuse bientôt au milieu des familles où ont pénétré ces intelligences frappées de naissance.

Nous avons justement reçu dans notre service deux malades que je vous montrerai à la fin de la leçon et qui offrent des types achevés de folie native.

Obs. LXII. — L'une est une jeune fille, âgée de vingt-trois ans. Sa mère était hystérique au dernier chef, et son père, après avoir été malade pendant plusieurs années de ramollissement cérébral, s'éteignit dans la démence.

A l'âge de trois ans, notre malade fut prise de convulsions répétées, puis de chorée qui dura plusieurs mois.

Dès qu'elle commença à parler, on s'aperçut qu'elle s'exprimait avec beaucoup plus de difficulté que les enfants de son âge et que son intelligence se développait d'une façon lente, incertaine. Elle n'était pas mieux partagée au physique; la tête était petite, la taille bien inférieure à la moyenne; tout l'ensemble était arriéré. A quatorze ans on lui en eût donné huit à peine.

Sa physionomie, bien que les traits en soient assez réguliers, a toujours eu une expression de niaiserie profonde; on ne put lui apprendre à lire ni l'exercer à aucun travail manuel. Cependant elle s'occupait volontiers des choses du ménage et se montrait obéissante et affectueuse pour ceux qui l'entouraient.

A seize ans, elle fut réglée et la menstruation semble avoir exercé une fâcheuse influence; elle devint moins attentive, moins active, parlant sans cesse de son désir de se marier. Pendant tout le temps que durait l'écoulement cataménial, sa face, ses oreilles étaient congestionnées; elle se plaignait de céphalalgie, de *murmures* qui se faisaient dans sa tête, elle était excitée et parlait davantage encore de mariage.

Le 18 mars 1871, son beau-frère, chez qui elle était élevée par sa sœur, fut arrêté par les insurgés et, pendant les derniers jours de la Commune, la maison où elle habitait fut incendiée par les ordres de Lisbonne. Ce furent les derniers coups pour son intelligence maladive. A partir de ce moment elle commença, surtout aux époques menstruelles, à déraisonner, à commettre des actes inconscients, à manifester les craintes les plus imaginaires sur le sort de son beau-frère.

Ces troubles intellectuels allèrent s'aggravant et, au mois de février dernier, elle alla tout en désordre demander du secours dans un poste de gardiens de la paix. A son langage incohérent, on reconnut qu'elle était folle et, après les formalités d'usage, elle fut conduite dans notre service.

Nous l'avons trouvée, comme nous l'avons déjà dit, avec la taille d'un enfant de douze ans, le crâne petit, les oreilles plates, asymétriques, la physionomie niaise, d'ailleurs en proie à une agitation maniaque assez considérable ; pendant ses accès, ou bien elle rit d'un rire prolongé, ou bien elle prononce des phrases sans suite d'un ton déclamatoire, ou sur un rhythme monotone avec des rimes plus ou moins heureuses ; les idées lubriques prédominent, ainsi que les propos les plus éhontés.

Je vous dirai incidemment que cette jeune fille a été élevée avec les plus grandes précautions par une famille très honorable ; on a souvent à faire des remarques analogues à propos de femmes aliénées proférant dans leur délire les grossièretés les plus inouïes.

Obs. LXIII. — La seconde malade, âgée de quarante-six ans, est née d'un père alcoolique, mort à Bicêtre ; sa sœur est morte aliénée à la Salpêtrière. L'intelligence de cette femme a toujours été rudimentaire ; c'est à peine si elle a pu apprendre à lire ; le développement général du corps a été évidemment arrêté : la tête très petite, les oreilles plates et asymétriques. Il y a vingt-cinq ans environ, elle resta veuve après trois ans de mariage, elle eut alors de vives contrariétés par discussion d'intérêt et fut prise bientôt d'hallucinations de l'ouïe, de la vue, de la sensibilité générale qui déterminèrent de fréquents accès d'excitation maniaque, avec prédominance du délire de persécution. On n'a pu la guérir et depuis sa vie s'est écoulée dans les asiles.

Dans ces deux observations vous retrouverez donc les divers éléments qui composent la folie native : l'hérédité, les anomalies de développement des oreilles et du squelette ; l'arrêt de l'intelligence, l'explosion de la folie dans la jeunesse, la forme maniaque et générale des troubles intellectuels.

Il y a une variété de folie native qu'il faut spécifier, c'est celle qui est déterminée par l'alcoolisme des ascendants ; il y en a d'assez nombreux exemples. J'en ai observé quelques-uns qui sont frappants ; les voici en résumé.

Une idiote du service est fille d'un buveur émérite qui a eu deux enfants ; chaque enfant a été conçu dans l'ivresse, le frère de notre idiote est imbécile.

Un individu a eu 9 enfants ; tous ont été conçus pendant l'ivresse ; 8 sont morts de convulsions, la neuvième est idiote et placée dans cet hospice.

Une femme, mère de plusieurs enfants légitimes, bien portants, a un enfant adultérin avec un buveur de profession. Cet enfant est voleur et incendiaire.

Voici encore une observation de Morel. Un homme sobre a d'abord six enfants bien portants; puis il fait de grands excès d'absinthe et a deux enfants, un garçon qui est imbécile, une fille qui est hystérique.

Quelquefois on retrouve au complet l'ensemble des traits qui représentent la folie native sans qu'il soit possible de la rattacher à une prédisposition transmise par des parents malades; ici la filiation manque, reste inconnue. Ce cas s'est déjà présenté plusieurs fois à mon observation.

Le pronostic de la folie native est très grave; d'une façon générale, elle est incurable. Sans doute une éducation très attentive, des mieux dirigées, longtemps appliquée, peut en aplanir quelque côté saillant, en rendre l'apparence plus acceptable; c'est ce résultat qu'obtiennent souvent des instituteurs spéciaux très habiles. Malheureusement le fond s'amende peu; il y reste toujours, quoi qu'on fasse, ces racines trop vivaces, trop étendues de la décheance originelle.

Aussi bien, si sérieuses que paraissent les modifications obtenues, il faut continuer une surveillance attentive: toute rechute, tout nouvel éclat dangereux ou scandaleux est possible. N'oubliez pas surtout qu'en se mariant ces malades transmettront à leurs enfants la terrible influence à laquelle ils ont été soumis eux-mêmes.

Et ici il n'y a aucune différence à établir à propos du sexe, il est vrai que M. Baillarger a dit que l'influence héréditaire exercée par la mère est plus active que celle qu'exerce le père; l'observation m'a montré que cette influence peut être égale dans l'un et l'autre cas.

Le traitement préventif a donc ici la plus haute, presque l'unique importance; il est d'une utilité capitale pour la société de reconnaître que le médecin doit être avant tout consulté, au moment du mariage, quand il s'agit d'individus prédisposés à la folie. L'utilité est certes aussi grande que lorsqu'il s'agit de l'hérédité de la tuberculose pulmonaire. Aussi faut-il que le médecin ait médité sur une question aussi grave, et n'aille pas, comme on le voit trop souvent, admettre le mariage d'individus qui ont déjà présenté les signes dont je vous ai parlé.

QUINZIÈME LEÇON

Folie du jeune âge.

MESSIEURS,

On n'a pas d'exemples fréquents de folie dans le jeune âge. Les cas observés par Guislain, Perfect, Haslam, Friedreich, Brierre de Boismont, Delasiauve et Le Paulmier (1) sont intéressants. Ce que la folie du jeune âge offre d'intéressant, c'est qu'elle renverse les théories des aliénistes qui soutiennent que la folie est uniquement le résultat de passions exagérées. Ce n'est pas, en effet, Messieurs, dans l'enfance que se trouvent ces grandes passions qui plus tard agitent l'homme et traversent sa vie.

Et d'abord, que faut-il entendre par folie du jeune âge? Quelle catégorie d'individus faut-il y comprendre? — Eh bien! nous rangerons parmi ces aliénés tous ceux qui n'auront pas encore atteint dix-huit ans, et nous ne les confondrons pas avec les idiots, les imbéciles, ni avec les malades atteints de dégénérescence, d'arrêt de développement cérébral et d'anomalies morales et instinctives. J'ai vu des enfants aliénés à l'âge de quatre ans.

La prédisposition joue ici, comme chez l'adulte, un rôle important, et je ne parle pas seulement de l'hérédité, mais aussi de cette prédisposition morbide en vertu de laquelle des enfants ne peuvent avoir une angine simple, un léger embarras gastrique sans présenter du délire.

Les causes les plus fréquemment occasionnelles sont, en première ligne, l'onanisme, habitude déplorable et souvent enracinée

(1) Lepaulmier, *Des affections mentales chez les enfants et en particulier de la manie*. Thèse. Paris, 1856.

chez l'enfant, soit par penchant naturel, soit par habitudes acquises. — Mais ce n'est point là tout le bilan de ces causes occasionnelles : la menstruation, l'helmintiase, le traumatisme du crâne, des impressions morales terrifiantes, des agents toxiques tels que l'alcool, le sulfure de carbone, l'intoxication saturnine, l'épilepsie, l'hystérie, une méningite antérieure, des exanthèmes répercutés, et enfin cette imitation contagieuse qui produit la folie épidémique : voilà autant de causes nombreuses et irrécusables.

M. Brierre de Boismont a fait remarquer que, dans les collèges, bon nombre d'individus prédisposés deviennent fous par suite de mauvais traitements.

Un premier fait domine la pathologie mentale de l'enfance : les hallucinations y sont toujours suivies de folie. En effet, l'intelligence, la raison encore peu développée de l'enfant sont incapables de résister et de réagir contre des sensations fausses, et l'erreur trouve facilement crédit dans leur jeune esprit, tandis que l'adulte est souvent en état de se rendre un compte exact de ses hallucinations, et, par là, d'en éviter les funestes conséquences. L'enfant ne peut être halluciné sans être aliéné, et c'est ce qui explique comment ces hallucinations survenues chez des enfants donnent si fréquemment lieu à des histoires de miracles ; ainsi le miracle de Lourdes a été affirmé sur la foi d'une enfant hallucinée qui est morte après un séjour de plusieurs années dans le couvent des Ursulines de Nevers ; j'ai eu pendant plusieurs mois dans mes salles une femme qui, depuis son adolescence, voit la sainte Vierge dans le ciel, et qui a ainsi rempli le principal rôle dans le miracle de la Salette.

Voici les observations de ces deux malades :

Obs. LXIV. — Je tiens d'un de mes confrères, le docteur Delmas, de Roquecourbe (Tarn), les notes suivantes sur Bernadette, la visionnaire de Lourdes, qu'il put examiner quelques jours après l'apparition, en compagnie du président du Conseil général des Hautes-Pyrénées, dans son château.

« On était d'abord frappé, dit-il, de la constitution chétive et rachitique de la jeune fille, et de sa physionomie idiote ; il y avait chez elle une étroitesse extrême du frontal, avec inclinaison très forte en arrière. Ayant ausculté sa poitrine, j'y constatai des râles sibilants et les signes d'une maladie organique du cœur.

» Je la vis le lendemain, avec le directeur de la ferme-école de Lourdes ; je trouvai Bernadette en proie à une dyspnée approchant de la suffocation : la face était livide, bleuâtre ; les lèvres et le nez tuméfiés. Il existait un état surapoplectique, avec hébétude des facultés intellectuelles ; elle se plaignait de violents maux de tête.

» J'interrogeai Bernadette sur sa vision à la grotte de Lourdes; elle nous répondit qu'étant allée *un soir* ramasser des châtaignes sur les bords du Gave, en compagnie de deux jeunes filles de son âge, la sainte Vierge lui est apparue à l'entrée de la grotte. Nous lui demandâmes comment était vêtue la Vierge ; elle nous répondit qu'elle était vêtue de blanc, avec des souliers en satin jaune et une couronne d'immortelles sur sa tête.

» — Et que te dit la sainte Vierge? — La sainte Vierge me dit : « Pauvre Bernadette, tu es bien malheureuse sur la terre, mais un jour tu seras bien heureuse dans le ciel. »

» — Et tes deux compagnes, la virent-elles?

» — Non, elles n'ont rien vu, ni rien entendu. »

Obs. LXV. — Marie B .. est arrivée dans mon service le 18 janvier 1868, à la suite du certificat suivant, délivré par M. le docteur Girard de Cailleux :

« Délire de persécution avec conceptions hypochondriaques. »

Une de ses parentes m'apprit que, en novembre 1866, Marie B... se plaignit à tout le monde qu'on la volait; qu'elle avait mis le feu à sa cheminée, disant qu'il fallait qu'elle brûlât tout Paris, et que, dans ces derniers jours, elle avait laissé couler l'eau par le robinet de la cuisine pour éteindre l'incendie.

Sa parente ajoute que Marie B... a répété encore ces jours-ci qu'on la volait, qu'il y avait des démons après elle; elle se promenait la nuit, toute nue, dans les escaliers et la cour.

Elle m'apprit que Marie B... était la confidente de Mlle de la Merlière dès avant 1846; que cette demoiselle l'a exaltée; elle me montra une lettre d'une parente de cette demoiselle, Mlle de L..., qui dit que Marie B... parcourait les montagnes de la Salette, pieds nus.

Marie B... est d'une taille un peu au-dessous de la moyenne, blonde, pâle, les traits sont réguliers et agréables. La physionomie est triste et compassée. Elle tient dans ses mains un chapelet et prie.

Elle ne présente aucune altération des sens, de la sensibilité, de la motilité.

Elle tousse, et elle expectore des crachats épais et sanguinolents.

Il existe des tubercules pulmonaires ramollis au sommet du poumon gauche.

Elle croit qu'on empoisonne ses aliments, qu'on l'a volée, et qu'on l'a accusée d'avoir volé.

La nuit, elle va détacher les autres malades, et lorsqu'on lui en fait des observations, elle répond que ce n'est pas elle, que c'est Jésus.

« C'est le petit Joseph qui a commencé, dit-elle, Marie! Marie! »

Elle me raconte qu'elle est à Paris depuis 1858 ; qu'elle arrivait, avec sa maîtresse, de l'Isère; que sa mère est morte empoisonnée. Elle entremêle ses récits de propos religieux, de purgatoire, de paradis, et abandonnerait le sujet de la conversation si on ne l'y ramenait.

« Je suis mariée, dit-elle, avec Notre-Seigneur ; la sainte Vierge m'a admise dans le ciel; » puis, sans transition : « Il y a là, derrière le poêle, un monsieur qui me semble être le fils d'une de ces dames. »

A ma question : « Pourquoi veut-on vous empoisonner? » Elle me répond : « J'ai des ennemis, je n'ai fait que prier pour eux, et cependant ils me poursuivent. »

L'entendant parler un jour de la Salette, je lui demande si elle y a été; elle me répond qu'elle y a vu la sainte Vierge plus de vingt fois; qu'elle lui est apparue, nue comme une statue blanche, avec une triple couronne sur sa tête, en forme de rosaire.

Quelques jours après, elle reçoit à l'hôpital la visite de Mlle de la Merlière et d'un médecin très âgé, M. Berjon. Mlle de la Merlière me dit qu'elle n'a pris B... comme femme de confiance que deux ans après l'apparition de la Salette, alors que la cousine de B... m'a affirmé qu'il y a trente ans qu'elle est avec elle.

Pendant tout le temps de l'entretien que j'ai eu avec la malade et les deux visiteurs, il a été évident pour les personnes qui y assistaient, et pour moi, que Mlle de la Merlière interrompait B... toutes les fois que je l'interrogeais sur la Salette, et que tous les trois ils échangeaient alors des regards d'intelligence et se taisaient.

J'obtiens encore à ce moment de B... l'aveu qu'elle avait vu la sainte Vierge au moins vingt fois ; mais Mlle de la Merlière paraît vivement contrariée, et me dit que ce sont des illusions qu'elle a eues.

Je demande à B... si elle connaît les deux jeunes pâtres dont il a été question à propos de la vision de la Salette ; elle prend alors une pose extatique, me dit qu'elle les *connaissait bien*, qu'elle les a embrassés ; la mauvaise humeur de Mlle de la Merlière et du médecin ne fait qu'augmenter, et la comtesse fait taire B...

Un des jours suivants, B... me dit que, dans une de ses tournées dans les montagnes, près de Corps, elle a vu la sainte Vierge sur le bord d'un précipice, un peu après le coucher du soleil, et que, quelques instants avant, elle a aperçu les deux pâtres gardant leurs agneaux.

« J'ai vu, dit-elle, encore la sainte Vierge en 1857..... »

Deux mois après son entrée dans mon service, je l'ai trouvée un matin en extase, regardant le ciel, pur de tout nuage ; elle m'a dit qu'elle voyait la sainte Vierge en blanc, la tête couverte d'une couronne.

Le 2 juillet elle me montre dans le ciel, qui est très pur, un point où elle voit la sainte Vierge, en cheveux blonds, la figure souriante, et elle s'agenouille.

Lorsque cette femme est sortie de mon service, en 1869, elle n'a rien voulu m'avouer relativement à la Salette ; mais, lorsque je la pressais de questions, elle se prenait à sourire, et à parler d'autres choses.

En résumé, cette malade était une hallucinée, et cette hallucination consistait à voir la sainte Vierge dans le ciel. Elle avait parcouru plusieurs fois les montagnes de l'Isère avant ce qui est arrivé à la Salette. Elle connaissait bien les deux pâtres, et nous a raconté une de ses hallucinations sur la montagne, alors que ces enfants étaient près d'elle.

Elle a montré à ces enfants la sainte Vierge dans les airs, et, favorisée par la demi-obscurité et peut-être par ces nuages blancs qu'on aperçoit sur les flancs des montagnes, elle les a convaincus. L'hallucination a été contagieuse.

La folie du jeune âge se présente sous la forme de folie générale et sous la forme de folie partielle.

A. Dans la première, le délire est dépressif ou maniaque.

1° Le *délire dépressif* se caractérise extérieurement comme le délire de l'adulte.

L'enfant fixe le plafond, les fenêtres, un objet quelconque, et souvent sa physionomie exprime la terreur. On le voit quelquefois tourner la tête d'un côté ou d'un autre, comme si quelqu'un lui parlait.

Les pupilles sont dilatées. L'enfant ne présente pas toujours de la fièvre, mais la tension artérielle est ordinairement très augmentée.

Ce délire général présente souvent de l'intermittence; c'est ainsi qu'on voit l'enfant sortir de son état de stupeur, de mutisme, pour répondre aux questions et raconter la façon dont il est tombé malade. — Un de mes petits malades de Bicêtre, qui était plongé depuis trois jours dans le mutisme et l'immobilité, me racontait sans difficulté qu'il avait été poussé par des camarades à des pratiques onaniques, qu'il s'y était livré avec frénésie et qu'il s'y était exténué. L'état lucide ne dura que sept jours et fut remplacé par de l'extase.

J'ai vu plusieurs jeunes aliénés qui étaient rentrés dans l'état normal après un certain nombre d'intermittences semblables.

L'enfant ne présente pas seulement un état hallucinatoire, il est quelquefois le jouet des illusions de ses sens : les objets sont modifiés, les personnes qu'il aperçoit sont transformées ou vues avec des attributs divers que rien ne confirme dans la réalité. Voilà habituellement quel est leur habitus extérieur dans la forme dépressive.

Ces accès de folie ont été pris quelquefois à tort pour de la fièvre typhoïde. C'est ce qui est arrivé pour un jeune malade dont l'affection mentale se déclara quinze jours après un traumatisme crânien, et fut considérée par son médecin habituel comme étant une fièvre typhoïde. Ses parents le virent maigrir rapidement; puis il fut pris de vomissements. Pendant les huit premiers jours, l'enfant devint triste, refusa les aliments; au bout d'un mois, il se livra à des actes complètement incohérents et tomba par intervalles dans un mutisme et une stupeur qui s'accompagnaient d'un peu de fièvre (t. axill., 38°, p. 128), d'inégalité pupillaire, de sécheresse des lèvres et de rougeur de la face.

Reconnu aliéné après cinq semaines, il fut amené dans mon service, et pendant les huit mois qu'il y demeura, il présenta des phénomènes intermittents qui consistèrent en particulier en lypémanie avec stupeur, en refus de nourriture et en inégalité des pupilles.

2° *Dans la forme maniaque*, l'enfant parle avec une extrême volubilité et une incohérence absolue; il est moqueur, il fait des remarques sur tout ce qui l'entoure; il prend une personne pour une autre, il prononce des mots indécents, il se livre à des actes extravagants, il manifeste des illusions, des hallucinations, il siffle, grimace, rit, jure, crache en l'air.

Brierre de Boismont a donné l'observation d'un enfant de dix ans qui était devenu fou furieux après avoir reçu un coup sur la tête. Morel a soigné une jeune fille de onze ans qui, à la suite de la suppression d'une maladie du cuir chevelu, avait été prise de folie furieuse et avait tenté de tuer sa mère et sa sœur.

J'ai vu plusieurs de ces cas dans lesquels il n'existait pas ou que peu de fièvre.

Les états de folie maniaque ne produisent parfois aucun trouble définitif des facultés; tantôt, au contraire, ils laissent après eux un affaiblissement de l'intelligence.

Ainsi, je voyais récemment une enfant, fille d'un buveur de profession mort à Bicêtre, qui est devenue subitement aliénée à l'âge de quatre ans et est tombée alors dans un état d'agitation maniaque qui a duré un mois et qui a déterminé l'arrêt des facultés intellectuelles et de la dysphagie.

B. Dans la folie partielle, l'enfant peut être extatique, être en proie à des idées d'homicide, d'incendie, de vol, à des conceptions délirantes, démonomaniaques; son délire est le plus souvent intermittent et accompagné ou non d'hallucinations ou d'impulsions irrésistibles.

C'est dans la folie partielle qu'il faut ranger ces cas singuliers de suicide chez les enfants, suicide quelquefois précédé d'écrits où perce la plus grande exaltation; ainsi chez cet enfant de treize ans qui s'est pendu en laissant un écrit commençant par ces mots : « Je lègue mon âme à Rousseau et mon corps à la terre. »

C'est encore, Messieurs, dans cette variété d'aliénation mentale qu'il faut faire rentrer les épidémies de folie qui ont sévi, principa-

.ement dans le moyen âge, sur des milliers d'enfants de huit à douze ans, et que Calmeil a décrites de la façon la plus intéressante.

Si maintenant nous en arrivons à examiner l'influence et la détermination vésanique que produit chacune des principales causes, nous verrons que l'onanisme provoque ordinairement de la folie partielle.

Voici une petite fille qui est atteinte de cette variété de folie :

La physionomie est triste ; l'enfant est assaillie, à intervalles assez éloignés, par des hallucinations de la vue et de l'ouïe qui l'effrayent et lui imposent l'immobilité. Elle voit une demoiselle qui change de costume ; elle entend dire que cette demoiselle est le Saint-Esprit. Elle est tombée à plusieurs reprise dans un état d'exaltation maniaque transitoire.

Sous l'influence de cet état morbide, les facultés intellectuelles et morales de l'enfant s'affaiblissent ou ne se développent pas ; elle apprend difficilement à la classe des enfants, elle se montre revêche et très irascible.

Quelques-uns de ces jeunes malades se distinguent, en effet, par une incroyable irascibilité et par un tremblement rhythmique des mains, formé de légères secousses musculaires. D'autres s'en vont de ci, de là, ne sachant se conduire, se heurtant de tous côtés parce qu'ils sont sous l'influence continue d'hallucinations et d'illusions, et plongés dans une sorte de vague de l'esprit. C'est ainsi que chez un enfant de Bicêtre, la folie avait débuté par une grande irritabilité, des actes de méchanceté et des peurs telles, qu'il s'échappait de ses parents, criant au voleur dans les rues. Lorsque je le vis, il présentait un tremblement général, des secousses des membres, un état de stupeur, d'immobilité, qui était parfois remplacé par de l'exaltation maniaque furieuse, pendant laquelle il menaçait. Il répondait brièvement à mes questions, et assez pour me prouver qu'il était intelligent et suffisamment instruit pour son âge. Il manifestait un vif sentiment de frayeur lorsque je le touchais ou même lorsque je l'approchais, et il se sauvait alors à travers la salle, rien qu'en chemise. La physionomie était hébétée, les paupières inférieures cernées, les yeux baissés et le menton incliné sur la poitrine.

La verge était considérablement plus développée qu'elle ne l'est à l'âge de cet enfant; le prépuce était rouge, œdématié, et le siège d'une sécrétion anormale.

Sous l'influence d'une surveillance assidue, qui empêcha l'onanisme, de bains de Barèges et d'une médication tonique, cet enfant a guéri en deux mois.

L'onanisme peut déterminer encore des actes de colère, de rage, qui durent plusieurs jours, et dans lesquels les enfants ont l'apparence furieuse, grincent des dents, se déchirent, se mordent, courent à tort et à travers, battent les autres enfants, se roulent à terre. J'ai vu, entre autres, des petites filles de quatorze à quinze ans qui, dans cet état, se livraient en public à des actes, à des gestes indécents, proféraient des paroles ordurières, parlaient des parties génitales, les montraient et se servaient en public du premier objet venu pour se livrer à l'onanisme.

J'ai remarqué que la plupart des enfants dont la folie a été causée par l'onanisme se livrent, pendant leur délire, à ce vice de la façon la plus éhontée.

Les petites filles que j'ai examinées dans ces conditions présentaient toutes de la tuméfaction des petites lèvres, de la rougeur de la vulve et souvent des déchirures ou l'absence de l'hymen.

Une surveillance attentive, l'emploi des toniques et de l'hydrothérapie sous forme de douches, m'ont toujours le mieux réussi.

La folie causée par l'*évolution cataméniale* présente quelques caractères propres. Les malades passent facilement de l'agitation à la stupeur, et réciproquement, ou bien sont très mobiles. Elles ont des accès convulsifs hystériformes; elles sont poursuivies quelquefois par des hallucinations terrifiantes qui les poussent au suicide.

L'aliénation mentale produite par la *pédérastie passive* m'a présenté dans deux cas, comme signes spéciaux, une excessive nonchalance, de la paresse, de l'insouciance, une apparence stupide, hébétée, et un véritable état d'abrutissement. Un de ces jeunes malades en était arrivé à tout laisser aller sous lui, et avait par moments de la fureur accompagnée de hurlements. Le second avait des accès de peur et cherchait à se sauver sans vêtements, refusait les aliments, déchirait, brisait tout ce qui était à sa portée, ou bien restait immobile. Des alternatives de stupeur et d'agitation persistèrent pendant la plus grande partie de sa maladie ; puis il eut des intervalles lucides, et enfin la guérison eut lieu.

Tous les deux présentaient, du reste, les signes bien caractéristiques de la pédérastie passive : anus infundibuliforme, béant, éraillé, rouge, douloureux à explorer.

L'un de ces malades était fils d'une aliénée ; le second avait pour ascendants directs deux migraineux.

Le premier, devenu stupide, gâteux et abruti, n'a pas guéri.

Le second, traité par des toniques, du sulfate de quinine, des vésicatoires aux mollets, a guéri.

Les folies *par intoxications* ne m'ont pas paru revêtir une forme différente chez l'enfant et chez l'adulte.

Les cas d'aliénation mentale produite par l'alcool, le plomb et le sulfure de carbone, que j'ai observés, ne m'ont présenté rien de spécial à l'enfance comme symptomatologie et comme thérapeutique. Il en est de même des folies épileptique et hystérique.

SEIZIEME LEÇON

III. — FOLIE PAR INTOXICATIONS, PAR DIATHÈSES ET PAR VIRUS

DE L'ÉTAT MENTAL DANS L'ALCOOLISME AIGU ET CHRONIQUE

MESSIEURS,

Un groupe de vésanies des plus intéressantes et dont l'étude, aujourd'hui très avancée, ne date cependant que des recherches les plus modernes, est celui des vésanies par intoxications, diathèses et par virus. Véritables maladies expérimentales, leur évolution peut être suivie, analysée pour ainsi dire pas à pas, depuis l'instant où s'établit le conflit du poison avec l'organisme, jusqu'à cette phase où le cerveau, ébranlé pour sa part, manifeste par les troubles les plus variés l'influence perturbatrice.

N'est-ce pas, pour le dire en passant, un des côtés les plus saisissants de la pathologie que cette affinité si vive de la plupart des poisons pour le système nerveux ? N'en est-il pas qui ne font que traverser les premières voies et tant d'éléments anatomiques, sans y laisser la moindre empreinte, sans y susciter le moindre trouble, pour conserver en quelque sorte toute leur énergie contre le plus grand instrument de la vie, l'axe cérébro-spinal ! Souvent le choc est aussi rapide que violent et quelques minutes, quelques secondes vont être traversées, dans un orage qui détruit tout, par la série entière des accidents nerveux possibles et connus. D'autres fois, la marche est plus lente, plus insidieuse ; ici, tous les symptômes, condensés tout à l'heure en une attaque, une maladie suraiguë, s'éparpillent, plus ou moins atténués, plus ou moins modifiés, sur un espace de temps plus ou moins long, par associations variables formant des sortes d'étapes : la folie par intoxication peut être une de ces étapes.

A un point de vue général, on ne peut donc la séparer de l'histoire complète de l'empoisonnement dont elle n'est qu'un acte : c'est justement là ce qui rend son pronostic si grave et doit faire subordonner son traitement à la médication de l'empoisonnement lui-même.

Mais ce n'est pas le lieu ici d'insister sur ces généralités.

Parmi les substances qui exercent leur funeste activité contre le système nerveux, il faut placer au premier rang l'alcool sous toutes ses formes, quels que soient, bien entendu, l'intention, le but, l'occasion, l'accident qui ont déterminé son ingestion immodérée dans l'organisme.

Vous savez que d'une manière générale, les poisons peuvent être absorbés soit volontairement, sous l'influence de la passion du suicide ou de goûts dépravés, soit involontairement, par erreur, par crime, ou par suite d'industries malsaines.

Est-il besoin d'ajouter que, lorsqu'il s'agit d'alcool, l'intoxication a presque toujours son origine dans des appétits brutaux, dans une des passions, un des vices les plus tenaces, et que la folie est une des scènes les plus fréquentes de l'intoxication alcoolique.

C'est de cette folie alcoolique que je veux vous entretenir aujourd'hui; ce que je vous en dirai sera principalement le résumé de nombreuses observations que j'ai faites à l'hospice de Bicêtre, alors qu'on y envoyait tous les aliénés alcooliques de Paris.

Vous le savez déjà, le délire alcoolique se présente sous deux grands aspects bien tranchés : le délire aigu et le délire chronique. Or, j'ai pu remarquer tout d'abord que dans chacune de ces subdivisions, l'appareil symptomatique ne diffère pas selon la variété de liqueur alcoolique qui a déterminé l'intoxication.

J'ai observé 34 cas de délire alcoolique par le vin : trois fois seulement il s'agissait de délire chronique. Dans les 31 cas de délire aigu, c'est sa forme dépressive, la lypémanie, qui dominait et la plupart de ces malades étaient plongés dans la stupeur, avec ou sans hallucinations.

Le délire chronique se manifestait surtout par des excès extravagants, par un notable affaiblissement de la mémoire, une abolition complète de la conscience.

Dans quelques cas, le délire a revêtu notamment la forme mégalomaniaque; mais je reviendrai plus tard sur ces points avec quelques détails.

Ici, comme dans toutes les autres variétés, l'état chronique se complique de temps à autre de passage à l'état aigu avec les accidents spéciaux de cet état.

Le délire alcoolique aigu par l'eau-de-vie est surtout agité, c'est un délire maniaque : dans le délire chronique, il y a encore surtout amnésie, incohérence, inconscience, stupeur; ou bien si les malades ont conservé quelque activité intellectuelle, quelques vestiges d'initiative, ils s'en servent au seul profit d'une hyprocrisie incroyable, au moyen de laquelle ils essayent, et souvent avec trop de succès, de cacher leur actes blâmables.

L'absinthe produit plus souvent le délire chronique que le délire aigu ; la proportion est de 6 à 1.

Les buveurs d'absinthe sont plongés dans l'abrutissement le plus profond : ils sont, comme on dit, tombés en enfance, c'est le plus souvent une démence du dernier degré; on les voit inertes, le regard atone, la peau flétrie, blafarde, accroupis le long des murs des cours d'asile.

Vous le voyez, comme je vous le disais il y a un instant, la nature de la liqueur qui a été bue avec excès a une influence réelle sur la forme du délire.

Je vais reprendre maintenant avec un peu plus de développement les principales particularités qui ressortent de mes observations.

Un premier fait à noter : les hallucinations ne sont pas si fréquentes qu'on le croit; généralement, elles manquent dans un tiers des cas.

Vous avez remarqué aussi que le délire aigu affecte souvent la forme lypémaniaque, et ici le tableau de la lypémanie peut être aussi complet que possible, présenter les traces les plus saillantes. Tantôt les malades offrent la stupeur la plus intense; ils sont sans cesse immobiles, silencieux, les yeux hagards, tantôt ils sont en proie à des terreurs imaginaires sous l'influence desquelles ils s'agitent, hurlent, menacent, font mine de se défendre. Dans les cas où les hallucinations viennent compléter la situation, l'anxiété, les craintes, le désespoir, la fureur sont à leur comble, et c'est dans ces moments de paroxysme qu'on voit ces malheureux attenter à leur vie, trop souvent aussi à la vie d'autrui.

Quelquefois aussi, dans cet état aigu, mais peut-être plus souvent dans le délire chronique, les alcooliques peuvent manifester, comme notes dominantes de leur folie, des idées de grandeur, de satisfaction exagérée, absurde.

Les troubles chroniques, dans leur gamme étendue, passent par la perte de la mémoire, de la conscience, la lypémanie jusqu'à la démence la plus épaisse, où ne luira plus la moindre étincelle d'intelligence, de sensibilité morale. C'est le dernier échelon ; il y a mort anticipée de la plus noble portion de l'être.

Le type le plus commun et certainement le plus intéressant à étudier, est celui de ces individus dont l'état mental ne se traduit que très rarement par une excitation trop violente ou une incohérence trop manifeste, et qui se maintiennent ainsi au sein de la société, ou forment dans les asiles une catégorie relativement supérieure, du moins si on prend le raisonnement pour terme de comparaison; il n'en est plus de même si on se place au point de vue des facultés morales.

En dehors des poussées aiguës dont je vous ai déjà dit un mot, et qui de temps à autre peuvent venir accentuer leur état, les alcooliques conservent les apparences les plus trompeuses : non seulement ils sont calmes, appliqués, mais encore ils font montre de prévenance, d'obligeance démesurée, ils sont obséquieux jusqu'à être fatigants.

Mais on ne tarde pas à reconnaître que c'est là une comédie qui ne couvre que mensonge, fourberies, méchancetés souvent sans but, tendances ou actions les plus immorales, les plus dangereuses. Viennent-ils à commettre des excès qui les font traduire devant les tribunaux, ou qui, mieux appréciés, les conduisent dans les asiles, ils nient l'évidence la plus complète, cherchent avec l'instance la plus tenace à donner le change, inventent les histoires les plus compliquées pour dérouter, faire croire à leur innocence ou à l'intégrité de leur raison, se plaignent avec amertume de leur séquestration.

Je suis revenu sur ce côté de l'alcoolisme chronique parce qu'il y a là un jour qui éclaire de la façon la plus vive, la plus utile, certaines questions médico-légales et trace dans les circonstances les plus délicates la conduite de l'aliéniste. Pour mieux graver encore cette notion dans votre esprit, je vous montrerai avec soin quelques malades qui sont des spécimens achevés de la nuance dont il s'agit.

Sans doute, mon intention n'est pas de vous dépeindre tous les aspects de l'alcoolisme chronique; il y a là matière à des développements que ne peut comporter une conférence; mais je veux encore vous parler du diagnostic entre l'alcoolisme chronique et la paralysie générale, c'est là encore, bien certainement, un point très utile de la question.

Je dois vous rappeler tout d'abord que plusieurs auteurs et des plus recommandables, ont admis un rapport étroit de cause à effet entre l'alcoolisme chronique et la paralysie générale, de telle sorte qu'un cas d'alcoolisme chronique, présentant les signes principaux de la paralysie générale, ne serait, en réalité, qu'une paralysie générale de nature alcoolique, ne différant pas de la méningo-encéphalite diffuse habituelle.

Marcé a patronné cette opinion qui a été défendue tout récemment par le docteur Fournier.

J'ai vu M. Baillarger lui-même, entraîné par cette idée fausse, se méprendre complètement sur le compte d'une femme qui fut envoyée dans son service ; il y avait agitation maniaque, tremblement de la langue, ânonnement de la langue, mégalomanie, antécédents alcooliques. Cette femme avait aussi des hallucinations de l'ouïe, et bien que M. Baillarger déclare n'avoir jamais rencontré d'hallucinations de l'ouïe dans la paralysie générale, le diagnostic porté fut : paralysie générale par alcoolisme. Cette malade devint rapidement gâteuse et succomba : à l'autopsie on ne trouva dans le cerveau aucune des lésions caractéristiques de la paralysie générale. Nous ne rencontrâmes que des altérations des cellules cérébrales, déformées, atrophiées, des vaisseaux capillaires granulo-graisseux, dilatés et gorgés d'éléments sanguins, des anévrysmes miliaires. Il y avait aussi un ramollissement de l'insula et des cordons latéraux du bulbe.

Il s'agissait donc bien ici d'une alcoolique pure et simple.

A l'autopsie d'une autre femme qui était entrée ici après avoir fait pendant vingt ans des excès alcooliques, et qui était tombée dans le dernier degré de l'abrutissement et de la démence, j'ai rencontré les mêmes lésions que chez la malade de M. Baillarger, et, bien qu'on eût observé en un moment pendant la vie le délire des grandeurs, la pie-mère n'adhérait en aucun point à la substance corticale.

D'ailleurs j'ai fait plusieurs autres autopsies d'alcooliques chroniques, à la Charité, à Lariboisière, à la Salpêtrière, et jamais je n'ai rencontré d'adhérence de la pie-mère à la substance corticale, comme dans la paralysie générale.

On me dira que la pie-mère peut bien s'enflammer sous l'influence de l'alcoolisme, puisqu'on a observé assez longtemps chez des buveurs de profession des inflammations de la plèvre. Je crois qu'il ne faut pas oublier ici que les ivrognes couchent souvent à la belle étoile, sur le pavé, par tous les temps, et vraiment il n'est pas besoin d'invoquer l'alcoolisme pour expliquer des pleurésies contractées en pareilles circonstances. Je me rappelle avoir fait à la Charité l'autopsie d'un homme qui, en état d'ivresse, avait passé la nuit sur le carreau par une température de — 13 degrés, et avait été pris le lendemain de paraplégie due à une méningo-myélite qui l'enleva rapidement il y avait ramollissement complet de la moelle épinière, et en même temps tractus pseudo-membraneux dans l'arachnoïde spinale.

D'un autre côté, on se fonde pour rapprocher, jusqu'à les confondre, l'alcoolisme chronique de la paralysie générale, sur ce que la pachyméningite est fréquente dans l'alcoolisme chronique; on admet alors l'encéphalite par raison de voisinage. Cet argument peut être spécieux, mais je ne le crois pas décisif.

Rien ne prouve que la pachyméningite soit toujours primitive, et il est permis de penser que Virchow a exagéré. Ainsi il est un fait parfaitement observé qui a sur ce sujet une portée qui ne vous échappera pas ; c'est un fait présenté par M. Luys à la Société anatomique. Il s'agit dans cette observation d'un alcoolique qui succomba trois jours après le début d'accidents cérébraux; M. Luys trouva à la surface interne de la dure-mère, un caillot noirâtre emprisonné par des tractus fibrineux, et sur la limite duquel le microscope décelait un commencement d'inflammation de la méninge, caractérisé par la présence de noyaux embryoplaniques.

Évidemment on ne peut admettre ici une pachyméningite primitive; d'autre part, rappelez-vous la fréquence des altérations vasculaires dans l'alcoolisme. J'ajoute qu'il y a plusieurs autres observations analogues dans la science.

Je crois que les choses se passent souvent ainsi, dans les cas où l'alcoolisme s'accompagne de pachyméningite, qu'il se fait une pachyméningite secondaire consécutive aux hémorrhagies, et non primitive, comme dans la paralysie générale. A propos de cette lésion de l'alcoolisme, ne peut-on pas dire qu'il serait plus conforme à la vérité de revenir à l'opinion ancienne (ancienne relativement), à l'opinion de l'inventeur de l'alcoolisme, Magnus Huss, soutenue également par Wagner ? Ces deux savants, si compétents sur la matière, pensaient que la lésion primitive essentielle de l'alcoolisme, est l'athérome vasculaire, entraînant consécutivement la dilatation, puis la rupture de vaisseau.

Pour en revenir à la particularité de diagnostic dont je vous parlais, et pour vous la mieux faire toucher du doigt, je vais vous raconter en quelques mots l'histoire d'un alcoolique; vous y verrez en même temps un exemple frappant de cette dépravation morale sur laquelle j'ai attiré votre attention. Sur ce dernier point d'ailleurs, je vous montrerai en finissant une femme qui est dans mon service et dont l'observation est des plus nettes, des plus instructives.

Voici la première observation.

Il s'agit d'un homme, jeune encore, puisqu'il est né en 1829, et qui porte un nom connu. Il est resté quelques années au service, après quoi son existence s'est écoulée entre les prisons et les établissements d'aliénés : comme vous allez le voir, c'est une véritable et bien triste odyssée.

En 1855, il est traduit en cour d'assises pour faux et est acquitté. En 1858, nouvelle inculpation de faux, cette fois il est condamné à la prison. Trois ans plus tard, il commet des escroqueries, on le soumet à un examen médical, et Lorain certifie qu'il présente les signes de « la défaillance intellectuelle et de la démence », il est renvoyé de la plainte. La même année, il est arrêté pour port illégal de la Légion d'honneur ; le docteur Lasègue l'examine et porte le diagnostic de manie ambitieuse; le lendemain, à Bicêtre, Marcé le considère comme un paralytique général.

Après quelques mois, il quitte Bicêtre, à titre d'essai, mais y est bientôt réintégré, à la suite d'excentricités diverses. Il en sort encore une fois à la fin de cette année 1863, et presque aussitôt se rend coupable d'escroqueries. Mêmes certificats que plus haut, signés des docteurs Lorain, Lasègue, de Marcé : il retourne à Bicêtre. Comme toujours, son état, après quelque temps de séjour, s'améliora et il est rendu à la liberté.

Le 16 juillet 1865, il est arrêté de nouveau, et Lorain, pour la troisième fois, atteste qu'il est dément. On le renvoie à Bicêtre, où Léger porte le diagnostic : paralysie générale.

Nouvelle amélioration; nouveau renvoi. Le 19 octobre 1865, on le retrouve à la préfecture pour de nouveaux méfaits, et il reprend le chemin de Bicêtre; mais le docteur Lucas déclare qu'il ne reconnaît pas l'existence d'idées délirantes, et cette fois l'inculpé est réintégré à Mazas.

Les docteurs Blanche et Tardieu signent le certificat suivant : « Dipsomanie. Devrait être maintenu en maison de santé un long temps; ne devrait pas pouvoir en sortir sans jugement. »

Nouveau séjour à Bicêtre, où le docteur Lucas ne trouve encore aucun signe d'aliénation. Il est rendu à la liberté.

Le 9 octobre 1866, nouveau délit, nouveau passage au dépôt, nouveau séjour à Bicêtre, où M. Lucas constate un tremblement fibrillaire de la face et d'autres signes d'alcoolisme.

Les mêmes phases se répètent en juin et août 1867. Les docteurs Blanche, Girard de Cailleux, Dagonet, Lasègue attestent l'alcoolisme, et après quelque temps passé à Bicêtre, où la continence aidant et aussi les efforts de dissimulation, un mieux apparent s'est produit; il est rendu à sa vie vagabonde et débauchée.

Le 29 novembre 1867, il s'habille en officier, place à sa boutonnière le ruban de la Légion d'honneur, prend un fiacre à l'heure dès le matin et se fait conduire en différents points de la banlieue.

A plusieurs reprises, il s'arrête dans les cabarets qui sont sur la route, et fait avec le cocher de nombreuses libations. A Saint-Denis, il se présente chez une dame, lui dit qu'il est commandant au 3e zouaves, qu'il arrive de Cochinchine, qu'il doit se rendre à Lyon, mais ses bagages, où il a laissé son argent, ne sont pas encore arrivés, et il lui manque une certaine somme pour achever son voyage. Il montre une traite de 40 000 francs sur la Banque, qu'il n'a pas le temps d'aller toucher. La dame lui remet quelque argent.

Quelques jours après, il escroque de la même façon 120 francs à une autre personne.

Il est bientôt arrêté et conduit à Mazas, où je fus chargé de l'examiner.

Je me trouvai en présence d'un individu offrant bien l'extérieur des vieux alcooliques : teint jaune et blafard de la peau, joues bouffies, chairs molles et flasques, maigreur des membres, regard ahuri, léger tremblement des mains et des lèvres. Sauf un peu de presbytie, aucun trouble des sens. Sensibilité conservée. Aucune lésion cardiaque appréciable. Cet individu ne se plaint que d'être sujet à des vomissements muqueux, surtout le matin. Il reconnaît qu'il est malade, mais pas assez pour avoir commis et dit ce qu'on lui reproche ; il n'a jamais déclaré qu'il était commandant ou neveu du général Fleury, mais qu'il a connu un commandant de zouaves du même nom que celui qu'il avait emprunté (ce capitaine existe en effet), et qu'il a connu en Afrique le neveu du général Fleury ; il cite avec complaisance les noms de personnages distingués de sa famille ; il parle de propriétés qu'il aurait dans son pays..... Au premier abord, on peut voir dans ses récits l'indice de la mégalomanie ; mais, contrairement à ce qu'on observe dans la paralysie générale, un but, celui de se disculper, une intention, celle de tromper et de dérouter, président à la confection de ses histoires, qui se relient et s'enchevêtrent avec ordre et méthode en vue du plan conçu.

Je lui rappelle qu'il a fait un faux au nom de Guernon de Ranville, ancien préfet ; un autre au nom de Ferafiat ; que chez Millot, restaurateur à Belleville, il a prétendu contre toute évidence, et probablement pour se tirer d'affaire, un jour qu'il ne pouvait payer la note de ses consommations, que la bonne de Millot avait été sa mère nourrice ; il nie ces faits en bloc, et, ne relevant que le dernier grief, il ajoute : « Quand on veut faire du mal à un individu, on cherche toutes les choses les plus insignifiantes. »

Cependant il m'écrit de la prison une lettre d'où j'extrais les quelques lignes suivantes : « J'ai servi mon pays ; je suis été blessé (or ce détail est absolument faux) sans récompense. J'ai perdu toute ma famille. Brave et honnête, si j'ai commis quelques fautes, ce n'est que le malheur et la maladie qui sont causes de cela ; j'ai un repentir sincère. Mais ce n'est pas une raison pour me perdre dans une maison de fous... le bagne est préférable... Plutôt la mort!... Ils ne m'y conduiront pas vivant...

» J'ai de quoi vivre dans mon pays (il n'en est rien) et je puis travailler... Ne poussez pas à ma perte; j'ai encore de beaux jours, s'il plaît à Dieu... M. le docteur, le plus ancien qui est avec vous, me paraît un digne homme; il ne voudra pas me perdre, ni vous non plus, Monsieur. Faites votre possible pour me faire obtenir un passe-port... rien ne peut contre la science médicale. Prenez pitié du dernier d'une honorable famille. »

Dans une autre lettre, je trouve ces phrases : « Assez de persécutions comme cela; hâtez-vous, je vous prie, de me perdre et de me faire condamner à mort. Point d'hôpitaux; plutôt la mort... On veut ma perte... Je vais demander un passe-port... Vous ferez plaisir à mes bourreaux... Si j'ai eu du malheur, je n'en ai pas moins mon cœur blessé, car j'ai, quoique faible de tête, de l'amour-propre... Cependant, sauf la position actuelle, j'ai un bel avenir; si Dieu et les hommes me laissent tranquille, je n'ai que le désir de bien faire... Enfin, à la grâce de Dieu; si je meurs dans ces prisons ou dans les maisons de fous, ce sera la faute de mes deux bourreaux; mais si les esprits reviennent, je ne les laisserai pas tranquilles une minute de leur vie... »

Vous pouvez prendre là sur le fait cette disparition complète du discernement moral et du sentiment de la réalité. Cette nuance mégalomaniaque, cette déférence outrée, ces allures hypocrites, cette tendance aux mensonges absolument incroyables, cette incohérence déguisée sous une apparence d'esprit de suite, qui constituent le fond de l'état mental dans l'alcoolisme chronique; il s'y ajoute ici des traces bien nettes du délire de persécution. Remarquez aussi que la mémoire est parfaitement conservée.

J'ai en ce moment dans mon service, vous disais-je, une femme qui est aussi, dans le même genre, un type achevé. C'est une fille publique de quarante ans environ, qui a fait depuis longtemps des excès alcooliques. Depuis quelques années, elle a eu de fréquents accès d'excitation alcoolique prolongée, avec hallucinations, à la suite desquelles elle a été envoyée à Ville-Évrard. L'empreinte chez elle a été des plus profondes, puisqu'il y a deux ans environ, elle a été frappée de paralysie, avec paralysie des sphincters, qui a duré plusieurs mois, et pour laquelle elle a été soignée à Saint-Lazare par le docteur Clerc; aujourd'hui cette complication médullaire a complètement disparu.

Elle est amaigrie; la peau est de teinte cireuse, les masses musculaires flasques. Le regard est à la fois oblique et doucereux; le maintien plein de modestie, d'humilité. Cette femme répond avec la plus grande douceur aux questions qu'on lui pose et raconte d'une voix sûre, avec tous les détails, les tristes conditions qui l'ont rendue malade. Elle sait qu'il est nécessaire qu'elle soit enfermée dans un asile, et déclare qu'elle a demandé elle-même son admission; elle travaille avec assiduité, entoure ses compagnes de prévenances, aide à soigner les plus malades, ne commet aucune inconvenance de langage.

Mais voici que j'apprends par une lettre que lui écrit son beau-frère ce qu'il faut penser de tant de vertu apparente.

Elle a écrit aux chefs de son parent, pour lui faire perdre sa place, une lettre remplie de calomnies; son beau-frère en a été averti et lui adresse quelques lignes indignées, qui mettent à nu la profonde dépravation où cette femme est tombée. Vous allez en juger par ces extraits : « Vous ne souffrirez jamais autant que vous faites souffrir ceux que vous dites si faussement aimer. (Elle venait de lui écrire une lettre très affectueuse.)... Vous me recommandez Mathilde, ma femme, ma belle-sœur; mais vous n'en pensez pas un mot... Votre première victime a été votre père, car il s'est fait tuer de désespoir, vous le savez bien; votre mère la seconde; vous savez si vous l'avez fait souffrir. Vous venez me recommander aujourd'hui vos victimes; c'est trop d'audace; l'hypocrisie n'a jamais été poussée si loin... L'ivrognerie, la paresse, la débauche, ont tout tué chez vous... Que Dieu vous pardonne : vous n'existez plus pour nous. »

Après avoir lu cette lettre, je lui parle de son beau-frère : elle me dit que c'est le meilleur des hommes, qu'elle lui a voué la plus grande amitié, et que d'ailleurs elle est payée de retour.

Si j'ai insisté sur ce point, c'est qu'il importe beaucoup que vous soyez prévenus, afin que vous puissiez, écartant les apparences, toucher et faire toucher du doigt la réalité du mal. Beaucoup d'alcooliques, comprenant qu'il leur faut trouver un appui, une défense dans les illusions qu'ils peuvent entretenir chez certaines personnes, emploient à cet effet toute leur habileté, tous les artifices ; ils font parfois de véritables prodiges de diplomatie.

Ainsi, je connais en ce moment un jeune alcoolique qui, malgré une conduite des plus insensées, parvient à la cacher à plusieurs membres de sa famille, dont il cultive avec les plus grands soins l'affection, et qui mettent sur le compte de la calomnie ce qu'on leur apprend de leur parent : aussi est-il difficile d'obtenir une interdiction des plus indispensables.

La progression des malades admis dans les hôpitaux à la suite d'habitudes alcooliques est effrayante, et par les formes que l'alcoolisme revêt aujourd'hui présentent une réelle gravité.

Il y a dix-huit ans, alors que j'étais attaché comme interne aux services de MM. Delasiauve et Moreau (de Tours), la maladie était moins fréquente (de plus de la moitié) ; et encore était-ce le *delirium tremens* qui prédominait dans ses formes aiguës et subaiguës ; rares, au contraire, étaient les délires et les affections chroniques.

Il n'en est plus de même aujourd'hui, Messieurs, et les observations que j'ai prises depuis 1859 témoignent d'un accroissement considérable dans la quantité des délires par intoxication alcoolique. On peut, du reste, en juger approximativement par ce fait que, en 1856, 99 alcoolisés étaient entrés à Bicêtre, et que, en 1860, le nombre était de 207.

Un semblable résultat, Messieurs, me paraît tout d'abord demander un remède, et, dans la pensée que les travaux médicaux puisés à la source de la clinique pourront un jour éveiller l'attention de l'autorité, je vous entretiendrai aujourd'hui de cette question, en tous points si importante.

Je vous ai dit que le nombre des malades atteints d'alcoolisme aigu ou chronique a plus que doublé depuis quinze ans, fait qui se relie avec le nombre énorme des individus qui, dans Paris seul, abusent des boissons alcooliques ; il résulte, en effet, des documents quotidiens de la police municipale que j'ai entre les mains, que chaque mois, en moyenne, on est obligé de renfermer pour leur sûreté personnelle près de 300 individus, trouvés sur la voie publique et incapables de se soutenir ou de se guider; et parmi eux 60 ou à peu près sont ivres-morts.

D'un autre côté, Messieurs, si la consommation de l'alcool dans Paris a pris depuis vingt ans un accroissement plus que triple, il est à remarquer que cet accroissement coïncide avec un usage immodéré des boissons fermentées, et en particulier de l'absinthe.

Il est avéré aussi que les eaux-de-vie actuellement en usage parmi les classes ouvrières sont de mauvaise qualité, et fabriquées souvent même avec de l'alcool de pomme de terre.

Toutes ces causes réunies vous paraîtront devoir être prises en considération dans l'explication de l'augmentation vraiment effrayante du nombre des aliénés, que chacun peut constater. Parallèlement aux projets en tous points si dignes d'éloges de construction d'asiles, on devrait chercher en même temps à saper le mal, en créant le plus de restrictions possible à l'usage abusif des eaux-devie et liqueurs fermentées, et en poursuivant la répression légale de l'ivrognerie, suivant la voie tracée par notre distingué confrère, M. Théophile Roussel.

Je vais essayer de vous décrire l'état psychique dans l'alcoolisme aigu, soit qu'il s'associe à une intoxication récente, soit qu'il survienne dans le cours de l'alcoolisme chronique.

Messieurs, il me semble tout d'abord utile d'établir parmi nos malades deux catégories principales.

Dans la première, nous rangerons les individus quelque peu sobres par habitude, n'ayant jamais eu antérieurement de *delirium tremens*, mais qui, à la suite de grands excès commis en peu de jours, ou bien après une privation subite de boissons alcooliques nécessitée par une indisposition ou par la pénurie d'argent, sont atteints d'aliénation mentale consécutive ou non à un *delirium tremens*.

Dans la seconde, nous placerons les ivrognes de profession qui ont eu un ou plusieurs accès de *delirium tremens*, et que l'on peut regarder comme atteints d'alcoolisme chronique. Il n'est pas, en effet, un seul de ces malades qui, avant d'être frappé d'aliénation et au moment de sa sortie de l'hôpital, après guérison de l'accès de délire aigu, n'ait présenté et ne conserve des symptômes d'alcoolisme chronique : diminution de la mémoire, affaiblissement de l'intelligence et de l'énergie morale, en même temps que moins d'aptitude aux travaux habituels et moins de force musculaire. Dans cette seconde catégorie elle-même, nous établirons deux subdivisions : l'une comprenant les malades dont le délire des actes et des paroles qui les a fait renfermer cesse après un laps de temps qui n'est pas moindre d'un mois, l'autre s'adressant à ceux qui restent incurables; les premiers et les seconds atteints d'alcoolisme chronique. Mais tandis que chez ceux-là l'état mental s'est tellement amélioré, qu'on a pu les laisser sortir de l'hôpital, malgré la persistance de la faiblesse de l'intelligence, de la mémoire et de la force musculaire; chez ceux-ci, le délire des actes et des paroles persiste avec son caractère primitif et se complique de démence confirmée.

Nous réservons pour une autre leçon l'étude de l'état mental de ces derniers.

Le nombre des *individus pris de délire après une intoxication aiguë ou à la suite de privations, ou de délire alcoolique aigu*, et constituant la première catégorie, est restreint, comparativement aux autres. Pendant une période d'une année, en effet, nous n'en trouvons que 4, tandis que le chiffre des autres est de 28.

La tristesse constitue le fond du délire dans le plus grand nombre des cas ; nous l'avons observée trois fois sur quatre.

Le facies est sombre, une expression profonde de mélancolie est empreinte sur le visage ; les yeux, complètement immobiles, sont fixés à terre, ou vers le ciel, ou sur un objet, un mur.

Ces aliénés ne rompent leur mutisme que pour demander pardon de leur conduite passée, et s'accuser de fautes ou de crimes imaginaires, mais quelquefois cependant *réels*.

C'est ainsi qu'un nommé Lab..., dont je vais vous présenter l'observation, racontait d'un air mystérieux qu'il avait volé son patron; plus tard, revenu à la raison, il nous répétait que la chose était vraie et que c'était dans la cave qu'il buvait les liqueurs soustraites.

Obs. LXVI. — *Délire alcoolique aigu. — Conceptions lypémaniaques se rapportant à un fait vrai. — Guérison.*

Lab..., vingt-quatre ans, garçon épicier, entre à Bicêtre (service du docteur Félix Voisin), le 7 avril 1861, avec un certificat de la préfecture de police portant

« qu'il est tombé malade à la suite d'excès alcooliques et qu'il a cherché à se pendre ».

Père et mère bien portants ; il y a trois ans, fièvre typhoïde.

Depuis plusieurs mois, excès alcooliques (eaux-de-vie et vins liquoreux). Jamais il ne s'est grisé complètement, mais il a été souvent dans un état d'excitation provoqué par les excès ; il était entraîné à la débauche par des camarades et, suivant son expression, il est ainsi arrivé à l'état de brute ; il ne sait comment il a été amené ici.

État à son entrée. — Constitution forte, membres robustes, cheveux blonds, joues très colorées.

Maintien d'un lypémaniaque stupide ; yeux fixés à terre, immobilité presque complète. C'est à peine s'il peut se tenir debout ; il est très difficile de lui arracher un mot ; mais enfin il nous avoue tout bas qu'il a volé son patron.

Hallucinations de l'ouïe ; sensation de vide dans la tête ; aucune activité dans les traits ; il répond difficilement à mes questions et d'un air ennuyé ; mémoire absente ; pas d'appétit ; pas de cardialgie ni de phénomènes dyspeptiques ; fonctions digestives normales ; légère toux (habituelle, suivant le malade) ; langue blanchâtre ; tremblement léger des mains.

Rien de particulier au cœur ni dans la poitrine ; 84 pulsations ; pouls de moyenne force, régulier ; pupilles normales.

Traitement. — Ventouses scarifiées à la nuque (2 palettes) ; vésicatoire volant à la jambe droite.

13 avril. — Il nous raconte qu'il a voulu se pendre avant son entrée ici ; mais il ne se rappelle pas l'objet de ses pensées d'il y a trois à six jours. Il parle plus facilement et semble reprendre confiance.

Sensation de vide dans la tête ; tendance au refroidissement ; insouciance ; quand je lui demande de faire un effort, il semble être une victime.

Depuis qu'il est ici, il n'a pas écrit, par un sentiment de honte, à son père et à sa mère. Ses réponses sont nettes, sa parole non hésitante. Sa physionomie porte l'empreinte d'une expression profonde de tristesse. Il est assez facile de le faire travailler ; 68 pulsations.

15. — Il nous avoue qu'il a bu souvent dans la cave de son patron, épicier, du vin et des liqueurs. La mémoire est revenue.

4 juillet. — Guérison ; sortie.

Certains malades, loin de rester concentrés dans un mutisme à peu près absolu, racontent, sans qu'on le leur demande, l'objet de leurs préoccupations.

Voici une observation relative à ce cas :

OBS. LXVII. — *Délire alcoolique aigu. — Conceptions lypémaniaques. — Guérison.*

Letal..., quarante ans, garçon marchand de vin, entre le 9 février 1861, 5e division, 2e section, service de M. Moreau (de Tours).

Habitudes alcooliques invétérées (tous les matins à jeun et dans la journée, vin pur). Pas de maladies antérieures.

Depuis trois semaines, il éprouvait de la courbature, de la toux. Il y a trois jours, il se mit à une diète presque absolue d'aliments et complète d'alcooliques. Depuis deux jours, délire.

Il est amené à Bicêtre le 8 février.

État actuel. — Facies sombre. Dans les cinq premières minutes de mon interrogatoire, il nie être malade, et ses réponses sont très nettes et saines; mais après ce laps de temps, il se penche à mon oreille et me parle d'individus qui lui ont cassé des bouteilles à la tête, l'ont fait saigner du nez, vont par les caves, parcourent les égouts, ouvrent toutes les portes sans qu'on leur dise rien, et le torturent.

Sensation pénible, épigastrique, thoracique. Toux, un peu d'oppression; un point de côté; 64 pulsations. Pouls régulier, de moyenne force. Douleur occipitale.

Traitement. — Potions opiacées.

16 février. — Mieux. Les idées de persécution persistent.

1er mai. — Sortie. Guérison complète.

Chez d'autres, les idées de persécution m'ont paru avoir leur point de départ dans des soucis et des ennuis antérieurs dont les souvenirs se pressaient à leur mémoire. Témoin le cas de Lar....

Obs. LXVIII. — *Alcoolisme aigu. — Idées de persécution. — Idées ambitieuses. Amélioration. — Tendance à la démence.*

Lar..., vingt-huit ans, limonadier, entre le 6 octobre 1860 à l'hôpital de Bicêtre, 5e division, 1re section, service du docteur Félix Voisin.

« Votre père est-il mort? — Il est ressuscité; il sera immortel si je veux. » — Son père est mort en 1855, après une longue maladie, résultat d'abus alcooliques. Sa mère est morte en 1855 d'un abcès dans la région dorsale.

Il a toujours eu mauvaise tête. Pour insubordination envers l'autorité, il a passé, il y a quelques années, vingt-quatre heures à Sainte-Pélagie.

Après une existence assez décousue, ne restant jamais dans les maisons où il était apprenti droguiste, il acheta, à Paris, il y a trois ans, un fonds de limonadier, avec l'héritage de son père et de sa mère. Je sais de bonne source que là il fut exploité, volé; au bout de peu de temps il s'adonna à des excès alcooliques (vin blanc et cassis, tous les matins à jeun); il vendit enfin son fonds, et avec le produit acheta un terrain à Saint-Germain.

Le 2 ou le 3 octobre 1861, il fit de copieuses libations; et le soir, échauffé par la boisson, il cassa tout le mobilier du marchand de vin où il se trouvait. Il fut arrêté dans un état d'exaltation extrême et amené ici le 6 octobre.

État actuel. — Agitation dans les traits. Le malade parle continuellement et d'une façon déraisonnable, en haussant la voix par moments : « La femme a été créée avant l'homme. Mettez un nominatif, si vous voulez. Il faut plutôt penser à la chair qu'à l'esprit. »

« Dormez-vous la nuit ? — Je dors trois heures. La chair a assez de cela de repos ; le reste du temps est pour l'esprit. »

Il a des idées de persécution : « Que mon mal de tête s'en aille et retombe sur eux. Malheur ! Ils se mettent au-dessus de tout. L'homme que j'avais mis roi, tout a été contre moi. Les diamants, ils les cachent. »

Au milieu de ce flux de paroles incohérentes, il répond nettement à certaines questions, et retombe aussitôt après dans le délire.

Il se rappelle son entrée ici, le mois et le jour de l'année. Il raconte sa vie passée; il est toujours facile de remettre la conversation sur un terrain raisonnable; mais aussitôt que l'on cesse de le questionner, il retombe dans la voie délirante.

Le sens moral est absolument aboli chez lui. Tremblement très léger des mains; mains très froides; sensibilité normale au tact et à la douleur; motilité intacte. Pouls mou, régulier, 96 pulsations. Température sous l'aisselle, 34 degrés. Rien d'anormal au cœur et aux poumons.

« Toussez-vous quelquefois? — Ils m'ont fait tousser cette nuit. »

Chez lui, il a éprouvé des pertes séminales involontaires la nuit. « Ils m'en ont fait faire. »

Traitement. — Ventouses scarifiées à la nuque, 300 grammes de sang.

Janvier. — Même état d'apathie. On l'envoie travailler aux champs.

26 avril. — Apathie; pas de fermeté de caractère; il n'a plus d'idées de persécution.

10 mai. — Il raisonne bien sur n'importe quel sujet, mais conserve une notable faiblesse de caractère, et n'en a pas conscience. Il a pris de l'embonpoint depuis quelque temps.

On lui accorde sa sortie.

Deux sur quatre de ces malades ont eu des hallucinations de la vue; un seul en a éprouvé à l'ouïe en même temps que de la vue. Mur... seul voyait des animaux, des reptiles qui s'enroulaient autour de ses bras.

Les illusions et le délire perceptif qui les accompagne ne sont pas rares chez ces malades, et nous ont paru tirer leur point de départ de quelque sensation morbide réelle, ayant donné lieu, au milieu du désordre du jugement, à de fausses interprétations. Nous avons trouvé ainsi dans plusieurs cas la confirmation des idées toutes pratiques de M. Moreau (de Tours) sur ce point de pathogénie; Mur.... prétendait ne pouvoir avaler, même de la tisane : « Je ne puis plus manger, disait-il, je m'y suis pris trop tard, il n'y a plus de santé. » Il existait, en effet, un état morbide que son esprit malade interprétait à faux, et qui servait de thème à des idées hypochondriaques.— Le pharynx, le voile du palais étaient rouges et luisants; la langue était jaunâtre, l'haleine fétide; le malade accusait à la pression une douleur et, après les repas, un gonflement épigastrique. En un mot, il existait une angine compliquée d'embarras gastrique et peut-être une gastrite chronique des ivrognes, donnant lieu à des sensations morbides réelles, mais faussement interprétées, puisqu'il buvait sans difficulté de l'eau rougie et de la soupe que je lui présentais. Le même malade, atteint depuis longues années de blépharite ciliaire chronique, caractérisée par du gonflement, de l'écoulement mucoso-purulent, une rougeur, un état œdémateux et des granulations des paupières, avec intégrité de la vue, me disait que ses yeux étaient fondus et qu'il ne lui restait plus que la prunelle. En voici l'observation :

Obs. LXIX. — *Alcoolisme aigu.* — *Délire lypémaniaque.* — *Guérison.*

Mur..., soixante-deux ans, garçon restaurateur, entre le 12 avril 1861 à l'hôpital de Bicêtre, 5e division, 1re section, 3e salle, n° 7, service de Félix Voisin.

Père et mère morts de vieillesse.

Excès alcooliques (vin); de plus, tous les matins, il boit un verre d'eau-de-vie pure.

Depuis quelque temps, faute de ressources, il s'abstenait de vin et d'eau-de-vie, quand, il y a un mois à peu près, il s'est imaginé que l'on se moquait de lui, qu'on le trouvait trop bien mis.

Il y a deux jours, il s'est livré chez lui à des violences envers les siens et est amené à Bicêtre le 12 avril.

État actuel. — Le 13, état de calme absolu; il se plaint de malaise, de constriction épigastrique ; est souvent pris de bâillements, et fait de profondes inspirations.

Hébétude empreinte sur le visage; les idées sont incertaines et mal coordonnées. Il reste les yeux fixés sur le mur, et quand je lui demande à quoi il pense, il me répond : « Je suis un polisson, qui n'a jamais été poli, » puis il se met à pleurer et à me supplier de lui pardonner.

Il se plaint de constriction à la gorge et me dit qu'il ne peut avaler même de la tisane; je lui en donne à boire, il l'avale très facilement. « Je ne puis pas manger, ajoute-t-il, parce que je m'y suis pris trop tard; mes yeux sont fondus; il ne me reste que la prunelle.

» Ce qui me semble extraordinaire, dit-il, c'est que je reste insensible à la séparation d'avec les miens; je trouve en moi une grande différence; je cherche à m'analyser, je ne puis pas. »

Hallucinations de la vue; il voit des serpents lui monter sur les bras et il sent leurs morsures.

Rien de visible aux bras. Pas de tremblement des mains ni des jambes. Langue jaunâtre, haleine fétide. Gonflement, rougeur des deux amygdales; céphalalgie; pupilles contractées considérablement; tuméfaction des deux paupières; écoulement mucoso-purulent; conjonctives très rouges. Pouls à 88 pulsations, de moyenne force.

Traitement. — Bouteille d'eau de Sedlitz et demain potion opiacée.

22 avril. — Plus d'hallucinations de la vue et du tact. Pouls mou, régulier, 84 pulsations. Température des mains froide; sensibilité obtuse; inappétence, malaise, frissons, céphalalgie.

23. — Érysipèle de la face.

4 mai. — Desquamation de l'érysipèle.

7. — L'état mental n'a pas été modifié par l'érysipèle. Il gémit sur sa position et on ne peut le faire lever. Il accuse toujours une sensation de vide dans la tête. C'est à peine s'il peut me serrer la main, et s'il peut se tenir sur ses jambes. Pouls régulier, 52 pulsations.

20. — Il parle avec affection de sa famille. Bains.

29. — La motilité de ses membres est à peu près normale aujourd'hui.

Quand je lui demande comment il se trouve, il me répond : « J'espère; quand je vois ma femme, j'ai peur de lui faire de la peine. »

La sensation de vide a presque entièrement disparu.

Il me parle avec bonheur de sa femme et de sa fille, et du plaisir de les revoir.

8 juin. — Il croit que sa figure se serre; je parviens facilement à le rassurer, et il me croit.

2 juillet. — Il consent à aller travailler à la terre.

10. — Le travail de la terre lui donne de l'énergie morale et physique.

Le 20 août, guérison complète; sortie.

En dehors de ces conceptions délirantes, ces malades n'ont pas ou ont très peu conscience de leur état; ils sont incapables de toute détermination sérieuse et sont ordinairement amenés par leurs parents eux-mêmes à l'hôpital.

La plupart ne se rappellent que confusément les événements qui ont précédé leur entrée.

Les idées de tous sont confuses et sans suite ; chez ceux-ci, elles sont émises lentement; chez ceux-là, elles le sont avec une incroyable volubilité.

Le plus souvent tout raisonnement est aboli ; et ils ne sauraient suivre une conversation et encore moins y prendre part; pourtant Lar... racontait nettement ce qui s'était passé avant son entrée à l'hôpital, et causait avec moi de chose et d'autre, d'une façon suivie, mais le délire reprenait le dessus aussitôt que je cessais de provoquer ses réponses.

Tandis que chez le plus grand nombre, le découragement, l'indécision, une circonspection exagérée constituent le caractère saillant de leurs paroles et de leurs actes, chez un (Lar...), j'ai observé un notable contentement de soi-même et une certaine hardiesse.

Aucune affection sociale et de famille ne vient occuper l'esprit de ces malades, et ce n'est que dans la convalescence que j'ai observé un retour vers cet ordre d'idées, caractère psychique qui, du reste, est propre à toutes les aliénations, ainsi que mon grand-père Félix Voisin, me l'a souvent fait remarquer.

Parmi les désordres de l'intelligence, le plus saillant peut-être est celui qui se produit dans l'exercice de la volonté. J'ai été, en effet, frappé du laisser-aller, de l'apathie de plusieurs malades, d'un état d'enfance, pour ainsi dire, qu'ils présentaient : sans réaction, sans énergie, ils exécutaient aveuglément et comme machinalement tout ce qu'on leur commandait de faire; ils présentent à un degré avancé ce que nous savons être, dans la vie ordinaire, les gens adonnés aux boissons alcooliques : des individus d'un caractère faible, de peu de portée dans l'esprit, et faciles à mener et à entraîner.

Quant au libre arbitre et à la liberté morale, ils font complètement défaut ; aussi ces malades doivent-ils être considérés comme étant à peu près irresponsables devant la société. Le cas de Lar... était à ce point de vue intéressant : eu égard à la façon dont sa fortune avait été exploitée, il aurait pu en imposer à quelqu'un étranger à ces sortes d'études ; en effet, il entretenait avec un interlocuteur une conversation soutenue et toute raisonnable, mais aussi quand son attention n'était plus tenue en éveil, le délire reprenait le dessus.

Il est enfin une variété de délire lypémaniaque caractérisé par la prédominance d'idées lubriques, de conceptions délirantes se rattachant le plus souvent à des excès antérieurs.

Le malade (obs. LXX) que j'ai eu l'occasion d'observer était plongé dans un état lypémaniaque stupide non précédé de *delirium tremens;* les idées étaient confuses, et pourtant les réponses étaient saines. Il avait conservé conscience de son état maladif, et raisonnait assez juste en dehors de ses idées lubriques.

Le moral de cet individu était profondément affecté, il avait l'air sombre et m'avouait qu'il ne commettait des excès d'onanisme, de vins et de liqueurs, que pour s'efforcer d'oublier le chagrin qu'il a de ne pouvoir se marier. Il entendait des voix injurieuses lui rappelant ses débauches, et voyait des ennemis dans ses compagnons de travail. Chez lui la conscience, on peut le dire, semblait parler tout haut sous la forme d'hallucinations.

OBS. LXX. — *Délire lypémaniaque, alcoolique, non précédé de delirium tremens. — Idées lubriques et de persécution. — Guérison.*

Gaill..., boulanger, vingt-quatre ans, entre le 19 juin 1861 à l'hôpital de Bicêtre, 5e division, 1re section, service de Félix Voisin.

Habitudes alcooliques (vin rouge et eau-de-vie).

A été détenu en correction jusqu'à l'âge de dix-huit ans, pour [illegible] pendant une disette existant dans son pays.

Mauvais instincts congénitaux. A été arrêté le 18 juin en état de vagabondage. Depuis huit jours, courbature, il cesse de boire; tremblement des mains.

État le 20 juin. — Regard sombre. Le malade répond aux questions d'une façon nette, mais sèche et les yeux baissés. Les idées paraissent confuses. Le maintien et l'habitus extérieur paraissent ceux d'un imbécile. Oreilles petites; crâne petit.

A la première question que je lui pose, il me répond : « Ils m'ont rendu la tête perdue. — Qui? — Les boulangers; ils me blaguaient en me disant des choses qui ne m'appartiennent pas; ils me reprochaient des orgies; mais dans notre travail, tout nus, on fait toutes sortes de saletés. Puisque tout le monde en fait, ce n'était pas à eux à me prendre pour un bouffon et à m'accuser de choses sales, etc., etc. »

En dehors de ce cercle d'idées, il raisonne juste, et sait bien qu'il est malade. La mémoire est saine. Il me dit qu'il se livre aux excès de toute sorte pour arriver à se consoler de ne pouvoir se marier.

Il entend des voix qui l'injurient et qui font appel à ses sentiments lubriques. Son moral est affecté, il se trouve malheureux.

Il croit avoir des ennemis dans ses compagnons de travail.

Habitudes invétérées d'onanisme tous les jours, plusieurs fois. Fréquents rapprochements sexuels. Verge très volumineuse. Pupilles contractiles; diamètre normal. Absence de fièvre. Force musculaire normale. Pas de tremblement des mains ni des jambes.

Traitement. — Bains. Potions opiacées.

27 juin. — N'a plus l'air sombre des premiers jours; regarde son interlocuteur en face et avoue se porter bien mieux.

Il regrette d'être venu à Paris, au lieu d'être resté dans son pays, mais il se propose d'y retourner. On l'envoie travailler aux champs.

30 juillet. — Sort guéri.

Pour me résumer, Messieurs, je vous ferai remarquer que ce qui caractérise essentiellement cette *première catégorie*, c'est la fugacité des phénomènes, c'est la constance des idées dépressives. Contrairement aux idées admises, les hallucinations ont fait défaut dans la moitié des cas, mais les conceptions délirantes ont été de nature triste, ainsi, du reste, qu'on l'enseigne.

La *deuxième catégorie* comprend les *ivrognes de profession pris de délire aigu.*

Je vous ferai remarquer, Messieurs, que le nombre des malades lypémaniaques et stupides est plus considérable que celui des autres; et du reste, en cela, mes observations personnelles sont complètement d'accord avec l'opinion des classiques. C'est ainsi que sur *dix* aliénés appartenant à cette subdivision, *sept* sont atteints de délire partiel ou dépressif.

Examinés au point de vue purement psychique, ils nous ont présenté les particularités suivantes :

La plupart (cinq) n'avaient point ou avaient peu conscience de leur état et de la signification de leur séjour dans l'asile. Le sentiment de leur position ne renaissait ordinairement que trois semaines ou un mois après leur entrée, et leurs demandes de sortie prenaient alors un caractère de raison; de même aussi les affections de famille, les idées sociales, jusqu'alors absentes, surgissaient progressivement.

La mémoire était le plus souvent lésée, jamais entièrement abolie; elle était presque toujours obscure et diminuée; elle était rarement restée intacte, et son intégrité permettait alors d'obtenir des malades les renseignements les plus circonstanciés sur leur état morbide.

Le raisonnement était le plus souvent troublé; c'est ainsi que la plupart interprétaient d'une façon erronée des sensations réelles et étaient ainsi le jouet d'illusions : Stib..., dont je vais vous relater l'observation (obs. LXXI), persuadé que l'on s'exerçait sur lui au moyen de la physique, lui attribuait des douleurs du poignet droit, dont la cause était l'application de menottes au dépôt de la préfecture de police.

Obs. LXXI. — *Alcoolisme chronique. — Délire aigu, lypémaniaque, ayant pris sa source dans des sensations morbides réelles épigastriques.*

Stib..., vingt-huit ans, peintre, entre à l'hospice de Bicêtre le 28 octobre 1860, 5e division, 3e section, 3e salle, n° 16, service de Félix Voisin.

Son père s'est pendu à la suite d'excès de boissons. Sa mère est bien portante, elle est d'un caractère morose.

De temps en temps il se grise; tous les matins, depuis l'âge de vingt ans, il a l'habitude de boire à jeun du vin pur. Il a remarqué que depuis trois ans sa mémoire est moins sûre. En 1860, malaise, douleurs épigastriques. *Il boit moins.*

Le 21 octobre 1860, sans avoir eu de *delirium tremens*, il se rend chez un commissaire de police, se plaint qu'un de ses voisins, géomètre, s'exerce sur lui par la physique; il demande à parler au préfet.

Il est conduit à la préfecture et de là à Bicêtre, où il entre le 22 octobre.

État actuel. — Crâne petit; face volumineuse; les deux tiers de la tête sont occupés par les os de la face; oreilles écartées, minces.

Le malade paraît concentré dans des idées tristes qui l'occupent beaucoup; regard empreint de mélancolie, quelquefois menaçant et parfois hagard. Pas d'hallucinations ni jour ni nuit. Il se croit persécuté par ce géomètre, son voisin; il pense qu'il « s'exerce sur lui par la physique »; que c'est par vengeance. Il a mal au poignet droit (on lui a mis les menottes à la préfecture); il croit que son voisin s'exerce sur lui en cet endroit.

Il me raconte qu'étant chez lui, il ressentait, la nuit, des élancements dans la tête, des évanouissements qu'il ne savait à quoi attribuer; mais que, dès qu'il s'est aperçu que cela provenait de son voisin, il est allé chez le commissaire.

Il raconte assez nettement ses impressions, et ne divague que lorsque je l'abandonne à ses pensées ou que je conduis la conversation sur l'objet de son délire; en dehors de là, les réponses sont nettes.

Insomnie la nuit; agitation dans son lit. Pouls moyen, 64 pulsations; température sous l'aisselle, 37 degrés. Toux sèche le matin; quelques crachats muqueux; en arrière, à gauche et au milieu, quelques râles sibilants et sous-crépitants. Mains fraîches; le malade dit y ressentir parfois une chaleur brûlante.

Depuis longtemps, abolition des désirs vénériens; de Bicêtre, le malade est envoyé à l'asile de Fains, où il était encore en avril 1863, présentant tous les symptômes de l'alcoolisme chronique avancé.

Un seul malade jugeait sainement sa position et cherchait, pour échapper à un interrogatoire compromettant, à me cacher la vérité; tous les autres, ayant perdu toute saine appréciation de leur état, restaient complètement indifférents à leur séjour à Bicêtre.

Aucun ne pouvait s'expliquer la raison d'être des hallucinations, et la plupart s'y abandonnaient sans résistance et sans discussion; un seul pourtant cherchait à en saisir la cause, mais en vain.

Tous, ou à peu près, répondaient sans hésiter à mes questions; il m'était *facile* de les *arracher* à leurs *préoccupations tristes* et même à leur *stupeur;* ils relevaient la tête, répondaient plus ou moins nettement; mais bientôt, si je ne me hâtais de continuer, le délire reprenait le dessus et ne cédait qu'à de nouvelles instances.

La volonté était elle-même considérablement affaiblie, à en juger par l'indécision qui régnait dans les actes les plus simples de la vie et le peu d'énergie de ces malades. Et cependant, chez le malade qui fait l'objet de l'observation LXXII, cette faculté semble se réveiller sous l'influence d'une forte impression; pendant son immersion volontaire dans la Seine, l'instinct de la conservation reprit le dessus, et il recouvra assez de volonté pour regagner la rive à la nage et appeler au secours. Il me paraîtrait difficile de dire que cette série d'actes dépend entièrement de l'instinct; l'instinct s'est révélé au moment de la sensation du froid et de l'entrée d'une certaine quantité d'eau dans les voies aériennes et digestives; mais le fait de nager, de se diriger vers la rive, de demander du secours, me semble constituer un acte de la volonté.

Obs. LXXII. — *Alcoolisme chronique. — Délire aigu.— Conceptions lypémaniaques. Tentative de suicide par submersion.*

Mas..., marchand de plumes, quarante-deux ans, entre le 2 avril 1861, 5ᵉ division, 1ʳᵉ section, 3ᵉ salle, nº 12, hospice de Bicêtre, service de Félix Voisin.

Depuis 1851, nombreux excès de boissons, consistant principalement en eau-de-vie (près d'un litre par jour).

Depuis plusieurs mois, hallucinations de l'ouïe, et plus rarement de la vue, diminution des facultés morales.

Le 28 mars, il est pris de malaise, d'embarras gastrique. Il se joint à l'état morbide des craintes imaginaires. Il croit qu'on l'espionne, qu'on lui veut du mal, qu'on l'électrise : il est dégoûté de la vie. Cet état dure jusqu'au 1ᵉʳ avril, et dans la nuit du 1ᵉʳ au 2 avril, il tente en vain de se précipiter par la fenêtre de sa chambre : mais le matin, il va se jeter dans la Seine, au-dessous du pont Napoléon. Tout en s'y rendant, il voit les passants lui faire des mines moqueuses. La chute dans l'eau lui est douloureuse : et aussitôt revenu à la surface, il nage machinalement, et tout en se cramponnant à un bateau, il appelle du secours.

Le même jour, il est amené à Bicêtre.

État actuel. — Agitation. On est obligé de le maintenir dans son lit avec une camisole, sans quoi il s'échapperait au dehors. De lui-même, du reste, il demande qu'on l'attache, la nuit, de crainte de se nuire.

Il raconte les accidents de sa vie et de sa maladie avec la plus grande lucidité ; la parole est rapide et nette. Hallucinations de l'ouïe et de la vue, principalement la nuit, toutes ayant trait à des obscénités. Conceptions délirantes obscènes relatives aux autres malades.

Pouls modérément fort (64 pulsations par minute), régulier. Le 5 mai, guérison complète et sortie de l'hôpital.

Quant au libre arbitre, il fait entièrement défaut, et ces malades, quoique paraissant bien raisonner quelquefois et répondant aux questions, sont incapables de prendre aucune détermination sérieuse, de suivre une ligne de conduite nette et précise, ballottés qu'ils sont, pour ainsi dire, entre leurs diverses conceptions délirantes, et agités par leurs hallucinations souvent contradictoires.

Le délire dépressif triste ou lypémaniaque se présente avec une intensité variable, tantôt revêtant le caractère de la tristesse proprement dite, tantôt de la douleur, tantôt de la honte, tantôt du repentir ou de l'indifférence. Quelques-uns sont plongés dans une stupeur d'où mes questions, pourtant, les faisaient sortir assez facilement. L'un s'était laissé aller envers sa femme à des sentiments de jalousie non motivés ; un autre, pris du dégoût de la vie, avait cherché à se suicider : celui-ci poussait de profonds soupirs qui paraissaient avoir leur raison d'être dans des douleurs épigastriques, et cherchait à y échapper par le suicide; celui-là ne pouvait se consoler d'avoir dépensé en libations l'argent que lui avaient laissé ses parents, circonstance qui fit porter un pronostic favorable; et, du reste, l'événement vint plus tard corroborer notre opinion, à savoir, que l'existence de sentiments affectifs, la persistance ou le retour des idées de famille chez un aliéné, constituent une chance d'amélioration et même de guérison.

Tous mes malades, Messieurs, sauf un, étaient atteints d'hallucinations; celles de la vue ne se sont manifestées que quatre fois et celles de l'ouïe six fois. Tandis que les premières ont consisté, chez un seul malade, dans l'aspect de serpents, d'animaux, et, chez les autres, dans la vue d'hommes à l'air moqueur et de morts, les secondes ont été toujours effrayantes, injurieuses ou contradictoires : « *Tu feras, tu ne feras pas; tu entreras, tu n'entreras pas.* »

Beaucoup rappelaient les voix de personnes connues et de pénibles souvenirs; plus fortes la nuit que le jour, elles semblaient chez plusieurs partir des murs, pénétrer par les fenêtres; un malade me disait très nettement que c'étaient des voix extérieures et venant de gens qu'il connaissait tout particulièrement. L'hallucination était tellement intense chez deux malades, qu'ils s'arrêtaient au milieu de leurs phrases pour écouter la voix et chuchoter quelques réponses inintelligibles.

Parmi tous ces aliénés, le plus vivement atteint était celui qui était en butte à des voix contradictoires; elles plongeaient ce malheureux dans un état d'indécision pénible qui le condamnait à l'immobilité; las de lutter, il restait plongé dans l'inaction et le mutisme. En voici l'observation :

Obs. LXXIII. — *Absinthisme chronique. — Délire aigu, lypémaniaque.— Tentative de suicide. — Hallucinations de l'ouïe contradictoires.*

Bar..., relieur, trente-cinq ans, entre le 17 mai 1861 à l'hospice de Bicêtre, service de Félix Voisin, 5e division, 1re section, 3e salle, n° 5.

Depuis plusieurs années, nombreux excès d'absinthe (10 à 15 verres, deux fois par semaine).

Depuis quelques mois, il a remarqué lui-même qu'il ne possède pas autant la mémoire des mots, des noms, des dates, et qu'il est sujet à des irrégularités de caractère consistant à passer sans raison de la gaieté à la tristesse.

Depuis quinze jours, il est forcé, faute d'argent, de se priver d'absinthe.

Il y a quatre jours, hallucinations de l'ouïe qu'il lui semblait entendre dans la région frontale; ce même jour, il se rend à son atelier, a un air effaré qui le fait passer pour extraordinaire; pendant son déjeuner, *il entend des voix qui lui disent de manger et d'autres de ne pas manger*. Dans la rue, il se voit poursuivi par des agents de police pour chants politiques, et pour leur échapper, il se précipite dans une ouverture d'égout de la rue Jacob. Après en avoir été retiré, il est conduit à la Charité, dans le service de Malgaigne, où il est admis pour blessure à l'occiput. Comme il fait scandale et bruit dans la salle, il est transféré à Bicêtre le 17 mai 1861.

État actuel. — Il est calme et tranquille dans son lit. Il n'a pas le souvenir de ce qui s'est passé à la Charité. Parole nette, sans hésitation aucune. Pas de tremblement de la parole. Mémoire assez nette des dates, des jours et faits antérieurs à son entrée à la Charité.

Pendant la nuit dernière, hallucinations de l'ouïe et de la vue. Il conversait avec ses hallucinations. Pas d'hallucinations depuis le matin.

Pouls fort, 56 pulsations.

Sorti guéri le 15 juin 1871.

Les conceptions délirantes dominantes sont les idées de persécution, de culpabilité, d'influence magnétique; jointes à des hallucinations terrifiantes et injurieuses, elles donnent la mesure de l'état de souffrance morale de ces aliénés; aussi, pour échapper à ces tortures intimes, les uns vont-ils se plaindre à l'autorité et font ainsi découvrir leur délire; d'autres cherchent-ils une fin dans le suicide; tous, au reste, sont reconnaissables à leur affaissement moral et intellectuel.

Il est rare que cet état dure au delà d'un à deux mois, et que ces malades ne puissent, après un travail manuel de plusieurs semaines, être rendus à la liberté; non pas qu'ils soient radicalement guéris, ils conservent en effet quelques symptômes d'alcoolisme chronique, ils ont moins de force musculaire, d'énergie morale, de facilité à travailler, à comprendre, moins de mémoire surtout; mais les phénomènes aigus et les plus saillants ayant disparu, ils sont dans un état mental assez satisfaisant pour qu'il soit impossible de les maintenir plus longtemps dans un asile d'aliénés. Ils retombent avec une extrême facilité, après quelques excès, ou bien à la suite d'une peine morale ou d'une abstinence plus ou moins absolue d'aliments et d'alcooliques.

Le *délire d'orgueil*, *de satisfaction de soi-même*, est une forme que j'ai observée chez trois de mes malades et que je n'avais trouvée mentionnée dans aucun traité d'alcoolisme aigu ou chronique, avant l'époque où j'ai présenté un mémoire sur ce sujet en 1864 (*Annal. méd. psychol.*) à la Société méd. psychologique; le mode particulier de ces conceptions délirantes m'a paru assez tranché pour constituer une variété morbide distincte. *Deux* malades étaient buveurs d'eau-de-vie, et un troisième faisait abus d'absinthe.

Tous les *trois* étaient le jouet d'hallucinations de la vue; l'un voyait le monde en porcelaine, des chevaux, des gens à dents énormes et des diamants en sa possession.

Saliv..., le buveur d'absinthe, se sentait mordu aux jambes par des serpents à sonnettes qu'il apercevait, et se trouvait transporté dans le paradis de Mahomet, au milieu de nombreuses femmes à ses ordres.

Tous présentaient, à un haut degré, un air bien tranché de satisfaction personnelle, parlant de leurs talents, de leurs mérites. L'un se croyait riche, se sentait aussi dispos qu'à vingt ans : « J'ai un associé; mais c'est moi qui fais le plus important. » (Obs. LXXV).

Debl... était très satisfait de sa profession (obs. LXXVI), de ce qu'il y a gagné (il s'y est ruiné); il peut se transporter partout où il lui plaît, grâce à un talisman de chocolat que lui a envoyé l'électricité. Saliv... a des palais, des richesses, de nombreux serviteurs; tout cela est dit par lui sans apparence de conviction; du reste, quand on lui fait quelques observations contradictoires, il abandonne sa croyance pour passer à un autre sujet.

Loin de tenir le second rang dans le délire, ces conceptions morbides se manifestaient à la moindre parole de l'aliéné et dominaient les autres symptômes. C'est ainsi que les idées de persécution, nulles chez l'un de mes malades, ne se présentaient chez les autres qu'à de rares intervalles, étaient excessivement fugitives, et s'effaçaient complètement devant la fixité du premier délire.

En dehors de ces idées maladives, ces aliénés présentaient de la tendance à de mauvais instincts; aucune idée sociale ni de famille ne traversait leur esprit. Le manque du sentiment des convenances porté au plus haut degré, et un désordre complet dans la mise, s'associaient à une absence totale ou à peu près de conscience et de jugement, et cependant Saliv... savait bien me dire, par instants, que « l'absinthe avait *autrefois* dérangé ses facultés morales »; mais on remarquera qu'il disait autrefois : en effet, il se sentait bien portant, et ne comprenait pas sa présence au milieu de ces fous ; il riait de voir les gestes et d'entendre les voix des autres (obs. LXXIV).

OBS. LXXIV. — *Absinthisme chronique. — Délire de satisfaction de soi-même ; idées de richesses.*

Saliv..., commis de commerce, trente-cinq ans, entre le 4 mai 1861 à l'hôpital de Bicêtre, 5e division, 1re section, service de Félix Voisin.

Père ivrogne et débauché, mort d'apoplexie, au dire du malade. Mère et sœur mortes d'une affection de poitrine (toutes deux avaient eu de grands chagrins de famille).

A eu en Afrique les fièvres, des maladies vénériennes ; pas de syphilis.

Depuis de longues années, nombreux excès d'absinthe (cinq ou six verres par jour, et souvent absinthe pure). Il en était arrivé, c'est l'expression dont il se sert, à un état d'abrutissement tel, à une perte si complète de mémoire, que personne ne voulait plus l'occuper, tellement on le considérait comme compromettant.

Depuis deux ans, privé de moyens d'existence, il a cessé de boire de l'absinthe ; c'est depuis cette époque qu'il a commencé à ressentir un malaise général, une sensation pénible à l'épigastre, comparable au besoin incessant de manger.

Le 3 mai 1861, il y a deux jours, il fut entraîné par des camarades et but six verres d'absinthe pure. Il tomba dans l'ivresse. Ramassé sur la voie publique, il fut amené à la préfecture de police. Là il se livra à des actes de violence, éprouva des hallucinations, assista à un combat d'éléphants, de rhinocéros dans l'île de Ceylan et entendit les grognements de ces animaux.

Il sentait et voyait en même temps des serpents grisâtres lui mordre les jambes, et se rappelle qu'il les frappait pour les chasser.

État actuel. — Il me raconte avec calme et netteté tout ce qui s'est passé à la préfecture, sans hésitation, ni tremblement de la parole et des lèvres.

Pouls régulier, de force moyenne, 68 pulsations.

Pupilles irrégulières, celle de gauche plus large (à l'œil gauche, strabisme consécutif à une blessure du nez) ; celle de droite presque immobile.

Il porte dans son extérieur un air de satisfaction de soi-même qui s'accompagne d'un rire un peu hébété. Il dit être très riche, posséder des palais enchantés, de nombreux serviteurs ; hier, il se voyait dans le palais de Mahomet, au milieu de femmes à son service. Il parle avec emphase de ses talents.

Il a, à un léger degré, conscience de son état ; il a perdu tout sentiment affectif. Mémoire saine.

Aucun phénomène paralytique dans les membres ni dans la langue.

Tremblement des mains. La marche est rendue difficile par une douleur fémoro-tibiale gauche pour laquelle, il y a quelques jours, on lui a appliqué des ventouses scarifiées.

L'agitation qu'il présentait dans les deux jours qui ont suivi son entrée disparaît le 7 mai.

Pendant un séjour de six mois à Bicêtre, son état ne s'améliore pas. Il conserve un air bien net de satisfaction personnelle, commet des actes de méchanceté, conserve toute sa force musculaire, répète à chaque instant qu'il n'est pas malade, ne sait pas se conduire avec les autres malades et reste toutes les journées indolent et incapable de se rendre utile.

Il est transféré le 16 novembre 1861 à l'asile de Fains, où il est encore.

Voici son état actuel à Fains, d'après les renseignements que m'a transmis mon ami M. le docteur Bonnet, médecin de l'asile.

Il est insouciant, sans aucune spontanéité, très satisfait de lui-même et de sa vie passée. Il est très prétentieux, sans cependant présenter les conceptions délirantes, ambitieuses, multiformes, qui accompagnent la paralysie générale.

Les sentiments affectifs ont subi un commencement de destruction.

Saliv... présente de l'inégalité dans les pupilles et un tremblement du cercle ciliaire. La pupille gauche est plus large (ce signe observé par M. Bonnet concorde avec ce que j'ai observé moi-même sur ce malade à Bicêtre, et peut s'expliquer par l'ancienne blessure du nez). Pas de tremblement de la langue, pas de mouvements fibrillaires du visage, mais quand il parle, un peu de lenteur dans l'articulation des mots. La démarche est lourde; le malade est propre.

Sucre dans les urines. Ni anesthésie, ni analgésie. M. Bonnet note aussi une teinte violet bleu de la peau, peu intense.

OBS. LXXV. — *Alcoolisme chronique. — Agitation maniaque. — Délire d'orgueil. Abcès froid. — Mort. — Autopsie.*

Lién..., quarante-trois ans, colporteur, entre le 6 décembre à l'hôpital de Bicêtre, 5e division, 2e section, service de M. Moreau (de Tours).

Son père existe et est bien portant. Sa mère conserve, depuis une attaque d'apoplexie, de la déviation dans les traits de la face. Il est séparé judiciairement d'avec sa femme pour adultère. Il a toujours bégayé. Il y a sept mois, *delirium tremens* traité à Bicêtre.

Depuis de longues années, abus de vin, d'eau-de-vie, de bitter et d'absinthe.

Il est amené à Bicêtre dans un état d'excitation maniaque, et dès son entrée, il lui est appliqué des ventouses scarifiées à la nuque, et ordonné une potion opiacée et la diète.

État le 9 décembre. — Mouvement continuel. Il parle et gesticule. Sa figure exprime le contentement, la satisfaction de soi-même. La voix est enrouée; les mots viennent difficilement (il est bègue de naissance); la parole est souvent embrouillée. Au milieu d'une phrase sa parole s'arrête net, et après un moment d'arrêt et un mouvement forcé d'insalivation, il reprend la suite de sa phrase interrompue. Quand cette difficulté survient, il met la main à la bouche; il sent à ce moment quelque chose lui monter à la gorge; il y éprouve, ainsi qu'au cou, une sorte de constriction.

Tremblement continuel des lèvres. Il raconte ses affaires personnelles; il dit qu'il a un associé, mais que c'est lui qui fait le plus important. « J'ai toujours été le premier à table. Je suis tel que j'ai été à vingt ans; je ne resterai pas longtemps ici, parce que j'ai les moyens de sortir. » Il parle de richesses, d'argent, ne se trouve pas malade. Il sait le jour, le mois. La plupart de mes demandes sont suivies de réponses justes. Jugement et raisonnement absents; aucune conscience de son état. Hallucinations de la vue. Pupilles petites, contractiles.

Appétit; pas de soif. Langue blanchâtre. Tremblement léger des mains et des jambes. Les jambes pendant la marche ne sont pas écartées, mais il marche en zigzag. Motilité des mains normale. Pas de fourmillements. Sensibilité et chaleur de la peau normales. Pouls régulier, de force ordinaire, 72 pulsations. Pas de dyspnée.

Traitement. — Bains, potion calmante; une portion.

Le 18, plus de tremblement des muscles de la face. Idées d'orgueil; physionomie joyeuse. Il reste couché.

5 janvier. — Eruption furonculeuse générale.

12 février. — Rien de nouveau, si ce n'est que le malade s'affaiblit au milieu d'une agitation continuelle. Il est toujours tenu au lit. Aucun tremblement des lèvres ni de la langue.

26. — Tuméfaction, douleur de la cuisse gauche; on y perçoit de la fluctuation. Le délire est un peu plus tranquille. Il peut très bien mouvoir ses jambes dans son lit, mais ne peut se tenir debout.

7 mars. — Il est transféré pour un abcès de la cuisse dans le service de chirurgie, où Broca fait une ponction dans la tumeur; il en sort un liquide purulent. Il est fait des injections iodées dans les jours suivants. Le malade succombe le 25 mars 1861.

Autopsie. — Maigreur considérable.

Foie. — Volume ordinaire, ne dépasse pas les fausses côtes; deux plaques graisseuses à la surface du lobe droit.

Cerveau. — Après cinquante-quatre heures, et malgré une température très élevée (30 degrés au-dessus de 0), il conserve une fermeté remarquable comme après une macération dans l'alcool (1). Légère congestion, aucun œdème méningé: pas de sérosité arachnoïdienne ni ventriculaire. Quelques taches opalines arachnoïdiennes. Cerveau et cervelet normaux à la coupe. Quelques arborisations vasculaires au plancher antérieur du quatrième ventricule.

Obs. LXXVI. — *Alcoolisme chronique. — Aliénation mentale aiguë. — Délire de satisfaction de soi-même. — Guerison de l'accès.*

Debl..., quarante et un ans, marchand de volaille, entre le 11 janvier 1861 à Bicêtre, 5e division, 1re section, service de Félix Voisin.

Habitudes alcooliques invétérées. Tous les matins, à jeun, eau-de-vie; dans le courant du jour, eau-de-vie, bière, vin, absinthe; ivresse rare. Inconduite.

Depuis un mois, le manque de ressources avait rendu impossible la satisfaction de sa passion. Sa femme remarqua depuis lors une certaine agitation, un désordre dans sa mise, dans ses affaires commerciales, certains actes incohérents, et le délire des paroles et des actes prenant des proportions effrayantes, elle demanda son placement à Bicêtre.

Au moment de son entrée, il présente de l'agitation, des idées de contentement, de la confusion dans l'esprit, des sueurs. On lui donne un bain.

État actuel. — Je l'examine le 13 janvier. Décubitus dorsal, sourire hébété. Face rouge; lèvres injectées. Agitation extrême (camisole de force). Il me donne des détails assez nets sur sa profession, sur les prix d'achat et de vente; la parole n'est pas nette et un peu tremblante.

A chaque moment, sourire niais. Ses traits expriment une notable satisfaction,

(1) J'ai présenté en 1862, à la Société anatomique, deux cerveaux offrant le même caractère quatre et cinq jours après la mort.

quand il parle de sa profession et de ce qu'il y a gagné (il s'y est ruiné, je l'apprends par sa femme).

Il parle d'un talisman en chocolat que lui a envoyé l'électricité et qui lui permet de traverser les murs et de faire toutes ses volontés.

Il voit le monde en porcelaine ; il apercevait, cette nuit, tout un quartier où les appartements étaient garnis de tapis, et les individus couverts de diamants, de parures ; il y avait beaucoup de belles femmes.

Aucune conscience de son état ; il fixe constamment le mur, et quand on lui demande à quoi il pense : « Je ne pense à rien, » répond-il. Pupilles de diamètre moyen, immobiles à la lumière. Langue blanche, peu de soif; appétit. Peau moite. Pouls régulier, plein, 72 pulsations. Pas d'anesthésie ni d'analgésie ; pas de fourmillements; pas de tremblement des lèvres ; léger tremblement des mains et des bras.

Traitement. — Ventouses scarifiées à la nuque (300 grammes de sang), deux pots de limonade. Diète.

15. — Une portion.

25 février. — Un peu de mieux. Il dit n'avoir pas été malade. Même satisfaction, même contentement de soi-même.

31 mars. — Le mieux est prononcé. La raison revient, mais il est encore égaré. Il ne peut trouver la porte d'entrée de la salle. Il écrit de lui-même à sa femme une lettre affectueuse.

2 avril. — Il me dit qu'il est malade depuis hier. Marche assurée. Rend avec intelligence des services à la surveillante de la salle. Bonne volonté.

La figure est calme et prend un caractère réfléchi ; l'air de contentement n'existe plus. Un peu de brusquerie dans les actes.

4 mai. — Il promet de ne plus recommencer son même genre de vie, et apprécie très bien sa position et la nécessité de rester d'accord avec sa femme, qu'il avait abandonnée. Va travailler à la terre avec bonne volonté. Pas de brusquerie.

10. — Guérison bien complète.

15 juin. — Sortie.

Janvier 1864. — La guérison ne s'est pas démentie.

Voici donc une forme spéciale de délire alcoolique caractérisé par de la satisfaction, du contentement de soi-même, une tendance à l'orgueil, par des idées de richesses et de bonheur, et en opposition formelle avec l'opinion généralement admise et écrite partout, que les conceptions délirantes de l'alcoolisme sont essentiellement dépressives.

Ce délire n'est pas systématique, Messieurs, et, suivant l'heureuse expression de Morel, coordonné, ainsi que cela s'observe dans certains délires monomaniaques ; il pèche essentiellement par la logique, et rien dans les actes des malades ne concorde avec leurs récits. Le délire est tout superficiel ; il n'impose son cachet qu'aux paroles et à la physionomie, semblable sous ce rapport à celui des paralysés généraux; dans les deux cas, en effet, les conceptions sont excessivement fugaces; l'aliéné en fait bon marché, aussitôt qu'on les discute; il ne cherche nullement à faire passer dans l'esprit de l'observateur son apparence de conviction, et ne prend pas devant vous ce port, ce maintien, ce regard du monomaniaque atteint du délire des grandeurs. Pourtant, malgré cette similitude entre le délire de mes malades atteints d'alcoolisme et celui des paralysés généraux, il n'était pas possible de confondre leur état morbide avec la méningo-encéphalite chronique, et d'ailleurs aucun d'eux jusqu'ici, et en particulier Debl..., que je vois de temps en temps, ne présente le moindre signe de paralysie générale.

C'est ainsi que l'un est sorti guéri de Bicêtre après un séjour de six mois, et que depuis, jusqu'en février 1863, sa santé est restée bonne; c'est ainsi qu'un autre qui a succombé à un abcès froid de la cuisse, ou plutôt à des accidents d'affection putride déterminés par l'ouverture artificielle de l'abcès, n'a présenté, à l'autopsie, aucune des lésions méningo-encéphaliques de la paralysie générale, et qu'un troisième aliéné, transféré à l'asile de Fains comme atteint de manie chronique, n'a offert jusqu'à ce jour aucun symptôme de paralysie générale.

Vous savez, Messieurs, que le diagnostic emprunte dans certains cas un grand intérêt à quelques phénomènes concomitants. Ainsi, deux de nos malades présentaient, à leur entrée à l'hôpital, du tremblement de la lèvre supérieure, de l'hésitation, et même une fois de l'embarras de la parole, caractères qui, coïncidant avec l'apparence satisfaite et le délire de contentement de soi-même, pouvaient tout d'abord faire penser à la paralysie générale.

Ces quelques considérations m'ont paru intéressantes en elles-mêmes et eu égard aux opinions ayant cours sur le délire alcoolique. D'un autre côté, aucun auteur n'a signalé, que nous sachions, dans l'alcoolisme, le contentement de soi-même, la satisfaction personnelle, et, au contraire, on s'est fondé sur l'absence de ce signe pour distinguer l'alcoolisme chronique de la méningo-encéphalite diffuse; c'est ainsi que, dans un remarquable résumé critique, M. le professeur Lasègue s'exprimait, il y a quelques années, en ces termes : « Les alcooliques n'ont pas, bien s'en faut, l'indifférence, encore moins la satisfaction des paralytiques (1). »

Si nous en croyons les données que nous a fournies l'observation, on ne s'attachera pas à l'absence de ces symptômes dépressifs pour arriver au diagnostic de l'alcoolisme chroniqne.

On nous dira : « Si chez vos malades le délire de satisfaction est le même que chez les paralytiques, cela tient à ce que vous avez eu affaire à des cas où la paralysie générale avait débuté par la tendance aux excès, et s'était accompagnée d'intoxication alcoolique. » Mais heureusement nous avons pu suivre deux des malades (nous avons fait l'autopsie du troisième, obs. LXXV) et prouver que ces individus n'ont eu jusqu'à ce jour aucun phénomène de paralysie générale.

Nous aurons, du reste, l'occasion de revenir, dans une autre leçon, sur cette série de faits et de rapporter d'autres observations d'alcoolisme chronique, non compliqué de paralysie générale, où dominent les idées de satisfaction et de contentement de soi-même.

En résumé, nous avons cherché à vous démontrer : 1° qu'il est une catégorie d'aliénés atteints de délire aigu et passager, précédé ou non de *delirium tremens*, et survenu en l'*absence* de toute *habitude invétérée de boissons alcooliques* ;

2° Que, dans une seconde catégorie, comprenant des ivrognes de profession (plusieurs ayant déjà été atteints de *delirium tremens*, et présentant tous certains caractères de l'alcoolisme chronique), on observe des accès d'aliénation mentale aiguë, de peu de durée, et caractérisés le plus souvent, ainsi que cela est admis aujourd'hui, par un délire lypémaniaque ou stupide, ou par des hallucinations; enfin, nous vous avons décrit un genre spécial, jusqu'ici non signalé, de délire de *satisfaction*, de *contentement de soi-même*, d'orgueil même, chez des malades entièrement *étrangers* à la paralysie générale.

En dehors du délire de satisfaction, de contentement, la lypémanie, la stupidité avaient bien été décrites, mais sans que l'on eût suffisamment insisté sur ces accès d'aliénation mentale aiguë qui se déclarent chez des individus déjà atteints d'alcoolisme chronique, et laissent après eux un état mental en apparence normal

(1) Lasègue, *Archives générales de médecine*, janvier 1868, p. 03.

Troubles chroniques de l'intelligence dans l'alcoolisme et l'absinthisme chroniques.

Étudiés dans leur ensemble, les symptômes de l'alcoolisme chronique ont surtout trait à la mémoire et aux facultés morales, et, en particulier, au sens moral, au sentiment social, à la force et à l'énergie du caractère. On a dit à tort que les hallucinations étaient le cortège inévitable de l'alcoolisme ; nous avons publié, dans la *Gazette des hôpitaux* (mars 1864), une observation d'intoxication alcoolique aiguë non accompagnée d'hallucinations; le fait est encore moins rare dans l'alcoolisme chronique, et nombre de ces alcoolisés n'ont pas d'hallucinations; cela se comprend, du reste, si l'on veut bien se persuader que l'hallucination ne se produit chez eux qu'autant que les nerfs optiques ou auditifs sont congestionnés dans la portion de l'encéphale qui constitue leur origine apparente ou réelle.

Tantôt les facultés intellectuelles et morales sont troublées dans leur généralité, tantôt elles ne le sont que partiellement ; quelquefois même l'alcoolisme n'atteint qu'une seule faculté : aussi l'étude symptomatique de cet état morbide me paraît pouvoir se prêter facilement à plusieurs catégories.

L'*amnésie* est un des phénomènes morbides que provoque le plus souvent l'abus des boissons alcooliques ; il manque très rarement ; la mémoire peut n'être qu'affaiblie, mais cet état est ordinairement assez notable pour que ceux qui approchent le malade s'en aperçoivent; il a de la peine à trouver les mots, les expressions propres, les noms des choses, des dates, des rues, etc., et le discours est embarrassé par des temps d'arrêt, des périphrases et des mots, tels que chose, etc.; si nous ajoutons à cela de la lourdeur dans les idées, de l'hébétude du visage, de la torpeur, nous aurons, à peu près, complété le portrait d'une quantité considérable d'habitants des grandes villes que l'on rencontre chaque jour, mais que des circonstances fortuites seules ou des maladies permettent d'observer. Ces individus sont prévenants, obligeants même à l'excès ; il semble que ces actes ont pour but de couvrir l'insuffisance de leur conversation et la faiblesse de leur intelligence.

J'ai pu étudier plusieurs de ces malades à la Charité, dans le service de M. le professeur Bouillaud, et dans les différents services auxquels j'ai été attaché.

Un certain nombre d'alcoolisés présentent de l'*amnésie* et de la *gêne de la parole* qui est hésitante, mal détachée, ânonnée. La gêne de la parole nous a paru dépendre quelquefois de l'imperfection de la mémoire ; le malade ânonne, hésite dans la conversation, parce qu'il ne peut trouver les mots et les expressions propres ; il était impossible, dans l'observation suivante en particulier, d'attribuer le trouble de la parole au tremblement de la langue. Le malade avait conscience d'une diminution de sa mémoire en général ; sa parole était hésitante ; les mots se détachaient mal et étaient comme embrouillés, quoique la langue ne tremblât pas et jouît de tous ses mouvements. Il nous a paru que la difficulté de parler tenait à de l'amnésie, parce que le langage écrit était aussi imparfait que le langage parlé.

Obs. LXXVII. — *Alcoolisme chronique.* — *Amnésie et aphasie par amnésie.*

Au n° 14 de la salle Saint-Jean-de-Dieu, à la Charité, service de M. Bouillaud, est couché le nommé Gour..., âgé de cinquante-neuf ans, garçon boulanger.

Depuis longues années, abus de vin rouge et blanc, le matin à jeun ; jusqu'à il y a cinq ans à peu près, le malade se grisait au moins deux fois par semaine.

Il entre à l'hôpital pour des douleurs épigastriques, des vomissements verdâtres, survenus il y a six jours, et un commencement d'érysipèle qui s'est manifesté hier sur le nez. La fièvre est modérée, la peau grasse, le pouls dépressible, bat à 76-80. La mémoire est généralement très infidèle ; le malade en a conscience ; la parole est hésitante, un peu embrouillée ; les mots se détachent mal. Il a autant de peine à écrire une phrase qu'à la dire. Pas de tremblement de la langue.

La nuit, rêves fantastiques très fatigants, dont quelques-uns concernent sa profession de boulanger. Tremblement des mains, suivant le sens latéral, analogue aux mouvements d'une main qui joue un arpège sur le piano.

L'érysipèle dure six jours en tout, et le malade sort de l'hôpital conservant les troubles intellectuels signalés. Il n'a pas présenté, pendant son séjour dans les salles, d'hallucinations durant l'état de veille.

La dysphasie (1) tient, dans d'autres cas, à un trouble de la faculté du langage articulé ou de la coordination des mouvements

(1) J'emploie ce mot, parce que quelques médecins attachent à la lettre *a* privatif un sens entièrement négatif, ce qui n'est pas ici dans ma pensée.

nécessaires à la parole : ainsi dans l'observation suivante, qui présente un grand intérêt, eu égard à la guérison complète qui a été obtenue par un séton à la nuque et l'abstinence complète de vin pur et de liqueurs. Il me paraît évident que les phénomènes observés tenaient à un état congestif des lobes antérieurs du cerveau, état d'hyperhémie que l'on trouvait dans les conjonctives oculaires.

Obs. LXXVIII. — *Alcoolisme chronique. — Amnésie légère. — Troubles de la faculté du langage articulé.*

Au n° 21 de la salle Saint-Jean-de-Dieu, à la Charité, service de M. Bouillaud, est couché le nommé Haren..., âgé de quarante-cinq ans, marchand de vins.

Le malade exerce depuis dix-huit mois le métier de marchand de vins à bon marché et frelatés. Pour engager les clients à boire, il a beaucoup bu de vin et d'absinthe (trois verres d'absinthe par jour, au moins). Après chaque prise d'absinthe, il éprouvait des étourdissements, une sensation de serrement dans les tempes et les mâchoires, un agacement nerveux général ; peu à peu, il a remarqué de la diminution et même des absences complètes de mémoire. Depuis un an, perte de fonction génésique ; à plusieurs reprises, il a été pris de tremblements qui duraient près de vingt-quatre heures, et qui disparaissaient à la suite de sueurs.

Depuis six mois, diminution de la force des membres : étourdissements, sensations désagréables de brûlure aux tempes, aux yeux, au sinciput ; froid aux pieds ; sensibilité des pieds émoussée.

Depuis six mois, ne peut plus écrire à cause du tremblement des mains.

Il y a trois mois, à la suite d'une discussion, il a éprouvé une sorte de coup de fouet dans les jarrets, a perdu connaissance, est tombé sur un trottoir et est resté pendant quatre heures chez un pharmacien, dans un état inquiétant.

Depuis trois mois, clignotement continuel des paupières. Depuis deux mois, il voit, pendant la nuit et étant éveillé, des ombres, des hommes, des femmes, des animaux, des chiens, des rats, etc., et il sort de son lit pour les chasser.

Il y a deux mois, il lui est arrivé un jour de ne pouvoir s'exprimer.

Depuis qu'il a quitté, il y a un mois, son commerce de vins, pour cause de mauvaises affaires, il a remarqué que sa mémoire devenait moins infidèle, que la faiblesse musculaire était moins grande ; mais la lourdeur de tête, les tournoiements, les étourdissements sont les mêmes.

État à son entrée le 27 novembre 1863. — Hébétude profonde empreinte sur les traits du visage. Tremblement fibrillaire dans les muscles de la face.

Le malade répond parfaitement à toutes les questions ; a conscience de son état ; la mémoire est peu troublée. La parole est notablement gênée par moments, tandis que, dans d'autres, la phrase est nette et nullement embarrassée ; dans le premier cas, le malade hésite, ânonne, et ne parvient à terminer son mot, à rendre sa pensée, qu'après des efforts visibles. Il écrit facilement tout ce qu'il veut dire.

Sensation désagréable de constriction dans les régions temporales et d'agacement dans les mâchoires. La mâchoire inférieure est mue involontairement, de sorte que les dents inférieures et supérieures frottent les unes contre les autres.

Mouvements normaux de la langue; pas de tremblement.

Rougeur des conjonctives oculaires; force musculaire des mains très diminuée; hésitation de la marche; il s'affaisse pour peu que j'appuie sur ses épaules. Jet d'urine moins fort qu'auparavant. Pouls faible, dépressible : 68 pulsations.

Le foie déborde, en haut, de trois travers de doigt le mamelon droit, et, en bas, de deux travers et demi, le rebord des fausses côtes droites.

Traitement. — Séton à la nuque ; trois bains sulfureux par semaine; limonade vineuse.

5 février. — Le malade a conservé son séton jusqu'à ce jour.

Aucune hébétude du visage; pas de tremblement des membres, des lèvres ni de la langue. La parole n'est plus troublée; elle est nette, rapide; la mémoire est un peu diminuée. Plus de rougeur conjonctivale ni de céphalalgie; démarche sûre.

10 mars. — Le malade a toujours son séton ; il est assez bien pour sortir.

L'intelligence est le plus souvent lésée dans son attribut le plus important : la *conscience;* les malades n'ont pas une notion nette de la cause de leur état morbide, et il est impossible de faire comprendre à la plupart qu'il résulte de l'abus des alcooliques ; à celui-ci, que personne ne veut plus employer; à tel autre, abandonné et trahi par sa femme ; à tous, ou à peu près, tombés dans la misère et partout repoussés, on ne peut persuader que les excès ont seuls produit ce résultat funeste; ils ne vous croient pas, et ont un thème préparé d'avance pour tout expliquer.

C'est ainsi qu'un individu, couché au n° 9 de la salle Saint-Jean-de-Dieu, à la Charité, ancien maître d'études dans un lycée de Paris, et enfermé deux fois déjà à Bicêtre pour alcoolisme, s'étonnait que l'on ne voulût plus de lui, et attribuait son manque de ressources et le refus qu'on opposait à l'employer, au discrédit que jette le nom de Bicêtre sur ceux qui y ont été renfermés. — Ce même homme, sorti de l'hôpital, me poursuivit un jour de ses doléances dans la rue : « *Bicêtre me nuit beaucoup* », me disait-il, et son haleine était alcoolique au plus haut point. Ainsi, il attribuait à son précédent séjour à Bicêtre, lequel pouvait être ignoré, un manque de travail qui n'avait pour cause certaine qu'un état continu de demi-ébriété repoussante.

Deux malades, que j'ai observés à la Charité, présentaient *de la singularité et de l'originalité dans le caractère et certains actes, une prévenance et une obligeance exagérées.* L'attention de l'un d'eux était impossible à fixer ; il ne restait assidu à aucun ouvrage, éprouvait à chaque instant le besoin de changer de place, avait peu de patience, ne faisait rien avec calme. Le raisonnement n'avait pas de prise sur lui si l'on voulait discuter, tandis qu'il montrait une grande bonne volonté à obéir quand on le chargeait d'une commission, et il s'employait volontiers à frotter la salle. Il avait une habitude : c'était de venir vous parler de choses sans importance.

Obs. LXXIX. — *Alcoolisme chronique.* — *Singularités de caractère.*

Au nº 28 de la salle Saint-Jean-de-Dieu, service de M. Bouillaud, est couché le nommé Coq..., quarante ans.

Depuis l'âge de quinze ans, il boit le matin à jeun du vin et de l'eau-de-vie, et, dans chaque journée, un quart ou un demi-litre de cette liqueur.

En 1864, *delirium tremens*, pour lequel il a été conduit dans la section des aliénés de Bicêtre; il y est resté trois mois.

En 1853, idées de persécution *delirium tremens*, nouveau séjour de trois mois à Bicêtre.

Depuis plusieurs années, le malade ne peut rester longtemps dans la même place comme ouvrier, ni se tenir assidu à un ouvrage quelconque.

Il entre à l'hôpital de la Charité pour des coliques saturnines, contractées à la fabrique de céruse de Clichy.

État à son entrée, le 18 janvier 1864. — Mémoire peu fidèle : il ne sait pas ce qu'il a fait il y a quinze jours; ce matin, au bureau de l'hôpital, il a eu beaucoup de peine à se rappeler les renseignements qu'on lui demandait concernant son domicile, etc.

La parole est très nette, vive par moments : dans d'autres, la phrase est interrompue, parce qu'il ne peut trouver les mots et les expressions propres.

Il a très peu de patience et de calme : il est difficile de le convaincre que les excès l'ont rendu malade.

Céphalalgie sincipitale ; sensation de chaleur et de bouffées à la tête : diminution de la force musculaire des mains et des jambes : sensibilité aux pincements obtuse.

Peau chaude, non sudorale. 72-76 pulsations. Pas d'augmentation de la matité du foie : à la pointe et à la base du cœur, le premier craquement est suivi d'un souffle, ni dur ni doux. Veines du cou saillantes.

Traitement. — Deux portions : trois bains sulfureux par semaine.

19. — Le malade m'appelle près de lui pour me demander, tout bas, pardon d'avoir menti à la médecine.

31. — Le malade vient souvent me parler tout bas, ainsi qu'à la mère de la salle. On croirait qu'il va raconter des secrets ou des choses importantes, mais cela se borne à demander un peu plus de pain ou de vin, etc.

Février. — Il s'occupe à frotter la salle : il le fait avec bonne volonté. Pas d'actes déraisonnables.

Un malade, entré dans le service de M. Bouillaud pour une légère pneumonie, faisait, après sa guérison, des observations sur tout ce qui se passait dans la salle, était récalcitrant, raisonneur, pleurait et riait sans motif.

Obs. LXXX. — *Alcoolisme chronique.* — *Singularités de caractère.*

Au n° 10 de la salle Saint-Jean-de-Dieu est couché le nommé Flab..., trente-neuf ans, musicien.

Depuis longues années, excès alcooliques de toutes sortes.

Entre dans la salle le 29 février 1864, pour une pneumonie au premier degré du poumon droit. — Après sa guérison, cet homme nous frappe par certaines singularités de caractère ; il fait des observations sur tout ce qui se passe dans la salle, se mêle de tout, est tracassier, raisonneur, pleure et rit au plus léger motif. Cet état persiste au moment où il sort de l'hôpital, le 9 mars.

Beaucoup d'alcoolisés chroniques présentent dans leurs rapports avec le médecin qui les a soignés ou qui les a étudiés quelque chose de particulier ; ils manifestent envers lui une crainte, une soumission respectueuses, un empressement à être prévenants, qui ne laisse pas que de paraître exagéré et emprunté. Quand ils aperçoivent le médecin hors de l'asile ou de l'hôpital, ils se précipitent vers lui avec un air satisfait et joyeux, et s'efforcent de lui être agréables en mettant leurs services à sa disposition ; ces actes et ces manières d'être de leur part m'ont paru pouvoir s'expliquer de deux façons ; soit parce que le médecin sait le côté mauvais de leur individualité, connaît le secret de leurs habitudes honteuses, et qu'ils pensent pouvoir effacer cette tache à force de prévenances et de procédés empressés (1) ; soit parce que leur intelligence amoindrie n'entrevoit pas la portée de certains actes et qu'ils sont souvent assimilables à des enfants pour la faiblesse du jugement et l'appréciation défectueuse des choses ordinaires de la vie. C'est ainsi que nous ne pouvons entrer, mon grand-père et moi, dans une maison dont le concierge est un alcoolisé chronique, enfermé maintes fois à Bicêtre, sans qu'il coure après nous dans l'escalier, pour nous faire des protestations affectueuses.

L'exagération dans l'obligeance et la prévenance sont aussi à noter chez quelques alcoolisés chroniques, dans leurs rapports avec les autres malades ; nous en avons vu qui avaient pour leurs camarades

(1) Comparez l'état de Ric... (obs. XC), de Legr... (obs. XCI) et de Debl... (obs. LXX).

de salle des attentions enfantines, et comparables aux soins d'un enfant pour sa poupée : Ric... (obs. XC), Legr... (obs. XCI).

Les relations des alcoolisés avec leurs femmes, leurs enfants, leurs parents, sont loin d'être sur ce ton aimable qu'ils prennent avec les étrangers; presque toujours leur caractère est violent, bizarre, et d'autant plus irritable et colère qu'ils s'exposent à des observations sur leur dérèglement et leur inconduite (obs. de Legr...).

D'autres, parmi les alcoolisés, ont une tendance à faire des drôleries, à commettre des actes extravagants pour lesquels la police les incarcère. Ainsi M. Lasègue racontait, il y a quelques années, à son cours, que dernièrement un alcoolisé avait été arrêté pour avoir fustigé, avec ses mains, une vieille femme en pleine rue; qu'un autre avait fait, sur la voie publique, un singulier attentat à la pudeur.

Certains *troubles des facultés morales, tels que la tristesse, le découragement, la nonchalance, le manque d'initiative, d'énergie, la diminution de la liberté morale, la faiblesse de caractère*, sont des symptômes fréquents de l'alcoolisme chronique; ils se lient presque toujours à une amnésie plus ou moins avancée, et s'observent en l'absence de tout trouble hallucinatoire.

Cette catégorie de malades se voit surtout dans les hôpitaux généraux ou dans la clientèle privée.

Obs. LXXXI. — *Absinthisme chronique. — Tristesse. — Amnésie.*

Au n° 7 de la salle de Saint-Jean-de-Dieu, à la Charité, est couché le nommé Ginv..., quarante-deux ans, limonadier.

Étant soldat en Afrique, cet homme a pris l'habitude de boire jusqu'à cinq verres d'absinthe par jour; depuis quatre ans, il n'en boit plus qu'une fois par jour. Il a toujours remarqué qu'après avoir pris de cette liqueur, il ressentait de la lourdeur de tête et une montée de chaleur qui s'accompagnaient de rougeur de la face. Depuis quatre ans, éblouissements et sentiments fréquents de chaleur à la tête.

Il y a trois ans, il s'est réveillé un matin, les membres du côté gauche paralysés; cela a duré vingt jours.

Il y a un an, paralysie de la motilité du membre supérieur gauche, guérie au bout de deux mois.

Il entre à l'hôpital pour des douleurs dans les articulations de la main droite, qu'il a contractées en couchant sous une tente, par un temps humide.

État à son entrée, le 5 *septembre* 1862. — Cheveux très gris, surtout au sinciput; hébétude du visage; pas de vivacité dans les traits. Diminution de la mémoire des dates, des noms. Caractère très triste; a une apparence chagrine (autrefois il était très gai). Il recherche maintenant la solitude.

Pas d'hallucinations (il en a eu après des libations), lourdeur de tête, vue éblouie, ouïe dure à gauche. Tremblement des deux mains et des deux avant-bras. Peau d'une chaleur moyenne; pouls régulier, de force ordinaire, 64-68 pulsations. Appétit conservé. Jet d'urine moins fort qu'autrefois; la miction dure plus longtemps aussi. Rien autre à la main droite que de la gêne dans l'extension. Peu de douleurs.

Traitement. — Extrait thébaïque, 0,03; bain de pieds sinapisé; une portion.

10. — Les muscles extenseurs de la main droite se contractent bien sous l'influence de l'électricité. Sensibilité électro-musculaire normale. Même gêne dans les mouvements de la main droite.

Traitement. — Douches froides chaque matin, pendant une minute.

17 octobre. — Guérison des phénomènes pour lesquels il est entré à l'hôpital. Persistance des troubles intellectuels et moraux. *Exeat.*

Chez un autre malade, le caractère avait subi plus d'une transformation; de gai et de doux, il était devenu triste et colère.

Obs. LXXXII. — *Absinthisme chronique.* — *Modifications dans le caractère.*

Au n° 14 de la salle Saint-Jean-de-Dieu, à la Charité, est couché le nommé Pan..., dix-neuf ans, garçon boulanger.

Depuis huit mois, abus répétés de liqueurs et, en particulier, d'absinthe (60 à 100 grammes par jour).

Depuis quatre mois, diminution de la mémoire; changements dans le caractère.

Chaque fois qu'il prend de l'absinthe, il ressent dans la région frontale une sensation d'étourdissement qui dure près d'une heure, et il éprouve un besoin irrésistible de dormir, ainsi qu'une sensation de chaleur des plus agréables.

Une heure ou une heure et demie après, survient un tremblement des membres qui l'empêche de pétrir la pâte. Depuis que son caractère est devenu sombre, l'absinthe a pour effet de lui rendre sa gaieté première, la parole vive, et de faire subir à son individu une transformation considérable, mais passagère.

État actuel, le 9 décembre 1860. — Le facies est triste, morose. Diminution notable de la mémoire des mots, des noms, des dates. Le malade sent qu'il a de la peine à soutenir une conversation suivie. Parole un peu embarrassée; la langue est comme lourde.

Le caractère est triste, de gai qu'il était autrefois; au lieu d'être doux, il est colère, emporté. Disposition à mentir à propos de tout.

Sommeil agité par des rêves très fatigants, concernant des précipices, des loups, des assassins, des parents et sa mère, dont il entend les voix. Pupilles bien contractiles, de diamètre uniforme et normal. Fourmillements passagers dans les membres inférieurs. Tremblement des mains (écrit son nom en tremblant). Diminution de motilité des membres. Absence de désirs vénériens depuis plusieurs mois.

Rien de particulier du côté du tube digestif et de ses annexes. Tuméfaction douloureuse des doigts et des coudes. Peau sudorale; 92 pulsations.

Traitement. — Ventouses scarifiées aux coudes et aux mains; deux palettes.

Le 30, *exeat.* Plus de douleurs articulaires. Même état moral et mental.

Le malade suivant était assiégé par des idées tristes, avait moins d'énergie, moins d'aptitude pour le travail ; sa mémoire était aussi très diminuée.

OBS. LXXXIII. — *Absinthisme chronique. — Tristesse. — Amnésie. — Nonchalance.*

Au n° 15 de la salle Saint-Jean-de-Dieu est couché le nommé Jou..., cinquante et un ans, journalier.

En Afrique, où il a séjourné huit ans, nombreux excès d'absinthe ; moins d'abus depuis huit ans.

Il s'est aperçu, il y a une vingtaine d'années, que sa mémoire s'affaiblissait. Depuis, à ce phénomène se sont ajoutées très lentement de la tristesse, des idées noires, de la diminution dans l'énergie et dans l'aptitude au travail.

Il y a deux ans, pneumonie ; depuis, il a conservé des palpitations, et c'est pour ce symptôme qu'il entre à l'hôpital.

État actuel à son entrée, le 26 mai 1862. — Apparence fatiguée ; air ennuyé ; dit avoir des idées tristes ; pas d'hallucinations ; peu d'énergie, peu d'aptitude au travail. Mémoire des noms, des dates, diminuée.

Vue faible, brouillée ; clignotement dans les paupières gauches. Peau normale, 64 pulsations régulières. Cœur non hypertrophié. Bruits du cœur sourds. Au premier temps, à la pointe, souffle rude, peu fort. Palpitations au moindre effort. Digestions difficiles ; renvois amers. Soif ; urine souvent ; se lève trois fois la nuit pour uriner. Pas de sucre dans l'urine. Tremblement des mains ; faiblesse des membres.

Traitement. — Deux portions. Digitale, 0,20 par jour, en deux pilules.

Exeat le 2 juillet.

La diminution d'énergie au travail est un des faits les plus fréquents, et ressort des réponses des alcoolisés sur les salaires qui leur sont dévolus dans leurs travaux. Tous racontent, sans en comprendre l'importance, ni se douter de la portée de leur dire, qu'ils gagnent moins qu'autrefois (un tiers et même la moitié) ; aussi la plupart tombent dans un état de dénûment et de misère que ne font qu'aggraver leur nonchalance et leur manque d'initiative. Ces deux états moraux étaient prédominants chez le malade suivant.

OBS. LXXXIV. — *Absinthisme chronique. — Nonchalance. — Manque d'initiative.*

Au n° 15 de la salle Saint-Jean-de-Dieu, à la Charité, service de M. Bouillaud, est couché le nommé de la Huberdi..., cinquante-huit ans, écrivain.

Nombreux excès d'absinthe depuis un séjour de dix ans en Afrique, il y a vingt-cinq ans.

Depuis longues années, existence misérable, diminution de la mémoire, faiblesse progressive des membres.

Vient à l'hôpital pour la diarrhée et des coliques datant de quinze jours.

État actuel, le 5 *novembre* 1862. — Teinte pâle de la peau; maigreur; mollesse des chairs. Peu d'expression dans les traits du visage; apparence de nonchalance; absence de toute initiative; découragement profond. Faiblesse considérable de la mémoire. Diarrhée (dix selles en vingt-quatre heures). Douleurs anales après chaque selle; un peu de ténesme. Ventre tuméfié, dur, modérément douloureux à la pression.

Cœur, haut de 12 cent., large de 10 cent. Pas de souffle anormal; bruits sourds. — Faiblesse musculaire.

Traitement. — Potages au lait. Extrait thébaïque, 0,06, en deux pilules.

10. — Plus de diarrhée; lactate de fer en pastilles, vin de Bagnols, bains sulfureux.

20 novembre. — Même état moral.

Chez certains malades, la cause de leur état misérable consiste surtout dans un doute continuel sur leur valeur propre, sur leurs capacités, sur la possibilité de réussir et de travailler convenablement comme les autres. La défiance d'eux-mêmes empoisonne leur existence et met obstacle à toutes leurs entreprises, aux projets et aux démarches les plus simples.

Obs. LXXXV. — *Absinthisme chronique. — Doute de soi-même. — Diminution de l'énergie morale.*

Le nommé Mort..., typographe, trente-neuf ans, a pris l'habitude, depuis l'âge de dix-sept ans, de faire des abus de vin, et, depuis trois ans, d'user avec excès d'absinthe (trois petits verres par jour).

Depuis dix-huit mois, céphalalgie; diminution de la mémoire, de l'énergie morale; tremblement des mains, faiblesse de la vue et décoloration des cheveux.

A son entrée à la Charité, salle Saint-Jean-de-Dieu, n° 28, le 17 avril 1860, il présente une peau très pâle, une certaine bouffissure générale et une physionomie très peu expressive. Sensation de vague, d'embarras dans la région frontale.

Le malade ne se rappelle pas souvent ce qu'on lui a commandé cinq minutes avant; il sent sa volonté moins active, moins forte, son énergie morale moindre, se laisse facilement aller au découragement, et surtout est assiégé par un doute incessant de lui-même et un sentiment de défiance qui s'attache à tout objet de ses pensées.

Peu de sommeil : ni illusions ni hallucinations.

Pupilles égales, bien contractiles; voit à peine à la distance de vingt pieds; il ne distingue plus les couleurs. Il ne peut plus lire les manuscrits pour composer les planches d'impression. Urine non albumineuse, ni sucrée. Tremblement des mains. Motilité des membres diminuée. Marche un peu hésitante; pas d'anesthésie.

Sensation de froid dans tout le corps; pendant la nuit, chaleur et sueurs. Cœur non hypertrophié. Pouls mou, régulier, 56 pulsations.

Exeat le 30 avril, dans le même état.

Obs. LXXXVI. — *Alcoolisme chronique. — Excès en tous genres. — Pleurs faciles.*

Au nº 20 de la salle Saint-Jean-de-Dieu, à la Charité, est couché le nommé Devil..., cinquante ans, peintre.

Depuis l'âge de seize ans, nombreux excès en tous genres; il y a vingt ans qu'il s'aperçoit que sa mémoire faiblit, et qu'il devient triste.

État à son entrée, le 10 *juillet* 1863. — Expression d'hébétude, regard terne; teinte jaune pâle de la peau, mémoire modérément affaiblie; diminution de l'énergie dans le travail; pleurs très faciles; il suffit de lui parler de ses habitudes d'ivresse, de ses travaux de peintre, pour lui faire verser des larmes, et même elles coulent sans motif apparent; les pleurs contrastent singulièrement avec l'insignifiance de la physionomie.

Pupilles égales; vue très affaiblie; ne peut pas lire les lettres ordinaires. Cœur non hypertrophié; palpitations assez fréquentes. Pouls très dépressible. La hauteur du foie dans la ligne mamillaire n'est que de 0,06. Urine non albumineuse. Motilité diminuée dans les membres.

Exeat le 20 juillet, dans le même état.

Obs. LXXXVII. — *Alcoolisme chronique. — Rires sans motifs. — Hébétude.*

Au nº 10 de la salle Saint-Jean-de-Dieu, à la Charité, est couché le nommé Pliss..., cinquante-huit ans, porteur à la halle.

Nombreux excès alcooliques (eau-de-vie et vin) pendant l'exercice de sa profession.

Depuis dix-huit mois, étourdissements fréquents dans les positions debout ou assises, sensation de tournoiement et vue brouillée.

État à son entrée, le 29 *novembre* 1862. — Nez tout rouge et comme bourgeonné; regard apathique et sans expression par moments; dans d'autres, rire bête, nullement provoqué et durant plusieurs minutes, sans que le malade l'explique; le rire est en contradiction avec le fond de la physionomie qui est terne ou plutôt triste : il rit bêtement à tout ce que lui demande M. Bouillaud.

La conception des idées et les réponses sont très lentes; le malade cherche plusieurs secondes ce qu'il va dire quand on lui fait une question, et encore il faut la répéter plusieurs fois.

Diminution de la motilité des membres; peu de tremblement des mains : les avant-bras et les bras sont comparativement maigres, vu son état de porteur aux halles. Pouls, 78-72.

Traitement. — Bains sulfureux; deux portions.

30. — Paroles incohérentes.

Exeat le 1er décembre, dans le même état.

Obs. LXXXVIII. — *Alcoolisme chronique. — Troubles moraux. — Caractère devenu paresseux, craintif. — Troubles de l'équilibration. — Amnésie.*

Au nº 6 de la salle Saint-Jean-de-Dieu, à la Charité, est couché le nommé Moli... cinquante ans, corroyeur.

Pendant son enfance, le malade a eu la variole. Depuis sa jeunesse, il est dans l'habitude de boire plusieurs verres d'eau-de-vie par jour et à jeun; il a commis de nombreux abus de liqueurs alcooliques pendant des voyages en Angleterre et en Amérique, et s'est souvent enivré.

Il y a un an, il a été traité à la Pitié pour une maladie fébrile accompagnée de céphalalgie, étourdissements, trouble de la vue, qui ont persisté depuis.

Il y a plusieurs années qu'il s'aperçoit de la diminution de sa mémoire et de modifications profondes de son caractère, qui est devenu morose, de sa manière d'être, qui est calme, tandis qu'il était auparavant vif et turbulent.

Il ne peut plus travailler depuis un mois, à cause des étourdissements, des vertiges, des tournoiements de tête et de l'incertitude de sa vue.

État à son entrée, le 11 mars 1863. — Le nez est très rouge; le facies porte l'empreinte d'une hébétude profonde; par moments, les traits sont illuminés par un rire d'enfant, venu sans aucun motif; un intant après apparaissent des pleurs sans raison. Il est peureux et craintif comme un enfant; quand j'approche ma main de son front pour constater la chaleur de sa peau, il recule.

La mémoire des mots, des noms, est diminuée; il ne se rappelle pas ce qu'il vient de dire un moment avant, de sorte qu'il répète la même chose à courts intervalles. Il sait mal ce qui s'est passé depuis un an, ne peut dire la date de sa naissance; quand il parle, la phrase est lente, se fait comme à bâtons rompus : cela tient à ce qu'il ne peut se rappeler les mots, et qu'il ne sait ce qu'il va répondre; la conception des idées n'est pas moins troublée que la mémoire des mots. Je dois dire cependant que jamais il n'emploie un mot pour un autre. Son caractère est encore assez gai, mais il m'assure qu'il se trouve morose comparativement à son état d'autrefois. Pas d'hallucinations. Sensation de gonflement, et bourdonnements dans les régions temporales; la vue est diminuée : pour me regarder, il met une de ses mains à la tempe droite, comme si le soleil le gênait, et il ferme la paupière de l'œil gauche. De temps en temps un peu de diplopie; les deux yeux ne sont pas tout à fait dans le même axe. Les pupilles ne présentent rien d'anormal; à la demi-circonférence supérieure des deux cornées, cercle sénile large de 1 millimètre et demi.

La marche est celle d'un aveugle; il tient les yeux en l'air. Il a un peu l'apparence d'un homme ivre, mais cependant il ne titube pas; pendant la marche, ses mains sont tenues en avant, comme lorsqu'on a les yeux bandés. Il ne peut que difficilement tourner. Tous ces phénomènes sont attribués par le malade à des étourdissements et des tournoiements de tête.

Il me porte facilement, mais ne peut avancer et me porter à la fois. Léger tremblement des mains. Sensibilité de la peau et des muscles normale, de quelque façon qu'on l'interroge. Pouls très petit, chétif, surtout pour un homme d'apparence vigoureuse comme lui; le pouls est régulier, bat 64 fois par minute. Peau un peu grasse. Corpulence considérable. Se plaint d'être abattu, d'un malaise général, de céphalalgie fronto-sincipitale. Soupirs. Très peu de toux. Voix enrouée. Appétit conservé. Le foie a une hauteur de 9 centimètres dans la région mamillaire. Quelques douleurs en ceinture, au niveau des fausses côtes.

Même état en 1864.

Les facultés morales étaient singulièrement lésées, sous des formes diverses, chez trois autres malades dont la tenue, le port et la physionomie étaient plutôt ceux d'enfants que d'hommes; l'un pleurait sans motifs, l'autre riait à tout propos, et un troisième était peureux, timide et craintif comme une fille.

La liberté morale est notablement diminuée chez la plupart des alcoolisés; ils présentent une faiblesse inouïe de caractère, se laissent circonvenir facilement et entraîner à des actes fautifs et même répréhensibles, au point de vue de la loi. Nous avons eu l'occasion d'observer, dans ces conditions, deux jeunes gens de grande famille qui se livraient depuis longtemps à des abus alcooliques et étaient tombés dans un état de dégradation morale si avancé, qu'il avait fallu les détenir dans une maison d'aliénés.

Ils y sont restés plusieurs années, mais non pas consécutivement; après un certain nombre de mois, leur état paraissant amélioré, on les laissait sortir sur la foi de leurs promesses; mais, à peine dehors, ils se laissaient aller à leurs penchants, et l'on trouvait ces héritiers de grands noms occupés à boire seuls, ou avec des cochers et des valets, dans des cabarets et dans des lieux du plus bas étage.

Il était à remarquer qu'en dehors de ces phénomènes, ils avaient conservé presque toute leur intelligence, leur mémoire intacte; ils étaient même agréables en société et beaux conteurs.

Une question se présentait tout naturellement à leur propos: pourraient-ils, avec leur caractère faible, avec cette facilité à se laisser entraîner, faire un testament, un acte civil valables? La solution me paraît très épineuses, en présence de la conservation de la plus grande partie de leur intelligence; et puis il faudrait, entre les termes d'un testament, d'un acte civil quelconque et des faits notoires, une contradiction flagrante, pour entacher les premiers de nullité et frapper les alcoolisés d'incapacité civile; d'autant plus que la plus grande partie de leur intelligence était intacte, et que les facultés morales seules étaient troublées.

Quant à la répression des délits commis par les alcoolisés, en vertu de la diminution de leur liberté morale, de leur faiblesse, et par suite de leur facilité à être entraînés au mal, nous croyons qu'elle ne doit pas être nulle, et qu'on ne doit pas penser à les traiter simplement comme des malades; la peine doit être diminuée proportionnellement à l'état mental de l'individu, mais il doit y avoir une peine. Il nous semble que, dans l'appréciation de leurs actes condamnables, on doit suivre ce principe, que les facultés morales sont plus souvent lésées que les facultés intellectuelles chez l'alcoolisé, qu'au début il s'est laissé aller volontairement à de mauvais penchants, et que par conséquent il doit être, en partie, responsable des actions qu'il commettra sous l'influence de l'intoxication chronique à laquelle il se livre de son plein chef. De pareils hommes sont assez le malheur de leurs familles pour que la loi soit en droit de prévenir par la rigueur de la répression de semblables habitudes chez d'autres; qu'adviendrait-il, au contraire, s'il était notoire que l'alcoolisme exempte de toute pénalité?

La question de la liberté morale amène tout naturellement à parler de la *dipsomanie*, et à se demander si c'est un état mental primitif ou secondaire.

Esquirol le premier, nous croyons, a traité de la dipsomanie et l'a envisagée comme une monomanie spéciale; depuis, presque tous les autres ont, à l'envi, suivi cette classification et ont considéré la dipsomanie comme une maladie mentale. M. Morel a eu l'honneur, le premier, d'élever la voix contre cette doctrine; il considère, on le sait, la *tendance aux boissons comme n'étant que le symptôme d'une maladie principale*, au même titre que les monomanies, suicide, homicide, incendiaire, et la kleptomanie.

A notre avis, M. Morel n'a pas fait une assez large part aux habitudes alcooliques antérieures dans la production de la dipsomanie, et donne une trop grande importance aux maladies principales : aliénations héréditaires, folies hystérique, hypochondriaque; leur rôle pathogénique est, sans nul doute, considérable, mais n'est pas tout : en effet, dans beaucoup de cas, et, en particulier, dans les observations d'Esquirol (IIe, IIIe, V[e], VIe), il est certain que la dipsomanie a succédé à un usage d'abord modéré (l'état mental étant sain), puis progressivement exagéré.

Dans les autres cas, la dipsomanie n'est pas davantage un état mental morbide spécial : elle appartient au même groupe de symptômes que la boulimie, la pica, la malacia, le dégoût pour toute espèce d'aliments, et comme eux dépend de la gastralgie; ce besoin *dit* irrésistible de boire des alcoolisés est le résultat d'une perversion de la sensibilité gastrique, mais n'est certainement pas une monomanie.

L'*état lypémaniaque et les hallucinations* ont été bien observés et décrits par les différents auteurs qui ont écrit sur l'alcoolisme, je n'y insisterai pas longtemps : la physionomie porte à des degrés variables le cachet de la tristesse ; il est difficile d'arracher à ces individus quelques mots de réponse, de les distraire de leurs conceptions délirantes et de leurs hallucinations plus ou moins tristes et terrifiantes ; quelques-uns se suicident pour échapper aux voix ou aux gens qui les poursuivent. Cette classe d'alcoolisés est le plus souvent observée dans les établissements d'aliénés, tandis que ceux dont nous venons de parler dans les précédents chapitres ne se voient guère que dans les hôpitaux de Paris ou dans la clientèle privée.

La *stupeur*, *l'obtusion intellectuelle*, *l'abrutissement*, *la démence*, *l'imbécillité* (idiotisme de Pinel), *l'hébétude* se rencontrent moins souvent que les autres formes de troubles mentaux. Nous n'insisterons pas longtemps sur leur description qui a été complètement faite par M. Etoc-Demazy, Baillarger, Sauze et Delasiauve ; mais il nous a paru que ces deux symptômes se liaient surtout à l'intoxication *absinthique*. Il en est de même de cette forme spéciale que l'on ne peut mieux désigner que par le mot abrutissement ; nous l'avons surtout observé dans l'absinthisme ; elle se lie parfois à la présence d'une grande quantité de sérosité arachnoïdienne, sous-arachnoïdienne et ventriculaire, ainsi que vous avez pu le constater dans deux autopsies que nous relatons plus loin.

L'un de nos malades, le sieur T..., buveur d'absinthe, était plongé dans une stupeur profonde, le visage impassible, l'expression ennuyée, le regard terne, dans l'immobilité la plus absolue, paraissant trouver étrange que nous l'interrogions sur sa santé, ne répondant que très difficilement, ne sachant où il était, restait toute la journée dans des coins, les mains dans ses poches, décousu dans sa mise ; il était impossible de le faire mouvoir.

Obs. LXXXIX. — *Absinthisme chronique. — Stupeur.*

A l'hospice de Bicêtre (service de Félix Voisin), premier pavillon, n° 5, est placé le nommé T..., âgé de vingt-cinq ans, distillateur, entré le 22 novembre 1860.

Depuis l'âge de trois ans, il a une blépharite ciliaire chronique. Ce malade a l'habitude, tous les matins, de boire deux petits verres d'absinthe et s'y adonne fréquemment dans la journée. Il boit peu d'eau-de-vie et de vin. Cet homme est amené de la préfecture de police, attaché avec la camisole de force. La feuille de la préfecture porte : Homme de peine ; tremblement, frayeur ; crainte d'être condamné à mort; tendance à s'enfuir. Alcoolisme probable. Depuis son entrée à Bicêtre, il est calme dans son lit, et absorbé.

La première nuit, il a parlé de dix, quinze verres d'absinthe et un peu d'eau-de-vie, et a dit, à plusieurs reprises, que si on veut le faire mourir, on lui donne un coup de couteau.

A son arrivée, on lui a tiré 500 grammes de sang par des ventouses scarifiées appliquées à la nuque, on lui a donné des potions opiacées, et il a été mis à la diète.

État actuel. — Le malade est dans son lit, étendu sur le dos, porte la camisole; la figure est calme, mais il paraît inquiet; il est immobile, les yeux fermés. Il répond avec beaucoup de peine et de lenteur aux questions; il paraît préoccupé de pensées tristes, et me dit avec calme : « Je croyais qu'on voulait me faire mourir, qu'on voulait me tuer; » il ne sait où il est, et sans que la question lui soit posée, il raconte qu'il a mal aux yeux depuis l'âge de trois ans.

D. Depuis combien de temps êtes-vous malade ?

R. Depuis une quinzaine de jours.

D. Est-ce d'avoir bu ?

R. Je ne me suis jamais grisé.

D. Jamais?

R. Une fois ou deux.

D. Avec du vin?

R. J'ai bu de l'absinthe avec de l'eau

D. En avez-vous bu de pure ?

R. Je n'en ai jamais bu de pure.

L'avant-dernière nuit, il a eu des hallucinations de la vue. Il se rappelle avoir vu des gens qui le menaçaient avec des épées. La nuit il a prié qu'on amenât le curé; il dit n'avoir pas eu d'hallucinations de l'ouïe ; il laisse arriver dans sa bouche le liquide des potions, mais le rejette aussitôt, en disant que c'est du poison.

Quand nous lui demandons plus tard s'il pensait que réellement on voulût l'empoisonner, il répond que ce liquide lui brûlait la poitrine.

Il a le visage impassible, même pendant ses réponses faites à voix basse. Pupilles un peu resserrées, encore contractiles. A ma demande il tire sa langue. Langue humide et rosée à la pointe, blanchâtre et sèche à la partie moyenne et à la base. Soif; pas d'appétit ; pas de douleurs épigastriques. Il dit en avoir eu en même temps que des vomissements. Pas de ballonnement abdominal; gargouillement dans la fosse iliaque droite ; il urine deux fois la nuit (la nuit s'entend de six heures du soir à six heures du matin); va à la selle tous les jours; pas de sueurs profuses depuis son entrée. Dans l'aisselle, 35 degrés. Pouls régulier, de moyenne force, 92 pulsations.

Lenteur, mais pas de tremblement dans la parole, dans la langue. Pas de tremblement ni de soubresauts dans les membres. Comme il est attaché, je ne sais s'il pourrait se tenir debout. Une portion. Potion calmante.

30 novembre.— Il n'est plus maintenu dans la camisole ; il répond bien aux questions et paraît calme. Plus de douleurs épigastriques ; dit ne plus se rappeler qu'on voulait l'empoisonner. Mange bien; éprouve toujours des sensations de froid. Mains froides violacées. Une portion.

6 décembre.— Son regard est hébété. Il reste immobile sur sa chaise, regardant la table. L'œil est morne et empreint de tristesse. Même froid des mains, même teinte violacée. Une portion. Vin de quinquina.

14. — Même état de concentration; répond qu'on le tourmente encore. Pouls filiforme, mou, 64 pulsations. Température normale des extrémités.

21. — Même état; cependant un peu de mieux peut-être. Reste les yeux fixes et répond à peine aux questions. Il ne sait où il est; dit qu'on ne le tourmente plus et reconnaît que personne ne lui veut du mal. Il fait volontiers ce qu'on lui demande. Pouls presque insensible, régulier, 60 pulsations. Vin de quinquina. 2 portions.

10 janvier. — Même état de l'intelligence et du pouls. Fer et quinquina.

14. — Même état.

27. — Le pouls a repris de l'ampleur. Un peu de mieux comme réponses. Même traitement.

8 février. — Même état.

Il reste toute la journée dans un coin, les mains dans les poches, paraissant ne penser à rien, décousu dans ses vêtements et regardant de temps en temps le ciel.

D. Comment allez-vous?

R. Je ne suis pas malade.

Quand je lui parle de sa maladie, il a l'air de me trouver étrange.

7 mars. — Depuis deux jours, il parle un peu, se promène dans la cour, au lieu de rester dans son coin, et siffle. Il porte sa casquette d'une façon originale; ses vêtements sont en désordre.

7 avril. — Même état. Prend de l'embonpoint.

15 novembre. — Même état.

Obs. XC. — *Absinthisme chronique. — Abrutissement. — Dyspepsie.*

Au nº 10 de la salle Saint-Jean-de-Dieu, à la Charité, est couché le nommé Bon..., quarante ans, valet de chambre.

Nombreux excès d'absinthe, depuis un an surtout. Sujet à des phénomènes dyspeptiques. Depuis six semaines, vertiges, vue brouillée. Absence de désirs vénériens et de pollutions nocturnes depuis huit mois. Amaigrissement considérable.

Entré à l'hôpital pour des étourdissements, des éblouissements, de la difficulté de la digestion.

État à son entrée, le 27 mai 1862. — Air complètement abruti; aucune expression dans les traits. Les paupières sont à demi fermées; les yeux ne quittent pas le sol. Nonchalance dans tous ses actes, dans ses réponses. Air profondément ennuyé et triste quand je le fais parler. Quand je le questionne sur ses habitudes absinthiques, il cherche à éluder la réponse et à détourner la conversation. Céphalalgie fronto-pariétale; la mémoire ne paraît pas altérée. Tremblements des mains. Pouls à 72 pulsations, petites, dépressibles. Digestions difficiles; inappétence; constipation. Besoins d'uriner très fréquents.

Traitement. — Vin de quinquina, bains sulfureux.

4 juin. — Air beaucoup moins concentré et abruti.

10. — État très satisfaisant; la dyspepsie persiste.

13. — Sortie dans un état mental à peu près normal.

Six autres malades, buveurs d'absinthe et autres liqueurs, présentaient au plus haut point le type abruti.

Obs. XCI. — *Alcoolisme chronique. — Abrutissement. — Lenteur de conception des idées. — Phthisie pulmonaire. — Pneumonie secondaire. — Mort. — Autopsie. — Dégénérescence graisseuse du foie, du cœur, des reins. — Taches opalines arachnoïdiennes. — Abondante sérosité sous-arachnoïdienne. — Œdème de la pie-mère. — Fermeté excessive da la pulpe cérébrale.*

Au n° 9 *bis* de la salle Saint-Jean-de-Dieu, à la Charité, est couché le nommé Dac..., cinquante-deux ans, terrassier. Père mort de vieillesse; mère morte d'une hernie.

Depuis l'âge de vingt-cinq ans, nombreux excès d'eau-de-vie en dehors des repas. il en a bu jusqu'à un demi-litre par jour, et s'enivre au moins une fois par semaine.

Depuis huit ans, tremblement des mains. Depuis cinq mois, douleurs abdominale et épigastrique très vives, dégoût pour les aliments; diarrhée (selles noirâtres); toux. Recrudescence des douleurs il y a trois semaines; c'est pour cela qu'il entre à l'hôpital.

État actuel au moment de son entrée, le 29 juillet 1864. — Air abruti au plus haut point. Le bout du nez est tout rouge; la couleur de la peau du corps est pâle. Le malade dit que nous sommes depuis longtemps en août et trouve étonnant que je lui pose des questions sur les dates. La conception des idées est très lente, et les réponses sont difficiles à obtenir et manquent de précision. Le malade peut à peine raconter les diverses phases de sa maladie. Insomnie; pas de cauchemars; douleur épigastrique. La hauteur du foie dans la ligne mamillaire est de 13 centimètres. Tubercules pulmonaires au deuxième degré dans les deux sommets; point pneumonique à gauche. Faiblesse musculaire considérable; tremblement des membres supérieurs, des lèvres. Pouls mou; bat 120 fois par minute.

Mort le 3 août.

Autopsie trente-six heures après la mort. — Maigreur considérable dans tout le corps. Très peu de graisse dans l'épiploon.

Foie. — Le foie a une teinte jaunâtre presque générale; il est ramolli à son bord supérieur. On aperçoit à sa face antérieure des places complètement jaunâtres, et dans d'autres, la capsule de Glisson est tellement arborisée que cela donne l'idée de plaques rouges. A la coupe, le tissu hépatique se présente dans tous ces points, et en particulier dans ceux correspondant à ces plaques rouges, dans un état exsangue; c'est à peine si quelques gouttes de sang sortent des vaisseaux.

Dans beaucoup d'endroits, la substance du foie est ramollie : la moindre pression du doigt l'écrase et la sépare en grumeaux. Au microscope, pâleur notable du contour des cellules hépatiques, pâleur des noyaux de beaucoup de cellules, et présence d'une très grande quantité de gouttes d'huile.

Reins. — Le droit a 13 centimètres et demi de hauteur. Il est criblé de kystes, depuis le volume d'une noisette jusqu'à celui d'un pois. Tous sont situés sous la capsule propre du rein, qui paraît former une de leurs parois, tant elle est adhérente à la poche kystique. Le liquide contenu est séreux et un peu filant; pas d'acéphalocystes. La capsule est partout épaissie, à peine transparente; après l'avoir détachée, la substance corticale apparaît parsemée de grains d'un blanc jaunâtre; elle a, du reste, à la coupe, une teinte jaunâtre sur laquelle tranchent notablement des vaisseaux.

La substance tubuleuse se présente avec sa couleur à peu près normale, et est aussi semée de quelques grains blancs très fins. Une portion de la substance corticale jaunâtre, portée sous le champ du microscope, offre : une gangue granuleuse jaunâtre abondante, de très nombreuses gouttes d'huile, et des cellules très pâles et jaunâtres.

Poitrine. — Tubercules pulmonaires crus au sommet du poumon gauche. Adhérences à la plèvre costale ; un peu de sérosité dans le péricarde. Le cœur présente un aspect extérieur graisseux dans toute la face antérieure du ventricule droit ; c'est à peine s'il existe un peu de graisse en arrière et à la face antérieure du ventricule gauche.

A la coupe, la paroi du ventricule gauche est formée d'un tissu un peu pâle, mais non graisseux, tandis que la paroi antérieure du ventricule droit est, dans une épaisseur de $0^m,002$ sur $0^m,004$, transformée en graisse, et que, au bord droit, l'épaisseur de la fibre musculaire est réduite à $0^m,001$.

De plus, en se rapprochant de la pointe, dans une étendue de $0^m,03$ à $0^m,04$, la paroi musculaire du ventricule est réduite à 1/2 millimètre au plus ; le tissu graisseux est dans ces points serré, d'apparence granulée, et s'est évidemment substitué à la fibre musculaire. Au microscope, au milieu de la graisse, je retrouve quelques débris très pâles de fibres musculaires. Dans le cœur, quelques caillots rougeâtres adhèrent modérément aux valvules et aux colonnes.

Encéphale. — Beaucoup de sérosité sous-arachnoïdienne et dans l'épaisseur de la pie-mère, ainsi qu'entre elle et les circonvolutions ; aussi les méninges sont-elles épaissies, tant par cette sérosité que par la quantité de sang que renferment leurs vaisseaux congestionnés. De plus, nombreuses taches opalines à la face viscérale. L'injection et l'épaississement des méninges existent presque uniquement à la surface convexe des hémisphères et à l'espace interpédonculaire.

Dans la plupart des sillons des circonvolutions, la sérosité est abondante ; après avoir enlevé la pie-mère, ce qui est très facile, les sillons restent béants. Nulle part il n'y a d'adhérences entre la pie-mère et la substance grise. La substance grise et la substance blanche ont une fermeté remarquable par ces temps de grande chaleur (depuis un mois 25 à 39 degrés) ; elles résistent à la pression du doigt, et, trois jours après l'autopsie, elles avaient conservé ce même caractère, sans que je les eusse arrosées d'un liquide conservateur ; elles étaient restées à l'air libre. Dans tous les points du cerveau, même fermeté. Un peu de piqueté dans la substance blanche centrale.

OBS. XCII. — *Alcoolisme chronique. — Dyspepsie extrême. — Abrutissement. — Absence depuis vingt ans de désirs vénériens et de pollutions. — Foie volumineux. — Albuminurie chronique. — Caverne tuberculeuse. — Mort par pneumothorax. — Abondante sérosité intra et sous-arachnoïdienne. — Œdème de la pie-mère. — Fermeté considérable de la pulpe cérébro-spinale. — Cirrhose des reins, du foie. — Pas de lésions du testicule. — État gras du ventricule droit du cœur.*

Au n° 10 de la salle Saint-Jean-de-Dieu, à la Charité, est couché le nommé Nepl..., cinquante-six ans, chapelier.

Depuis trente ans, excès nombreux d'eau-de-vie ; il lui est arrivé souvent de passer des semaines à ne boire que de l'eau-de-vie, à cause d'un dégoût profond pour toute espèce d'aliments; fréquemment il s'enivre; le matin à jeun, avant tout travail, il boit de six à dix sous d'eau-de-vie; il convient que telle est la cause de sa maladie.

Il n'a pas remarqué que sa mémoire ait le moins du monde baissé; et il est de fait qu'il raconte avec une grande netteté l'histoire de quelques indispositions qu'il a eues et qui ont consisté en dyspepsie. Cependant l'intelligence est affaiblie dans sa généralité, ainsi que l'énergie morale, si l'on en juge par ce fait que depuis dix ans il gagne beaucoup moins par jour (quarante-huit sous) qu'autrefois. Son caractère n'a pas changé.

Depuis vingt ans, absence de désirs vénériens et pas de pollutions nocturnes. Depuis douze ans, toux peu forte le matin. Jamais le malade n'a eu de *delirium tremens*, ni d'hallucinations. Il éprouve depuis longtemps du tremblement de la main. Depuis six mois, faiblesse des membres.

Les phénomènes pour lesquels il entre ont commencé, il y a cinq semaines, par de l'inappétence, du malaise à l'épigastre; puis est survenu rapidement un dégoût absolu pour le vin, la viande, l'eau-de-vie. Depuis vingt-cinq jours il n'a rien mangé d'autre que du lait. Il n'a eu ni vomissements, ni diarrhée, ni frissons, ni sueurs. Depuis vingt jours, il dort presque continuellement.

État actuel, le 21 *mars*. — Visage profondément hébété et abruti; tendance à la somnolence. Le bout du nez est très rouge et la peau y est irrégulière. Le malade raconte nettement son histoire; sa mémoire ne paraît pas diminuée; il sait bien les dates, le mois, le jour; compte bien; écrit son nom en tremblant. Symptômes de dyspepsie. Inappétence absolue. Impossibilité de rien manger autre que le lait. Hauteur du foie dans la ligne mamillaire, 20 centimètres; urine très albumineuse, Tremblement des mains; marche chancelante; hésitation. Facilité de le renverser en arrière. Sensibilité aux piqûres, aux pincements, très diminuée. Le toucher est très net; maigreur considérable. Peau rude, sèche, froide; 68 pulsations. Diminution de sonorité, craquements, retentissement exagéré de la voix dans la fosse sus-épineuse droite.

Jusqu'au 5 avril, même état, même dyspepsie. Ce jour, signes de pneumo-thorax — Mort le 6 au matin.

Autopsie. — Caverne au sommet du poumon droit qui est refoulé dans la gouttière vertébrale. Fistule pulmonaire à travers une pellicule très mince qui servait de paroi à une cavité du volume d'une petite pomme. Plusieurs tubercules pulmonaires.

Encéphale. — Quantité considérable de sérosité intra et sous-arachnoïdienne cérébrale et spinale. La sérosité sous-arachnoïdienne soulève en plusieurs points la séreuse de près de $0^{m},005$; en d'autres, elle écarte les circonvolutions. Œdème de la pie-mère, qui est très injectée. A peine trois ou quatre plaques arachnoïdiennes blanches. Aucune adhérence entre la pie-mère et la substance corticale. La pulpe cérébro-spinale est d'une fermeté, d'une résistance remarquables au doigt; la protubérance et la moelle sont, en particulier, très dures. Cirrhose du foie au premier degré Épaississement considérable des capsules propres des reins par des produits plastiques filamenteux adhérents à leur face viscérale. Nombreux grains de semoule dans la substance corticale. Testicules normaux. Le liquide renfermé dans les tubes ne présente rien de pathologique, au point de vue des cellules, en particulier. État gras de la paroi antérieure du ventricule droit du cœur; ni athéromes artériels, ni lésions valvulaires du cœur.

Le nommé Croz..., dont je vais vous lire l'observation, présentait quelques particularités que je n'ai pas rencontrées souvent : ainsi, au milieu d'une incohérence intellectuelle complète et après des actes déraisonnables au plus haut point, il disait des phrases justes, sous forme de sentences stéréotypes, telles que celle-ci qu'a provoquée ma demande, s'il avait une femme : « Si je n'en avais pas, j'irais de suite en chercher une. La femme est la société de l'homme, et l'homme la société de la femme. » Évidemment cet homme ne pensait pas un mot de ce qu'il me disait ; mais cette phrase lui venait comme tant d'autres usuelles que nous répétons dans la conversation, machinalement et sans que notre intellect y prenne la moindre part. Il ne m'en a pas moins paru intéressant d'observer une phrase morale et affective chez un être complètement dépourvu de tout sens moral.

OBS. XCIIII. — *Alcoolisme chronique. — Abrutissement. — Démence.*

Le 2 mai 1861, entre à Bicêtre (service du docteur F. Voisin) le nommé C... cinquante-quatre ans, ébéniste, arrêté pour vagabondage sur la voie publique. Nombreux excès de vin blanc depuis de longues années. Il présente le type le mieux accompli de l'individu abruti par la boisson. Il est impossible d'avoir de lui des réponses suivies, et encore celles qu'on obtient sont-elles originales et visent à être drôles; ainsi, quand je lui demande s'il a une femme, il dit : « Si je n'en avais pas, j'irais bien vite en chercher une. Une femme est la société d'un homme, et l'homme est la société de la femme. » A ma question combien il gagne, il répond : « Quarante sous; avec quarante sous on peut bien boire, et le ménage s'en passe. On boit plus qu'on ne mange, parce qu'on y est plus souvent, » et ainsi de suite. Il est impossible de savoir de lui le jour, le mois, la date et d'avoir le moindre renseignement sur ses antécédents morbides; il se rappelle son nom, mais non pas son âge, ni la date de sa naissance. Il est un peu vantard et répète souvent qu'il a beaucoup à faire, parce qu'il faut qu'il serve tout le monde à Bicêtre. Il est poli, met une grande bonne volonté à travailler, et est très facile à diriger. Il rit à propos du plus futile motif et souvent sans raison. Il est assiégé par des conceptions délirantes, concernant des animaux; elles surgissent sans avoir été le moindrement provoquées : « Je ne puis refuser aux animaux; hier, ils ont été en route; quand ils sont arrivés, ils avaient faim. » Il a des illusions et des hallucinations : ainsi il fait le geste de passer quelque chose d'une main dans l'autre, et il n'y a rien dans ses mains; il fait le geste d'éloigner un objet de devant ses yeux. Je lui demande ce qu'il fait là. Il répond : « J'écarte un ver qui est là depuis hier et qui va en l'air. » Il se perdrait dans les cours de Bicêtre, lorsqu'on l'envoie travailler à la buanderie, s'il n'était tenu et surveillé. La parole est hésitante; pas de tremblement des lèvres ni de la langue; pas de différence dans le diamètre des pupilles. La marche est assez ferme; le malade peut me porter. La peau du dos des mains est rude, calleuse. Même état le 5 décembre.

Le malade suivant présentait au plus haut point, comme C..., le type de l'abrutissement et de la démence ; la parole était éminemment gênée ; le malade parlait comme lorsque la langue est appliquée à la voûte palatine ; elle était tantôt lente et tantôt précipitée ; le malade s'arrêtait au milieu des phrases, puis les terminait en lançant brusquement ses mots.

Les lésions que nous avons constatées à l'autopsie nous permettent d'affirmer, si les symptômes n'y suffisaient pas, que la maladie n'avait rien de commun avec la paralysie générale ; de plus, l'état des méninges et du cervelet me fait croire que l'abrutissement, l'hébétude des ivrognes sont produits par de l'hydropisie des méninges et l'induration de la pulpe cérébrale, celle-ci résultant d'une sorte de macération alcoolique. Il était au moins très singulier de voir ce cerveau, ainsi que celui du nommé Dac... (obs. XCI), se conserver très ferme, trois à quatre jours après l'autopsie par une température de 25 à 39 degrés.

OBS. XCIV. — *Alcoolisme chronique. — Abrutissement. — Démence. — Mort. — Fermeté considérable de la pulpe cérébrale. — Abondante sérosité arachnoïdienne, sous-arachnoïdienne. — Œdème de la pie-mère. — Congestion chronique des méninges, — Dégénérescence graisseuse du cœur, du foie. — Etat cirrhotique des capsules hépatique et rénales. — Néphrite albumineuse chronique.*

Au nº 6 de la salle Saint-Jean-de-Dieu, est couché le nommé Dub..., soixante ans, mouleur, entré le 27 juillet 1863.

Le père du malade est mort de pleurésie ; sa mère de tubercules pulmonaires. Jamais il ne s'est alité.

Depuis l'âge de vingt ans, Dub... a l'habitude de boire le matin, à jeun, trois petits verres d'eau-de-vie, et souvent, dans le reste de la journée, sept ou huit petits verres. Deux fois, au moins, par semaine, il se grise ; l'appétit est devenu mauvais depuis plusieurs années, et, afin d'exciter sa faim, il boit, au repas, de l'eau-de-vie en place de vin. Depuis l'âge de trente ans, la mémoire des noms, des faits, des jours, a considérablement diminué. Depuis douze ans, ses forces sont bien moindres ; la marche est tremblée, la vue s'est affaiblie ; les masses musculaires ont notablement maigri, et la fonction génésique est éteinte depuis longues années. Il y a deux mois, en l'absence de toute intoxication alcoolique, il dit être tombé sans connaissance dans la rue, et n'avoir repris ses sens qu'au bout d'une heure ; il lui en est resté un état continuel d'assoupissement qui l'a maintenu au lit depuis cette époque. Il a été traité, dans ces derniers temps, par des sinapismes aux membres inférieurs, et deux bouteilles d'eau de Sedlitz.

État actuel. — Le malade est couché sur le dos, dans l'assoupissement ; il donne de suite l'idée de l'abrutissement le plus complet. La physionomie porte le cachet de l'hébétude la plus prononcée ; ses réponses sont en rapport avec l'habitus extérieur. Tout est niais dans sa personne. Sa conversation est toute décousue ; il n'a pas conscience de sa position, paraît s'étonner de nos interrogations, et est ennuyé que je le dérange de son demi-sommeil et de sa torpeur, par mes questions. La parole est par moments difficile, comme si la langue restait collée à la voûte palatine ; elle est tantôt lente, tantôt précipitée ; c'est ainsi que parfois il paraît chercher ses mots, qu'il lance un moment après avec une certaine volubilité. Le malade peut lire assez bien, mais la vue est embrouillée.

La peau est très pâle, sauf aux joues et au nez, qui présentent une teinte lie de vin. Les lèvres sont violacées ; la langue est saburrale et très peu humide ; elle sort facilement de la cavité buccale ; l'haleine est fade. L'action de siffler est possible. Les yeux sont cernés ; les conjonctives très injectées dans le segment inférieur des deux globes oculaires. Étourdissements dans la station assise ; il a, du reste, beaucoup de peine à s'asseoir dans son lit. Le corps est très maigre, aussi bien au tronc qu'aux membres. Les muscles des pouces, les interosseux des mains sont très atrophiés. La pression de la main gauche est peu sensible pour l'observateur. Sensibilité cutanée intacte.

Appétit nul ; soif vive ; constipation ; jet d'urine très peu fort ; le malade a de la difficulté à retenir ses urines ; nombreux rhonchus dans les deux poumons ; pouls à 88, 92, régulier, mais très mou ; une faible pression le fait disparaître momentanément ; la peau est sèche, comme calleuse. Les bruits du cœur sont irréguliers, au point de vue de la force ; le premier claquement valvulaire est, à la pointe, suivi, par moments, d'un souffle rude qui ne dure qu'une partie du petit silence.

Urine du matin, peu colorée ; au moyen de l'acide nitrique, on obtient à la partie moyenne du liquide un nuage blanchâtre qui persiste, sous forme de grains blancs, après l'épreuve de la chaleur.

3 août. — Assoupissement continuel ; facies ressemblant à celui du crétin.

4. — Même état. A une demande concernant sa santé, il répond : « Du bouillon » ; il tombe dans le coma et meurt dans la journée.

Autopsie le 5 *au soir.* — Maigreur considérable de tout le corps. Cyanose sous-unguéale. Varices à la jambe droite.

Boîte crânienne et encéphale, — La boîte crânienne est très facile à casser ; elle est peu épaisse. Les méninges cérébrales sont épaissies et opaques ; elles sont très rouges, et on y aperçoit les vaisseaux augmentés de volume. Les méninges, et en particulier la pie-mère, sont, dans la partie supérieure du cerveau, infiltrées d'une quantité considérable de sérosité rougeâtre, que l'on retrouve aussi entre la pie-mère et les circonvolutions dont elle a élargi les sillons. Il en résulte qu'après avoir enlevé cette membrane, les espaces qui séparent les circonvolutions restent à l'état béant.

La séparation de la pie-mère d'avec la substance corticale se fait avec la plus grande facilité, sans entraîner la plus petite parcelle de substance grise. La substance corticale apparaît alors avec sa teinte habituelle et se fait remarquer par une fermeté insolite, malgré la chaleur (depuis un mois 25 à 39 degrés). Le cerveau résiste dans toute son épaisseur sous la pression du doigt, et fait contraste avec d'autres cerveaux recueillis le même jour ; la consistance de celui-ci se rapproche de celle que l'on obtient après deux à trois jours de macération dans de l'alcool pur.

A la coupe, nous ne constatons qu'une légère injection (piqueté) de la substance grise et de la substance blanche. Les ventricules latéraux sont remplis de sérosité. Fermeté remarquable de leur plancher et de la voûte à trois piliers. Cette fermeté du cerveau persistait encore, lors de la présentation de la pièce à la Société anatomique, le 7 août.

Cœur. — Hauteur, 0,13; largeur, 0,13. État gras très avancé de la face antérieure du ventricule droit. Dans la partie la plus voisine du ventricule gauche, la graisse est principalement superposée au tissu charnu dont la couleur est très pâle, et qui, au microscope, contient beaucoup de globules graisseux et une gangue granuleuse jaunâtre abondante; mais, au fur et à mesure que l'on se rapproche du bord droit, il y a réelle substitution graisseuse, si bien qu'au bord droit, et en particulier vers la pointe, le tissu musculaire est réduit à 1/2 millimètre, tandis que le reste de la paroi, qui est de 0,004, est de couleur jaune bien franche, sans la moindre apparence musculaire : le microscope n'y fait apercevoir aucune trace de fibre musculaire. Le cœur est partout flasque. Pas d'insuffisance. Le sang contenu dans le cœur est noir, fluide, gluant; on y voit quelques grumeaux noirs très mous; pas de caillot adhérent aux valvules.

Reins. — Le gauche a $0^m,12$ de hauteur; le droit en a $0^m,13$; tous deux offrent une teinte rouge, générale; après la séparation des capsules de la substance corticale, on aperçoit de nombreuses taches et de nombreux grains d'un blanc jaunâtre, du diamètre de 1 millimètre au plus. Les deux capsules sont épaissies, rougeâtres, peu transparentes, et en plusieurs points on amène, en les séparant, des débris de substance corticale, qui se présentent alors sous un aspect irrégulier, chagriné.

Dans le milieu du bord externe du rein droit est un kyste du volume d'une noix, contenant un liquide huileux, rougeâtre; la paroi la plus externe du kyste fait corps avec la partie correspondante de la capsule. Dans l'épaisseur même du rein, nombreux grains blancs ; hyperhémie considérable qui donne aux deux substances une teinte rouge à peu près analogue. Même état du rein gauche, mais pas de kystes. Dans une portion de ce rein, correspondant à un interstice de pyramides de Malpighi, existe une coloration noirâtre du tissu, due, d'après l'examen microscopique, à la présence de nombreux grains de pigment noir.

Foie. — $0^m,21$, hauteur; $0^m,27$, largeur. Il a une apparence générale jaunâtre; injection considérable (arborisations) de la surface de l'organe. En plusieurs points de la face antérieure du lobe droit, arborisations noirâtres, en forme d'étoiles et d'îlots, siégeant dans la capsule. Dans les parties profondes correspondantes, on voit, à la coupe, un tissu dont le peu de vascularité fait éminemment contraste avec la surface. La teinte est mate, presque uniformément jaunâtre; c'est à peine si par les veines sortent quelques gouttes de sang noirâtre; c'est à peine aussi si l'on aperçoit de substance rouge.

A la face postérieure du lobe gauche, existe une teinte ardoisée; là, on aperçoit dans l'épaisseur de la capsule de nombreuses traînées blanc grisâtre analogues, comme forme, à ces arborisations de la face antérieure du lobe droit. Ce sont, à l'examen microscopique, d'anciens vaisseaux oblitérés et transformés en tissu fibroïde (à 1/350e, nombreuses fibres lamineuses allongées, doublant les parois capillaires).

A la coupe, le tissu sous-jacent présente d'abord une tranche ardoisée dans une épaisseur de $0^m,002$, constituée surtout par du pigment noir au microscope, puis une tranche plus profonde, jaune sale, huileuse, et enfin un tissu de consistance molle, se déchirant très facilement. Au microscope, très nombreuses gouttes d'huile, et cellules dont les contours sont excessivement pâles, à peine visibles, et dont tous les noyaux ont disparu. Aucune trace bien nette de vaisseaux. Dans le reste du foie, nous ne rencontrons pas d'autre matière noire le long des vaisseaux. La partie supérieure du lobe droit est ramollie comme le lobe gauche.

Examen microscopique du cerveau (1/350°). — *Substance blanche.* — Beaucoup de matière amorphe. Les tubes nerveux sont pâles ; sous le champ du microscope est un vaisseau à parois très nettes, bien rouge, et dans ses parois se trouvent de nombreuses cellules ovoïdes, dans le sens de la longueur, toutes pourvues d'un noyau. Pas de traces de gouttes d'huile dans la substance blanche.

Substance grise. — Vaisseaux sains.

Le nommé Rich..présentait la forme désignée sous le nom d'*idiotisme* par Pinel, et à laquelle je préfère donner le nom d'*imbécillité* (l'idiotisme représentant toujours une idée de maladie congénitale ou contractée pendant l'enfance).

L'attention de ce malade était très difficile à provoquer et à fixer ; c'est avec peine qu'il comprenait les questions; il y répondait cependant par monosyllabes et des membres de phrases très courts. A chaque instant, il disait les mots : « S'il vous plaît. » — Avez-vous mal quelque part ? — « S'il vous plaît. » — Que faites-vous à regarder à terre ? — « S'il vous plaît. » — Sommes-nous le jour ou la nuit ? — « S'il vous plaît, » etc.

L'expression de sa physionomie était hébétée, niaise, comme celle d'un imbécile. A chaque instant il riait et paraissait satisfait. Il ôtait et remettait à chaque instant ses sabots; il passait des heures à faire, dans un espace étroit, un pas en avant et un en arrière. Il avait des hallucinations de l'ouïe.

Obs. XCV. — *Absinthisme chronique.* — *Imbécillité.* — *Idiotisme* (Pinel). — *Guérison.*

Au n° 8 de la troisième salle de la 5ᵉ division de Bicêtre (service de Voisin), est placé le nommé Rich..., trente et un ans, ébéniste. Père et mère bien portants.

Depuis plusieurs années, il a pris l'habitude de boire le matin à jeun un quart de litre de vin ou un petit verre d'absinthe, et dans le reste de la journée, il boit une dizaine de petits verres de cette dernière liqueur. De temps en temps il s'enivre. Il a été arrêté la nuit dans Paris pour vagabondage ; il ne pouvait trouver son chemin.

État, le 18 mai, douze heures après l'entrée à Bicêtre. — Le malade est couché dans son lit, tranquille, la tête penchée sur la partie antérieure de la poitrine. On a de la peine à le faire répondre aux questions, et encore ses réponses sont-elles monosyllabiques; il commence toutes ses réponses par « *S'il vous plaît* ». — Avez-vous mal quelque part? — « S'il vous plaît, au creux de l'estomac, au dos. » — Sommes-nous le jour ou la nuit ? — « S'il vous plaît, la nuit, le jour » ; et il est à remarquer que, pour ces dernières phrases, il répète machinalement mes mots, en commençant par celui qui a frappé en dernier lieu ses oreilles. Il a un air tout pensif et marmotte quelques mots inintelligibles. « A quoi pensez-vous ? » lui dis-je. Il se met à sourire bêtement et finit par : « Je pense à aller travailler, » dits dans son lit, et dans l'attitude la plus insouciante et la plus ennuyée. Il ne se rappelle pas précisément les jours de la semaine, ni la date. Il est très difficile de le tirer de sa torpeur ; il faut répéter la même question au moins deux fois ; aussitôt après la réponse, il retombe dans son immobilité et son mutisme. Dans certains moments, sa physionomie prend une expression béate et satisfaite, comme certains imbéciles. Il a des hallucinations de l'ouïe, il entend souvent la voix d'un monsieur, qui lui dit « des *choses particulières* ». La voix part du mur ; de temps à autre, il prête l'oreille et se penche à droite ou à gauche. Pupilles normales ; tremblement des mains ; peau chaude, plutôt sèche ; le pouls régulier, plein, bat 56 fois par minute. Langue saburrale ; appétit ; soif exagérée ; les besoins d'uriner ne sont pas plus fréquents. Bain ; extrait thébaïque, $0^{m},05$ en 2 pilules.

31. — Même état. Air profondément hébété ; il se promène dans les jardins ; il ôte et remet continuellement ses sabots, il n'en détache pas ses yeux pendant plusieurs minutes. Je lui demande pourquoi il regarde ainsi vers la terre : « S'il vous plaît, rien », répond-il. Je le trouve un moment après dans un coin du mur, occupé à faire un pas en avant et un en arrière ; il reste ainsi pendant près d'une demi-heure, ainsi que bien des idiots de la section d'à côté. A ma question, s'il entend encore la voix d'un monsieur, il répond : « Oui. » — Est-ce la nuit ou le jour ? — « S'il vous plaît, le jour, la nuit. » Il lève facilement les mains en l'air, mais elles tremblent considérament ; après avoir élevé le bras droit, il l'abaisse, puis il l'élève et l'abaisse, et ainsi de suite, sans discontinuer, pendant cinq minutes à peu près. Tout en faisant ainsi mouvoir son bras droit, il suit tous ses mouvements d'un air hébété. Je lui demande de serrer ma main avec sa main droite, il fait le mouvement sans que je perçoive la moindre pression ; et comme j'insiste, il me dit : « C'est assez », et sourit bêtement.

Lorsque je lui fais tirer la langue hors de la bouche, il oublie de la rentrer dans la cavité buccale, et j'ai de la peine à lui faire comprendre qu'il faut le faire ; il la rentre, mais il reste la bouche ouverte. Il dit tout bas des mots inintelligibles ; il a de la peine à se rappeler le jour de la semaine. Immobilité et dilatation des pupilles. La sensibilité aux piqûres, au toucher, est obtuse. — Bains ; vin de quinquina ; deux portions.

8 juin. — Même état ; a de la peine à se rappeler son nom.

22. — Même état. Séton à la nuque.

27. — État notablement plus satisfaisant. Il est possible d'entretenir avec lui une courte conversation.

2 juillet. — Le mieux continue ; il cause facilement ; le sommeil est revenu ; il ne se rappelle pas l'objet de son délire et de ses hallucinations ; il reconnaît qu'il n'est pas encore guéri.

7. — Il est employé à la culture de la terre ; il y met beaucoup de bonne volonté.

15. — État de plus en plus satisfaisant. Guérison.

Exeat le 30.

Dans la précédente leçon je vous ai déjà signalé, Messieurs, les IDÉES DE SATISFACTION, D'ORGUEIL, le DÉLIRE AMBITIEUX chez des sujets atteints d'alcoolisme aigu ; je ne reviendrai pas sur ce que j'ai dit de ce symptôme considéré dans les rapports diagnostiques qu'il présente avec la paralysie générale; je vous ai exposé les faits, persuadé que les observations appréciées dans leur simplicité valent mieux que toute assertion et toute vue de l'esprit plus ou moins hypothétiques.

Le nommé Ric..., trente-deux ans, boit depuis sa jeunesse beaucoup d'absinthe, et éprouve depuis plusieurs années un peu d'amnésie, beaucoup de faiblesse de caractère et une diminution du sens moral.

Pendant son séjour à Bicêtre, il manifeste des idées très orgueilleuses : « Maintenant je suis artiste, je ne ferai plus payer mes tableaux ; j'ai assez pour vivre, j'ai payé ma dette à l'humanité ; je vivrai pour moi et pour mes amis. Je suis un des premiers apprentis de Paris, j'ai fait l'hôtel Bristol. Tous mes voisins (les autres malades de la salle) ne sont pas dignes de moi. Je rougis d'être marié avec une femme qui ne sait pas lire. »

Tous ces phénomènes ont complètement disparu au bout de deux mois de séjour à Bicêtre, et le malade, après quatre mois de traitement, est sorti entièrement guéri de tout symptôme d'alcoolisme.

Obs. XCVI. — *Absinthisme chronique. — Cessation des excès depuis dix jours. — Phénomènes aigus. — Délire orgueilleux. — Excitation maniaque. — Guérison.*

Au n° 3 de la salle de l'infirmerie (service de F. Voisin), à Bicêtre, est couché le nommé Ric..., trente-deux ans, peintre, entré le 5 décembre 1860.

Son père est mort d'un anévrysme. Il avait eu beaucoup de chagrins, à cause de sa mère, qui était souvent malade et est morte d'un cancer utérin à l'âge de quarante ans.

Quant à lui, sa belle-sœur raconte que depuis sa jeunesse il a beaucoup bu d'absinthe, et depuis peu, du bitter. Depuis dix jours, se trouvant indisposé, il ne prenait que du thé; il n'a jamais eu de coliques de peintre (il a toujours travaillé avec de la peinture à la colle); il est facile à émouvoir et sujet aux palpitations à la moindre émotion; il a eu la syphilis (plaques muqueuses).

Certificat de la préfecture : Excitation maniaque, excès alcooliques, idées ambitieuses, *delirium tremens*.

État, le 6 décembre. — Le malade parle sans discontinuer, sans tremblement, ni hésitation.

D. Avez-vous eu une maladie vénérienne?

R. Écoutez, j'ai été à Paris, sans pain, mais depuis j'ai gagné cinq, quinze francs à faire le colleur. Je fais des choses artistiques; allez voir le contrôle du théâtre Beaumarchais. C'est un individu qui m'a fait mettre ici. Il m'a fait ficher des coups à Maubeuge.

D. Dans quel mois sommes-nous?

R. Nous sommes, je crois, dans l'avant-dernier mois de l'année, au mois de décembre, le 6. J'ai toujours eu plus de goût que tous les apprentis. Maintenant je suis artiste, je ne me ferai pas payer mes tableaux; j'ai assez pour vivre. J'ai payé ma dette à l'humanité; maintenant je vivrai pour moi et mes amis (en disant ce dernier mot, urire marqué de satisfaction personnelle).

Il raconte toutes ses affaires intimes, celles de ses amis, et dit des injures sur le compte de sa femme. « Il est à rougir, pour un homme de mon nom, d'être marié avec une femme qui ne sait pas lire. Tout ça me retourne, je n'ai pas la tête très solide. » Il dit qu'il dort bien la nuit, cela est vrai; mais la première nuit, il a crié et parlé de rentes à recevoir, d'affaires de famille, de ses amis, de vin.

« Vous ne connaissez pas ma femme? me dit-il. Vous la verrez tout à l'heure; elle a cou... chez le directeur. Je connais ici de très grands personnages, MM. Barthe, Persigny. » Il prend son voisin de lit, un nommé S..., pour son oncle.

Pas de céphalalgie, ni d'hallucinations, ni de tremblement de la langue; pupilles dilatées, contractiles sous l'influence de la lumière; langue un peu blanchâtre et légèrement sèche. Pas de douleur ni de sensations morbides abdominales. Constipation, urine abondante. Battements de cœur énergiques. Pas de souffle carotidien; respiration normale; 80 pulsations; pouls régulier, un peu fort. Pas de douleurs dans la région hépatique; ni hypertrophie, ni atrophie du foie. Tremblement léger des mains; motilité des membres supérieurs, inférieurs et sensibilité normale. Pas de douleur le long de la colonne vertébrale.

Au moment où je finis mon examen, il me dit : « Vous mettrez, comme résumé de l'affaire, que je vais m'en aller avec mes oncles. »

Une pilule d'extrait thébaïque; 2 portions. Bain; ventouses scarifiées à la nuque.

Il s'est trouvé mal pendant l'application des ventouses.

14. — Divagation complète. « Je vais m'en aller, dit-il, aujourd'hui. Ma femme vient me chercher. » Bains.

17. — Excitation maniaque. Il dit des injures à ses voisins de la salle.

19. — Même excitation, idées d'orgueil : « Tous mes voisins ne sont pas dignes de moi, » et il jette en même temps avec violence son bonnet sur son lit. Il me remet un dessin qu'il a fait aujourd'hui et qui représente un homme et une femme déguisés, le premier en cuisinier, le second en femme, coiffée en travers d'un chapeau à plumes placées toutes droites au haut du chapeau. Le dessin est assez bien fait et encadré dans un paysage.

21. — Déraisonne complètement.

24. — Agitation toute la nuit. Injures à tous ses voisins, à la surveillante : « Et tout ça, dit il, pour un c. . qui a renversé un camion sur le parquet de Madame. Je ne suis pas fou, mais il faut avoir une tête organisée pour résister à tout cela. » Il parle continuellement, raconte des faits de son existence antérieure.

« Je vais aller à Madrid, sur la place de Madrid. J'ai été avec l'empereur à l'inauguration du chemin de fer de Poitiers; je le connais. Je m'en vais jouer les quadrilles bientôt, il faut que je m'essaye. J'ai bu beaucoup, étant garçon, mais depuis dix ans je ne me grise plus : il arrive quelquefois que je m'échauffe, mais en cela je fais comme les autres. Je suis un des premiers apprentis de Paris; j'ai fait l'hôtel de Bristol (on entend des fous de la salle crier et déraisonner) : quelle drôle d'idée, dit-il, de faire entrer ici ces hommes à moitié fous. »

D. Depuis combien de temps êtes-vous malade?

R. C'est ma femme qui m'a mis en colère. Ah! je vais lui donner 3000 francs de rente et m'en aller voyager avec mon cousin Signol, non, mon oncle. Ma femme est si bête, c'est une bûche. J'ai trop d'instruction pour vivre avec cette femme-là. Je l'ai prise par reconnaissance; je prendrai une maîtresse; je sortirai d'ici dans deux jours. Il répond, en général, assez bien à mes questions, mais aussitôt après il recommence à déraisonner. — Pouls fort, 96 pulsations. Il a toujours la camisole. — Bains.

27. — Même état de divagation; mobilité extrême; humeur gaie; non dangereux. S'occupe de tout dans la salle, de tous les malades, les coiffe, fait avec les plus gravement atteints, avec les déments paralytiques, des conversations étonnantes de singularités. Son agitation et le trouble qu'il porte dans la salle le font transporter aux colonnes.

8 février. — Calme. On le transfère dans le quartier des tranquilles; il a engraissé d'une façon notable; il parle raisonnablement de sa femme et de reprendre son travail; il a encore cependant une tendance à l'excitation et à la divagation. Ainsi, aussitôt qu'il m'aperçoit, il s'élance sur moi comme un enfant. Quand je lui parle de ses anciennes idées, il me répond qu'on lui disait toutes sortes de choses, mais qu'il n'y croit plus.

15 février. — Guérison complète.

6 avril. — La santé se maintient. Il parle en bons termes de sa femme. Plus d'idées délirantes; a beaucoup engraissé depuis six semaines. *Exeat;* il est rendu à sa famille.

Un autre malade, atteint d'alcoolisme chronique, présentait, avec un état d'abrutissement très prononcé, un délire de grandeur, parlait de la facilité qu'il a d'avoir 100 000 francs quand il voudra, et du vin autant qu'il désirera en boire; il disait qu'il était devenu très riche dans son commerce, tandis qu'il s'y est ruiné.

Obs. XCVII. — *Alcoolisme chronique. — Incohérence avec idées prédominantes de grandeur.*

Au n° 4 de l'infirmerie, 5e division (service de F. Voisin), à Bicêtre, est couché le nommé Legr..., vingt-huit ans, marchand de vins, entré le 22 janvier 1861.

Depuis six ans, nombreux excès alcooliques, consistant principalement en vins, peu de liqueurs.

La femme raconte que depuis un an au moins, le caractère de son mari s'est complètement modifié: il est devenu violent, bizarre: elle l'a placé à cause de ses colères et d'actes incohérents, qu'il fait depuis quelques jours sur la voie publique et dans sa boutique de marchand de vins. Il donne du vin sans se faire payer, dit qu'il n'a pas besoin d'argent parce qu'il est assez riche, et a fait des commandes de vin qui dépassent ses ressources.

Etat actuel. — Il présente le type abruti, hébété au plus haut degré; il tremble de tous ses membres, des lèvres, de la langue, de la tête; mouvements continuels de bas en haut et de haut en bas de la mâchoire inférieure. Le malade reste dans un coin de la salle sans bouger. Sa parole est tremblante comme lorsqu'on grelotte de froid. Incohérence complète des idées ; il ne sait où il est, croit être ici depuis vingt mois. A ma question : « Où êtes-vous ici ? » il répond : « A une lieue, je suis Renaud. » Il parle tout seul et divague complètement. Dans d'autres moments il s'inquiète de sa femme et se demande ce qu'elle doit penser de son absence. A ma question : « Souffrez-vous ? » il répond : « Comme ci, comme ça ; je ne suis pas fort sur la boisson, s... m..., il faut que je retourne chez nous. » Tout cela est articulé sans la moindre expression de physionomie. Je lui demande si son commerce de vin lui a réussi : « Je peux avoir du vin tant que je veux : sur ma signature, j'aurais de suite 100 000 francs. »

Il me donne des renseignements vrais sur le nom, l'emplacement de sa rue et sur les monuments avoisinants, mais croit être à Noël (nous sommes à la fin de janvier). Il fait bien tous les mouvements qu'on lui demande, sauf celui d'ouvrir la bouche. Il est impossible de lui faire desserrer les dents. Pupilles égales, normales. La motilité des membres est normale. Peau froide ; pouls de force moyenne ; 72 pulsations. Bains. Deux portions.

Le 1er février, le malade commence à se promener dans les cours, et présente beaucoup moins d'incohérence. Dans la salle, il s'occupe des autres malades paralytiques généraux, couchés dans leurs lits, les mouche, borde leurs couvertures, leur propose à boire et leur parle avec affection.

10. — Le malade va travailler à la terre.

25. — L'état est à peu près normal ; plus d'idées de richesse. Legr... reconnaît que ces idées de richesse sont un effet de maladie et que la cause doit en être le vin. Il demande à retourner auprès de sa femme. Plus de tremblement des mains, des lèvres ni de la parole.

15 mars. — *Exeat*. Il ne conserve plus de sa maladie qu'un peu d'amnésie et d'hébétude de la physionomie.

Le délire ambitieux, orgueilleux, a jusqu'ici été rattaché à la paralysie générale ; il en a été donné comme un des meilleurs signes pathognomoniques ; mais l'on a vu qu'il pouvait se rencontrer dans l'alcoolisme aigu : eh bien ! le voici dans la forme chronique, dans celle qui peut le plus être confondue avec la paralysie générale, car le délire est analogue dans les deux cas ; il n'est pas systématique, manque complètement de coordination et est en désaccord absolu avec les actes et la tenue des malades. Ce n'est donc pas le délire qui devra le plus être pris en considération dans la détermination du diagnostic ; il faut, dans ces cas, s'attacher à l'ensemble des phénomènes et prendre surtout en considération la date du début de l'affection, les antécédents, la stupeur, l'hébétude du visage, le mode de trouble de la parole, la marche de la maladie. Enfin la guérison du délire dans un temps assez court, et le retour à l'état de santé antérieur au délire, sont des signes certains d'alcoolisme, ainsi que le prouvent les deux observations de R... et L...

Nous avons dû rechercher si le délire ambitieux n'avait pas déjà été noté dans l'alcoolisme chronique; aucun médecin ne m'a paru y avoir fait attention, et cependant je l'ai trouvé mentionné, mais sans que les auteurs y aient attaché d'importance, dans les thèses de MM. Brunet (1) et Motet (2).

Les observations IV, VI, du travail de M. Brunet en sont des exemples; quoiqu'elles soient publiées sous le titre de paralysie générale, il me semble impossible de nier l'influence que l'alcool a dû avoir dans la genèse de la maladie; dans ces deux cas, il est à regretter que l'état du foie, du cœur, du système artériel ne soit pas signalé, il aurait pu nous donner le moyen de contrôler plus sûrement le diagnostic de M. Brunet; cela est d'autant plus regrettable que la description de l'état des reins a été consignée dans ce mémoire consciencieux; l'observation VI montre, en effet, les lésions propres à l'alcoolisme chronique, la cirrhose capsulaire et la dégénérescence graisseuse de la substance corticale.

L'observation VI de M. Motet est très concluante: le malade avait des idées de grandeur et d'ambition. Ces observations de MM. Brunet et Motet présentent avec les miennes une légère différence au point de vue de la terminaison de l'alcoolisme qui a abouti, dans ces cas, aux lésions de la paralysie générale. La chose est rare, mais les réflexions pleines de justesse de M. Motet, relatives à l'influence des excès alcooliques sur les congestions cérébrales trouvent une application vraie dans maintes circonstances.

Quant à l'importance pathognomonique que l'on a voulu faire jouer au délire ambitieux dans la paralysie générale, elle vous paraîtra avoir été exagérée, puisqu'on rencontre ce signe dans l'alcoolisme. Vous êtes en présence d'une maladie générale qui atteint plusieurs systèmes anatomiques: vasculaire, nerveux, séreux, fibreux; plusieurs viscères, si ce n'est tous : le cœur, le foie, la rate,

(1) M. Brunet, *Recherches sur les néo-membranes et les kystes de l'arachnoïde*. Thèse de Paris, 1859.

(2) M. Motet, dont la thèse renferme cependant un cas de délire ambitieux, dit lui-même : « Avec MM. Marcé, Lasègue et Falret, nous avons toujours trouvé, dans les cas d'alcoolisme chronique, une prédominance d'idées tristes. » (*Considérations générales sur l'alcoolisme*. Thèse de Paris, 1859, p. 25.)

les reins, aussi bien que les poumons. Avec cette multiplicité d'organes et de systèmes atteints, il est tout naturel que l'on observe des symptômes variables correspondant aux fonctions diverses de l'organe malade : vous ne serez pas surpris d'y rencontrer des idées ambitieuses et orgueilleuses erronées, chez l'homme, lorsqu'à l'état normal il est doué des nobles facultés que l'on appelle désir de réussir, de briller, ambition, en un mot; rien d'extraordinaire à voir se produire dans une maladie générale des phénomènes de toute sorte, qui ne sont, à vrai dire, que l'exagération des fonctions de l'organe; aucun symptôme n'a de valeur absolue, surtout en aliénation mentale.

La variété des symptômes dans l'alcoolisme aigu et chronique nous semble tenir à la diffusion pour ainsi dire des causes morbides; et ici quoi de plus étendu que l'action de l'alcool sur la pulpe cérébrale, et l'hyperhémie aiguë et chronique, les épanchements séreux, ainsi que les exsudats que l'impression toxique amène à sa suite ! Vous ne serez pas étonnés de rencontrer chez les alcoolisés chroniques quelques symptômes analogues à ceux des paralysés généraux, parce que ce sont deux affections similaires sous beaucoup de rapports, se traduisant toutes deux par des poussées congestives, et tendant à l'envahissement de toute la surface du cerveau et de ses enveloppes, par des manifestations souvent analogues.

Il est une dernière considération que je désire envisager avec vous dans l'alcoolisme chronique, je veux parler du *délire qui se produit chez les alcoolisés chroniques, dans le cours d'une maladie aiguë*, pneumonie, pleurésie, rhumatisme articulaire, érysipèle, etc., et que l'on a pris trop souvent pour une vraie métastase, ou une extension de la maladie. J'ai pu observer un certain nombre de malades pris de ces phénomènes cérébraux, et chez tous, ou à peu près, le délire se présentait suivant un certain type, ainsi que dans le *delirium tremens* : les individus sont pris subitement de terreurs, de craintes imaginaires, d'idées de persécution, d'illusions, d'hallucinations effrayantes, d'une agitation continuelle, en même temps que de sueurs profuses, d'un redoublement de fièvre et d'un tremblement des membres, des lèvres, de la langue ; le regard devient inquiet, effaré ; les gestes sont inconséquents, sans raison ; l'individu veut se lever et se sauver en chemise, hors de la salle; la persuasion n'a aucune prise sur lui, tellement il est en proie à la terreur. Il est rare que cet état morbide ne soit pas suivi de mort, et il est à noter qu'il se produit toujours chez les alcoolisés chroniques chez lesquels il a été fait des émissions sanguines générales. J'ai constaté ce dernier fait au moins une dizaine de fois dans le service de M. Bouillaud, qui l'a reconnu, du reste, et depuis n'a usé qu'avec beaucoup de modération de la saignée, chez les alcoolisés chroniques. Quelques malades, en minorité, résistent à ces accidents redoutables après un laps de temps qui n'est guère moins de dix à quinze jours; ils conservent pendant cette période du tremblement, des sueurs, du *subdelirium* par moments, la nuit et le matin surtout; l'intelligence reste généralement obtuse; les réponses sont parfois en désaccord avec les questions, et ils ont des propos, par instants, singuliers.

Voici deux observations de *rhumatisme cérébral*, de gravité différente chez des alcoolisés chroniques, dans lesquelles la forme du délire est bien celle que l'on rencontre dans le *delirium tremens*.

Obs. XCVIII. — *Rhumatisme articulaire aigu. — Accidents cérébraux liés à des habitudes alcooliques antérieures, déterminés par des préoccupations morales. — Mort. — Hémorrhagies méningées — Congestion des méninges. — Relation entre les hallucinations de la vue et l'injection des bandelettes optiques, et des corps genouillés externes. — Fermeté notable de la pulpe cérébrale, six jours après la mort. — Dégénérescence graisseuse du cœur et du foie.*

Au n° 14 de la salle Saint-Jean-de-Dieu, est couché le nommé P..., trente et un ans, ferblantier. Mère morte d'une fluxion de poitrine. Habitudes alcooliques fréquentes, et poussées jusqu'à l'ivresse, au moins deux fois par mois.

Il y a sept ans, douleurs articulaires avec fièvre, traitées à la Charité, dans le service de M. Nonat, qui a fait faire des onctions avec des onguents et prendre du sulfate de quinine. Cet état aigu a duré trente et un jours, et la convalescence, quatre mois. Il dit avoir eu en même temps une péricardite, une pneumonie double et une pleurésie à gauche, qui ont été traitées par une saignée, des ventouses scarifiées et des vésicatoires.

Depuis sept ans, ce jeune homme éprouve de temps en temps des douleurs articulaires, et il a conservé des palpitations. Il y a quatre jours, douleur épigastrique : un médecin consulté a ordonné un purgatif qui a été pris, mais le soir même du jour où il l'a avalé, douleurs articulaires qui ont nécessité le repos au lit, puis sueurs abondantes et fièvre toute la nuit. Le lendemain, douleurs très vives à l'épaule droite nécessitant l'application de dix sangsues, puis à l'épaule gauche; tuméfaction douloureuse au cou-de-pied et aux genoux,

Entrée à l'hôpital. — Le 28 décembre 1862.

État actuel. — Décubitus dorsal. Les mains sont placées sur le ventre; figure rouge et inondée de sueurs; langue humide, rouge aux bords et à la pointe, saburrale à la base; douleurs et mouvements limités aux articulations des membres inférieurs et supérieurs droits; hydarthrose dans le genou gauche, qui est très sensible au moindre toucher; tuméfaction et douleurs dans le poignet gauche; hydarthrose dans l'articulation tibio-tarsienne gauche. Peau de chaleur exagérée (39° 3/4) dans l'aisselle et la bouche. Pouls plein, 128 pulsations; sueurs profuses, soif vive, pas de sommeil.

Traitement. — Saignée, 3 palettes; ventouses scarifiées sur les jointures douloureuses, 4 palettes de sang; 4 pots de tisane de gomme sucrée.

29. — Le caillot de la saignée est couenneux, ferme, très rétracté; sérosité presque incolore dans laquelle il nage. Les rondelles des ventouses sont glutineuses; peau chaude, sudorale, 100 à 104. Veines de l'avant-bras turgescentes; plus d'hydarthrose dans le genou gauche; douleur moindre aux deux genoux; douleur dans l'articulation coxo-fémorale gauche. Le tic-tac valvulaire est plus difficile à entendre du côté des cavités gauches que dans les droites; légère rudesse au premier temps à la pointe; pas de souffle proprement dit.

Traitement. — Saignée, 3 palettes 1/2. Ventouses scarifiées au genou gauche, à la main droite, à la région péricardiale, 4 palettes; cataplasmes émollients; décoction de chiendent, 2 pots; gomme, 2 pots; pilule d'extrait thébaïque, 0,03. Diète.

30. — Le caillot est aussi couenneux, moins rétracté; peu de sérosité libre; peau de chaleur modérée, non sudorale; aux deux genoux les saillies normales sont bien visibles; pas de douleurs; le tic-tac est légèrement voilé; 84 pulsations.

30 au soir. — Légère douleur dans la deuxième articulation métacarpo-phalangienne et dans le poignet gauche.

Traitement. — Ventouses scarifiées sur ces jointures, une palette.

31. — Peau à peine sudorale; 84 pulsations. Depuis son arrivée, il parle beaucoup du chagrin qu'il a d'être malade, parce qu'il doit se marier dans un mois. (Sa fiancée vient le voir ce matin.)

Traitement. — Deux bouillons.

Le soir, un peu de nausées après avoir bu le bouillon.

1er janvier. — Pendant la nuit, un peu de délire; il a parlé de sa mère morte, de son porte-monnaie qu'il dit avoir perdu, et, pour le chercher, il force la mère de la salle à défaire son lit (il a oublié son porte-monnaie chez lui). La parole est brève; mots incohérents.

2. — Douleurs dans les épaules; agitation, pleurs.

Ce matin, à six heures, frisson. Peau très chaude, sudorale, 120 pulsations. Langue sèche, lèvres croûteuses; délire dans la nuit; le malade s'est levé trois fois, parce que, dit-il, on veut l'empoisonner au moyen de breuvages; figure égarée, agitation, parole brève. Diminution de sonorité dans la moitié inférieure du poumon droit en arrière. A la partie moyenne, expiration soufflante; froissements pleuraux vers les 7e, 8e et 9e côtes. Un crachat sanguinolent.

A une heure et demie de l'après-midi, le malade se lève brusquement de son lit, se servant bien de tous ses membres, jusque-là empêchés ou gênés dans leurs mouvements; il ne paraît plus en souffrir; il a l'air égaré, il s'occupe à serrer ses affaires, à faire des paquets; étant debout, il perd presque connaissance et pâlit considérablement. Remis dans son lit, il conserve sa pâleur, mais les lèvres sont violacées, et il reste la tête étendue fortement en arrière, les yeux fixés en haut, et tourmenté par du hoquet. Il est plongé dans une sorte de demi-coma; au bout de dix minutes de cet état, augmentation de la pâleur, sueurs profuses; au bout de vingt minutes, mort.

J'apprends encore de ses voisins et de la mère de la salle quelques autres détails. Dans la nuit du 1er au 2 janvier, à sept heures, il s'est retourné du côté de son voisin et lui a dit : « Vous voulez donc me tuer? je ne vous ai jamais fait de mal; » puis, sortant ses bras de dessous la couverture et les écartant, il montra sa poitrine en disant à ce malade : « Tuez-moi, si vous voulez. » Dans la nuit, il a tenu ses yeux tournés invariablement vers une petite fontaine qui est au milieu de la salle, en disant qu'on y faisait bouillir des breuvages pour l'empoisonner. Plusieurs fois il a eu peur dans la nuit, a fermé ses rideaux et crié : « Est-elle là? mettez-la derrière. »

Autopsie. — Après l'ouverture du crâne, on aperçoit la dure-mère de couleur violacée; ses vaisseaux sont saillants des deux côtés, et à travers la dure-mère se voient des plaques violacées séparées par des espaces blancs de 1 centimètre à peu près; elles sont produites par une légère couche de sang liquide qui est épanché dans la grande cavité arachnoïdienne, et précisément dans les points correspondant aux sillons de séparation des circonvolutions.

Côté gauche. — La face viscérale de la dure-mère présente dans toute son étendue de nombreuses arborisations, mais pas d'exsudats. La pie-mère est considérablement injectée, principalement au niveau des sillons. Dans plusieurs parties correspondant à des sillons et à la scissure de Rolando en particulier, il existe, entre l'arachnoïde et la pie-mère, de la sérosité claire, dans une étendue de 2 centimètres en largeur et de 1 centimètre en longueur. La transparence des membranes est en cet endroit notablement diminuée, ainsi, du reste, que dans plusieurs points superposés à des sillons. La pie-mère, qui tapisse l'espace interpédonculaire, est très injectée, très rouge.

A la surface convexe de l'hémisphère gauche, on voit à la face viscérale de l'arachnoïde viscérale plusieurs petites plaques blanchâtres, opalines, faciles à détacher. Pas d'adhérences entre la pie-mère et la substance grise.

Côté droit. — La grande cavité arachnoïdienne renferme à peu près la même quantité de sérosité sanguinolente qu'à gauche (1/2 cuillerée à soupe). La partie la plus antéro-supérieure de l'hémisphère, celle correspondant aux première, deuxième et troisième circonvolutions frontales supérieures, présente une teinte rouge, constituée par une certaine quantité de sang liquide épanché entre l'arachnoïde et la pie-mère, et dans les mailles de la pie-mère (partout, du reste, à droite, la pie-mère est injectée comme à gauche). La portion de substance grise qui est en rapport avec cette ecchymose méningée n'est pas nette, ni lisse à sa surface, et est d'une couleur rougeâtre qui ne disparaît que par le lavage.

Dans les régions occipito-pariétales gauche et droite, les méninges sont aussi le siége d'une teinte rougeâtre qui n'empêche pas absolument la transparence et ne disparaît que par le lavage. La pression du manche du scalpel déplace la coloration rouge qui est formée par la présence de sérosité sanguinolente entre l'arachnoïde et la pie-mère.

Dans les régions occipitale gauche et occipito-pariétale droite, la substance grise est rougeâtre et présente un pointillé abondant.

Nulle part la substance grise ni la substance blanche ne sont le moindrement ramollies; au contraire, il est à noter que cinq jours après l'autopsie et six jours et demi après la mort (température humide, brouillards), la pulpe cérébrale a partout conservé une fermeté et une résistance très notables.

La bandelette optique droite est rougeâtre dans sa partie la plus postérieure. Les corps genouillés externe et interne droits présentent à leur surface un très grand nombre de points rouges. Rien de particulier dans l'épaisseur des corps genouillés, des couches optiques.

La dure-mère spinale est peu arborisée; après l'avoir incisée, il s'échappe dans sa portion lombaire un liquide clair (une cuillerée à soupe). Rien de particulier dans l'arachnoïde et la pie-mère spinales, ni dans la moelle.

Le *poignet gauche* renferme un liquide jaunâtre, épais, abondant; la séreuse articulaire présente, en plusieurs endroits, du pointillé, et partout une teinte rougeâtre. Dans les parties correspondant aux os, la couleur est normale. Rien aux genoux ni aux épaules.

Poumons. — Les deux poumons ont une teinte noirâtre, le poumon gauche adhère en arrière à la paroi costale par des filaments peu résistants. Les deux poumons sont congestionnés, remplis d'écume rougeâtre; aucun infarctus fibrineux; le tissu pulmonaire surnage dans tous ses points.

Cœur. — A la valvule tricuspide (face ventriculaire) adhère mollement un caillot du volume d'une grosse amande rougeâtre, qui se porte dans l'artère pulmonaire et la plupart de ses divisions. Pas de caillots dans le ventricule et l'oreillette gauches, ni dans l'oreillette droite. Adhérence complète des deux feuillets du péricarde, au moyen de traînées filamenteuses molles; la paroi du ventricule droit est en plusieurs points graisseuse. Les valvules aortiques sont rougeâtres et épaissies, non athéromateuses.

Foie. — Le foie a une teinte pâle et jaunâtre; sa surface est en plusieurs endroits mamelonnée; le lobe gauche surtout présente un certain nombre de plaques jaunâtres. Une de ces plaques, examinée au microscope, renferme des cellules à contours pâles, mal dessinés, et une très grande quantité de gouttes d'huile qui remplissent les cellules hépatiques et le reste du tissu.

Vous reconnaîtrez, chez P..., tous les caractères d'un délire alcoolique survenu dans le cours d'un rhumatisme articulaire aigu.

Le malade faisait depuis longtemps beaucoup d'excès de boissons; il est pris d'un rhumatisme articulaire, quelques jours avant de se marier. Sa fiancée vint le voir à l'hôpital, il en résulte un état d'éréthisme nerveux qui le conduit au délire, et l'on sait combien le délire est chose facile chez les buveurs de profession. Les antécédents plaident donc d'abord en faveur de l'interprétation que nous assignons à ce fait, mais, en outre, la nature et la modalité des conceptions délirantes, ainsi que les lésions méningées, apportent une preuve irréfragable : le fond du délire est, chez la plupart des alcooliques, mélancolique (peur d'être assassiné, d'être empoisonné, craintes continuelles), et les hémorrhagies méningées appartiennent essentiellement à la forme grave du *delirium tremens*. La fermeté de la pulpe cérébrale, six jours et demi après la mort, par une température humide et douce, est encore un argument dont il faut tenir grand compte ; j'ai montré à la Société anatomique, pendant des jours d'été où la température était de 25 à 39 degrés, des cerveaux qui, après quatre jours de séjour à l'air, étaient aussi fermes qu'au moment de l'autopsie.

OBS. XCIX. — *Rhumatisme articulaire aigu. — Accidents cérébraux liés à des excès alcooliques antérieurs. — Guérison.*

Le 4 février 1864, je fus appelé en ville pour le nommé G..., garçon de magasin, trente-sept ans.

Habitudes alcooliques, excès dans ces derniers temps, surtout depuis un mois. Ce individu a déjà souffert de douleurs rhumatismales.

Je constate des arthrites aiguës des hanches, genoux, cous-de-pied ; la peau sudorale, chaude ; pouls à 104 ; rien au cœur.

Application de ventouses scarifiées sur les jointures douloureuses (250 grammes de sang). Diète.

5. — Plus de douleurs dans les membres inférieurs, mais douleur, tuméfaction des doigts, poignets, coudes, épaules Fièvre intense, sueur.

Ventouses scarifiées sur les jointures douloureuses (300 grammes) ; le sang de la veille est pris en masse glutineuse et la sérosité est très claire.

6. — Autant de fièvre, plus de douleurs. Poudre de Dower, 75 centigrammes en trois paquets. Diète.

7. — Autant de fièvre : 96 pulsations : le malade a beaucoup parlé, et a voulu se lever la nuit ; il se remue, s'agite dans son lit et paraît inquiet. Souffle rude, au premier temps, à la base du cœur.

Vésicatoire volant, large de 0m,12, sur la région cardiaque. Digitale, 10 centigrammes en infusion ; poudre de Dower, 1 gramme en quatre paquets.

8. — 96 pulsations : chaleur à la peau à peu près la même qu'hier et à peine sudorale. Pendant la nuit et le matin, subdelirium. Il dit qu'il veut se lever, s'habiller et aller se promener. Il remue bien les pieds. Tremblement des mains.

9. — Étant éveillé, il a des conceptions délirantes, il demande si un tel est parti (celui dont il parle n'est pas venu). Il veut se lever, il faut l'en empêcher de force. Tremblement des mains. La peau est moins chaude : sueurs. Un bouillon coupé. Extrait thébaïque, 0gr,03.

10. — Mêmes conceptions délirantes ; subdelirium, calme le matin et la nuit ; peu de sommeil ; pouls à 96, peau modérément chaude, sudorale. Tremblement ; pas de douleurs, il remue les pieds et les mains facilement. Phénomènes cardiaques à peine appréciables. Un peu de rougeur des joues. Devant nous, il ne demande pas à se lever, et ne manifeste aucune conception délirante. Deux bouillons coupés ; eau rougie.

11. — Air un peu hagard, même délire ; il prend un gilet pendu dans sa chambre pour un de ses camarades, et demande qu'il s'en aille. Agitation la nuit et le matin. Tremblement des mains, sueur ; vésicatoire volant à la nuque et à l'occiput.

12. — Beaucoup moins d'agitation et de délire.

13. — Mieux très sensible ; 84 pulsations.
15. — Aucune trace de délire.
1er mars. — Guérison complète.

Parmi les cas de *pneumonie* compliquée de délire que nous avons observés, le suivant m'a paru très frappant pour l'analogie du désordre mental avec celui du *delirium tremens*.

Obs. C. — *Alcoolisme chronique. — Pneumonie franche.* — Delirium tremens. *Mort en onze heures.*

Le nommé C..., trente-cinq ans, peintre en bâtiments, entre à la Charité le 22 avril 1863. Nombreux excès de vin depuis sa jeunesse. Il est malade depuis cinq jours ; il tousse, crache du sang, éprouve une douleur dans la région mammaire gauche et ressent beaucoup de fièvre dans ce moment.

A son arrivée dans la salle Saint-Jean-de-Dieu, M. Bouillaud constate une pneumonie franche au deuxième degré dans tout le poumon gauche. Il lui est fait, à son entrée, une saignée de 3 palettes 1/2, et une application de ventouses scarifiées sur la partie gauche de la poitrine. En tout, 550 grammes de sang sont extraits.

23. — Au matin, amélioration dans l'état du poumon, mais même fièvre. Tremblement considérable des mains.

Application de ventouses scarifiées sur la moitié gauche de la poitrine ; 2 palettes. Diète ; julep béchique.

24. — Au matin, mieux comme état local, mais même fièvre. Sueurs. A onze heures du matin, le malade se lève brusquement en criant ; se sauve dans la salle et s'élance vers une fenêtre ; son air est égaré, il tremble de tous ses membres.

Cet état persiste ; à cinq heures du soir, je le trouve assis dans son lit, tremblant, parlant seul et disant qu'on lui donne de l'eau-de-vie ; à la fin du jour, l'excitation s'accroît ; il crie : « Les coquins m'étouffent ; quand on a besoin d'un sergent de ville, on ne peut en trouver. » Il appelle à son secours la police ; il arrive à briser les menottes et la camisole de force qu'on lui a mises, et se sauve de son lit, tout en sueur : à une heure du matin, il tombe dans le coma et meurt dix minutes après.

Autopsie. — Hépatisation grise de la moitié inférieure du poumon gauche. L'arachnoïde viscérale qui recouvre le cerveau est couverte de plaques laiteuses ; les méninges sont rougies par de très nombreuses arborisations et des ecchymoses sous-arachnoïdiennes. Piqueté notablement de la substance grise.

La PLEURÉSIE s'accompagne moins fréquemment de délire que la pneumonie ; j'en ai cependant observé quelques cas, et entre autres le suivant, relatif à un malade du service de M. Bouillaud, n° 16, entré le 29 mars 1864, pour une pleurésie aiguë, avec un épanchement du côté droit. Il lui fut fait, à son arrivée dans la salle, une application de ventouses scarifiées (200 grammes), et son régime consista en potages. Trois jours après, le malade prit un visage inquiet, égaré, voulant à chaque instant sortir de son lit ; on le rattrapa une fois sur le palier, les pieds nus et en chemise ; en même temps survinrent du tremblement des mains et des sueurs. Cet état persista une dizaine de jours.

En résumé, l'étude que nous venons de faire de l'état mental dans l'alcoolisme et l'absinthisme aigus et chroniques nous paraît pouvoir se prêter aux conclusions suivantes :

1° L'alcoolisme peut donner lieu à toutes les formes connues de délire, parce que c'est une affection générale ;

2° Les formes les plus ordinaires du trouble mental aigu sont la mélancolie, la stupidité, les idées de persécution, de suicide, les terreurs, les craintes imaginaires et quelquefois, au contraire, un délire de satisfaction, de contentement et d'orgueil ;

3° Les troubles chroniques des facultés intellectuelles et morales sont l'amnésie pure ou compliquée d'aphasie, de la gène dans le langage articulé ; la diminution de la conscience ; de la singularité et de l'originalité du caractère ; de la tristesse, du découragement, de la diminution dans la liberté morale, de la faiblesse de caractère, un manque d'initiative et d'énergie ; de la lypémanie, de l'obtusion intellectuelle, de la démence, de l'hébétude, un état d'abrutissement, d'imbécillité, et enfin un délire d'ambition, de satisfaction et d'orgueil. Les facultés intellectuelles, nous en exceptons la mémoire, sont moins souvent et moins profondément troublées que les facultés morales ;

4° Les alcoolisés chroniques sont très exposés, pendant les maladies aiguës souvent les plus bénignes, à être pris d'accidents cérébraux qui les emportent le plus souvent d'une façon foudroyante. Ainsi dans le rhumatisme articulaire aigu, la pneumonie, la pleurésie, l'érysipèle, et à la suite du traumatisme ;

5° L'absinthisme aigu et chronique ne m'a pas paru se caractériser par des symptômes différents de ceux de l'alcoolisme ; peut-être les troubles mentaux sont-ils plus durables dans le premier cas, et observe-t-on plus fréquemment l'état d'abrutissement (le seul cas d'imbécillité s'est rencontré chez un absinthique), mais ce sont des nuances qui ne me paraissent pas nécessiter que l'on crée une catégorie spéciale de troubles mentaux pour les buveurs d'absinthe ;

6° La responsabilité légale des alcoolisés chroniques me paraît devoir être rarement admise, parce que toutes leurs facultés sont susceptibles d'être plus ou moins atteintes, aussi bien les facultés morales que les attributs de l'intelligence, qui nous permettent de distinguer le bien d'avec le mal.

DIX-SEPTIÈME LEÇON

De l'aliénation déterminée par l'abus de l'opium; de la folie hachischique; niconitique ; saturnine, etc., etc.

MESSIEURS,

Folie par abus de l'opium. — Une de ces folies dont les romanciers et les gens du monde ont plus parlé jusqu'à présent que les savants et les médecins, et qui offre une grande analogie avec la folie alcoolique, est l'aliénation que détermine l'*abus de l'opium*.

Elle aussi présente deux aspects différents ; il y a une forme aiguë et une forme chronique. Puis il faut distinguer, pour chacune d'elles, des nuances spéciales, selon le mode d'intoxication.

En Perse surtout, l'opium est absorbé par la muqueuse gastro-intestinale, à l'état d'une composition débitée dans les maisons publiques aux amateurs de plaisirs raffinés.

Dès que la substance a été ingérée, ceux qui ne sont pas encore descendus jusqu'à l'état chronique présentent d'abord les signes de la plus vive excitation cérébrale. Ils se querellent entre eux, se frappent, vocifèrent, ou bien avec la même ardeur, mais sur une gamme tout opposée, se confondent, à leur propre adresse ou à l'adresse des voisins, en compliments très outrés, en démonstrations affectueuses les plus hyperboliques ; après quoi, ils tombent dans un assoupissement d'une durée variable.

Si l'usage du poison est prolongé, et, comme vous le concevez bien, c'est le cas le plus fréquent, l'intoxication chronique survient ; elle peut se résumer en ces deux mots : cachexie, démence au dernier degré.

Quand l'opium est fumé, l'intoxication peut revêtir encore l'état aigu ou l'état chronique.

L'intoxication aiguë se traduit à grand fracas et suscite presque toujours une sorte de gaieté frénétique, aussi expansive, aussi tapageuse qu'on peut l'imaginer. Si, en général, le ton joyeux prédomine, on a cependant remarqué aussi que l'opium de Malaisie produit souvent le délire furieux ; il est vrai qu'il y a lieu de supposer que le hachisch entre pour une part dans sa composition. A côté de cette gaieté extravagante se place, comme conséquence capitale de cette intoxication aiguë, un tremblement plus ou moins généralisé, et qui est toujours beaucoup plus accusé chez les fumeurs d'opium que chez les mangeurs de hachisch.

On sait aussi que, pendant cette excitation, les malheureux fumeurs restent soumis presque entièrement au contrôle de leur intelligence ; ils conservent assez nettement la conscience des circonstances présentes, et, au milieu des fantaisies qu'enfante leur esprit malade, ils ne se sentent que spectateurs ; c'est là, vis-à-vis de l'intoxication alcoolique aiguë, une circonstance différentielle assez tranchée.

Tous ces avertissements restent vains, car rien n'égale la fureur de la passion des poisons ; l'abus se continue ; alors les intoxiqués s'amaigrissent, leur face devient blafarde, leurs yeux ternes, excavés, vides de toute expression ; le rachis se courbe. C'est la vieillesse anticipée, et quelle vieillesse ! la plus abrutie, la plus misérable.

Les fumeurs d'opium ne sortent plus de l'atonie complète où le corps et l'esprit ont sombré ; ils sont passés à l'état de squelette, et la dernière lueur d'intelligence s'est éteinte en eux.

Folie hachischique. — Comme l'opium, le hachisch est, pour certaines populations, une sorte de fléau épidémique. Et quoi de plus bizarre et de plus terrible que ces funestes habitudes des races ? Une grande partie de l'Orient est saisie depuis bien des siècles de la fièvre du hachisch ; depuis bien des siècles des milliers d'êtres aspirent la fumée fatale pour voir le paradis de Mahomet. La voient-ils dans leurs hallucinations, la région désirée ? Il importe peu ; ce qu'ils rencontrent sûrement, au fond de leur narguilé, c'est la folie et la mort.

Les effets du hachisch sur les Orientaux sont aujourd'hui bien connus ; les études de MM. Aubert-Roche, Moreau de Tours, Villard, les ont mis en lumière. M. Villard, un de mes anciens internes, a eu récemment l'occasion de faire un voyage en Orient et d'examiner, surtout dans l'asile de Moristan, les différentes formes d'aliénation qui se présentent chez les fumeurs de hachisch. Il a rapporté de son voyage une très intéressante collection de photographies qui retracent les types les plus achevés de ces aliénés, et que je vous ferai passer sous les yeux (1).

Voici, en outre, les observations de ces aliénés :

Obs. CI (recueillie par le docteur Villard). — Asile du Moristan (Caire), février 1869.

Achmed, âgé de quarante-cinq ans, fume du hachisch depuis son jeune âge, mais d'une façon non continuelle. Il travaillait pendant le jour, et ce n'est que le soir qu'il allait prendre part à la *fantasia*, ainsi que disent les Arabes. Il est à l'asile du Moristan depuis deux ans.

Aujourd'hui, lorsque nous examinons ce malade, nous le trouvons assis par terre, la tête appuyée contre la muraille, la face tournée vers le soleil. Il nous regarde avec un air de défiance et le sourire hébété sur le visage. Lorsqu'on s'approche de lui et qu'on lui parle, il part d'un grand éclat de rire. S'il répond, il le fait toujours de façon à éluder la question; souvent il se sert de la forme proverbiale très usitée parmi les Arabes. Ce malade est calme, mais d'un calme qui n'exclut pas une certaine gaieté. — Comparé avec les autres malades que nous avons sous les yeux, il nous paraît être dans la période intermédiaire qui sépare l'excitation aiguë produite par le hachisch, de la prostration profonde dans laquelle sont plongés ceux qui ont fait un abus prolongé de cette substance. — C'est à ce titre que sa photographie nous a paru intéressante (figure 1).

Obs. CII (recueillie par le docteur Villard). — Asile du Moristan (Caire), février 1869.

X..., âgée de cinquante-cinq ans, femme admise à l'asile du Moristan, au Caire, il y a environ quatre ans. — Cette malade était marchande de café : elle tenait un de ces établissements arabes, aujourd'hui rares, où l'on venait fumer du hachisch. — Elle vendait cette substance aux consommateurs et leur préparait le narguilé enchanteur qui devait les conduire dans le monde des rêves et des hallucinations. — Cela se pratique ainsi dans tous les cafés où l'on fume le hachisch : c'est le maître du café qui prépare la pipe qui renferme la précieuse substance, et, après l'avoir préparée, il l'allume, et pour s'assurer qu'elle marche bien, il aspire lui-même le premier plusieurs bouffées. On conçoit que si cet exercice se reproduit souvent dans une soirée, il ressentira bientôt les effets du hachisch : c'est ce qui est arrivé à notre femme.

Aujourd'hui, l'aspect de cette malade est caractéristique pour celui qui a déjà vu des individus placés sous l'influence chronique du hachisch; les chairs sont flétries, sa face est profondément ridée; sa physionomie porte le cachet de l'abrutissement; elle est d'une extrême maigreur. Elle paraît être dans une grande prostration, mais ce n'est qu'une apparence, car à certains moments sa figure s'illumine, un sourire moqueur erre sur ses lèvres, et elle prononce, en secouant la tête, quelques paroles incompréhensibles. Lorsque je m'approche d'elle, et qu'elle s'aperçoit qu'elle est l'objet de mon

(1) Voyez les photographies à la fin du volume.

attention, elle lève sur moi un œil craintif et cherche à me fuir. Je puis l'examiner cependant et constater que la sensibilité à la peau est intacte. Je la fais conduire dans une cour spéciale pour qu'on puisse prendre sa photographie. — Là se trouvent plusieurs aliénés arabes : en les apercevant, elle se met à sauter et à danser. Elle rit aux éclats, parle avec beaucoup de volubilité un langage que, malheureusement, je ne comprends pas, gesticule, marche, va et vient, tout cela avec les apparences de la plus grande gaieté. — De temps en temps, elle retombe pendant quelques minutes dans son indifférence première, dans une espèce de prostration, d'où elle sort bientôt pour recommencer de nouvelles évolutions. — Elle se met à chanter des chansons en arabe, chansons que je me fais traduire et qui ne sont que l'expression de pensées érotiques. Parfois elle danse et simule tous les mouvements les plus lubriques des danses égyptiennes. — Ce n'est qu'après avoir fait sortir tous les hommes qui étaient dans la cour, et qui étaient la cause de son excitation, qu'elle retomba dans l'état qui lui est le plus ordinaire et dans lequel nous l'avons fait photographier (figure 2).

Obs. CIII (recueillie par le docteur Villard). — Asile du Moristan (Caire), février 1869.

Saïd Effendi, âgé de vingt ans, est entré à l'asile du Moristan (Caire), il y a environ huit mois. Il fume du hachisch depuis sept ans. Il est le fils d'un personnage qui occupe une des plus hautes positions administratives au Caire.

Ce malade présentait à son entrée à l'asile les mêmes caractères que ceux qu'il offre aujourd'hui. Il est habituellement plongé dans une profonde inertie; alors il est assis, dans une attitude mélancolique. Son regard est fixe, sa physionomie sévère; il a toujours les mains jointes placées entre ses genoux. Il parle ordinairement fort peu et seulement lorsqu'on l'interroge; souvent il ne répond que par monosyllabes. Parfois cependant il n'en est pas toujours ainsi : il lui arrive à des intervalles variables d'avoir de l'excitation. Alors il parle avec une volubilité incroyable, il décrit les délices du paradis de Mahomet et se transporte en imagination dans un pays idéal. A la parole il joint le geste. — Souvent, alors, il marche précipitamment dans la cour, en gesticulant fortement. — Mais cette excitation ne dure que quelques minutes; il retombe ensuite dans son mutisme et son indifférence habituelle pour tout ce qui l'entoure. Chez ce malade, la sensibilité est intacte (figure 3).

Obs. CIV (recueillie par le docteur Villard). — Asile du Moristan (Caire), février 1869.

Mahamoud Effendi, âgé de vingt-cinq ans, appartient à une des meilleures familles du Caire. Fume du hachisch depuis l'âge de quinze ans. — A l'âge de dix-neuf ans, il avait déjà subi l'influence de cette substance, et fut amené à l'asile du Moristan, où il resta trois ans. Là, il eut une dysenterie grave qui parut produire une révulsion salutaire sur son état cérébral, car après être guéri de cette dernière affection, il sortit de l'asile jouissant de la plénitude de ses facultés intellectuelles.

Mais bientôt il recommença à fumer le hachisch et ne tarda pas à retomber dans son état primitif. On le ramena à l'asile du Moristan, où il se trouve aujourd'hui depuis trois ans.

Ce malade est dans une prostration absolue et dans une profonde immobilité. Il paraît beaucoup plus âgé qu'il ne l'est réellement. Sa tête est légèrement inclinée vers la terre; son regard est fixe; ses traits sont tirés; sa physionomie générale exprime une concentration profonde de la pensée; elle est empreinte en outre d'un certain air de tristesse. Ce malade ne profère jamais une parole ; il entend parfaitement ce qu'on lui dit. Si on l'invite à se lever ou à s'asseoir, il obéit très bien, mais il le fait machinalement, sans chercher à se rendre compte de ce qu'on lui demande. Chez ce malade, jamais d'excitation ; jamais, comme chez les autres, d'éclair de joie, jamais de sourire de satisfaction sur le visage. Il est arrivé au dernier degré de l'intoxication que produit le hachisch. Si on le pince, on voit à la contraction de ses traits qu'il sent, mais il ne l'accuse ni par une parole, ni par un geste (figure 4).

Ici encore il y a deux états : un état aigu, un état chronique.

Dans l'état aigu, les individus s'agitent sans cesse, parlent avec une volubilité extrême, rient aux éclats, se livrent à des danses effrénées, à des manifestations érotiques ; ils sont en proie à de vives hallucinations. Quelquefois, au contraire, c'est un délire furieux qu'on observe. A cette agitation succède le sommeil ou la stupeur.

L'état chronique se caractérise par des symptômes de dépression ; les malheureux restent plongés dans une profonde indifférence, dans une stupeur lypémaniaque, que viennent troubler parfois encore des idées érotiques ou des hallucinations tristes ; les habitudes de pédérastie sont très fréquentes chez ces malheureux ; à son degré plus inférieur encore, c'est la démence sans aucun retour, avec mutisme absolu.

Ces deux périodes sont donc séparées par une période intermédiaire durant laquelle on peut observer alternativement des symptômes d'excitation et de dépression. La forme chronique se rapproche beaucoup, comme nous l'avons vu, de la forme chronique due à l'abus de l'opium ; cependant elle s'en distingue en ce que, de temps à autre, il s'y surajoute un délire aigu passager avec ses notes spéciales : les hallucinations et les tendances érotiques. Le fumeur de hachisch est principalement pédéraste.

Le hachisch est donc un agent modificateur tout-puissant du système nerveux, et il est singulier qu'en France au moins il ne soit pas plus employé en thérapeutique ; en Angleterre on lui a fait une place importante dans la matière médicale.

A ce point de vue, il était utile d'analyser avec soin, au moyen d'observations et d'expériences nombreuses, l'action du hachisch sur les différentes fonctions, sur les différents organes. C'est ce que j'ai entrepris avec mon ami, le docteur Liouville, dans une série de recherches qui se trouvent déjà consignées dans la thèse de Villard.

Nous avons donné à des cobayes, tous les jours ou tous les deux jours, pendant une période de trois à cinq mois, de 25 à 75 centigrammes d'extrait de hachisch, et nous avons observé les faits suivants :

L'animal mange moins, maigrit, perd une partie de son agilité, de son activité, dort davantage, se tient moins propre, arrive même à ne plus se nettoyer, a de la diarrhée; le poil perd son luisant.

Le poids du corps peut diminuer et descendre à 250 ou 200 grammes en moins d'un mois.

Il se produit à la longue de l'incoordination du train postérieur, des frissonnements, et l'animal meurt dans un état d'affaiblissement qui nous a paru surtout causé par l'absence d'alimentation. La mort survint dans le coma.

Tels sont les symptômes observés dans cet empoisonnement chronique, lent.

Les examens cadavériques que nous avons faits sur ces animaux, nous ont montré de l'excès de vascularisation, à peu près semblable à celui que nous avons trouvé dans l'empoisonnement aigu, comme je vais vous le dire; de plus, ils nous ont appris, dans quelques cas, que la moelle renfermait des corps amyloïdes.

Voici comment s'est décelé l'empoisonnement aigu, rapide.

Nous avons administré l'extrait de hachisch par la bouche, en boulettes enveloppées de pain azyme. Les doses toxiques sont de 1 gramme à 1gr,50. L'action se fait sentir après une heure au moins, après quatre heures au plus. Les phénomènes initiaux sont de la somnolence, du sommeil, une moins grande mobilité, puis de l'immobilité, une sorte de stupeur, d'hébétude, de laisser-aller, des plaintes. Puis, l'œil devient blafard; l'animal ne fuit pas, les paupières se ferment; la tête et le cou s'inclinent comme chez un individu qui s'endort sur une chaise.

Les mouvements deviennent mal assurés, incoordonnés, l'incoordination est quelquefois uni-latérale, et siège surtout dans le train postérieur. L'appétit se perd, l'animal reste plusieurs jours sans manger et maigrit alors considérablement en deux ou trois jours.

Puis on constate du frissonnement général spontané ou provoqué par la moindre excitation cutanée; la sensibilité persiste jusqu'au dernier moment; mais la motilité arrive à être très diminuée, puis à disparaître dans le train postérieur. Le nombre des mouvements respiratoires et la température augmentent, puis on observe de la gène dans l'inspiration et du trouble dans l'expiration, qui devient bruyante et ressemble beaucoup au hoquet. Le nombre des inspirations diminue beaucoup; lorsque l'intoxication fait de rapides progrès, on constate de l'opisthotonos siégeant au cou et fréquemment alors l'émission de sperme. La mort survient dans le coma et avec les signes de la gène respiratoire.

L'examen cadavérique de ces animaux dont plusieurs ont été sacrifiés avant la mort, nous a montré les signes suivants : l'immobilité du cœur même sous la pince de Pulvermacher; la distension du cœur droit par des caillots, la vacuité du cœur gauche.

L'une des branches de la pince étant mise sur le diaphragme et l'autre sur le cœur, le diaphragme a toujours présenté quelques mouvements, mais le cœur est resté immobile.

Tous les nerfs ont été trouvés insensibles à l'action de la pince électrique, tandis que les muscles se montraient sensibles lorsque la pince les atteignait. L'électrisation du nerf et de son muscle a toujours provoqué des contractions musculaires.

Tous les cobayes nous ont présenté une vascularisation exagérée des méninges de la moelle, et de celles qui tapissent les parties inférieure et postéro-supérieure du cerveau et du cervelet.

La moelle elle-même et le cerveau ont toujours offert une vive injection.

De nombreux examens microscopiques nous ont permis de nous assurer que les capillaires médullaires et cérébraux étaient gorgés de globules, quelquefois dilatés par l'accumulation de ces globules et que cette hyperhémie était aussi considérable à la base qu'à la convexité du cerveau.

Les poumons nous ont offert des ecchymoses sous-pleurales et de l'hyperhémie dans les portions contiguës du viscère.

Ces données et celles qui ressortent des travaux des différents auteurs, Moreau (de Tours), Gairdner, Lieutaud, Aubert-Roche, Crouzant, Soubeiran, Mongeri, Villard, peuvent déjà indiquer une ligne de conduite au thérapeutiste; mais ce n'est pas ici le lieu d'insister plus longuement sur ces détails, et je veux vous citer encore quelques formes d'aliénation qu'on observe dans certaines autres intoxications.

Folie nicotinique. — La folie par abus du tabac est aujourd'hui encore un point très controversé. Hippocrate dit oui, et Galien dit non. Lippensheim a défendu l'innocuité du tabac; M. Jolly (1) a écrit contre son abus un mémoire plein d'esprit et de littérature qu'il a lu à l'Académie de médecine. Si l'humour et l'imagination suffisaient, la question serait définitivement jugée. Mais contre ce charmant réquisitoire se dresse l'enquête sévère de Mêlier qui se résume en cinq faits négatifs, et les recherches consciencieuses de notre savant collègue, M. Delasiauve, qui déclare n'avoir jamais pu dégager l'alcoolisme de l'abus du tabac. Sans doute, tous les fumeurs ne sont pas des alcooliques; mais presque tous les alcooliques sont fumeurs; l'abus du tabac est cousin de l'abus de l'alcool. C'est donc là un problème encore en litige. J'ai observé deux faits probants, l'un de paralysie générale, l'autre de congestion méningo-médullaire causés par des abus extraordinaires de cigares.

Folie saturnine. — La folie par intoxication saturnine a été déjà signalée, décrite par Stoll. Vous connaissez tous l'encéphalopathie saturnine et les troubles variés par lesquels elle se manifeste; elle peut prendre aussi le masque des vésanies pures. D'ailleurs le cas est assez rare; pour moi je n'ai observé que trois fois la folie par intoxication saturnine.

Dans deux observations que j'ai prises à l'hôpital de la Charité, il y avait un véritable délire maniaque qui durait nuit et jour, et qui s'accompagnait de cette expression hagarde de la physionomie que Stoll a indiquée.

Chez un peintre en porcelaine que j'ai vu à Bicêtre, l'agitation maniaque et l'égarement de la physionomie étaient aussi très accusés, cet état était manifestement subordonné à des hallucinations terrifiantes de la vue.

Le *mercure* comme le plomb peut, dans certaines conditions, agir sur le cerveau et troubler les facultés mentales. Mitivier, mon prédécesseur dans ce service, a rapporté à ce sujet une observation très intéressante. Il s'agit de deux jeunes filles qui habi-

(1) Jolly, *Le tabac et l'absinthe, leur influence sur la santé publique, sur l'ordre moral et social.* Paris, 1875.

taient une chambre située au-dessus d'un atelier où le mercure se manipulait sur une large échelle; elles présentèrent, en même temps qu'un tremblement généralisé, une agitation extrême avec obtusion de l'intelligence, elles n'eurent pas d'hallucinations.

Dans un travail très remarquable, M. Delpech (1) a étudié les effets du *sulfure de carbone* sur les ouvriers qui le manient; cette substance peut aussi déterminer des troubles psychiques.

Marcé a rapporté un exemple plus frappant : la folie était caractérisée par de la mégalomanie, des hallucinations de l'ouïe et de la vue, de la manie érotique. J'ai vu un cas semblable.

A propos de la mégalomanie, M. Delpech note, dans son travail, que les ouvriers qui fabriquent le caoutchouc, ont une remarquable facilité à construire des châteaux en Espagne; il dit aussi qu'ils se distinguent par une diminution de la mémoire et une ardeur génitale extrême.

(1) Delpech, *Nouvelles recherches sur l'intoxication spéciale que détermine le sulfure de carbone* (*Annales d'hygiène publique*, 1863).

DIX-HUITIÈME LEÇON

Des troubles de la parole dans la paralysie générale.

MESSIEURS,

Vous avez observé, Messieurs, chez les paralysés généraux plusieurs variétés de troubles de la parole; je vais essayer de vous montrer dans cette leçon que chacune de ces variétés a sa valeur spéciale, au point de vue du diagnostic et du pronostic.

Bien décrire ces divers troubles, de façon qu'ils puissent être reconnus par les médecins qui ne s'occupent pas spécialement des maladies mentales, serait rendre un véritable service à la science. Malheureusement, la tâche est excessivement difficile, parce qu'il n'y a que des nuances entre ces divers phénomènes, et qu'on ne saisit bien ces nuances qu'en ayant les malades sous les yeux. Dans ces conditions mêmes, on voit souvent les observateurs se tromper et confondre par exemple, dans leurs descriptions, l'ânonnement avec le bégayement, avec le bredouillement, avec le tremblement de la parole. Il vous paraîtra sage que nous n'essayions pas de faire de prime-abord la description de ces divers troubles. Cette description, si exacte qu'elle puisse être, ne dirait rien à l'esprit des personnes qui ne sont pas habituées à l'observation des paralysés généraux.

Nous partirons des données de la physionomie normale et pathologique, et nous chercherons quels peuvent être les troubles du langage articulé qui correspondraient à telles et telles lésions connues à l'avance. Cela fait, nous pourrons avec fruit nous reporter sur le terrain de l'observation, et en face d'un malade ayant des troubles de la parole, nous pourrons faire la part de ce qui dépend du vice de fonctionnement de l'intelligence, et du vice de fonctionnement des organes coordinateurs. Nous pourrons, en d'autres termes, différencier ce qui est du ressort de la démence d'avec ce qui est du ressort de l'ataxie ; nous parviendrons, en un mot, à reconnaître l'ânonnement et l'hésitation de la parole d'avec le bégayement ou le tremblement.

Il est des aliénés paralytiques qui ne parlent pas ; cette étude de physiologie pathologique peut aussi renseigner sur la cause de ce mutisme ; il tient dans certains cas à une absence absolue d'idées ; dans d'autres, à une impossibilité d'articuler les mots ; il peut tenir à un trouble purement psychique ; et l'on conçoit que dans ces différents cas le pronostic varie singulièrement.

Le langage articulé a pour conditions nécessaires :

1° L'existence d'un organe où l'idée s'élabore ;

2° L'existence d'une série d'appareils, dont le fonctionnement régulier a pour effet de rendre sensible ce qui n'était primitivement que sous forme d'image : εἶδος, idée, image. Une partie de ces appareils est sous la dépendance directe de la volonté.

I. L'organe où les idées s'élaborent, ou, si l'on aime mieux, l'organe par l'intermédiaire duquel les idées prennent naissance est sans doute la périphérie du cerveau dans sa partie antérieure.

II. Les appareils dont le jeu transforme en langage articulé l'idée primitive, sont les suivants :

1° Une série de fibres conductrices, allant de la périphérie du cerveau à la protubérance, en passant par le corps strié ou dans son voisinage;

2° Une série de cellules nerveuses se trouvant dans le bulbe et transmettant aux nerfs bulbaires l'impression primitive et les ordres donnés par la volonté, relativement à l'expression de l'idée primitive ;

3° Les nerfs bulbaire, facial et hypoglosse, etc. ;

4° Les nombreux muscles animés par ces nerfs.

L'intégrité de ces différentes parties est indispensable à l'exercice régulier de la parole, et les lésions de chacune d'elles entraîneront des troubles différents.

Supposez, Messieurs, une lésion étendue et profonde de la substance corticale, vous comprendrez immédiatement que les idées doivent être troublées dans leur production.

Que les cellules cérébrales soient pour les idées un organe de sécrétion ou de transformation, cela nous importe peu ; mais ce qu'il y a de bien certain, c'est que ces organes altérés ne doivent pas pouvoir remplir leur rôle aussi bien que des organes sains, de là la lenteur des idées, la paresse de l'esprit, qui se traduit par ce que nous appelons l'ânonnement.

L'association des idées est aussi une opération dont nous ne connaissons pas le mécanisme, mais nous savons que c'est un travail cérébral ; il est tout naturel que ce travail soit mal fait, quand les cellules corticales sont lésées ; et ce vice de fonctionnement cérébral se traduit dans le langage par des mots insensés au milieu d'une phrase raisonnable, par des phrases inachevées.

La mémoire n'est pas non plus sans nécessiter l'intégrité des cellules corticales, et les lésions de ces cellules entraînent différents troubles de mémoire, particulièrement du trouble dans la mémoire des mots, ce qui donne encore lieu à des phrases inachevées, à des oublis de mots, de syllabes, de lettres, de l'hésitation de la parole.

Ne supposez pas que les lésions des cellules de la périphérie du cerveau sont imaginaires ; le microscope le démontre au plus sceptique, et il serait bien étonnant qu'elles n'existassent pas, quand on songe à la fréquence, à la gravité et à la profondeur des lésions macroscopiques, à l'existence presque constante d'adhérences entre le cerveau et les membranes chez les déments paralytiques. Ces lésions corticales sont l'hyperhémie et l'imbibition de la substance par des produits de nouvelle formation.

Au microscope, Messieurs, vous verrez dans les circonvolutions frontales et aussi dans l'insula, des éléments surajoutés aux éléments nerveux : ce sont des noyaux embryoplastiques abondants qui se trouvent dans les vaisseaux, dans les parois des vaisseaux et dans la gaine périvasculaire, qui sont aussi en quantité innombrable dans la substance nerveuse. Que ces corps étrangers viennent des vaisseaux, comme nous le croyons, ou qu'ils proviennent d'une prolifération de la névroglie, comme le pensent MM. Hayem, Magnan et l'école allemande, il n'en est pas moins vrai que leur présence doit considérablement gêner le fonctionnement cérébral.

Dans certains cas, Messieurs, outre ces noyaux embryoplastiques, vous rencontrerez des altérations athéromateuses des vaisseaux ; on a alors affaire à ce que j'ai appelé *paralysie générale à forme sénile.*

Ces lésions peuvent se rencontrer à des degrés divers ; dans un cas où elles étaient considérables, la malade avait présenté plusieurs caractères semblables à ceux qu'on observe chez les aphémiques ; elle répondait invariablement aux questions par « Ça va mieux, ça fait mal ».

Ainsi donc, Messieurs, les lésions de la périphérie du cerveau semblent pouvoir expliquer la parole *ânonnée, traînée, hésitante.* Supposons maintenant les lésions situées sur le trajet des fibres qui, de la substance corticale des circonvolutions antérieures, se rendent au bulbe, en passant par la substance blanche cérébrale, par les corps striés et la protubérance. Disons de suite que ces lésions se rencontrent aussi bien que les lésions de la périphérie. Vous trouvez en effet, sur le trajet de ces fibres et au milieu d'elles, une énorme quantité de noyaux embryoplastiques, qui sont surtout abondants dans les gaines vasculaires et dans les espaces périvasculaires. Vous observez encore des amas d'hématosine, de l'hématine en cristaux jaunes ou décolorés, enfin des épanchements globulaires plus ou moins anciens et parfois des foyers de ramollissement. Nous en avons trouvé dans la protubérance, au milieu des fibres ascendantes antérieures.

Quel effet doivent produire ces lésions? Elles mettent, sans aucun doute, obstacle au passage du courant nerveux, tout comme les lésions analogues de la moelle mettent un retard dans la transmission des sensations, dans la production des actes réflexes. Or, ces entraves multipliées empêchent les ordres donnés par la volonté d'arriver d'une façon régulière et immédiate à leur destination, c'est-à-dire aux cellules bulbaires : de là la parole hésitante, l'impossibilité de rendre telle idée qui est cependant conçue ; nous ne saurions mieux comparer ce qui se passe dans ce cas, qu'à ce qu'on observe chez certains aphasiques. Ainsi certains aphasiques conçoivent nettement une idée, et ils ne peuvent pas l'exprimer par des paroles. Ce n'est pas que la mémoire des mots leur manque, car si l'on vient à prononcer devant eux les mots qui répondent à leur idée, ils donnent leur assentiment et expriment leur satisfaction. Ces malades ont la volition intacte, ils ont la mémoire intacte, et cependant leur volonté ne parvient pas à mettre à profit les matériaux que leur fournit la mémoire ; on croirait *à priori* qu'il y a chez ces malades un arrêt de communication entre les parties qui président à la volition et celles qui sont chargées de l'exécution. Eh bien, cette idée théorique est corroborée par les faits ; les autopsies ont en effet prouvé que, chez ces aphasiques, il existait des lésions considérables, soit dans la substance blanche de l'insula, soit dans les corps striés, soit sur un point quelconque du trajet des fibres allant de la couche corticale au bulbe. Supposez qu'au lieu d'une lésion considérable, telle qu'une hémorrhagie ou un foyer de ramollissement, il y ait des lésions microscopiques mais extrêmement multiples, telles que celles qu'on rencontre dans la paralysie générale, l'effet sera analogue, et la difficulté dans la transmission des ordres de la volonté se traduira par une parole hésitante ; le malade, comme certains aphasiques, dira un mot pour un autre, il passera certains mots, certaines syllabes dans le cours d'une conversation, il se pressera pour dire ce qu'il a à dire, comme si à chaque instant il sentait que les mots vont lui échapper ; de là sans doute cette façon de parler de certains paralytiques. Au début de la phrase, on remarque une hésitation assez longue, puis, sitôt les premières syllabes prononcées, le reste de la phrase suit avec une volubilité toute spéciale.

Bref, ces troubles dus à des obstacles qui se trouvent sur les fibres de transmission, méritent aussi le nom de troubles intellectuels, par opposition aux troubles ataxiques et paralytiques que nous allons étudier à l'instant.

Le *bégayement*, le *bredouillement* et le *tremblement de la parole* ne sont pas le résultat de troubles de l'intelligence ou de la volonté ; ils sont la conséquence d'un défaut d'harmonie dans les actes coordonnés qu'accomplissent les muscles animés par les nerfs bulbaires.

Or, il suffit d'examiner les altérations que présentent ces nerfs à leur origine dans le bulbe, pour se rendre compte de leur vice de fonctionnement. Ces altérations n'ont pas encore été décrites, à ma connaissance du moins ; elles sont les mêmes que celles que j'ai signalées précédemment à la périphérie du cerveau, c'est-à-dire qu'on rencontre dans le bulbe des aliénés paralytiques des noyaux embryoplastiques en quantité immense et des corps fusiformes répandus au milieu des fibres nerveuses, abondants surtout dans l'intérieur, dans la paroi et dans le voisinage des vaisseaux, même le long des vaisseaux les plus fins.

Outre cette lésion dont la seule présence pourrait à la rigueur expliquer les troubles de fonctionnement des nerfs bulbaires, il en est une autre beaucoup plus accentuée dans le bulbe que dans le reste de l'encéphale : c'est une lésion des cellules. Les cellules, dont l'ensemble constitue les noyaux des nerfs bulbaires, sont souvent altérées, et cela dès le début de la maladie.

On voit au microscope que beaucoup de ces cellules sont transformées à des degrés divers ; dans le même groupe de cellules, on peut constater quelquefois plusieurs de ces degrés ; ainsi telle cellule A sera tout à fait à la première phase de la transformation graisseuse ; telle autre B, immédiatement voisine, sera déformée, tandis qu'une troisième C sera saine. Dans un autre groupe cellulaire appartenant au même sujet, on pourra observer une altération nécrosique complète. Rien n'est plus curieux que cette sorte d'élection ; rien n'est plus étonnant que de trouver, à côté de cellules parfaitement saines, des cellules diversement altérées.

En somme, on rencontre là ce qu'on rencontre à chaque pas en pathologie nerveuse. On sait très bien, en effet, que dans l'atrophie musculaire progressive, que dans la paralysie spinale infantile, par exemple, on voit des lésions bornées, non seulement aux cellules de la partie antérieure de l'axe gris, ce qui est déjà une première localisation, mais même à telle et telle de ces cellules qui disparaissent, tandis que les voisines sont respectées. C'est, par parenthèse, ce qui explique comment la paralysie infantile, par exemple, est curable ; c'est encore ce qui explique les rémissions dans les troubles ataxiques du langage chez les aliénés paralytiques ; il se fait une sorte de suppléance entre les cellules altérées et les cellules voisines restées saines, jusqu'au jour où le processus envahissant atteindra ces cellules saines pour aboutir à un trouble de fonctionnement définitif.

Ainsi donc, le nombre des cellules altérées varie selon l'ancienneté de la maladie, et il peut être différent dans les divers noyaux.

Relativement à l'ancienneté de la maladie, j'ai remarqué que dans les cas où le tremblement de la parole était très accentué et permanent, le nombre des cellules malades appartenant aux noyaux des hypoglosses, était, par rapport au nombre des cellules saines, comme 4 est à 5; ce qui donne à cette lésion cellulaire une importance majeure, c'est qu'elle existe souvent dès le début de la maladie. Ainsi je l'ai rencontrée bien nette chez une paralytique générale, morte au vingt-cinquième ou au trentième jour de sa maladie. Chez cette femme, il y avait environ une cellule malade pour cinq cellules saines, et chez elle les petits noyaux embryoplastiques, dont la présence constitue en somme la lésion essentielle de la paralysie générale, n'existaient que dans les parois vasculaires et dans les espaces périvasculaires, ce qui, pour le répéter en passant, confirme bien ma manière de voir sur l'origine vasculaire de tous ces petits corps étrangers. Si cette femme eût vécu, tous ces noyaux et d'autres de nouvel apport se seraient insinués entre les tubes et les cellules nerveuses, et un observateur non prévenu aurait décoré cette lésion du nom d'encéphalite interstitielle diffuse.

Nous avons parlé de ce singulier procédé d'élection qu'on observe à chaque pas en pathologie nerveuse, et dont la loi nous est encore absolument inconnue, en vertu duquel une cellule peut être très altérée alors que sa voisine est parfaitement saine, et en vertu duquel tel groupe de cellules sera malade alors qu'un autre groupe sera indemne. Un fait est à peu près constant chez les paralytiques généraux, d'après des recherches qui me sont personnelles ; c'est que les noyaux du facial sont toujours atteints avant ceux de l'hypoglosse, et quand tous les noyaux sont atteints, les lésions sont toujours plus avancées dans le noyau du facial. Comment expliquer cela ? C'est impossible. Mais on peut le rapprocher d'autres faits non moins intéressants, desquels il résulte que la paralysie générale attaque avec une sorte de prédilection la partie postérieure de l'axe spinal (1), en même temps que la partie antérieure du cerveau. Ce n'est pas le moment de développer toutes ces considérations, malgré leur haut intérêt (2).

Pour en finir avec les lésions bulbaires, nous dirons que les racines du spinal, du glosso-pharyngien sont, comme celles du facial et de l'hypoglosse, comprimées par des éléments étrangers. Quant aux

(1) On sait que les cellules d'origine du facial sont tout à fait à la partie postérieure de l'axe spinal.

(2) Voy. *Traité de la paralysie générale des aliénés*, p. 245 et suiv.

olives, auxquelles Schröder van der Kolk et d'autres auteurs ont fait jouer un rôle si important dans le mécanisme de la parole, nous n'avons jamais rencontré dans leur texture d'altération notable ; de même nous n'avons pas trouvé de lésion des fibres commissurantes, ni des fibres des nerfs bulbaires.

Mais les lésions précitées suffisent largement pour expliquer les troubles de la parole qu'on appelle tremblement, bredouillement, bégayement.

De quelle nature sont ces troubles ? Ils sont d'ordre somatique. Mais appartiennent-ils à l'ataxie ou à la paralysie ? C'est une question qui n'a pas seulement d'importance au point de vue théorique; d'une façon générale, on parle trop souvent de paralysie, quand il s'agit d'aliénés atteints de périencéphalite diffuse, et l'on néglige beaucoup trop les troubles ataxiques.

Les fous paralytiques ne présentent véritablement de paralysie qu'à la dernière période de leur maladie ; jusque-là, leur force est à peu près conservée intégralement. Ainsi tel malade qui peut à peine se tenir debout peut, lorsqu'il a un point d'appui, supporter un homme appendu à son cou; tel autre qui, en temps ordinaire, laisse tomber tout ce qu'il tient, peut, quand il est excité, devenir dangereux, et trouver une force qu'on n'aurait pas soupçonnée.

La paralysie musculaire n'est donc pas en cause dans ces cas. Elle est rare au début de la maladie dite paralysie générale. C'est pourquoi, concluant par analogie, nous attribuons à l'ataxie le tremblement de la parole qu'on décrit d'habitude au nombre des symptômes paralytiques du début.

S'il s'agissait d'une véritable paralysie des muscles qui concourent à l'articulation des sons, on ne verrait pas aussi souvent ni surtout aussi vite ces rémissions, qui font qu'au début la symptomatologie change d'un jour à l'autre chez un même individu.

En outre, on observe, en même temps que du tremblement de la parole, des mouvements fibrillaires des lèvres, des muscles, des joues, qui ne sont certainement pas d'ordre paralytique.

En effet, ces contractions fibrillaires se produisent parfois en dehors de tout mouvement volontaire; ils semblent alors résulter d'une excitation anormale, et sont d'ordre convulsif.

Ils se produisent encore lorsque le malade est sur le point de parler : on dirait qu'il se fait dans tous les muscles de la figure et de la langue une vicieuse répartition de l'influx nerveux, et ceci est du ressort de l'ataxie. Ainsi donc, il nous semble que c'est à tort qu'on attribue à la paralysie le tremblement de la parole et le bégayement observés à la première période de la périencéphalite diffuse.

Maintenant que vous connaissez la pathogénie de ces troubles de la parole, vous êtes en mesure de les étudier de plus près, et d'envisager l'importance de chacun d'eux au point de vue du diagnostic et du pronostic.

A. L'*ânonnement* est cet embarras de la parole qui est produit par le retard dans la présentation et l'émission des lettres, des syllabes et des mots. Dans cette forme d'embarras de la parole, les individus emploient d'une façon exagérée la voyelle *a* et les syllabes dans lesquelles entre cette voyelle; c'est même de cet abus du son *a* qu'est venue la dénomination d'ânonnement.

La cause de ce retard est la paresse de l'esprit et le manque de mémoire : c'est un des symptômes de la démence dans la paralysie générale. L'ânonnement se rencontre ailleurs que dans la paralysie générale; on l'observe, en effet, dans la démence sénile et dans la démence qui survient à la suite des diverses variétés de folie simple, dans la démence alcoolique. La démence sénile se distingue en général assez facilement de la démence paralytique; il est cependant des cas où le diagnostic est très difficile; ainsi, dans les cas de paralysie générale à forme sénile, avec lésions athéromateuses des artères; le diagnostic se tire alors des anamnestiques et surtout de l'examen des troubles somatiques concomitants.

Il est un certain nombre de paralysés généraux chez lesquels les troubles intellectuels dominent tellement la scène morbide, que les troubles somatiques sont presque insaisissables; à ces cas convient la dénomination de démence paralytique. Comment peut-on les différencier des cas de démence non paralytique? On cherchera les éléments de ce diagnostic différentiel dans les commémoratifs et surtout dans la forme du délire; on sait, en effet, que le délire des paralysés généraux revêt, en général, un caractère spécial; c'est le délire des grandeurs, des richesses, une tendance à exagérer, c'est un optimisme outré : or, ce caractère spécial du délire persiste le plus souvent, même quand la démence est très avancée. A chaque instant les malades parlent de millions et de milliards; d'autres fois, le délire hypochondriaque domine. Ce dernier caractère du délire a aussi de l'importance. Ainsi que l'a fait remarquer M. Baillarger, un dément hypochondriaque est le plus souvent un dément paralytique; d'ailleurs, il est bien rare que le délire hypochondriaque ne soit pas mêlé au délire ambitieux, et de l'intrication de ces deux sortes de délire résulte un assemblage informe, qui n'existe que dans la démence paralytique; ainsi, les malades parleront de tonneaux d'or dans le ventre, ils diront qu'ils ont trois cent mille vers qui les rongent, etc., etc. Dans ces cas le diagnostic s'impose, quand bien même, ce qui est rare, il n'existerait aucun trouble somatique propre à le confirmer.

Si les malades qui ânonnent ne sont pas encore arrivés à un degré avancé de démence, et qu'on puisse les faire écrire, on remarquera qu'ils oublient des lettres et des mots. Ce vice dans l'écriture a la même origine cérébrale que l'ânonnement. Il arrive souvent que les paralytiques généraux ne peuvent terminer une phrase qu'ils avaient commencée : l'idée élaborée leur échappe, et, après avoir balbutié quelques instants, ils terminent brusquement leur phrase par le mot *chose*... Ce mot se rencontre dans leur bouche dans bien d'autres circonstances encore; il est employé souvent pour remplacer un mot qui manque. Dans ces cas, le langage a un décousu qui frappe de prime abord les personnes même étrangères à l'étude de l'aliénation mentale.

Mais qu'on prenne bien garde, il est incontestable que cet abus des mots *chose*, *machin; machine* tient le plus souvent à un manque de mémoire des mots, à une impotence dans l'association des idées, en somme à la débilité intellectuelle; mais il tient aussi parfois à une suractivité de l'esprit, à une trop grande rapidité dans les associations d'idées, qui fait que l'idée primitive est brusquement interrompue par d'autres idées confuses qui se pressent, qui s'entrechoquent; de là résulte le décousu du discours et l'emploi fréquent du mot *chose*. C'est ainsi que, chez l'un de mes clients, j'avais tout d'abord soupçonné l'existence d'un commencement de démence paralytique, à cause du décousu du discours, des phrases inachevées et de l'emploi fréquent du mot *chose*, tandis qu'un examen plus approfondi m'apprit bientôt que ce malade était en proie à des hallucinations de l'ouïe; il répondait, soit verbalement, soit mentalement, aux voix intérieures qui l'interpellaient, et son attention, brusquement reportée sur ces voix intérieures, le forçait à interrompre la phrase commencée; quand, quelques instants après, il voulait ressaisir son idée, il n'était plus temps, et le mot *chose* venait tout naturellement terminer la phrase et lui ôter toute espèce de sens. Ce malade n'est pas paralytique général.

On observe encore des malades qui répètent comme un écho les derniers mots des phrases qu'on prononce devant eux; ce fait coïncide souvent avec l'existence de l'ânonnement et est aussi un signe de démence.

Les malades qui ânonnent ne s'en rendent pas compte, à cause précisément de leur débilité intellectuelle, et même quand on appelle leur attention sur ce point, ils ne reconnaissent pas cet embarras de la parole, sans doute parce que la réflexion leur est trop pénible, peut-être aussi à cause de leur optimisme, qui les empêche, bien heureusement pour eux, de se rendre compte de leur état.

L'ânonnement s'observe en général à une phase avancée de la maladie. Dans ces cas, le pronostic est toujours grave, et l'apparition de l'ânonnement annonce un état de désorganisation des parties antérieures de la substance corticale; on conçoit que, alors, l'intelligence du malade est altérée d'une façon irrémédiable, sa vie elle-même est gravement compromise.

Mais, dans certains cas, l'ânonnement se remarque dès le début de la maladie; les malades passent alors peu à peu d'un état intellectuel normal à l'état de démence. Leur niveau intellectuel baisse insensiblement sans qu'aucun accident grave, sans qu'aucun trouble somatique appréciable, pour les gens du monde, vienne révéler le danger. A ces cas convient, à proprement parler, le nom de démence paralytique.

Le pronostic est grave relativement à la vie intellectuelle du sujet, car il n'y a pas lieu d'espérer que la cause qui a amené un commencement de démence, et par suite l'ânonnement de la parole pourra rétrocéder spontanément : ce n'est alors que par une médication énergique, destinée à détourner de l'encéphale la congestion chronique qui cause la démence, ce n'est, disons-nous, que par une médication active qu'on pourra espérer d'enrayer ce processus envahissant; mais au point de vue de la vie corporelle du sujet, l'apparition prématurée de l'ânonnement indique que l'on a affaire à une forme lente, et que la vie n'est pas immédiatement compromise. On a remarqué en effet que cette forme de paralysie générale est d'habitude compatible avec une existence relativement prolongée. Les malades affectés de cette démence paralytique ont rarement à redouter les attaques de congestion cérébrale, les hémorrhagies méningées, les complications médullaires, et dans les cas où ils ont à traverser ces accidents, ils échappent le plus souvent à la mort, et seul leur état mental est sensiblement aggravé par ces atteintes.

L'anatomie pathologique explique cette immunité relative des fous paralytiques à forme démente.

Ces considérations nous entraîneraient ici trop loin; qu'il nous suffise de dire que la paralysie générale, revêtant la forme de démence paralytique, est pour ainsi dire la paralysie générale *chronique*, par opposition à la paralysie générale avec complication, et à la paralysie générale *aiguë*, à ces cas, qu'on voit se terminer en huit ou dix jours par la mort, avec ramollissement des couches corticales et lésions rapides, profondes et multiples de tout l'axe cérébro-spinal.

B. En même temps que l'ânonnement, on observe le plus souvent que la parole est *hésitante et traînée;* ces deux modes d'embarras de la parole reconnaissent les mêmes causes que l'ânonnement, c'est-à-dire un trouble intellectuel, une certaine paresse dans l'*émission* des idées, une certaine difficulté pour trouver le mot propre, ayant d'ordinaire pour cause un trouble de mémoire.

Les considérations que nous avons effleurées, relativement à l'ânonnement, sont applicables à l'hésitation et au traînement de la parole; rien ne vous sera plus facile que de reconnaître ces formes. Leur valeur diagnostique est considérable; on peut souvent, en effet, constater à distance une paralysie générale, rien qu'en entendant la parole traînée si caractéristique, et l'observation du sujet aura bien alors confirmé le diagnostic. En effet, avec l'existence de la parole traînée coïncide le plus souvent un état particulier du facies; la figure manque de toute expression, c'est comme un masque immobile représentant l'état permanent de satisfaction intérieure et la béatitude de ces malheureux aliénés.

En même temps que l'hésitation de la parole, on observe aussi l'hésitation dans les actes. Les malades veulent, puis ne veulent pas faire telle ou telle chose insignifiante, disent vingt fois qu'ils vont, par exemple, aller se coucher, avant de mettre leur projet à exécution ; ce sont là des marques de débilité intellectuelle ayant de l'analogie avec les troubles de la parole que nous venons de passer en revue.

C. Le *tremblement de la parole* est, comme nous l'avons dit, un trouble d'ordre ataxique : il consiste en l'émission de mots dont les syllabes sont séparées les unes des autres par des intervalles non isochrones. C'est le balbutiement de l'homme en colère et de l'ivrogne. Il diffère de la parole scandée par le non-isochronisme des intervalles. Il a une grande valeur au point de vue du diagnostic de la paralysie générale, parce qu'il apparaît le plus souvent tout à fait au début de la maladie. Dans le cours d'une périencéphalite diffuse, vous pouvez observer tous les degrés du tremblement de la parole; au début, il est quelquefois si peu appréciable, qu'il échappera à votre attention ; il faut alors le rechercher avec le plus grand soin. Le tremblement léger de la parole est inconstant, il est perceptible un jour et le lendemain il ne l'est plus ; aussi faut-il étudier les malades plusieurs jours de suite, quand on soupçonne chez eux la possibilité de paralysie générale, et ne jamais s'en rapporter à un seul examen, quand il a été négatif.

Le tremblement de la parole, si peu accentué qu'il soit, est le plus souvent accompagné d'autres signes qui aideront au diagnostic. Signalons, entre autres, le tremblement des muscles supérieurs, le tremblement fibrillaire des muscles de la face et de la langue tirée hors de la bouche, l'inégalité des pupilles, sans parler des signes fournis par le délire, quand il existe, par l'excitation cérébrale et le plus souvent par la débilité intellectuelle.

Mais nous devons dire que parfois le diagnostic est difficile, même quand il existe du tremblement de la parole ; je vous citerai, entre autres faits, un homme qui avait du tremblement de la parole, de la langue et des bras, sans aucun signe de paralysie générale ; je dus hésiter un certain temps sur le diagnostic, car, tout en soupçonnant le début d'une paralysie générale, je n'avais aucune raison pour l'affirmer; ce ne fut qu'au bout de trois semaines que cet homme fut pris d'un accès de délire avec idées ambitieuses et que le diagnostic fut par là confirmé.

Le tremblement peut atteindre un degré tel que l'articulation des sons devient presque impossible; en même temps la langue, sortie hors de la bouche, est agitée de mouvements qui ne sont plus vermiculaires, mais qui ressemblent plutôt à des secousses : la pointe de la langue peut arriver jusqu'auprès du bout du nez des malades, sans qu'ils puissent réprimer ces mouvements désordonnés. Ce trouble ataxique ne survient en général, chez les malades, qu'à la deuxième et à la troisième période, et chez eux, par conséquent, le diagnostic est facile à porter; donc, arrivé à ce degré, le tremblement de la parole n'a qu'une valeur tout à fait secondaire au point de vue du diagnostic, d'autant plus qu'il se rencontre à peu près sous le même aspect dans d'autres maladies. Comme le dit si bien Trousseau (1), c'est une erreur souverainement préjudiciable que d'envisager isolément un phénomène pathologique avec la confiance qu'il va suffire à asseoir un diagnostic; je veux bien qu'il existe un tremblement sénile, un tremblement mercuriel, et combien d'autres! Mais classer ainsi les tremblements comme autant d'unités pathologiques, c'est être plus près de l'ontologie que de la réalité. Or, on peut appliquer aux troubles ataxiques de la parole, ce que Trousseau dit du tremblement en général : ces troubles ataxiques revêtent le même caractère dans toutes les maladies où ils existent. Ainsi dans la sclérose en plaques, la parole est lente et scandée, chaque syllabe est prononcée lentement et suc-ces-si-ve-ment; les syllabes sont séparées par des intervalles plus ou moins longs; en outre, l'articulation des mots peut être imparfaite, comme empâtée, analogue à celle qu'on observe dans la paralysie générale (1).

Dans l'alcoolisme, le tremblement de la parole ressemble, à s'y méprendre, à celui de la paralysie générale; c'est ce qui me faisait dire que le tremblement de la parole, envisagé seul, n'a pas une valeur diagnostique absolue au point de vue du pronostic; il n'in-

(1) Trousseau, *Clinique médicale*, t. II, p. 301.
(2) Fernet, *Des tremblements* (thèse de concours, 1872).

dique non plus rien de précis, car le pronostic emprunte sa gravité à la maladie dont le tremblement est le symptôme.

D. Le *bégayement* est ce trouble de la parole constitué par la répétition successive des mêmes syllabes et des mêmes mots, accompagnée d'un effort pénible de la phonation et de l'articulation des mots. Il n'a pas non plus d'importance au point de vue du pronostic; pour le diagnostic, il ne peut pas beaucoup éclairer l'observateur, car le bégayement se peut rencontrer dans une foule de cas : il peut être congénital, il peut en outre survenir sous l'influence de causes inconnues dans leur essence et tout à fait étrangères à la périencéphalite diffuse. Ainsi je vous citerai un jeune homme, névropathique, musicien émérite, qui est devenu bègue peu à peu vers l'âge de dix ans, sans cause connue, et qui, à l'heure qu'il est, n'est pas le moins du monde menacé de paralysie générale.

Le *bredouillement*, considéré chez l'individu qui n'est pas paralysé général, est caractérisé par la précipitation dans l'émission des syllabes, d'où résulte un langage confus. Il n'est pas nécessaire, pour que le bredouillement existe, que la parole soit excessivement rapide; il suffit qu'il n'y ait pas synergie entre le fonctionnement du bulbe et l'influx volontaire trop hâté. Il semble que chez l'individu qui bredouille, les muscles et les nerfs qui sont innervés par les nerfs bulbaires n'aient pas le temps d'exécuter les ordres venant de la volonté.

C'est plutôt, Messieurs, dans la paralysie générale, un phénomène d'ordre paralytique qu'une manifestation ataxique.

Le bredouillement est quelquefois une infirmité congénitale; il appartient également à l'alcoolisme chonique, ainsi qu'à l'ivresse.

Tous ces troubles que nous venons d'étudier se rencontrent quelquefois séparément, surtout au début de la maladie. Le tremblement de la parole est celui qui se rencontre le plus souvent isolé; c'est aussi celui qui a la plus grande valeur au point de vue du diagnostic et qui, par conséquent, intéresse le plus le clinicien.

Mais à une période plus avancée, Messieurs, on rencontre chez le même individu et simultanément les troubles de cause bulbaire et ceux de cause cérébrale, tels que l'ânonnement, et il ne peut pas en être autrement, car l'ânonnement est le résultat nécessaire de la démence, et il n'y a pas de paralysie générale sans démence ou, si l'on aime mieux, sans débilité intellectuelle.

Par cette analyse des troubles de la parole, nous n'avons fait que décomposer en ses éléments cet ensemble de troubles qu'on désigne d'habitude sous le nom trop vague d'embarras de la parole, et nous avons cherché à vous faire voir ce que signifiait chacun de ces troubles envisagé séparément. Il me reste à vous parler des cas de paralysie générale où les malades sont privés d'une façon à peu près complète ou même absolue de l'usage de la parole.

E. *Mutisme.* Je ne vous parlerai que pour mémoire des cas où les malades ne parlent pas parce qu'ils ne veulent pas parler : soit qu'ils entendent des voix intérieures qui leur ordonnent de garder un silence absolu, soit parce qu'ils sont dans une stupeur profonde et qu'alors leur intelligence est momentanément anéantie, soit enfin parce que leur attention est tellement fixée sur une idée, que tout le monde extérieur leur est devenu étranger. Ces cas, qui se rencontrent souvent dans la folie simple, sont relativement rares dans la paralysie générale.

On les observe cependant quelquefois au début de la maladie ; le diagnostic est alors excessivement difficile, mais si l'on attend quelques jours, il est bien rare que l'on ne voie pas le tableau changer, quand on a affaire à des aliénés paralytiques. Leurs conceptions délirantes, en effet, même au début de la maladie, n'ont pas assez de consistance pour donner lieu à ce mutisme durable qui caractérise la mélancolie avec stupeur. Le plus souvent c'est dans la période avancée de la maladie qu'on observe le *mutisme ;* il peut alors tenir à deux causes, tout comme l'embarras de la parole précédemment étudié :

1° A un défaut d'idées ;

2° A une paralysie des organes servant à l'émission des sons.

Dans les cas où le mutisme est la conséquence de la démence arrivée à son degré extrême, on a pu s'apercevoir que peu à peu, longtemps auparavant, le cercle d'idées des malades s'était restreint en même temps que leur vocabulaire s'était amoindri. Je connais un malade affecté de cette forme de paralysie générale, à laquelle convient spécialement le nom de démence paralytique, qui autrefois très causeur, très verbeux et doué d'une imagination assez vive, est maintenant arrivé à un état de mutisme presque complet, car, depuis plus de six mois, il ne répète jamais que ces deux phrases : « Je mange » et « Allez-vous-en ». Trois mois auparavant son vocabulaire était bien moins restreint. Nous avons pu suivre chez cet aliéné les progrès de la démence en même temps que ceux du mutisme.

Les malades qui se trouvent dans cette situation arrivent peu à peu à ne pouvoir plus pousser que des sons inarticulés; cette déchéance intellectuelle est encore compatible avec une vie prolongée, témoin ce malade auquel je fais allusion qui, lorsqu'on le voit assis dans son fauteuil, a presque toutes les apparences de la santé. Vous devez donc être très réservés quand vous êtes appelés à prononcer sur la durée probable de la vie végétative de ces individus.

Il est d'autres causes de mutisme dues à des lésions matérielles. Ainsi, l'aphasie par lésion de la circonvolution de Broca, ou par lésion du corps strié ou des fibres qui font communiquer les circonvolutions supérieures avec les noyaux bulbaires, peut se rencontrer chez les paralytiques généraux tout comme chez d'autres malades; elle ne donne pas lieu à des considérations spéciales.

Il n'en est pas de même du mutisme, qui est dû à une altération granulo-graisseuse des muscles de la langue, et à une multiplication des noyaux du sarcolemme. Cette lésion a été observée et décrite pour la première fois par un de nos élèves, M. Hanot, chez des malades de notre service. Nous avons reconnu que cette altération des muscles est en rapport avec les lésions nerveuses, profondes et avancées. Ainsi : 1° les cellules qui constituent les noyaux des nerfs bulbaires sont, dans ces cas, farcies de granulations jaunâtres que la teinture de carmin ne colore pas. Ces cellules sont plus ou moins déformées, leurs noyaux ont à peu près ou tout à fait disparu ; 2° les nerfs bulbaires, à partir de leur origine apparente, sont atteints de lésions atrophiques ; 3° ces deux ordres d'altérations existent le plus souvent simultanément.

Cet état anatomo-pathologique, qui n'est en somme qu'une exagération de celui que nous avons étudié comme cause des troubles de la parole, que j'ai appelés ataxiques et paralytiques ; cet état, dis-je, entraîne dans certains cas le mutisme absolu, dans d'autres, l'impossibilité d'émettre des sons compréhensibles et toujours l'impossibilité pour les malades de tirer la langue hors de la bouche. Il coexiste quelquefois avec une paralysie du pharynx et avec de la dysphagie. Il arrive alors que ces malades peuvent mourir étouffés par un bol alimentaire qui fait fausse route ; ils avalent, en effet, de trop gros morceaux, probablement pour pouvoir les sentir; ils mangent en outre avec une voracité bestiale, aussi sont-ils quelquefois victimes de leur gloutonnerie. De plus, la paralysie simultanée du nerf laryngé supérieur, en suspendant la sensibilité réflexe de la glotte, permet quelquefois la pénétration des liquides dans la trachée et l'asphyxie en est la conséquence.

En résumé, les troubles de la parole observés dans la paralysie générale consistent en ânonnement, en traînement, en hésitation, en bredouillement, en bégayement, en tremblement et en mutisme.

L'ânonnement, le traînement, l'hésitation sont produits par des lésions cérébrales ; le bredouillement, le bégayement, le tremblement sont le résultat d'altérations du bulbe.

Le mutisme peut être la conséquence de lésions cérébrales et de lésions des muscles et des nerfs de la langue et des lèvres.

La physiologie pathologique de ces divers troubles vous permettra de porter un diagnostic anatomique sur l'état des paralysés généraux.

DIX-NEUVIÈME LEÇON

D'une forme de méningite spinale postérieure dans la paralysie générale. — De son caractère insidieux. — De sa valeur pronostique et de sa confusion possible avec la sciatique simple.

MESSIEURS,

Bien des choses ont été dites sur la paralysie générale, et pourtant l'observation peut se donner encore carrière dans cette maladie ; l'étude de phénomènes d'un ordre nouveau, que je vais vous exposer, en est un exemple.

Je veux vous montrer aujourd'hui la relation qui existe, d'une part, entre la méningite spéciale et les exsudats qui en sont la conséquence, et, d'autre part, des symptômes dont la valeur a passé jusqu'ici inaperçue, des nausées, des vomissements et des douleurs analogues à la sciatique.

J'espère vous faire passer ma conviction, que l'on ne saurait trop se méfier du caractère insidieux de certaines méningites spinales, et que l'on ne saurait employer une thérapeutique trop active pour empêcher le développement de la paralysie générale.

Le rapport entre la méningo-myélite, chez les paralysés généraux, et la paralysie des membres inférieurs, a bien été signalé par Westphal en particulier, mais la pathogénie, et surtout la valeur pronostique des phénomènes que je viens de signaler, n'a pas, que je sache du moins, été notée.

L'apparition de ces symptômes se fait de diverses manières : ainsi, voici comme je l'ai observée il y a quelques jours chez une des malades du service.

Cette femme, qui présentait, depuis son entrée dans mon service, les symptômes ordinaires de la paralysie générale du côté de la parole et de l'intelligence, avait conservé la liberté entière des mouvements des membres, quand vers le 10 mai dernier je m'aperçus que le pied gauche présentait tous les caractères spéciaux de la démarche des ataxiques, c'est-à-dire que les pieds tremblaient ou plutôt oscillaient pendant le mouvement en avant et que le talon frappait fortement lorsqu'il se posait sur le sol. Le 19 mai, c'est-à-dire neuf jours après, elle fut prise d'un frisson accompagné de vomissements et d'une grande agitation. En la couchant, on s'aperçut que le bras tremblait beaucoup lorsqu'elle imprimait des mouvements à ce membre. Le lendemain matin, ce tremblement persistait de telle façon qu'il lui était impossible de porter à sa bouche sa cuiller ou son verre. Cette ataxie existait bien davantage à droite qu'à gauche ; les deux pieds, et surtout le droit, présentaient aussi les mêmes phénomènes. M. Coyne, interne de mon service, qui a vu aussi ces premiers symptômes, notait, de plus, dans le membre inférieur droit, une légère hyperesthésie. En outre, la malade se trouvait dans un état semi-somnolent, présentait une grande obtusion de l'intelligence ; elle répondait à peine aux questions qu'on lui adressait.

Le lendemain, l'hébétude et tous les autres phénomènes étaient les mêmes, et on constatait à la partie supérieure des gouttières rachidiennes, au niveau des masses latérales gauches de la troisième vertèbre cervicale, l'existence d'une douleur très vive, que l'on provoquait par la pression seule ; cette douleur existe encore, ainsi que vous allez pouvoir le constater, et, circonstance qui pourrait la faire méconnaître, elle occupe à peine une étendue de 1 centimètre 1/2. La sensibilité électro-musculaire est diminuée dans le dos, le cou, les membres ; la douleur ne se manifeste pas, ou à peine, quelque forte que soit l'excitation, mais la contractilité électro-motrice n'est pas modifiée ; les muscles obéissent à cet excitant avec leur énergie habituelle ; un état fébrile assez marqué a accompagné ces accidents, car la température rectale, qui, auparavant, ne dépassait pas 37°,4, est montée pendant plusieurs heures, et à plusieurs reprises, à 40°,2 ; la température axillaire, qui était de 36°,8, est montée à 39°,2.

Aujourd'hui, qu'une rémission dans tous les symptômes tend à se faire, la température rectale est descendue à 38°, 4 ; mais la douleur cervicale persiste, et l'état mental est resté ce qu'il était dès les premiers jours ; l'hébétude est profonde, l'attention et la compréhension presque nulles, le mutisme à peu près absolu ; en un mot, l'état de cette femme a notablement empiré.

Je considère ces symptômes comme étant l'expression d'une méningite spinale localisée dans la partie postérieure du cordon médullaire. J'en ai vu déjà plusieurs exemples où les lésions occupaient toujours la partie postérieure de la moelle, limitées quelquefois en des points très circonscrits. Je crois que, chez des paralysés généraux, on doit considérer cet état comme le résultat de l'extension aux membranes spinales de l'inflammation des méninges cérébrales pendant une de ces poussées congestives qui sont le propre de la méningo-encéphalite chronique diffuse. Dans les cas que j'ai déjà vus, la douleur rachidienne a toujours été constante, ce qui me paraît un signe certain de méningite spinale. Quant aux troubles ataxiques des quatre membres, ils sont en rapport avec une lésion scléreuse des cordons postérieurs, lésion qui, comme vous le savez, amène infailliblement un trouble dans la sensibilité et la conscience musculaires. Il est impossible, en effet, d'admettre que la démarche ataxique puisse être rapportée à une lésion autre qu'à une lésion de la moelle ; tous les travaux entrepris sur ce sujet, ceux en particulier de Westphal, plus spécialement appliqués à la paralysie générale, et mes recherches personnelles établissent que la cause de ces troubles moteurs réside dans la destruction d'un certain nombre d'éléments nerveux dans les racines et les cordons postérieurs, et que la dégénérescence grise scléreuse de la moelle existe, quoique très superficielle, chez les aliénés qui présentent cette démarche spéciale.

Les autres malades, en assez grand nombre déjà, sur lesquels j'ai observé ces accidents, ont tous été pris presque subitement, comme la femme dont je viens de vous parler ; et il est à noter que chez tous, ces phénomènes ont été le signal d'une aggravation de l'état morbide antérieur, comme si ces symptômes indiquaient la généralisation de la lésion ; en effet, la démence se prononce davantage, l'hébétude survient, l'attention devient plus difficile à obtenir, la parole est plus ânonnée et plus tremblée. C'est ainsi qu'une de mes malades nommée Donavie est tombée dans un état bien plus grave dans les premiers jours de janvier, à la suite de phénomènes analogues.

Je la trouvai, à la visite, en état de stupeur, la tête fortement inclinée sur l'épaule droite, les muscles du cou rigides ; je m'assurai, en même temps, que la pression sur les apophyses épineuses des vertèbres cervicales et surtout de la première, était très douloureuse, que l'application dans le même point d'un linge mouillé d'eau froide déterminait de l'oppression ; à partir de ce moment, la malade est tombée dans l'obtusion et dans la démence la plus profonde ; elle a commencé à gâter, et n'a pu continuer à faire de la charpie comme avant l'apparition de ces accidents ; son état est aujourd'hui aussi grave que possible (1).

Ces phénomènes sont quelquefois le point de départ ou du moins le signe prodromique d'attaques épileptiformes ou même tétaniformes qui viennent aggraver l'état morbide si grave déjà. C'est ainsi que peu de jours après les phénomènes méningo-spinaux, la nommée B... a été prise des phénomènes suivants : Perte subite de connaissance, mutisme, rotation de la tête et des yeux à droite, oscillations latérales des yeux (*nystagmus*), rigidité des muscles de la face surtout sensible au niveau de l'union du tégument cutané avec les muqueuses, mouvements de grattage avec la main droite. Cette attaque a duré plus d'une heure, et depuis, l'état mental et l'état physique ne sont pas revenus à celui où ils étaient antérieurement ; l'intelligence a subi une atteinte grave dont elle ne se relèvera pas. C'est dans les mêmes conditions que, trois semaines après l'apparition des symptômes que nous étudions, la nommée Donavie a été prise d'attaques épileptiformes, dans lesquelles la tête était fortement inclinée à gauche et y revenait par secousses brusques, lorsqu'on la portait à droite ; on constatait des grimaces de la face, de l'écume à la bouche, des mouvement convulsifs cloniques, d'abord dans les deux membres supérieurs ; puis, dans le gauche seulement, où existait de la contracture, ainsi que dans les membres inférieurs ; la perte de connaissance, pendant tout ce temps, était absolue. Cette attaque dura, la première fois, cinq heures et sa disparition parut devoir être attribuée à une médication révulsive énergique.

(1) Elle est morte en juin 1869. L'autopsie a montré, au niveau des deuxième, troisième, quatrième, cinquième, sixième vertèbres cervicales, le long du sillon médian postérieur, des adhérences du feuillet viscéral de l'arachnoïde avec la dure-mère, qui étaient fortement organisés. Toute l'arachnoïde avait un aspect tomenteux. Aucune lésion à la face antérieure de la moelle.

Une autre malade qui m'a présenté ces mêmes phénomènes, la nommée R..., a été atteinte de symptômes qui peuvent donner lieu à des erreurs de diagnostic ou du moins dont le mode de production est méconnu, je veux parler de *douleurs sciatiques*.

Elle a accusé subitement une douleur suivant le trajet du nerf sciatique gauche; douleur ayant son maximum au niveau de la grande échancrure sciatique et s'irradiant dans tout le membre, mais surtout dans la cuisse; il existait, en outre, une hyperesthésie considérable sur les apophyses épineuses des dernières dorsales; la pression et l'application d'un linge mouillé d'eau froide y provoquaient une douleur très vive. Il faut remarquer que ces phénomènes avaient été précédés pendant quatre jours et étaient accompagnés de nausées et de vomissements; chez cette malade, comme chez les autres, ces accidents ont été le point de départ d'une aggravation dans la maladie : obtusion intellectuelle, indifférence, mutisme ; mais le fait sur lequel je veux insister en ce moment, c'est que cette malade avait une *sciatique unilatérale* qui était liée à une altération des méninges spinales.

La bilatéralité de la sciatique doit bien autrement éveiller l'attention du médecin. Remak avait déjà observé ce fait sur des hommes qui, à la suite du *tabes cervicalis*, souffrent de névralgies excentriques dans les membres, que l'on confond souvent, dit-il, avec des douleurs rhumatismales; mais il n'est pas besoin de *tabes cervicalis* pour les observer; il y a, en effet, des cas où ces douleurs font pour ainsi dire explosion chez des sujets indemnes jusqu'alors de toute affection, et sont trop souvent confondues avec des sciatiques ordinaires.

J'ai eu l'occasion dans ces derniers temps (1868), ayant été appelé en consultation au Havre, auprès d'un malade atteint de ce genre d'accidents, d'éclairer plusieurs honorables confrères de cette ville sur la cause originale de ces douleurs, sur leur valeur prognostique, et sur la thérapeutique à instituer; jusqu'à ce jour, les résultats obtenus ont dépassé notre attente. Voici, d'ailleurs, la relation de ce fait intéressant : le malade, âgé de cinquante-deux ans, menait une existence de travail continuel et poussé jusqu'aux dernières limites du possible. Sa profession, celle de courtier de commerce, l'exposait à des émotions constantes. Debout de très bonne heure, il ne rentrait chez lui que le soir tard; mais là même, les affaires le poursuivaient, et des dépêches télégraphiques incessantes venaient l'empêcher de se reposer des fatigues de la journée et l'occupaient encore pendant ses repas et son sommeil. Par suite de cette vie fiévreuse, ce monsieur se trouvait très agité depuis un certain temps; sa santé générale commença à décliner visiblement il y a deux ans; le teint pâlit, les digestions devinrent difficiles, la respiration fut quelquefois gênée, et le malade souvent oppressé; les membres supérieurs devinrent agités d'un tremblement presque continuel qui rendit difficiles l'écriture et la préhension d'un objet en vue, une cuiller par exemple. Son médecin l'envoya à Néris, deux ans de suite, sans qu'aucune amélioration fût obtenue; malgré cet état de maladie, il s'occupait encore de la direction de ses affaires, lorsque, dans l'automne dernier, il fut pris brusquement, sans le moindre prodrome, de douleurs à formes névralgiques dans les deux membres inférieurs; ces douleurs suivaient le trajet des nerfs sciatiques, étaient excessivement vives, arrachaient des cris au malade et provoquaient une agitation incessante; consécutivement à ces douleurs, il se produisit des soubresauts dans es deux genoux ; un peu de fièvre accompagna ces premiers accidents qu'aucun des traitements appliqués *loco dolenti* ne parvint à calmer. Le sommeil était devenu tout à fait nul, et l'agitation était extrême lorsque je fus appelé auprès du malade. Deux heures avant mon arrivée au Havre, ce monsieur fut pris de douleurs atroces siégeant aux régions cervicale inférieure et dorsale supérieure; douleurs qui durèrent dix minutes et s'accompagnèrent de délire, de divagation absolue, de perte à peu près complète de connaissance et de nausées ; un quart d'heure après leur fin, nouvelle crise qui eut une durée plus longue, vingt minutes à peu près, et fut caractérisée par les mêmes symptômes.

A partir de ce moment, l'agitation, le délire s'accentuèrent davantage; il fallut plusieurs personnes pour maintenir le malade, qui continuait à accuser les mêmes douleurs s'irradiant dans les deux membres inférieurs. Lorsque je le vis, deux heures après l'apparition de ces nouveaux accidents, je le trouvai dans un grand état d'agitation, parlant à chaque instant de choses différentes, de ses affaires, d'événements passés ; c'étaient des noms d'amis, de parents ; la mémoire paraissait complètement dévoyée; malgré cela, la parole était nette et nullement tremblée. Le malade me parla avec insistance des douleurs qu'il ressentait dans les membres inférieurs et qui étaient surtout intenses au niveau des échancrures sciatiques, de la tête des péronés et le long des mollets; je trouvai, en même temps, au niveau des apophyses épineuses des sixième et septième vertèbres cervicales, première et deuxième dorsales, une douleur que la pression augmentait considérablement. La sensibilité aux pincements, aux piqûres était absente, troublée ou obtuse en plusieurs points des membres inférieurs; les mouvements des membres étaient libres, bien qu'offrant un peu d'incertitude; pas d'ataxie de la langue; enfin, je notai l'existence d'un état fébrile peu intense, mais réel.

Les trois honorables confrères du Havre qui étaient présents à la consultation se rendirent à l'opinion que j'émis et qui consistait à considérer le malade comme menacé de paralysie générale et atteint de méningite spinale, dont les douleurs sciatiques antérieures étaient une manifestation insidieuse.

Le traitement que nous instituâmes consista en vésicatoires, en cautères sur la colonne vertébrale que le malade dut conserver un an ou deux au moins, et, en outre, dans l'abandon absolu de sa profession. Les choses se sont passées ainsi que nous pouvions l'espérer, et au bout d'un mois et demi, l'état était aussi satisfaisant que possible, les douleurs avaient cédé les premières, puis le délire, et en dernier lieu l'amnésie. (J'ai revu ce malade jusqu'au moment où il est mort en 1875 d'une fièvre typhoïde; sa santé est revenue à l'état où elle se trouvait avant l'apparition des accidents; il n'existait plus de douleur vertébrale, plus d'irradiations névralgiques dans les membres, la sensibilité cutanée était bien nette, la parole normale ainsi que la mémoire; il n'avait plus de tremblement des mains; il pouvait être considéré comme guéri, mais il continua à porter son cautère pendant trois ans.)

Il m'a paru intéressant de vous citer ce fait, à cause des rapports immédiats qu'il présente avec ceux que je vous ai déjà rapportés dans cette conférence; la clef du diagnostic me paraît ici reposer sur l'existence de douleurs sciatiques bilatérales et même unilatérales unies à des douleurs rachidiennes, à du délire, à de la perte de mémoire, à des nausées et des vomissements.

Des observations analogues à celle que je viens de vous rappeler me semblent avoir dû être faites par Westphal, si j'en juge par ce passage tiré des annales de Griesinger :

« J'ai souvenir d'avoir observé, avant le complet développement de l'aliénation mentale, des douleurs déchirantes fulgurantes dans les extrémités inférieures, rarement dans les supérieures, et cela, chez des malades qui eurent plus tard la démarche ataxique ou paralytique. » Mais en France, les traités cliniques se taisent sur ces faits, qui sont plus fréquents qu'on ne pourrait le supposer de prime abord et ont, en tous cas, une très grande importance pronostique ; en effet, nous pouvons tirer de cette étude cette conclusion, que cette variété de paralysie générale commençant par des phénomènes spinaux peut être conjurée, si au lieu de s'occuper exclusivement des symptômes périphériques, on attaque la cause première, c'est-à-dire la lésion des méninges spinales.

D'autre part, l'apparition de cette méningite spinale, dans le cas d'une paralysie générale confirmée, est un signe pronostique important, puisque, ainsi que le démontrent les observations que je vous ai citées, la maladie progresse très rapidement, à partir de ce moment, vers une terminaison fatale.

Enfin, j'insisterai sur ce fait, que l'apparition de ces symptômes méningés m'a toujours paru s'accompagner de nausées et de vomissements qui ne sauraient s'expliquer autrement que par une action excitante élective sur les racines du pneumo-gastrique.

Les lésions qui correspondent à ces symptômes présentent le plus grand intérêt, comme siège et comme apparence extérieure. Il est à noter, en effet, que ces altérations occupent presque exclusivement les méninges qui revêtent la face postérieure de la moelle ; la raison de cette particularité qui se montre aussi du reste dans nombre d'autres affections de la moelle, dans la myélite scléreuse entre autres, n'est pas encore connue.

Il est certain, en tout cas, que ce n'est pas une question de décubitus dorsal, car plusieurs de mes malades ont été prises sans avoir été alitées ; je croirais plutôt que ce processus est en rapport avec un excès d'excitabilité antérieure de la sensibilité, avec la suracuité des sensations chez quelques-uns de ces malades, et anatomiquement avec un état morbide primitif des cordons postérieurs.

Je vais vous montrer, à l'appui de cette hypothèse, une malade qui offrait, avant d'être prise de ces phénomènes méningés, un excès de sensibilité générale et un état d'hyperesthésie sensorielle qui se traduisait par des hallucinations.

Quelle que soit l'explication que l'on arrive à donner, ce fait d'observation est incontestable ; et pour mon compte, je n'ai observé qu'une seule fois une lésion des méninges qui recouvrent la face antéro-latérale de la moelle.

Les *lésions méningées* se présentent sous plusieurs aspects :

A un premier degré, on trouve une vascularisation assez prononcée de la pie-mère et de l'arachnoïde qui recouvrent la face postérieure de l'axe médullaire, et l'on remarque des granulations miliaires transparentes dont la structure intime consiste en une enveloppe de tissu conjonctif très fin, en des vaisseaux à parois épaissies et en un grand nombre de noyaux ovoïdes de tissu conjonctif en voie de prolifération.

Lorsque l'altération est plus avancée, les méninges sont notablement épaissies, l'arachnoïde a perdu sa transparence, offre de nombreuses plaques opalescentes, d'une épaisseur quelquefois notable, el e se trouve dans certains cas complètement adhérente à la pie-mère ; l'espace sous-arachnoïdien a plus ou moins alors disparu au niveau de ces plaques et des racines postérieures à leur émergence des sillons collatéraux postérieurs ; par suite de leur épaississement, les méninges forment une sorte de manchon qui englobe plus ou moins les racines ; la pie-mère elle-même est atteinte par ce travail inflammatoire ; elle est très épaissie, et par des coupes fines pratiquées après macération dans des liquides spéciaux, on s'assure que les tractus qu'elle envoie dans la moelle, sous forme de réticulum, sont plus volumineux, plus serrés qu'à l'état normal, et qu'une bande de cordons postérieurs touchant à la pie-mère ainsi altérée a subi une dégénération scléreuse qui quelquefois échappe à l'examen, à l'état frais, mais qui, sur une moelle durcie et coupée en tranches fines, devient très manifeste.

A la période la plus avancée, les lésions de l'arachnoïde viscérale sont formées soit par de petits amas mous de noyaux en prolifération, unis à une gangue finement granuleuse et à des corps de Gluge ; d'autres fois, l'altération ayant été disséminée par places, a amené la fixation de petits corps blanchâtres étoilés, dentelés sur les bords, de consistance et d'apparence fibro-cartilagineuse, lisses sur leur face pariétale et qui regarde la cavité de l'arachnoïde, rugueux sur leur face viscérale. Quelques-uns de ces corps, de date ancienne, résistent au scalpel lorsqu'on tente de les couper et contiennent des incrustations calcaires. Avant l'infiltration calcaire, ou lorsque l'altération est très étendue, on y trouve, à l'examen microscopique, de nombreuses couches de tissu conjonctif d'âge différent et un état fibrillaire très marqué; lorsqu'au contraire l'infiltration calcaire a eu le temps de se produire, ce qui est une terminaison rare, on y voit quelquefois des corpuscules ressemblant à des ostéoplastes bien caractérisés ; c'est ce que vous pourrez voir sur une préparation microscopique due à M. Coyne, mon interne. Vous constatez, en effet, une bande de tissu conjonctif fibrillaire et en deux points, une vingtaine de corps étoilés ayant des prolongements très fins, multiples, s'anastomosant entre eux. Ces corps, qui paraissent noirs dans la préparation, ressemblent aux ostéoplastes et pour ceux qui ont vu des préparations d'os véritable, le doute au sujet de leur identité n'est guère permis.

Le nombre de ces fibromes arachnoïdiens est quelquefois considérable ; et voici une moelle sur la face postérieure de laquelle vous pourrez en voir plus de cinquante de dimensions différentes, comme vous le voyez par leur nature et par leur aspect ; ces plaques sont analogues à celles que l'on rencontre dans la plèvre et dans le péritoine, consécutivement aux inflammations lentes de ces séreuses.

Le traitement de cette complication de la paralysie générale, ou pour mieux dire, de cette extension presque constante mais à des degrés différents de l'inflammation des méninges cérébrales aux méninges rachidiennes, consiste en des dérivatifs puissants et prolongés, et pour mon compte personnel, je n'hésite pas à employer des cautères répétés et entretenus avec soin au niveau des points douloureux du rachis. Instituée au début des accidents, et surtout dans le commencement d'une paralysie générale primitivement spinale, cette thérapeutique donne les meilleurs résultats.

VINGTIÈME LEÇON

Atrophie musculaire aiguë dans le cours de la paralysie générale.

MESSIEURS,

L'attention des auteurs qui se sont occupés de l'étude de la paralysie générale, ne semble pas avoir été beaucoup attirée par les troubles trophiques musculaires qui peuvent se produire dans le cours de la périencéphalite diffuse.

De fait, il ne semble pas que ce soit là une complication bien fréquente de cette affection à manifestations d'ailleurs si variées. Cependant, elle n'y fait pas complètement défaut ; nous avons eu l'occasion de l'observer cette année chez deux malades dont je vais vous rapporter ici les observations.

A l'ordinaire, ainsi que Esquirol et Georget les premiers l'ont bien fait remarquer, la paralysie générale semble compatible, pendant un temps plus ou moins long, avec l'intégrité de la nutrition : des malades restent quelquefois pendant un an, deux ans et même davantage, la face pleine, les masses musculaires des membres et du tronc fermes et développées ; puis, s'ils ne sont pas enlevés par quelque accident intercurrent, on les voit, surtout dès que la gêne croissante de la locomotion les rive à leur lit, s'amaigrir insensiblement et arriver parfois jusqu'au plus profond marasme, avec eschares au coude, au sacrum, etc. Ils succombent alors le plus souvent à la fièvre hectique.

Ce n'est pas de cette période cachectique que je veux parler ici ; les troubles trophiques que je vous signale ont différé de ceux qui surviennent dans cette période terminale, par des caractères tout spéciaux : ils se sont manifestés pour ainsi dire tout à coup, et alors que la nutrition générale semblait n'avoir encore subi aucune atteinte ; ils n'ont pas frappé toutes les masses musculaires ; leur évolution a été aussi rapide qu'irrégulière et en peu de temps les muscles ont présenté une altération granulo-graisseuse très accentuée ainsi que des modifications notables de la contractilité électrique.

Dans un cas, la malade a succombé quelque temps après cette complication, pendant une de ces attaques dites congestives. Chez l'autre malade, les troubles trophiques dont il s'agit se sont bientôt arrêtés, et l'affection a repris sa physionomie antérieure.

Ces troubles trophiques ont donc présenté une assez grande analogie avec ceux qu'on rencontre, comme signe essentiel, dans la paralysie infantile, l'atrophie musculaire progressive ; et, comme complication accessoire tout accidentelle, dans certains cas d'ataxie locomotrice, de sclérose en plaques, de sclérose latérale, etc.

D'autre part, on sait que les travaux de MM. Charcot et Vulpian, de M. Damaschino et de plusieurs élèves de M. Charcot, MM. Joffroy, Pierret, Gombault, ont établi que ces différents cas confirment la théorie émise par M. Brown-Séquard, et que les troubles trophiques observés y doivent être rattachés à une lésion des cellules nerveuses des cornes antérieures de la moelle, soit primitive, soit consécutive, et alors probablement à une lésion de la substance blanche.

Il y avait peut-être quelque intérêt à rechercher si dans les cas qui nous occupent la même analogie se continuait au point de vue anatomo-pathologique, si les troubles trophiques musculaires dont il est question sont aussi liés ici à une altération des cellules nerveuses, des cornes antérieures, s'ajoutant en vertu de cette tendance si vive de diffusion des lésions de la paralysie générale, aux lésions ordinaires de cette affection.

Nous avons pu dans le premier cas faire l'examen microscopique complet de la moelle ; les résultats qui en seront donnés montreront qu'il en est ainsi qu'on était porté à l'admettre *a priori*.

La seconde observation ne peut avoir d'autre objet que de montrer que les troubles que nous étudions ne sont pas excessivement rares, puisque deux fois nous les avons rencontrés en un an, sur un nombre restreint de malades.

D'ailleurs, tout récemment nous avons lu, sur l'indication donnée par M. Charcot, un article des *Archiv fur Psychiatrie* (Ueber multiple hirnsklerose, Berlin, 1872) où le docteur Jolly, assistant à Wurzburg, déclare que des atrophies musculaires s'observeraient assez souvent, dans le cours de la paralysie générale, *soit sur un membre*, soit sur plusieurs. Ici le moindre doute n'est pas permis. Cette mention d'atrophie d'un seul membre indique surabondamment que le médecin allemand n'entend pas parler d'un simple amaigrissement, mais bien d'atrophie musculaire, très probablement du même ordre que celle que nous avons rencontrée dans nos observations. Il est vrai que le Dr Jolly ne songe même pas à se demander si les cellules nerveuses de la moelle pourraient être intéressées, et déclare qu'en de tels cas il n'existe absolument aucune condition anatomo-pathologique à laquelle pourraient être imputés les troubles trophiques.

Nous verrons ce qu'il faut penser d'une telle opinion.

OBS. CV. — Person..., âgée de trente-trois ans, est entrée le 7 décembre 1871 dans mon service. Elle y est morte le 13 janvier 1872.

Cette femme était tombée malade au mois de mai 1871.

Au mois de décembre, à son entrée à l'hôpital, elle présentait les principaux signes classiques de la paralysie générale : mégalomanie ; tremblement des mains et de la langue tirée hors de la bouche ; ânonnement de la parole ; incertitude de la marche.

L'appétit est conservé, et l'embonpoint notable ; aucune lésion appréciable des organes thoraciques ou abdominaux.

A la fin de décembre la malade eut deux de ces attaques apoplectiques dites congestives.

Nous recherchions l'état de la contractilité musculaire après ces attaques, lorsque le 2 janvier 1872, nous constatâmes que cette contractilité avait sensiblement diminué dans les muscles fléchisseurs à l'avant-bras, surtout à l'avant-bras droit, et à un certain degré aussi aux muscles du mollet.

Ces mêmes masses musculaires semblaient, au palper, plus flasques, moins pleines.

La mensuration donne les résultats suivants :

Partie moyenne du bras, à droite, 0,21 ; à gauche, 0,21.

1/3 supérieur de l'avant-bras, à droite, 0,195 ; à gauche, 0,20.

1/3 supérieur de la jambe, à droite, 0,27 ; à gauche, 0,28.

La contractilité est restée aussi développée qu'à l'ordinaire aux muscles de la face, du thorax, de l'abdomen, des bras, des mains, des cuisses. Ces mêmes muscles ne semblent avoir subi aucune modification de volume ni de résistance.

La malade a perdu l'appétit ; elle a beaucoup de peine à se tenir debout et reste au lit. Apyrexie.

6 janvier. — La malade ne se lève toujours pas et ne prend que du potage. La parole est beaucoup plus embarrassée qu'à l'ordinaire. Apyrexie.

Partie moyenne du bras, à droite, 0,21 ; à gauche, 0,21.

1/3 supérieur de l'avant-bras, à droite, 0,185; à gauche, 0,195.

1/3 supérieur de la jambe, à droite, 0,265 ; à gauche, 0,275.

Même diminution de la contractilité au niveau des mêmes muscles ; rien de particulier pour les autres masses musculaires. Avec le harpon de Duchenne, nous prenons quelques parcelles de tissu dans les muscles atrophiés ; examinées au microscope, les fibres présentent une altération granulo-graisseuse très nette, et une multiplication abondante de noyaux sur le sarcolemme.

9 janvier. — La malade est toujours dans le même état ; elle reste au lit, ne mange presque pas, et éprouve une difficulté toujours croissante à s'exprimer. Elle a vomi à plusieurs reprises. D'ailleurs, langue humide, sans enduit anormal ; nulle trace d'affection des organes thoraciques ou abdominaux.

Temp. axil., 37°, 6. Pouls, 72.

Partie moyenne du bras, à droite, 0,205 ; à gauche, 0,205.

1/3 supérieur de l'avant-bras, à droite, 0,180 ; à gauche, 0,185.

1/3 supérieur de la jambe, à droite, 0,255; à gauche, 0,270.

Il n'y a pas de paralysie. La malade soulève encore ses bras et ses jambes ; mais ses mouvements s'accompagnent de légers tremblements et la malade laisse bientôt retomber ses membres sur son lit. Il n'y a, en aucun point, de modification notable de la sensibilité.

10 et 11 janvier. — La malade a encore eu plusieurs vomissements. Pas de diarrhée.

Même état des membres sous le rapport de la mensuration, des modifications de la contractilité électrique, de la motricité et de la sensibilité.

Pas d'amaigrissement notable de la face qui cependant est tirée, fatiguée.

Temp. axil., 37°, 6. Pouls, 78.

12 janvier. — La malade est prise d'une attaque apoplectiforme qui l'enlève le endemain.

Autopsie. — La dure-mère crânienne ne présente aucune lésion.

L'arachnoïde et la pie-mère encéphaliques offrent une teinte rouge vif presque uniforme. Les circonvolutions latérales dans presque toute leur étendue, et la dernière circonvolution frontale ascendante de l'hémisphère droit, dans toute son étendue, sont recouvertes d'un caillot noirâtre, étalé, infiltré dans l'épaisseur du tissu cellulaire sous-arachnoïdien et qui se détache facilement avec la membrane d'enveloppe de l'hémisphère.

Pie-mère louche, épaissie, plus ou moins altérée par places, très adhérente à la substance corticale qui est entraînée irrégulièrement quand on enlève la membrane.

Pas d'hémorrhagie, pas de foyer de ramollissement, pas d'anévrysmes miliaires dans les diverses parties de l'encéphale.

La dure-mère rachidienne est normale en presque tous ses points.

Sur la pie-mère et l'arachnoïde, légères arborisations des capillaires et veines notablement distendues.

A la portion cervicale, au niveau de la moitié de la face postérieure, sur une étendue d'un centimètre environ, les méninges sont louches, épaissies, confondues ensemble.

Ce même épaississement, cette même opalescence s'observent à la région dorsale, en arrière encore sur une étendue de deux centimètres au niveau des racines des 5e et 6e paires dorsales.

Sur toutes les racines nerveuses, aucune altération appréciable à l'œil nu. Au microscope, on ne trouve sur les tubes nerveux des racines et des nerfs correspondants aucun corps granuleux; les cylindres de myéline sont intacts ainsi que les gaines de Schwann.

Un certain nombre de coupes ont été faites sur la portion cervicale de la moelle après durcissement convenable par l'acide chromique et coloration par la teinture ammoniacale de carmin.

La substance blanche n'est que fort peu altérée. Çà et là, surtout dans les cordons latéraux et postérieurs, quelques tractus conjonctifs épaissis ; quelques tubes nerveux dont le diamètre est sensiblement diminué.

La névroglie de la substance grise n'est guère plus intéressée ; il y a par places prolifération nucléaire à peine ébauchée. Il n'en est plus de même pour les cellules nerveuses des cornes antérieures.

Celles-ci présentent des modifications très accentuées, qui frappent au premier coup d'œil.

Toutes les cellules ne sont pas atteintes ; dans chaque groupe, antérieur, postérieur et externe, les cellules malades apparaissent irrégulièrement mélangées aux cellules saines, en proportion variable sur les coupes faites à différents niveaux.

D'une façon générale, il semble qu'il y ait environ deux cellules modifiées sur trois. Ce n'est que sur certaines de ces coupes, que le nombre des cellules transformées est sensiblement plus grand, ainsi sur la corne droite.

La lésion n'est pas non plus au même degré sur toutes les cellules.

Toutes celles qui ont été frappées par le travail morbide sont comme farcies de granulations jaunâtres que ne colore pas la teinture de carmin.

Certaines ne présentent d'anormal que cette pigmentation : leurs prolongements, leur noyau et leur nucléole ont la configuration ordinaire. D'autres ont perdu tout ou partie de leurs prolongements ; d'autres encore ont pris une forme plus ou moins régulièrement sphérique. Ces dernières sont notablement atrophiées et ont perdu leur noyau et leur nucléole.

A la portion dorsale de la moelle, sur des coupes préparées par le même procédé l'épaississement des tractus conjonctifs, au niveau des cordons latéraux et postérieur, est moins marqué encore qu'à la région cervicale : la substance grise y est aussi notablement moins altérée.

La névroglie est sensiblement intacte ; quelques cellules nerveuses seulement sont atteintes et leur altération ne va pas au delà de la pigmentation jaunâtre.

A la région lombaire, le degré de l'altération des cellules nerveuses est intermédiaire, en quelque sorte, à ce qu'on observe à la région cervicale et à la région dorsale, plus avancé, d'une façon générale, que dans la première, moins accusé que dans l'autre.

Sur toutes les coupes, les cellules des cornes postérieures sont à l'état sain ; les vaisseaux dilatés et comme bossués par places : sur leur paroi externe, çà et là, noyaux plus abondants qu'à l'état normal.

Un certain nombre de coupes ont été pratiquées sur le bulbe : nous n'y avons trouvé modifié que le noyau du nerf grand hypoglosse, où quelques cellules présentent les mêmes altérations que les cellules nerveuses des cornes antérieures de la moelle.

Les muscles de l'épitrochlée et du mollet, surtout à droite, ne sont pas aussi consistants que les autres muscles ; ils s'écrasent facilement sous le doigt, et, au lieu de la coloration rouge foncé ordinaire, ils offrent une teinte rouge orangé.

Au microscope, sur des faisceaux de fibres musculaires préparées à la teinture ammoniacale de carmin, on note, sur un grand nombre de ces fibres, une altération granulo-graisseuse assez avancée du contenu de la gaine avec prolifération des noyaux du sarcolemme.

Cette même altération se rencontre sur les muscles de la langue. Les autres principaux groupes musculaires ne présentent aucune modification à l'examen microscopique.

Les différentes articulations sont intactes.

Tous les organes thoraciques ou abdominaux sont sains.

Dans cette observation, comme on l'a vu, les lésions des cornes antérieures sont des plus manifestes.—Aussi bien peuvent-elles expliquer les symptômes spéciaux observés pendant la vie.

Les lésions des cellules nerveuses de la moelle ont été peu étudiées dans la paralysie générale.

M. Magnan parle bien dans une observation de sa thèse « d'une infiltration granuleuse plus ou moins avancée », mais il ne lui a pas paru qu'il pût y voir une altération réelle, importante.

Et de fait, dans notre observation il ne s'agit pas seulement, ainsi qu'on a pu le remarquer, de cette simple infiltration granuleuse des cellules nerveuses qu'on peut rencontrer même à l'état sain, surtout chez les sujets âgés.

Sur certaines cellules les prolongements ont plus ou moins diminué de longueur ou même ont complètement disparu ; — certaines autres cellules sont déformées, rapetissées ; — quelques-unes sont réduites à un petit amas sphérique de granulations pigmentaires jaunâtres où l'on ne distingue plus ni noyau ni nucléole.

Ce sont bien là de véritables lésions des cellules nerveuses de la moelle.

Pour le dire en passant, ces lésions présentent la plus grande analogie avec celles qu'on rencontre habituellement dans les cellules nerveuses des circonvolutions cérébrales, dans la paralysie générale, et que M. Poincaré a surtout indiquées.

Ce sont ces lésions des cellules des cornes antérieures de la moelle que M. Magnan n'a pas eu l'occasion de rencontrer, et qui semblent avoir échappé aussi aux investigations minutieuses du Dr Westphal. — Nous avons déjà dit quelle est à ce sujet l'opinion générale des psychiatres allemands rapportée par le Dr Jolly.

D'ailleurs, nous le répétons, ces lésions cellulaires et les troubles trophiques musculaires correspondants paraissent ne se produire que très exceptionnellement.

Quoi qu'il en soit, cette complication n'a rien que de très rationnel, quand on songe à cette puissance si vive de diffusion de la lésion de la paralysie générale.

Cantonnée le plus souvent dans les circonvolutions cérébrales, elle peut intéresser en même temps les autres départements de l'encéphale : corps opto-striés, bulbe, cervelet ; elle peut s'étendre au réticulum de la moelle elle-même, d'après les travaux de MM. Calmeil, Baillarger, Westphal, Magnan, tout comme elle peut se développer dans la moelle avant d'atteindre l'encéphale, ainsi que M. Calmeil l'a le premier établi.

A ce propos une parenthèse : il serait d'un grand intérêt de pouvoir suivre exactement dans un nombre suffisant d'observations la marche de la lésion et de rattacher à chacune de ses étapes les symptômes correspondants.

Pour en revenir au point spécial qui nous occupe, est-il étonnant que la substance grise de la moelle, elle aussi, puisse se trouver engagée dans un tel processus ?

A dire le vrai, il est impossible de suivre d'une façon bien exacte sur nos préparations la filiation des lésions cellulaires de la moelle avec d'autres lésions de la paralysie générale.

Il est évident sur plusieurs coupes que les tractus du réticulum sont un peu plus épais qu'à l'état sain au niveau des cordons latéraux et postérieur ; mais il s'en faut qu'on puisse voir là un type de la sclérose latérale décrite par M. Westphall, même de la sclérose diffuse étudiée par M. Magnan, dans quelques cas de paralysie générale, et encore moins suivre en quelque sorte l'altération du réticulum de la substance blanche jusqu'à l'altération de la substance grise et de ses cellules, comme ont pu le faire MM. Gombault et Pierret (1).

M. Pierret a établi très nettement cette propagation de la substance blanche à la substance grise dans un cas d'ataxie locomotrice, et M. Gombault dans un cas de sclérose latérale double :

(1) Pierret, *Sur les altérations de la substance grise de la moelle épinière dans l'ataxie locomotrice, considérées dans leurs rapports avec l'atrophie musculaire qui complique quelquefois cette aeffction*. *Archives de physiologie*, 1870, t. III, p. 550. — Charcot et Gombault, *Note sur un cas d'atrophie musculaire progressive spinale protopathique*, 1875. (*Archives de physiologie*.)

dans ces deux cas l'atrophie de divers groupes musculaires était venue s'ajouter au tableau ordinaire de l'affection.

Il est possible que quelque chose d'analogue se soit passé dans notre observation sans qu'on puisse rien dire de bien décisif sur le mécanisme en vertu duquel l'altération passe de la substance blanche à la substance grise.

D'autre part, rien ne s'oppose absolument à cette hypothèse que les cellules des cornes antérieures, sous des influences indéterminées, ont pu s'altérer directement, pour leur propre compte, au même titre, sur la même ligne que le réticulum.

Quant à l'hypothèse d'une simple coïncidence, elle se soutient difficilement.

Quoi qu'il en soit, d'autres examens microscopiques pourront seuls fournir la solution cherchée.

Nous appellerons un instant l'attention sur les lésions des cellules du noyau du grand hypoglosse.

Dans trois cas où la gêne de la prononciation était considérable, nous n'avons pu trouver d'altération du noyau de l'hypoglosse ; de même que dans cinq observations, la moelle ne présentait aucune modification appréciable alors que les troubles de la locomotion étaient très accentués.

Dans ces circonstances les troubles fonctionnels ne paraissaient donc pouvoir s'expliquer que par la lésion cérébrale, par la modification des systèmes qui relient le bulbe et la moelle aux circonvolutions.

Dans l'observation présente, il y a en même temps qu'une lésion du noyau de l'hypoglosse une altération granulo-graisseuse des fibres de la langue ; c'est au bulbe l'analogue de ce qui s'est passé à la moelle.

Toutefois cette complication, si exceptionnelle qu'elle semble être, doit engager à chercher l'état des noyaux du bulbe surtout chez les individus qui succombent, comme on le voit parfois, à des accidents dyspnéiques très remarquables et que rien n'explique, dans ces attaques apoplectiques qu'on pourrait peut-être appeler : attaques apoplectiques à forme bulbaire de la paralysie générale.

Obs. CVI. — Surmossard, âgée de vingt-cinq ans, entrée le 4 août 1871 dans mon service.

Dès son entrée à l'hôpital, le diagnostic *Paralysie générale* s'établit de la manière la plus nette sur les signes suivants : délire des grandeurs, amnésie; tremblement de la langue et des mains ; ânonnement de la parole ; incertitude de la marche.

D'ailleurs, pupilles égales, sens intacts ; sensibilité générale conservée ; pas de paralysie des sphincters; appétit développé, embonpoint notable.

Du 12 au 30 octobre 1871, la malade subit une série d'attaques tantôt apoplectiformes, tantôt épileptiformes, d'une durée de quelques heures à un ou deux jours.

Le 9 novembre, nouvelle attaque apoplectiforme qui dure trente-six heures environ.

Après cette attaque, on constate que la contractilité électrique est notablement moindre à gauche qu'à droite, au niveau de presque tous les groupes musculaires des membres, surtout aux muscles de l'épitrochlée, des éminences thénar et hypothénar et des extenseurs de la jambe. Il y a diminution concomitante de la sensibilité à tous es modes.

Les mouvements volontaires des membres gauches sont plus rares et moins faciles que ceux des membres droits : la malade a la plus grande peine à se tenir debout, reste au lit, et se sert presque exclusivement de sa main droite. Cependant il n'y a pas de paralysie réelle : la malade, quand on l'y oblige, peut encore mouvoir les bras et les jambes avec un certain degré de force ; mais, encore une fois, la puissance musculaire est moindre aux membres gauches qu'aux droits.

Apyrexie ; appétit conservé.

A la mensuration :

1/3 inférieur du bras droit, 0,26 ; bras gauche, 0,255.

1/3 supérieur avant-bras droit, 0,23 ; avant-bras gauche, 0,22.

1/3 inférieur cuisse droite, 0,41 ; cuisse gauche, 0,41.

1/3 supérieur jambe droite, 0,335 ; jambe gauche, 0,32.

15 novembre. — La jambe gauche présente sur toute son étendue une desquamation épithéliale abondante, une sorte d'ichthyose.

Mêmes troubles de la sensibilité et de la contractilité électrique aux membres gauches.

La malade est toujours au lit, ne prend que peu de nourriture, ne se plaint d'aucune doulaur.

Temp. avil., 37°, 6. Pouls, 78.

Des parcelles des muscles des membres gauches sont prises avec le harpon de Duchenne et préparées, après dissociation, par la teinture ammoniacale de carmin.

Un grand nombre de fibres ont perdu leur striation et sont plus ou moins ratatinées : sur plusieurs autres, le cylindre de musculine semble avoir complètement disparu et est remplacé par un nombre variable de granulations graisseuses et aussi de noyaux qui se colorent par le carmin. Le sarcolemme, ainsi que le périmysium, sont comme farcis de noyaux de nouvelle formation.

Mensuration :

1/3 inférieur bras droit, 0,26 ; bras gauche, 0,25.

1/3 supérieur avant-bras droit, 0,23 ; avant-bras gauche, 0,215.

1/3 inférieur cuisse droite, 0,41 ; cuisse gauche, 0,395.

1/3 supérieur jambe droite, 0,33 ; jambe gauche, 0,305.

18 novembre. — La malade se plaint de douleurs dans le genou gauche qui est tuméfié, et au niveau duquel le tégument présente une légère teinte rougeâtre. L'articulation contient une certaine quantité de liquide.

Même ichthyose de la jambe gauche,

Même état de la contractilité et de la sensibilité aux membres gauches.

La malade est toujours au lit.

Temp. axil., 38°. Pouls, 78. Anorexie.

21 novembre. — Le genou est resté dans le même état jusqu'au 20 novembre : maintenant, la rougeur du tégument, la douleur sont moindres. La desquamation épithéliale de la jambe a presque complètement disparu. Temp. axil, 38°. Pouls, 84.

2 janvier 1872. — La diminution de la sensibilité et de la contractilité électrique aux membres gauches est moins nette.

Le genou gauche n'est plus que très légèrement tuméfié : épanchement de liquide insignifiant. On constate de l'empâtement au niveau de la partie inférieure du fémur, autour des condyles, dont le diamètre l'emporte de deux centimètres sur celui de la partie correspondante de la cuisse gauche.

Plus d'ichthyose à la jambe gauche.

La malade ne garde plus le lit : sa démarche présente d'ailleurs l'incertitude d'autrefois, sans qu'on puisse dire si la difficulté des mouvements des membres inférieurs a augmenté.

Temp. axil., 37°, 4. Pouls, 72. Appétit considérable comme auparavant.

Mensuration :

1/3 inférieur bras droit, 0,28 ; bras gauche, 0,25.

1/3 supérieur avant-bras droit, 0,23 ; avant-bras gauche, 0,215.

1/3 supérieur jambe droite, 0,325 ; jambe gauche, 0,30.

Six mois après, l'état de la malade est resté sensiblement le même, bien qu'elle ait été frappée de plusieurs attaques *congestives*.

L'ânonnement de la parole, l'incertitude de la marche sont plus accusés ; l'hébétude plus profonde.

La malade va et vient dans la cour toute la journée ; appétit et embonpoint conservés.

Sensibilité et contractilité électrique presque aussi développées aux membres droits qu'aux membres gauches.

On constate encore un léger empâtement au niveau des condyles fémoraux de la cuisse gauche ; articulation du genou gauche saine.

Mensuration :

1/3 inférieur bras droit, 0,265 ; à gauche, 0,255.

1/3 supérieur avant-bras droit, 0,23 ; à gauche, 0,22.

1/4 inférieur cuisse droite, 0,40 ; à gauche, 0,41.

1/3 supérieur jambe droite, 0,33 ; à gauche, 0,315.

Un certain nombre de fibres musculaires, surtout au niveau des muscles de l'épitrochlée et des extenseurs de la jambe, à gauche, ne présentent plus de stries : on ne trouve, soit dans la gaine, soit sur le sarcolemme, que des petites granulations graisseuses et des noyaux que colore le carmin.

Cette seconde observation présente une grande analogie avec la première : ici cependant les troubles trophiques ont été plus complexes puisqu'ils ont compris une ichthyose et une arthropathie qu'il est difficile de ne pas subordonner, comme dans beaucoup de cas analogues, à une lésion nerveuse, si l'on se rappelle les travaux de MM. Mitchell, Mougeot, Charcot, etc.

Doit-on dans ce cas donner pour cause à ces troubles trophiques une altération des cellules des cornes antérieures de la moelle, comme dans l'observation de la première malade ? C'est probable, mais nous ne pouvons l'affirmer.

Nous ferons remarquer en passant que dans les deux observations les troubles trophiques se sont produits aux approches d'une de ces attaques congestives qui marquent les exacerbations dans le processus morbide, les accélérations de la marche de la lésion.

D'ailleurs, il est loin de notre pensée d'admettre que les troubles trophiques musculaires, dont nous venons de donner deux exemples, ne puissent se produire dans la paralysie générale qu'en vertu du seul mécanisme que nous avons dû supposer dans notre première observation.

Il est facile de comprendre qu'une méningite spinale, comme il arrive parfois dans le cortège des lésions de la paralysie générale, puisse susciter, par propagation, une névrite de quelques-unes des racines qui émergent de la moelle, et cette névrite pourra à son tour entraîner des troubles trophiques divers dans la peau, les muscles, etc., innervés par les fibres atteintes.

C'est donc là une autre origine possible de troubles trophiques dans le cours de la périencéphalite chronique.

Il faudra longtemps encore étudier la physiologie pathologique de cette affection avant de pouvoir rattacher chacun des troubles si nombreux qu'elle peut faire éclore aux conditions dynamiques et matérielles, à la cause prochaine d'où il émane directement.

La paralysie générale est, comme on le dit, une affection diffuse ; mais ici il faut distinguer. Sa limite de diffusion n'est pas invariablement la même : elle peut ne s'étendre que faiblement au delà du foyer primitif où elle naît à l'ordinaire, mais aussi elle peut envahir l'axe cérébro-spinal tout entier, peut-être aussi le système périphérique. Et entre ces deux extrêmes, les intermédiaires sont aussi multipliés que possible. D'autre part, il est probable qu'à puissance égale de diffusion, la marche de la lésion ne se fait pas avec la même rapidité et par les mêmes chemins.

De là, une autre source de diversité dans les formes de la maladie. L'histoire de la paralysie générale ne sera achevée que le jour où chacune de ses formes aura été nettement, complètement analysée et où, dans une synthèse définitive, elles auront toutes été classées dans l'ordre le plus vrai, le plus naturel, en une progression régulière.

Aussi toute étude, même la plus modeste, d'un symptôme nouveau, si accidentel, si secondaire qu'il soit, peut avoir ici son utilité ; c'est ce qui nous a décidé à vous communiquer ces deux observations d'une complication assez rare de la paralysie générale.

VINGT ET UNIÈME LEÇON

Étiologie de l'idiotie.

MESSIEURS,

Les causes de l'idiotie sont extrêmement nombreuses, variant pour ainsi dire avec chaque sujet et même avec le degré de l'idiotie, de telle sorte que plusieurs de ces causes peuvent s'ajouter pour produire chez le même sujet des désordres de plus en plus accentués. Il est à remarquer cependant que ces causes peuvent se ramener à deux chefs : ou bien l'idiotie tire son origine des ascendants, ou bien elle s'est manifestée à la suite d'une maladie qui a frappé le sujet lui-même.

Après de nombreuses observations personnelles dont je vais résumer ici les principales, j'ai cru devoir reconnaître huit sous-classes dans chacune de ces deux grandes classes que je viens de vous désigner.

Les causes comprenant la première sous-classe sont celles qui constituent l'élément morbide dans la consanguinité, c'est à elles que la consanguinité doit sa mauvaise influence : on se trouve alors en présence de l'hérédité morbide. Vous remarquerez, Messieurs, en effet que je ne fais pas intervenir la consanguinité dans l'étiologie de l'idiotie, parce que dans ma pensée la consanguinité entre individus sains, exempts de diathèses et de maladies constitutionnelles, ne peut avoir, aucun effet fâcheux sur les descendants; si vous voulez d'ailleurs vous former une opinion complète sur ce sujet, lisez les *Bulletins* et les *Mémoires de la Société d'Anthropologie* (Bullet., I, II, III, IV. — Mémoires, 1864, 1865).

I

La première grande classe de l'idiotie, c'est-à-dire l'idiotie qui tire son origine des ascendants, comprend dans ses causes:

1° La faiblesse intellectuelle des ascendants ;

2° Le nervosisme et les affections nerveuses des ascendants ;

3° Les impressions morales de la mère en gestation ;

4° Les maladies de la mère en gestation ;

5° La folie des ascendants ;

6° L'alcoolisme des ascendants ;

7° La méningo-encéphalite tuberculeuse ou la tuberculose des ascendants;

8° La scrofule des ascendants.

Nous allons prendre successivement chacune de ces catégories d'étiologie et donner de chacune quelques observations.

1° *Faiblesse intellectuelle des ascendants.*

Obs. CVII. — *Faiblesse intellectuelle du père et de la mère. — Idiotie dès le bas âge. Troubles de la parole.*

L..., âgé de six ans, né à Paris, entré dans mon service à Bicêtre, le 22 octobre 1866.

Le père jouit d'une bonne santé ; il n'a jamais fait abus de boissons, mais il est d'une intelligence au-dessous de la moyenne, de même que la mère qui est affectée d'un strabisme convergent.

Rien de particulier pendant la gestation. L'enfant n'a jamais fait de maladie; pas de convulsions; il ressemblait, nous dit-on, aux autres enfants de son âge. A quatre ans, dès qu'il a pu marcher, il est devenu turbulent et chipeur ; il dérangeait tout, prenait tous les objets qui lui tombaient sous la main et les jetait à tort et à travers. Depuis cet âge-là, sa prononciation est restée très défectueuse.

État actuel. L'enfant est dans une animation continuelle. Il cherche sans cesse à s'amuser et ne peut rester en place. Il répond aux questions qu'on lui fait sur son âge et sa demeure, mais dans un langage peu facile à comprendre. La tête est grosse, développée, surtout dans les régions pariétales. Le nez est large et aplati. Les yeux, les oreilles, les lèvres n'offrent rien de particulier, pas plus que les sens de la vue, de l'ouïe, de l'odorat et du goût.

La voûte palatine a une profondeur normale ; les dents au nombre de vingt sont bien faites et bien rangés.

Le corps est régulièrement conformé.

Diamètre antéro-postérieur	162 millim.
— pariétal maximum	152
— temporal maximum	151
— bi-auriculaire	124
— frontal minimum	87
Corde iniaque	92
— bregmatique	130
— sus-nasale	120
— sous-mentale	130
Courbe occipito-frontale totale	330
— — à sa partie antérieure	150
Courbe horizontale totale	512
— — à sa partie antérieure	260
Courbe bi-auriculaire	360

Obs. CVIII. — *Faiblesse intellectuelle du père et de la mère. — Idiotie congénitale. État végétatif. — Absence de la parole.*

(Observation recueillie par H. Liouville et Alling, internes du service.)

Le nommé R... (Cyrille), âgé de deux ans et demi, né en Savoie, a été amené le 22 avril 1866 dans mon service de Bicêtre.

Le père a une intelligence très bornée ; il répond à mes questions d'une façon niaise et en souriant. Il ne s'est jamais livré aux boissons alcooliques. La mère a une intelligence encore moins développée.

Né à terme sans difficulté, après une grossesse normale, l'enfant jusqu'à un an a toujours pris le sein de sa mère, mais dès l'âge de six mois il a cessé de profiter, a maigri, et ses mouvements sont devenus moins faciles; depuis cette époque il pousse des cris presque continuellement. A un an il a commencé à sourire à ses parents, mais il n'a pas encore prononcé le moindre mot jusqu'à ce jour. Jamais il ne s'est amusé comme les enfants de son âge, il reste en place sans faire de mouvements. Il n'a pu apprendre à marcher, mais il se tient parfois debout, appuyé à un meuble.

Il ne sait pas porter les aliments à sa bouche, il faut le faire manger, et ses repas sont fort longs. Ni convulsions, ni diarrhée, ni vomissements.

État actuel au moment de l'entrée dans le service.— La tête est très petite, le front déprimé; la protubérance occipitale n'existe pour ainsi dire pas; la région bregmatique est fortement élevée, aussi la tête présente-t-elle notablement la forme dite en pain de sucre. Rien à noter du côté des yeux, du nez, des lèvres.

Les oreilles sont très écartées, hautes de 55 millimètres. La voûte palatine est profonde. Le thorax, le rachis sont bien conformés.

Diamètre antéro-postérieur maximum	124 millim.
— pariétal maximum	110
— temporal maximum	123
— bi-auriculaire	113
— frontal minimnm	50
Courbe occipito-frontale totale	425

Courbe-occipito frontale à sa partie antérieure..	110 millim.
— horizontale totale.....................	397
— — à sa partie antérieure..	210
— bi-auriculaire.........................	260

Obs. CIX. — *Faiblesse intellectuelle du père. — Idiotie congénitale.*

B... (Louis), âgé de huit ans, entré à Bicêtre le 6 octobre 1865.

Père très peu intelligent. Mère bien portante.

Venu à terme après une grossesse normale.

Physionomie assez intelligente, éveillée même. Crâne bien conformé, fontanelles soudées. Oreilles légèrement écartées. Voûte palatine normale.

L'enfant ne peut marcher ni même se tenir debout; les membres inférieurs sont amaigris et les adducteurs un peu contracturés. La sensibilité est normale partout. La colonne vertébrale présente deux courbures latérales en sens inverse, qui occupent l'une la région dorsale, l'autre la région lombaire. Le malade est gâteux. Sa parole est nette. Il répond aux questions qu'on lui adresse et parle de toutes sortes de choses insignifiantes. Son esprit est difficile à fixer. Il connaît la plupart des lettres, mais ne sait ni épeler ni compter.

Obs. CX. — *Faiblesse intellectuelle du père et des ascendants paternels. — Idiotie congénitale.*

La nommée B...., âgée de quarante-deux ans, entre dans mon service à la Salpêtrière, le 2 septembre 1872.

Le père est très peu intelligent. La mère est morte de misère à la suite du siège, elle avait une intelligence ordinaire.

La grossesse a été normale, mais l'enfant a été arriérée depuis sa naissance, n'a parlé et n'a marché qu'à huit ans. Pas de convulsions. Quatre frères et sœurs ont été idiots, ont eu des convulsions, un seul a une intelligence moyenne.

Les aïeuls paternels étaient peu intelligents, comme le père; les aïeuls maternels au contraire étaient très intelligents.

État actuel à son entrée dans le service : La parole est gênée; aucune réponse n'est juste : à quelques secondes d'intervalle, elle répond oui et non aux mêmes questions.

Les sens sont normaux, sauf un léger strabisme externe de l'œil droit. La tête est petite et ronde. Orthognathe; dents saines ; voûte palatine normale. Pas de déviation de la colonne vertébrale. Les membres inférieurs sont bien faits, les doigts des mains sont courts, la peau en est épaisse et plissée.

Force musculaire très peu grande. La démarche est incertaine. Physionomie niaise. Menstruation en ce moment.

Diamètre antéro-postérieur maximum.............	167 millim.
— pariétal maximum..............	164
— bi-auriculaire..................	163
— frontal minimum................	96
Courbe bi-auriculaire...........................	345

Circonférence horizontale totale....................	523 millim.
Grands empans, 165 millimètres } égaux pour les deux mains.	
Petits empans, 154 — }	
Longueur de l'annulaire prise en dehors............	60
— de l'indicateur prise en dedans...........	60
— du pied au gros orteil....................	218
— — au petit orteil....................	183
Distance de la saillie postérieure du calcanéum à la saillie antérieure du cuboïde....................	106

Pied bien cambré.

Si nous jetons un coup d'œil d'ensemble sur ces quatre observations, nous remarquons que dans les deux premières les antécédents morbides du père et de la mère concouraient pour une part à peu près égale à la production de l'idiotie chez l'enfant, tandis que dans les deux dernières c'est l'influence paternelle seule qui est en cause.

Il est à remarquer aussi que les deux derniers malades présentaient une idiotie moins grave que les deux premiers. Mais faut-il conclure de là que l'influence de la mère est prépondérante, ou bien que dans les deux premiers cas, les deux influences se sont pour ainsi dire additionnées? Je ne pense pas qu'on puisse trancher encore la question avant qu'une statistique de cas nombreux ne soit venue confirmer ces hypothèses. Et encore faudra-t-il tenir un compte exact de l'état mental de l'un et de l'autre des ascendants afin de bien déterminer la part afférente à l'un ou à l'autre sexe pour chaque cas particulier ; afin de bien fixer les rapports entre la pauvreté d'intelligence d'un ascendant et le degré correspondant d'idiotie du descendant ; afin de pouvoir comparer l'intelligence des ascendants du même sexe et le degré d'idiotie qui en résulte chez leurs enfants.

Que dire enfin ? Cette question de l'hérédité est tellement complexe qu'on peut se demander s'il n'y a pas à rechercher les antécédents morbides jusque chez les grands-parents et même plus loin, car il n'est pas rare qu'un enfant reproduise non seulement les traits du visage, mais encore le caractère intellectuel et moral d'un de ses ascendants éloignés. Et il y a encore des cas d'atavisme qui échappent à toute analyse.

2° *Idiotie par nervosisme et maladies nerveuses des ascendants.*

De cette catégorie je me contenterai de citer deux exemples, mais qui sont frappants. Le souvenir de l'un est pour ainsi dire encore vivant parmi nous ; je veux parler de la famille du grand peintre que la guerre de 1870-71 nous a enlevé. Un de ses frères est idiot ; un autre aliéné ; une sœur est idiote ; sa mère était névropathique et hystérique.

Voici l'autre observation dont l'intérêt est dû à l'arrêt de développement de l'encéphale et aux données fournies par l'examen histologique.

Obs. CXI. — *Idiotie congénitale. — Hérédité morbide. — Arrêt de développement de l'encéphale. — Examen histologique. — Arrêt de développement des cellules cérébrales qui ont la même forme que les éléments nerveux du cerveau du fœtus.*

La nommée Bau.., âgée de vingt et un ans, est entrée dans mon service de la Salpêtrière, le 23 juillet 1865.

Son père était épileptique.

Elle est née à terme. Dès son plus bas âge, son intelligence ne s'est pas développée. Il a été impossible de rien lui apprendre comme lecture, comme écriture, comme calcul, comme travail manuel.

Elle a pris l'habitude de répéter certains mots tels que : « Quel malheur » et d'autres orduriers. Elle aime le chant, la musique et elle a pu retenir certains airs. Elle n'a jamais eu de tenue, elle n'a jamais su s'habiller.

Elle a eu des attaques d'épilepsie à intervalles réguliers depuis l'âge de onze ans.

État à son entrée. — Physionomie niaise. Taille élevée : 1m,74. La tête est inclinée en avant; cheveux gros. La lèvre inférieure est pendante et laisse échapper la salive. Prognathisme marqué des dents supérieures. L'occiput est à peine saillant. Les bosses frontales sont très peu développées et le front bas. Le cou est large.

Sensibilité générale et sens obtus. La parole est nette. Cette malade ne prête aucune attention à ce qu'on lui dit : elle répète à chaque instant : « Quel malheur. » Elle rit et pleure sans raison. Elle ne peut donner aucun renseignement sur son âge, son nom, la demeure de ses parents.

Elle marche sans but, excepté quand on lui présente des bonbons; hors cela, elle fait de grands gestes, bat des mains, crie.

Diamètre antéro-postérieur maximum	159 millim.
— pariétal	136
— bi-auriculaire	133
— frontal	89
Courbe occipito-frontale	206
— — horizontale	510
— — transversale	330

Cette jeune fille a succombé à une fièvre typhoïde en octobre 1868.

Autopsie.— La calotte crânienne est très épaisse, surtout dans les régions pariétales.

Poids de l'encéphale			815 grammes.
—	de l'hémisphère gauche		229
—	—	droit	220

Le cerveau, le bulbe, le cervelet, la protubérance sont très petits, d'une façon égale et ont l'apparence que l'on note chez un enfant de dix ans. Les circonvolutions sont très petites. Le plateau des supérieures a une largeur maximum de 13 millimètres au niveau des plis et une largeur minimum de 4 millimètres dans les parties non coudées.

La largeur est, en général, de 9 millimètres.

Diamètre antéro-postérieur de l'hémisphère	gauche...	152 millim.
— —	droit.....	150

Rien de particulier dans les nerfs de la base.

L'examen histologique de la substance corticale de plusieurs circonvolutions, après durcissement par l'acide chromique, m'a appris les particularités suivantes très intéressantes :

1° La circonvolution du corps calleux examinée dans sa partie la plus antérieure ne présente qu'une très petite quantité de cellules formées, on ne voit guère que des myélocytes et des cellules arrondies, aucune trace de réticulum.

2° Les circonvolutions frontales toutes examinées, ne renferment dans l'épaisseur de leur substance grise qu'une très minime quantité de cellules avec leurs prolongements, et encore sont-elles très petites ; on ne voit que des myélocytes en rangs serrés dans deux couches, et des corps cellulaires la plupart ronds, quelques-uns triangulaires, mais aucun n'a de prolongements ; dans beaucoup, le noyau ne renferme pas de nucléole ou s'il existe, il est à peine formé. Dans toutes les préparations, il y a rareté et même absence du réticulum, tout comme dans le cerveau du fœtus de huit à neuf mois, ou de l'enfant de quinze jours à un mois.

La ressemblance avec la substance corticale d'un cerveau d'enfant qui vient de naître est frappante ; myélocytes très abondants ; cellules nerveuses rares ; rareté du réticulum. Rien à noter dans les vaisseaux.

3° *Impressions morales de la mère en gestation.*

Obs. CXII. — *Impression morale de la mère au quatrième mois. — Idiotie congénitale.*

Boniface Gr..., âgé de quinze ans, entre dans mon service de Bicêtre le 5 août 1866.

Pas d'hérédité ni de consanguinité. Trois autres enfants bien portants et intelligents. La mère jouit d'une assez bonne santé. Pendant la grossesse relative à notre malade, étant enceinte de quatre mois, elle a ressenti une vive impression causée par son beau-frère qui a voulu abuser d'elle. L'intelligence de son enfant s'est incomplètement développée.

CHAPITRE IDIOTIE (obs. CXI)

FIG. 14.

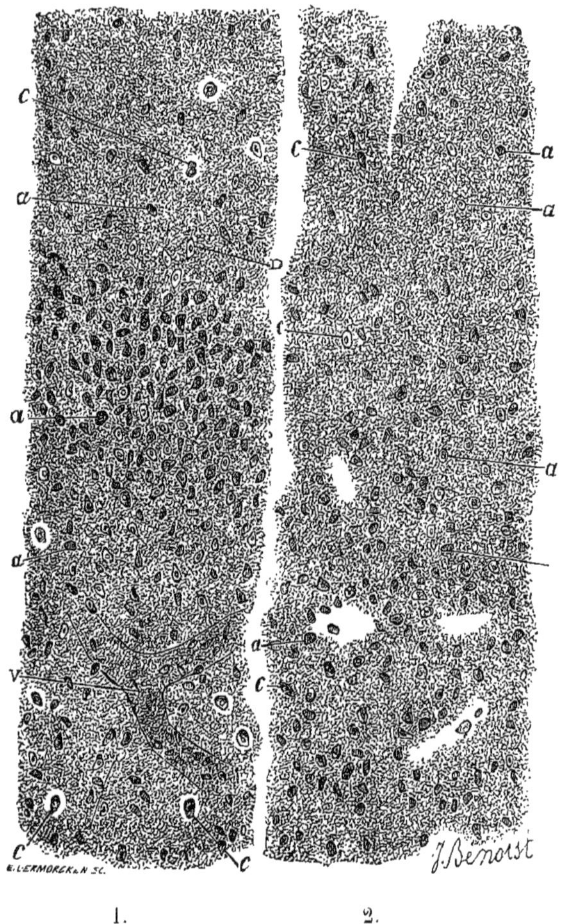

1. — Coupe de la partie supérieure de la substance corticale de la troisième circonvolution frontale droite d'un enfant de quinze jours.

a a. Myélocytes en nombre considérable dans une zone. — *c c*. Cellules en voie de formation. — *v*. Vaisseau. (Grossissement : 380.)

2. — Coupe de la partie supérieure de la substance corticale de la troisième circonvolution frontale droite d'une idiote âgée de vingt-huit ans.

a a. Myélocytes. — *c c c*. Cellules arrêtées dans leur développement et de même volume que celles de l'enfant de quinze jours. (Grossissement : 380.)

État de l'enfant à son entrée dans le service. — Physionomie hébétée, non intelligente, tête très grosse, front bien dégagé; la région occipito-pariétale droite est plus développée que la gauche; la bosse frontale droite est notablement moins saillante que la gauche, le nez est épais à sa pointe, les lèvres épaissies et saillantes. Les dents présentent des dépressions et de petites cavités, dans le sens horizontal; pas de prognathisme. Oreilles très écartées. Le reste du corps est bien conformé.

L'attention du malade est difficile à fixer, il ne peut rester en repos. La parole est assez nette. Il ne sait pas son nom, son âge, ne connaît pas ses lettres.

Il s'habille seul et sait le nom des objets les plus usuels.

Caractère doux.

Diamètre antéro-postérieur maximum	178 millim.
— pariétal maximum	162
— temporal maximum	153
— bi-auriculaire	140
— frontal	110
Courbe occipito-frontale totale	365
— — à sa partie antérieure	165
— bi-auriculaire	380
Circonférence horizontale totale	540
— — à sa partie antérieure	270

Obs. CXIII. — *Impression morale de la mère au cinquième mois. — Idiotie congénitale. Cris. — Fureurs.*

Tr... (Eugène), âgé de 6 ans 1/2, né à Paris, entre le 5 novembre 1866 dans mon service de Bicêtre. Le grand-père paternel est mort d'une maladie d'estomac causée par des excès de boissons. Le père jouit d'une bonne santé; pas d'habitudes alcooliques. La mère est bien portante, elle nous dit qu'étant enceinte de cinq mois elle a été vivement impressionnée par un homme qui a tenté de s'empoisonner sous ses yeux. Elle a eu une syncope. Elle a deux autres enfants plus âgés qui se portent bien.

L'intelligence de notre petit malade ne s'est pas développée comme celle des deux autres et la parole ne s'est manifestée qu'à trois ans. Bien portant tout d'abord, au point de vue physique, notre petit malade serait sujet depuis l'âge de deux ans à des malaises pendant lesquels les yeux se retournent par moments et la peau devient brûlante; pas de cris. Vers quatre ans, il a eu des convulsions très fortes qui ont duré une heure.

État actuel. — L'enfant est turbulent, il remue sans cesse, grince des dents, fait des gestes avec une sorte de fureur convulsive, piétine, rit sans cause apparente, crie chante, ne prête aucune attention à ce qu'on lui demande.

Les sens sont nets, excepté l'ouïe qui est abolie à droite par suite d'otite suppurée survenue à trois ans.

Le corps est partout régulièrement conformé, le crâne est un peu volumineux à sa partie antérieure.

Diamètre antéro-postérieur maximum	160 millim.
— pariétal	146
— temporal	143
— bi-auriculaire	121
— frontal	90
Corde iniaque	107
— bregmatique	139
— sus-nasale	111
— sous-mentale	96
Courbe occipito-frontale totale	320
— — à sa partie antérieure	128
— horizontale totale	510
— — à sa partie antérieure	270

Obs. CXIV. — *Impression morale de la mère au troisième mois. — Arrêts de développement physique et mental congéniaux de l'enfant.*

La nommée R..., dix-huit ans, entre dans mon service de la Salpêtrière le 27 septembre 1871.

Les parents et les grands-parents sont intelligents. Une cousine maternelle est née muette.

La mère a eu pendant sa grossesse à trois mois un grand chagrin qui s'est manifesté par des impressions fortement pénibles qui ont duré trois heures et qui se sont accompagnées d'une syncope. L'enfant, née à huit mois, ne pesait qu'une livre et demie, bien constituée, mais très chétive, n'avait pas la force de téter pendant les quinze premiers jours. A dit papa à un an ; a marché à vingt-trois mois seulement. N'a pu apprendre que les lettres, ne connaît pas les syllabes, ne sait ni écrire, ni compter, ni coudre. Sa mère n'a pu l'employer qu'à de gros ouvrages. La malade se plaint souvent de maux de tête. Menstruée depuis l'âge de onze ans ; elle a parlé un peu mieux depuis.

Obs. CXV. — *Impression morale de la mère à cinq semaines. — Idiotie congénitale de l'enfant. — Arrêt de développement de la parole.*

La nommée Th..., âgée de seize ans, née à Paris, entre dans mon service de la Salpêtrière le 25 septembre 1871.

Pas d'hérédité morbide. Une sœur et deux frères bien portants. La mère enceinte de cinq semaines a vu tomber près d'elle un épileptique en attaque et s'est évanouie. Née à terme, bien constituée. Pas de convulsions dans l'enfance. A quatre ans elle ne parlait pas encore et la parole a toujours été très gênée. Elle est sujette à des colères, n'est pas vicieuse, n'est pas réglée.

Th... n'a jamais rien pu apprendre, ne sait pas compter au delà de trois, ignore son nom, son âge, son domicile, le nombre, l'ordre et le nom des jours de la semaine.

Obs. CXVI. — *Impression morale de la mère à trois mois et demi. — Idiotie congénitale de l'enfant. — Mauvais instincts.*

La nommée H... (Elisa), brodeuse, âgée de vingt-trois ans, entre dans mon service le 10 juin 1878.

La mère a été très malheureuse en ménage par suite du mauvais caractère de son mari, et même des mauvais traitements qu'il lui faisait subir.

La mère nous raconte qu'ayant perdu son enfant, dès la nuit qui suivit cette mort, le père voulut avoir des rapports avec elle ; la pauvre femme, déjà bien impressionnée par la mort de son enfant, en a fait, nous dit-elle, une maladie (*sic*). Elle était enceinte de trois mois et demi.

Née à terme, H... a marché à neuf mois et a parlé à l'âge ordinaire ; mais elle n'a jamais pu apprendre à lire.

Très obstinée, entêtée et colère dans sa première enfance, elle a été réglée à treize ans et demi, sans que la menstruation amenât de changement dans son caractère.

A vingt ans, son beau-frère a eu des rapports avec elle. Puis elle en a eu avec un jeune homme. Chez sa sœur elle brodait des gants, s'occupait de la cuisine et faisait le ménage.

État actuel. — Bonne tenue, tranquille. Blonde, traits réguliers, front moyen, oreilles symétriques, bien faites ; ouïe diminuée des deux côtés.

Orthognathe. Sillons et dépressions horizontales sur les incisives. La menstruation est toujours précédée de coliques. Connaît à peine quelques lettres, ne sait pas écrire ; imite les lettre qu'on met devant ses yeux sans pouvoir en tracer une d'elle-même ; ne sait pas compter, prononce mal, dit « motieu » pour « monsieur ».

Diamètre antéro-postérieur	164 millim.
— pariétal	137
— bi-auriculaire	124
— temporal	116
— frontal	91
Corde iniaque	118
— bregmatique	133
— sus-nasale	111
— sous-mentale	117
Main gauche. Grand empan	150
Main gauche. Petit empan	166
Main droite. Grand empan	137
Main droite. Petit empan	164

Taille : 1m, 400.

Obs. CXVII. — *Impression morale de la mère au sixième mois, suivie des phénomènes précurseurs de l'avortement. — Idiotie légère de l'enfant. — Troubles du caractère. — Actes méchants. — Bris d'objets.*

P..., âgée de dix-huit ans, entre le 4 septembre 1878 dans mon service de la Salpêtrière.

Le père est bien portant. La mère est très impressionnable, a un caractère très irritable.

Au sixième mois de la grossesse, la mère de notre malade a appris une très triste nouvelle et a ressenti alors des douleurs dans le ventre comme si l'accouchement allait se produire, puis tout s'est calmé et l'enfant est venu à terme. Dans son bas âge P... avait un mauvais caractère, frappait ses parents, les autres enfants. Elle a marché de bonne heure. Menstruée à treize ans, son caractère s'est accentué encore, elle a surtout une passion, c'est de déchirer toutes les étoffes qui lui tombent sous la main, jusqu'à ses habits, sa chemise, les vêtements des passants, et si on veut l'en empêcher, elle crie et se met en colère.

État actuel. — Petite, s'approche de nous en souriant. Physionomie mobile qui devient par moments réfléchie et étonnée.

Vingt-huit dents, incisives légèrement rétrognathes. La parole est facile, elle parle le français et l'italien, sait lire et comprend assez bien ces deux langues. Sait à peine former quelques lettres. Sait le commencement de la table de multiplication. Elle vous parle successivement « de boîtes de poudre de riz dont quelques-unes sont vertes » et d'autres choses analogues sans qu'on puisse saisir l'association de ses idées.

Elle a de mauvaises habitudes auxquelles elle se livre sans pudeur.

Diamètre antéro-postérieur	171 millim.
— pariétal	142
— bi-auriculaire	130
— temporal	141
— frontal	101
Corde bregmatique	136
— iniaque	112
— sus-nasale	117
— sous-mentale	113

Taille, 1m, 390.

OBS. CXVIII.— *Impression morale de la mère au second mois.— Arrêt de développement physique et mental de l'enfant. — Arrêt de développement de la parole. — Autopsie. — Arrêt de développement de plusieurs circonvolutions : frontale ascendante et première pariétale gauche. — État de simplicité de ces circonvolutions.*

L..., dix-sept ans, est reçue le 9 octobre 1873 dans mon service.

Le père est cocher, boit souvent, se grise rarement. La mère, d'une assez bonne santé, étant enceinte de deux mois, eut une frayeur à l'aspect d'un pendu qu'elle trouva dans l'escalier de la maison qu'elle habitait et elle tomba en syncope. Pendant le reste de sa grossesse, elle n'a cessé d'avoir des frayeurs à ce souvenir ; elle ne pouvait dormir sans lumière dans sa chambre.

L'accouchement a duré vingt-quatre heures, beaucoup de douleurs. L'enfant paraissait mort-née et n'a pas tété pendant les onze premiers jours. L... n'a marché qu'à six ans et depuis cet âge où elle a commencé à dire papa et maman, elle n'a parlé que par monosyllabes. Sa mère l'a conduite chez tous les médecins, à tous les pèlerinages, à toutes les chapelles. Menstruée à dix-huit ans, elle s'est excitée depuis cette époque et est devenue continuellement méchante. L... a trois frères ou sœurs morts en bas âge, l'un de fièvre typhoïde, un autre né à cinq mois, un autre mort en nourrice ; elle a de plus une sœur qui a neuf ans et demi, est intelligente, bien portante, travaille et est bien élevée.

État actuel. — La malade arrive courbée en deux, paraissant y voir à peine.

On est frappé par le strabisme extrême de l'œil droit.

Oreilles symétriques, front moyen, pupilles égales et contractiles, nez épaté des scrofuleux. 12 dents à la mâchoire supérieure, 14 à l'inférieure.

Voûte palatine très profonde. Les seins sont bien développés. Poils aux aisselles et au pubis. Le pied gauche est plus long que le droit de 4 millimètres. La sensibilité est obtuse dans tout le corps à peu près, de même que les mouvements sont gênés et comme incertains. L'aspect de la malade répond du reste tout entier à la manière dont se font chez elle les sensations ; elle a l'air gauche ; presque à demi paralysée.

Diamètre antéro-postérieur	170 millim.
— pariétal	144
— bi-auriculaire	127
— frontal	100
Courbe occipito-frontale totale	283
— — à sa partie antérieure	130
— horizontale totale	520
— — à sa partie antérieure	130
Corde iniaque	97
— bregmatique	138
— sus-nasale	115
— sous-mentale	113

Morte le 19 mars 1875 de broncho-pneumonie.

Autopsie. — Crâne. Diamètre intérieur, antéro-postérieur	165
— — bi-latéral	142

La voûte sus-orbitaire fait saillie et efface un peu pour ainsi dire la selle turcique qui ne présente plus qu'un diamètre antéro-posérieur de 3^{mm}, 5 et latéral de 13, sa profondeur ne mesure qu'un millimètre.

Le cerveau pèse 1005 grammes. Diamètre antéro-postérieur de chaque hémisphère : 156 millimètres.

On est frappé par la petitesse du lobule temporal gauche qui présente en outre dans sa partie la plus interne, une coloration blanchâtre mesurant 45 millimètres de longueur dans le sens antéro-interne et 14 millimètres de largeur.

Cette espèce de plaque blanchâtre représente pour ainsi dire un plateau sans circonvolutions.

La frontale ascendante et la première circonvolution pariétale ne présentent dans toute leur longueur que deux plis secondaires ; leur simplicité est absolument semblable à ce qu'on voit chez le fœtus du sixième au huitième mois (1).

La première frontale ascendante à sa partie moyenne présente une largeur de 7 millimètres, à sa partie la plus interne de 9 millimètres. La première pariétale mesure dans les mêmes points 8 millimètres et 5 millimètres.

(1) Planche IV, fig. 1.

Les circonvolutions de l'hémisphère droit sont partout à peu près normales, si ce n'est la deuxième et la troisième frontale qui présentent une disposition vermiforme constituée par des circonvolutions qui se portent à gauche et à droite dans toute leur longueur.

Les circonvolutions occipitales sont petites dans les deux hémisphères sans anomalie.

Le cervelet est petit, normal du reste.

Les méninges ne sont pas épaissies.

Les nerfs paraissent tous sains.

La protubérance et le bulbe paraissent normaux, quoique petits.

L'examen microscopique de la substance corticale de la frontale ascendante et de la première pariétale gauche nous montre comme état normal la petitesse extrême des cellules cérébrales des zones supérieures, qui ne mesurent pas la moitié du diamètre ordinaire.

L'influence des impressions morales fortes de la mère en gestation sur la genèse de l'idiotie est particulièrement intéressante, en ce sens que ces impressions se sont produites, dans les cas ci-dessus, à une époque de la vie fœtale où le développement de l'encéphale est encore élémentaire, et où les circonvolutions cérébrales sont encore à l'état de simplicité et n'ont pas de plis secondaires.

Les impressions morales de la mère, en arrêtant pendant un certain temps, quelques heures seulement, le développement progressif du cerveau du fœtus ont déterminé une véritable dysgénésie.

4° *Maladies de la mère en gestation.*

Obs. CXIX. — *Arrêt de développement d'un hémisphère. — Agénésie du lobule temporal. — Idiotie grave.*

C... (Blanche), six ans, entre à la Salpêtrière, le 27 août 1869.

Le père, enfant naturel, est bien portant ; il fait quelques excès de boissons. La mère, faible, très nerveuse, étant enceinte de sept mois, a failli faire une fausse couche. Elle a en effet éprouvé des douleurs de ventre qui ont nécessité le repos au lit pendant plusieurs jours. L'enfant venu à terme n'a jamais su téter ; il n'a jamais souri à sa mère, jamais paru faire attention à rien. Depuis sa première enfance, elle paraît ne pas distinguer la lumière de l'obscurité, elle ne connaît pas son père ni sa mère, crie souvent sans raison. Depuis sa naissance, l'enfant n'a pu boire que du lait chaud et n'a jamais mangé. Le crâne a toujours eu à peu près la même forme longue et étroite et la même grosseur.

C... a toujours eu du nystagmus depuis sa naissance ; elle est également sourde de naissance. Convulsions à cinq ou six reprises.

État actuel. — Très petite, pâleur de cire, immobilité absolue. Par moments, colères dans lesquelles elle crie, s'égratigne, se mord. Tête petite, front fuyant, vingt dents, voûte palatine profonde et étroite, fontanelle postérieure non soudée, oreilles bien faites. Pupilles égales. Elle est sourde, aveugle, ne manifeste aucun sentiment de satisfaction lorsqu'on lui donne à manger. Vit de lait très chaud et sucré, en boit à chaque repas trois verres, refuse toute autre nourriture. Les membres sont maigres, contracturés; sensibilité presque nulle; elle est incapable de tout mouvement d'ensemble

Diamètre antéro-postérieur	124 millim.
— transversal max.	112
— front. min	79
— bi-auriculaire	93
Courbe occipito-frontale totale	213
— — partie antérieure	112
— horizontale totale	402
— — partie antérieure	198
— transversale bi-auriculaire	285
Corde iniaque	75
— bregmatique	99
— sus-nasale	90
— sous-mentale	85

Autopsie. — Les deux hémisphères cérébraux sont d'inégal volume, le gauche est d'un tiers moins volumineux que le droit.

En effet, du côté droit, la longueur de l'hémisphère est de 126 millimètres, tandis que à gauche elle est de 85 millimètres.

De cette atrophie de l'hémisphère gauche, il résulte que le lobe cérébelleux gauche n'est nullement couvert par le cerveau.

Les circonvolutions composant l'hémisphère gauche sont toutes inférieures en volume à celles de l'hémisphère droit.

Vu par sa base, l'hémisphère gauche présente une lésion considérable ; le lobule temporal présente, aux lieu et place des circonvolutions, une tumeur molle, fluctuante, lisse à sa surface, d'un gris blanchâtre, du volume de la moitié d'une pomme d'api, arrondie (1).

Une incision pratiquée d'avant en arrière à travers cette membrane, de 1 millimètre au plus d'épaisseur, fait échapper un liquide séreux et met à découvert l'étage inférieur du ventricule latéral.

5° *Folie des ascendants.*

Obs. CXX. — *Folie des ascendants paternel et maternel. — Idiotie congénitale. — Mauvais instincts. — Parole écho.*

(Observation recueillie avec H. Liouville, interne de mon service.)

Jules P..., âgé de sept ans et demi, né dans l'Yonne, entre dans mon service de Bicêtre le 11 novembre 1865.

(1) Planche IV, fig. 4.

La grand'mère maternelle a été aliénée, le père a été atteint de manie, et la mère, d'une intelligence très bornée, est sujette à des attaques d'épilepsie. L'enfant est venu à terme ; il a été nourri par sa mère. Il n'a jamais eu de convulsions. Caractère méchant, colère. Il mange beaucoup et avec gloutonnerie. Il se livre avec frénésie à l'onanisme. Taille, 111 centimètres. Physionomie sans intelligence, rire niais. Tête volumineuse, 52 centimètres de circonférence. La fontanelle antérieure n'est pas complètement soudée. Pupilles égales, vue bonne, strabisme interne de l'œil gauche. Le nez, les oreilles, les dents, le rachis, les membres ne présentent rien de particulier. Marche facile. — Gâtisme. L'enfant remue sans cesse d'une façon convulsive. Il ne répond rien et se contente de répéter la dernière syllabe des questions qu'on lui adresse.

Obs. CXXI. — *Folie de la mère. — Idiotie congénitale.*

Jean D..., dix ans, entre à Bicêtre, le 6 avril 1866.

Sa mère est aliénée à la Salpêtrière. L'enfant est venu à terme ; l'accouchement a été normal. Un frère intelligent. — L'intelligence de notre petit malade s'est à peine développée. Physionomie indifférente. Tête symétrique un peu plus volumineuse que normalement. Les organes des sens n'offrent rien de particulier. — Les membres sont bien faits, la marche facile pas de gâtisme. Parole facile, nette. L'enfant connaît les lettres, mais il ne sait ni épeler ni compter. Il sait ses prénoms, mais il ignore son nom de famille ainsi que son âge.

Diamètre antéro-postérieur	174 millim.
— pariétal	145
— temporal	120
— bi-auriculaire	129
— frontal	94
Corde iniaque	102
— bregmatique	138
— sus-nasale	118
— sous-mentale	113
Circonférence occipito-frontale totale	360
— — à sa partie antérieure	155
— horizontale totale	530
— — à sa partie antérieure	275
— bi-auriculaire	310

Obs. CXXII. — *Folie de la mère. — Idiotie congénitale.*

Ch..., âgé de seize ans, entre dans mon service de Bicêtre, le 16 août 1866.

Sa mère est internée à la Salpêtrière, pour aliénation mentale, suite de couches. L'intelligence de notre petit malade ne s'est pas développée. Crâne assez bien fait, dépressions sus-sourcilières très marquées. Oreilles écartées, très longues (7 centimètres). L'œil gauche est affecté d'un strabisme externe très marqué. Voûte palatine normale. Dents bien faites. Corps régulièrement conformé. On ne peut obtenir du malade aucune réponse. Il prononce des paroles sans suite qu'il accompagne souvent de rires non motivés.

Corde iniaque	99 millim.
— bregmatique	156
— sus-nasale	130
— sous-mentale	129
Courbe occipito-frontale totale	350
— — à sa partie antérieure	147
— horizontale totale	550
— — à sa partie antérieure	275
— bi-auriculaire	380

Obs. CXXIII. — *Hérédité vésanique du côté paternel. — Idiotie congénitale.*

L... (Antoine), âgé de onze ans et demi, entre à Bicêtre, dans mon service, le 14 décembre 1866.

Deux grands-oncles paternels sont morts aliénés; le père est mort à Bicêtre en 1859 d'absinthisme chronique. Un de ses frères est mort à sept ans de méningite. L'enfant est né à terme. — Il n'a jamais eu de convulsions. — Il a marché à dix-huit mois et n'a commencé à parler qu'à l'âge de deux ans. On l'a toujours regardé comme atteint d'une affection cérébrale à cause de sa tenue anormale, de ses chants continuels, etc. Pas de mauvais instincts. L'enfant est assez intelligent ; il sait son nom, son âge, son adresse, le mois et l'année où nous sommes. Il sait un peu lire, écrire, compter. Sa parole est nette et il s'exprime parfaitement. Toutes ses réponses sont faites assez rapidement et sa physionomie prend une expression en rapport avec elles. Sa tête est ordinaire, le menton fuyant, le front un peu bas et la région occipito-frontale droite est nettement plus saillante que la gauche. Les oreilles, le nez, les yeux, la voûte palatine n'offrent rien de particulier. Les dents sont crénelées et prognathes. La colonne vertébrale est droite, les membres bien faits. Les testicules ne sont pas dans les bourses.

Diamètre antéro-postérieur	162 millim.
— pariétal	139
— temporal	134
— bi-auriculaire	120
— frontal	93
Corde iniaque	109
— bregmatique	126
— sus-nasale	113
— sous-mentale	112
Courbe occipito-frontale totale	295
— — à sa partie antérieure	120
— horizontale totale	490
— — à sa partie antérieure	255
— bi-auriculaire	320

Nous faisons remarquer que dans ces observations l'hérédité morbide paternelle a été plus fréquente que l'hérédité maternelle.

6° *Alcoolisme des ascendants.*

Obs. CXXIV. — *Habitudes alcooliques du père antérieures à son mariage. — Idiotie de l'enfant constatée à trois ans. — Mobilité et turbulence excessives. — Lésions du crâne.*

Alexandre B..., âgé de sept ans, né à Passy, entre dans mon service, le 23 juin 1863. Le père, qui exerce la profession de cocher, a fait, avant et depuis son mariage, des excès de boissons. La mère est bien portante. Ils ont quatre autres enfants en bonne santé. L'enfant n'a pas été conçu pendant l'excitation alcoolique. Il est venu à terme après une grossesse normale, a été nourri par la mère et n'a jamais eu de convulsions. A trois ans, on s'est aperçu que son intelligence ne se développait pas, qu'il devenait turbulent, renversait tout. Il a commis un grand nombre d'actes extravagants, a cherché à mettre le feu. Il est impotent, fait de nombreuses chutes et se blesse souvent. La tête est volumineuse, très allongée ; le front étroit avec dépression sus-sourcilière. L'œil droit est détruit depuis l'âge de six semaines à la suite d'une affection qui a atteint en même temps l'œil gauche. La pupille de ce dernier occupe le bord inférieur de la cornée transparente et en ce point l'iris semble ne point exister. L'enfant ne peut rester en place, il touche à tous les objets, on a du mal à fixer son attention. Il répond d'une façon peu intelligible. Il ne connaît pas ses lettres, mais il sait le nom des objets vulgaires.

Diamètre antéro-postérieur	180 millim.
— pariétal	145
— temporal	125
— bi-auriculaire	115
Courbe occipito-frontale totale	360
Corde iniaque	110
— bregmatique	134
— sus-nasale	124
— sous-mentale	120

Obs. CXXV. — *Habitudes alcooliques du père. — Épilepsie et idiotie de l'enfant.*

Ch..., âgé de dix ans, né dans le Nord, est entré à Bicêtre, le 22 janvier 1866. La mère, bien portante, nous dit que son mari boit beaucoup de vin. Ils ont eu dix enfants dont trois seulement vivent encore ; l'un d'entre eux est en traitement à l'hôpital de Berck-sur-Mer. Rien de spécial relatif à la grossesse et à la naissance. Pneumonie grave de l'enfant à l'âge de deux mois. A sept mois, lorsqu'il a fait sa première dent, l'enfant a eu des convulsions qui se sont renouvelées à la poussée de chaque nouvelle dent. Elles se répétaient plusieurs fois par jour, et duraient de 5 à 6 minutes. L'intelligence a paru se développer comme chez les autres enfants, mais on n'a pas pu lui apprendre à lire bien que sa mémoire fût assez bonne. A la seconde dentition les convulsions ont reparu. Une de ces crises a été très forte ; elle a duré une douzaine d'heures et s'est accompagnée de perte de connaissance et d'émission d'urine. Le 3 janvier, dernière série de convulsions qui a duré dix-sept heures et à la suite desquelles est survenue une hémiplégie gauche, qui a persisté pendant trois jours. L'enfant a divagué, ne savait où il était, disait que son frère allait être tué par les maçons. Depuis, les convulsions se sont reproduites deux ou trois fois par jour et ont duré quelques minutes.

État à l'entrée. — L'enfant est calme, attentif à ce que l'on fait; sa figure est souriante, son caractère doux et affectueux; il répond avec netteté aux questions qu'on lui pose et exécute ce qu'on lui dit de faire. La tête est volumineuse, le front dégagé, la région pariétale bombée, les sutures sont ossifiées. Les yeux, les oreilles, la voûte palatine n'offrent rien de particulier; les dents incisives sont crénelées sur leur bord. Le thorax, le rachis, les membres sont régulièrement conformés. La marche est facile. La force musculaire est égale pour les deux mains. Le malade connaît quelques lettres, sait épeler; il ne connaît aucun chiffre et ne peut compter que jusqu'à dix. Il a passé trois mois dans mon service et a eu quatre accès en février, huit en mars, quatorze en avril.

Taille, 1 m, 21.

Diamètre antéro-postérieur	180 millim.
— pariétal	160
— temporal	130
— bi-auriculaire	140
— frontal	77
Courbe occipito-frontale totale	365
— — à sa partie antérieure	160
— horizontale totale	525
— — à sa partie antérieure	280
— bi-auriculaire	330

Obs. CXXVI. — *Habitudes alcooliques de la grand'mère maternelle et de la mère. Idiotie de l'enfant.*

D..., âgé de cinq ans et demi, entre dans mon service de Bicêtre, le 28 avril 1866.

Les antécédents héréditaires offrent cette particularité que sa grand'mère maternelle et sa mère ont fait abus de boissons alcooliques et de café. La grossesse a été normale; l'enfant est venu bien portant. A neuf mois il a commencé à marcher. Mais depuis l'âge de un an, il a cessé de pouvoir se tenir sur ses jambes, il est devenu gâteux. Il n'y a pas eu de convulsions. Il a une sœur qui est bien portante et intelligente.

Etat actuel.— La face est petite, mais bien proportionnée. Voûte palatine normale. Les quatre incisives supérieures sont cariées. Les yeux, le nez, les oreilles n'offrent rien à noter. Le front est bombé mais étroit, et la ligne d'intersection des cheveux descend jusqu'à 45 millimètres de la racine du nez.

La bosse occipitale est très accentuée. Pas de saillie des régions pariétales. Le ventre, les parties génitales sont bien conformés ainsi que les membres supérieurs. L'enfant parle peu, il répond par monosyllabes et semble comprendre les questions qu'on lui adresse.

Diamètre antéro-postérieur	163 millim.
— pariétal	124
— temporal	96
— bi-auriculaire	110
— frontal	77

Courbe occipito-frontale totale	330	millim.
— — à sa partie antérieure	140	
— horizontale totale	470	
— — à sa partie antérieure	220	
— bi-auriculaire	245	

Obs. CXXVII. — *Habitudes alcooliques invétérées du père. — Idiotie légère.*

L..., âgé de dix-sept ans, entre le 2 mars 1867 à Bicêtre.

Le père offre le type de l'abrutissement alcoolique ; il paraît plus vieux que son âge. Beaucoup d'obtusion, nez rouge. Mère d'une santé faible, rhumatisante, maigre, sujette à des hémoptysies.

L'enfant est né à terme, a toujours été bien portant. Il a appris facilement à lire et à écrire. Il se livre à l'onanisme au vu et au su de ses parents. Il accuse des douleurs dans les mollets et dit être sujet à de la céphalalgie frontale. Il dit être entré à Necker il y a six mois, pour une cholérine et venir ici parce qu'il éprouve du malaise dans les régions précordiale et sternale. Ses réponses sont raisonnables, précises, mais il rit d'une façon niaise.

Il a été impossible jusqu'ici de lui faire apprendre un état. Il se met à rire dès qu'on lui parle sérieusement, son caractère est emporté, boudeur. On ne découvre rien de particulier, par l'examen du corps et des différents organes. Le malade est grand, maigre, la tête est allongée, le front bien dégagé.

Diamètre antéro-postérieur	185	millim.
— pariétal	143	
— temporal	141	
— bi-auriculaire	140	
— frontal	100	
Corde iniaque	120	
— bregmatique	153	
— sus-nasale	121	
— sous-mentale	133	
Courbe occipito-frontale totale	340	
— — à sa partie antérieure	173	
— horizontale totale	540	
— — à sa partie antérieure	280	
— bi-auriculaire	365	

Obs. CXXVIII. — *Habitudes alcooliques du père. — Idiotie légère. — Troubles du caractère. — Colères violentes.*

H..., âgée de dix-huit ans, entre le 26 juin 1869 dans mon service à la Salpêtrière.

Père buveur. Il pose à sa fille, lorsqu'il vient la voir, des questions touchant les rapprochements sexuels et lui donne des idées qu'elle n'avait pas et qui semblaient l'émouvoir beaucoup. Il la fait sortir une fois par mois. Souvent insolent pour les personnes du service, il lui est arrivé plusieurs fois d'être en état d'ivresse lorsqu'il venait chercher ou voir sa fille. Il l'embrasse comme on embrasserait une maîtresse, sur la bouche, et de façon à se faire remarquer. Mère extravagante ; elle ne comprend pas l'état de sa fille. L'instruction de cette enfant est celle d'une enfant de sept ans ; elle sait un peu lire et écrire.

Circonférence horizontale totale....................	540 millim.
Demi-circonférence horizontale droite..............	275
— gauche	265
Corde iniaque.....	136
— bregmatique............................	147
— sus-nasale..............................	118
— sous-mentale...........................	127
Diamètre antéro-postérieur........................	162
— pariétal................................	146
— bi-auriculaire..........................	131
— temporal............	144
— frontal................................	96

État à son entrée. — Face régulière, voûte palatine profonde, assez étroite. Les dents sont bien rangées et normales. Les sens sont normaux. La menstruation est établie depuis près de deux ans, elle est régulière. La parole est nette. L'enfant répond d'une manière précise à un grand nombre de questions concernant sa santé, ses parents, l'état de son père. — Mais elle a un caractère très désagréable, boudeur, concentré, elle ne se confie pas aux personnes du service ni à ses compagnes. Très entêtée, elle a des colères très fortes, dans lesquelles elle brise tout ce qui est à sa portée. Dès son entrée dans mon service, elle a suivi l'école des idiotes de la Salpêtrière. L'institutrice Mlle Nicolle est arrivée à la faire travailler à rédiger des analyses, à perfectionner son orthographe.

Deux ans après son entrée dans le service, elle nous écrit une lettre qui est assez remarquable au point de vue du développement de ses idées.

« Monsieur le Docteur,

« Il me serait bien agréable de vouloir que vous vous accordiez avec monsieur mon père, pour vous dire que vous seriez bien sérieux, si vous m'accordiez de me faire sortir de Rambuteau je me joint à vous pour que vous fesiez la demarche qu'il me ferait plaisir que vous me fesiez sortir cela me serait bien plaisant J'espère que vous avez cette obligeance je peut donc compter sur vos démarche cela me ferait un sensible plaisir j'y conte voila ma seule résolution que vous ayez la ferme conviction de mon zéle est de ma sincère amitié que ma position exige que je puis donc Monsieur le Docteur. conter sur votre tendre amitié je vous prie donc d'agrez ma sensible persévérance auprès de votre amitié que vous m'avait prodigues je vous salut d'amitié et de la grande bienveillance que vous m'avez donnée jusqu'à ce jour.

« MARGUERITE H..... . »

Obs. CXXIX. — *Alcoolisme du père. — L'enfant a été conçue pendant l'ivresse. — Folie à quatre ans. — Idiotie consécutive.*

La nommée W..., âgée de dix-huit ans, entre dans mon service de la Salpêtrière, le 21 avril 1872.

Mère bien portante. Père mort d'alcoolisme chronique. La malade a été conçue pendant l'ivresse. A marché à treize mois. Rien de particulier jusqu'à quatre ans. A cet âge, accès brusque d'agitation pendant plusieurs jours. Elle voyait des animaux, voulait se sauver par la porte, la fenêtre, secouait les vêtements de sa mère pour en chasser les bêtes. Puis elle a cessé de reconnaître sa mère, l'a mordue, n'a plus voulu lui obéir, a oublié tout ce qu'elle savait, a cessé de parler comme avant ou du moins de se faire comprendre. Je constate qu'elle ne sait à peu près rien. Elle écrit son nom. Elle répond « oui » à toutes les questions. Elle est menstruée, n'est pas vicieuse.

Obs. CXXX. — *Habitudes alcooliques du père. — Idiotie congénitale.*

La nommée P..., âgée de seize ans, entré à la Salpêtrière, le 2 décembre 1872.

Père mort il y a trois mois, était buveur. Mère morte depuis longtemps. A toujours été idiote. Elle était inoffensive dans la maison qu'elle habitait, mais elle déchirait quelquefois ses vêtements. On est frappé de l'apparence hébétée et non intelligente de la malade. Il existe du strabisme interne de l'œil gauche. Les régions temporales sont très saillantes. Il existe un écartement anormal entre les régions malaires. Les oreilles sont trop hautes et trop larges. La partie supérieure de l'oreille droite est évidée, le pli postérieur de l'oreille gauche est rudimentaire.

Notion bornée, blésité.

Obs. CXXXI. — *Habitudes alcooliques du père. — Conception de la malade pendant l'ivresse. — Convulsions et idiotie dès l'enfance. — Retard de la parole.*

La nommée C... est entrée, le 25 septembre 1877, dans mon service de la Salpêtrière où elle est encore en ce moment. La mère qui a une bonne santé nous dit que le père buvait beaucoup, surtout de l'absinthe et du vin blanc, et que dans l'ivresse il la recherchait souvent; c'est dans un de ces moments que notre malade a été conçue. Grossesse douloureuse, naissance à terme. L'enfant était bien conformée. Convulsions dans la première enfance. Peu à peu on a remarqué que l'enfant ne jouait pas, ne s'occupait pas comme les autres enfants. N'a pu apprendre à lire, ne parlait pas encore à sept ans. Aujourd'hui elle parle difficilement et a peine à se faire comprendre, très nerveuse, a des attaques de nerfs pour lesquelles elle a du être déjà placée en 1870 à Sainte-Anne. Retour des attaques il y a trois semaines; cris, perte de connaissance, agitation, secousses, mouvements du ventre en avant, serrement des dents, un peu d'écume à la bouche. Sa mère ne lui connaît pas d'habitudes d'onanisme. L'agitation augmente à chaque période menstruelle.

État à l'entrée.— Physionomie égarée, agitée, elle parle, pleure sans motif, regarde de côté et d'autre comme sous le coup d'une hallucination, accès de suffocation terminés par l'expuition de mucosités. Traits réguliers, front moyen, pupilles égales; elle paraît bien voir et bien entendre. Il existe de l'hyperesthésie au niveau des apophyses épineuses des troisième, quatrième, septième et huitième vertèbres dorsales. Les deux régions latérales de la poitrine sont également douloureuses, ainsi que les deux régions iliaques.

La malade nous dit qu'elle est née à Paris, ne sait pas si elle est mariée, dit qu'elle a quelquefois des attaques de nerfs, ne sait pas si elle a des parents, puis me demande si ce sont des hommes, des enfants, des femmes. L'hymen n'existe plus, l'introduction du doigt dans la vulve est très douloureuse. Ni vaginite ni ulcération.

Sans l'influence d'un traitement approprié à son état d'excitation hystérique et consistant surtout en bromure de potassium et en application de drap mouillé, l'excitation a fini par céder et depuis le mois de mai 1878 jusqu'en mai 1881, la malade est calme, a appris un peu à travailler à la couture et s'occupe aussi au ménage. La menstruation est toujours un peu douloureuse, mais elle n'amène plus les crises d'agitation primitives.

Diamètre antéro-postérieur	169 millim.
— bi-pariétal	144
— bi-auriculaire	124
— temporal	128
— frontal	101

Cette classe d'étiologie de l'idiotie est une des plus nombreuses. L'influence des abus alcooliques a été démontrée surtout par Morel.

Il y a une considération qui mérite d'être signalée ici, c'est que presque toujours, lorsqu'il m'a été donné de pouvoir découvrir l'intimité de la conception, j'ai appris que dans des cas bien nets et bien déterminés, lè coït fécondant avait eu lieu pendant l'ivresse du mari.

A ce sujet, on peut se demander s'il ne faut pas faire intervenir comme facteur de l'idiotie la répugnance de la mère pour un homme ivre ou alcoolique et si le défaut ou le peu d'excitation cérébrale qui accompagne le coït fécondant chez elle, n'est pas une des raisons qui n'impriment à l'ovule qu'une sorte de *vitalité* imparfaite ; ou bien s'il faut en chercher la cause dans les qualités du sperme de l'homme ivre ou alcoolique.

Ce sont là des questions de physiologie embryogénique que je me contente de poser.

7° *Idiotie par méningo-encéphalite tuberculeuse ou tuberculose des ascendants.*

Obs. CXXXII. — *Tuberculose du père. — Idiotie congénitale.*

J..., âgé de huit ans, entre à Bicêtre, le 23 mai 1857.

Mère bien portante. Père grand, maigre, paraissant d'une santé débile. Il a des sueurs la nuit, a eu des hémoptysies à deux reprises. Au sommet droit obscurité du murmure respiratoire et retentissement exagéré de la voix. L'enfant a la tête très volumineuse, les tempes très profondes. Voûte palatine normale ; les dents mal placées portent des sillons horizontaux avec perte de substance. L'enfant comprend presque tout ce qu'on lui dit, mais il rit niaisement. Son langage est très restreint et comporte à peine quelques mots. Cet état d'idiotie remonte à la première enfance.

Diamètre antéro-postérieur	174 millim.
— pariétal	152
— temporal	150
— bi-auriculaire	150
— frontal	90
Courbe occipito-frontale totale	350
— — à sa partie antérieure	160
— horizontale totale	540
— — à sa partie antérieure	280
— bi-auriculaire	285

Obs. CXXXIII. — *Tuberculose de la mère et d'un ascendant maternel. — Idiotie congénitale.*

L..., (Arsène), âgé de quatorze ans, entre à Bicêtre, le 20 septembre 1865.

Son grand-père maternel a eu une santé très délicate, il est maigre, goutteux, et tousse beaucoup. Sa mère est aussi d'une santé délicate, elle a un teint blafard et accuse des sueurs nocturnes. Submatité dans les fosses sus-épineuses. Elle a un autre enfant qui est sourd-muet.

L'intelligence de notre petit malade s'est développée difficilement. Il sait lire, mais presque pas compter. Il ne sait pas les parties du monde, le nombre des départements, le nom du département dont Paris est le chef-lieu. Il sait le nom des choses usuelles, connaît la provenance de la laine, mais ignore celle de la toile et ne distingue pas la toile du coton.

Obs. CXXXIV. — *Tuberculose du père. — Idiotie congénitale. — Retard de la parole.*

W..., âgé de six ans, entre dans mon service de Bicêtre, le 5 février 1866.

Le père est très maigre, tousse beaucoup, est sujet à de la diarrhée, a des sueurs la nuit. Il n'a pas eu d'hémoptysies. La mère a une assez bonne santé. L'enfant, après une grossesse normale, est venu à terme et a été élevé au biberon. Il n'a jamais eu de convulsions. Dès son bas âge on a remarqué que ses facultés ne se développaient pas. Il n'a commencé à parler qu'à quatre ans et demi. A cinq ans il urinait encore dans son lit.

État actuel. — Taille petite pour son âge. Tête bien conformée, symétrique, oreilles un peu écartées, normales d'ailleurs, yeux assez grands, bien placés, voûte palatine bien faite ; dents bien plantées, membres bien conformés, marche normale.

L'enfant a une physionomie agréable, le regard est demi-sérieux. Il prête attention à ce qui se dit et répond convenablement aux questions qu'on lui fait. Sa parole est un peu lente, mais assez distincte. Il mange et boit très proprement. Il est méchant pour ses camarades qu'il frappe souvent.

Diamètre antéro-postérieur	166 millim.
— pariétal	142
— temporal	135
— bi-auriculaire	106
— frontal	88
Corde iniaque	100
— bregmatique	138
— sus-nasale	109
— sous-mentale	95
Courbe occipito-frontale totale	325
— — à sa partie antérieure	147
— horizontale totale	500
— — à sa partie antérieure	240
— bi-auriculaire	342

Obs. CXXXV. — *Tuberculose des ascendants paternels et maternels ; de la mère. — Idiotie congénitale. — Lésions du squelette.*

M..., âgé de huit ans, entre dans mon service de Bicêtre, le 6 octobre 1866. Le grand-père paternel et la grand'mère maternelle sont morts de la poitrine. La mère, d'une santé assez faible, est pâle, elle tousse de temps en temps, ses pommettes sont un peu rouges.

Elle a quelques râles sous-crépitants disséminés. Pas d'hémoptysie, de sueurs nocturnes, de matité, ni de diminution du murmure vésiculaire. Six enfants dont deux vivants, l'un bien portant, l'autre, notre malade.

Celui-ci est né à terme ; dès sa naissance, il a été malade, pâle, avait des vomissements, de l'agitation pendant la nuit. A trois ans fluxion de poitrine, et toux depuis. Il n'a marché qu'à vingt-deux mois, n'a rien pu apprendre, se sauve de chez sa mère. Il n'a jamais eu d'attaques. Tête assez développée ; régions pariétales saillantes ; front bombé avec dépression sus-sourcilière. Oreilles épaisses, écartées, lèvre inférieure un peu grosse, pendante ; voûte palatine étroite, à faible rayon de courbure ; sternum saillant, thorax un peu en carène. La respiration est normale. Parole facile. Il sait son nom, ses prénoms, quelques lettres, les jours de la semaine.

Diamètre antéro-postérieur	166 millim.
— pariétal	147
— temporal	140

Diamètre bi-auriculaire	120 millim.
— frontal	77
Corde iniaque	90
— bregmatique	136
— sus-nasale	118
— sous-mentale	102
Courbe occipito-frontale, totale	335
— — à sa partie antérieure	140
— horizontale, totale	503
— — à sa partie antérieure	240
— bi-auriculaire	350

Obs. CXXXVI. — *Tuberculose de la mère. — Idiotie congénitale. — Troubles de la parole. — Mauvaises proportions de la tête.*

L..., âgé de quinze ans, entre dans mon service de Bicêtre le 23 décembre 1866. Père d'une bonne santé. Mère morte d'une maladie de poitrine qui a duré six ans et qui se caractérisait par toux, oppression, hémoptysies, sueurs nocturnes, amaigrissement. Un frère bien portant. L'enfant est venu à terme sans rien présenter de particulier, mais on n'a pas été longtemps sans s'apercevoir de sa débilité intellectuelle. Il n'a jamais eu de convulsions ; il n'a pu rien apprendre ; on ne pouvait le laisser seul, il s'est plusieurs fois égaré dans les rues pendant ces derniers temps. Il n'a jamais eu de mauvais instincts.

État actuel. — Physionomie hébétée. Les traits manquent de régularité ; la face est ronde, petite par rapport au reste de la tête, ses parties moyennes sont peu développées, le front et le menton offrent au contraire des dimensions normales. La lèvre inférieure est grosse, saillante, l'ouverture buccale très petite, 3 centimètres. Pas de prognathisme ; les dents sont mal disposées. La parole est mal articulée ; l'enfant répond d'une façon peu compréhensible ; il est gauche dans ses mouvements.

Diamètre antéro-postérieur	152 millim.
— pariétal	140
— temporal	130
— bi-auriculaire	110
— frontal	90
Corde iniaque	101
— bregmatique	138
— sus-nasale	105
— sous-mentale	112
Courbe occipito-frontale, totale	300
— — à sa partie antérieure	135
— horizontale, totale	492
— — à sa partie antérieure	250
— bi-auriculaire	325

Obs. CXXXVII. — *Tuberculose du côté maternel, et chez un frère. — Mauvaise conformation du crâne, de la face. — Idiotie congénitale. — Vice de la parole. — Autopsie. — Asymétrie des hémisphères. — Simplicité des circonvolutions du lobule temporal droit. Atrophie des circonvolutions supérieures droites.*

La nommée P..., âgée de vingt et un ans, entrée dans mon service de la Salpêtrière, le 23 mars 1866.

Grand'mère paternelle morte de tuberculose pulmonaire. Un frère mort de la poitrine.

Peu de temps après la naissance de notre malade, on s'aperçut qu'elle avait la tête mal faite, et que son intelligence ne se développait pas comme celle des autres enfants. A l'âge de vingt mois, convulsions éclamptiques qui ont duré trois mois avec des intervalles très courts. Pendant ces convulsions, les membres gauches étaient surtout atteints et sont restés paralysés. Depuis, l'intelligence de l'enfant qui était déjà insuffisante s'est complètement arrêtée dans son développement.

État actuel. — Face irrégulière, pointe du nez portée à gauche, bouche toujours entr'ouverte, front très bas, couvert (4 centimètres et demi), yeux symétriques, oreilles grandes, égales, d'une hauteur de 6 centimètres et demi, membres bien faits, poils très abondants au pubis. L'hymen est détruit ; la malade avoue qu'elle a eu plusieurs fois des rapports avec un ouvrier qui habitait la même maison qu'elle.

P... incline la tête à gauche ; souffle doux à la base du cœur. Ne sait ni lire ni écrire, parole peu nette, elle dit avoir dix ans (vingt et un). Elle ne sait ni le nom ni l'ordre des jours de la semaine, connaît le nom des objets usuels, la valeur des pièces de monnaie, ne connaît pas les couleurs, prend le blanc pour le bleu.

Dents mal placées et cariées ; voûte palatine étroite, profonde.

Diamètre antéro-postérieur	167 millim
— pariétal	141
— frontal	90
Corde iniaque	94
— bregmatique	136
— sus-nasale	104
— sous-mental	117
Courbe occipito-frontale, totale	315
— — à sa partie antérieure	138
— horizontale, totale	540
— — à sa partie antérieure	258
— transversale bi-auriculaire	350

Pendant son séjour dans mon service, la malade a présenté de loin en loin quelques attaques d'épilepsie qui n'ont été que peu influencées par le traitement continuel avec le bromure de potassium, quand, le 13 janvier 1880, nous la trouvons au lit présentant tous les signes d'une pneumonie à forme typhoïde qui l'a enlevée en quatre jours.

Autopsie. — Le cerveau pèse 1180 grammes. Cerveau asymétrique, hémisphères inégaux.

Diamètre antéro-postérieur	Gauche	177 millim.
	Droit	165
Diamètre pris, de la pointe du lobule temporal, au lobule occipital	gauche	130
	droit	116
Diamètre, du bord interne de la première circonvolution temporale, pris au milieu du pédoncule cérébral, au bord de la scissure de Sylvius suivant une ligne transversale	gauche	55
	droit	51

On est frappé par la petitesse des circonvolutions du lobule temporal droit et en particulier de la seconde, qui présente une direction absolument antéro-postérieure sans pli secondaire. La troisième temporale droite est aussi d'un volume moindre que la gauche, mais elle présente des replis. Les circonvolutions supérieures sont la plupart plus petites à droite, surtout la frontale ascendante et la première pariétale (1). Dans sa partie moyenne la frontale ascendante offre à gauche une largeur de 11 millimètres et demi, et à droite seulement 4 millimètres et demi (2). La première pariétale mesure dans sa partie moyenne, à gauche, 12 millimètres; et à droite 6 millimètres seulement.

Obs. CXXXVIII. — *Tuberculose des ascendants. — Vices de conformation. — Mains et pieds palmés. — Idiotie.*

C..., âgé de huit ans, entre à Bicêtre, le 26 août 1865.

La mère est saine et intelligente ; le père est tuberculeux, intelligent. C... est l'aîné de quatre enfants bien portants. Pas d'hérédité morbide mentale dans les ascendants.

État actuel. — Physionomie étrange, de travers (3); yeux très saillants, placés suivant une courbe à convexité supérieure et séparés l'un de l'autre de 38 millimètres (angle interne). Les arcades sourcilières ainsi que la région temporale sont aplaties, les arcades zygomatiques sont saillantes. Oreilles épaisses, écartées de la tête. La peau du nez est rouge; cet appendice est incliné à gauche, la cloison offre une résistance qui ferait penser à l'ossification de ce cartilage. Bouche de travers, la commissure droite est distante de 14 millimètres de la ligne médiane, la commissure gauche de deux millimètres. Les dents sont mal plantées et cariées, voûte palatine profonde. Le front présente un sorte de crête verticale se prolongeant jusqu'à 4 centimètres et demi au delà de la racine des cheveux.

La région occipitale ne présente aucune saillie, elle se prolonge en ligne droite avec la colonne vertébrale. Les pieds et les mains sont palmés (4), les ongles des 3es et 4es doigts des pieds soudés, les autres distincts. Tous les doigts des mains sont soudés, les 5es doigts seulement sont séparés sur une longueur égale à la phalangette.

(1) Planche IV, fig. 2.
(2) Planche IV, fig. 2 f.
(3) Planche V, fig. 1.
(4) Planche V, fig. 2.

Trois ongles à chaque main, un pour le pouce, un pour les 2e, 3e et 4e doigts et un pour le 5e doigt. Le reste du corps est bien conformé. Sensibilité un peu obtuse.

L'enfant a appris à parler comme les autres enfants, fait bien les commissions, ne se perd pas dans la rue, se sert de ses moignons pour manger, tient une cuiller, un verre, mais ne peut pas se servir d'un couteau. On l'a refusé dans les écoles à cause de ses difformités.

Ne sait ni lire ni compter.

Diamètre antéro-postérieur	140 millim.
— pariétal	135
— temporal	141
— bi-auriculaire	111
— frontal	96
Corde iniaque	82
— bregmatique	143
— sus-nasale	112
— sous-mentale	86
Courbe occipito-frontale, totale	305
— — à sa partie antérieure	135
— horizontale, totale	470
— — à sa partie antérieure	240
— bi-auriculaire	384
Main droite. Grand empan	164
Main droite. Petit empan	164
Main gauche. Grand empan	168
Main gauche. Petit empan	168

8° *Idiotie par scrofule des ascendants.*

On serait presque tenté de faire rentrer cette troisième classe dans la précédente, c'est-à-dire dans l'idiotie par tuberculose des ascendants. Mais si l'on examine bien, on voit que c'est une classe encore assez nombreuse et dont les membres se trouvent plutôt dans la pratique civile que dans les services nosocomiaux, en raison même du faible degré de l'idiotie qu'ils présentent. Chacun sait, en effet, que les scrofuleux comptent plus d'idiots que d'hommes intelligents, quoique ces derniers soient plutôt remarqués, peut-être en raison de l'anomalie qu'ils représentent. Les idiots de cette catégorie sont presque tous des idiots qui appartiennent à la quatrième classe de l'idiotie, celle des enfants arriérés, qui végètent tant bien que mal, trouvent à s'employer comme domestiques à de gros travaux qui ne nécessitent pas d'intelligence, meurent avant le temps d'accidents ou de privations.

J'ai séparé cette classe de la précédente, quoique l'on trouve souvent la tuberculose et la scrofule associées, parce que les travaux les plus récents sur les maladies constitutionnelles tendent à faire admettre une assez grande dissemblance entre ces deux manifestations héréditaires.

Obs. CXXXIX. — *Scrofule de la mère. — Idiotie congénitale légère.*

Clémentine D..., vingt ans, entre à la Salpêtrière, le 21 mai 1873.

Enfant naturelle, née à Paris. Sa mère nous dit qu'elle a été traitée depuis de longues années comme scrofuleuse, elle en présente en effet tous les caractères. Son intelligence ne s'est pas développée; sait à peine lire, écrit seulement son nom. Physionomie assez gentille, face pâle, front fortement bombé. Saillie des pariétaux. Le pli postérieur de l'oreille droite présente deux petites saillies. Les deux narines ne sont pas égales, la cloison est convexe à gauche. La bouche et les dents sont normales. Voûte palatine bien faite. Elle ne sait pas compter, ne sait depuis combien de temps elle est ici. Les membres sont bien faits et forts. La malade éprouve par moments une sorte de perte de connaissance, avec fixité des yeux, léger frissonnement, pâleur de la face, durant quelques minutes et se terminant par des vomissements.

Diamètre antéro-postérieur	188 millim.
— pariétal	144
— bi-auriculaire	135
— frontal	102

Obs. CXL. — *Scrofule de la mère. — Mal de Pott. — Déformation de la colonne vertébrale et paralysie consécutive. — Cécité et surdité. — Idiotie.*

La nommée C..., âgée de quatorze ans, entre à la Salpêtrière, le 3 novembre 1869.

Pas d'hérédité morbide. La mère porte une solution de continuité congénitale de la voûte palatine, par laquelle on aperçoit les cornets; on voit sur le bord de la mâchoire inférieure à gauche une cicatrice, et on trouve une pléiade ganglionnaire au cou, en arrière. Les parents ont eu douze enfants dont dix sont morts de maladies inflammatoires, vers l'âge de douze à seize ans. Des deux filles qui restent, l'une se porte bien, l'autre est notre malade. Bien portante jusqu'à l'âge de sept ans, elle a été atteinte à ce moment d'une maladie de la colonne vertébrale avec déformation. A l'âge de dix ans, paralysie des membres inférieurs qui a duré deux mois; il y a sept mois, retour de la paralysie, douleurs dans les membres, oppression, douleurs dans l'œil gauche. N'a jamais eu d'attaques de nerfs. Depuis deux ans, elle a eu deux fois des règles peu abondantes.

État actuel. — La tête est fortement fléchie en avant, le cou très court. Les dernières vertèbres cervicales font une saillie considérable en arrière, tandis qu'on voit au-dessous une dépression considérable formée aux dépens de la colonne dorsale qui est portée en avant et à droite. Face régulière. Cécité absolue de l'œil droit atteint de strabisme interne; vision nette à gauche. Ouïe abolie à droite. Le goût et l'odorat sont intacts. La sensibilité est obtuse par places. La parole est un peu nasonnée. L'intelligence est faible ; sait cependant un peu lire et compter, sait où elle se trouve, demande pour ses besoins. La malade meurt subitement le 1er janvier 1870.

Autopsie. — La moelle au niveau de la courbure normale du rachis présente une dépression à sa partie postérieure, avec un épaississement des méninges, et un tissu blanchâtre et nodulé d'aspect tuberculeux. La surface supérieure du cerveau est saine ; les méninges s'enlèvent facilement. La protubérance (1) est complètement déformée et présente des saillies et des dépressions rappelant d'autant plus celles des lobules cérébelleux qu'elles présentent aussi une teinte grisâtre. La partie droite de la protubérance est notablement plus volumineuse que la gauche, il en est de même du pédoncule cérébral droit. A droite le trijumeau naît à 18 millimètres du sillon médian, à gauche à 14 millimètres. Plusieurs examens histologiques me montrent dans les diverses parties qui présentent des dépressions, une atrophie notable du tissu nerveux.

La première grande classe de l'idiotie étant connue et nettement déterminée en ce qu'elle tire toujours son origine d'une cause extérieure au sujet lui-même, en sorte qu'on pourrait l'appeler idiotie de cause extrinsèque par opposition à l'autre classe de cause intrinsèque puisqu'elle se développe toujours à la suite de troubles survenant chez le sujet lui-même, nous allons passer à l'étude de la seconde grande classe de l'idiotie, c'est-à-dire de l'idiotie acquise.

II. — Idiotie acquise.

Nous avons vu que cette seconde grande classe renferme huit catégories diverses d'étiologie :

1° Mauvaise hygiène de la première enfance, onanisme ;
2° Convulsions de la première enfance ;
3° Maladies de l'enfance autres que cérébrales ;
4° Méningo-encéphalite ;
5° Fièvre typhoïde ;
6° Épilepsie le plus souvent héréditaire ;
7° Crétinisme ;
8° Pas de cause appréciable.

(1) Planche IV, fig. 3.

1° *Mauvaise hygiène de la première enfance. — Onanisme.*

Obs. CXLI. — *Idiotie par mauvaise hygiène de la première enfance et par onanisme.*

Charles R..., âgé de quatre ans, né à Paris, entre dans mon service de Bicêtre, le 27 juillet 1866.

Père bien portant. Mère d'une santé délicate, anémique, a souvent des douleurs dans le dos et le creux épigastrique. La grossesse relative à notre malade a été mauvaise ; la mère souffrait du ventre et son caractère était devenu mauvais, violent, colère. Né à terme ; impetigo de la tête à huit mois, rougeole à deux ans, scarlatine à trois ans. Il n'a commencé à parler qu'il y a six mois ; son caractère est violent, il crie, déchire et se lacère la peau. Excitation des parties génitales depuis son plus bas âge. L'enfant s'y porte les mains presque continuellement.

État actuel. — Tête un peu volumineuse ; front très saillant, découvert ; nez un peu aplati ; yeux gros, à fleur de tête, le droit se met par moments dans la position strabique interne ; la lèvre supérieure est un peu avancée. Voûte palatine un peu profonde ; vingt dents bien placées, pas de prognathisme. Oreilles bien faites. Membres bien conformés ; station debout impossible. L'enfant est par moments colère et turbulent.

Diamètre antéro-postérieur	146 millim.
— pariétal	130
— temporal	122
— bi-auriculaire	110
— frontal	76
Corde iniaque	88
— bregmatique	109
— sus-nasale	93
— sous-mentale	90
Courbe occipito-frontale totale	300
— — à sa partie antérieure	140
— horizontale totale	455
— — à sa partie antérieure	250
— bi-auriculaire	290

2° *Idiotie par convulsions de la première enfance.*

Obs. CXLII. — *Abus alcooliques du père. — Conception pendant l'ivresse. Convulsions de la première enfance.*

P... (Joseph), âgé de onze ans et demi, né à Paris, entre dans mon service de Bicêtre, le 17 juillet 1862.

La mère est bien portante ; elle nous dit que son mari était adonné à la boisson et qu'il la recherchait toujours pendant l'excitation alcoolique. Pendant la grossesse, elle aurait ressenti une grande frayeur à la suite de violences exercées sur elle par sa belle-sœur. L'accouchement s'est fait normalement. Elle a un autre enfant de dix ans qui est en bonne santé. Depuis sa naissance, notre malade est sujet à des accès épileptiformes fréquents, survenant surtout la nuit et durant de 25 à 30 minutes. Il ne peut lui-même nous donner d'explication sur ses crises ; il ne possède aucune notion du temps, il ne connaît pas ses lettres. Il se sert mal de sa main droite. Le bras droit est un peu atrophié, le cinquième métacarpien de ce côté a été enlevé à la suite d'une affection osseuse. La parole est embarrassée. La langue est déviée à droite et la commissure de ce côté tirée en dehors.

Le front est bas, fuyant sur les côtés, avec dépressions sus-sourcilières.

Diamètre antéro-postérieur	169 millim.
— pariétal	123
— temporal	135
— bi-auriculaire	130
— frontal	97
Corde iniaque	92
— bregmatique	131
— sus-nasale	123
— sous-mentale	120
Courbe occipito-frontale totale	195
— — à sa partie antérieure	130
— horizontale totale	500
— — à sa partie antérieure	255
— bi-auriculaire	337

Obs. CXLIII. — *Convulsions dans la première enfance. — Idiotie. — Arrêts diver de développement. — Vices de la parole.*

L.... (Louis), âgé de huit ans, entre dans mon service de Bicêtre, le 23 décembre 1865.

Pas d'hérédité ni de consanguinité morbides. Un frère mort de convulsions à deux ans. Né à terme, on s'est aperçu de bonne heure que son intelligence ne se développait pas. Notre malade est sujet, depuis l'âge de six mois, à des accès qui reviennent deux, trois fois par mois et ne durent jamais plus de dix minutes. Ils commencent par des plaintes, des peurs, l'enfant s'affaisse, perd connaissance, et les convulsions se produisent.

État à son entrée.—Front bien développé, bombé, saillant. Oreilles longues, écartées. Voûte palatine très profonde, présentant une cavité où l'on peut loger l'extrémité du petit doigt. Les dents sont d'inégale grandeur, les antérieures sont toutes crénelées. Anus bien fermé. Le testicule gauche est dans le scrotum, le droit est à l'orifice inférieur de l'anneau. L'enfant n'écoute pas ce qu'on lui dit, ne fait pas attention et remue presque toujours. Il sait à peine son nom, dit avoir deux ans, connaît quelques lettres, sait le nom des objets usuels. Il prononce des mots et des phrases difficiles à comprendre, met les verbes à l'infinitif ; quelques lettres sont mal articulées.

14 janvier 1866. — J'ai assisté à un de ces accès. Il était assis tranquillement à table quand, tout à coup, il dit : « ça me fait peur, ça me fait peur », puis il fut pris

d'un accès épileptique qui dura peu de temps, et fut caractérisé par de la perte de connaissance, de l'immobilité des pupilles, des secousses, des convulsions des yeux, de la pâleur de la face. Pas d'écume buccale ni d'émission d'urine.

La médication bromurée (4 grammes) a été continuée pendant toute l'année 1868 mais l'état du malade est resté à peu de chose près stationnaire; ainsi il a eu 45 accès, tandis qu'il en avait eu 73 en 1866.

Taille, 121 centimètres.

Diamètre antéro-postérieur	178 millim.
— pariétal	138
— temporal	114
— bi-auriculaire	130
— frontal	100
Courbe occipito-frontale totale	370
— — à sa partie antérieure	160
— horizontale totale	510
— — à sa partie antérieure	260
— bi-auriculaire	260

Obs. CXLIV. — *Convulsions depuis l'âge de six mois. — Idiotie.*

Dr..., âgé de quatre ans, entre à Bicêtre le 27 juin 1866.

A six mois, il a eu des convulsions qui durent encore. Il a parlé à quinze mois, mais son intelligence ne s'est pas développée. A deux ans, il a eu une fièvre typhoïde qui a duré six semaines et depuis il a presque totalement cessé de parler. Taille ordinaire; tête volumineuse; front étroit, assez découvert; nez gros, aplati; voûte palatine très profonde, courbure à très petit rayon. Vingt-quatre dents, dont quatre incisives supérieures sont cariées. Agitation incessante; très grande mobilité d'esprit; on ne peut fixer son attention; il ne répond à aucune question.— Trois à quatre accès d'épilepsie par mois.

Diamètre antéro-postérieur	162 millim.
— pariétal	144
— bi-auriculaire	110
— frontal	93
Corde iniaque	104
— bregmatique	134
— sus-nasale	106
— sous-mentale	98
Courbe occipito-frontale totale	330
— — horizontale totale	500
— à sa partie antérieure	250
— bi-auriculaire	335

Obs. CXLV. — *Convulsions depuis l'âge de quatre mois jusqu'à quatre ans. Absence de parole.*

Gr..., âgé de quatre ans et demi, né dans la Haute-Saône, entre à Bicêtre, le 12 juillet 1866.

Pas d'hérédité. A trois mois, l'enfant a eu des convulsions qui ont duré jusqu'à l'âge de quatre ans et qui ont été presque incessantes. Strabisme depuis. Il n'a jamais parlé, n'a marché qu'à quatorze mois. Tête assez bien conformée, régulière, symétrique. Vingt dents bien placées. Turbulent, ne répond rien. Gâteux.

Diamètre antéro-postérieur	160 millim.
— pariétal	130
— bi-auriculaire	105
— frontal	68
Courbe occipito-frontale totale	292
— horizontale totale	555
— — à sa partie antérieure	265
— bi-auriculaire	305

Obs. CXLVI. — *Convulsions dès le troisième jour après la naissance. — Idiotie. Lésions des muscles unilatérales des membres.*

Le V..., âgé de cinq ans, entré dans mon service à Bicêtre, le 22 juillet 1866.

Pas d'hérédité. Les parents ont trois autres enfants bien portants. La grossesse, l'accouchement n'ont rien présenté d'anormal. Trois jours après sa naissance, l'enfant a eu des convulsions qui ont duré quelques jours et lui ont laissé de la paralysie du côté droit. Il tombait, devenait « tout noir », comme mort. Pas d'autres maladies de l'enfance.

État à l'entrée. — La tête est bien faite, la voûte palatine, les dents normales. La marche est très difficile. Il existe un pied bot équin du côté droit. Les membres de ce côté sont amaigris, la main correspondante ne serre presque pas, et l'écartement de l'avant-bras est impossible en raison de la rétraction du biceps.

L'enfant paraît entendre et comprendre ce qu'on lui dit, mais il ne répond rien.

Obs. CXLVII. — *Convulsions à l'âge de onze mois ayant duré neuf jours. — Idiotie légère. — Accès épileptiformes. — Hémiplégie à droite.*

C..., âgé de sept ans, entre à Bicêtre, le 13 août 1866.

Rien de particulier au point de vue des antécédents héréditaires. Les parents sont d'une bonne santé, ils ont un fils de vingt-cinq ans et une fille de vingt-deux ans, qui sont tous les deux bien portants. Rien à noter pendant la grossesse. A un mois, l'enfant a été pris de convulsions qui ont duré neuf jours sans s'arrêter, et qui plus tard se sont renouvelées de loin en loin. Elles s'accompagnaient de perte de connaissance, de coloration de la face, de vomissements et de sommeil consécutif. Pas d'écume à la bouche, pas de morsure à la langue. Les secousses duraient en moyenne de quatre à cinq heures sans discontinuer. A trois ans, il a été frappé d'hémiplégie. Les accès reviennent maintenant tous les deux ou trois mois, et dans les intervalles il y a quelques accès incomplets. L'intelligence de l'enfant s'est incomplètement développée.

État actuel. — Physionomie assez expressive. Tête bien conformée; léger strabisme de l'œil gauche. La commissure gauche est tirée en haut et en dehors et la pointe de la langue déviée à droite. La parole est gênée; elle offre le caractère qu'elle présente quand on tient la langue entre les dents. Voûte palatine bien faite. Vingt-quatre dents; les deux incisives médianes inférieures sont crénelées.

Paralysie incomplète des membres droits. Le membre supérieur droit est le plus souvent pendant le long du corps, mais l'enfant peut cependant mettre la main droite sur sa tête. Il ne peut étendre complètement les doigts de cette main, et l'avant-bras est un peu amaigri. Pendant la marche, le pied droit traîne par terre. Les testicules sont dans les bourses. L'enfant est gâteux. Caractère doux. Intelligence moyenne; il sait les lettres, mais il ne sait pas les syllabes et ne peut compter.

Obs. CXLIII. — *Convulsions de l'âge de trois mois à deux ans et demi. — Idiotie. Arrêt de parole.*

M..., âgé de quatre ans, entre dans mon service de Bicêtre le 12 février 1867.

La grand'mère maternelle est atteinte de démence depuis une quinzaine d'années. Le père paraît peu intelligent, son crâne est petit. Un frère bien portant, intelligent.

L'enfant est né à terme. A trois mois il a eu des convulsions avec pâleur de la face, perte de connaissance, yeux convulsés. Les convulsions ont duré deux ans et demi ont cessé depuis dix-huit mois. Le malade ne marche pas, il ne sait presque rien dire.

Crâne petit; région occipito-pariétale fortement saillante; dépressions sus-sourcilières; face allongée, nez large, strabisme convergent des deux yeux, plus fort à droite; voûte palatine bien faite, dents bien placées et saines. Gâteux. Les deux membres inférieurs sont fortement fléchis et il est difficile de les étendre. Le malade se sert presque exclusivement de la main gauche; la droite est presque toujours dans la flexion forcée, le pouce dans l'adduction complète.

Pas d'atrophie ni de perte de la sensibilité.

Diamètre antéro-postérieur	151 millim.
— pariétal	125
— temporal	122
— bi-auriculaire	109
— frontal	85
Corde iniaque	102
— bregmatique	124
— sus-nasale	93
— sous mentale	80
Courbe occipito-frontale totale	292
— — à sa partie antérieure	143
— horizontale totale	447
— — à sa partie antérieure	230
— bi-auriculaire	310

Obs. CXLIX. — *Convulsions depuis l'âge de six mois jusqu'à cinq ans. — Arrêt de développement de la parole. — Instincts méchants et vicieux. — Amélioration.*

A... (Marie), âgée de neuf ans, entre à la Salpêtrière dans mon service, le 5 avril 1868.

Les parents sont sains et bien portants. Trois sœurs bien portantes; deux frères morts de convulsions en bas âge ; un frère qui a séjourné trois mois à Sainte-Anne et six mois à Bicêtre.

Notre malade a eu des convulsions très fortes depuis l'âge de six mois jusqu'à cinq ans. Elle n'a parlé qu'à sept ans. La tête assez bien faite, le front peu élevé surtout sur les côtés ; les oreilles sont très développées ; les dents sont petites, crénelées, gâtées ; la voûte palatine un peu profonde. Vue bonne, pupilles égales.

Membres bien faits, marche facile. On est obligé de la tenir sans cesse camisolée à cause de sa méchanceté pour ses compagnes et de son onanisme effréné.

Huit mois après son arrivée je constate qu'elle se rappelle le jour de son entrée, qu'elle sait le mois et l'année. L'onanisme a disparu ; elle est devenue un peu timide. Elle sait lire et écrire, montre de la mémoire et travaille à marquer le linge. Ce résultat est dû aux bons soins de l'institutrice, Mlle Nicolle.

Obs. CL. — *Convulsions dès la première enfance. — Cécité presque complète. Idiotie. — Mauvais penchants. — Augmentation du volume de la tête coïncidant avec les soins donnés à l'Ecole des idiotes de la Salpêtrière.*

Ch..., âgée de vingt-neuf ans, née à Batignolles, entre le 2 août 1871 dans mon service de la Salpêtrière où elle est encore en ce moment.

Le père est mort d'accident, la mère d'une maladie de cœur. Un frère et une sœur aveugles-nés et morts de convulsions. Notre malade a eu des convulsions dans sa première enfance, convulsions qui ont amené une cécité presque complète et idiotie consécutive. Élève des Jeunes aveugles où elle s'est éprise de plusieurs de ses maîtresses et où elle masturbait ses camarades. Elle est sujette à des accès de rire, de pleurs ou d'agitation sans raison. Physionomie très peu intelligente, sourire presque continuel, tête inclinée à gauche. Voûte palatine profonde et étroite, oreilles symétriques, la gauche plus large. Nystagmus fréquent des deux yeux. La malade dit distinguer le jour des deux yeux, mais ne reconnaît aucun objet.

Seins développés, poils roux, membres inférieurs très gros. Un peu d'œdème aux pieds.

Elle a l'humeur gaie et raconte avec assez de précision des faits récents et anciens. Elle dit qu'elle a des idées singulières qui peuvent être pour quelque chose au sujet de son placement ici ; qu'elle avait des amitiés qu'elle n'ose avouer pour certaines personnes et dans ces derniers temps pour des animaux, entre autres pour un certain cochon qui se trouvait dans un couvent où elle était comme malade, rue Denfert, elle le cajolait, l'embrassait et ajoute qu'elle était très heureuse quand on lui disait qu'elle lui ressemblait. Il faut avouer que cette ressemblance est réelle. Nous savons de plus que cette histoire de ses amours avec ce cochon est très vraie et que quand on a tué cette bête, notre malade s'est livrée à un accès de désespoir comme si elle avait perdu sa meilleure amie.

Elle a des notions élémentaires sur la géographie ; elle sait compter ; elle dit avoir appris cela à l'Institution des Jeunes aveugles où elle est restée sept ans.

	Août 1871.	Mars 1880.
Diamètre antéro-postérieur....	177 millim.	182 millim.
— bi-auriculaire....................	130	134
— pariétal.......	144	144

	Août 1871.	Mars 1880.
Diamètre temporal	125 millim.	134 millim.
— frontal	89	93
Corde iniaque	109	112
— bregmatique	144	144
— sus-nasale	124	123
— sous-mentale	126	126
Circonférence occipito-frontale totale	290	300
— — à sa partie antérieure	124	140
— horizontale totale	547	550
— — à sa partie antérieure	255	257
— bi-auriculaire	335	338

La malade va à l'école, a appris à chanter, sait un peu toucher du piano, a une mémoire très bonne, retient facilement une pièce de cinquante vers qu'on lui a lue une fois.

Obs. CLI. — *Convulsions dans le bas âge, ayant duré jusqu'à sept ans. Idiotie grave.*

D..., âgée de trente-trois ans, née à Lille, entre le 7 novembre 1872 dans mon service de la Salpêtrière.

Mère morte d'apoplexie à soixante-six ans, père mort d'une fracture de jambe. Trois frères bien portants. A eu dès son plus jeune âge des convulsions qui ont duré jusqu'à sept ans. L'intelligence ne s'est pas développée, on n'a jamais pu lui apprendre grand'chose quoiqu'elle soit allée plusieurs années à l'école. Inoffensive, calme. Impotente ; membres inférieurs enflés et cyanosés ; les ongles sont tout petits, incomplètement développés. La conformation du crâne n'offre rien de particulier. — Parole nette, Ouïe et vue normales. Respiration normale ; volume normal du cœur ; souffle rude à la pointe et au premier temps. Gâte. Ne sait où elle est, ni depuis combien de temps elle est ici. Ne sait pas lire, ni écrire, sait seulement additionner les nombres les plus simples.

Obs. CLII. — *Convulsions dès le plus bas âge. — Arrêt de développement de la parole. Idiotie.*

F... (Hortense), née à Paris, âgée de seize ans, entre à la Salpêtrière, le 26 juillet 1876.

Ses parents sont sains. La malade revenue de nourrice à l'âge de deux ans, on s'est aperçu qu'elle ne parlait pas et qu'elle avait des convulsions tous les six mois. On n'a pas voulu la mettre à l'école parce qu'en même temps qu'elle était arriérée elle était très irascible et aurait été facilement excitée des moqueries des autres enfants.

Elle n'a pu apprendre à coudre ; aide au ménage. La malade a toujours bégayé et a toujours présenté un tic convulsif de la face. Fait ses besoins dans la rue sans pudeur.

Diamètre antéro-postérieur	178 millim.
— pariétal	160
— bi-auriculaire	132

Diamètre temporal	146	millim.
— frontal	103	
Corde bregmatique	157	
— iniaque	116	
— sus-nasale	116	
— sous-mentale	120	

Obs. CLIII. — *Convulsions depuis l'âge de trois mois. — Idiotie. — Troubles du caractère. — Penchants instinctifs.*

G... (Rosalie), âgée de trente-cinq ans, née à Paris, est entrée le 13 octobre 1876 dans mon service de la Salpêtrière.

Pas d'hérédité. Elle est israélite. A eu des convulsions à partir de l'âge de trois mois, a toujours été faible d'intelligence, très emportée; était fleuriste habile.

A la suite de peurs pendant la Commune elle s'est excitée peu à peu et a dû être placée; l'idée de se marier la préoccupait aussi. Bonne tenue, figure souriante, d'une bonne vivante et satisfaite d'elle-même.

Hallucinations de l'ouïe, elle entend la voix de personnes absentes. Sensibilité normale. Elle raconte qu'elle est restée deux ans à Sainte-Anne où elle était folle, mais, dit-elle, je ne le suis plus ici. Mobilité de caractère, passe facilement du rire aux larmes. Bavardages. Elle sait exactement le jour, le mois, l'année, se souvient de ce qu'elle a fait à Sainte-Anne. La tête est ronde, la saillie occipitale manque à peu près. Un peu de rétrognathisme. Voûte palatine normale. Menstruation nulle.

Diamètre antéro-postérieur	168	millim.
— pariétal	135	
— bi-auriculaire	124	
— temporal	128	
— frontal	88	
Corde iniaque	101	
— bregmatique	123	
— sus-nasale	108	
— sous-mentale	116	

Obs. CLIV. — *Convulsions depuis l'âge de trois mois jusqu'à deux ans. — Arrêt de développement de la parole. — Idiotie. — Troubles du caractère. — Violences.*

Bl..., âgée de dix-sept ans, entre le 6 mars 1878 à la Salpêtrière. La mère est bien portante. Le père a une hypertrophie du cœur. Des cousins sont aliénés. Vers trois ou quatre mois, convulsions fréquentes jusqu'à deux ans et demi. C'est à cette époque seulement que la malade a commencé de marcher, elle n'a parlé que plus tard. N'a jamais pu apprendre à lire, est arrivée à copier. Réglée à onze ans. Caractère difficile, colère, elle déchire ses vêtements. Front moyen, pas de strabisme, oreilles bien faites; orthognathe, voûte palatine profonde. Sensibilité normale. Elle ne répond pas aux questions, mais parle seule tout bas.

Diamètre antéro-postérieur	161 millim.
— pariétal	137
— bi-auriculaire	116
— temporal	124
— frontal	96
Corde iniaque	104
— bregmatique	142
— sus-nasale	107
— sous-mentale	114

Taille, 155 centimètres.

OBS. CLV. — *Convulsions à l'âge de trois ans. — Idiotie légère.*

Adolphe C..., âgé de six ans, né à Neuilly (Seine), entre dans mon service de Bicêtre, le 8 octobre 1864.

Pas d'hérédité. Un frère bien portant, très intelligent. Accès épileptiformes datant de trois ans. Mauvais instincts. Grand pour son âge (111 centimètres). Teint jaune, donnant l'idée de scrofule. Tête volumineuse, front proéminent, découvert. Face très petite par rapport au crâne. Yeux gros, saillants; pupilles égales. Oreilles écartées; nez large, épaté, rouge. Voûte palatine profonde; dents crénelées sur leur bord.

Au niveau de la neuvième vertèbre dorsale il existe un ulcère couvert de fongosités; sur ses bords la peau est décollée. L'enfant parle peu, mais répond à toutes les questions. Il ne connaît pas les letres.

Diamètre antéro-postérieur	178 millim.
— pariétal	160
— temporal	132
— bi-auriculaire	140
— frontal	100
Corde iniaque	153
— bregmatique	102
— sus-nasale	124
— sous-mentale	102
Courbe occipito-frontale totale	380
— — à sa partie antérieuoe	145
— horizontale totale	530
— — à sa partie antérieure	275

Cette classe est certainement celle qui fournit le plus de victimes à l'idiotie, et si on voulait y faire rentrer tous les idiots qui ont eu des convulsions on trouverait assurément qu'elle comprend au moins la moitié de ces déshérités. Mais je pense qu'il faut considérer que souvent les convulsions de l'enfance sont surajoutées à l'état primitif d'idiotie ou ne sont même qu'un symptôme commun à une lésion tuberculeuse, scrofuleuse, syphilitique, etc., qui par elle-même a déjà produit la décrépitude intellectuelle.

On ne doit donc ranger dans cette classe que les malades dont les convulsions ont vraiment été le symptôme dominant, le premier et le plus éclatant de tous, quand il n'est pas le seul, ce qui arrive souvent.

3° *Maladies de l'enfance autres que cérébrales.*

Avant d'aborder cette classe je dois dire que j'y comprends l'idiotie qui a pour cause des lésions des sens survenant dans la première enfance et entraînant l'absence de connaissances par suite de l'absence ou de l'imperfection des sensations. Ces lésions des sens sont du reste le plus souvent consécutives à une maladie locale ou générale comme la scrofule, et rentrent bien par conséquent dans le cadre des maladies de l'enfance autres que cérébrales.

Mais je possède encore une observation, c'est la première, dans laquelle l'idiotie a été consécutive à une maladie d'intestins sur laquelle je n'ai pu être suffisamment renseigné.

A la suite de cette maladie, comme vous allez le voir dans l'observation, l'intelligence a été arrêtée dans son développement et la malade nous est arrivée en état de folie, avec des hallucinations de l'ouïe et des idées de persécution.

Obs. CLVI. — *Maladie d'intestins à l'âge de six ans. — Arrêt de l'intelligence.*

P.., couturière, trente-neuf ans, née à Juvisy, entre dans mon service le 18 décembre 1872. Le père était sain de corps et d'esprit, la mère est pâle, gastralgique, peu intelligente. Notre malade a eu à six ans, alors qu'elle était absolument normale comme intelligence, une très longue maladie d'intestins à la suite de laquelle son intelligence ne s'est plus développée. Elle a été l'objet des tracasseries de la plupart de ses camarades d'atelier (elle est couturière).

Au mois de juin dernier, elle a commencé à avoir des hallucinations de l'ouïe, des voix la menaçaient, l'injuriaient. Elle a quelquefois des étourdissements passagers sans perte de connaissance et sans tomber à terre. Traits réguliers; oreilles asymétriques, la droite a un contour anguleux en arrière. Orthognathe. Menton projeté en arrière. La parole est nette; elle ne sait pas le jour où nous sommes, elle sait le mois. On la tracasse, on lui dit des sottises : « C'est ennuyeux, » répète-t-elle souvent.

OBS. CLVII. — *Affection des deux yeux suivie de cécité à peu près complète a sept ans. — Arrêt de l'intelligence.*

M..., âgée de dix-neuf ans, entre dans mon service le 9 avril 1874. La mère est morte phthisique. Le père ne s'est jamais occupé suffisamment de ses enfants. Quinze frères et sœurs, la plupart morts tout jeunes de diarrhée ou de la poitrine.

La malade a été très intelligente jusqu'à l'âge de sept ans. A cet âge, maladie des deux yeux qui a duré tout un hiver, et qui a laissé des altérations incurables avec demi-cécité.

Depuis, l'intelligence ne s'est plus développée. Tranquille, répond à un certain nombre de questions sans hésiter. La parole est facile. La mémoire manque souvent; elle peut additionner un certain nombre de chiffres; ne sait pas combien font 32 et 5. Sait lire plusieurs lettres, mais pas les syllabes. Oreilles bien faites. Front bas, blépharite ciliaire chronique à droite. Strabisme interne de l'œil gauche qui présente un leucome et un staphylôme. C'est encore de cet œil qu'elle voit le mieux. Le nez est croûteux; lèvre supérieure forte; dents bien placées: voûte palatine normale.

Taille, 142 centimètres.

Diamètre	antéro-postérieur	172 millim.
—	pariétal	156
—	temporal	146
—	bi-auriculaire	130
—	frontal	92

OBS. CLVIII. — *Surdi-mutité et cécité survenues à six ans. — Arrêt de l'intelligence.*

La nommé G... (Zoé), âgée de trente-neuf ans, née à Bayeux (Calvados), entre à la Salpêtrière le 27 avril 1876.

Père inconnu. Mère morte il y a deux ans d'hémiplégie gauche. Jusqu'à l'âge de six ans, notre malade se développait bien. A cet âge elle eut la fièvre typhoïde à la suite de laquelle elle devint sourde-muette et perdit progressivement la vue. Elle est restée à l'Institution des Sourds-muets jusqu'à douze ans; elle criait continuellement. La malade fait souvent un petit cri quand on la mécontente ou qu'on la dérange. On la voit faire souvent des mouvements des mains comme pour chasser quelque chose devant elle. Les pupilles sont inégales, la droite plus large ; léger strabisme interne de l'œil droit.

Hauteur de l'oreille	droite	64 millimètres
	gauche	62 —

Voûte palatine bien faite ; la plupart des dents sont cariées. Les membres sont bien faits et forts. Il n'est pas facile de savoir grand'chose de son intelligence ; cependant nous apprenons qu'elle a manifesté le besoin d'aller à la garde-robe ; quand on l'a habillée, elle a mis ses bas, ses jarretières.

Un cri très fort poussé dans ses oreilles, une lumière passée devant ses yeux ne paraissent déterminer aucune impression.

Diamètre antéro-postérieur	165 millim.
— pariétal	134
— temporal	132
— bi-auriculaire	124
— frontal	92
Corde bregmatique	141
— iniaque	108
— sus-nasale	112
— sous-mentale	106

4° *Idiotie par méningo-encéphalite.*

Obs. CLIX. — *Méningo-encéphalite aiguë à l'âge de deux ans. — Arrêt de l'intelligence. — Autopsie : kyste formé aux dépens de la frontale ascendante et de la première pariétale droite.*

Ch.. (Eugène), âgé de treize ans, entre dans mon service en mai 1862.

Il a eu une affection cérébrale à l'âge de deux ans. Il est pâle, assez maigre, d'une taille ordinaire. Tête assez forte, allongée en arrière ; vertex fortement cintré. Hémiplégie faciale légère à droite. Paralysie, contracture et atrophie du bras gauche ; faiblesse du membre inférieur gauche. Par moments, l'enfant sourit quand on lui parle, il semble comprendre, mais ne répond pas. Il meurt le 1er juillet 1866 dans le coma, après avoir offert des phénomènes cérébraux. Dans les quatre ans qu'il a passés à Bicêtre il a eu de nombreuses attaques d'épilepsie.

Autopsie. — La boîte crânienne est épaisse à peu près dans tous les points.

Le cerveau pèse 1050 grammes.

Grande quantité de sérosité dans les méninges.

Sur l'hémisphère droit on voit un kyste situé à la partie la plus interne de la scissure de Rolando et formé aux dépens de la substance même de la première circonvolution pariétale et de la frontale ascendante. Ouvert par sa partie supérieure, le kyste donne issue à du liquide rougeâtre. Ses parois, lisses, molles, adhérentes à la subtance cérébrale, sont parcourues par des vaisseaux. Sa cavité ne communique pas avec les ventricules.

La première circonvolution droite, sur une longueur de 4 à 5 centimètres, est affaissée et a une teinte jaune terreux, elle est molle et donne la sensation de fluctuation. En l'incisant on trouve une poche pleine de sérosité rougeâtre et divisée en lobules par des tractus fibrineux. La paroi interne, blanchâtre, est parcourue par un assez grand nombre de vaisseaux. La partie la plus interne de cette circonvolution offre une teinte normale, cependant sur une coupe on voit un tissu blafard où on ne peut distinguer les deux substances grise et blanche l'une de l'autre.

Obs. CLX. — *Méningite dans le bas-âge. — Idiotie. — Autopsie. — Méningo-encéphalite chronique. — Adhérences. — Étude histologique.*

La nommée B..., âgée de trois ans, est entrée à la Salpêtrière le 25 février 1864.

Elle était atteinte d'idiotie congénitale et était sujette à des attaques d'épilepsie survenant par séries à des intervalles assez éloignés.

En 1866 elle eut une méningite qui laissa après elle un peu de contracture et une grande faiblesse des quatre membres. La malade ne pouvait pas marcher, elle passait ses journées dans un fauteuil et était gâteuse. Elle mourut subitement le 12 décembre 1868 pendant une attaque d'épilepsie.

Autopsie. — L'encéphale pèse 950 grammes. Pas d'asymétrie. Les nerfs de la base ont une apparence normale. A la concavité, les méninges sont par places excessivement vasculaires. On constate qu'elles adhèrent en beaucoup d'endroits à la substance grise qui s'enlève avec elles. Ces adhérences existent surtout sur l'hémisphère gauche. Le grattage des circonvolutions adhérentes ne produit pas de crêtes. Pas de granulations ventriculaires. Les couches optiques et les corps striés sont sains. L'examen histologique fait par H. Liouville, alors interne dans mon service, révèle que dans la substance grise on distingue nettement des cellules avec leurs prolongements comme à l'état normal ; les parois des vaisseaux renferment des granulations graisseuses. La substance blanche présente des vaisseaux dans un état plus avancé de dégénérescence graisseuse. La substance grise, sur les points adhérents, contient des noyaux en quantité anormale et le tissu conjonctif des vaisseaux est hypertrophié.

Obs. CLXI. — *Méningo-encéphalite. — Idiotie. — Absence de la parole. — Autopsie. — Transformation de l'hémisphère gauche en un kyste.*

Victor V..., âgé de cinq ans, entre dans mon service de Bicêtre le 11 mars 1866.

Front découvert, assez fortement bombé, mais asymétrique, la moitié gauche est plus saillante que la droite. Un peu de strabisme convergent. Oreilles écartées, longues, à plis normaux. Le nez, la bouche sont normaux. Les membres sont bien conformés. Le testicule droit est seul descendu, le gauche n'est pas senti dans l'anneau. L'enfant paraît voir, entendre, goûter, mais il ne parle pas et ne fait que crier. Il gâte. Il succombe le 21 juillet 1866 à la tuberculose.

Autopsie. — L'hémisphère gauche présente une poche fluctuante transparente, qui occupe à peu près toute sa longueur. Le liquide qu'elle contient est clair et d'une quantité d'environ 200 grammes. Cette poche adhère à la dure-mère au moyen de filaments lâches et faciles à déchirer ; incisée, elle laisse voir en bas le corps strié, le plexus choroïde, la couche optique et en dedans le corps calleux qui donne au doigt la sensation d'un corps fibreux. De cette disposition il résulte que la masse cérébrale correspondante à la partie supérieure du ventricule manque complètement. L'hémisphère droit est normal. A la partie la plus interne du corps strié gauche, il existe une sorte de semis constitué par une grande quantité de petites élevures transparentes.

Les diamètres du crâne offraient les mesures suivantes :

Diamètre antéro-postérieur	160 millim.
— pariétal	124
— temporal	110
— bi-auriculaire	113
— frontal	84
Courbe occipito-frontale, totale	330
— — à sa partie antérieure	140
— horizontale, totale	485
— — à sa partie antérieure	260
Courbe bi-auriculaire	290

Obs. CLXII. — *Méningite à l'âge de cinq ans, qui a duré dix mois. — Arrêt de l'intelligence. — Strabisme de l'œil droit. — Troubles de la parole. — Céphalalgie constante. — Vomissements.*

Hippolyte B..., seize ans et demi, né à Angers, entre à Bicêtre le 31 mars 1866.

Le père marié deux fois a eu de sa première femme quatre enfants qui sont bien portants, et en secondes noces, quatre enfants dont un seul, notre malade, est encore vivant.

La mère est phthisique. Notre malade, venu à terme, a été nourri par sa mère. Pas de convulsions, pas d'attaque de nerfs. A cinq ans il a eu une fièvre cérébrale qui a duré dix mois et lui a laissé un peu de strabisme externe de l'œil droit et a arrêté son intelligence.

État actuel. — Grand, fort, membres bien développés, tête un peu grosse, front ordinaire, bien dégagé; voûte palatine étroite, profonde; dents saines, bien rangées. Pupilles égales, regard un peu indécis. Parole gênée, mâchonnée. Il accuse des douleurs de tête incessantes, avec envie de vomir. Il lit assez bien les caractères imprimés, mais fort peu l'écriture et ne sait presque pas compter. Il sait l'époque de sa naissance; ignore l'année et le jour où nous sommes.

Diamètre antéro-postérieur	170 millim.
— pariétal	152
— temporal	144
— bi-auriculaire	134
— frontal	103
Courbe occipito-frontale, totale	345
— — à sa partie antérieure	160
— horizontale, totale	535
— — à sa partie antérieure	290
— bi-auriculaire	350

Obs. CLXIII. — *Méningo-encéphalite. — Arrêt de développement de la parole. — Autopsie. — Méningo-encéphalite et sclérose de la première frontale gauche. — Lésions de la deuxième frontale gauche.*

Adophe B..., âgé de quatre ans, entre à Bicêtre le 11 octobre 1866.

La grand'mère maternelle est sujette à des attaques convulsives qui ont fort impressionné sa fille, la mère de notre sujet, pendant sa grossesse. Trois autres enfants bien portants et intelligents. Notre malade, né à terme, après un accouchement normal, a été nourri au sein. A six semaines il a eu des convulsions qui survenaient toutes les nuits et duraient dix minutes environ. En dehors des convulsions il avait des étouffements, avec pâleur de la face et des lèvres, chute à terre, dyspnée suivie d'une longue inspiration bruyante et quelquefois d'éructation. Il a marché à un an et a parlé à dix-huit mois; il prononçait bien, mais à l'âge de deux ans, il a cessé de parler et de marcher.

État actuel. — Tête plus volumineuse que ne le comporte son âge. Front bombé avec dépression sus-sourcilière; bosses pariétales saillantes.

Les organes des sens et la voûte palatine n'offrent rien de particulier. L'enfant meut bien ses membres, mais il ne peut se tenir debout qu'en s'appuyant contre les meubles.

Il a eu un accès la nuit dernière.

Autopsie le 20 *novembre* 1866. — Le long de la scissure interhémisphérique, sur la première circonvolution frontale gauche, il existe une plaque jaunâtre, sous-méningée, de la grosseur d'une lentille. L'incision permet de constater qu'elle a une consistance cornée et qu'elle pénètre dans la circonvolution.

La deuxième frontale du même hémisphère est injectée et adhérente dans une étendue de 3 centimètres environ.

Rien aux nerfs ni aux ventricules. La protubérance offre une consistance cornée, presque cartilagineuse. La coupe montre une vascularisation notable sous forme d'un pointillé très apparent.

Obs. CLXIV. — *Méningite à répétition.* — *Arrêt de développement de l'intelligence.* — *Instincts méchants.*

La nommée Br..., âgée de seize ans et demi, vient à ma consultation le 19 novembre 1870.

Le grand-père maternel a été aliéné. Les parents sont bien portants. Depuis son bas âge elle est sujette à des accès de fièvre fréquents qui durent sept à huit jours et s'accompagnent de convulsions des yeux, de délire, d'insomnie, de paroles incohérentes, de peurs, de pleurs. Elle voit le feu, des personnes mortes. Elle a été traitée pendant de longues années à l'hôpital Sainte-Eugénie par des vésicatoires à la nuque, des bains, des douches.

N'est pas menstruée. Elle est petite et frêle pour son âge. Elle n'a rien pu apprendre, ne sait pas compter. Parole facile. Elle est méchante, injurie sa mère, ses frères, se sauve de chez elle et ne peut dire où elle est allée. Les actes déraisonnables augmentent de plus en plus.

Cette catégorie d'idiotie liée à la méningo-encéphalite pourrait se subdiviser en deux, suivant que la méningo-encéphalite est de nature tuberculeuse ou bien simplement inflammatoire. C'est encore là une cause fréquente de l'idiotie, et qui le serait encore bien davantage si cette terrible maladie n'enlevait pas aussi rapidement presque tous les malheureux enfants qui en sont atteints.

5° *Idiotie consécutive à la fièvre typhoïde.*

A cette catégorie appartiennent surtout les enfants chez lesquels cette maladie est survenue pendant la première enfance. Quelquefois on voit l'idiotie avoir sa cause dans une fièvre typhoïde arrivée un peu plus tard, comme par exemple dans l'observation XLIII, où l'enfant était âgé de douze ans, mais c'est surtout, avant l'âge de sept ans qu'on voit, consécutivement à la dothiénentérie, s'arrêter le développement de l'intelligence.

Obs. CLXV. — *Fièvre typhoïde grave à deux ans. — Perversion des facultés morales, consécutives. — Violences. — Bris.*

L..., âgée de vingt ans, née à Schaerbeck (Belgique), entre le 1er juillet, 1875 dans mon service de la Salpêtrière.

Les parents sont sains et intelligents. A l'âge de deux ans, fièvre typhoïde très grave suivie d'un écoulement fétide par les oreilles. La fièvre a duré six semaines et a été suivie d'une convalescence fort longue. Depuis ce moment elle a eu un caractère difficile, violent; elle donnait des coups de pied, brisait tout ce qui lui tombait sous la main. Réglée à quinze ans. Son caractère est devenu plus acariâtre, au moment des époques menstruelles. Sa mère a remarqué que ses crises d'agitation se terminaient par des larmes.

État actuel. — Grande, blonde, pâle; traits réguliers. Pupilles égales ; elle nous dit voir passer comme des éclairs devant ses yeux. Bourdonnements d'oreilles.

Du poivre mis sous le nez éveille une odeur d'encens. Respiration normale. Cœur: souffle doux au premier temps et à la base. Conscience d'un état de souffrance dans la tête.

Diamètre	antéro-postérieur	168 millim.
—	temporal	135
—	bi-auriculaire	132
—	frontal	85

Obs. CLXVI. — *Fièvre typhoïde grave à 7 ans. — Arrêt de l'intelligence.*

Louise R... entre dans mon service, le 23 juin 1873.

Le père et la mère sont sains et intelligents. Bien portante jusqu'à sept ans ; parlait bien, son intelligence se développait bien, quand elle eut la fièvre typhoïde grave et de ongue durée. A huit ans, a commencé à avoir des attaques convulsives qui ont duré jusqu'à treize ans; époque de la première menstruation.

L'intelligence est restée faible. Cette enfant ne sait pas son âge, ne sait pas combien font 1 et 1.

Physionomie ingrate, sans expression. Prognathisme considérable. L'oreille droite est plus large que la gauche. Front bas; nez épaté.

Diamètre	antéro-postérieur	168 millim.
—	pariétal	144
—	bi-auriculaire	137
—	frontal	98

Obs. CLXVII. — *Fièvre typhoïde grave à douze ans. — Arrêt de l'intelligence.*

Rose D..., âgée de quarante-six ans. entre le 4 juillet dans mon service, de la Salpêtrière où elle est encore actuellement.

Le père et la mère étaient sains et intelligents. A l'âge de douze ans, alors que son intelligence était normale, elle a eu la fièvre typhoïde qui a duré quatre à cinq mois. Depuis affaiblissement de l'intelligence et incapacité de travailler. Orthognathe; voûte palatine bien faite; traits réguliers, oreilles symétriques. Souffle au cœur. La parole est nette. Ne se souvient pas de son âge, sait être arrivée hier soir, ne se souvient pas depuis combien de temps elle n'est plus réglée.

Diamètre	antéro-postérieur	174 millim.
—	pariétal	147
—	temporal	127
—	bi-auriculaire	132
—	frontal	103

6° *Idiotie consécutive à l'épilepsie.*

Obs. CLXVIII. — *Épilepsie à l'âge de neuf ans et demi. — Arrêt de l'intelligence.*

L..., âgé de douze ans, entre à Bicêtre, le 25 août 1865.

Pas d'hérédité morbide. Les parents ont eu huit enfants dont cinq vivent encore, lui seul est malade et atteint d'idiotie. Dès l'enfance il s'est montré très nerveux, colère, emporté. A l'âge de neuf ans et demi il a eu des convulsions avec pâleur de la face, perte de connaissance, écume à la bouche, yeux convulsés. Les accès d'abord assez éloignés se sont reproduits ensuite d'une façon à peu près continuelle.

État actuel. — Intelligence très affaiblie. Il ne sait pas lire, ses réponses manquent de précision. Pas de strabisme; traits réguliers. Dents saines; voûte palatine normale. Il se sert bien de ses membres. Traité pendant longtemps par le bromure de potassium (1 à 4 grammes); les accès ont été en moyenne de trente par mois.

Obs. CLXIX. — *Épilepsie. — Série d'attaques annuelles. — Arrêt de l'intelligence. — Rachitisme antérieur.*

N..., âgé de dix ans, entre dans mon service à Bicêtre le 26 février 1866.

La mère jouit d'une bonne santé. Le père, adonné aux liqueurs fortes, a eu des maladies vénériennes. Cinq enfants dont deux vivent encore; un garçon de deux ans qui est souvent indisposé et sujet à de la diarrhée, et celui qui nous occupe.

La mère nous dit qu'il n'a pas été conçu pendant l'ivresse. L'accouchement a été long, laborieux, et a nécessité l'usage des forces. D'abord bien portant, l'enfant a été soigné plus tard pour du rachitisme; vers l'âge de trois ans il s'est mis à crier souvent et à se plaindre de maux de tête. Depuis cette époque il est sujet à des attaques qui durent six à huit heures. On a remarqué qu'elles reviennent à peu près régulièrement tous les ans en septembre, et que ces dernières années elles ont été interrompues par des crises d'intensité variable que l'enfant sent venir (Je m'engourdis, dit-il), et qui consistent quelquefois en un simple trouble passager de la vue.

Aucun trouble somatique. Les incisives sont seulement crénelées sur leurs bords. L'enfant connaît ses lettres, mais ne sait pas épeler; il peut compter sur ses doigts jusqu'à 10. La parole est lente et embarrassée.

OBS. CLXX. — *Épilepsie remontant à la première enfance. — Arrêt de l'intelligence.*

D..., âgé de treize ans, entre dans mon service à Bicêtre, le 13 septembre 1866. Parents bien portants et intelligents. Pendant la gestation la mère a éprouvé une frayeur dans une diligence. Accouchement à terme, facile. A un an notre malade a commencé à avoir des crises qui se sont renouvelées depuis avec des intervalles de plusieurs semaines. Chute à terre. perte de connaissance, contracture des membres, pâleur de la face, écume à la bouche.

État actuel. — Physionomie satisfaite ; rires fréquents, non motivés. Crâne volumineux; la région temporale droite est un peu moins développée que la gauche ; oreilles larges, écartées ; lèvre supérieure saillante en avant. Un peu de prognathisme ; vingt-quatre dents qui offrent une teinte noirâtre et de la dépression horizontale. Membres bien conformés. Sens normaux. L'enfant ne parle presque pas, mais il comprend ce qu'on lui demande.

Diamètre	antéro-postérieur	182 millim.
—	pariétal	157
—	temporal	148
—	bi-auriculaire	131
—	frontal	95
Courbe	occipito-frontale totale	340
—	— à sa partie antérieure	170
—	horizontale totale	550
—	— à sa partie antérieure	260
—	bi-auriculaire	385

7° *Crétinisme.*

Je signale seulement ici le crétinisme qui constitue un état particulier de dégradation intellectuelle et morale, voisin de l'idiotie, quoique de cause très différente.

L'idiotie en effet est un arrêt de développement chez un individu qui n'a été que sous le coup de la cause productrice de cet arrêt de développement ; c'est-à-dire que, si chez l'idiot on rencontre une sorte de déchéance physique, cette modification somatique de l'être normal est toujours dépendante des causes qui ont produit l'idiotie. Le crétin au contraire est physiquement et moralement sous le coup d'une *dégénérescence* à laquelle les circonstances mêmes auxquelles il doit la vie et la continuation de l'existence ont imprimé un caractère invariable et indélébile. Pour tout dire en un mot, l'idiotie doit être considérée comme une maladie locale. le crétinisme comme une maladie générale ; l'idiotie est un accident. le crétinisme une diathèse ; le premier est endémique, l'autre est toujours sporadique.

Sans m'attarder longuement à donner la description du crétin, je dirai seulement qu'il diffère de l'idiot par la grosseur relative de sa tête, la prédominance des diamètres transverses, l'aspect stupide et apathique de sa face, les traits gros et lourds, le cou très gros, très large en arrière et très court, tandis que chez l'idiot il est le plus souvent long et grêle ; par son thorax qui est habituellement déformé, son abdomen qui est très gros et distendu ; par ses membres qui sont courts, les muscles atrophiés, les extrémités épaisses, empâtées. Son tissu cellulaire est souvent œdématié, la peau jaunâtre, marbrée de taches presque ecchymotiques ; les poils et les cheveux sont gros, clairsemés ; sa physionomie est surtout vieillie et paraît décrépite même dès l'enfance, tandis que l'idiot paraît au contraire toujours plus jeune qu'il ne l'est en réalité.

8° *Idiotie sans cause appréciable ou difficile à classer.*

Obs. CLXXI. — *Lésions de formation. — État palmé de la main droite. — Lésions du pied. — Idiotie légère. — Pas de causes appréciables.*

Joseph M..., âgé de cinq ans, né dans la Côte-d'Or, entre à Bicêtre le 17 août 1866. Pas d'hérédité morbide. Quelques convulsions légères dans l'enfance et pas suffisantes pour expliquer l'idiotie. Crâne petit, front bas. Oreilles normales ; nez bien fait, voûte palatine régulière ; dents bien placées. Parole facile. Le malade sait son nom, son âge, mais non pas ses lettres, ni le nombre des jours de la semaine. Le gros orteil gauche est aplati de dehors en dedans et formé de deux os qui s'articulent séparément avec le pied. Entre l'auriculaire et l'annulaire de la main droite, il existe une membrane palmaire qui s'étend jusqu'au niveau de la troisième phalange.

Diamètre antéro-postérieur	173 millim.
— pariétal	142
— temporal	141
— bi-auriculaire	135
— frontal	102
Courbe occipito-frontale totale	350
— — à sa partie antérieure	123
— horizontale totale	525
— — à sa partie antérieure	280
— — bi-auriculaire	365

OBS. CLXXII. — *Hérédité morbide. — Enfant issue d'une mère ayant cinquante-huit ans. — Arrêts multiples de formation. — Développement incomplet de l'intelligence.*

Marie P..., âgée de dix-sept ans, née dans le Calvados, entre le 10 octobre 1873 à la Salpêtrière.

Les parents sont bien portants, point de vices de conformation dans les deux amilles. Une cousine du père était idiote, une tante paternelle a des attaques hystériques, mais ce qui paraît dominer, c'est que cette enfant a été conçue alors que sa mère avait cinquante-huit ans.

Les deux derniers doigts de chaque main sont demi-fléchis sans qu'on puisse les étendre. Dès l'enfance, la malade a été méchante, frappait les autres enfants, sa mère; était sournoise et menteuse. Mise en classe à huit ans, a appris à lire, mais ne sait pas compter, ni tricoter. Pas de seconde dentition. Pas de menstruation. La physionomie est indifférente; le front bas. Oreilles symétriques; pupilles égales; le nez est gros, large, rouge à l'extrémité. Les dents, qui sont celles de la première dentition, sont presque toutes cariées.

Les seins sont à peine développés; pas de poils aux aisselles; c'est à peine si on en aperçoit quelques-uns au pubis. La marche est facile. Elle a des notions assez précises sur le temps; elle connaît la provenance de la toile, du fil.

Diamètre antéro-postérieur	177 millim.
— pariétal	150
— bi-auriculaire	130
— frontal	96
Courbe occipito-frontale totale	317
— — à sa partie antérieure	114
— horizontale totale	533
— — à sa partie antérieure	215
Corde iniaque	126
— bregmatique	139
— sus-nasale	114
— sous-mentale	114

OBS. CLXXIII. — *Arrêt de développement de l'intelligence sans cause appréciable. — Aggravation de son état par des maladies aiguës de l'enfance et par une cécité absolue.*

La nommée B.... (Blanche), âgée de dix-neuf ans, entre le 1er mai 1879 dans mon service de la Salpêtrière où elle est encore.

Les parents sont sains et intelligents. Née à terme; pas de convulsions. A parlé vers quinze mois, a marché à seize mois. Vers l'âge de deux ans on s'est aperçu que l'enfant n'était pas intelligente, quoiqu'elle eût tous les sens normaux; elle ne répondait pas quand on lui parlait, ne s'occupait pas comme les autres enfants. Depuis, à partir de l'âge de cinq ans elle a eu successivement la chorée, la variole, la fièvre, typhoïde, puis une ophthalmie qui l'a laissée aveugle. L'intelligence est naturellement restée rudimentaire. La menstruation établie il y a deux ans, n'a pas amené d'amélioration dans son état.

État actuel. — Oreilles petites, les sillons des pavillons n'existent pas, pas de contours réguliers.

Conjonctive et blépharite chroniques. La vue est totalement abolie. Lèvres fines; dents mal rangées. Voûte palatine étroite. Cicatrice de scrofule le long du maxillaire inférieur à gauche. Les seins sont assez développés ; poils aux aisselles et au pubis.

La physionomie est absolument muette. L'enfant pleure continuellement et pour le plus léger motif, croyant qu'on va lui faire du mal.

Taille, 139 centimètres.

Diamètre antéro-postérieur	160 millim.
— pariétal	134
— bi-auriculaire	100
— temporal	123
— frontal	96
Corde iniaque	100
— bregmatique	138
— sus-nasale	116
— sous-mentale	114
Longueur du pied droit	170
— — gauche	177

Ces faits d'idiotie sans cause appréciable pourraient être rapprochés des cas tératologiques dont ils font pour ainsi dire partie.

Les monstres ne sont pas en effet seulement des êtres chez lesquels un organe et même un appareil plus ou moins important est ou dévié de son type normal, ou bien a subi un arrêt de développement ; il en est encore chez lesquels tout un système, par exemple le système cérébral, je dirai même cérébro-spinal, a subi soit un arrêt de développement, soit une déviation organique s'attaquant quelquefois à ses éléments histologiques eux-mêmes ou à leur disposition intime.

Et cette lésion du système cérébral est si profonde et même si nécessaire, que beaucoup de monstres présentent, quand ils sont viables, une faiblesse d'intelligence vraiment remarquable.

Il ne faudrait pas cependant conclure de cela que tout sujet chez qui se montrera une monstruosité ou un arrêt de développement soit forcément un idiot, ou même que cette monstruosité soit pour ainsi dire le stigmate et la dernière manifestation d'une *idiotie* héréditaire. Non, il existe des cas où la tare héréditaire peut être niée ; car elle n'a pu être trouvée aussi loin qu'on ait remonté dans l'ascendance des parents.

Je pourrais citer, par exemple, un enfant de ma connaissance, qui est né avec un bec-de-lièvre intéressant la lèvre et la voûte palatine, sans que, ni dans les ascendants ni pendant la grossesse, rien ne vienne justifier cet arrêt de développement.

D'un autre côté, il est quelquefois possible d'observer l'hérédité de ces manifestations tératologiques, et je connais une famille dont un des membres est né avec un bec-de-lièvre sans qu'aucun vice de conformation ait été remarqué chez les ascendants, et dont un autre membre, neveu du précédent, est né avec un prépuce fendu comme après la circoncision par incision antéro-postérieure.

Ces cas d'hérédité tératologique font involontairement penser à l'hérédité qui se produit dans les races et même dans les différentes tribus d'une même race touchant la forme du crâne, à ces formes factices produites d'abord par une déformation voulue et opérée sur le jeune enfant dans le but de lui donner ce que l'on considérait comme le plus beau type, et qui se reproduisent ensuite par la génération aussi puissamment que si la même cause matérielle avait présidé à cette déformation de l'enfant comme elle a présidé à celle de son vingtième ou trentième aïeul.

Ces lois de la génération, en effet, sont immuables et ne dérogent jamais ; elles reproduisent les vices tératologiques tout comme les caractères ataviques; ce fait est vérifié par chaque observateur qui a pu ou qui a su remonter sinon à l'origine véritable de la déviation tératologique ou atavique, du moins à un ou plusieurs faits analogues dans l'histoire des familles ou des races.

En terminant ces séries de leçons sur l'étiologie de l'idiotie, il est nécessaire de jeter un coup d'œil d'ensemble sur ces différentes variétés de l'idiotie.

Il va sans dire que quelle que soit la catégorie étiologique à laquelle appartient un idiot, il peut être affecté à un degré plus ou moins grave, sans qu'une catégorie amène d'une manière générale des cas plus graves que telle autre.

En ce qui regarde la fréquence, je pense qu'il serait difficile de se prononcer avant d'avoir réuni un nombre considérable d'observations. Cependant, s'il m'est permis d'émettre une opinion à ce sujet, étant données toutes les observations que j'ai pu faire, je dirai que j'ai rencontré les cas les plus nombreux dans les classes suivantes :

Convulsions de l'enfance, alcoolisme des ascendants, folie des ascendants, épilepsie de l'enfant, faiblesse intellectuelle des ascendants. Mais je le répète, pour arriver à un résultat pouvant être regardé comme certain, il faudrait opérer sur plusieurs milliers d'observations au lieu de quelques centaines.

Je veux dire aussi quelques mots de la division que j'ai cru devoir faire en deux grandes classes étiologiques suivant que l'idiotie se manifeste du fait des parents, idiotie qu'on pourrait appeler *native*, ou suivant qu'elle est sous la dépendance d'une maladie ayant frappé le sujet lui-même, *idiotie acquise*.

Je disais dans ma première leçon que la seule différence entre l'idiot et le microcéphale est tout simplement une question de date de l'arrêt du développement, en sorte qu'un arrêt de développement survenant avant le sixième mois de la grossesse amènera la *microcéphalie*, tandis que l'idiotie doit sa cause à un arrêt de développement ultérieur.

Vers cette première époque, en effet, les circonvolutions frontales se présentent seulement sous la forme d'un bourrelet offrant à peine quelques sinuosités, quelques plis secondaires, la substance corticale ne renferme encore que des myélocites ou des cellules embryonnaires. La *vie cérébrale* n'existe pas encore, le cerveau n'a pas encore conquis son autonomie que lui donne l'apparition des cellules cérébrales, avec des prolongements bien nets qu'on ne commence à voir poindre que vers le septième mois, sur quelques myélocytes.

Aussi, on comprend que, sous l'influence de causes qui agissent pendant les premiers mois de la vie intra-utérine, l'arrêt de développements et l'immobilisation de ces éléments encore embryonnaires doivent produire l'idiotie native, tandis que l'idiotie acquise est déterminée par des causes qui sévissent pendant les derniers mois de la vie intra-utérine et après la naissance.

VINGT-DEUXIÈME LEÇON

Aperçu sur les règles de l'éducation et de l'instruction des idiots et des arriéré s.

MESSIEURS,

Lorsque vous aurez à donner des conseils relatifs à l'éducation et à l'instruction des idiots et des arriérés, pénétrez-vous de ce principe qu'une sévérité extrême est souvent dangereuse, et toujours inutile, et que les corrections corporelles doivent être absolument bannies.

Mlle Nicolle (1) et M. Otto Baetge (2) sont loin de préconiser la faiblesse qui laisse les enfants se livrer à tous les caprices, à tous les écarts de leur nature; mais ils sont d'avis d'apporter beaucoup de fermeté, d'énergie et de vigilance dans leur éducation; la fermeté doit se substituer aux caprices impulsifs des élèves. Le maître doit s'efforcer de deviner les penchants et les aberrations de ces natures incomplètes; or, si on les heurte, la tâche devient de plus en plus difficile ; l'élève doit lire dans les regards du maître le contentement et l'affection ; si le maître sévit, ce qui doit être rare, il doit maintenir la punition et surtout s'attacher à faire comprendre à l'élève qu'il souffre de le punir, mais que le devoir l'y force; toutefois, si le maître craint que la punition n'amène pas le résultat désiré, ne fût-ce que pour éviter la mauvaise humeur de l'élève, il doit lever la punition, mais sans en avoir l'air, ou bien il est bon qu'un tiers demande qu'elle ne soit pas infligée en raison des promesses de l'enfant, promesses que l'idiot est toujours

(1) Institutrice de l'école des idiotes arriérées de la Salpêtrière.
(2) Directeur de l'Institution des enfants arriérés, à Gentilly sous Bicêtre.

disposé à faire. M. Otto Baetge dit que le maître doit diriger son élève et ne jamais le corriger.

La patience ne doit jamais lui manquer, son humeur doit être toujours égale, et il ne faut pas se fatiguer de répéter souvent les mêmes exercices; l'entrain et la gaieté sont indispensables chez l'éducateur et il ne doit pas décourager l'élève lorsqu'il ne réussit pas tout de suite, mais au moindre progrès, il doit lui faire des compliments, ce qui est le meilleur stimulant en faisant comprendre à l'enfant qu'il est capable de faire quelque chose.

Il faut éviter un travail intellectuel trop assidu; mais comme il est nécessaire d'occuper constamment ces pauvres intelligences, il est bon de varier les leçons, de les rendre amusantes et d'arriver à ce que l'enfant les désire. Enfin, suivant l'heureuse expression de l'intitutrice Mlle Nicolle, on cachera le travail sous une fleur, et c'est en somme facile pour l'éducateur qui aime sa profession.

Le professeur doit être sobre de paroles inutiles; dans tous les exercices, il commencera par agir comme s'il était élève, c'est-à-dire qu'il fasse d'abord l'exercice que l'élève doit exécuter.

Il faut, dès le début, occuper les enfants avec le mot, l'image et l'objet, parce que cette méthode se fonde sur la participation immédiate des sens à l'éducation et à l'instruction. Les livres avec images ou les images seules doivent être souvent employés et l'on y trouve ce grand avantage que, dans une image, entre autres, qui représente une ferme, l'élève voit le fermier, ses enfants, des vaches que l'on trait, des instruments aratoires, etc., et qu'il y trouve des sources d'idées et des moyens de développer sa mémoire et sa conception.

A. *Culture des facultés générales de l'intelligence.* — Les facultés générales de l'intelligence dont le fonctionnement plus ou moins complet est le plus nécessaire à développer chez les idiots et les arriérés, sont le raisonnement et l'attention. Leur culture et leur développement offrent souvent les plus grandes difficultés.

1° *Raisonnement.*

Voici un exemple du genre de moyens qui peuvent développer cette faculté : prenons le homard que l'enfant voit sur la table.

Quelle est la forme du homard?

Quelle est la couleur du homard?

Dans quoi le cuit-on ?

Comment est faite son enveloppe ?

Quelle est la couleur du contenu ?

Où trouve-t-on le homard ?

Quel goût a l'eau de mer ?

Y a-t-il du sucre dans l'eau de mer ?

Y a-t-il du sel ?

Quelle est la couleur du sel ?

Quel est son usage ?

Ce moyen d'analyser les choses donne les meilleurs résultats.

2° *Attention.*

Moyens de développer l'attention :

Un idiot ne prêtait attention à rien. L'éducateur essaya en vain de provoquer son attention au moyen d'objets brillants, multicolores, de bouts de bois tenus seuls ou passés à travers des trous d'une planchette en carton.

Il eut l'idée d'étendre l'enfant à terre sur le dos et de balancer devant ses yeux une balle blanche attachée à une ficelle. Après un certain nombre de tentatives, l'enfant parut agacé, il chassa la balle avec une main et il chercha à la saisir.

Dès ce moment, l'enfant fit attention et des progrès successifs furent obtenus. Il faut quelquefois plusieurs mois pour arriver à ce résultat.

Un autre moyen qui réussit encore :

Le professeur prend un carton de 25 centimètres carrés environ, perce au milieu un trou de la grandeur d'une pièce de 2 francs ; il place l'enfant devant lui, dans un coin, sans distraction possible, puis il fait passer une règle par le trou et cherche, en l'agitant, à inciter l'enfant à la saisir : puis il le force à passer lui-même la règle par le trou du carton.

Des semaines et des mois sont parfois nécessaires pour arriver au résultat, mais une fois acquis, il persiste.

B. *Culture des facultés partielles de l'intelligence : parole, lecture, écriture.*

1° *La parole* est une des facultés que l'éducateur peut développer.

M. O... m'a montré comment il s'y prenait pour faire parler un idiot qui lui a été confié à sept ans et qui en a aujourd'hui dix.

Cet idiot est valide, il a une physionomie intelligente. Il a eu des convulsions pendant son enfance.

Il ne disait à sept ans que papa et maman.

Le professeur lui fit prononcer en un mois toutes les voyelles et voici comment il s'y prit : l'enfant tenu entre ses jambes, il donnait à la bouche de son élève un grand nombre de fois une ouverture semblable à celle qu'on a pendant la prononciation des voyelles et il lui faisait répéter l'exercice.

De même pour les consonnes.

Les voyelles et les consonnes apprises, il montra à l'enfant des cartes sur lesquelles sont imprimées des lettres majuscules et il commença par l'O et l'I, parce qu'elles sont dissemblables. Puis il lui apprit à les lire et à les poser sur les lettres semblables écrites sur un tableau. Après avoir appris à l'enfant des lettres isolées, il fit le même exercice pour deux, puis pour trois, quatre, cinq, six lettres; plus tard, il plaça ces lettres mobiles dans des cases séparées d'un composteur, et il dit à l'enfant, en lui mettant dans la main d'autres lettres, de les placer dans les cases correspondantes. Puis, il écrit sur un tableau deux lettres, soit BA, les fait lire à l'enfant, puis il lui dit de choisir dans un alphabet mobile ces deux lettres et de les placer l'une à côté de l'autre dans deux cases du composteur ; il est arrivé peu à peu à lui faire lire BA, tout d'abord séparément, puis ensemble, puis BA-BA, BABA ; de même pour BE et ainsi de suite pour toutes les voyelles liées à B, et de même pour les autres consonnes auxquelles on ajoute les voyelles sauf le C dans le début des études, parce que cette lettre se prononce quelquefois comme S dur ou comme K, fait dont la raison n'est pas facile à faire comprendre à l'enfant.

Dans le cas où l'enfant n'arrive pas à poser les lettres dans les cases du composteur, le professeur place des lettres semblables dans les cases supérieures et l'élève doit placer les lettres dans les cases situées en dessous.

Le même exercice est répété pour les lettres écrites.

Après être arrivé à apprendre les voyelles, les consonnes et les syllabes, M. O... se sert du syllabaire Gédé comme méthode de lecture. Ce genre d'exercice est répété devant moi par l'enfant dont j'ai parlé, sans hésitation.

2° *Lecture.* — M. O... donne devant moi une leçon à un autre enfant idiot âgé de treize ans, dont l'intelligence a été arrêtée dans son développement par des convulsions pendant la première enfance.

L'enfant est entré à l'institution à l'âge de six ans, il était excessivement mobile. Il a fallu neuf mois pour lui apprendre à distinguer un O d'un I. Aujourd'hui il lit couramment l'écriture et l'imprimé. Il a fallu deux ans pour lui apprendre à connaître la valeur des dix premiers nombres, quoiqu'il sût les réciter.

Le moyen employé a consisté à poser devant lui sur une table 1 jeton, puis un peu plus loin 2, de lui dire : ceci est 1 jeton, cela est 2 jetons, de lui faire mettre le doigt sur 1 jeton ou sur 2, 3 jetons, et de lui faire répéter : Ceci est 1, ceci est 2, ceci est 3. On peut varier l'exercice en prenant tout autre objet tel que sou, bille, haricot, etc.

Lorsque l'enfant a réussi dans ce premier exercice, on lui fait compter le nombre de jetons ou objets, en lui faisant toucher chaque jeton ou objet avec son doigt.

Un des premiers moyens consiste encore à dire à l'enfant de prendre dans la main droite 1 jeton, puis 2, puis 3, etc., de les mettre dans la gauche, puis de les donner au professeur. Il faut faire compter aux élèves les objets, les personnes, le nombre des oreilles, des yeux, des doigts, etc.

3° Il est utile d'apprendre à lire l'heure sur le cadran. Il faut avoir un cadran spécial sur lequel l'enfant peut être exercé.

Le maître compte d'abord les nombres jusqu'à 12, puis il les fait dire par l'enfant en lui mettant le doigt sur chaque nombre à la suite, puis il les fait compter au hasard, ex. : 3, 5, 3, 2, 6, etc., il met la grande aiguille sur 12 et la petite sur 1, sur 2, sur 3, sur 4, il fait placer la petite aiguille sur les heures qu'il demande à l'enfant ; puis il laisse immobile la petite aiguille et fait marcher la grande de quart d'heure en quart d'heure, de minute en minute, de cinq minutes en cinq minutes, puis il arrive aux heures, aux demi-heures et aux quarts.

Il faut profiter de toutes les occasions pour faire lire à l'enfant l'heure sur les cadrans qu'il rencontre partout où il se trouve.

4° *Écriture.* — Moyen pour apprendre l'écriture aux enfants frappés d'idiotie la plus profonde.

Le professeur trace horizontalement sur un tableau noir deux lignes distantes de la grandeur des lettres que l'on veut écrire, il pose sur chaque ligne un point l'un à peu près au-dessus de l'autre.

Il fait tenir à l'enfant la craie avec ses trois doigts, pouce, index, médius, appuyer sa main sur le tableau pour trouver le point marqué sur la ligne supérieure, puis de ce point en appuyant sa main sur le tableau, un trait jusqu'au point marqué sur la ligne inférieure.

Il pose ensuite sur le tableau trois points dont 1 sur chaque ligne et 1 entre les deux lignes à gauche, de façon que l'enfant, en réunissant ces 3 points, trace un I, ce qui lui apprend à tracer des lignes montantes et descendantes ; puis on lui fait faire un I, puis écrire l'un à côté de l'autre deux I ce qui fera U, puis l'O, l'E, puis l'OI, puis l'N avec deux I, puis l'M avec trois I.

On fait écrire à l'enfant sur le tableau les lettres qu'il voit sur le composteur en commençant par BA, BO, puis NA, ce qui fait pendant à l'exercice de lecture.

Un enfant qui a mis plusieurs mois à écrire sans aide des IIII, a fini, sous l'influence du travail persévérant du maître, à savoir copier après deux ans et demi des pages de son syllabaire.

Dès ce moment l'enfant était arrivé à apprendre comme les autres. Mais avant d'arriver à ce résultat, le professeur est quelquefois obligé de recommencer à apprendre à l'enfant la façon de prononcer les lettres ; aussi il est nécessaire de ne pas rester un jour sans faire exercer la prononciation.

M. O... recommande bien de tenir à ce que l'écriture soit nette, à ce que les lettres ne dépassent pas les lignes.

C. *Culture des facultés morales.* — Cette partie de l'éducation de l'idiot et de l'arriéré n'est pas la moins importante, puisque c'est d'elle que dépend la possibilité de le conserver dans la famille et dans la société.

1° *Le sentiment du bien et du mal.*

Il faut apprendre par tous les moyens possibles à l'élève ce qui est permis et ce qui est défendu ; au besoin il faut lui infliger des privations de promenades, de dessert, etc., et il est bon de faire les réprimandes, pendant que les élèves sont réunis, afin que ses camarades en profitent.

2° *Le sentiment du beau* est éveillé en montrant les arbres, les fleurs, les animaux, etc.

3° *Affection pour les siens en particulier.* — Cette faculté doit être nécessairement cultivée pour que l'idiot puisse vivre dans sa famille.

M. O... m'a cité un exemple probant de la possibilité d'arriver à ce résultat. Il a eu à s'occuper d'un garçon de douze ans qui n'avait d'affection pour personne, qui était excessivement vaniteux et qui avait été flatté d'une façon démesurée par ses parents et par les personnes de son entourage.

Dans les premiers temps, il appelait M. O... « coch..., animal ». M. O... le laissa dire ; il eut quelques prévenances pour lui ; si l'enfant souffrait, M. O... cherchait à le soulager, il allait au-devant de ses désirs. Jamais il ne l'a frappé, ne voulant pas user de ce moyen pour se faire aimer de l'enfant. Sa famille ne pouvait le posséder seul sans qu'il se produisît des scènes très pénibles ; M. O... ayant réussi à prendre de l'ascendant sur lui, l'emmena faire de courtes visites à ses parents. Devant M. O... l'enfant n'osait pas se montrer désagréable.

M. O... prolongea ses visites, puis il se fit inviter à dîner avec d'autres membres de la famille. Après dîner, il laissa l'enfant seul avec ses parents pendant quelques minutes ; un autre jour plus longtemps ; mais il recommanda chaque fois aux parents de ne jamais se fâcher quoi que fît leur enfant. Aujourd'hui il est très affectueux et très reconnaissant envers M. O... des leçons d'affection qu'il lui avait données. La durée du traitement a été de deux ans et demi.

4° *Bienveillance.* — Un grand nombre d'arriérés et d'idiots n'a aucun sentiment de bienveillance et ne peut vivre de la vie commune. Le moyen qui réussit le mieux consiste à charger ces enfants de s'occuper d'autres enfants infirmes, de leur donner de petits soins usuels et de leur rendre des services journaliers. On se trouve encore bien de charger quelques-uns de ces enfants d'aider les professeurs et d'être moniteurs. Quelques compliments et même des récompenses sont utiles dans ces cas.

5° *Pudeur*. — Le sentiment de la pudeur manque très souvent. Il faut reprendre ces enfants dès le début de l'éducation. On commence par leur apprendre à uriner dans le vase de nuit, dans des coins. Lorsque l'enfant se déshabille pour se coucher, il faut veiller à ce qu'il ne retire son pantalon qu'après avoir passé sa chemise de nuit.

Je recommande de ne jamais relever devant les autres enfants les actes ou les paroles impudiques de leur camarade, mais de lui faire des remontrances en particulier, parce que les autres, s'ils n'en avaient pas l'idée, pourraient la prendre.

La pudeur est une nécessité de la vie en société et l'éducateur doit y veiller d'une manière toute particulière; aussi, il devra éviter que la décence ne soit choquée. Pour cela, il importe d'avoir soin que les parties nues des enfants soient toujours protégées, que les jeunes filles aient leurs robes baissées et que les garçons aient leurs pantalons boutonnés. Voici comment on arrive à apprendre aux enfants idiots à se boutonner et à se déboutonner. On met entre les mains de l'enfant deux bandes d'étoffe, l'une garnie de boutonnières, l'autre de boutons à distance égale.

On montre à l'élève comment on déboutonne et comment on boutonne, et on le lui fait faire. Il faut quelquefois des semaines avant de réussir. Plus tard on lui fait faire le même exercice à ses vêtements ou aux vêtements des personnes avec lesquelles il se trouve. Quant à l'onanisme, il ressort de l'observation que lorsqu'un enfant y est porté, le seul moyen de l'en empêcher est de le distraire, de l'intéresser et de l'amuser. Lui ôter l'occasion de ce vice, c'est lui en faire perdre l'habitude. Il faut occuper ces enfants toute la journée, sans qu'ils aient un moment à perdre ; on arrive, en les fatiguant ainsi, à obtenir qu'ils dorment dès qu'ils sont au lit.

Il arrive que quelques idiots se livrent instinctivement à l'onanisme ; il est alors nécessaire de leur appliquer des camisoles à brassières et à longues manches boutonnées, en arrière. Mlle Nicolle estime que ce penchant honteux peut disparaître par l'éducation. Le moyen qu'elle emploie chez les idiotes ayant un certain degré d'intelligence, consiste à inspirer le dégoût pour ce vice, à leur rappeler que si elles s'y livrent, elles deviendront des idiotes incurables, de plus en plus malades, et ne pourront plus rien apprendre, qu'elles arriveront à ressembler à de véritables animaux.

Ce moyen lui a réussi souvent. Toutefois je pense que le mieux est de leur en parler le moins possible et de leur en ôter les occasions, ce que l'on peut obtenir par une surveillance constante.

6° *Courage.* — Les idiots, les arriérés sont généralement craintifs, ils n'aiment ni la solitude, ni l'obscurité.

Voici comment M. Ot... s'y est pris pour corriger ce défaut chez un enfant V. D..., qui ne pouvait se coucher seul ou la porte de sa chambre fermée.

Chaque soir, l'enfant étant au lit, M. O... poussait un peu la porte et restait à proximité, peu à peu il s'éloignait, et plus tard il la fermait, tout en continuant à parler à l'enfant derrière la porte.

Il est imprudent d'enfermer les enfants peureux dans des cabinets noirs.

En voici une preuve : un enfant que j'ai soigné à Bicêtre, avait été enfermé à l'âge de quatre ans pendant deux heures et demie dans une chambre noire ; on l'y trouva sans connaissance et en état de stertor. Il est mort épileptique après avoir eu des attaques dès ce jour-là.

On arrive, au contraire, avec de la patience, à vaincre cette frayeur de l'isolement.

Voici encore un moyen qui a réussi :

Un enfant de sept ans, très nerveux, ne pouvait rester seul le soir. M. O... l'emmenait avec lui chaque soir dans le jardin. Tout d'abord, la durée de la promenade fut de quelques minutes, pendant lesquelles M. O... causait tout le temps. La longueur des promenades fut augmentée chaque jour, puis M. O... laissa l'enfant s'éloigner un peu de lui, et il s'arrangea de façon à laisser entre eux un espace de plus en plus grand, mais il avait soin de toujours siffler, chantonner ou parler.

L'enfant arriva à faire seul, par une obscurité complète, le tour du jardin.

Il a aujourd'hui vingt ans et il n'a plus peur de la solitude ni de l'obscurité.

7° *Crainte du danger.* — Il est nécessaire d'apprendre à l'idiot la crainte du danger ; ainsi pour le feu.

Un bon moyen consiste à amener l'élève près de la cheminée, puis à faire tomber un charbon allumé. Le maître fait comprendre à l'enfant qu'il est dangereux de le ramasser avec les doigts, ce n'est quelquefois que lorsqu'on a presque fait brûler ses doigts, que l'enfant arrive à se méfier du danger du feu.

Je vois un enfant des plus idiots à qui il a été difficile d'apprendre la crainte du feu; au commencement, il aurait parfaitement ramassé un morceau de coke tout rouge pour le remettre dans le foyer.

Le professeur approche devant moi un morceau de coke bien rouge de sa main, l'enfant le retire avec effroi en disant *bobo*. Je constate même qu'il n'ose pas l'approcher de la cheminée, par la crainte évidente de se brûler.

Un autre procédé:

Le maître place un papier dans la main de l'enfant, et il y met le feu, puis il dit à l'élève qu'il doit lâcher le papier avant que le feu ne touche ses doigts, parce que cela lui ferait mal. De même pour l'eau bouillante dans laquelle il faut apprendre aux enfants à ne pas tremper les doigts.

Il est quelquefois très difficile de faire sentir la différence entre le dos et le tranchant d'un couteau. Lorsque, par hasard, un enfant se coupe, il faut immédiatement profiter de cette circonstance pour lui enseigner qu'il est dangereux de prendre un couteau par le tranchant.

8° *Orgueil.* — Lorsque le maître remarquera de l'orgueil chez un de ces enfants, il ne doit jamais lui dire que ses parents ont une position aisée et ne jamais le flatter, s'il a mérité des compliments.

9° *Irascibilité, colère.* — La colère est un des phénomènes les plus difficiles à guérir chez les idiots. Voici le moyen qui réussit le mieux : Faire diversion à la colère au moyen du bruit de sonnettes, de tambours, sans dire à l'enfant dans quel but on le fait.

On cogne à une porte, à une armoire, on laisse tomber un objet à terre; en entendant le bruit, l'enfant oublie souvent sa colère.

D'autres fois, on éloigne l'enfant, ou bien on lui dit d'aller chercher un objet, un crayon, par exemple; ou bien on l'envoie dans une autre salle d'études où le professeur lui dit, dès son entrée, qu'il ne veut pas de bruit. Il arrive souvent que le calme se produit par le fait d'une influence étrangère ; ce dernier moyen a réussi à M. O... pour un enfant de sept ans qui avait des colères qui duraient trois heures. M. O... est arrivé à amener le calme chez un autre enfant qui, chaque soir, crie quand on le couche, en se plaçant devant lui sans rien dire; l'idiot se tait et dit : A revoir.

Dans certains cas, M. O... a fait cesser des colères en jetant un peu d'eau à la figure des enfants.

D. *Éducation des penchants inférieurs.*

1° *Le besoin d'alimentation* comprenant tous les actes qu'il provoque, le fait de baver rentrent dans cette étude. Cette habitude est très fréquente chez ces pauvres enfants.

Il y a des moyens de l'empêcher : M. O... emploie avec succès celui-ci qui est fondé sur ce fait, que l'on est obligé d'avaler sa salive pendant que l'on parle.

Il fait parler l'enfant le plus possible et arrive à lui faire perdre la mauvaise habitude de baver, ou bien il place un jeton entre les lèvres de l'enfant et il le fait se promener avec le jeton. J'ai vu des enfants pour qui c'était d'abord une grande difficulté, mais qui sont arrivés à ne plus baver, en étant obligés d'avoir la bouche fermée. Il est des enfants à qui on ne peut faire tenir dans la bouche que la moitié d'un jeton. Il faut avoir soin d'en émousser les angles, dans la crainte qu'ils ne l'avalent.

La *mastication* est un des actes naturels que le maître a parfois à apprendre à des idiots.

J'ai vu M. O... y arriver de la façon suivante chez un enfant qui ne mâchait pas. Il prit un bâton de racine de guimauve, le lui mit dans la bouche, puis il le retira et il répéta cela successivement et un grand nombre de fois tous les jours.

L'enfant arriva à faire le mouvement de mastication en cherchant à retenir chaque fois le bâton avec ses dents, alors M. O... remplaça le bâton de guimauve par un biscuit. La mastication fut obtenue peu à peu, après bien des efforts du même genre.

2° *Instinct de la destruction.* — La correction de cet instinct demande une surveillance de tous les instants. Il faut s'efforcer d'arriver à ce que l'idée de détruire ne naisse pas et partant à ce que l'habitude soit interrompue.

Voici, entre autres, un moyen qu'on a employé avec succès chez un enfant qui cassait tous les jours un verre et une assiette.

Le professeur l'a placé à table entre lui et un autre professeur. Dès que l'enfant levait les mains pour jeter le verre à terre, on lui arrêtait les mains.

Il a fallu plusieurs mois pour que l'enfant ne pensât plus à briser. M. O... recommande de ne jamais frapper l'enfant quand il a cassé, mais de l'empêcher de briser ; l'effort du maître doit tendre à faire perdre l'habitude de détruire.

E. *Enseignement de la grammaire.* — Les idiots parlent tous plus ou moins *nègre*, il est bon de les habituer à employer tout de suite dans les phrases le verbe même avant tout autre exercice de grammaire, et de commencer par les verbes *avoir* et *être*. Il faut simplifier la grammaire (1) d'après les cas individuels et d'après la force de l'enfant. Il est difficile en outre de se faire comprendre de certains idiots en se servant des termes usités. C'est ainsi que le verbe *employer* peut être malaisément compris, il faut alors montrer à l'idiot que l'on emploie, par exemple, la ficelle pour serrer un paquet ; c'est ainsi que des idiots ne comprennent pas la signification de l'adverbe *sans ;* on leur montre que cela veut dire *pas ;* on est ainsi obligé de faire usage de périphrases dans nombre de cas.

Il faut encore apprendre à l'élève la lettre, le mot et la phrase. Puis le professeur prononce devant lui plusieurs lettres, plusieurs mots simples, puis des phrases, et après les avoir écrits sur un tableau, il dit à l'enfant de distinguer les voyelles des consonnes, les mots et les phrases.

Les prépositions étant souvent employées dans la conversation, il faut habituer l'enfant à en connaître le sens par des exercices variés ; par exemple, pour les prépositions *sur*, *sous*, *contre*, *dans*, on dit à l'enfant : « Mettre le livre sur la table, le jeton sous le livre, l'eau dans le verre, l'échelle contre le mur, » etc.

L'*orthographe* doit être apprise à l'idiot ou à l'arriéré en commençant par les mots usuels, tels que : « papa, maman, fenêtre, rose, ami, canapé, » etc.

(1) Les meilleures grammaires pour les idiots sont, en ce moment, les petites grammaires de Guérard et de Larousse.

Il faut lui apprendre à écrire son nom, dès que cela est possible.

F. *Enseignement du calcul.* — Le calcul est fréquemment une des choses les plus difficiles à apprendre à l'arriéré et à plus forte raison à l'idiot, parce que le calcul demande du raisonnement. C'est en frappant les sens que l'on peut arriver à vaincre la difficulté.

M. O... me montre un idiot qui lui a été confié à dix-sept ans sachant parler mais non compter; il disait en effet :

Que 36 + 10 = 40 ;

Que 19 + 10 = 90.

Il est arrivé à lui apprendre l'addition en le faisant lire sur un tableau dit composteur contenant 100 cases ; après lui avoir fait dire les nombres simples, il lui fit additionner les nombres de 1 à 10 et plus, et après bien des efforts, il est arrivé à son but.

Un autre idiot de onze ans, atteint de strabisme de l'œil gauche, est entré dans l'Institution il y a trois ans, ne sachant pas parler ni compter. Le professeur est parvenu à lui apprendre à parler par les moyens que j'ai décrits. Il lui donne depuis quelques semaines des leçons de calcul.

J'assiste à l'une d'elles : le professeur fait d'abord poser à l'élève dans les cases numérotées de 1 à 10 du composteur les chiffres correspondants inscrits sur de petites cartes, puis montrant à l'élève l'autre face du tableau sur laquelle les cases ne sont pas numérotées, il dit à l'enfant de mettre le n° 1 sur la première case, le n° 2 sur la deuxième et de couvrir dans cette deuxième ligne les cases 11 à 20.

J'assiste à un travail réel de réflexion de l'élève.

Il faut des mois pour obtenir quelque chose chez certains idiots, mais le premier pas obtenu, il est ordinaire de faire faire à l'enfant des progrès sensibles.

G. *Enseignement de la géographie.* — On doit faire entrer, chaque fois qu'il y a moyen, l'étude de la géographie et de l'histoire dans l'enseignement de l'idiot. L'enseignement de la géographie et de l'histoire nécessite des cartes multiples, parce qu'il faut faire de cette étude une science concrète.

H. *Leçons de choses.—Arts d'agrément.—Connaissance des couleurs.*

— Les leçons de choses rentrent dans l'enseignement à donner à l'idiot et à l'arriéré.

Le professeur doit faire connaître les parties principales du corps; les fonctions des sens ; celle de l'estomac, afin d'insister sur l'abus de trop manger ; les métiers les plus usités, en quoi consiste le travail des artisans, les matériaux employés, leur origine ; les matières premières qu'il faut faire voir aux élèves; l'origine du pain, entre autres tous les articles d'épicerie, les pièces d'argent et leur valeur, les poids et mesures, la balance, les ustensiles de cuisine, les meubles et objets des pièces d'un appartement, les noms des parties de la maison, toit, étages, cheminée, escalier, etc.

La division du temps, de la journée, le cadran, l'emploi du temps; quelques notions simples de cosmographie et de météorologie; la situation du soleil, l'usage du calendrier en cartons et surtout en feuillets ; les saisons, les caractères de la température, etc.

Le professeur doit profiter des repas pour apprendre à l'élève le nom des objets qui sont sur la table ; la nature solide, liquide, le goût, la couleur des aliments, leur origine, le nom des aliments et des boissons ; pour exercer l'odorat, le goût et le toucher, même les yeux fermés.

En promenade, il faut dire les noms des arbres, des plantes, des fleurs, des céréales, des fruits, les diverses parties d'un arbre, tronc, racine, branches, etc., les différents usages industriels du bois ;

Les noms des voitures et leurs parties constituantes, roues, essieux, brancards, etc ;

Ceux des animaux, leurs caractères principaux, leurs parties différentes, leurs cris ;

La distinction des personnes, des garçons et des filles, des hommes et des femmes ; les caractères des parentés.

L'étude des *couleurs* doit être aussi enseignée aux idiots.

Le professeur doit avoir à sa disposition des cartons de couleurs variées, en rond, en carré, en triangle et toujours deux semblables. Puis il commence par apprendre le noir et le blanc, mais il ne passe pas aux autres couleurs avant que l'élève ne sache bien ces deux couleurs.

Les exercices ont besoin d'être très variés. Le premier exercice consiste à poser un carton blanc et un noir sur une table, à donner les deux autres cartons semblables à l'enfant, puis de lui faire poser l'un de ces cartons sur le carton semblable de couleur et de forme.

Le deuxième exercice consiste à faire nommer les couleurs à l'enfant en commençant toujours par le blanc et le noir et en continuant par les autres couleurs.

Le même procédé des cartons permet d'apprendre la forme ronde, carrée, triangulaire, en faisant poser à l'enfant des cartons de différentes formes sur d'autres cartons semblables.

Il est bon d'apprendre à l'idiot des arts d'agrément, entre autres le piano, le chant, d'autant plus que l'ouïe est le plus ordinairement conservée chez lui d'une façon quelquefois prononcée.

M. O... a pu développer à un tel degré la connaissance du piano chez un de ses élèves, qu'il est aujourd'hui en état de donner des leçons dans une pension.

I. *Connaissance de Dieu.* — On peut arriver à donner à l'idiot et à l'arriéré la connaissance de Dieu par les moyens suivants :

Par exemple on fait voir à l'élève du pain et on lui demande qui a fait cela ; s'il arrive à répondre : « le boulanger, » on lui demande avec quoi on fait le pain ; puis d'où vient le blé ; puis comment pousse le blé ; et on lui dit ensuite que les hommes ne peuvent faire le blé et qu'un être supérieur préside à tout, et que cet être supérieur qu'on ne voit pas s'appelle Dieu.

On profite de ces leçons pour enseigner aux enfants la reconnaissance pour les biens que nous obtenons de Dieu et pour ce qu'on fait pour eux.

Partant, on ne doit laisser échapper aucune occasion d'inculquer à l'enfant des idées de reconnaissance et de remerciements.

« Il faut, dit Mlle Nicolle, parler de Dieu à ces êtres mal partagés et les persuader qu'un être supérieur à tous s'occupe d'eux, de leurs actes ; mais il ne faut jamais les effrayer par des punitions de l'avenir. »

K. *Habitudes de propreté et d'ordre.*— L'éducateur des idiots doit s'astreindre à entrer dans les moindres détails pour inculquer à l'élève des habitudes de propreté. C'est ainsi qu'il peut être obligé de lui apprendre à se peigner, à se laver, à se déshabiller, même à satisfaire ses besoins et à boutonner son pantalon.

Il est encore indispensable d'habituer l'idiot ou l'arriéré à avoir de l'*ordre*.

Divers exercices y conduisent :

Un bon moyen d'inculquer des idées d'ordre, est d'obliger l'élève à mettre en place les objets ayant servi pour la leçon et à lui faire ramasser ce qui serait tombé par terre.

L. *Petits exercices pouvant servir à développer les habitudes manuelles.* — L'idiot est très souvent maladroit dans ses mouvements. Un moyen consiste à lui faire ouvrir une boîte à coulisse, à faire glisser la coulisse, puis à le faire alternativement des deux mains.

Un autre moyen consiste à faire prendre à l'élève des clous dans une boîte, et puis dans les cases étroites d'une boîte, afin que les doigts fonctionnent seuls.

Un autre exercice est celui-ci : se procurer une planche comme un jeu de patience, percée aux 2/3, de trous pouvant laisser pénétrer de grosses pointes ; dire à l'élève de prendre par leurs têtes des pointes sur la table et de les entrer dans les trous de la planche, en commençant par le premier ; puis de placer les pointes en passant un trou, deux trous, trois trous.

M. *Enseignement du dessin.* — Il est bon d'apprendre à l'idiot et à l'arriéré du dessin linéaire, de paysage et d'ornement, et profiter du dessin linéaire pour lui faire connaître les lignes verticales, obliques, horizontales, parallèles, brisées et courbes.

On arrive, en fait de dessin linéaire, à des résultats très satisfaisants. J'ai connu un enfant qui ne savait pas distinguer une main de l'autre et qui est arrivé, en huit ans, à connaître si bien le dessin qu'il a pu être placé en apprentissage chez un graveur sur métaux et qu'il y gagne maintenant sa vie.

D'autres exercices manuels consistent à rouler la brouette, ratisser les allées, ramasser des cailloux, arracher les mauvaises herbes, arroser avec deux arrosoirs à la fois, pomper de l'eau, porter à manger aux animaux, émietter le pain aux poules, ramasser de l'herbe pour les lapins, épousseter, essuyer les meubles, balayer, mettre le couvert, frotter l'argenterie, faire son lit, poser et plier le couvre-pieds, secouer les tapis, etc. ; à table, couper le pain, se verser du vin et de l'eau.

La gymnastique ordinaire et la gymnastique de chambre sont très utiles.

Il est bon encore d'enseigner à l'idiot à scier, à fendre le bois, à lui apprendre le métier de tourneur et de menuisier.

Certains idiots arrivent après beaucoup de peine à se servir de leurs mains. M. O... m'a cité plusieurs cas où il a rencontré les plus grandes difficultés : entre autres un idiot âgé de dix ans, ayant une physionomie très peu intelligente, parlant très lentement, ne sachant ni lire ni compter, n'avait que des mouvements gauches et sans précision.

M. O... prit une boîte en fer-blanc, mit une bille sur une table, la fit prendre par l'enfant ; la lui fit lâcher au commandement au-dessus de la boîte, ce qui produisit du bruit.

Il a fallu une année d'efforts pour que l'enfant parvînt à laisser tomber la bille au moment voulu. Il fallut encore lui apprendre à porter le pain à la bouche, à retirer le couvercle d'une boîte, à introduire une bille dans le trou d'une boîte, à poser un bouchon debout sur la table, ou à mettre un jeton sur un bouchon ; puis à poser des jetons sur des bouchons alignés sans renverser les bouchons, et encore à mettre des jetons, des sous dans une tire-lire.

N. L'*hygiène de l'idiot* demande une attention spéciale. En voici les points les plus importants :

L'idiot doit être tenu très proprement. Il faut lui laver quatre fois par jour la figure et les mains et lui donner chaque matin une ablution générale, lorsque l'enfant n'en est pas excité ; ses dents doivent être tenues propres et leur évolution a besoin d'être surveillée.

La soupe, le matin, est préférable au café au lait et au chocolat. La viande doit être donnée rôtie et coupée menue. Il doit boire de l'eau rougie ; si l'enfant est lymphatique, le café noir est quelquefois utile.

Il est bon que l'élève se lève et se couche de bonne heure ; il faut le surveiller dès qu'il se réveille et mettre ses mains hors de sa couverture. Les oreillers doivent être en crin, de préférence.

Il est très nécessaire d'occuper l'enfant et de le fatiguer pendant la journée afin qu'il dorme dès son entrée au lit. Ses cheveux doivent être coupés ras. Il faut lui donner deux bains par semaine.

La digestion est à surveiller. Il faut éviter la constipation et la diarrhée ; il est même bon de régler l'heure des garde-robes.

Une surveillance active doit être apportée au point de vue du chaud et du froid ; au point de vue de la protection de la tête contre le soleil ; au point de vue de la température et de la sécheresse des pieds.

Enfin les chambres à coucher, les salles de travail et les dortoirs doivent être au premier ou au deuxième étage ; la température des dortoirs et des chambres à coucher doit être de 14 à 16 degrés pendant l'hiver.

VINGT-TROISIÈME LEÇON

De la mélancolie dans ses rapports avec la paralysie générale.
Mélancolie prodromique de la paralysie générale. — Mélancolie dans la paralysie générale confirmée.

MESSIEURS,

Exposé de la question. Définition du mot mélancolie. — Nous nous proposons de vous montrer dans cette leçon que la mélancolie est souvent un symptôme de la paralysie générale, et qu'on peut la rencontrer à toutes les périodes de cette affection.

Nous dirons de la mélancolie ce qu'on peut dire de la fièvre en pathologie générale :

« La *mélancolie* est tantôt toute la maladie, tantôt elle n'est qu'un symptôme d'une maladie plus complète. »

Nous croyons devoir étudier la mélancolie à ces deux points de vue dans ses rapports avec la paralysie générale ; nous envisagerons la folie simple ou vésanique à forme mélancolique dans ses rapports avec la paralysie générale ; nous essaierons ensuite de prouver là que la folie mélancolique, tout comme les autres genres de folies vésaniques et névropathiques, peut prédisposer à la paralysie générale.

Nous étudierons le délire mélancolique en tant que symptôme de la paralysie générale. Nous faisons rentrer dans le délire mélancolique tous les états maladifs caractérisés par la persistance des idées de crainte, de découragement et de tristesse; le terme de mélancolie doit donc comprendre suivant nous :

1° Les cas de délire panophobique ;

2° Les cas de délire avec stupeur (stupidité de Georget), démence aiguë d'Esquirol, semi-stupidité de Delasiauve, stupidité mixte de Sauze) ;

3° Les cas de délire triste sans caractère spécial (les mélancolies sans délire d'Esquirol) ;

4° Ceux où le délire des persécutions domine la scène ;

5° La mélancolie religieuse, la nostalgie, les délires tristes qui coexistent avec des idées de suicide, d'homicide, avec surexcitation permanente de la volonté (Griesinger) ;

6° Les états dans lesquels l'agitation pourrait masquer la nature triste du délire et les délires par hallucinations terrifiantes ;

7° Enfin ceux où les idées hypocondriaques prédominent.

Nous attirerons spécialement l'attention sur cette dernière forme parce que les travaux de M. Baillarger lui ont acquis une importance incontestable ; mais nous n'insisterons pas sur les autres formes. En voici la raison : D'abord ces diverses variétés du délire mélancolique se trouvent très rarement isolées, elles s'intriquent le plus souvent les unes dans les autres, ou bien elles se succèdent rapidement les unes et les autres dans la paralysie générale ; car dans cette maladie, les idées tristes, tout comme les idées gaies, sont essentiellement mobiles.

Fréquence de la mélancolie dans la paralysie générale. — La paralysie générale à forme mélancolique est aujourd'hui très fréquente,

En 1869, nous avons établi une statistique comprenant toutes les paralysées générales de deux services, à la Salpêtrière ; et nous avons trouvé, sur cent cas, quarante et une fois le délire dépressif (1).

Calmeil dit « que depuis une dizaine d'années on rencontre le délire mélancolique, au moins aussi souvent que le délire expansif, à la première période de la maladie ».

Suivant notre appréciation, l'opinion de Calmeil est parfaitement juste ; nous dirons même que, depuis trois ou quatre ans, nous rencontrons la mélancolie plus souvent que le délire expansif à la première période de la maladie. On aurait donc bien tort de croire que sans délire ambitieux il n'y a pas de paralysie générale.

Le délire dépressif, mélancolique ou hypochondriaque, peut s'observer à toutes les périodes de la périencéphalite diffuse à la première, à la seconde, à la troisième période ; il peut même persister pendant toute la durée de la maladie.

(1) *Union médicale*, 1870.

Il se rencontre aussi dans la période prodromique. Dans ce dernier cas, le trouble intellectuel peut alors être trop peu marqué pour mériter le nom d'un véritable délire. En d'autres termes, on peut observer à la période prodromique de la mélancolie avec ou sans délire.

La mélancolie prodromique de la paralysie générale existe, mais elle ne peut pas, à notre avis, être reconnue pendant la vie.

D'une façon générale les prodrômes sont « tous les phénomènes qui se présentent depuis l'instant où les fonctions ne s'exercent plus comme dans l'état de santé, jusqu'à celui où la maladie commence ».

Dans le cas particulier nous considérons la mélancolie comme prodromique de la paralysie générale quand elle se présente sans le cortège des signes importants de la maladie confirmée. (Inégalité pupillaire, ataxie des lèvres et de la langue, embarras de la parole, perte de l'odorat.)

Du moment où l'examen attentif pourra reconnaître chez un mélancolique un ou plusieurs de ces signes qui pour nous, appartiennent à la maladie confirmée, la mélancolie sera considérée comme symptomatique de la première période.

Si la paralysie générale est curable et elle peut l'être à notre avis, c'est lorsqu'elle est prise au début. Si, dès qu'on aperçoit chez un individu un changement de caractère avec traces d'embarras de la prononciation, diminution de l'odorat, inégalité pupillaire, etc., on avait assez d'autorité et de confiance en soi-même pour instituer un traitement antiphlogistique énergique, on parviendrait à enrayer souvent une inflammation qui deviendra plus tard inexorable; mais les résultats seraient bien plus brillants s'il était donné de reconnaître la maladie trois mois, que disions-nous ? six mois avant l'apparition de ces signes du début.

Si l'on ne veut pas sortir du cadre de la mélancolie prodromique de la paralysie générale, il faudra éviter deux écueils consistant à considérer comme prodromique une mélancolie symptomatique de la période du début.

On recherchera s'il existe en même temps qu'un délire mélancolique des troubles somatiques semblables à ceux qu'on rencontre dans la paralysie générale confirmée.

Le second écueil consiste : A classer dans les prodrômes d'une paralysie générale un délire mélancolique simple, c'est-à-dire vésanique qui aura été suivi de paralysie générale : à considérer, en d'autres termes, comme appartenant à une même affection, deux états parfaitement distincts par leur nature et n'ayant entre eux qu'un rapport de succession.

Etant donné un état mélancolique suivi de paralysie générale, doit-on dire que cet état mélancolique appartenait déjà à la maladie, qu'il en était prodromique, ou bien doit-on dire qu'il en était distinct et qu'il n'y avait pas plus de rapport entre la mélancolie et la paralysie générale qu'entre la même mélancolie et une arthrite du genou qui serait survenue accidentellement ? C'est une question qui a divisé les meilleurs esprits et que nous ne voulons pas avoir la prétention de trancher. Ne pourrait-on pas admettre une division factice reposant sur l'élément *durée?*

Etant donné un état mélancolique suivi d'une période d'apparente guérison, suivie elle-même de paralysie générale, il y a lieu, à notre avis, de considérer cette mélancolie comme appartenant ou comme n'appartenant pas à la paralysie générale suivant la durée de l'état mélancolique antérieur et suivant la durée de la période de rémission : Elle appartiendrait à la paralysie générale, en serait par conséquent prodromique, chaque fois que sa durée ne dépasserait pas deux ans et qu'en même temps la durée de la rémission ne dépasserait pas douze mois. Ainsi un délire mélancolique durant huit mois, suivi d'une apparente guérison pendant quatre mois, terminé enfin par la paralysie générale, serait considéré par nous comme ayant appartenu dès le principe à la paralysie générale : de même quand la période mélancolique dépassera deux ans ou que la période de rémission sera de plus de douze mois, le délire sera considéré par nous comme n'appartenant pas à la paralysie générale mais bien comme une forme mentale distincte. Personne ne nous contestera que dans les cas bien tranchés, aux deux extrêmes de l'échelle, notre manière de voir est conforme à la vérité ; ainsi il est très évident qu'une mélancolie qui durerait un mois et qui serait suivie aussitôt après, ou après un mois de rémission, d'une paralysie générale confirmée, devrait être considérée comme indépendante de la maladie terminale.

Mais le jugement n'est plus aussi facile quand on approche de la partie moyenne de l'échelle. Il nous semblerait bon de faire rentrer tous les faits dans l'une ou dans l'autre des deux catégories que nous proposons : ces divisions arbitraires sont en somme un procédé scientifique, employé chaque jour en pathologie, et sans lequel la nosologie serait impossible, car on a remarqué depuis longtemps que les maladies se fondaient les unes dans les autres, que la nature n'opérait jamais par bonds et par sauts.

Maintenant que nous avons déterminé ce que nous voulons entendre par les mots *mélancolie prodromique*, nous allons examiner les opinions des divers auteurs et les faits qu'ils ont rapportés : 1° Il est certains savants qui, à l'exemple de Chomel, nient l'existence des prodrômes dans les maladies chroniques ; pour eux ce chapitre ne peut avoir qu'un médiocre intérêt. D'autres personnes pensent que dans la paralysie générale, les troubles somatiques précèdent toujours les troubles intellectuels ; elles doivent nécessairement se refuser à admettre l'existence d'une mélancolie prodromique ; pour elles toute mélancolie qui ne sera pas accompagnée de troubles somatiques (ataxiques, paralytiques) sera nécessairement une mélancolie simple, c'est-à-dire vésanique. Cette opinion ne peut être combattue que par des pièces anatomiques. Il faut montrer les lésions de la paralysie générale chez les individus considérés pendant leur vie comme atteints de folie mélancolique simple. Il est bien certain que des observations semblables ne peuvent pas être fréquentes ; elles exigent trop de conditions spéciales. Il faut en effet : 1° observer un malade avec assez de soin et pendant assez de temps pour être bien sûr qu'il ne se joint au délire mélancolique aucun signe somatique de paralysie générale ; 2° que le même malade périsse accidentellement ; 3° il faut enfin avoir les moyens de faire une étude non pas superficielle mais très approfondie, avec le secours du microscope, des lésions qu'on rencontre, et dont rien pendant la vie ne pouvait faire soupçonner l'existence. Nous avons eu une fois l'occasion de suivre ainsi depuis le début de sa maladie une femme âgée de cinquante-deux ans chez laquelle on ne soupçonnait pas autre chose qu'une folie mélancolique vésanique. Entrée à notre hôpital en décembre 1872, cette femme mourut d'une maladie de cœur et il nous a été donné de constater dans son cerveau les lésions de la paralysie générale commençante que rien n'avait pu faire prévoir. C'est là bien certainement un fait de mélancolie prodromique.

Obs. I. — *Délire lypémaniaque. — Amélioration. — Mort d'une affection organique du cœur. — Autopsie. — Lésions commençantes des vaisseaux propres à la paralysie générale.*

La nommée Cer..., âgée de cinquante-deux ans, est entrée dans mon service de la Salpêtrière le 12 décembre 1872.

Les certificats antérieurs portaient qu'elle était atteinte de manie chronique ; affaiblissement des facultés mentales, hallucinations pénibles et idées de persécutions.

D'après les renseignements obtenus, elle avait toujours joui d'une bonne santé. Pas d'antécédents héréditaires.

Il y a trois mois, elle a éprouvé un grand chagrin ; à partir de cette époque, elle a commencé à divaguer : on s'est aperçu qu'elle devenait mélancolique, ne répondait jamais aux choses dont on lui parlait. Grande diminution chez elle des sentiments affectifs. Enfin elle a été arrêtée mendiant dans les rues et amenée à la Salpêtrière.

Elle se présente devant nous avec une tenue négligée, ne parlant pas. Les cheveux sont coupés courts.

La conformation du crâne est normale. Les oreilles ne sont pas régulières et leur hauteur n'est pas la même.

La langue tirée hors de la bouche ne tremble pas. Pas de tremblement des mains. Pas d'hésitation de la parole. Pas d'inégalité pupillaire.

Sensibilité à la douleur normale. Ne peut dire si la menstruation existe encore.

Depuis son arrivée elle a présenté un état de mélancolie très prononcé.

La mémoire est troublée ; elle ne se rappelle pas de son domicile. Elle mange et dort bien.

Un traitement par les préparations opiacées a produit un peu d'amélioration.

Elle a succombé le 26 décembre 1873, à une affection cardiaque chronique et à de l'asystolie.

Autopsie. — Poids de l'encéphale, 1150 grammes. Congestion des méninges qui ne sont nulle part adhérentes. Rien de particulier dans les nerfs de la base, dans le cervelet, dans le ventricule, le bulbe, la protubérance.

La substance grise des premières, deuxième, troisième frontales, première et deuxième pariétales gauches est notablement pâle.

La première pariétale droite est d'une largeur normale dans sa partie la plus supérieure, tandis que la deuxième pariétale est aplatie, très mince.

La largeur maximum de la première est de deux centimètres, tandis que la largeur de la deuxième est au plus de un centimètre.

La substance blanche est généralement piquetée. Rien de particulier dans les ventricules latéraux, dans les corps striés, dans les couches optiques, dans les tubercules quadrijumeaux.

La moelle et ses méninges ne présentent rien d'anormal.

Un grand nombre d'examens microscopiques m'ont amené à des conclusions que ne faisait pas soupçonner l'étude du cerveau à l'œil nu.

Plusieurs préparations après durcissement par les méthodes ordinaires de substance corticale de circonvolutions, m'ont montré : un commencement d'artérite caractérisée par une quantité anormale de cellules embryonnaires et de noyaux embryo-plastiques, dans les parois vasculaires, et l'état sain des cellules cérébrales. Il est à noter que, contrairement à ce que j'ai observé dans la paralysie générale qui a parcouru toutes ses périodes, il n'existe pas de prolifération nucléaire dans la substance nerveuse et au milieu des cellules. Les corps colorés en violet par l'hématoxyline qu'on y aperçoit sont des myélocytes normaux.

On trouve quelques observations que les auteurs rattachent à la période prodromique de la paralysie générale, tels sont : Les faits (164-253) de Parchappe (*loc. cit.*); les obs. XXXII, XLV, XLVI, XLVIII, LII, LX de Calmeil (*loco citato*) ; l'obs. XVI de Drouet (1) ; une observation relatée par Dagonet en 1872 à la Société médico-psychologique ; une autre empruntée à Michea (2) ; une à Villard (3), et l'observation XXXIX de Baillarger, App. au traité de Griesinger.

Lunier, dans son étude sur l'influence des événements de 1870-71, en a relaté plusieurs qui lui ont été communiquées : l'une par Florimont, une autre par Darnis, une autre par Binet des Roys, une quatrième par Chasseloup.

Nous en avons relaté plusieurs observations intéressantes dans un mémoire présenté à l'Académie de médecine. Je vous donnerai l'exposé de ces observations (1).

Obs. II. — *Paralysie générale. — Délire mélancolique, prodromique de la paralysie générale. — Hallucinations. — Tentative d'infanticide. — Inégalité pupillaire et ataxie de la langue consécutives.*

La nommée Lau.... est entrée dans mon service le 18 avril 1874.

La maladie ne se dessinant pas au bout d'un mois, on essaya comme pierre de touche le traitement par la morphine. Mais la morphine ne produisit aucun effet utile, car au bout de trois mois et demi de traitement il n'y avait pas d'amélioration. A cette époque survinrent quelques idées de satisfaction ; on n'en continua pas moins la morphine, parce que ces idées expansives n'étaient accompagnées d'aucun trouble somatique, que le diagnostic en somme n'était pas encore assuré. Mais enfin, après deux

(1) *Études cliniques sur le diagnostic de la paralysie générale*, in *Ann. méd.. psych.*, 1871.

(2) *Gaz. hebd. de méd. et de chirurgie*, 1864.

(3) *Mouv. méd.*, 1864.

(4) L'opposition qui existe entre l'expression *prodrôme* et entre l'existence d'un symptôme tel que le délire, m'a fait admettre dans un certain nombre de cas une période que j'ai appelée *intermédiaire* (voy. mon *traité de la paralysie générale des aliénés*, p. 20 et suiv).

mois et demi, on vit une inégalité pupillaire persistante, un tremblement fibriilaire de la langue et des lèvres, un sourire hébêté ; c'en était assez pour asseoir sans hésitation le diagnostic, le traitement par la morphine, qui avait échoué *comme il devait le faire, fut remplacé par un traitement antiphlogistique qui n'a encore produit aucun bon résultat.* Cette malade, examinée chaque jour attentivement pendant qu'on lui pratiquait l'injection sous-cutanée de morphine, observée avec plus de soins encore pendant le mois qui a précédé l'institution du traitement, a pu pendant six mois consécutifs laisser des doutes. Aujourd'hui que le diagnostic est confirmé, on est en droit de penser que le délire triste et hypochondriaque, observé dès le début, appartenait à la période prodromique de la paralysie générale.

La malade est encore dans le même état (mai 1880).

Obs. III. — *Paralysie générale. — Début par du délire mélancolique. — Hallucinations. — Pleurs. — Tentative de suicide et d'infanticide. — Délire d'exagération. — Amélioration.*

La nommée Hug..., âgée de quarante-six ans, est entrée dans mon service le 14 juillet 1874.

La malade a toujours été très nerveuse. Il y a six ans, elle a ressenti des phénomènes hystériques. Elle a eu beaucoup de chagrins surtout après la mort de son mari qui était malade depuis trois ans d'une maladie du cerveau. La guerre de 1870 l'a vivement impressionnée et, depuis ce temps, elle est restée peureuse, effrayée; se croyait poursuivie dans les rues, entendait sans cesse des voix qui l'injuriaient derrière les murs. Depuis six mois ses hallucinations ont augmenté; elle *sentait* des *mécaniques dans son corps;* ces mécaniques correspondaient avec le plafond et disaient sa pensée. Elle sentait des odeurs de chlore qui la suffoquaient.

Il ressort de l'observation qu'il survient de temps en temps de la fièvre qui a corroboré mon diagnostic de paralysie générale.

La malade a quitté mon service en 1879, dans un état de grande amélioration, et ne conservant qu'un peu de débilité mentale. Je la revois de temps en temps.

Obs. IV. — *Paralysie générale. — Délire mélancolique prodromique. — Hallucinations. — Frayeurs. — Refus de manger. — Coma. — Mort. — Autopsie.*

La nommée Gr..., quarante-quatre ans, est entrée dans mon service le 10 février 1872.

La famille de cette femme est une famille d'extravagants ; son père, homme des plus excentriques, est mort d'alcoolisme ; son frère s'est toujours fait remarquer par des bizarreries de caractère et de conduite.

Cette malade, un an avant d'entrer dans mon service, avait été prise d'un délire mélancolique avec hallucinations et une légère teinte de débilité intellectuelle qui s'accentuèrent de jour en jour jusqu'à son entrée. Elle a succombé au moment où la paralysie générale se confirmait.

La paralysie générale est bien indiquée par l'hyperhémie cérébro-méningée et par un commencement d'adhérences.

Dans l'observation suivante, la mélancolie était très probablement prodromique d'une paralysie générale. En effet, ce n'était pas une mélancolie symptomatique ; en d'autres termes, la paralysie générale n'était pas encore déclarée, lorsque MM. Moreau, Baillarger, Lasègue et Trélat établirent leurs certificats, car il n'est pas admissible que les signes de la paralysie générale au début aient pu échapper à ces quatre observateurs.

Ce n'était probablement pas non plus une mélancolie simple, car il n'y a eu aucune rémission, et la paralysie générale a évolué sous nos yeux. Nous regrettons de ne pas savoir depuis combien de temps durait cet état mélancolique ; c'est le seul élément qui nous manque pour affirmer que nous avions affaire à un délire prodromique de la paralysie générale.

Obs. V. — *Paralysie générale.* — *Délire mélancolique et stupide dans le début.*

La nommée Ob..., vingt-huit ans, est entrée deux fois à la Salpêtrière (service des aliénées).

Les certificats antérieurs faits par MM. Moreau et Baillarger, Lasègue et Trélat portent qu'elle était atteinte de dépression intellectuelle, de mélancolie stupide.

Elle entre en novembre 1868 dans mon service, et y est prise dans les premiers temps d'une attaque apoplectiforme.

22 *Avril* 1869. — Force musculaire conservée. Marche bien et se tient bien également soit sur la jambe droite ou sur la gauche.

Physionomie indifférente; elle est encore méchante et frappe les malades.

Pupilles inégales. La droite plus large que la gauche.

N'a pas eu de nouvelle attaque.

Langue et lèvres non tremblantes. Parole nette.

Mémoire perdue. Ne sait ni son âge, ni le jour, ni le mois, ne travaille pas.

Très décousue dans sa mise. Déchire.

Douleur très vive à la pression de la colonne vertébrale, dans la région dorsale. Elle existe surtout au niveau des cinquième et sixième vertèbres dorsales.

Trouble léger de la sensibilité au membre inférieur gauche.

Sensibilité normale à droite.

Pas de fourmillements, pas de secousses réflexes déterminées par le chatouillement des pieds.

A été transférée depuis dans un asile de province.

Le fait suivant appartient bien encore à la mélancolie prodromique de la paralysie générale.

OBS. VI. — *Paralysie générale ayant débuté par du délire lypémaniaque qui a persisté pendant six mois avant l'apparition du délire de grandeurs. Attaques épileptiformes. — Mort.*

M. Th..., quarante-sept ans, me consulte le 12 octobre 1872; il est atteint depuis plusieurs mois de mélancolie, suite de perte d'argent et de trouble dans sa position sociale depuis la guerre de 1870.

Pendant six mois, M. Th. n'avait aucun trouble somatique qui pût faire prévoir la maladie qui devait l'emporter deux ans après; cette mélancolie a été traitée par la morphine, et malgré le traitement, le délire s'est dissipé peu à peu; (remarquons que le traitement par la morphine a été anodin; que les doses employées dans ce cas ont été minimes *relativement* à celles qu'on emploie d'habitude dans les cas de mélancolie simple, que la morphine n'a donc eu très probablement aucune influence sur la marche de la maladie).

En présence de nouveaux symptomes d'excitation, je fais cesser la morphine et donner 4 grammes de bromure de potassium par jour. Mais avant même qu'il ait pu être administré, M. T... a été pris de fureurs telles qu'il a été nécessaire de le conduire dans une maison de santé.

Il y a succombé en mai 1874, après avoir présenté le délire des grandeurs (*Président de l'Univers*), et il a eu plusieurs attaques épileptiformes.

L'observation suivante montre la lésion initiale de la paralysie générale, c'est-à-dire un exsudat plasmatique répandu à la surface des circonvolutions, et présentant au microscope des noyaux embryoplastiques et déjà un vaisseau de nouvelle formation.

(Il a été donné aussi une fois à Calmeil de saisir la lésion originelle de la paralysie générale.)

Un autre intérêt de ce cas tient encore à ce que l'explosion de la paralysie générale a été précédée d'un certain nombre de mois pendant lesquels le malade a présenté presque exclusivement des signes de folie lypémaniaque simple.

OBS. VII. — *Paralysie générale commençante. — Existence d'un délire mélancolique avec hallucinations pendant une année. — Suicide par pendaison. — Autopsie. — Exsudat à la surface du cerveau. — Observation de lésions initiales. — Examens microscopiques.*

La nommée C..., née à Bruxelles, quarante ans, est entrée dans mon service le 20 avril 1872.

Autopsie. — A l'autopsie on trouva, en décortiquant l'encéphale, un épaississement notable des méninges, épaississement marqué surtout aux régions pariétales.

A ce niveau existait une espèce d'exsudation jaunâtre, comme pultacée, développée dans l'épaisseur des méninges, au niveau de la surface intérieure de la pie-mère, mais distincte de la substance cérébrale, dont elle ne provient certainement pas. On trouve une plaque semblable sur la deuxième circonvolution occipitale droite. En quelques endroits, cette couche exsudative présente de petits pertuis qui lui donnent un aspect chagriné. Elle n'est pas adhérente à la substance corticale. Examiné à l'état frais, cet exsudat présente au microscope : 1° un substratum granuleux, amorphe, renfermant des leucocytes en assez grande quantité; 2° un lacis de vaisseaux incolores, dont les plus gros en ont quatre. (Ces vaisseaux renferment des noyaux fusiformes, mais aucune trace de globules sanguins); 3° un faisceau de fibres lamineuses, entre lesquelles on voit de la graisse, des amas d'hématosine, des globules décolorés, des cristaux d'hématine.

La coupe des circonvolutions pariétales fait voir, surtout au niveau de la deuxième pariétale droite, une décoloration manifeste de la corticale, et par place un piqueté rougeâtre. Les circonvolutions voisines ont une substance grise normale. La substance blanche est injectée. On ne rencontre pas de granulations dans les ventricules.

Examinée au microscope à l'état frais, la région pariétale droite présente, dans l'épaisseur de la zone moyenne, de nombreuses granulations graisseuses et d'autres cellules arrivées au deuxième degré de la dégénérescence; les vaisseaux en sont altérés; les parois renferment des amas granulo-graisseux.

A la zone supérieure, c'est-à-dire à cette partie de la circonvolution qui est en rapport avec l'exsudat décrit plus haut, on trouve un grand nombre de cellules altérées au premier degré, graisseuses, pigmentées en tout ou en partie.

Des coupes perpendiculaires montrent que les vaisseaux ne présentent pas de lésions inflammatoires. Les tubes nerveux que l'on aperçoit en assez grand nombre ne présentent pas de lésion.

Une portion de méninge traitée par l'alcool et le carmin, ne présente pas trace de prolifération, de noyau; on voit seulement, sur la préparation, quatre ou cinq masses d'hématosine, les parois des vaisseaux ne sont pas épaissies. Les méninges de la base ne sont pas épaissies; les nerfs de la base sont sains.

La *moelle* est ramollie à la région cervicale. Les deux *poumons* sont, par suite de la pendaison, petits, légers, crépitants sous les doigts, couleur de lie de vin, et on y remarque des points bleuâtres, sous-pleuraux, gros comme des têtes d'épingles.

Cœur de volume normal chargé de graisse.

OBS. VIII. — *Paralysie générale. — Délire mélancolique et hallucinations terrifiantes dans le début de la maladie. — Phénomènes insidieux.*

La nommée Hy..., âgée de trente-quatre ans, est entrée dans mon service le 2 février 1873.

Malade depuis trois mois, elle a commencé par ne plus s'occuper de son ménage, par manifester du désordre dans ses actions. Elle avait de grandes frayeurs la nuit et le jour. Peu de jours avant son entrée ici, elle croyait voir le diable, se disait empoisonnée et poussait de grands cris. Elle nous est amenée dans un grand état d'agitation et porte sur sa figure des traces d'égratignures récentes.

Cette femme a commencé par présenter un délire mélancolique très net accompagné d'hallucinations terrifiantes et ce n'est qu'après huit mois que l'état de paralysie générale s'est manifesté.

Le traitement par la morphine a paru augmenter la congestion cérébrale.

L'autopsie faite en 1880 m'a montré les lésions de la paralysie générale.

OBS. IX. — (Observation communiquée par Burlureaux.) — R..., gendarme à Versailles, âgé de trente-neuf ans, a toujours mené une conduite régulière; a fait quatorze ans de service comme soldat, ensuite a été gardien de la paix, puis gardien dans la maison d'aliénés d'Auxerre, puis chargé dans cette même maison d'aliénés de la surveillance générale des travaux de culture de la vigne; enfin il se réengagea dans la gendarmerie.

Au bout de peu de temps de cette nouvelle condition, il se plaignit amèrement de ne pas avoir la position qu'il avait désirée et d'être dans la gendarmerie *mobile*. Il ne se consola pas d'avoir ainsi quitté l'état qu'il avait auparavant, et cette déception est le principal motif auquel le malade attribue la tristesse dans laquelle il est plongé depuis un an.

Je puis affirmer avoir affaire ici à une paralysie générale progressive; l'âge du malade, son changement de caractère, la débilité intellectuelle, le fait de la lettre qu'il me montre et surtout la perte de mémoire, joints au tremblement fin de la langue, à la douleur spinale, à la céphalalgie, à l'hésitation de la parole, à la diminution de l'odorat sont des motifs suffisants d'affirmation. Cette paralysie générale aura très probablement une évolution lente en rapport avec la longueur de la période prodromique.

Ce cas est intéressant parce qu'il appartient à une périencéphalite au début, parce que le trouble intellectuel n'a pas affecté la forme d'un véritable délire, parce que le caractère a revêtu une tournure mélancolique.

Quelque temps après je revis le malade et je causai avec lui; ses réponses étaient tellement lucides que je fus sur le point de m'accuser d'une erreur; mais le tremblement fibrillaire de la langue subsistait; cette rémission d'ailleurs ne dura pas longtemps et les phénomènes classiques se manifestèrent.

CHANGEMENTS DU CARACTÈRE. — Ces prodromes à forme dépressive de la paralysie générale peuvent avoir divers aspects ; tantôt on n'observe qu'un simple changement de caractère qui survient inopinément ou progressivement et sans raison suffisante; les individus qui dans l'état de santé étaient d'un caractère plus ou moins acariâtre deviennent d'une humeur douce et presque débonnaire. Ceux qui étaient gais, affectueux, doux, serviables, deviennent, sans raison suffisante, sombres, ombrageux, fantasques, colères, excentriques, taciturnes et méfiants ; d'autres deviennent pleureurs, très impressionnables, loquaces : c'est ce qui ressort de l'étude de mes observations. Ces changements n'échappent pas aux familles, pas plus d'ailleurs qu'aux malades qui ont la plupart du temps conscience de leur état d'énervement.

D'autres fois, c'est à la suite d'une cause légitime de tristesse que survient ce chagrin prodromique. Mais alors il affecte une intensité qui n'est pas en rapport avec la légèreté de la cause. Ou bien au lieu de s'amender avec le temps, il s'accentue de jour en jour ; enfin il prend bientôt le caractère d'un véritable délire. C'est de cette façon que le délire mélancolique est survenu dans douze de mes observations. La mauvaise humeur et la colère du malade sont fondées sur des observations puériles qu'il fait dans son ménage.

Caractères du délire mélancolico-hypochondriaque prodromique. — Pour que ce délire soit prodromique d'une paralysie générale, il n'est pas le moins du monde nécessaire qu'il affecte le caractère de débilité intellectuelle qu'on note dans la maladie confirmée. Comme l'a fait remarquer Baillarger, la débilitation de l'intelligence varie singulièrement chez un paralytique général suivant la période de sa maladie, et il ne faut pas s'attendre par exemple à rencontrer habituellement dans la *période du début* ces idées multiples, mobiles, absurdes et contradictoires qu'a signalées Falret et qu'on observe plus tard à une période plus avancée : *a fortiori*, dans la période prodromique les conceptions délirantes n'ont-elles rien de *notoirement* absurde, n'ont-elles rien de *notoirement* débile ; si elles avaient ces caractères elles appartiendraient, non plus à la période prodromique, mais bien plutôt à la maladie confirmée. Nous faisons cependant observer que le délire hypochondriaque paraît prendre de très *bonne heure* un caractère absurde. Le délire mélancolique peut revêtir plusieurs formes. C'est la forme lypémaniaque qui prédomine. La mélancolie avec tendance au suicide et la stupeur se trouvent signalées. La forme hypochondriaque s'observe aussi quelquefois.

Signalons de suite un fait sur lequel j'aurai aussi à revenir, après le dépouillement de toutes mes observations, et qui me semble très intéressant : c'est l'existence fréquente d'un rapport entre la durée de la période prodromique et la durée de l'évolution de la maladie.

Une maladie dont la période prodromique est courte risque fort d'avoir une évolution rapide, et par contre, lorsqu'on observe une période prodromique longue, on peut espérer que la paralysie générale ultérieure aura une évolution lente, même si elle est traversée par des complications telles que la gangrène, les attaques épileptiformes, etc.

De la mélancolie dans la paralysie générale confirmée. — Le diagnostic de la paralysie générale à forme mélancolique n'est vraiment difficile que dans la première période de la maladie. C'est aussi à cette période qu'il est le plus important. J'insisterai donc avec le plus grand soin sur les cas de mélancolie symptomatique *de la première période* ; c'est une question à la solution de laquelle il faut apporter le plus d'observations possible. J'insisterai moins sur la mélancolie dans la paralysie générale à la deuxième et à la troisième période ; mais j'étudierai d'une façon spéciale les cas où la mélancolie a été observée pendant toute la durée de la maladie, de façon à montrer clairement que la forme ambitieuse expansive n'est pas celle qu'affecte *nécessairement* le délire dans la paralysie générale.

Le délire hypochondriaque ayant une importance spéciale au point de vue du diagnostic, nous étudierons avec soin les cas où l'hypochondrie a été observée ; ce sera la deuxième base de notre classification.

L'existence de la mélancolie à un moment donné, dans le cours d'une paralysie générale, n'implique pas nécessairement l'absence du délire ambitieux pendant toute la durée. Or le délire ambitieux ayant aussi une valeur diagnostique incontestable, cet élément sera la troisième base de notre classification.

Il ne serait certainement pas sans intérêt de rechercher dans quel ordre apparaissent chez un même malade les diverses formes de délire et de classer les observations suivant que le délire mélancolique a précédé le délire ambitieux, a suivi le délire ambitieux, a coexisté avec le délire ambitieux, a coexisté avec le délire hypochondriaque, a précédé le délire hypochondriaque, etc., etc.

Mais on voit de suite combien il faudrait de subdivisions, notre recueil d'observations serait ainsi complètement morcellé; en outre la maladie que nous étudions a des allures tellement mobiles qu'on chercherait en vain une loi dans l'ordre d'apparition des divers délires : chez le même malade on peut voir le délire mélancolique hypochondriaque et le délire ambitieux se succéder à une période de la maladie ; on peut les voir coexister à une autre période, s'intriquer à un autre moment, c'est-à-dire être produits l'un par l'autre. Dans un coup d'œil d'ensemble à la suite des observations, nous vous indiquerons quelle est la succession la plus habituelle des diverses formes de délire. Au point de vue du diagnostic cet ordre de succession n'est que d'une importance secondaire, car lorsque plusieurs formes de délire peuvent être ou avoir été observées chez un malade, le diagnostic est généralement des plus faciles.

Le tableau suivant vous indiquera dans quel ordre tous les faits peuvent être classés.

Cas	Période	N°
A Cas où la mélancolie s'est montrée sans trace de délire expansif ou de délire hypochondriaque	Pendant la première période........	1
	— deuxième —	5
	— troisième —	9
	Pendant toute la durée..................	13
B Cas où la mélancolie s'est montrée sans trace de délire expansif mais avec du délire hypochondriaque	Pendant la première période	
	— deuxième —	6
	— troisième —	10
	Pendant toute la durée..................	14
C Cas où la mélancolie s'est montrée sans trace de délire hypochondriaque, mais avec du délire ambitieux.	Pendant la première période........	3
	— deuxième —	7
	— troisième —	11
	Pendant toute la durée..................	15
D Cas où les délires mélancolique, hypochondriaque et ambitieux ont pu être observés chez le même malade.	Pendant la première période........	4
	— deuxième —	[illegible]
	— troisième —	12
	Pendant toute la durée......	16

GROUPE I. — Des cas où la mélancolie s'est montrée sans délire hypochondriaque et sans délire expansif, pendant la première période de la paralysie générale.

OBS. X. — *Paralysie générale ayant débuté par de la mélancolie. Délire de satisfaction ultérieur. Attaques apoplectiformes. — Mort. — Autopsie. — Lésions du centre cilio-spinal expliquant l'atrésie pupillaire.*

La nommée Laf..., quarante-cinq ans, lingère, est entrée le 25 mars 1867, dans mon service, dans un état de mélancolie et de mutisme à peu près complet.

Autopsie. — L'autopsie a montré les lésions ordinaires de la *paralysie générale* ; et comme explication de l'atrésie pupillaire (par paralysie du sympathique), un ramollissement dans la première portion de la moelle dorsale, qui occupe dans la partie centrale toute la substance grise qui est méconnaissable et une certaine partie de la substance blanche (1).

(1) Comparer avec l'observation que j'ai publiée, relativement à des phénomènes oculo-pupillaires chez un homme atteint d'atrophie musculaire progressive (*Gaz. hebd.*, 1863, p. 667).

Ce ramollissement occupe exactement une longueur de un centimètre et demi à partir de l'intervalle existant entre la 1re et 2e vertèbres dorsales.

Plusieurs portions de ce tissu ramolli examinées au microscope présentent : 1° des cellules déformées, mal définies, remplies de granulations graisseuses ; 2° des débris de tubes variqueux et graisseux.

Chez cette malade, le diagnostic de paralysie générale a pu être facilement porté dès le premier examen, car il existait de l'ataxie des lèvres et de la langue, du *rétrécissement des pupilles*, du tremblement de la parole. Le délire mélancolique dura quatre mois, puis fut remplacé par du délire ambitieux.

Obs. XI. — *Paralysie générale. — Début par du délire mélancolique et des hallucinations.*

Le 15 juillet 1874, un homme de trente-six ans, garçon de bureau, m'est amené par sa femme pour des idées tristes qu'il a.

L'intelligence, il y a un an, a commencé à s'affaiblir, et depuis ce temps il a des idées de persécution.

Pas d'idées de grandeur ni de richesse.

Physionomie hébêtée, pupille gauche plus large ; ataxie de la langue et des lèvres, parole ânonnée, traînante.

Pas d'ataxie des mains.

Diminution de la mémoire.

Il ne peut plus faire son travail, et se perdrait dans le quartier.

Vésicatoire à l'occiput rasé :

Sa femme a dû le placer dans un asile.

Obs. XII. — *Paralysie générale à la première période avec délire mélancolique, hallucinations et un peu de satisfaction. — Mélancolie au début.*

En janvier 1875, M.... âgé de vingt-deux ans, se trouve dans l'état suivant :

Constitution bonne. Pâleur de la face. Léger strabisme externe de l'œil droit. Pupilles égales. Ataxie légère de la langue, de la lèvre supérieure, des mains.

Force musculaire normale.

Souffle doux, prolongé à la base du cœur.

Le malade est en train de manger, il se lève en ce moment, puis se rassied et continue son repas.

Le délire mélancolique et les hallucinations de ce malade me paraissent liés à une paralysie générale à la première période : cause d'un commencement de débilité de l'intelligence, d'idées de satisfaction, d'hallucinations heureuses, de troubles somatiques des lèvres, de la langue et des yeux, des absences et de l'hésitation de la pensée.

Obs. XIII. — *Paralysie générale. — Délire mélancolique dès le début. — Idées de richesses. — Mort par une attaque apoplectiforme.*

La paralysie générale était encore à la première période quand cette malade fut confiée à mes soins ; les signes n'en étaient même probablement pas bien accentués, le jour où fut écrit le certificat d'entrée. Car ce certificat ne fait aucune mention de troubles somatiques et ne signale que de la mélancolie avec idées de persécution, mais très peu de temps après, la paralysie générale était bien manifeste.

La nommée Pet. J..., quarante-sept ans, ouvrière en boutons, est entrée le 10 juillet 1870 dans mon service, dans un état de délire mélancolique avec des idées de persécution (certificat de M. Dagonet).

Elle s'exprime avec difficulté et parle un mauvais allemand. La peau du visage est luisante, huileuse ; à l'état de repos, déviation à droite du sillon naso-labial par contracture, car dans les mouvements de lèvres, la gauche se meut aussi bien que la droite.

Elle a succombé le 23 novembre 1870 à une attaque apoplectiforme.

L'autopsie a montré les lésions caractéristiques de la *paralysie générale.*

Obs. XIV. — *Paralysie générale. — Idées tristes. — Idées de persécution. — Hallucinations injurieuses.— Mélancolie par accès. — Tentatives de suicide.— Pas d'idées de richesses et de satisfaction dans le début.*

Dans cette observation, dès le début de la maladie, il y avait de l'affaiblissement intellectuel en même temps que de la mélancolie et des idées de suicide ; comme d'ailleurs des signes très nets de paralysie générale existaient lors de l'entrée de la malade dans mon service (perte de l'odorat, tremblements fibrillaires de la lèvre), nous n'hésitons pas à considérer cette mélancolie comme symptomatique d'une paralysie générale à la première période.

Cette première période fut suivie d'une rémission que nous signalons à cause du retour de l'odorat qu'on observe en même temps que le retour de la raison et de la santé :

La nommée P... C..., âgée de vingt-huit ans, est entrée dans mon service le 29 avril 18 3.

Pas d'antécédents héréditaires. La malade avait toujours joui d'une bonne santé, mais il y a trois mois elle a été prise de tristesse, de pleurs, d'ennui, sans donner aucun motif de sa tristesse. Elle disait toutes sortes de choses absurdes, allait à l'église très souvent, disait qu'elle avait besoin de prier pour elle ; qu'elle entendait souvent qu'on l'accusait d'avoir eu des relations avec un *chien*. Elle n'a jamais parlé de richesses au contraire, elle aurait donné tout ce qui était dans son ménage; peu à peu elle en vient à ne s'occuper de rien, disant que les soins de son ménage ne la regardaient pas.

Au bout de deux mois la malade va mieux ; elle travaille. Mémoire toujours affaiblie. Pupilles égales. Ne sait expliquer pourquoi elle voulait se faire mal. Sa physionomie est toujours triste. Elle sent maintenant les *odeurs*. Pas de tremblement de la langue, pas d'hésitation de la parole. Parle toujours de s'en aller. Lorsqu'elle voit son mari, elle cause des affaires du ménage, parle de son enfant, mais conserve toujours une apparence indifférente et un peu triste.

Rendue à son mari le 28 octobre 1873, non complètement guérie.

Obs. XV. — *Paralysie générale. — Début par du délire mélancolique. Hallucinations. — Mort.*

La nommée Pige... est entrée dans mon service le 11 juillet 1867.

Le certificat portait qu'elle était atteinte de paralysie générale avec alternative de pleurs et de satisfaction; incohérence. Embarras de la parole, tremblement de la langue et des lèvres.

8 *novembre*. — Mort.

Opposition à l'autopsie

Dans ce cas, la paralysie générale était nettement accusée lors de l'entrée de la malade dans mon service.

Ce qu'il y a de remarquable dans cette observation, c'est :

1° Le caractère rémittent du délire pendant la période prodromique ;

2° La formation d'une eschare au sacrum, bien que la malade n'ait jamais été alitée;

3° L'absence du délire ambitieux.

Obs. XVI. — *Paralysie générale ayant présenté dans le début du délire mélancolique et hypochondriaque. — Délire de richesses. — Attaques apoplectiformes.*

La nommée M... est entrée, le 30 mai 1873, dans le service de M Trélat, à la suite des certificats médicaux suivants: Délire de persécution. Excitations maniaques par intervalles, tentative de se jeter par la fenêtre. — Délire de persécution avec hallucinations et excitation passagère. Des voisins l'injurient. On troue ses murs. On lui envoie du phosphore.

M. Trélat a signalé en 1873 une attaque de paralysie.

Le 20 avril 1874, elle était dans l'état suivant :

Maigreur très grande. Pupilles inégales ; la droite plus large. Ataxie de la langue, des lèvres et de la main droite. Anonnement de la parole.

Elle est gâteuse. Chez cette malade, la paralysie paraît avoir été méconnue au début lorsque le délire affectait la forme mélancolique; plus tard la paralysie générale devint bien manifeste et le délire affecta la forme hypochondriaque et ambitieuse.

Comme appendice au groupe précédent, voici une observation qui nous paraît importante, parce que la marche de l'affection, l'état de mélancolie, les hallucinations et la nature des lésions sont entièrement comparables à ce qu'on observe dans la paralysie générale, et qu'il est, pour nous, presque certain que si cette femme avait vécu, elle serait restée folle paralytique.

Obs. XVII. — *Délire mélancolique dans le cours d'une méningite puerpérale. Hallucinations. — Mort.*

La nommé F..., vingt-cinq ans, entrée le 28 septembre 1862 à l'hôpital de la Charité, était accouchée en ville trois jours auparavant ; elle n'est pas mariée.

Morte le 3 octobre au matin, après douze heures d'agonie, ayant présenté, le 2, une respiration très accélérée, et ayant eu, le 2 au soir, un pouls à peine perceptible.

Mort dans le coma.

Autopsie. — Sérosité louche dans tout le petit bassin. Exsudations d'un blanc jaunâtre sur les anses intestinales. Arborisations nombreuses dans les intestins.

Injection considérable de la pie-mère. Sérosité assez abondante, épanchée entre l'arachnoïde viscérale et la pie-mère et seulement à la face convexe des deux hémisphères, surtout du gauche. Sérosité dans l'espace interpédonculaire antérieur en assez grande quantité.

Pas d'adhérences entre la pie-mère et la substance grise, mais très léger pointillé de plusieurs circonvolutions à la partie la plus supérieure des deux hémisphères. Injection notable de la pie-mère qui recouvre les bandelettes optiques, et pointillé notable du corps genouillé externe gauche.

GROUPE II. — Des cas où la mélancolie a été observée sans trace de délire ambitieux, mais avec du délire hypochondriaque pendant la première période.

Notre première observation du deuxième groupe est relative à un de ces cas que Calmeil décrivait sous le nom de périencéphalites diffuses à formes insidieuses, les autres sont des observations de paralysie générale chronique. Les observations XXIX de Calmeil (*Mal. infl. du cerveau*), XLV de Baillarger (*App. au traité de Griesinger* déjà cité), se rapportent à ce groupe.— Voyez aussi dans les

Annales médico-psychologiques de 1859, une observation de Marcé (*Répertoire d'observations inédites*).

Obs. XVIII. — *Paralysie générale succédant à un accès de névralgie. — Névralgies généralisées depuis un grand nombre d'années. — Délire hypochondriaque, lypémaniaque. — Exagération dans les récits. Emploi de nombres excessifs pour exprimer son chagrin. — Fièvre.*

La nommée D..., cinquante-sept ans, est confiée à mes soins le 22 mai 1874. Elle est dans un état d'agitation des plus grands ; se plaint sans interruption ; gémit sur sa position et sur celle de sa famille.

Traitement. — Application pendant quarante-huit heures d'un vésicatoire sur toute la partie supérieure et postérieure du crâne à partir du front.

Cette malade a toujours été très nerveuse, émotive. Elle avait souvent des douleurs au côté gauche de la poitrine, à l'épigastre, à la tête, qui duraient deux à trois jours.

Elle n'a jamais eu de maladies inflammatoires graves.

Elle a eu beaucoup de chagrin causé par sa fille et son gendre.

Il y a quatre mois, elle a été prise de douleurs à l'épigastre et à la tête, comme elle en a déjà éprouvé. Au lieu de ne durer que deux à trois jours, elle ont augmenté durant un mois.

A l'expiration de ce terme, elle consulta le Dr G...... qui ordonna une alimentation des plus abondantes (huit côtelettes et le jus d'un kilo de viande de bœuf par vingt-quatre heures). Elle suivit ce régime ; mais ses digestions ont été difficiles.

Déjà à ce moment elle se plaignait de ses domestiques. Elle disait être maltraitée par eux, et avoir peur de mourir de faim.

Il y a dix jours, après avoir entendu M. le Dr G...... dire qu'il ne fallait plus lui donner autant à manger, elle s'est refusée presque complètement à toute espèce d'alimentation, et depuis quatre jours, elle n'a ni bu ni mangé.

M. le professeur X....., appelé en consultation, il y a deux jours, a conseillé le séjour de la campagne, l'eau ferrugineuse, et l'a considérée comme anémique.

23 mai. — La malade n'a pas cessé de parler de choses tristes; mais aussi elle a employé les mots millions, milliards, pour dire jusqu'à quel point on l'a volée, et pour exprimer sa pensée.

« Je ne voudrais pas avoir fait cela pour des millions, et des billions. »

Depuis ce matin elle répète à tout instant le chiffre 10 400 pour exprimer combien elle est malheureuse. « J'ai donné 10 400 francs, et on me laisse mourir de faim.

» J'ai donné 10 400 francs et on me traite ainsi, etc.

» Je meurs, on m'assassine. »

Introduction dans l'estomac par la sonde œsophagienne d'un demi-litre de bouillon. Soir, T. A., 38°,8.

Même alimentation, et prise en lavement de 1 gramme de bromure de potassium.

24 mai. — Plaintes toute la nuit. Agitation. Elle n'a cessé de dire : « Mes pauvres enfants. » T. A., 37°,9.

Le vésicatoire est pansé le soir avec du cérat.

Alimentation par la sonde, et prise de 4 grammes de bromure en deux lavements.

25 mai.— Est abattue. N'a pas voulu manger, pour les mêmes idées hypochondriaques. T. A., 38°.

Extrême délire mélancolique. Elle a peur que les siens soient déshonorés et qu'ils ne soient mis en prison.

Alimentation par la sonde œsophagienne. Deux lavements avec 4 grammes de bromure. Pansement du vésicatoire avec de la pommade au garou.

26 mai. — Respiration embarrassée. Joues très colorées. Muqueuse buccale rouge. Plaques de muguet sur la langue, les gencives, le pharynx.

État de demi-coma. Ne répond pas aux questions qu'on lui adresse.

Ne fait que geindre. — T. A., 38°,8.

Mort dans le coma le soir.

La malade étant morte en ville, l'autopsie n'a pu être faite.

Malgré l'absence d'autopsie nous ne doutons pas du diagnostic de la maladie.

Il s'agit là d'une de ces périencéphalites à formes insidieuses si bien décrites par Calmeil; l'existence de la fièvre prouve un état inflammatoire.

Le délire a revêtu dans ce cas cette forme hypochondriaque sur laquelle M. Baillarger a appelé l'attention.

Comme il y avait en même temps que le délire du tremblement de la langue, de la diminution de l'odorat, nous faisons rentrer ce cas dans les observations de paralysie générale à la première période.

Les névralgies passagères qui depuis longtemps tourmentaient la malade et qui depuis quatre mois étaient devenues plus tenaces, pourraient bien avoir quelques rapports avec la paralysie générale.

La même influence qui a amené la folie paralytique a pu produire les névralgies; pour nous, nous pensons qu'on pourrait en outre accuser les névralgies d'avoir amené l'inflammation de l'encéphale par action réflexe. Ne voit-on pas tous les jours les douleurs dentaires amener des fluxions, des conjonctivites, etc., et ces fluxions produire des inflammations?

Ce n'est pas là, d'ailleurs, la seule observation que nous ayons de paralysie générale survenue chez des individus affectés depuis longtemps de névralgies.

Nous ferons remarquer que cette malade n'a pas présenté de délire expansif ni ambitieux, mais qu'elle employait des termes et des chiffres très exagérés pour exprimer ses souffrances; ne pourrait-on pas appeler ce délire un délire d'*exagération?*

Obs. XIX. — *Paralysie générale ayant débuté par du délire hypochondriaque. — Délire de satisfaction consécutif.*

Le 5 décembre 1874, M. B..., âgé de trente-huit ans, était dans l'état suivant :

Grand, fort, teint jaune, pâleur de la face.

Pupilles égales. Légère ataxie de la langue et des lèvres. Parole fréquemment ânonnée et traînée, mémoire indécise pour les faits récents, la date du jour, l'âge de ses enfants.

Il a encore par moments des idées hypochondriaques. *En résumé*, ce malade a présenté pendant plusieurs mois avant le début de la paralysie générale, des modifications du caractère, et l'affection a commencé par un délire mélancolico-hypochondriaque subit, que je crois pouvoir rapporter en partie à la constipation.

Dans les premières lignes de l'observation suivante, on trouve notées les conceptions hypochondriaques et mélancoliques. Bien que l'observation n'ait pas pu être suivie jusqu'à la fin, elle est cependant assez nette pour pouvoir rentrer dans notre deuxième groupe : il s'agit bien là d'une paralysie générale à la première période.

Obs. XX. — *Paralysie générale. — État mélancolique et hypochondriaque au début.*

La nommée B..., trente-six ans, est entrée à la Salpêtrière le 10 novembre 1868, dans un état de dépression mélancolique, ayant des conceptions hypocondriaques.

19 *novembre.* — Ne sait pas où elle est; fait de la charpie.

Obs. XXI. — *Paralysie générale ayant débuté par du délire mélancolique et hypochondriaque.*

La nommée G..., trente-ans, lingère, est entrée le 7 juin 1868 dans le service de M. Baillarger, à la Salpêtrière, dans un état de tristesse et avec des conceptions hypochondriaques.

Pâleur de la face; pupilles égales, très peu contractiles à la lumière artificielle.

Vue, ouïe normales. Oreilles bien faites. Le poivre n'est reconnu ni au goût ni à l'odorat.

La langue tirée hors de la bouche tremble considérablement. Mouvements fibrillaires dans les lèvres et au menton lorsqu'elle parle.

Les mains tenues en l'air ne tremblent pas. État normal de la force musculaire des quatre membres.

Sensibilité générale normale. Sensibilité et contractilité électro-musculaires normales. Elle ne gâte pas.

J'ai appris par sa sœur qu'il n'existe pas d'antécédents héréditaires, que la cause qui a pu déterminer la maladie est une vie très dissipée, et que l'affection a débuté il y a un an par la cession de tout travail, de toute occupation régulière.

La maladie datait d'environ un an lors de l'entrée de G... dans le service de M. Baillarger. Les troubles somatiques étaient assez marqués (perte de l'odorat, tremblement de la langue et des lèvres, troubles de la parole). Au délire mélancolico-hypochondriaque du début s'est ajouté plus tard du délire de satisfaction : les trois formes de délire pouvaient être observées dans la même journée, sans que rien en justifiât l'apparition.

Obs. XXII. — *Paralysie générale ayant débuté par du délire mélancolique et hypochondriaque.*

La nommée G...., quarante-huit ans, lingère, est entrée en 1866 dans le service de M. Baillarger.

Je la vois le 1er mai 1863. La maladie n'a point varié depuis son entrée à la Salpêtrière.

Elle se trouve bien dans le service ; est contente.

La parole est hésitante et tremblante par moments.

J'apprends de ses parents qu'elle a deux enfants, qu'elle a eu beaucoup de chagrin en ménage ; que depuis sept à huit ans la menstruation est devenue irrégulière, et qu'elle a eu plusieurs syncopes.

Bien que la maladie n'ait pas varié chez G... depuis deux ans, il s'agit là d'une paralysie générale à la première période; le délire hypochondriaque a été signalé pendant tout le cours de cette première période.

Obs. XXIII. — *Paralysie générale. — Idées hypochondriaques et de mélancolie. — Idées de richesses à une période avancée de la maladie.*

La nommée L..., trente-deux ans, est entrée à la Salpêtrière le 1er mai 1871, à la suite d'un certificat constatant qu'elle était hallucinée.

Pas d'antécédents héréditaires.

En 1868, elle a été traitée pour un eczéma aux mains avec de la pommade au calomel. Il lui est survenu de la faiblesse des mains, du tremblement de la parole, et presque l'impossibilité de parler. Le calomel a été supprimé à ce moment. Elle n'a présenté alors aucun trouble de l'intelligence.

L'eczéma est revenu en 1870. Traité par des bains sulfureux et de la pommade au précipité rouge, l'eczéma a disparu.

La maladie actuelle a débuté en avril 1871. On a constaté une difficulté de parler par moments jusque dans ces derniers temps. — De plus, elle avait des idées tristes ; elle se plaignait de ses voisins, disait qu'on voulait la voler, et puis est devenue très incohérente.

A eu rarement des idées de riehesses.

Transférée le 18 mars 1873.

Chez cette malade, l'hypochondrie a été observée dès le début de la maladie. Elle disait que quelque chose lui rongeait le ventre, plus tard elle se plaignait beaucoup encore sans qu'on pût savoir quelles étaient ses douleurs; elle disait que sa langue était paralysée.

Le délire ambitieux n'est pas noté dans l'observation.

Obs. XXIV. — *Paralysie générale ayant présenté dès le début du délire mélancolique et hypochondriaque. — Attaques apoplectiformes. — Hallucinations terrifiantes. — Mort. — Autopsie.*

La nommée M....., cinquante-trois ans, est entrée dans mon service le 14 décembre 1871, après être restée deux mois à l'asile Sainte-Anne.

Elle est tombée le 27 mai 1874 dans le coma à la suite d'une attaque apoplectiforme, — T. A., 42°,3.

En touchant une main ou un avant-bras, on détermine de petites secousses cloniques. Ces secousses se communiquent aux membres inférieurs.

Respiration râlante. La région de la commissure labiale gauche est phlegmoneuse. Traînée lie de vin correspondant à un empâtement sous-cutané qui se prolonge jusqu'au niveau du sterno-mastoïdien, à deux travers de doigt au-dessous du maxillaire. Mort.

Autopsie. — L'encéphale pèse 1150. Hyperhémie méningée considérable.

Épaississement et état fibroïde de la partie de méninge qui couvre l'espace interpédonculaire antérieur.

Les deux moteurs oculaires communs sont bridés fortement par cette méninge.

Adhérences des bulbes olfactifs à la méninge. Ces bulbes et les nerfs sont ramollis.

Les nerfs optiques paraissent sains. Les moteurs oculaires communs sont égaux. Les moteurs oculaires externes sont d'inégale grosseur. Le gauche est de moitié plus petit. Les hypoglosses paraissent sains.

La méninge qui tapisse la protubérance est très ferme, épaissie, ainsi que celle du bulbe.

Les deux lobes du cervelet sont symétriques. La méninge qui les couvre ne présente rien de particulier, n'est pas adhérente.

Épaississement et état granulé fin de l'épendyme du quatrième ventricule.

Hyperémie considérable des vaisseaux des méninges ; ecchymoses en plusieurs points.

Adhérences des méninges avec la substance corticale en plusieurs points des lobes sphénoïdaux et frontaux.

La substance corticale est dans ces parties notablement ramollie, et le grattage produit facilement des crêtes.

Des coupes perpendiculaires et transversales faites d'avant en arrière montrent en un grand nombre de points de l'hyperhémie de la substance corticale et centrale.

L'épendyme des ventricules latéraux est épaissi.

Une coupe perpendiculaire de la protubérance passant transversalement par les noyaux d'origine de la troisième paire montre que ces noyaux sont fortement hyperhémiés, très colorés, et que la substance grise qui leur est immédiatement inférieure est excessivement arborisée dans une étendue de 6 millimètres, jusqu'aux fibres pédonculaires transversales et longitudinales.

Moelle. — Méningite spinale postérieure avec tractus pseudo-membraneux. Corps fibroïdes de l'arachnoïde au milieu desquels les racines postérieures sont cachées et comprimées.

Rien de semblable en avant.

Congestion pulmonaire. — Mollesse du foie.

OBS. XXV. — *Paralysie générale. — Idées hypochondriaques dans le début, puis quelques idées de richesse et de satisfaction. — Hallucinations terrifiantes. — Eschares du ventre et des pieds.*

La nommée L..., âgée de cinquante ans, est entrée dans mon service le 21 décembre 1867, après être restée deux mois à l'asile Sainte-Anne, où elle avait été placée comme atteinte de paralysie générale, avec des idées hypochondriaques.

Aucun antécédent héréditaire.

La maladie a commencé, il y a deux ans, pas une perte complète de la parole pendant trois mois, et causée par le chagrin qu'elle a ressenti en apprenant la mort de son fils, capitaine au long cours.

Après une suite d'actes extravagants on a dû la placer dans un asile.

Elle arrive ici avec des ecchymoses bleuâtres sur la figure, et les cheveux remplis de poux.

La physionomie est complètement hébétée. Elle tourne la tête en tous sens, marmotte des mots sans signification; remue continuellement les bras et les mains.

Immobilité des membres inférieurs.

3 avril. — État stationnaire.

Transférée à Fains.

Dans ce cas, l'évolution de la maladie a été extrêmement lente; L... était malade depuis deux ans avant d'entrer dans mon service; elle est restée cinq ans et quatre mois à l'asile. Elle a résisté à diverses complications (complications pulmonaires, eschares, enflure des pieds), mais la déchéance intellectuelle fut bien plus rapide que la déchéance somatique.

Pendant les trois premiers mois de son séjour, c'étaient les idées tristes, les conceptions hypochondriaques qui dominaient (la malade disait : Ayez pitié, je vais mourir); plus tard sont survenues les idées ambitieuses et de satisfaction; néanmoins le délire mélancolique et le délire hypochondriaque reparurent par intervalles.

OBS. XXVI. — *Paralysie générale ayant débuté par des troubles de la mémoire et du délire lypémaniaque et hypochondriaque.*

La nommée S..., quarante-quatre ans, est entrée dans mon service le 3 juillet 1873, dans un état de tristesse vague. Les certificats de placement portent: *De la dépression mélancolique des idées et une tentative de suicide.*

Son mari m'apprend qu'elle a été prise, il y a sept ans, d'un profond chagrin qui a été causé par la mort de son frère, que sa mémoire a baissé depuis ce temps, et qu'elle a été très impressionnée pendant la Commune, par un séjour prolongé qu'elle a dû faire dans une cave pendant les absences de son mari.

Depuis dix-huit mois, elle a eu à plusieurs reprises de petites secousses cloniques dans le côté droit de la face. Depuis trois ans, elle a moins bien soigné son ménage. Il y a quinze jours elle a perdu les clefs de chez elle. Depuis quelque temps elle dormait au théâtre et dans les réunions de parents ou d'amis.

Elle est devenue très triste depuis peu; elle a cherché à se noyer dans une baignoire : Elle a dit, en outre, deux fois à son mari qui lui parlait : *Tu me parles mais je suis morte.*

Le lendemain de son entrée, je notai l'état suivant : physionomie indifférente, tête bien faite. Diamètres au-dessus de la moyenne.

Pupilles égales : je ne puis savoir, vu son état de mutisme, si elle voit et entend normalement.

Même difficulté pour les autres sens.

Pas d'ataxie des lèvres ni de la langue.

On n'a pu obtenir d'elle aucune parole depuis son entrée.

Pas d'engorgement cervical postérieur.

Obs. XXVII. — *Paralysie générale. — Délire hypochondriaque précédant les idées de grandeur. — Mort. — Autopsie.*

La nommée L... est entrée dans mon service le 29 octobre 1873.

Le certificat précédant son entrée porte qu'elle est atteinte de paralysie générale avec idées hypocondriaques.

Bonne santé jusqu'à la mort d'un de ses enfants survenue il y a un an. Depuis cette époque, on a constaté du trouble dans ses idées. Elle répétait toujours la même chose, pleurait souvent et beaucoup; elle avait du tremblement du corps et surtout des mains. Dès le début, la parole a été tremblée, ânonnée. Jamais d'idées de grandeur ni de satisfaction, mais au contraire, délire triste; dormait peu. Menstruation normale.

Il y a huit jours, elle a été placée à l'Hôtel-Dieu, d'où elle a été envoyée à Sainte-Anne.

A son arrivée ici, elle se présente avec un aspect calme, mais les cheveux en désordre, la physionomie indifférente. Vue bonne ; pupille gauche plus large que la droite. Ouie normale. Oreilles symétriques. La langue tirée hors de la bouche ne tremble pas, mais il se fait des mouvements fibrillaires aux deux commissures. Parole hésitante, ânonnée. Mémoire affaiblie.

27 mai. — Affaiblissement progressif. Marche et station debout très difficiles, l'état d'ataxie est considérable. L'équilibration est impossible. La bouche est semi-ouverte, et la langue tirée hors de la bouche tremble beaucoup. Parole ânonnée et bredouillée. Sensibilité à la douleur conservée. Pupilles égales en ce moment. « Mes yeux sont beaux, » dit-elle.

Sueurs abondantes. Eschares au sacrum.

12 juin. — Mort.

Autopsie. — L'encéphale pèse 1000 grammes. Cerveau très mou. Beaucoup de sérosité incolore dans la cavité arachnoïdienne. Épaississement et teinte rouge des méninges cérébrales dans la plus grande partie de leur étendue. Elles adhèrent au cerveau dans ses parties antéro-supérieures. Presque partout, elles sont louches et présentent dans leur épaisseur des tractus blancs. Là où les méninges n'adhèrent pas, la surface du cerveau est le siège d'un pointillé très rouge, surtout au niveau des lobules frontaux. A la base, les méninges sont épaisses et louches. Même apparence sur l'espace interpédonculaire, et en plus, granulations très fines.

Pas d'altérations des corps striés.

La méninge qui couvre la protubérance est très ferme, comme fibreuse, épaissie. Toute la partie antérieure de la protubérance est excessivement hyperhémiée.

La méninge qui couvre les tubercules des quadrijumeaux est épaissie.

Protubérance annulaire. Houppes vasculaires à droite et à gauche de la ligne médiane dans la partie supérieure de l'organe.

OBS. XXVIII. — *Paralysie générale. — Délire hypochondriaque et mélancolique. Tentative de suicide.—Idées de l'état de mort.—Attaque apoplectiforme.— Mort. Autopsie.*

La nommée S... est entrée dans mon service le 10 octobre 1871, dans un état de délire mélancolique. Il lui est survenu, peu après son entrée, des idées hypochondriaques; elle se croit morte, et elle reste des journées sans ouvrir les yeux, sans parler, résistant à manger.

Elle a cherché à plusieurs reprises à se suicider avec des cordons.

Dès les premiers temps de son entrée nous constatons de l'inégalité pupillaire, de l'atonie de la langue et des lèvres, du trouble de la parole, de la diminution de la mémoire, puis la démence devint manifeste dans le milieu de l'année 1873. La malade n'a pas manifesté de délire ambitieux. Elle succomba à une attaque apoplectiforme le 9 février 1873.

Autopsie. — La surface du cerveau est fortement hyperhémiée. Les méninges sont épaissies par places. L'arachnoïde est louche en beaucoup d'endroits.

Notable quantité de sérosité dans la cavité sous-arachnoïdienne. Les méninges qui couvrent les circonvolutions satellites des nerfs olfactifs sont rouges, épaissies, adhèrent à ces circonvolutions et aux nerfs olfactifs qui sont ramollis.

Les méninges supérieures sont fortement rouges. On y voit des ecchymoses, des taches opalines. Les veines y sont turgides. L'hyperhémie est surtout marquée sur les circonvolutions frontales, pariétales, et sur la partie interne des occipitales. Les méninges ainsi hyperhémiées et épaissies adhèrent à la substance corticale en plusieurs endroits.

La partie la plus antérieure des lobes frontaux a un teint blanc mat. A ce niveau, les méninges sont très épaisses et complètement adhérentes. Après leur arrachement et l'enlèvement de la substance fibreuse qui leur reste attachée, on constate qu'elles sont d'un blanc grisâtre et non transparentes.

Le grattage des circonvolutions qui étaient adhérentes produit facilement les crêtes caractéristiques.

Plusieurs coupes montrent une hyperhémie notable de la substance corticale et de la substance blanche.

Granulations fines dans le quatrième ventricule et dans les ventricules latéraux.

Examen microscopique. — Une portion de substance grise cérébrale ramollie qui adhère à la méninge, examinée à l'état frais, présente : 1° des vaisseaux gorgés de sang; 2° des cellules plus ou moins graisseuses, plusieurs pigmentées et déformées.

Une portion de méninge adhérente présente des vaisseaux gorgés de sang, et dans ses mailles des exsudats sanguins sous forme de pointillé.

Chez cette malade, la première période dela maladie a été très longue ; le délire a revêtu la forme hypochondriaque et mélancolique pendant cette première période. — *Madame S... se croyait morte* et a essayé à plusieurs reprises de se suicider. La démence est survenue rapidement. Le délire ambitieux n'a jamais été noté.

On a trouvé à l'autopsie des lésions bien accentuées de la paralysie générale, et l'examen microscopique a révélé des lésions vasculaires de la plus haute importance.

GROUPE III. — Des cas où la mélancolie s'est montrée sans trace de délire hypochondriaque, mais avec du délire ambitieux pendant la première période.

OBS. XXIX. — *Paralysie générale. Début par de la mélancolie, des hallucinations effrayantes, des idées hypochondriaques. — Délire de richesses à une période plus avancée.*

La nommée Bec..., agée de trente-six ans, est entrée dans mon service le 14 avril 1871.

Elle était déjà malade depuis le 21 novembre 1870, elle a été placée à Sainte-Anne.

Dans le début de sa maladie, la malade a présenté beaucoup d'idées hypochondriaques et des hallucinations multiples.

28 juillet. — Même état. — T. A., 38°.

31. — Pupille droite plus large que la gauche. Agitation excessive. Hallucinations de l'ouïe.

Passe dans un autre service.

OBS. XXX. — *Paralysie générale. — Idées de grandeur. — Idées tristes, caractère mélancolique.*

La nommée A....., quarante-cinq ans, est entrée à la Salpêtrière le 13 novembre 1868.

Elle pleure en s'approchant, et elle dit ne pas oser venir parce qu'elle n'est pas assez bien habillée pour *entrer dans la ville.*

Physionomie stupide.

Bon appétit ; ne gâte pas.

Pouls : 72.

Elle pleure souvent ; dit qu'elle a du chagrin, qu'elle a perdu beaucoup d'argent. Elle répond souvent de mauvaise humeur, en nous menaçant.

Dans ce cas, la paralysie générale était indiquée par la perte de l'odorat et par le caractère débile de l'intelligence ; le délire était triste, il s'y mêlait cependant un peu de délire ambitieux, c'est pourquoi nous plaçons ce cas dans notre troisième groupe.

Chez la malade qui fait le sujet de l'observation suivante, la paralysie générale semblait remonter à un an lors de l'entrée dans mon service, elle était cependant encore à la première période. Le délire a surtout revêtu la forme ambitieuse, mais à un moment donné de la première période, il s'y est joint un délire de persécution ; la malade croyait qu'on voulait l'empoisonner.

OBS. XXXI. — *Paralysie générale. — Hallucinations. — Lypémanie. — Idées de grandeur, de richesses.*

La nommé C....., cinquante-trois ans, est entrée dans mon service le 14 janvier 1869.

Pas d'hérédité. Dans l'état de santé, elle avait un bon caractère.

La maladie a commencé il y a un an, à la suite du chagrin qu'elle a eu de ne pouvoir vivre sous le même toit que son fils qu'elle venait de marier. Sa bru l'a, pour ainsi dire, mise à la porte.

La physionomie exprime le dédain.

Tremblement de la langue, la bouche ouverte.

20 avril. — Est prise d'un malaise subit motivé par :

État syncopal, chute à terre, teinte violacée des lèvres.

Une demi-heure après, je la trouve somnolente, avec 40° dans l'aisselle, des frissonnements, et de la diminution de la sensibilité à la douleur.

31. — Pupille gauche moins large et moins contractile à la lumière artificielle que la droite. — T. A., 38°,4. — Pouls, 80°.

OBS. XXXII. — *Paralysie générale. — Délire de grandeur et mélancolique. — Persécutions imaginaires.*

La nommée J..., quarante-deux ans, est entrée le 10 mai 1868.

Père mort d'une affection aiguë.

Mère paralysée.

Malade depuis cinq ans environ. A eu à cette époque un érysipèle de la face.

Il y a dix-huit mois, ont eu lieu les débuts de la maladie.

Le raisonnement a commencé par être singulier et le caractère irritable. Puis elle a eu plusieurs attaques de paralysie, principalement du côté gauche durant un quart d'heure à vingt minutes. Paralysie de la langue consécutive.

Il y a six mois, a eu une sorte de léthargie pendant trois jours, et tous les signes de la catalepsie.

A la suite, incohérence, parole hésitée et tremblante; idées de grandeur et de richesses.

2 septembre. — Sortie.

Dans ce cas la maladie paraît avoir eu une évolution lente, sa première période n'a pas duré moins de dix-huit mois ; le délire ambitieux dominait, le délire mélancolique s'y joignait par intervalles.

Obs. XXXIII. — *Paralysie générale accompagnée de délire ambitieux et mélancolique. — Hallucinations. — Démence. — Troubles de l'odorat et de la parole Inégalité pupillaire.*

La nommée M...., quarante-trois ans, est entrée dans mon service le 8 mars 1874.
Contracture et déviation de l'orbiculaire des lèvres au niveau du sillon naso-labial.
Pupille droite plus large que la gauche. Vue moyenne.
Odorat nul.
Parole non troublée. Pas d'ataxie de la langue ni des lèvres.
Rien de particulier au cœur, aux poumons.
Pas d'anesthésie ni de parésie des membres, du tronc et de la face.
Diminution considérable de la mémoire du temps.
15 mars. — Même délire. La parole est embrouillée par moments.
Juin 1874. — Même état.

Lorsque cette malade est entrée pour la première fois à la Salpêtrière, elle était déjà manifestement atteinte de paralysie générale ; mais le délire affectait *surtout* la forme mélancolique.

Après une rémission de quelques mois, la maladie reprit son cours.

De graves complications du côté du cerveau mirent en grand danger la vie de cette femme, et eurent pour résultat de hâter singulièrement l'évolution de la maladie et d'amener très rapidement la démence.

Obs. XXXIV. — *Paralysie générale. — Début de la maladie, il y a dix ans, par de l'amnésie. — Parésie à gauche, il y a sept ans. — Alternatives de délire mélancolique et de délire gai. — Particularités offertes par la pupille gauche sous l'influence de l'atropine.*

La nommée R...., quarante-neuf ans, est entrée à la Salpêtrière le 13 août 1872.
Déjà placée une première fois à Sainte-Anne.
Au début de la maladie, perte de la mémoire, inconscience de ses actes, cessation de la parole ; puis elle parla tout bas lorsqu'elle recommença à prononcer des mots. Peu d'amélioration après un séjour de trois mois dans l'asile. Est restée avec la mémoire affaiblie; avait de grandes frayeurs et disait toujours qu'on voulait l'arrêter; répétait des choses incohérentes; gémissait, se plaignait, était agitée.
Appétit irrégulier ; malaise, amaigrissement.

Peu de jours avant son entrée à la Salpêtrière, prise pendant deux heures de tremblement des quatre membres, secousses cloniques, pâleur et grimaces de la face.

En 1865, elle a eu une parésie du côté gauche, sans perte de connaissance complète. Membre supérieur gauche anesthésié.

Commissure labiale fortement tirée à gauche, paupière gauche grimaçante.

Pas d'antécédents héréditaires.

Vésicatoire permanent à la nuque.

Elle a manifesté *très peu d'idées de grandeur et de richesses*, pendant quelques mois; elle a présenté plutôt des alternatives de tristesse et de rire niais.

10 janvier 1873. — Est plus calme, se rappelle avoir eu de très grandes frayeurs, et sait la date de son entrée ici.

Pas de tremblement de la langue.

11 février. — Traits fortement tirés. Picotements dans les mains et dans les pieds. Douleur notable à la pression de la cinquième apophyse épineuse dorsale.

L'état de calme continuant, son mari la fait sortir le 29 mars 1873.

2 septembre. — Prise d'une attaque caractérisée par : perte de connaissance, stertor, mouvements cloniques intermittents du membre supérieur gauche, collapsus, yeux ouverts et tournés vers le haut, anesthésie à peu près complète de tout le corps. On provoque l'éternument en piquant la muqueuse nasale.

Quelques mouvements du membre supérieur droit. T. A., à droite, 38°,6; à gauche, 39 degrés.

Pouls, 84 à 88.

Pupilles égales, moyennes. A uriné sous elle.

Pas de mouvements réflexes dans les membres inférieurs; le chatouillement du pied droit est seul senti.

3. — Elle a recouvré un peu sa connaissance.

La malade a dit quelques mots ce matin. Elle essaye de tirer la langue, et ne peut y parvenir.

Toujours diminution de la sensibilité à gauche.

La commissure labiale gauche est tirée en bas, et le sillon naso-labial gauche est moins marqué que l'autre.

Pupilles également dilatées. Mais après la mise dans chaque œil de trois gouttes d'atropine au 1/15e, la pupille gauche s'est rétrécie avant de se dilater. La droite s'est dilatée tout de suite. — T. V., 39°,2.

4 septembre 1873. — Même état de collapsus. Elle ouvre cependant les yeux inclinés à droite; même contracture du cou. Muscles du cou à droite douloureux; membres supérieurs droits non douloureux.

Léger œdème aux jambes; résolution complète du membre gauche qui retombe inerte. Insensibilité aux pincements. — T. V., 38°.

Pouls. 72.

5. — Insensibilité aux piqûres.

6. — Amélioration.

8. — Même état. A sa connaissance; la sensibilité aux piqûres existe dans toute la partie supérieure du corps et est toujours obtuse aux membres inférieurs.

Plus de contracture. — T. V., 37°,2.

15. — État de démence. Regarde de côté et d'autre; remue presque continuellement la main et l'avant-bras gauches. Ne peut se tenir debout.

20. — Perte de connaissance depuis deux jours, secousses cloniques et contracture

du membre supérieur gauche dans toute sa longueur. Tête inclinée à gauche. Muscles du cou à gauche contracturés.

26. — Elle a recouvré sa connaissance. Même état de contracture du membre supérieur gauche.

Parésie incomplète de ce membre.

Commissure gauche toujours tirée en haut.

Eschare au sacrum. Engouement pulmonaire.

21 octobre. — La malade parle facilement, elle croit voir du feu autour d'elle, et dit aux personnes qui l'entourent qu'il faut aller l'éteindre.

7 novembre. — Depuis quelques jours la face et le cou sont cyanosés.

État de collapsus.

15. — Affaiblissement progressif.

Augmentation de l'eschare du sacrum.

État de collapsus. Convulsions à droite des deux yeux.

Pas d'autopsie.

Obs. XXXV.—*Paralysie générale.—Antécédents mélancoliques.—Idées de grandeur.*

La nommée W...., quarante-neuf ans, est entrée le 30 octobre 1868.

Elle a été arrêtée cueillant des fleurs dans les massifs des Champs-Élysées. Le médecin de la Préfecture qui l'a reçue a noté un état de tristesse, uni à des idées de grandeur.

Elle est arrivée couverte de vêtements très misérables.

Pâle, contrefaite, bossue; elle a eu la variole.

Pupilles inégales.

Oreilles inégales

Ne reconnaît le poivre ni au goût ni à l'odorat, mais le reconnaît à la vue.

Pas de tremblement de la langue, ni des lèvres, ni des mains.

Parole très nette. Grande diminution de la mémoire.

Sensibilité générale aux piqûres conservée.

Céphalalgie frontale continue.

Grande satisfaction ; nombreuses idées de richesses ; a cent mille francs, une voiture si elle voulait, mais elle préfère aller à pied.

Elle parle beaucoup de l'empereur, de l'impératrice et du petit prince.

4 novembre. — Est tranquille, riante. Parle toujours de Napoléon.

S'habille elle-même. Mange proprement. Ne gâte pas.

Dans ce cas les troubles somatiques ne sont pas en rapport avec les troubles intellectuels ; mais, comme pour nous ce sont les troubles somatiques qui ont le plus d'importance au point de vue du diagnostic, nous n'hésitons pas à considérer ce cas comme appartenant à la première période de la paralysie générale.

GROUPE IV. — Des cas où le délire ambitieux, le délire mélancolique et le délire hypochondriaque ont pu être observés chez le même malade pendant la première période de la périencéphalite diffuse.

OBS. XXXVI. — *Paralysie générale à la première période. — Délire de richesses, de satisfaction.— Délire hypochondriaque et mélancolique. — Symptômes antérieurs de folie simple. — Mort rapide. — Autopsie.*

La nommée P....., trente et un ans, couturière, est entrée le 20 janvier 1873 dans mon service, dans un état d'agitation intense, ayant un langage des plus incohérents.

Autopsie. — Le crâne enlevé, je constate une teinte noirâtre de la plus grande partie de la dure-mère. Il s'écoule une cuillerée à dessert de sang de la cavité arachnoïdienne.

Hyperhémie considérable de la pie-mère.

Il existe des nappes de sang dans les sillons de la partie antéro-supérieure du cerveau.

Au niveau des première et seconde frontales droites, on trouve une ecchymose de 2 centimètres et demi de large sur 3 de long; il en existe une semblable au niveau de la deuxième frontale gauche.

L'hyperhémie est moins intense à la base.

Il existe des adhérences des méninges avec la substance corticale de la partie inférieure des deux lobes frontaux, des lobes sphénoïdaux.

Hyperhémie de la substance corticale.

Des coupes perpendiculaires au grand axe, faites d'avant en arrière, montrent que la substance corticale est surtout hyperhémiée aux première occipitale et deuxième pariétale gauches.

Vascularisation considérable des méninges qui tapissent la partie intra-ventriculaire des corps striés et des couches optiques.

La partie supérieure et interne de la couche optique gauche est hyperhémiée d'une façon tout à fait anormale.

La couche optique droite est partout hyperhémiée.

Cette malade est morte dans la première période de la paralysie générale avec les signes anatomiques d'une congestion cérébrale capillaire, et a présenté un délire de richesses, en même temps que de la mélancolie avec idées hypochondriaques. Elle ne *voulait pas manger de la chair humaine* et refusait les aliments. Remarquons ici l'absurdité du délire consistant à croire en particulier qu'un de ses enfants était ressuscité. L'intérêt de l'observation tient encore à ce qu'avant d'être prise de congestion cérébrale, cette malade avait été atteinte depuis trois ans de folie lypémaniaque qui avait été évidemment de nature simple, puisque je n'ai trouvé dans son cerveau, après de nombreux examens histologiques, aucun signe d'artérite ni aucun élément embryonnaire. En résumé, pour nous cette malade est morte au moment où sa folie simple ou vésanique se transformait en paralysie générale.

OBS. XXXVII. — *Paralysie générale avec délire mélancolique, hypochondriaque et délire des grandeurs à la première période.*

La nommée Sim... est entrée dans mon service le 8 avril 1874 : femme forte, physionomie vive, traits réguliers, front moyen ; la tête a les dimensions suivantes :

Diamètre antéro-postérieur maximum..........	172 millim.
— pariétal maximum..................	154
— temporal maximum................	130
— biauriculaire......................	141
— frontal maximum.................	91

Pupilles égales, contractiles.

Oreilles bien faites, symétriques. Ouïe normale, pas de bourdonnements.

Elle ne reconnaît pas le poivre à l'odorat ni au goût, mais à la vue seulement.

Pas de tremblement de la langue ni des lèvres. Langue saburrale.

Hier, à son arrivée, elle était dans une agitation très grande et s'est livrée à des actes de violence ; elle ne s'en souvient pas ; pendant que je lui parle, elle se redresse brusquement, et, les yeux fixes, elle dit : « On me rend justice là-bas, Coucou! »

Elle répète qu'elle a entendu dire coucou, et est persuadée de la réalité de cette hallucination.

Elle paraît aussi avoir entendu des injures.

Elle répond aux questions qui lui sont adressées sur ce sujet qu'elle a senti de mauvaises odeurs, « comme quelque chose de corrompu », mais qu'elle n'a pas senti de mauvais goût, enfin qu'elle a senti « comme des bêtes rouges qui lui montaient après les jambes. »

Il est assez difficile d'obtenir d'elle des renseignements précis, son attention étant occupée ailleurs ; elle interrompt ses réponses par les propos les plus incohérents, entre autres : « Entendez-vous ce qu'elles disent ; ils se battent pour Eugénie et vont remporter victoire. C'est très facile à entendre, et ça a l'air de venir du centre d'ici. Vous entendez des gardes qui trompent du son. »

Elle répond que, si elle n'a pas reconnu le poivre tout à l'heure, c'est parce qu'elle ne croyait pas que ce fût du poivre naturel.

Elle dit ne pas toujours dormir la nuit et être agitée parce que « ce qui se passe en face se reproduit devant elle ».

La parole est par moments gênée, par suite de l'absence des dents antérieures.

On observe également des troubles de mémoire : ainsi elle ne sait pas le jour de la semaine et croit être arrivée ici depuis plusieurs jours ; elle dit qu'elle est mariée, puis qu'elle ne l'est pas, qu'elle n'a plus d'enfants, etc.

Hier, à son entrée, son langage était des plus incohérents, et l'on a remarqué à plusieurs reprises des idées de richesses et de grandeurs; c'est ainsi qu'elle disait être l'impératrice.

Vésicatoire à la nuque.

Le 27 janvier 1875. — Elle se souvient avoir quitté son domicile le jour de Pâques, 3 avril.

On remarque un léger tremblement du bord droit de la langue et de la commissure labiale droite.

Elle dit ne plus entendre de voix.

Elle ajoute que le sang lui monte à la tête, et que, comme maladie, elle a encore de la faiblesse. Elle demande si elle ne serait pas faible d'une maladie de cœur, et à ce moment les larmes lui viennent aux yeux.

Elle est toujours très émotive.

Du délire dépressif. — Avant d'aller plus loin, nous allons, Messieurs, nous efforcer de donner une description du délire dépressif dans la première période de la paralysie générale. Nous considérerons séparément le délire lypémaniaque et le délire hypochondriaque.

Dans la paralysie générale, le *délire lypémaniaque* n'a rien de bien saillant; il diffère assez peu du délire lypémaniaque qu'on rencontre chez d'autres aliénés non paralytiques ; il en diffère assez peu pour qu'il soit de toute impossibilité de diagnostiquer sûrement une paralysie générale à forme lypémaniaque à la première période, si l'on ne tient pas compte des phénomènes somatiques ou si aucune trace de délire ambitieux ou de délire hypochondriaque ne vient guider l'observateur.

En dehors de ces signes la seule différence que nous ayons à signaler, c'est la débilité intellectuelle.

Du délire hypochondriaque. — Baillarger, dont il faut, suivant l'expression de Gubler (1), invoquer le témoignage pour toutes les questions relatives à la paralysie générale, a étudié tout spécialement le délire hypochondriaque ; ses travaux à ce sujet forment un véritable corps de doctrine, ils ont suscité des discussions dans les sociétés savantes. Autour d'eux sont venus se grouper de nombreux mémoires, les uns destinés à corroborer les idées du maître, les autres cherchant d'une façon plus ou moins heureuse à les infirmer.

Ces travaux de Baillarger seront notre base d'opérations ; nous signalerons ensuite les médecins qui ont approuvé ou désapprouvé

(1) Gubler, *Paralysies dans leurs rapports avec les maladies aiguës* (*Archives gén. de méd.*, 1860).

l'opinion de Baillarger, de sorte que pour cette question nous n'aurons que l'embarras du choix des matériaux ; puis nous étudierons ce que nous apprennent les observations de notre deuxième et de notre quatrième groupe, de façon à pouvoir émettre une opinion étayée sur des preuves suffisamment nombreuses.

« Les conceptions délirantes des hypochondriaques paralytiques, dit M. Baillarger (1), sont des plus variées ; cependant il en est qui se présentent si souvent qu'on pourrait jusqu'à un certain degré les regarder comme ayant ici quelque chose de *spécial*.

» Les malades croient que leurs organes sont changés, détruits ou complètement obstrués. Ils prétendent, par exemple, qu'ils n'ont plus de bouche, plus de ventre, qu'ils n'ont plus de sang, ou bien que leur larynx est bouché, leur estomac complètement plein, que leur ventre est barré.

» Il semble à quelques-uns que les aliments qu'ils prennent sortent des voies ordinaires, qu'ils passent sous la peau ou même dans leurs vêtements.

» Quatre malades prétendaient que leur corps tombait en putréfaction. Plusieurs de ces derniers paraissaient avoir des hallucinations de l'odorat.

» Il en est qui soutiennent qu'ils ne peuvent plus ouvrir les yeux et qu'ils sont devenus aveugles, d'autres cessent de parler et assurent plus tard qu'il leur était impossible d'ouvrir la bouche ; ils affirment encore ne plus pouvoir avaler, ni aller à la selle, ni uriner.

» Ils trouvent que leurs membres sont changés, qu'ils sont plus gros ou plus petits ; ils disent même qu'ils ne les ont plus.

» Enfin, il en est qui vont jusqu'à se croire morts. Ils restent immobiles, les yeux fermés et quand on soulève leurs membres, ils les laissent retomber, comme s'ils étaient complètement paralysés.

» Ces diverses conceptions délirantes entraînent souvent de fâcheuses conséquences. Beaucoup de malades refusent avec plus ou moins d'énergie de prendre des aliments et quelquefois il faut recourir à l'emploi de la sonde œsophagienne.

» Ces derniers, pour peu que le délire se prolonge, ne tardent pas à tomber dans le marasme.

(1) Baillarger, *Notes sur le délire hypochondriaque considéré comme symptôme et comme signe précurseur de la paralysie générale* (*Ann. méd. sych.*, 1861)

» La disposition à la gangrène, qui est un des caractères de la paralysie générale au dernier degré, existe ici plus prononcée et avant l'époque ordinaire. »

« Jusqu'ici, dit ailleurs Baillarger (1), on n'avait signalé qu'une espèce de délire *spécial* chez les déments paralytiques, le délire ambitieux ; désormais, il est bien démontré qu'on doit en admettre deux : le délire ambitieux est le délire spécial de l'excitation ; le délire hypochondriaque *spécial* de la dépression ; s'il est moins fréquent, s'il se produit moins de lui-même, s'il exige davantage qu'on le cherche, il n'est pas cependant moins que l'autre un signe *caractérisque* de la maladie.

» Alors qu'il n'y a pas encore de symptômes bien tranchés de paralysie générale, le délire ambitieux nous fait craindre l'invasion de cette maladie ; dans les cas analogues, le délire hypochondriaque aidera de même au diagnostic. Le délire, en effet, a un cachet tout *spécial*, et ce n'est que dans la paralysie générale qu'on le trouve avec les caractères que nous avons déjà indiqués. »

Le même auteur, dans la séance du 20 novembre 1857 (2) à la Société de médecine de la Seine, dit « qu'il sépare le délire hypochondriaque de l'hypochondrie ordinaire, qu'il le sépare surtout du délire mélancolique rencontré fréquemment et que tous les auteurs ont observé, qu'il désire appeler l'attention de la Société sur un délire *spécial* qu'il a observé 15 ou 20 fois déjà dans le cours de la paralysie générale ; — qu'il veut parler d'un délire hypochondriaque spécial paraissant se rencontrer presque *exclusivement* dans la paralysie générale. »

Enfin nous trouvons dans l'Appendice au Traité de Griesinger (3), les considérations suivantes:

« Les caractères du délire hypochondriaque varient beaucoup selon le degré de la maladie. Au début, il n'a assez souvent rien d'absurde et je pourrais citer des cas où les médecins se sont laissé tromper par les symptômes imaginaires qu'accusent les aliénés : c'est alors l'hypochondrie avec ses conceptions délirantes ordinaires.

(1) Baillarger, *Gazette des hôpitaux*, 1857, p. 478.

(2) Baillarger, séance du 20 novembre 1857 de la Société de médecine de la Seine ; *Gaz. hebdomadaire*, 1858.

(3) Baillarger, *Appendice au Traité des maladies mentales de Griesinger*, 1869.

» Les malades accusent des angines, des inflammations de l'estomac et des poumons, des douleurs dans toutes les parties du corps, surtout des étouffements qui leur font croire que l'air va manquer, qu'ils vont expirer, etc. ; souvent les femmes croient avoir des affections de matrice et demandent qu'on les examine et qu'on les traite. A cette période et dans ces conditions, les parents des malades acceptent toutes ces idées comme réelles. Souvent on observe des espèces de crises d'excitation dans lesquelles les plaintes deviennent très vives.

» A un degré plus avancé, au contraire, on voit les idées les plus extravagantes caractériser le délire. (Suit une description que nous nous abstenons de retracer parce qu'elle ressemble beaucoup à celle que nous avons relatée deux pages plus haut.)

» Depuis trois ou quatre ans j'ai recueilli un si grand nombre de faits, que l'importance du délire hypochondriaque comme symptôme de la paralysie générale ne me paraît pas douteuse ; cependant l'opinion que j'ai émise a soulevé et soulève encore des critiques.

» Je suis bien loin de m'en étonner et de m'en plaindre ; tout ce que je demande, c'est qu'on observe avec soin et sans prévention ; qu'on recherche le délire hypochondriaque chez les paralytiques plongés dans la mélancolie avec stupeur, et qui se refusent à prendre des aliments, et l'on trouvera le plus souvent des conceptions délirantes hypochondriaques qui, dans l'état de prostration où sont les malades, passent ordinairement inaperçues. »

Ce que nous venons de rapporter suffit pour montrer les droits que Baillarger peut revendiquer au sujet de la découverte et de l'étude du délire hypochondriaque.

Voyons comment les autres auteurs ont décrit le délire hypochondriaque (1).

Falret, dans la séance du 26 juillet 1858 à la Société médico-psychologique, parle en ces termes du délire hypochondriaque qu'on rencontre dans la variété mélancolique :

« Les malades, dit-il, ont une tendance hypochondriaque des plus marquées, se croient atteints d'une maladie grave, disent qu'ils vont mourir, ont même quelquefois des conceptions de nature triste

(1) Falret, *Ann. médico-psychologiques*, 1859.

mieux caractérisées ; ils se croient incapables de tout, s'accusent, se croient coupables, en un mot, ils ont toutes les apparences de la mélancolie hypocondriaque. »

M. Pinel (1) a insisté sur la coexistence du délire hypochondriaque et du délire mélancolique. Le premier est souvent lié au second, et si l'on examine les aliénés à différentes reprises et à des distances rapprochées, on observe que les symptômes oppressifs de ces deux états malades sont pour ainsi dire liés et entremêlés de façon que les malades disent non seulement qu'ils sont atteints d'une affection mortelle, qu'ils vont mourir, qu'ils sont morts, qu'ils n'ont plus de langue, de bouche, de gosier, d'estomac, de poumons, qu'ils sont bouchés, que depuis des années les aliments sont accumulés dans les voies digestives, qu'ils sont impuissants, qu'ils n'ont plus de membre viril, que leur cœur ne bat plus, que leur pouls est insensible, etc. ; mais encore qu'ils sont trahis, abandonnés, empoisonnés, etc. Dans la plupart des cas qu'il m'a été donné d'observer, j'ai remarqué la coexistence des phénomènes qui caractérisent ces deux délires avec prédominance tantôt des idées hypocondriaques, tantôt des idées mélancoliques, et je pense qu'en y regardant de très près, on les trouve presque toujours réunis, non pas peut-être constamment, mais à des intervalles plus ou moins rapprochés, et l'on reste bien convaincu que ce sont des *complications des épiphénomènes* presque liés ensemble et résultant de l'état d'affaissement moral dans lequel se trouvent les malades. »

Ce que dit là M. Pinel de la coexistence presque constante du délire hypochondriaque et du délire lypémaniaque se trouve parfaitement en rapport avec ce que montrent nos observations, car nous n'avons pas une seule fois rencontré le délire hypochondriaque sans une autre forme de délire, et nous n'avons rencontré dans les auteurs qu'un nombre très restreint de cas pareils.

C'est pourquoi nous n'avons pas cru devoir faire de catégorie spéciale pour les cas où le délire hypochondriaque se serait seul montré, d'après quelques auteurs, à une période quelconque d'une paralysie générale.

Quand le délire ambitieux existe en même temps que le délire

(1) Pinel, *Ann. médico-psychologiques*, 1859.

dépressif, on peut observer une foule de combinaisons de ces différents délires : l'une des plus curieuses est celle où les conceptions délirantes s'intriquent de façon que les malades croient avoir des billets de banque dans la tête, une mine d'argent dans le corps. Une malade croyait qu'on allait venir la disséquer pour lui prendre ses vertèbres qui étaient en or (1).

D'autres fois le délire ambitieux par lequel aura débuté la maladie, fera place, au bout de quinze jours par exemple, à du délire dépressif, pour revenir un mois après se combiner à ce délire dépressif ou le remplacer, et les mêmes phénomènes pourront se succéder plusieurs fois de cent façons différentes.

En d'autres termes, on ne rencontre pas dans la paralysie générale la moindre régularité dans la succession des phénomènes ; il n'y a rien dans ces délires qui ressemble à de la périodicité, et les mots *alternatifs*, *alternes*, sont eux-mêmes impropres pour indiquer le rapport de succession des divers phénomènes intellectuels, car *alterne* suppose un ordre de succession régulier. Nous serons bien forcés d'employer ces termes, mais nous tenions à signaler ce qu'ils ont d'impropre quand ils s'appliquent aux manifestations si irrégulières de la paralysie générale.

Nous ne saurions mieux faire, dans l'étude des rapports de la forme expansive et de la forme dépressive, que de relater les lignes suivantes empruntées au Mémoire de M. Pinel lu à la Société médico-psychologique en 1857 : « On n'a pas assez signalé, dit l'auteur, les alternatives de ces deux états opposés dans le cours de la paralysie générale, et qui sont cependant fort remarquables par le contraste qu'ils présentent.

» Certains jours, les aliénés paralytiques sont dans un état de jubilation extrême ; tout leur sourit, la fortune les favorise ; ils sont riches à millions, ils se croient poètes, princes ou rois, jouissent d'une brillante santé ; ils sont beaux, jeunes, vigoureux, d'une taille gigantesque, etc. ; les jours suivants, ils versent des pleurs, ils sont tristes, ils sont dans la misère la plus profonde, ils se disent mourants et atteints des maladies les plus graves ; en un mot, ils sont en proie à la série des symptômes qui caractérisent l'état hypochondriaco-mélancolique.

(1) Materne. *De la paralysie générale à forme dépressive* loc. cit.

» Ces changements dans la situation mentale de ces malades se voient à des intervalles plus ou moins éloignés; on les remarque quelquefois dans la même journée, quoique plus rarement, je les ai principalement constatés le matin au lever des malades; de sorte qu'en les voyant à ce moment, j'étais presque certain de l'état où ils seraient tout le jour, suivant que je les trouvais tristes ou gais. Il m'a paru que cette situation morale était due à des hallucinations survenues pendant la nuit ou, et plutôt, je crois, à des rêves qui, en raison de leur nature oppressive ou expansive, les avaient impressionnés vivement et changé le cours des idées de la veille.

» Je suis plus disposé à attribuer ce changement à des rêves qu'à des hallucinations, parce que ces dernières, qui sont parfois nombreuses dans la journée, produisent rarement ces changements. Du reste, qu'ils soient dus à des hallucinations ou à des rêves, c'est surtout au moment du réveil qu'on est frappé de la différence que présentent les malades dans leur état mental. »

GROUPE V. — Des cas où la mélancolie s'est montrée sans trace de délire expansif ni de délire hypochondriaque pendant la deuxième période de la paralysie générale.

Obs. XXXVIII. — *Paralysie générale. — Délire mélancolique seul. — Démence. Dysphasie. — Autopsie.*

La nommé Dus..., trente-deux ans, est entrée dans mon service le 17 décembre 1873.

Pas d'antécédents héréditaires.

En 1869, la malade a perdu un enfant de vingt mois.

La malade a commencé, il y a un mois, par présenter de l'inégalité de caractère; elle était devenue très impressionnable, pleurait facilement; elle toussait, crachait du sang et avait des migraines. Depuis deux ou trois ans, la menstruation était irrégulière.

En octobre 1873, elle a commencé à ne plus soigner son ménage, à perdre peu à peu la mémoire; mais on n'observait pas encore d'embarras de la parole ni d'idées ambitieuses.

A son entrée ici, elle se présente avec une apparence tranquille et une bonne tenue.

Pupilles inégales.

Ouïe normale.

Parole nette tout d'abord; seulement quelques mots mal articulés; mais on peut supposer que cela tient à l'absence d'au moins quinze dents.

Pas de tremblement des mains.

Motilité normale.

Mémoire très confuse. Dit qu'elle vient d'Amiens, mais ne peut désigner son domicile actuel.

Elle reconnaît avoir l'esprit troublé et pense être venue pour voir son fils. *Un mon-*

sieur lui a fait du mal, dit-elle, *l'a persécutée; elle a entendu sa voix qui lui a paru toute naturelle. Elle était plus heureuse autrefois*. En disant cela, elle manifeste beaucoup de chagrin.

Deux certificats qui ont précédé son entrée signalent du délire mélancolique, du mutisme, le dégoût de la vie, des persécutions imaginaires, des hallucinations effrayantes.

La malade a été considérée par ces deux médecins comme atteinte de folie simple (vésanique).

21 décembre. — Grande faiblesse. Traits étirés et légère déviation de la bouche à droite.

Les membres supérieurs n'offrent pas de paralysie du mouvement, mais une anesthésie exagérée de la douleur du côté droit.

Mêmes phénomènes dans les membres inférieurs.

La parole n'est pas tremblée, mais hésitante; aux questions qui lui sont adressées, la malade répond invariablement « *ça va mieux*. »

Lorsqu'on la pince, elle prononce le mot *mal, ça fait mal*. Quand la douleur cesse, elle ne dit rien, et, si on l'interroge de nouveau, elle répond comme auparavant « *ça va mieux*. » Il semblerait donc qu'il y a là aphasie, ou dysphasie sans hémiplégie.

Dans l'après-midi, elle est prise d'une attaque épileptiforme : frissonnement général, perte de connaissance, chute à terre. Durée de l'accès, environ une heure.

24. — Plusieurs accès. Cris, raideur des membres, fixité des yeux, nausées, vomissements, perte de connaissance. Deux heures après, l'intelligence est très troublée; la malade ne répond à aucune question.

4 février 1874. — La malade est devenue très incohérente dans son langage et dans ses actes. Il est nécessaire de la maintenir avec la camisole et de l'attacher à une chaise. On ne peut obtenir une réponse raisonnable; à tout elle répond qu'*elle a quatre francs-maçons*. Elle ne paraît avoir aucune idée de richesse, et quand on lui demande si elle est riche, elle répond qu'elle a tous ses *couaca* (*sic*) ; passe facilement du rire aux larmes, mais le rire est niais.

9 mai.— On la trouve la face congestionnée ; la tête inclinée à droite et les yeux tournés du même côté. Elle entend, mais ne peut parler, ne peut tirer la langue hors de la bouche. Agite le membre inférieur droit avec force. Serre bien les mains.

10. — Face encore congestionnée; bouche légèrement tirée à droite. La malade parle avec volubilité, mais en répétant sans cesse les mêmes mots, *oui, oui, oui, non, non, non*.

11. — Délire pendant la nuit. A repris connaissance ce matin et sent les pincements de la peau. — T. R. le matin, 40°,4; — le soir, 39°,2.

Rétention d'urine.

14. — Coma complet. La face est couverte de sueur et les cheveux sont humectés. Respiration précipitée, soufflante. — P. 144; — T. R., 41°.

Eschare au sacrum.

Sensibilité à la douleur très faible aux membres inférieurs.

Sensibilité normale seulement à la région cardiaque et à la base de la poitrine. Partout ailleurs, pas de douleurs, même à la face.

On a retiré de sa vessie 2 litres d'urine très foncée. Mort le 16.

Autopsie vingt-quatre heures après la mort. — Grande raideur du cadavre. L'encéphale pèse 1130.

Plusieurs suffusions sanguines dans les méninges.

Les méninges sont très épaissies au niveau des scissures de Sylvius et de Rolando.

Hyperhémie cérébro-méningée intense. Adhérences presque générales des méninges de la convexité avec la substance corticale, surtout dans les régions fronto-pariétales.

Teinte opaline des méninges qui couvrent les lobes frontaux. Le grattage avec le manche d'un scalpel de ces circonvolutions adhérentes enlève très facilement la substance grise et produit des crêtes formées par la substance blanche.

Dans les deux hémisphères, les substances blanche et grise présentent un état de vascularisation considérable (arborisations et piqueté).

Rien dans les couches optiques ni dans les corps striés.

Le moteur oculaire commun gauche est très serré dans le manchon de méninge qui l'entoure et qui est très épais, fibreux.

Le moteur oculaire externe droit est plus petit que le gauche. Les méninges de la protubérance sont épaissies et fermes.

Examen microscroscopique. — L'examen microscopique du liquide séreux qui s'est produit par le repos du liquide d'apparence purulente, retiré de la cavité arachnoïdienne montre :

1° D'assez nombreux globules sanguins normaux;

2° Des cristaux d'hématine.

Quand cette malade est entrée à la Salpêtrière (décembre 1873), elle était à la fin de la première période de sa maladie. Mais, par suite d'accès épileptiformes répétés, la démence fit des progrès très rapides. Le délire mélancolique disparut alors à peu près complètement au milieu du désordre de l'intelligence.

La maladie confirmée a eu une évolution rapide (six mois). Notons en même temps la courte durée de la période prodromique qui ne paraît pas avoir dépassé deux mois.

L'autopsie a révélé les lésions microscopiques et macroscopiques essentielles de la périencéphalite diffuse.

Obs. XXXIX. — *Paralysie générale. — État de mélancolie avec stupeur. Refus de manger. — Pas d'idée de satisfaction, de richesses.*

La nommée El..., trente-neuf ans, est entrée le 9 avril 1874 dans mon service, dans un état de prostration mélancolique et de stupeur, ne répondant à aucune question, se refusant à manger. Elle regarde de côté et d'autre, d'un air très préoccupé; elle est pâle, maigre.

Pupilles inégales.

La langue est rouge et sèche. Ataxie des lèvres. Difficulté de la station debout et de la marche.

Les renseignements qui me sont donnés sur elle m'apprennent que la maladie remonte à l'insurrection de la Commune de Paris; qu'elle a été frappée à cette époque par l'arrestation de son amant; que son caractère devint irascible, que la mémoire a légèrement décliné jusqu'à il y a un an; mais que depuis un an, l'intelligence, en général, a baissé beaucoup.

Il y a trois mois qu'elle est tombée dans le mutisme et la stupeur et qu'elle s'est refusée à manger.

Elle n'a pas manifesté jusqu'ici d'idées de richesses, de grandeurs, d'ambition exagérée.

La marche est devenue difficile il y a sept jours.

Il a fallu, depuis quinze jours, l'habiller, la coiffer et la surveiller, sans quoi elle se serait égarée dans les rues de son quartier.

Pas de maladies vénériennes.

Depuis deux ans elle transpire du cuir chevelu et des cheveux d'une façon extraordinaire.

La dysurie date de huit jours.

17 avril. — Elle a été prise hier d'une attaque apoplectiforme avec perte de connaissance, inclinaison de la tête à droite; trois heures après, la face a rougi considérablement. Cinq heures après, convulsions cloniques des membres droits, qui au bout d'une heure étaient bilatérales.

Râles abondants dans la poitrine. T. A., 40°,2.

Ce matin, la température A. est de 41°,2.

La perte de connaissance n'a pas cessé.

Mort dans la journée.

Autopsie. — Poids de l'encéphale 1240 grammes.

Beaucoup de sérosité dans la cavité sous-arachnoïdienne.

Adhérences des méninges avec plusieurs points de la surface des circonvolutions frontales supérieures, des circonvolutions du corps calleux, de la deuxième pariétale droite, des sphénoïdales, des première et deuxième occipitales droites, des satellites des nerfs olfactifs.

Les lobes sphénoïdaux sont très mous.

Moelle. — Partie antérieure saine.

Dans la partie postérieure, il y a en plusieurs points des adhérences de l'arachnoïde avec la pie-mère et des corps étoilés. Plusieurs coupes de la moelle ne montrent rien de particulier à l'œil nu.

Observations histologiques :

Coupes faites sur la substance corticale d'une circonvolution frontale qui était ramollie à sa surface.

Dans sa partie profonde est un vaisseau à parois épaissies, qui renferment une grande quantité de noyaux embryoplastiques serrés les uns contre les autres.

Cellules cérébrales granuleuses pour la plupart : cet état granuleux est constitué par des granulations graisseuses.

Les renseignements fournis sur cette malade nous permettent d'affirmer que la mélancolie avec stupeur est survenue à la seconde période de la paralysie générale. Elle a persisté pendant la troisième période.

OBS. XL. — *Paralysie générale. — Délire mélancolique et idées de persécution au début. — Pas de délire ambitieux. — Pneumonie tuberculeuse. — Mort. — Autopsie.*

La nommée F..., trente et un ans, est entrée le 23 décembre 1871 dans mon service, présentant des idées de persécution, des hallucinations terrifiantes; elle dit qu'on veut la tuer, la brûler, et sous l'influence de cette crainte, elle s'est jetée, il y a quelques jours, par sa fenêtre, et s'est donné une entorse.

Depuis son arrivée, elle a crié la nuit « *au voleur* », elle s'est levée, a appelé son mari à son secours.

L'expression de sa physionomie est triste.

La parole est très tremblée. Ataxie considérable de la langue, des lèvres et des joues.

Pupilles égales. Ne reconnaît pas le poivre à l'odorat ni au goût; le reconnaît à la vue.

L'ouïe et la vue paraissent normales.

Ataxie des mains. Marche hésitante, tremblante.

L'intelligence est très obtuse; elle dit que son mari est quelquefois « *par là* »; ne sait pas le jour de la semaine; elle sait que nous sommes au lendemain de Noël.

Ne gâte pas.

J'apprends quelques jours après de son mari qu'elle a perdu, il y a dix-huit mois, subitement la parole pendant quatre heures, et que depuis elle a ânonné. Le trouble d'intelligence date du siège de Paris et a été accompagné de mélancolie et d'hallucinations terrifiantes depuis 1871.

29. — Pneumonie du sommet du poumon droit. Signes de tubercules ramollis.

2 avril. — Convulsions des deux yeux.

3. — Mort de la pneumonie.

Autopsie. — Poumons. — Tubercules avec ramollissement caséeux dans les poumons. Hépatisation et suppuration du lobe supérieur du poumon droit.

Encéphale. — Méninges supérieures épaissies, infiltrées, en plusieurs parties des lobes antérieurs, de sang liquide.

On voit aussi un certain nombre de taches blanchâtres dans l'arachnoïde viscérale. Adhérences nombreuses des méninges avec la substance corticale. Ramollissement presque complet de cette substance.

OBS. XLI. — *Paralysie générale. — Vertiges épileptiformes. — Hallucinations. — Délire mélancolique. — Pas de délire de satisfaction, de richesses.*

La nommée Gar..., âgée de trente-sept ans, est entrée dans mon service le 19 janvier 1874, à la suite d'un certificat portant qu'elle était atteinte de délire mélancolique avec hallucinations, inquiétudes, frayeurs, et de l'idée qu'elle est incapable.

Très nerveuse; a eu des chagrins de famille et depuis huit ans a perdu quatre sœurs de la phthisie pulmonaire. La mort de la dernière l'a beaucoup affectée.

Un mariage auquel elle tenait ne s'étant pas fait, elle en est tombée malade.

Elle a eu, il y a quelque temps, plusieurs accès convulsifs caractérisés entre autres par la perte de la raison, des douleurs vertébrales et des vomissements. On constatait aussi de l'originalité dans les paroles.

A son arrivée ici, sa physionomie exprime la tristesse. Elle est tranquille et tricote.

Pupilles égales.

Ouïe normale. Pas d'hallucinations de l'ouïe. Reconnaît le poivre de la narine gauche, mais non de la droite. La langue tirée hors de la bouche tremble considérablement, et à sa pointe on aperçoit un pointillé rouge, mais on ne peut affirmer y voir des traces de morsures. Elle dit avoir eu une attaque dans laquelle elle s'est trouvée mal; elle a eu un embarras de la langue, de la difficulté de parler, et elle croyait voir quelqu'un de son pays qui est mort. Elle ne sait pas la durée de cette attaque.

Parole nette, mémoire affaiblie. Sommeil troublé par des visions de personnes qui sont mortes.

Pendant l'examen, elle est prise tout à coup d'une sorte de hoquet et de rire pendant lequel elle semble être dans le vague; elle se gratte les cheveux, la respiration est précipitée. Cependant elle répond et se met à pleurer; elle dit sentir comme une *boule* qui monte du ventre à la gorge et y produit de la constriction; quatre à cinq minutes après, elle éprouve des frissons; elle reste égarée.

On constate qu'après cet accès, la pupille gauche est plus large que la droite. Pas de différence de sensibilité aux pincements. Pas de douleurs iliaques.

Rendue non guérie à sa famille.

Notons ici la relation entre la nature des causes qui ont précédé et peut-être déterminé la maladie et le caractère du délire.

Au cinquième groupe peuvent se rapporter les observations V et XIII que M. Brierre de Boismont a relatées en 1859 (*Annales médico-psychologiques*) et deux observations que nous avons trouvées dans la thèse de Linas (observ. III et XII, thèse, Paris, 1857).

GROUPE VI. — Des cas où la mélancolie s'est montrée sans trace de délire expansif, mais avec du délire hypochondriaque pendant le cours de la deuxième période de la paralysie générale.

Obs. XLII. — *Paralysie générale. — Délire hypochondriaque. — Pas d'idées de grandeurs ni de satisfaction. — État de stupeur. — Pellagre.*

La nommée Touj... est entrée à la Salpêtrière le 3 mars 1869 et a été transférée dans mon service le 26 mai 1870.

A son arrivée ici, elle se présente dans un état de stupeur et d'immobilité et parle peu.

Traits réguliers, pupilles égales, étroites. Ouïe normale. La langue tirée hors de la bouche tremble. Parole tremblée, et les mots sont pour ainsi dire accrochés. Commencement de goitre. La peau de la face est grasse, présente de l'impétigo dont on retrouve la trace dans les cheveux.

3 juin. — La langue est blanche; depuis que la malade est arrivée, elle a une diarrhée très abondante, séreuse; debout elle laisse aller presque continuellement.

La pression sur le ventre est douloureuse ainsi que dans les fosses iliaques.

La partie dorsale des deux mains présente surtout dans les régions métacarpienne et carpienne une teinte rouge jaunâtre ne disparaissant par aucun frottement et couverte de petites écailles blanches, fines, disposées sans symétrie. La teinte rosée et les écailles cessent dès qu'on approche des bords externe et interne de la main. La ligne de démarcation est très apparente. Sur les doigts il existe des taches purpurines arrondies irrégulièrement d'un diamètre maximum d'un grain de chènevis, 25 ou 30 à chaque main.

Les tracés sphygmographiques indiquent de la diminution de la tension artérielle. — T. R., 37°,2. — Pouls, 92.

Bains sulfureux. Diascord. — Sous-nitrate de bismuth.

Point d'idées de grandeurs, mais idées hypochondriaques; on entend à plusieurs reprises la malade dire qu'elle n'a pas de langue, pas d'yeux.

Morte le 25 mai 1871 par suite d'eschares au sacrum.

Opposition à l'autopsie.

C'est bien là un cas de pellagre dans le cours d'une paralysie générale chez une malade dont le délire avait revêtu déjà la forme mélancolique et hypochondriaque. Les idées ambitieuses ont fait défaut pendant toute la durée de la maladie.

Obs. XLIII. — *Paralysie générale progressive. — Ataxie du mouvement. — Délire mélancolique. — Hallucinations. — Pas de délire de grandeurs, de richesses. Autopsie.*

La nommée Mas...., quarante ans, est malade depuis deux ans. Elle a eu des étouffements qui la forçaient à passer ses nuits dans un fauteuil.

Depuis un an, faiblesse progressive des membres, fourmillements dans les extrémités et hésitation de la parole. Puis peu à peu, conceptions délirantes; disait qu'on voulait l'empoisonner ainsi que sa fille et son mari; avait des hallucinations, criait la nuit, avait peur et croyait voir tourner le lit. Jamais violente.

L'œil gauche est saillant depuis son enfance à la suite d'une maladie survenue avant l'apparition des règles.

Pas d'antécédents héréditaires.

Avril. — Elle a beaucoup d'hallucinations, voit des voleurs, des chevaux qui veulent l'écraser; cherche à les écarter. Pleure souvent, n'a pas d'idées de grandeurs, de richesses.

Parole excessivement tremblée, ânonnée; les syllabes sont séparées les unes des autres. Prononce bien toutes les lettres sauf *l*, *s*.

Mémoire conservée. Pupilles égales.

Tremblement considérable de la langue sortie hors de la bouche. Sensibilité aux pincements bien conservée.

Ne peut se tenir debout, tremble, trébuche. Mouvements très tremblés, oscillations considérables. Les yeux bandés, elle fléchit en arrière. Il est nécessaire de la maintenir dans le lit afin de l'empêcher de tomber. Elle lève ses jambes en l'air, et pour mettre son pied dans ma main, on voit ses membres inférieurs trembler énormément; hors cela pas de tremblement.

Août. — Affaiblissement, maigreur; bouffissures de la face. Pupilles toujours égales.

Eschares aux trochanters.

L'autopsie m'a montré les lésions caractéristiques de la paralysie générale.

OBS. XLIV. — *Paralysie générale. — Délire mélancolique. — Pas d'idées de grandeurs. — Attaques épileptiformes. — Mort. — Autopsie.*

La nommée Nic..., quarante et un ans, fleuriste, est entrée le 4 mai 1868 dans le service de M. Baillarger, dans un état de mélancolie avec stupeur, de mutisme absolu.

Pâleur intense de la face. Flaccidité des chairs. Fixité des yeux. Elle se déshabillerait à chaque instant, si on ne la maintenait pas. On ne pouvait la faire asseoir, tellement elle se tenait raide.

Pupille droite plus large que la gauche.

Pas de tremblement de la langue sortie hors de la bouche, ni des lèvres, ni des mains. Parole nette, non tremblée, mais lente. Parle à voix basse et toujours avec une expression de stupeur.

Force musculaire normale, me porte sur ses épaules. Sensibilité aux pincements normale.

Rien au cœur, ni aux poumons. — Pouls, 68. Insp., 16.

Tumeur fibreuse de l'utérus.

Elle accuse des douleurs dans le ventre et dans tous les membres.

Mange lentement. Est propre.

Ne se rappelle pas à son entrée, depuis combien de jours elle est ici, mais additionne bien de mémoire; réfléchit en additionnant. Calme, mais est toujours dans la stupeur, et ne sort de cet état que pour essayer de mordre les personnes du service. Physionomie crispée. Dit être devenue malade à cause de la mauvaise conduite de son mari qui lui aurait donné une maladie vénérienne. A perdu deux enfants dont l'un de vingt-trois ans.

24 mai. — Perte de connaissance; tremblement des quatre membres, du tronc, convulsions cloniques du côté gauche de la face; raideur des articulations; pas de grimaces des yeux; écume buccale; lèvres violettes. Durée une minute.

Reproduction réitérée des mêmes phénomènes. Série de convulsions; cris, hurlements; vomissements bilieux, respiration forte. 32 insp. Pas de pouls radial à gauche; et à droite, filiforme. 132 puls. T. A., 38°,8.

Constipation. Urine dans le lit.

Mort dans la nuit du 25 au 26.

L'autopsie a montré les particularités suivantes:

Épaisseur, infiltration par des plaques laiteuses des méninges de la base. La face antérieure du quatrième ventricule présente un sablé fin qui donne la sensation de langue de chat. Il n'existe pas d'adhérences entre les méninges supérieures et la substance corticale; mais cette substance présente un piqueté considérable par places.

Il existe une tumeur fibreuse utérine, du volume d'une tête d'enfant, qui fait saillie dans le bassin.

Obs. XLV. — *Paralysie générale. — Phénomènes hypochondriaques. — Pas d'idées de grandeurs. — Attaques épileptiformes. — Mort.*

La nommée T..., depuis son entrée dans mon service en 1867, avait eu des idées hypochondriaques, disant, qu'elle n'avait plus *ni tête, ni bras, ni ventre,* elle manifestait des idées très prononcées de suicide, quand elle fut prise en 1868 d'attaques épileptiformes et d'embarras de la parole consécutif.

18 juillet 1868. — Physionomie très hébétée, actes enfantins.

Pupilles égales, contractiles. Vue et ouïe bonnes; odorat et goût normaux.

Léger tremblement de la langue sortie de la bouche.

Pas de tremblement des mains.

Parole ânonnée et un peu lente.

Diminution notable de la mémoire.

Résistance musculaire considérable. Lorsqu'on s'appuie sur ses épaules, elle supporte ce poids.

Menstruation régulière, abondante. Gâte.

Est méchante, parle souvent seule, marmotte des mots; déchire ses vêtements. Pas d'idées de grandeurs ni de richesses.

La malade ayant été transférée en province, l'observation n'a pu être continuée.

L'observation suivante est intéressante à plus d'un titre: d'abord elle rentre dans notre sujet; il s'agit en effet ici d'un délire mélancolique et hypochondriaque avec absence d'idées ambitieuses, survenu au commencement de la deuxième période d'une paralysie générale. De plus, on voit par le tracé ci-joint que la paralysie générale n'est pas une maladie apyrétique, même quand elle évolue très lentement, que les exacerbations de température ont coïncidé avec une aggravation des troubles intellectuels; que la digitaline sagement employée paraît être arrivée à modérer l'allure de la maladie.

Obs. XLVI. — *Paralysie générale. — Délire mélancolique et hypochondriaque dans le cours de la maladie. — Fièvre.*

M. X..., avant d'être atteint de paralysie générale, éprouvait le besoin de se faire saigner tous les ans, parce qu'il avait des congestions vers la tête, de la rougeur de la face.

Il a un caractère violent; d'ailleurs une vie très sobre. Depuis l'année 1871, à la suite de travaux et de tracas considérables, il avait un peu d'hésitation de la parole, et de l'incoordination dans les mouvements des membres supérieurs.

En 1872, il n'avait pas de diminution appréciable de mémoire, ni de trouble de l'odorat ni de la vue, mais il avait quelques idées de satisfaction, un sourire parfois hébété, un notable tremblement de la langue. Il a fait à plusieurs reprises des achats insensés: sept chapeaux en une semaine, six douzaines de faux cols. En janvier 1873 sa parole était troublée, ses pupilles étaient inégales, son caractère violent, parfois sombre ; puis sa mémoire s'affaiblit. Il eut à deux reprises des accidents de congestion cérébrale, des convulsions, plusieurs fois des vertiges, une sensation de vague ; des troubles de la vision, des périodes d'excitation, avec cela une constipation opiniâtre et des accidents fébriles coïncidant le plus souvent avec une période d'excitation, et dont les caractères sont d'être peu intenses, fréquents et de peu de durée.

L'administration de la digitaline à doses variables de deux à quatre granules pendant les jours de fièvre maintient le malade dans un état relativement satisfaisant.

Dès 1873, M. X.... a uniquement des idées tristes et hypochondriaques. « Je suis malade, bien malade, répète-t-il souvent ; — je ne peux tirer la langue. » La physionomie exprime la mélancolie, l'ennui.

Même état en 1880.

Il n'a jamais eu d'idées de satisfaction depuis le début de la maladie.

Le traitement par la digitaline n'a pas été discontinué.

GROUPE VII. — Des cas où le délire mélancolique s'est montré sans trace de délire hypochondriaque, mais avec du délire ambitieux pendant la deuxième période de la paralysie générale.

Nous ne relatons qu'une observation personnelle, mais nous renvoyons aux observations I et IV de la thèse de Materne (1), et à l'observation LIII du livre de Calmeil, *Sur les maladies inflammatoires du cerveau.*

Dans le cas suivant, le délire mélancolique et le délire expansif ont marché côte à côte pendant toute la durée de la maladie ; mais c'est pendant la seconde période que les troubles intellectuels ont été observés avec le plus de soin.

Notons ici l'existence antérieure de névralgies frontales qui paraissent n'avoir pas duré moins de dix ans.

OBS. XLVII. — *Paralysie générale. — Alternatives de délire lypémaniaque et de richesses. — Hallucinations injurieuses. — Rémission de la maladie. — Névralgies faciales plusieurs années avant le début de la paralysie générale.*

La nommée Prus....., âgée de quarante-huit ans, est entrée à la Salpêtrière le 28 novembre 1871, avec un certificat portant : qu'elle a des idées de persécution, des hallucinations injurieuses, qu'elle entend des voix qui l'appellent pétroleuse, qui la menacent de la prison.

Conformation ordinaire de la tête.

Pupilles égales. Vue et ouïe normales. Oreilles symétriques.

Ne reconnaît pas le poivre à l'odorat, le reconnaît à la vue.

Pas de tremblement de la langue ni des lèvres.

(1) Materne, *De la paralysie générale à forme dépressive*, loc. cit.

Mémoire peu conservée.

Dit avoir eu une fièvre typhoïde à l'âge de dix-huit ans, et avoir eu à la suite, pendant dix ans, des névralgies frontales qui la prenaient tous les jours pendant dix heures. Elle avait en même temps des bourdonnements d'oreilles, et pendant ces moments-là elle entendait des voix qui l'appelaient pétroleuse.

Elle dit ressentir des vapeurs dans le ventre, mais qui, tout en montant, ne l'étouffent pas.

Alternatives de pleurs et d'idées de satisfaction.

Délire de richesses. Elle parle de millions, et dit avoir six robes de soie, six enfants et dix-huit voitures.

La malade gâte.

Aucun renseignement sur les antécédents héréditaires.

On observe une période de rémission de juin à novembre 1872, en même temps retour de l'odorat. — Transférée en province (novembre 1873).

GROUPE VIII. — Cas où les délires mélancolique, hypochondriaque et ambitieux on pu être observés chez la même malade à la deuxième période de la paralysie générale.

Dix observations personnelles.

On peut aussi faire rentrer dans ce groupe et consulter avec fruit :

OBS. XLVIII. — *Paralysie générale. — Délire hypochondriaque au début chez une femme atteinte antérieurement de névralgies générales. — Mélange d'idées hypochondriaques et de richesses, de satisfaction, à une période avancée de la maladie.*

La nommée R...., vingt-huit ans, est entrée le 6 juin 1873 dans mon service.

Père buveur, mort de plaie gangréneuse.

Depuis plusieurs années la malade se plaignait de divers malaises au cœur et à l'estomac; le caractère était devenu fantasque.

Depuis six mois, la malade ne s'occupait plus de son ménage. Elle voulait toujours rester couchée. Elle avait des idées hypochondriaques très prononcées. Elle est restée quinze jours sans manger, donnant pour raison qu'elle *était morte*, et qu'elle ne pouvait plus ouvrir la bouche.

Lorsqu'on voulait la remuer, elle disait que c'était une *profanation de toucher à un cadavre.*

A gâté peu à peu.

Depuis six mois, rougeur de la face le soir, sans chaleur des mains, avec sueurs du dos.

Lorsqu'elle est amenée ici, elle se présente avec une physionomie triste, mêlée d'hébétude; pâleur de la face.

Pupilles inégales.

Oreilles non symétriques.

Marche facile.

Nombreuses idées hypochondriaques. Elle n'a *plus de langue, d'yeux, de bras ni de jambes.* S'étonne de pouvoir manger.

La malade exprime, quelques secondes après, des idées de satisfaction et de richesses. Elle a des *lits tout à fait grands*, un beau mobilier, une armoire à glace.

Sa mémoire est fort troublée.

La parole n'est ni hésitante ni tremblée.

A gâté de temps en temps et se met toute nue.

L'absurdité du délire expansif qui coexistait avec le délire hypochondriaque, jointe à l'inégalité pupillaire, à la perte de mémoire, lors de l'entrée de la malade dans mon service (6 juin 1873). me convainquit dès le début de l'observation qu'il s'agissait d'une paralysie générale à la deuxième période.

Pendant la troisième période, ces divers délires s'intriquèrent, se succédèrent, coexistèrent, eurent en un mot ces allures irrégulières qu'on remarque dans la paralysie générale avancée, alors que le cerveau est profondément atteint dans ses éléments.

Obs. XLIX. — *Paralysie générale. — Délire hypochondriaque dans le cours de la maladie. — Convulsions tétaniformes. — Autopsie. — Lésions cérébrales et spinalès.*

La nommée W...., quarante ans, est entrée dans un des services d'aliénées de la Salpêtrière, dans un état d'excitation maniaque liée à des hallucinations de la vue.

Elle y est restée dix mois. Après un intervalle de deux ans, elle y est rentrée, puis elle en est sortie. Et enfin elle est amenée dans mon service le 13 février 1867, dans un état de désordre d'esprit considérable, parlant de ses belles robes, ne comprenant pas qu'on lui ait mis des robes de laine, alors qu'elle en a de soie; disant que toutes les robes sont à elle.

Ataxie considérable des lèvres, de la langue. Parole confuse; les mots sont prononcés comme lorsqu'on a quelque chose dans la bouche.

Strabisme en dehors et en haut de l'œil droit; pupilles égales, distingue bien les couleurs.

Ne reconnait pas le poivre à l'odorat.

La mémoire en général est diminuée.

Diminution de la force musculaire des membres inférieurs.

T. A., 36°,4. — T. au bregma, 36°.

J'apprends par son frère qu'un autre frère est mort aliéné.

31 mars 1870. — L'état n'a pas varié jusqu'ici; mais elle est prise subitement de gangrène des deux talons qui dure jusqu'à fin mai.

L'affaiblissement augmente.

28 mai. — Opistothonos. Convulsions tétaniformes dans les membres.

Les deux commissures labiales sont tirées en bas et en dehors. Stertor. Râle.

Mort dans la journée.

Autopsie. — Congestion cérébrale intense, surtout dans les deux tiers antérieurs. Quelques tractus celluleux unissant la dure-mère à l'arachnoïde viscérale.

Les méninges sont très épaissies par places, et la pie-mère et l'arachnoïde adhèrent en un grand nombre de points à la substance corticale.

Pas d'adhérence des méninges cérébelleuses avec le cervelet.

Un peu de congestion cérébelleuse.

Les nerfs olfactifs sont ramollis et entourés de fausses membranes.

Il est infiniment probable que cette malade n'était pas encore atteinte de paralysie générale lors de sa première entrée. Mais lors de sa troisième, la paralysie générale n'était pas douteuse, le délire était incohérent et expansif. Pendant une courte période, il prit la forme hypochondriaque (la malade se disait enceinte).

Obs. L. — *Paralysie générale. — Délire de richesses, de grandeurs. — Délire hypochondriaque. — Hallucinations de l'ouïe et de la vue ayant amené chaque fois de l'agitation. — Autopsie. — Pas d'adhérences cérébro-méningées, mais pachyméningite; néo-membrane de la dure-mère; méningite de la convexité; hyperhémie des couches optiques.*

La nommé R...., quarante-quatre ans, est entrée le 7 octobre 1867 dans mon service, dans un état d'excitation avec des idées de richesses, du délire ambitieux et du désordre des actes et des paroles.

Traits réguliers. Elle tenait les yeux fixés sur le plafond, et disait qu'elle y voyait des diamants, des insectes. Elle parlait sans interruption, et déclamait comme si elle était sur une scène de théâtre.

Traits réguliers. Pupilles égales; parole saccadée ; force musculaire et sensibilité générale normales. Pouls, 68.

Les renseignements que me donne sa sœur m'apprennent que la malade a des hémoptysies depuis cinq ans; qu'elle a mené depuis quelques années une vie dissipée; que depuis trois ans elle a eu plusieurs accès caractérisés par la perte de connaissance et des étouffements.

Il y a deux mois, elle a raconté à sa sœur qu'il allait lui arriver des successions; qu'elle hériterait de 2 millions, qu'elle donnerait 20 000 francs à sa fille.

Il y a quinze jours, sa sœur l'a trouvée dans sa chambre très agitée, parlant de millions, d'un costume d'amazone, de son prochain mariage.

Quelques jours après, elle est sortie de chez elle les cheveux en désordre, et a été arrêtée par des sergents de ville.

23 janvier 1871, on l'a trouvée morte dans son lit.

Autopsie. — Suffusions sanguines sur la partie de la dure-mère, renfermées dans une membrane très mince. Les méninges cérébrales supérieures présentent toutes une apparence gélatineuse, et des tractus blancs au niveau des sillons, et les méninges de gauche sont excessivement hyperhémiées.

Il n'y a pas d'adhérences entre les méninges et le cerveau, ni de ramollissement cérébral.

Les substances blanche et grise sont généralement hyperhémiées, et surtout dans les circonvolutions pariétales droites.

Il est fâcheux que je n'aie pas pu examiner au microscope le cerveau, j'y aurais certainement trouvé les lésions des vaisseaux et de la gangue nerveuse, caractéristiques de la paralysie générale et plus avancées que chez d'autres malades.

L'histoire de la maladie montre à un haut degré l'association du délire ambitieux, mélancolique et hypochondriaque.

Obs. LI. — *Paralysie générale avancée.— Délire mélancolique, hypochondriaque et de richesses en même temps.*

La nommée Br..., quarante-cinq ans, est entrée dans mon service le 13 janvier 1874, à la suite des deux certificats suivants :

1° Démence paralytique. Excitation. Désir de monter un atelier et de faire fortune. Projets de mariage.

2° Paralysie générale. Délire ambitieux avec idées hypochondriaques. Hésitation de la parole.

14 janvier 1874. — Les premières paroles que me dit la malade sont qu'elle est *enceinte* (elle ne l'est pas), qu'on la vole, qu'on la pille, qu'on *la tire par les pieds ;* qu'on lui donne des *douleurs ;* qu'elle voit des hommes et des femmes qui sont toujours après elle, de jour et de nuit. Elle croit être ici depuis un an, être en mars. Elle sait le jour de la semaine.

Son sourire est par moments exagéré.

Ataxie de la langue et de la lèvre supérieure.

Elle prend du poivre pour du camphre, et ne le reconnaît ni au goût ni même à la vue.

Rien d'appréciable au cœur, aux poumons, au ventre.

Démarche mal assurée, mais force musculaire des membres normale.

Parole hésitante et ânonnée surtout, par moments.

Pendant le même examen, dix minutes après m'avoir parlé des causes de ses douleurs, elle manifeste de la satisfaction, des idées de richesses.

Juin 1874. — La malade continue à présenter des alternatives de délire mélancolique, hypochondriaque et de richesses.

Obs. LII. — *Paralysie générale. — Délire hypochondriaque, lypémaniaque et de satisfaction.*

La nommée C..., vingt-six ans, institutrice, est entrée dans mon service le 31 mai 1870.

Sa mère est morte d'alcoolisme chronique.

Père bien portant.

Début de la maladie, il y a trois ans, par de l'absence de suite dans la conduite, de la bizarrerie dans les idées, pendant un an.

Peu à peu le langage devint excentrique, inconvenant et grossier.

Placée au bout d'une seconde année dans un établissement d'aliénées, elle devint de plus en plus malade, et présenta de l'incontinence d'urine et des fèces.

Son habitus à son entrée exprime le désespoir, l'angoisse. Elle pleure, se plaint de douleurs tantôt dans un point du corps, tantôt dans un autre, aux seins, à la tête, aux flancs.

Traits réguliers ; pupilles égales. Vue, ouïe, bonnes.

Le poivre, mis dans les narines, n'est pas reconnu.

Pas d'ataxie de la langue, mais ataxie de la lèvre supérieure.

La parole est précipitée, nette par moments, bégayée dans d'autres.

Le mélange d'idées hypochondriaques tristes et heureuses a persisté pendant la plus grande partie de la maladie.

Autopsie. — L'autopsie faite le 7 mars 1871 m'a permis de constater les particularités suivantes :

État louche, épaississement et hyperhémie des méninges qui couvrent les lobes antérieurs.

Hémisphère droit. — Il existe en plusieurs points des adhérences des méninges avec la substance corticale du lobe antérieur, et en particulier des première et deuxième frontales, de la circonvolution satellite du nerf olfactif. Quelques adhérences la partie interne du lobe occipital et sur les circonvolutions pariétales.

La surface du cerveau apparaît comme ulcérée après l'ablation des méninges.

Hémisphère gauche. — Même état de dissémination des adhérences. Le grattage avec le manche d'un scalpel des circonvolutions adhérentes, et d'un certain nombre d'autres, enlève très facilement la substance grise et met à nu la substance blanche qui présente alors la sensation de crête, et une grande hyperhémie.

Des coupes nombreuses du cerveau montrent que les substances blanche et grise sont le siége d'une arborisation considérable, de houppes vasculaires, et d'un pointillé fortement rouge, qui donnent à l'ensemble une teinte rougeâtre.

Obs. LIII. — *Paralysie générale. — Antécédents syphilitiques. — Délire hypochondriaque et de richesses. — Troubles ataxiques.*

La nommée D..., trente et un ans, est entrée à la Salpêtrière le 28 février 1873.

Premiers symptômes de la maladie un an avant cette époque.

A son arrivée, le certificat porte : « Est atteinte de paralysie générale avec délire hypochondriaque. »

Elle dit avoir le gosier serré, l'estomac, le ventre douloureux ; tout le corps lui fait mal. Sa langue est descendue dans le gosier. Hésitation de la parole. Inégalité pupillaire.

Aucun renseignement sur ses antécédents.

Elle se présente avec une physionomie hébétée.

Front large, saillie des pariétaux. Pupilles inégales. Vue brouillée, le soir.

Odorat et goût conservés. Ouïe normale.

Ataxie de la langue et des lèvres. Parole traînée.

Mémoire affaiblie.

Pendant qu'on l'examine, elle pleure tout à coup, et donne pour raison qu'on *lui a volé six sous.* Puis elle ajoute qu'elle a de belles robes, une statue de bronze, et 300 francs qu'elle a envoyés à son père. Elle n'a pas grand'chose, mais son père a *tout,* et elle peut lui demander ce qu'elle voudra. Elle aura beaucoup d'argent.

OBS. LIV. — *Paralysie générale, ayant présenté à son début du délire mélancolique et hypochondriaque alternant avec un délire de satisfaction et de richesses.* — *Autopsie.*

La nommée Lab..., trente et un ans, est entrée le 12 juin 1866 dans le service de M. Baillarger, à la Salpêtrière, dans un état de délire triste et d'hypochondrie.

Elle est malade ainsi depuis deux mois, à la suite d'une fièvre typhoïde.

Son père et sa mère sont bien portants.

Elle se plaint de souffrir par tout le corps : elle se refuse à boire et à manger, disant que cela ne passera pas.

Elle est le plus souvent dans le mutisme et dans la prostration ; dans d'autres moments, elle se reproche *d'avoir péché*. Dans d'autres, au contraire, sa physionomie est satisfaite, heureuse même : elle parle de ses belles robes de soie, de bon vin vieux.

Pupilles inégales ; la droite est plus large.

Tremblement de la langue et des lèvres lorsque la langue est tirée hors de la bouche.

La parole est un peu embarrassée.

La malade a succombé le 12 janvier 1869.

Autopsie. — L'encéphale pèse 1050 grammes. Il est dodu, paraît petit. Adhérences cérébro-méningées aux lobes antérieurs. Par le grattage de la surface de ces circonvolutions adhérentes, on enlève facilement la substance grise, et l'on obtient la crête formée par la substance blanche.

Un grand nombre de coupes montrent que la substance grise est hyperhémiée, et qu'en un certain nombre de points elle est colorée.

OBS. LV. — *Paralysie générale. — Délire lypémaniaque, hypochondriaque, de satisfaction et de richesses. — Hallucinations.*

La nommée J..., cinquante ans, blanchisseuse, est entrée le 23 mars 1858 dans mon service.

La face est pâle, la physionomie inquiète.

Pupilles inégales. Tremblement des lèvres lorsque la bouche est ouverte.

Odorat, goût, normaux. Vue brouillée. Ouïe normale. Force musculaire conservée. Signes d'endocardite chronique à l'orifice auriculo-ventriculaire gauche.

Parole ânonnée, et par moments bredouillée.

Elle dit avoir vu ce matin un *serpent*, un *cheval*.

Elle dit qu'on lui a volé huit couverts d'argent et une tabatière de 800 francs. « Une concierge lui a volé un gobelet, un corsage de mousseline, un mantelet de 40 francs, un tapis de feutre de toute beauté. Elle lui a empoisonné le sang ; mais le commissaire a découvert le poison, et l'a *envoyée à l'échafaud.* »

Jusqu'en septembre, où elle a été emmenée par sa famille, l'état est resté le même, et la maladie a présenté les alternatives de satisfaction (idées de richesses), de plaintes, et de conceptions hypochondriaques.

OBS. LVI. — *Paralysie générale. — Délire ambitieux. — Idées mélancoliques et hypochondriaques. — Mort. — Autopsie.*

La nommée Len..., trente-trois ans, est entrée le 20 novembre 1872 dans mon service, dans un état de manie chronique, et présentant de la prédominance d'idées mélancoliques, hypochondriaques, et quelques idées ambitieuses, confuses.

Elle est maigre. Les pupilles sont inégales; la gauche est plus large.

État normal des sens de la vue, de l'ouïe, de l'odorat.

Ataxie de la langue et des lèvres. La parole est ânonnée et tremblée.

Conservation de la mémoire du jour de la semaine.

Perte de la mémoire du mois, de l'année, des lieux.

Lenteur extrême dans la conception des quelques idées qu'elle émet.

24 décembre 1872. — A eu hier un léger accès convulsif. Est tombée à terre sans connaissance, et a présenté un peu de déviation en haut de la commissure labiale gauche.

23 juin 1873. — Est tombée aujourd'hui sans connaissance, et ne l'a recouvrée qu'au bout d'une heure.

25 juin. — Attaque apoplectiforme, avec coma complet.

Température vaginale, 39°,0.

Mort dans la nuit.

Autopsie. — L'encéphale pèse 1180 grammes.

Injection et épaississement des méninges de la convexité, surtout au niveau des circonvolutions pariétales.

Elles adhèrent en plusieurs points aux circonvolutions frontales, pariétales et occipitales. A la base, elles adhèrent à toute la surface des lobes sphénoïdaux, des lobules frontaux, aux nerfs olfactifs qui sont ramollis.

Les méninges enlevées, la surface du cerveau paraît ulcérée. Le grattage avec le manche d'un scalpel produit facilement des crêtes.

Obs. LVII. — *Paralysie générale. — Délire mélancolique. — Idées et tentatives de suicide. — Idées hypochondriaques. — Délire d'exagération. — Attaques épileptiformes.*

La nommée M..., ouvrière en dentelles, soixante-trois ans, est amenée dans mon service le 23 mars 1868, dans un état de mélancolie avec hallucinations de l'ouïe, panophobie, craintes, idées de culpabilité imaginaire.

Physionomie abattue, triste. Elle me dit avoir commis un grand crime, avoir fait un faux, avoir causé la ruine de plusieurs centaines de personnes, avoir 300 millions de dettes.

Elle raconte sur un ton lamentable qu'elle ne devrait pas être ici, parce qu'elle n'a pas un liard et que tout le monde paye, et qu'elle est indigne d'habiter ce lieu.

En nous voyant écrire, elle dit que je dresse son procès-verbal, qu'elle ne pouvait payer. Puis elle s'est mise à genoux au milieu de la salle et a ajouté qu'elle avait voulu se suicider avec du charbon, deux mois après la mort de son mari.

La parole est nette. Ne reconnaît pas le poivre à l'odorat.

Pupilles égales, moyennes, contractiles.

Un peu de tremblement de la langue tirée hors de la bouche.

Des renseignements donnés par ses enfants m'apprennent qu'il n'y a aucune hérédité morbide, qu'elle a perdu récemment son mari après une maladie de six mois; que pendant cette maladie elle a perdu dans le commerce 4000 francs; que deux mois après cette mort elle est devenue très triste, et qu'elle a tenté de se suicider avec du charbon; que la tristesse n'a fait qu'augmenter, tout en présentant des rémittences; que dans les moments de plus profonde tristesse elle mangeait gloutonnement.

Dans les derniers temps, elle ne voulait plus s'habiller, parlait à tout moment de mourir; ne dormait pas; passait ses nuits à déranger, à essuyer ses meubles pendant des heures entières.

12 juin. — *Mort* dans une attaque épileptiforme.

Il y a opposition à l'autopsie.

Chez cette malade la paralysie générale existait lors de l'entrée à la Salpêtrière. On pouvait en effet remarquer la perte de l'odorat et du tremblement de la parole. Le délire était mélancolique sans mélange d'hypochondrie ni de délire ambitieux.—La nature des événements qu'a subis cette femme avant d'être malade explique la forme de son délire. — La première période de cette paralysie générale ne dura que deux mois; des attaques épileptiformes signalèrent la deuxième et dernière période, en même temps qu'apparaissait le délire hypochondriaque. — Le délire ambitieux a fait défaut pendant toute la durée de la maladie.

OBS. LVIII. — *Paralysie générale chez une femme ayant un foyer hémorrhagique intra-cerébral. — Délire lypémaniaque. — Hallucinations de la vue. — Convulsions. — Mort. — Autopsie. — Ancien foyer dans la couronne de Reil; lésions de la paralysie générale.*

La nommée R.... quarante-trois ans, couturière, est entrée le 26 septembre 1871 dans mon service, dans un état de lypémanie et d'hypochondrie.

Elle a l'apparence triste, elle tient la tête baissée, reste immobile sur sa chaise. La face est très pâle. Pupilles moyennes, égales, contractiles. Vue légèrement brouillée.

Ouïe normale. Odorat normal.

Membres très maigres; extrémités froides.

Rien de particulier du côté du cœur et des poumons.

La parole est lente, exprime la tristesse. Elle dit qu'elle est très malheureuse; qu'elle s'est mariée avec un ancien soldat qui, pris pour la guerre, n'a pas reparu.

La mémoire du temps, des lieux, des dates, est très affaiblie.

Elle revient à plusieurs reprises sur ce qu'elle ne peut chasser ses idées tristes. Elle a eu des hallucinations de la vue. Elle voyait ses amis, son mari.

État convulsif continu pendant plusieurs heures. Pouls, 116. — Température axillaire, 38°,9.

27 mai. — Depuis le 23, abattement. Quelques soubresauts dans les membres.

Nous la trouvons en perte complète de connaissance, la tête inclinée à gauche; la bouche tirée à gauche, l'œil gauche plus ouvert. Mouvements convulsifs des quatre membres. — Température axillaire, 39 degrés.

Les pincements aux quatre membres sont sentis. Pas d'hyperesthésie.

L'état convulsif persiste toute la journée.

Le soir, température axillaire, 41 degrés.

Mort dans la nuit.

Autopsie. — Pas d'altérations valvulaires au cœur. Le myocarde est notablement graisseux.

Congestion intense des poumons, du foie et de la rate.

Adhérences cérébro-méningées en plusieurs points, et à droite surtout. Légère suffusion sanguine sous-arachnoïdienne au niveau des circonvolutions pariétales droites et suffusion plus considérable au niveau des mêmes circonvolutions gauches.

Épanchement séreux abondant dans les ventricules.

Nous trouvons dans l'hémisphère gauche, à la réunion de l'extrémité postérieure du corps strié et du bord externe de la couche optique dans la substance blanche avoisinante, un foyer hémorrhagique d'ancienne date, ocreux, et du volume d'une noisette.

Aucune lésion visible à l'œil nu dans la protubérance, la moelle et les nerfs crâniens.

GROUPE IX. — Cas où la mélancolie s'est montrée sans trace de délire expansif ou de délire hypochondriaque pendant la troisième période de la paralysie générale.

OBS. LIX. — *Méningo-péri-encéphalite chronique avec délire religieux. — Mort. Autopsie.*

Le nommé M...., trente-neuf ans, tailleur, est entré le 26 décembre 1852 à l'hôpital de la Charité (service de Bouillaud).

Sa mère vit encore et est bien portante; son père est mort d'une maladie inconnue, mais non d'aliénation mentale.

Depuis un an, sa femme a remarqué que son intelligence s'est beaucoup affaiblie, qu'il se perd dans les réponses à faire aux clients, qu'il écrit moins facilement; de doux et presque triste, son caractère est devenu vif, emporté; il a cherché à plusieurs reprises querelle à sa femme parce qu'elle ne devinait pas ce qu'il pensait.

Au moment où il arrive à la consultation, son visage est notablement hébété et exprime la crainte. Ses membres, sa tête, le tronc sont agités de secousses peu étendues, mais il ne peut se soutenir debout seul. Ces secousses impriment à tout son corps un fort tremblement.

Claquement des dents.

Inégalité des pupilles; la gauche est moitié moins large. Elles sont à peine contractiles. Secousses à la lèvre supérieure, plus intenses près de l'ouverture des narines. Ouïe normale.

La parole est notablement gênée.

La langue tremble beaucoup.

2 février. — Phlegmon gangréneux de la jambe gauche à la suite d'une plaie du genou. Mort le 6 février.

Autopsie. — L'incision de la dure-mère fait écouler une bonne cuillerée de sang très coloré.

Congestion considérable des méninges, surtout dans la moitié antéro-supérieure des deux hémisphères. Dans toute cette partie, on ne peut, faute de transparence des méninges, apercevoir la couleur du cerveau.

Dans presque tous les points correspondant aux sillons de séparation des circonvolutions, taches opalines adhérentes à la face viscérale du feuillet viscéral de l'arachnoïde,

Les méninges enlevées, on constate qu'entre la pie-mère et la substance grise du fond des sillons, il existe une notable quantité de sérosité rougeâtre.

Dans toute la moitié antérieure du cerveau, jusques y compris la première circonvolution pariétale, on ne peut enlever la pie-mère sans arracher quelques parties de substance grise correspondante, surtout aux endroits qu'occupaient les taches opalines.

Ce malade atteint de méningo-péri-encéphalite chronique diffuse a présenté entre autres phénomènes un délire mélancolique religieux des mieux caractérisés, qui ne s'est pas démenti jusqu'à la mort, et qui s'est traduit par des actes, des gestes et des paroles en rapport avec ses idées délirantes.

OBS. LX. — *Paralysie générale aiguë ou méningo-péri-encéphalo-myélite diffuse à marche rapide. — Délire mélancolique, craintif. — Mort. — Autopsie. — Ramollissement de la demi-circonférence postérieure de la moelle et des circonvolutions frontales et pariétales.*

Le nommé F...., trente-neuf ans, tailleur, est entré le 13 octobre 1862 à l'hôpital de la Charité (service de Bouillaud).

Père mort d'en empoisonnement par l'opium.

Le malade fait remonter sa maladie actuelle à environ cinq ans. Depuis cette époque, il a eu de la peine à uriner, mais sa femme dit qu'il a toujours eu un caractère étrange et même la tête dérangée. Cependant il travaillait.

Il y a trois ans, douleurs dans la région lombaire, fièvre, malaise général, inappétence, faiblesse des membres inférieurs, dysurie. Depuis quelques jours, cauchemars la nuit; depuis quinze jours il s'est aperçu que sa langue était embarrassée.

Depuis six semaines il ne peut plus se porter debout et a gardé presque complètement le lit.

État actuel. — Maigreur extrême. Se tient très difficilement sur les jambes; il peut cependant faire quelques pas seul. Incertitude très grande dans ses réponses. *Il dit qu'on veut le tuer.*

Hébétude empreinte sur les traits de la face et mêlée d'indifférence comme stupide. Il dit qu'il ne peut répondre. Quand on lui demande quelque chose de vulgaire, ou qu'on lui montre un objet d'un usage ordinaire comme un porte-plume, quand on le prie d'écrire son nom, il manifeste son mécontentement et dit nettement les mots: « Cré nom..., nom d'un chien; chose. » Hors de cela, pas la moindre réponse; cependant sa figure manifeste une lueur d'intelligence, mais un aspect profondément triste. Il reste une partie de la journée la tête cachée sous la couverture.

La parole est tremblante, les mains tremblent notablement, surtout quand il veut s'en servir.

Pas d'analgésie.

22 octobre. — Dans la nuit, perte de connaissance. Écume buccale.

Mort le 23 au matin.

Autopsie. — Ramollissement de la moelle dans toute sa longueur, y compris quelques nerfs de la queue de cheval. Le ramollissement de la moelle porte principalement sur sa demi-circonférence postérieure qui est transformée en bouillie plus blanche que grise ou rouge.

Sur la face pariétale de la pie-mère rachidienne, on aperçoit un grand nombre de dépôts plastiques.

Injection considérable de la pie-mère encéphalique, surtout dans toute la moitié postérieure des bords internes des deux hémisphères ; en plusieurs points les méninges sont à peine transparentes et sont épaissies.

Voici un malade qui a succombé à une paralysie générale ou méningo-péri-encéphalite et myélite diffuse, à marche très rapide, qui a présenté un délire mélancolique avec conceptions délirantes de nature terrifiante.

Ce cas me semble intéressant parce que l'on avait affaire à une paralysie générale sans délire ou spinale, qui n'a été compliquée de folie que dans les derniers temps de l'affection.

Je n'ai pas d'observations personnelles qui puissent rentrer dans les dixième, onzième et douzième groupes : c'est que le délire, quand on l'observe chez les paralytiques à la troisième période, n'offre rien de bien intéressant à étudier.

Pour ce qui est des cas où la mélancolie s'est montrée pendant toute la durée de la maladie, depuis son début jusqu'à sa période finale, ils sont loin d'être rares ; la mélancolie peut être alors ou non accompagnée de délire hypocondriaque et de délire ambitieux. On peut trouver dans les auteurs bon nombre de faits rentrant dans nos quatre derniers groupes.

Citons entre autres comme appartenant à notre treizième groupe une observation empruntée au travail de M. Fabre (1), les faits 175 et 202 de Parchappe (2), les observations XXI et L de Calmeil (3) ; l'observation LI de Calmeil (4).

Les observations VIII et XI de la thèse du docteur Materne se rapportent à notre quatorzième groupe.

Les observations I de Materne (5) et VIII de Bayle (6) troisième, série, rentrent dans le quinzième.

Et enfin au seizième appartiennent le fait septième du livre de Parchappe (7) et une observation très intéressante de Fabre (8) relative à un cas de folie paralytique *circulaire*.

(1) Fabre, *Paralysie gén. circulaire*, (*Ann. méd.-psychologique*, 1874).
(2) *Traité de la folie*, 1861.
(3) *Maladies inflammatoires du cerveau*. Paris, 1859.
(4) Même ouvrage.
(5) P. Materne, *De la paralysie générale à forme dépressive*. Thèse, Paris, 1869.
(6) Thèse sur l'arachnitis. Paris, 1822, in-4°.
(7) *Traité de la folie*, 1841.
(8) Fabre, *Ann. méd.-psychologiques*, mai 1874.

VINGT-QUATRIÈME LEÇON

Diagnostic de la mélancolie prodromique de la paralysie générale. — Du diagnostic de la mélancolie qui appartient à la première période de la paralysie générale d'avec la mélancolie simple. — Troubles somatiques servant au diagnostic de la paralysie générale à forme mélancolique, à la première période de la maladie.

MESSIEURS,

Abordons maintenant l'étude du diagnostic différentiel. Nous chercherons d'abord à établir le diagnostic de la mélancolie appartenant à la période prodromique de la paralysie générale (1).

Nous aborderons ensuite l'étude de la mélancolie dans la paralysie générale confirmée, à la première, à la seconde et à la troisième période.

DIAGNOSTIC DE LA MÉLANCOLIE PRODROMIQUE. — A. *Des troubles psychiques qui appartiennent à la période prodromique de la paralysie générale à forme dépressive.* — Est-il possible, dans l'état actuel de la science, de soupçonner chez un malade atteint de délire dépressif, sans aucun trouble somatique, l'évolution future d'une périencéphalite diffuse ? Telle est la question à résoudre.

Reconnaître une paralysie générale lorsqu'il n'existe encore aucun signe somatique, c'est établir immédiatement un pronostic sévère et un traitement énergique.

Malheureusement la chose est excessivement difficile dans l'état de nos connaissances ; mais faut-il s'arrêter devant cette difficulté ?

Soit par l'observation des seuls troubles somatiques, soit par l'étude attentive des seuls troubles intellectuels, soit plus sûrement encore par l'emploi simultané de ces deux moyens d'investigation, on est arrivé à reconnaître assez facilement une paralysie générale à la première période ; il faut arriver à *prévoir* la paralysie générale.

Dans les formes expansives de la maladie, on a noté depuis long-

(1) Voy. page 403.

temps les traits saillants qui permettent de tracer une description de la période prodromique : le caractère actif, entreprenant, téméraire, l'existence agitée, la vie aventureuse ; on sait que chez les individus qui deviendront sous peu des paralysés généraux, le caractère s'exagère, qu'ils deviennent plus actifs dans leur profession ou se livrent parallèlement à de nouvelles occupations, qu'ils sont constamment en mouvement, dormant peu, conçoivent des projets encore réalisables jusqu'à un certain point, mais qui sont peu en rapport avec leurs habitudes, leur position de fortune, et qui, dans tous les cas, sont audacieux et téméraires.

On a beaucoup moins étudié les formes dépressives ; de là l'obscurité que nous déplorons.

On a moins étudié les manifestations *prodromiques* de la paralysie générale à forme dépressive.

Il est très difficile de diagnostiquer une paralysie générale à la période prodromique par la seule observation du délire dépressif, à moins cependant que le délire n'affecte la forme hypochondriaque.

Dans nos observations, le délire prodromique à forme mélancolique ne présentait vraiment rien de caractéristique ; tout au plus peut-on observer un commencement d'affaiblissement de l'intelligence, de la mémoire, perceptible à un observateur exercé, et des modifications du caractère et de la perversion des facultés morales et des instincts.

L'*affaiblissement de l'intelligence* est encore partiel à cette période de la maladie et se manifeste par des paroles et des actes.

Les individus menacés de paralysie générale répètent de temps à autre les mêmes propos absurdes. Un monsieur très riche revenait à plusieurs reprises sur cette idée : que son enfant mangeait trop de pommes de terre.

D'autres parlent fréquemment d'un même sujet.

Un certain nombre manifestent dans leurs paroles et dans leurs actes de l'inconséquence, de la frivolité et de l'enfantillage.

D'autres ont fait preuve, à un certain moment, d'une activité et d'un esprit d'entreprise inaccoutumés, qui ont pu ruiner leur fortune.

La connaissance de ces derniers actes est d'une très grande importance pour le diagnostic de la paralysie générale.

C'est dans cette période prodromique que des individus se conduisent d'une façon tout à fait opposée à leurs habitudes antérieures.

Les paralysés généraux peuvent commettre, même alors qu'ils ne sont qu'à la période prodromique, des *actes criminels, délictueux*, immoraux, d'un caractère particulier.

Ils sont souvent enfantins, mal raisonnés, inconséquents ; tels qu'ils sont exécutés, ils ne peuvent réussir. Ces malades s'y prennent toujours mal pour le suicide, pour l'homicide, et lorsqu'on leur demande après la raison de leurs actes, ils en donnent des motifs absurdes et leurs explications ne sont pas coordonnées. Ils ne manifestent du reste aucune ténacité dans leurs résolutions.

Il en est de même des vols qu'ils commettent : ils n'apportent pas à les faire, l'adresse, l'agilité qu'y mettent les individus atteints de folie simple ; ordinairement ils ne se cachent pas, ou se cachent mal pour voler aux étalages, tandis que le monomane prendra toutes les précautions pour échapper aux regards. De plus, les objets qu'ils volent sont fréquemment sans valeur. Enfin ils avouent sans difficulté les vols qu'ils viennent de commettre.

Un certain nombre sont arrêtés dans Paris en état de vagabondage, parce qu'ils se sont perdus dans les rues de leur quartier. J'ai vu une femme qui, s'étant égarée, avait marché de Paris jusqu'à Corbeil.

Perversion des instincts. — La perversion des instincts s'observe encore dans la période prodromique. Des hommes étonnent et scandalisent leurs femmes par une excitation génésique inaccoutumée et par de l'onanisme.

Darde (1) cite l'observation d'un monsieur qui voulait forcer sa femme à avoir des rapports conjugaux en voiture, dans une chambre ou même sur l'escalier.

Chez d'autres, au contraire, la faculté génésique est devenue nulle ou à peu près, et c'est le cas le plus fréquent dans la mélancolie prodromique.

Les hallucinations et les conceptions délirantes de ces malades ont un caractère d'absurdité et de bêtise qui leur est particulier. Ainsi une femme entendait des voix qui l'accusaient d'avoir des rapports avec un chien.

(1) Darde, *Du délire des actes dans la paralysie générale*, Paris, 1874 (Thèse).

Le délire n'est pas coordonné comme dans la mélancolie simple ou lypémanie d'Esquirol ; l'individu ne tient pas à son idée délirante, il l'abandonne facilement et en tous cas il ne la raisonne pas et ne cherche pas à vous convaincre de sa réalité.

L'affaiblissement de la mémoire a une grande importance pour trancher la question du pronostic d'un délire mélancolique.

Il porte sur les dates, les faits récents. Il y a des malades chez qui la diminution de la mémoire a précédé de cinq ans et plus la première période de la paralysie générale. Les réponses par lesquelles se décèle la faiblesse de la mémoire portent en outre un cachet de bêtise.

Modifications du caractère. — Certaines modifications du caractère manquent rarement dans la mélancolie de la paralysie générale.

Elles consistent en apathie, en laisser-aller, en insouciance ; les sujets répondent avec le plus grand calme aux questions qu'on leur pose, par monosyllabes, ne se prêtent en rien à ce qu'on leur demande, bien qu'ils aient l'air d'acquiescer à votre demande et d'être de votre avis. Ils arrivent à un état de placidité engourdie qui désole leur famille.

D'autres présentent un caractère désagréable, acariâtre, souvent en rapport avec des phénomènes d'excitation génitale.

Dans d'autres cas, le fou paralytique qui est mélancolique ou hypocondriaque dans la première période a commencé, dans la période prodromique, à être colère, violent, tandis qu'auparavant il était doux et aimable : les colères sont ordinairement très courtes et cessent avec une grande facilité à propos du plus léger motif, mais nous avons noté que la disposition à la colère, à la violence, survenait par périodes et coïncidait avec un peu de fièvre.

Fièvre. — En effet, nos observations nous ont appris que, à la période prodromique, la paralysie générale s'accompagne à certains intervalles d'un peu de fièvre ; il est seulement de toute nécessité de prendre la température tous les jours : l'élévation de température est d'un degré à un degré et demi et se produit à quelques jours d'intervalle.

En résumé, la période prodromique de la paralysie générale, quoique difficile à établir, peut cependant être reconnue à des *modifications du caractère*, à des *perversions des facultés morales*, à de la *diminution de la mémoire*, à de la *débilité intellectuelle* et enfin à de la *fièvre par intervalles*.

Tout en déclarant que ces signes ont une grande valeur, nous devons ajouter que c'est plutôt pas leur réunion chez le même individu, qu'ils peuvent servir au diagnostic ; car tous, sauf la fièvre et une débilité intellectuelle notable, peuvent se rencontrer dans la folie simple ou vésanique, dans la folie névropathique par anémie, par spasme et par sthénie vasculaire.

Les modifications du caractère, l'absence de soins du ménage, des affaires, des intérêts, la diminution apparente de mémoire, qui résultent de conceptions délirantes continues, mais qui peuvent faire croire à la débilité intellectuelle, s'observent dans la folie qui n'a rien de commun avec la paralysie générale.

J'ajouterai, pour ce qui regarde la fièvre, qu'il faut bien se garder de prendre pour de la fièvre des phénomènes que nous avons maintes fois observés dans la folie simple névropathique, qui ont fait porter à tort le diagnostic de méningite et qui consistent en secousses « électriques », en frémissement, en frissonnement, en céphalalgie, en rougeur de la face, en sensation de chaleur de la peau, sans sueurs. Ces symptômes sont purement nerveux et ne sont accompagnés d'aucune élévation de température.

Il est d'autant plus nécessaire de prendre la température, que les malades croient avoir la fièvre et la comparent dans quelques cas à un bouillonnement intérieur qui ne les quitte pas.

Avant de passer à l'étude du délire hypochondriaque prodromique, nous devons signaler quelques différences symptomatiques suivant le sexe, différences qui peuvent être embarrassantes pour le diagnostic.

On peut bien dire que chez l'homme un délire partiel accompagné de débilité intellectuelle est presque sûrement un signe prodromique de paralysie, mais ce qui est vrai chez l'homme ne l'est pas chez la femme; en effet si l'endartérite cérébrale avec multiplication de noyaux embryoplastiques, est très fréquente chez l'homme, elle l'est peu chez la femme. Nos études nous ont appris que les vaisseaux cérébraux de la femme étaient bien plus sujets à l'athérome qu'à l'endartérite.

Or l'athérome qui est abondant peut déterminer rapidement de l'anémie cérébrale, de la nécrose d'éléments nerveux, et amener de la débilité intellectuelle; c'est ce qui se produit dans les cas de mélancolie avec démence aiguë et affaiblissement considérable de la mémoire (stupidité de Georget); or, dans ce cas, on pourrait confondre cette variété de folie avec la folie paralytique, si l'on ne tenait pas un compte exact de l'absence de fièvre, de l'absence de poussées congestives avec irritation et colère, de l'absence de trouble de la parole et d'ataxie, et de l'existence d'un laisser-aller général, et d'un état d'indifférence, sans aucune excitation.

Les femmes ainsi atteintes sont apathiques, tristes, mais n'ont aucun délire qui puisse se déterminer exactement. Le regard exprime la tristesse, le chagrin, mais ne respire pas l'hébétude, et il n'est pas voilé, par moments, comme chez le fou paralytique.

Délire hypochondriaque prodromique. — La difficulté est moindre lorsqu'il s'agit de savoir reconnaître un délire hypocondriaque prodromique de la paralysie générale.

Ce délire est accompagné des signes que nous venons d'énumérer à propos de la mélancolie prodromique, mais en plus il a des caractères particuliers et il a une marche à lui propre.

En effet, il se manifeste brusquement, le jour, la nuit, sous forme d'accès. Un individu dira aux siens, sans préambule, qu'il est très malade, qu'il va mourir. Cela dure un moment et cesse pour se reproduire quelques jours plus tard.

Puis il arrive à dire qu'il n'a plus d'intestins, de bouche, d'estomac, etc., mais la paralysie générale est ordinairement alors parvenue à la première période.

Il est à noter à ce propos que la constipation est un des phénomènes les plus tenaces dans le début de la paralysie générale, et qu'un délire hypochondriaque est probablement en relation avec de la gêne de la défécation.

L'apparition du délire hypochondriaque sous la forme subite que nous avons exposée plus haut nous paraît concorder avec des poussées congestives, et ce qui se passe plus tard, lorsque la maladie a évolué, nous le démontre; on observe, en effet, que ces malades sont pris subitement de cris, de douleurs, de plaintes, qui durent quelques minutes, une demi-heure, une heure, et qui sont accompagnés de rougeur de la face, d'égarement et de trouble du regard, de bouffissure de la face qui reste jaunâtre pendant quelques heures. A ces moments-là, du reste, il existe de la fièvre momentanée qui est toujours suivie de dépôt et de trouble de l'urine.

Le délire hypochondriaque de la paralysie générale diffère de l'hypochondrie simple. — Le délire hypochondriaque prodromique de la paralysie générale diffère du délire de l'hypochondrie simple en ce qu'il est ordinairement absurde, et en ce que les malades ne se plaignent pas au premier venu, ne vous demandent pas de les écouter, n'occupent pas tous ceux qu'ils connaissent de leurs sensations, en ce qu'ils ne cherchent pas à vous convaincre et qu'il faut souvent chercher leurs idées hypochondriaques.

L'hypochondriaque simple, au contraire, va au-devant des questions, raconte à tout venant ses sensations, appelle l'attention sur l'état de ses organes, nous prie de le guérir et raisonne avec lucidité sur ses douleurs.

L'importance du délire hypochondriaque observé dans la mélancolie constitue, pour M. Baillarger, une présomption de terminaison par la démence paralytique.

Enfin l'existence chez un mélancolique ou chez un mélancolico-hypochondriaque, d'absences, de vertiges, d'étourdissements et à plus forte raison, de congestions cérébrales, quelque courtes qu'elles soient, suivies ou non d'embarras de la parole, de paralysie partielle incomplète, devient presque une certitude de paralysie générale.

Des congestions cérébrales considérées comme signe précurseur de la paralysie générale. — « On est presque sûr, dit Calmeil, que la disparition des lésions fonctionnelles graves de la congestion encéphalique à durée temporaire, sera suivie, dans un délai plus ou moins éloigné, de la manifestation des symptômes propres à la périencéphalite chronique diffuse, lorsque les malades qui ont échappé au danger de la période apoplectique d'une attaque congestive, ne rentrent pas, après un apparent rétablissement, dans leurs habitudes intellectuelles antérieures. Il suffit que bientôt ils se montrent distraits, incapables d'attention, disposés à une mobilité pétulante, à la somnolence, que leur mémoire se trouve souvent en défaut, qu'ils se plaignent de ne pouvoir plus mener à bien leurs occupations journalières, leurs affaires domestiques, qu'ils cèdent facilement à la colère, à l'impatience, pour qu'on soit fondé à craindre chez eux l'invasion d'une périencéphalite chronique diffuse ; presque toujours cependant on s'aveugle d'une manière plus ou moins complète pendant un certain laps de temps, et ce n'est qu'à la longue qu'on finit par reconnaître qu'il existe une liaison de fréquence entre la manifestation des attaques de congestions temporaires et la manifestation même ultérieure des périencéphalites chroniques diffuses. »

Ce que Calmeil dit là de ces périodes prodromiques revêtant la forme expansive, est aussi vrai, lorsque c'est la forme dépressive qu'on observe. Ainsi donc : 1° Chaque fois qu'une congestion cérébrale sera suivie d'un changement de caractère, avec dépression, il y aura lieu de craindre la paralysie générale ultérieure, et la dépression devra être soupçonnée d'être prodromique d'une paralysie générale.

2° Chaque fois que chez un individu qui aura du délire dépressif ou dont le caractère aura changé en prenant le type chagrin ou colère, il surviendra une ou plusieurs attaques de congestion cérébrale, à durée temporaire, il y aura lieu de redouter l'invasion de la paralysie générale et de se demander si le délire dépressif n'est pas prodromique de la paralysie générale.

Ce que nous venons de dire de la congestion cérébrale comme signe précurseur de la paralysie générale s'applique à ces étourdissements que M. Baillarger a étudiés, et même à ces phénomènes comparables à l'absence épileptique, caractérisés par une perte de connaissance instantanée ou par une sorte de vague momentané, avec une modification dans le regard et de la rougeur de la face.

La malade H... de notre VIIIe observation (p. 411) présentait d'une façon très nette ces phénomènes ; aussi ai-je souvent fait remarquer aux personnes qui suivaient ma visite que la femme H... deviendrait paralytique, et cela à une époque où elle n'était que mélancolique.

La malade qui fait le sujet de notre observation XL avait du délire mélancolique depuis le siège de Paris. Dans le cours de ce délire elle eut subitement une perte de la parole qui dura pendant quatre heures; c'est depuis lors qu'elle a ânonné (p. 445).

Dans l'observation XLI, la malade dit avoir eu précédemment

une attaque dans laquelle elle s'est trouvée mal et dont elle ne peut pas préciser la durée (p. 445-446).

Le malade de l'observation XLVI éprouvait le besoin de se faire saigner tous les ans, parce qu'il avait des congestions vers la tête et de la rougeur de la face (p. 449).

Attaques convulsives. — Dans l'observation LVIII ont existé des attaques convulsives deux ans avant l'apparition du dérangement de l'esprit (p. 458).

Dans l'observation LIX, le malade a eu pendant la période prodromique un accès qu'il appelait un tremblement, qui n'était autre qu'une attaque épileptiforme (p. 459).

Outre la fièvre et les congestions cérébrales, il y a à étudier parmi les signes somatiques pouvant servir au diagnostic de la paralysie générale à forme mélancolique, à la période prodromique, les suivants :

Troubles de la motilité. — 1° Les signes dépendant de la motilité sont les phénomènes paralytiques et ataxiques ;

2° Les signes fournis par la sensibilité sont des troubles de la sensibilité spéciale et cutanée.

Les parésies musculaires peuvent être passagères ou durables.

A. *Parésies passagères considérées en tant que phénomènes avant-coureurs de la paralysie générale.*

1° Il est bien probable que dans maintes observations, la paralysie générale était déjà confirmée, lorsqu'on a observé ces paralysies momentanées que nous allons décrire ; mais dans bien des cas, l'observation la plus attentive n'est pas parvenue à découvrir des signes de paralysie générale confirmée ; et l'on n'a vu survenir la paralysie générale que quelque temps après l'apparition de ces paralysies temporaires.

2° Ces paralysies, qui sont en général liées à ces mouvements congestifs vers l'encéphale dont nous avons déjà parlé, sont extrêmement variables dans leurs allures, dans leur siège, dans leur mode de début.

Dans bon nombre de cas, nous avons vu signaler ces parésies momentanées, bien longtemps avant l'apparition de la paralysie générale définitive. Mais plus souvent encore, ces paralysies précèdent de peu de temps l'invasion de la paralysie générale: ce sont ces dernières qui nous intéressent le plus: ce sont les véritables paralysies prodromiques; les autres devraient rationnellement être rangées parmi les signes anamnestiqus.

Dans l'observation XXIII, nous avons trouvé de la difficulté passagères de la parole, de la faiblesse momentanée des mains, alors qu'il n'y avait aucun trouble intellectuel (plus de deux ans avant l'apparition du délire) (p. 423).

Dans l'observation XXIV, les troubles passagers de la motilité remontent à une période encore plus éloignée du début de la maladie, car pendant dix ans avant, il y avait eu des attaques caractérisées par de la paralysie de la motilité des mains, durant trois ou quatre jours (p. 424).

Dans une observation de Foville, on voit notée une paralysie de la troisième paire, deux ans avant l'apparition du délire; le strabisme a aussi été noté. Esquirol prétend même qu'il a cru pouvoir, d'après ce seul signe, prédire la paralysie générale chez un monomaniaque. Il est fort possible que ce monomaniaque ait été un paralysé général à la première période, car la description de bon nombre des monomaniaques d'Esquirol se rapproche sensiblement de celle de nos paralysés actuels; néanmoins nous admettons, avec M. Baillarger, que le strabisme doit être compté au nombre des signes qui précèdent quelquefois la paralysie générale (1).

La malade de l'observation XXXIV a eu, sept ans avant la paralysie générale, une parésie du côté gauche sans perte de connaissance et en même temps de l'anesthésie du membre supérieur gauche (p. 430).

La femme B... (Baillarger) a eu cinq ans avant l'apparition du délire une hémiplégie du côté droit qui a duré cinq ans. La raideur des membres, quand on l'observe chez les mélancoliques hypochondriaques plongés dans un état plus ou moins profond de stupeur, ou chez les mélancoliqnes simplement hypochondriaques, peut faire craindre l'invasion de la paralysie générale (Baillarger) (2). « Quand ces aliénés sont debout et qu'on essaye de les

(1) Foville, *Ann. méd.-psychologiques*, 1874, obs. VII, et Baillarger, *App. à Griesinger*, p. 629

(2) Baillarger, *loc. cit.*, obs. XXXIII.

faire marcher, ils le font avec peine, très lentement, en traînant les pieds sur le sol et avancent comme tout d'une pièce. »

Notons encore comme troubles musculaires appartenant à la période prodromique de la paralysie générale, cette activité exagérée qu'a très bien décrite Lasalle dans sa thèse. On la rencontre surtout dans la forme expansive, mais aussi parfois dans la forme mélancolique (*mélancolie avec agitation*).

Les phénomènes de stimulation musculaire consistent quelquefois, dit Lasalle, en une simple exaltation de l'activité fonctionnelle; les mouvements sont brusques, mais ils sont réguliers, coordonnés entre eux. Cet état précède souvent l'invasion proprement dite de la maladie. C'est un premier signe qui ne nous paraît pas sans valeur, par cela même qu'on l'observe à une époque où l'expression symptomatique est encore indécise.

Nous avons vu des malades chez lesquels l'impulsion qui les portait à se mouvoir devenait tellement irrésistible qu'ils marchaient sans s'arrêter, avec une précipitation toujours croissante, jusqu'à épuisement complet de leurs forces.

Les mélancoliques qui deviendront sous peu paralysés généraux font souvent de longues courses sans but, passent leurs journées dans une agitation stérile; sans aucune affaire, ils sont toujours affairés.

En admettant que ces phénomènes de stimulation musculaire ne coïncident pas avec le délire mélancolique, ils n'en ont cependant pas moins une certaine importance au point de vue du diagnostic: en ce sens que si l'on voit survenir la mélancolie ou l'hypocondrie chez un individu qui a présenté antérieurement de la suractivité fonctionnelle, de la monomanie ambulatoire (suivant l'expression de Lélut), on pourra penser que cette mélancolie n'est pas une mélancolie simple, mais qu'elle est prodromique de la paralysie générale.

B. *Des troubles ataxiques prodromiques de la paralysie générale.* — Nous n'avons à parler ici que de l'hésitation de la parole, car tous les autres phénomènes ataxiques appartiennent à la paralysie générale confirmée.

On observe souvent ce symptôme à des degrés différents, dit M. Baillarger, longtemps avant l'invasion de la paralysie générale : dans ces cas, il n'est pas continu; c'est un phénomène spasmodique, qui a beaucoup moins de gravité que l'embarras de la prononciation produit par un commencement de paralysie des muscles de la langue : tout en lui attribuant l'importance qu'il mérite comme phénomène précurseur, il convient de ne pas oublier qu'on l'observe chez les sujets livrés aux excès alcooliques, chez des malades atteints de pertes séminales, et enfin qu'il se produit chez certaines personnes sous l'influence de la moindre émotion.

C. *Des troubles de la sensibilité considérés comme signes précurseurs de la paralysie générale.* — Ces troubles sont relatifs à la sensibilité spéciale et à la sensibilité cutanée.

1° *Sensibilité spéciale. Troubles de la vue.* — L'amblyopie se rencontre rarement dans la période prodromique de la paralysie générale; nous ne parlons évidemment pas ici des cas où la périencéphalite serait consécutive à l'ataxie locomotrice, car l'amblyopie est un des symptômes les plus fréquents de l'ataxie locomotrice; mais dans la paralysie générale procédant, suivant l'expression de Calmeil, de haut en bas, les troubles visuels sont rares, surtout à la pédiode prodromique ; de nombreux examens faits par Galezowski et moi, nous ont montré que le fond de l'œil est en général sain, que les seules lésions qu'on rencontre quelquefois sont des flexuosités des artères centrales de la rétine (1) ; nous avons cependant signalé dans plusieurs de nos observations de la diminution de l'acuité visuelle (obs. III, p. 408, obs. XLI, p. 445), et nous avons vu dans deux cas ces flexuosités.

Mais d'une façon générale l'examen du sens de la vue ne donne que des résultats négatifs : on ne trouve pas d'habitude dans la paralysie générale à la période prodromique des troubles visuels; on ne trouve pas non plus cette hyperesthésie qu'on observe souvent dans les folies simples.

Les aliénés simples ont très souvent de la photophobie, des mouches volantes; il en est qui voient les couleurs autres qu'elles ne sont, qui aperçoivent des taches jaunes sur des draps blancs, des flocons neigeux, qui voient les corps entourés d'une lumière blanche, comme l'éprouvent du reste certains migraineux; tout cela

(1) *Union médicale*, 4 août 1858.

fait ordinairement défaut à la période prodromique de la paralysie générale, comme d'ailleurs dans la maladie confirmée.

Troubles de l'odorat. — La diminution de l'odorat d'un côté ou des deux côtés est un signe de la plus grande importance; c'est précisément cette haute importance qui nous fait la rapporter à la période symptomatique. En effet, du jour où nous constatons la diminution de l'odorat chez un mélancolique, tous les doutes tombent et nous affirmons que le malade non seulement *va devenir*, mais est aliéné paralytique, quand bien même il n'y aurait aucun autre signe somatique de paralysie générale. Ainsi considérée, la diminution ou la perte de l'odorat appartient donc à la première période de la maladie confirmée : nous y reviendrons au chapitre suivant.

Quant aux autres troubles de l'odorat, nous pouvons dire qu'on ne rencontre jamais l'exagération du sens olfactif dans la paralysie générale, tandis qu'on la rencontre assez souvent dans la folie simple, mais que dans l'un et l'autre cas on peut noter l'existence d'hallucinations de l'odorat.

Le sens du goût a de telles connexions avec celui de l'odorat, qu'il est diminué ou aboli en même temps que lui.

Notons qu'à la période prodromique on n'observe pas aussi souvent que dans la folie simple de l'hyperesthésie du sens du goût, et par conséquent qu'il y a moins d'hallucinations et d'illusions de ce sens.

Ouïe. — L'hyperesthésie de l'ouïe existe bien plus rarement dans la mélancolie de la paralysie générale, que dans la folie simple; nous avons cependant relaté une observation où l'hypercousie était bien manifeste à la période prodromique.

2° *Des troubles de la sensibilité cutanée. Anesthésie.* — De Crozant (1) a étudié l'anesthésie cutanée dans la période prodromique de la paralysie générale des aliénés; cette anesthésie, dit-il, est générale, presque complète et, contrairement à ce qu'on observe dans les autres espèces de paralysie, elle précéderait les désordres de la motilité. Mais elle n'est que momentanée et disparaît quand les altérations de la locomotion sont devenues bien manifestes. Elle est tout à fait distincte de l'insensibilité physiologique produite par une préoccupation très vive de l'esprit. Elle est plutôt assimilable

(1) *Revue médicale*, octobre 1846.

à cet engourdissement de la sensibilité qu'on observe au début de quelques myélites et que Bouillaud explique par une hypertrophie aiguë de la moelle.

Cette anesthésie est d'ailleurs facile à distinguer de celle qu'on observe fréquemment dans d'autres formes de folie, et qui est plutôt apparente que réelle. En effet, dans ces derniers cas, l'anesthésie est accompagnée d'un état d'affaissement général, d'un abattement dont rien ne peut tirer le malade ; toutes les sensations sont engourdies, toute l'énergie de l'individu est éteinte ; il est indifférent à tout ce qui l'entoure, et son intelligence est habituellement paresseuse à saisir ou à formuler des pensées.

L'anesthésie des paralysés généraux, au contraire, s'accompagne le plus souvent de loquacité, d'agitation, d'une susceptibilité extrême et de beaucoup de vivacité, de sensations qui se détruisent en se succédant les unes aux autres avec la plus grande facilité.

On comprend l'importance de ce symptôme prodromique qui permettrait peut-être, en attaquant par un traitement actif la maladie encore à l'état de germe, de prévenir l'apparition d'une affection à peu près constamment mortelle.

M. Baillarger signale aussi l'anesthésie cutanée comme devant être recherchée chez les malades qui semblent menacés de paralysie générale (1). L'anesthésie peut être générale ou partielle, unilatérale ; on peut observer aussi l'anesthésie croisée ; nous n'avons eu l'occasion d'en observer qu'un cas chez une malade gravement menacée de paralysie générale.

Cette anesthésie paraît être le résultat d'une sorte d'œdème aigu de la substance cérébrale et médullaire, d'une transsudation séreuse en dehors des vaisseaux turgides. Cette donnée anatomique explique pourquoi l'anesthésie est le plus souvent momentanée ; comme l'œdème qui la produit, elle peut disparaître en quelques heures.

Mais il ne faudrait pas s'exagérer la valeur de ce caractère au point de vue du diagnostic, car l'anesthésie sous toutes les formes existe parfois dans les autres genres de folie. On peut l'observer aussi chez les épileptiques hypocondriaques, etc.

Hyperesthésie. — L'hyperesthésie, comme l'anesthésie, s'observe

(1) *Gazette des hôpitaux*, 9 juillet 1844.

parfois à la période prodromique de la paralysie générale. L'observation de Michéa (1) en signale un cas très net.

A l'hyperesthésie nous croyons devoir rapporter l'exagération des appétits sensuels, les tendances à l'onanisme, au satyriasis; tous ces troubles ont été signalés comme pouvant faire craindre la paralysie générale. Ils tiennent probablement à des congestions de la moelle, ainsi que le prouve notre observation X et ils engendrent dans le caractère ces modifications qui ont dejà été décrites et sur lesquelles nous n'avons pas à revenir.

Dans certains cas, le toucher de la peau des cuisses détermine l'érection; le toucher de corps froids, tels que du marbre, produit une sensation pénible.

Des douleurs névralgiques considérées dans la mélancolie prodromique de la paralysie générale. — Nous parlerons plus loin des douleurs névralgiques observées longtemps avant l'apparition de la paralysie générale, ainsi que des névralgies généralisées ; cet état rentre dans l'étude des indications anamnésiques et étiologiques ; pour le moment nous n'avons à nous occuper que des névralgies dans la période prodromique, c'est-à-dire précédant de peu de temps l'apparition de la périencéphalite.

Madame D... se plaignait depuis longtemps de douleurs névralgiques, mais qui ne la tourmentaient chaque fois que pendant deux ou trois jours ; trois mois avant l'explosion de la périencéphalite qui lui a été mortelle, les douleurs névralgiques prirent une intensité et une durée insolites, car elles persistèrent pendant tout un mois.

Dans une observation de Materne (2), l'apparition de la paralysie générale a été précédée de maux de tête fréquents avec vertiges, douleurs erratiques dans le côté droit du corps.

Des signes diagnostiques fournis par l'âge, le sexe, la profession, les antécédents, les diathèses et la thérapeutique. — La symptomatologie vient de nous fournir un certain nombre de signes qui, réunis chez un même individu en nombre suffisant, peuvent permettre de pré-

(1) *Gaz. hebd. de méd. et de chir.*, 1864.
(2) Materne, obs. X.

voir chez lui l'invasion future de la paralysie générale. Il n'est pas inutile d'ajouter à ces signes ceux que fournissent :

1° La connaissance des causes de la maladie, des antécédents du malade, des diathèses;

2° Les données thérapeutiques.

Causes prédisposantes. — Comme nous ne faisons pas ici un traité de la paralysie générale, nous ne pouvons pas nous occuper longuement des causes prédisposantes. La connaissance de ces causes est cependant d'une importance incontestable pour permettre de supposer que tel délire mélancolique appartient ou n'appartient pas à la période prodromique de la paralysie générale.

Ces causes prédisposantes sont relatives au sexe, à l'âge, au tempérament, aux diathèses, aux habitudes, à l'hérédité, à la profession.

Supposons, par exemple, que chez un homme de trente-cinq ans, à tempérament sanguin, à habitudes déréglées, dont la profession nécessite une activité exagérée, etc., on observe un changement subit de caractère et peu de temps après du délire mélancolique ; on sera en droit de soupçonner ce délire mélancolique d'être prodromique d'une paralysie générale, et de redouter l'évolution à bref délai d'une périencéphalite diffuse : tous ces signes tirés de la connaissance des causes prédisposantes ne sont donc pas sans valeur.

Age. — Il est un âge d'élection pour l'apparition de la périencéphalite chronique diffuse, comme il en est un pour l'apparition de la tuberculose, du cancer, de la scrofule.

Le développement des maladies à telle ou telle période de la vie des individus n'a vraiment rien d'incompréhensible, et les maladies des organes sont en rapport avec la suractivité fonctionnelle de ces organes. L'activité fonctionnelle des organes génitaux chez la femme à l'époque de la puberté explique en partie l'apparition des troubles hystériques, la suractivité fonctionnelle des organes hématopoétiques dans l'enfance, rend compte de la fréquence de la scrofule, du lymphatisme, des hypertrophies ganglionnaires à cet âge de la vie. La suractivité du système nerveux à l'âge moyen de la vie est la raison de la fréquence des inflammations cérébrales et médullaires à cette époque de l'existence.

Tous les auteurs ont noté l'influence de l'âge sur le degré de fréquence de la périencéphalite chronique diffuse ; et les documents statistiques établis par chacun d'eux arrivent sensiblement aux mêmes conclusions. C'est ainsi que Calmeil croit qu'il n'a pas souvenir d'avoir observé cette maladie avant la vingt-deuxième année de la vie, qu'elle lui a paru rare depuis vingt-trois jusqu'à vingt-six ans, qu'elle augmente rapidement de fréquence depuis vingt-sept jusqu'à trente-cinq ans, qu'elle continue à être très commune de trente-cinq à cinquante-cinq ans et va ensuite en diminuant de fréquence jusqu'à soixante-cinq ans, époque où elle est souvent remplacée par des encéphalites interstitielles à foyers circonscrits.

C'est ainsi que l'âge moyen a été fixé par Parchappe à quarante-quatre ans, par Marcé de trente-cinq à quarante-cinq ans.

Les données que m'ont fournies mes observations sont bien en rapport avec ces conclusions :

Age minimum........................	25 ans, 4 fois.
Age maximun........................	entre 63 et 79 ans, 6 fois.
Age de la plus grande fréquence........	35 à 42 ans.
Age moyen........................	40 ans.

Le délire mélancolique simple se rencontre au contraire plus souvent dans la jeunesse, de seize à vingt-cinq ans, parce qu'il est le plus souvent lié à l'hystérie, à l'anémie, à la chlorose, parce qu'il se rapporte à l'âge où les passions sont dans leur effervescence et où les sentiments affectifs sont les plus violents. (Esquirol avait eu l'idée de différencier les diverses formes de délire, suivant les diverses formes de passions dont le délire n'était à ses yeux qu'une exagération maladive.)

Relativement au sexe, on sait depuis longtemps que la paralysie générale est plus fréquente chez les hommes que chez les femmes.

Cette fréquence de la périencéphalite chez l'homme, plus grande que chez la femme, on a cherché à l'expliquer de bien des façons : les uns ont accusé les abus du coït et les pertes de matière séminale (1) ; d'autres, voyant dans la paralysie générale le résultat de l'activité cérébrale exagérée (Lefebvre), expliquent tout naturellement son développement plus fréquent chez l'homme.

C'est se rapprocher davantage de la vérité.

Une condition qui nous paraît avoir une grande importance au

(1) Burlureaux, Thèse, Paris, 1874.

point de vue de l'immunité relative chez la femme, c'est l'existence de la menstruation ; cette fluxion qui s'opère mensuellement vers les organes abdominaux est bien de nature à empêcher les congestions du cerveau et par suite à en empêcher l'inflammation ou à l'arrêter si elle a commencé. Ceci est tellement vrai que, dans maintes observations, nous avons vu la paralysie générale précédée longtemps à l'avance par des troubles de la menstruation.

Ainsi donc la paralysie générale est incontestablement plus fréquente chez l'homme que chez la femme, mais un nombre déterminé de paralysies générales étant donné, la forme mélancolique paraît être plus fréquente chez la femme que chez l'homme. Malheureusement aucune statistique n'a encore été faite pour démontrer cette proposition.

L'influence de l'*hérédité* n'a rien non plus de caractéristique.

Étant donné un mélancolique, on ne peut pas se fonder sur ses antécédents héréditaires pour dire que la mélancolie est ou n'est pas prodromique d'une paralysie générale, par cette raison que l'hérédité est une cause de folie mélancolique simple. Calmeil a dit ce qu'il fallait penser de l'hypertrophie cardiaque comme cause prédisposante de la paralysie générale.

Névralgies. — Un point sur lequel je me propose d'insister, c'est l'existence antérieure de douleurs névralgiques : « D'après un écrivain célèbre, dit Calmeil, la périencéphalite chronique diffuse est surtout à redouter pour les sujets dont l'appareil nerveux encéphalique a été pendant longtemps soumis à des causes d'irritation ou d'excitation habituelle. Il paraît bien constaté que les individus qui ont été fréquemment éprouvés par des atteintes de migraines, de céphalalgie, par des retours de vertiges, par des éblouissements, par des bruits importuns d'oreilles, sont souvent affectés de cette phlegmasie. »

Les névralgies généralisées se rencontrent aussi chez les sujets qui deviendront plus tard paralytiques. S'il en est réellement ainsi, une mélancolie précédée longtemps à l'avance de névralgies généralisées a des chances pour appartenir à la paralysie générale plutôt qu'à la folie simple. J'ai déjà mentionné ce point en parlant des troubles de la sensibilité, avant-coureurs de la paralysie générale, et j'ai essayé d'en donner l'explication ; pour le moment, voyons ce que nous indiquent nos observations sur l'existence des douleurs névralgiques précédant de longue date la paralysie générale :

1° Une malade avait ressenti des douleurs épigastriques huit ans avant l'apparition de la paralysie générale, et pendant six ans des douleurs et de la faiblesse dans le membre supérieur droit jusqu'à trois fois dans une semaine.

2° De même, dans l'observation VI, M. Th... ressent depuis de *longues* années des douleurs dans l'épigastre (p. 410).

3° Dans l'observation XVIII, la malade, qui succomba à une périencéphalite aiguë, avait depuis longtemps des douleurs au côté gauche de la poitrine, à l'épigastre, à la tête, qui duraient deux ou trois jours (p. 420).

4° De même, notre malade Bec... (obs. XXIX, p. 428) a eu, à la suite d'une fièvre typhoïde, des névralgies de la tête.

5° La malade de l'observation XLVII a eu une fièvre typhoïde à l'âge de dix-huit ans; elle a eu à la suite, pendant dix ans, des névralgies frontales qui la prenaient tous les jours vers dix heures; elle avait en même temps des bourdonnements d'oreilles et pendant ces moments-là, elle entendait des voix qui l'appelaient pétroleuse (p. 450, 451).

6° La malade de l'observation IV (p. 408) s'est toujours plainte de palpitations, de névralgies.

Blessures de la tête. — Je signalerai avec Calmeil, Lasègue, etc., les blessures et les chutes sur la tête à une époque éloignée; les accès convulsifs éprouvés dans l'enfance, l'existence antérieure des fièvres dites cérébrales, des fièvres typhoïdes accompagnées de délire.

Il me faut aussi mentionner les accès intermittents comme signes précurseurs de la paralysie générale.

Des accès intermittents. — M. X..., atteint aujourd'hui de paralysie générale, a été guéri, il y a un an environ, par le sulfate de quinine, d'accès d'agitation nerveuse suivie de sueurs.

Un autre malade dont le père est mort aliéné, présente à la suite d'excès vénériens un peu de perte de mémoire, de l'affaiblissement dans les jambes et par moments un peu d'embarras de la parole. Ce malade a éprouvé plusieurs congestions cérébrales, mais *en outre il a eu des accès irréguliers de fièvre* avec frissons, chaleur et sueurs abondantes. — Après avoir été guéri une première fois de ces accès par le sulfate de quinine, il a été récemment et après plus de six mois pris d'accès en tout semblables. Ces accès ont été observés, pour les deux cas, dans l'année qui a précédé l'invasion de la maladie (Baillarger) (1).

« Je crois donc, ajoute l'auteur, qu'il y a lieu de rechercher cet ordre de symptômes parmi les accidents prodromiques dont l'étude est si importante, puisqu'elle peut permettre, dans quelques cas, de prévenir le développement des accidents. » De même, dans l'observation XV du mémoire de Baillarger sur la démence paralytique et la manie ambitieuse (1858, *Ann. méd.-psych.*), il est question d'une manie avec prédominance du délire ambitieux : Embarras de la parole, accès d'agitation violente revenant avec le type tierce, supprimée par le sulfate de quinine; guérison après dix mois environ.

Dans l'observation XVI, l'agitation intermittente est aussi notée; à la période prodromique, le malade a eu à pluseiurs reprises des accès d'agitation durant une demi-heure ou une heure, plusieurs fois de suite (page 418).

Le malade de l'observation VI avait des accès de mélancolie qui duraient d'une demi-heure à une heure (page 410).

Quelquefois la périencéphalite diffuse *aiguë* affecte le type intermittent quotidien, tierce ou quarte; ceci s'observe aussi bien dans les hôpitaux ordinaires que dans les hôpitaux spéciaux, mais le sulfate de quinine paraît échouer dans tous les cas (2). Il n'en serait pas de même, ainsi que nous venons de le voir, dans certains cas de périencéphalite chronique.

Des indications fournies par les résultats thérapeutiques sur la nature de la mélancolie. — La morphine est une sorte de pierre de touche, qui peut jusqu'à un certain point permettre de dire si un délire mélancolique est ou n'est pas prodromique de la paralysie générale.

Un délire mélancolique *simple* se trouve, dans l'immense majorité des cas, rapidement amélioré par l'usage de la morphine employée à doses progressives; de plus, un traitement suffisamment prolongé,

(1) *Ann. méd.-psychologiques*, 1864.

(2) Martinet et Parent-Duchâtelet, *Recherches sur l'inflammation de l'arachnoïde*. Paris, 1821.

amène le plus souvent une guérison complète et durable ; c'est ce qui ressort de la façon la plus manifeste de ma pratique civile et hospitalière. (A. Voisin) (1). Mais le délire mélancolique *lié à un état congestif* de l'encéphale n'est pas aussi heureusement modifié par l'emploi de la morphine : on voit dans ces cas la morphine provoquer à la face des rougeurs dont l'intensité dépasse de beaucoup l'intensité physiologique. Dès lors, si l'on continuait l'usage de ce médicament, on provoquerait certainement des congestions cérébrales ; l'expérience n'a jamais été faite, mais chez la malade de mon observation VIII, considérée comme atteinte de délire mélancolique simple et traitée par la morphine, j'ai pu constater, après l'injection, des phénomènes dépassant le degré habituel ; trois mois après le commencement du traitement, la malade paraissait avoir comme des coups de sang après les injections sous-cutanées. Aussi je me suis hâté de diminuer la dose du médicament de façon à arriver à le supprimer sans secousses, au bout d'une huitaine de jours. A partir de ce moment la paralysie générale évolua et deux ans et demi après, la malade succombait à la paralysie générale.

Les cas les plus difficiles sont ceux dans lesquels une amélioration incontestable a coïncidé avec l'emploi de la morphine, *mais dans lesquels la guérison n'a jamais été définitive*. Chez ces malades la rémission observée dès l'abord tient très probablement à l'action uniquement sédative de la morphine en rapport avec la modicité des doses que j'emploie d'habitude au début, mais au bout d'un certain temps le traitement a le sort qui lui était réservé dès le début, il échoue comme agent définitif curatif. Dans ces cas, si le délire tient à un état congestif, après la rémission qui est en général de courte durée, on voit le délire disparaître et affecter alors, par *cela seul que la maladie a évolué*, un caractère de gravité qui ne peut plus laisser de doute dans l'esprit d'un observateur exercé; l'indication de suspendre l'emploi de la morphine est alors formelle.

On peut voir dans mes observations VI et VII des rémissions qui seraient probablement arrivées d'elles-mêmes, mais qui ont coïncidé avec l'emploi de la morphine, ont été considérées comme des commencements de guérison, et ont engagé à continuer un traitement qui n'était pas indiqué.

(1) *Bull. de thérapeutique*, 1874, 1876 et 1881.

Toutes ces indications, dira-t-on, sont bien difficiles à saisir, et essayer comme pierre de touche un traitement aussi actif que celui par la morphine à haute dose peut sembler téméraire.

Répondons à la première objection.

Les indications sont difficiles à saisir, c'est incontestable ; mais n'oublions pas que le traitement par la morphine n'est à l'étude que depuis quelques années ; le dernier mot n'est pas encore dit. Un jour viendra où ses indications seront nettement tracées, et où il n'y aura plus besoin d'un délai de trois mois pour permettre de dire si le traitement ne doit pas réussir.

Le diagnostic de la mélancolie simple ou vésanique et de la mélancolie prodromique, restera longtemps encore dans une demi-obscurité ; aussi la moindre lumière destinée à l'éclairer nous semble ne devoir pas être écartée.

Ce traitement actif nous ne l'avons jamais vu aggraver l'état des malades, il suffit de les bien surveiller et d'interrompre à la moindre menace. D'ailleurs, dans les cas aussi importants que ceux dont il s'agit, la fin justifie les moyens.

Laisser sans traitement une mélancolie simple, c'est s'exposer à voir le mal empirer et devenir incurable ; d'un autre côté, traiter par la morphine une mélancolie de nature douteuse, c'est *peut-être* s'exposer ? Nous n'hésitons pas, quand nous sommes en présence d'un cas douteux.

Le traitement par la morphine chez un individu mélancolique nous semble devoir être employé quand, après l'examen le plus attentif, on ne peut saisir aucune indication sur la nature de sa mélancolie. Si la morphine échoue, on doit craindre que la mélancolie ne soit de nature congestive, c'est-à-dire ne soit le prélude de la paralysie générale.

Ainsi considéré, le traitement est un élément de diagnostic.

Du diagnostic de la mélancolie qui appartient à la première période de la paralysie générale d'avec la mélancolie vésanique. — Nous étudierons d'abord les signes diagnostiques fournis par les troubles psychiques (A), puis ceux qui sont fournis par les troubles somatiques (B).

A. Relativement aux troubles psychiques, il y a lieu de considérer :

a. Le délire mélancolique proprement dit;

b. Le délire hypocondriaque.

Les troubles mentaux que nous avons étudiés à la période prodromique s'accentuent dans leurs divers caractères, mais sans changer de forme, lorsque la maladie qui les produit arrive à la période où elle est facilement reconnaissable. Les caractères du délire à la première période se trouvent donc en germe dans la description du délire prodromique. Aussi serons-nous aussi bref que possible; nous nous réservons d'insister bien autrement sur l'étude des troubles somatiques qui peuvent à cette période faire reconnaître si une maladie appartient à la paralysie générale.

a. *Du délire mélancolique de la première période de la paralysie générale.* — Lorsque le délire affecte la forme mélancolique proprement dite, la nuance d'absurdité qu'on remarque presque dans tous les cas suffit pour la différencier du délire lypémaniaque qu'on voit chez les aliénés simples ou par vésanie.

Le mélancolique simple arrive après un temps variable d'hésitation, de doute et de combats, à systématiser son délire (Falret); jamais le paralytique n'arrive à ce résultat.

« Pendant cette période de systématisation, dit J. Falret, l'aliéné qui n'est pas paralytique combine avec art les éléments de son délire, prévoit les objections qu'on peut lui faire, explique, justifie certaines contradictions qui le frappent, se livre en un mot à un travail logique de coordination, pour rendre ses conceptions maladives plausibles à ses propres yeux et jusqu'à un certain point aux yeux des autres hommes. »

De là, ces raisonnements, ces discussions, ces luttes qu'il livre avec lui-même et avec le premier venu sur le terrain de ces conceptions délirantes, qu'il défend avec fermeté et opiniâtreté, sans jamais ni reculer ni faiblir; de là ces habitudes d'adresser à l'autorité ou même à tout venant ces longues pages d'écriture justificatives; de là les protestations incessantes des aliénés séquestrés.

Rien de tout cela dans la paralysie générale, même à la première période. Les idées fausses se produisent et se remplacent sans que les malades soient révoltés par les contradictions qu'elles présentent et sans qu'ils éprouvent le besoin de les concilier entre elles. Quand les malades réclament leur mise en liberté des asiles, ils n'appuient pas leurs demandes sur des raisons fallacieuses comme les monomaniaques, ils n'arrangent pas toute une histoire pour expliquer leur séquestration arbitraire.

Un des caractères importants du délire mélancolique des paralysés généraux est la diminution de la mémoire qu'on observe dès le début chez ces malades. C'est tantôt la mémoire des lieux qui est altérée, les malades se perdent dans les rues ; tantôt la mémoire des mots, et ceci n'est pas sans importance pour l'explication des troubles de la parole ; tantôt la mémoire des dates, les malades ne se rappelent plus la date de leur entrée dans la maison de santé, ils ne se la rappellent pas même approximativement.

Le plus souvent la mémoire est diminuée sous toutes ses formes en même temps, et, chose curieuse, le trouble de la mémoire est surtout relatif aux faits récents ; quelquefois les faits anciens peuvent encore être rappelés, alors que les faits les plus saillants arrivés récemment n'ont laissé que des traces très vagues dans le souvenir.

Nos observations montrent ces signes de débilité intellectuelle même tout à fait au début de la première période de la maladie.

C'est ainsi, par exemple, que dans une observation de Lunier (1), le malade affirme un jour n'avoir fait aucune tentative de suicide et le lendemain il avoue avoir attenté à ses jours.

Dans l'observation XC de Calmeil, dans celle de Pinel relative à un malade de Récamier (2), dans l'observation (p. 417) et dans bien d'autres, on a noté, en même temps qu'une tristesse profonde, de l'affaiblissement de la mémoire.

Une dame L... répétait sans cesse qu'elle voulait faire déterrer son mari.

Lorsqu'on a affaire à des cas de mélancolie avec stupeur, il est bien plus difficile de dire si le délire appartient ou non à la paralysie générale, car les malades parlent à peine.

Dans la mélancolie avec stupeur qui *n'appartient pas* à la paralysie générale, la pensée, loin de présenter le vide psychique de la démence, ne cesse pas d'être active, la sensibilité concentrée sur un objet semble avoir abandonné tous les organes, le corps est impas-

(1) Lunier, *Recherches sur la paralysie gén. progressive*, 1849, obs. VIII.
(2) *Annales médico-psychologiques*, 1858.

sible à toute impression, tandis que l'esprit ne s'exerce plus que sur un sujet unique qui absorbe toute l'attention, et qui suspend l'exercice de toutes les fonctions intellectuelles. L'immobilité du corps, la fixité des traits de la face, le silence *obstiné* trahissent la contention douloureuse de l'intelligence et des affections (Griesinger, Esquirol).

La difficulté que l'on éprouve à faire parler les malades atteints de mélancolie avec stupeur, que cette mélancolie soit simple ou appartienne à la paralysie générale, rend le diagnostic très difficile. Disons cependant que dans la mélancolie avec stupeur qui appartient à la paralysie générale, les malades ne gardent pas ce silence *obstiné* dont parle Esquirol ; on parvient presque toujours à les faire sortir de leur mutisme, tandis qu'on échoue souvent complètement quand on veut faire parler des mélancoliques simples. — Un autre caractère différentiel nous semble devoir être tiré de l'habitus extérieur du malade : j'ai, en effet, souvent remarqué que les malades affectés de mélancolie avec stupeur sans paralysie générale avaient une contraction permanente des muscles du visage et du cou ; chez une malade qui a fini par périr d'épuisement, on pouvait distinguer les uns des autres les différents muscles de la face ; les grands et les petits zygomatiques entre autres faisaient des saillies très remarquables. Je ne pense pas qu'on ait jamais observé de pareilles contractions musculaires chez des malades à la première période de la paralysie générale. Ce qui peut encore égarer le diagnostic, c'est l'existence, chez les malades atteints de mélancolie avec stupeur, d'une diminution passagère de la mémoire. Dans ces cas, par suite de la ténacité des conceptions délirantes, la mémoire est pour ainsi dire oblitérée ; il y a une sorte d'*embarras* de la mémoire. Il faut bien se garder de prendre ce trouble de la mémoire pour un commencement de démence ; l'erreur n'est quelquefois pas facile à éviter, et j'ai vu dans ma pratique plusieurs observations de malades qu'on avait cru atteints de paralysie générale à cause de la diminution de la mémoire et qui n'étaient que des mélancoliques simples.

Il est une autre forme de mélancolie avec stupeur, que M. Baillarger a spécialement étudiée, et qu'il est bien plus difficile de différencier de la mélancolie appartenant à la paralysie générale. « Certains malades, dit M. Baillarger, ont la figure triste, mais en même temps un peu étonnée, leurs traits ne sont pas contractés, leur regard est incertain. »

Rien n'indique chez eux la contention douloureuse de l'intelligence; ils semblent au contraire dans un état tout passif.

S'ils ne répondent pas aux questions qu'on leur adresse, c'est par une sorte d'apathie, de paresse, d'embarras intellectuel.

« Leurs conceptions délirantes n'ont pas la netteté de celles des mélancoliques dont parle Esquirol, ils vivent dans une sorte de rêve traversé par des illusions et des hallucinations terrifiantes (1). »

Lélut publia en 1843 une observation sous le nom de manie subaiguë stupide, et il fut très étonné de trouver, à l'autopsie, des adhérences dans plusieurs points de cerveau ; c'est qu'il s'agissait là de paralysie générale à forme stupide.

Chez les malades il est difficile de dire par la seule forme du délire s'il y a ou non paralysie générale. « Le diagnostic, dit Marcé, exige dans certains cas une attention soutenue. » Les idées délirantes sont en effet les mêmes dans la mélancolie avec stupeur et dans la paralysie générale à forme dépressive, et de plus, la stupeur amène avec elle des troubles de la motilité bien capables d'égarer le diagnostic. En cas d'incertitude on doit attendre l'évolution des symptômes avant de se prononcer (2).

Chez beaucoup de paralytiques à la première période, dit ailleurs M. Baillarger, on remarque un état de stupeur très prononcé qui se prolonge parfois pendant des mois entiers.

« Cet état de stupeur, accompagné de congestions de la face chez des malades de trente à cinquante ans et qui n'ont pas eu antérieurement d'accès de mélancolie, peut faire soupçonner l'invasion de la paralysie générale; si l'on surprend alors des conceptions délirantes de nature hypocondriaque, si les pupilles sont inégales, les présomptions deviendront plus fortes. »

Dans certains cas le diagnostic doit être suspendu, surtout si l'on ne constate pas de fièvre.

Parfois la mélancolie des paralysés généraux affecte la forme religieuse: « Les idées religieuses, écrit M. Materne dans sa thèse,

Baillarger, *De la mélancolie avec stupeur* (*Ann. méd.-psych.*, 1853).

(2) Marcé, *Traité des maladies mentales*. Paris, p. 478.

jouent un grand rôle dans le délire des paralytiques, Dieu et le diable interviennent encore assez souvent dans leurs conceptions délirantes : c'est un châtiment que Dieu leur envoie, ils subissent la juste peine des fautes qu'ils ont commises. Du reste, ces idées mélancoliques sont presque toujours dues à des hallucinations terrifiantes. » Nous croyons que ces cas sont relativement rares, d'ailleurs le délire même dans cette forme de mélancolie est remarquable par un défaut de consistance et par son absurdité.

Dans les cas où les idées de persécution étaient les idées dominantes, on peut aussi noter de la débilité de l'intelligence.

Dans une observation de Parchappe (1), le malade parlait seul, répétait souvent les mêmes paroles.

Dans le cas cité par M. Pinel, un examen attentif avait permis de noter de l'affaiblissement de la mémoire.

Dans un autre cas (2), le même auteur mentionne une faiblesse légère de l'intelligence, un manque d'activité et d'énergie mentale.

Enfin, dans bien d'autres observations de notre premier groupe, la débilité intellectuelle était notoire. Un malade de Calmeil (3) avait conscience de l'affaiblissement de son intelligence, il répétait souvent que sa tête se perdait.

Dans l'observation XIV, le délire avait un caractère manifestement absurde. La malade croyait qu'on l'accusait d'avoir des relations avec un chien. — A la demande pourquoi elle s'était blessée, elle répondait : « Je ne sais pas, c'étaient toujours des langues de chien. » (p. 417).

Ce court résumé suffit pour prouver que dans la grande majorité des cas de périencéphalite chronique le délire mélancolique, même tout à fait au début de la première période, affecte un cachet de débilité intellectuelle qui peut à la rigueur aider au diagnostic.

Souvent les paralysés généraux ont de l'agitation. Cette agitation n'est pas incompatible avec la mélancolie de cette maladie ; on rencontre des malades qui brisent, frappent tout ce qui les entoure, ramassent tous les objets, sont dans un mouvement perpétuel aussi

(1) Parchappe, *Recherches sur l'encéphale*, fait 183.

(2) Pinel, *Annales méd.-psychologiques*, 1858. Malade du docteur Louvel.

(3) Calmeil, *Mal. inflamm.*, obs. XLVII.

désordonné que possible, déchirent leurs vêtements, poussent d'une manière continue, et surtout pendant la nuit, des cris perçants ou plaintifs dont la fréquence et la continuité sont très caractéristiques de cette forme de maladie mentale (Falret).

Cette agitation est habituellement en rapport avec des hallucinations terrifiantes de la vue et de l'ouïe; c'est-à-dire qu'on la rencontre le plus souvent à la première période de la paralysie générale.

Cette forme de mélancolie avec agitation a bien des ressemblances avec la manie aiguë; c'est ce qui prouve une fois de plus combien la classification symptomatique est vicieuse.

Il ne faut pas s'inquiéter de savoir si le délire avec agitation doit prendre le nom de manie ou de mélancolie; ce qu'il faut rechercher, c'est la *nature* de ce délire accompagné d'agitation : appartient-il oui ou non à la paralysie générale? est-il d'un pronostic grave ou bénin? le malade qui en est atteint est-il immédiatement menacé dans son existence? est-il menacé pour un avenir rapproché de démence paralytique? ou bien, au contraire, son délire et son agitation sont-ils susceptibles d'être rapidement et définitivement modifiés par un traitement convenable?

Là est la question. Le principal signe, pour la résoudre, le plus fidèle, le plus constant, c'est l'élévation de la température. Dans la manie simple, dans la mélancolie avec agitation, *qui n'appartient pas* à la paralysie générale, la température n'est *jamais* élevée au-dessus de la normale; le pouls est fréquent, il est vrai, la face peut être vultueuse, la langue peut être sèche, mais il n'y a pas d'exagération de la température. Dans la mélancolie avec agitation, *qui appartient* à la paralysie générale, au contraire, la température est constamment au-dessus de la normale; c'est que l'agitation qui se joint au délire est toujours en rapport avec une poussée congestive vers l'encéphale.

Il est encore une autre forme de mélancolie simple que l'on peut confondre avec la paralysie générale à forme mélancolique :

C'est la mélancolie simple anxieuse.

Dans les formes aiguës, la débilité intellectuelle peut ne pas avoir le temps d'être amenée par les lésions de la périphérie du cerveau; si elle existait, elle pourrait être complètement masquée.

Au milieu des symptômes aussi variés qu'effrayants que présentent les malades, ceux dont le délire revêt plus spécialement la forme mélancolique ont, dit Calmeil (1), « l'air effrayé, cherchent à échapper aux mains de ceux qui les protègent, comme si leur vie était menacée; ils crachent sans cesse autour d'eux comme pour se débarrasser d'une salive suspecte; ils opposent une résistance inouïe lorsqu'on cherche à introduire quelque médicament dans leur bouche; ils ne reposent pas une seule nuit, sont assiégés par des voix menaçantes, par des bruits étranges, et font dans quelques cas des efforts désespérés pour se précipiter ou pour se donner la mort d'une manière quelconque. »

Le délire mélancolique revêt parfois chez les paralysés le caractère d'un délire de pauvreté.

De même que dans la forme expansive de la paralysie générale on rencontre un délire de richesses, dans la forme dépressive on rencontre parfois un délire très curieux à étudier, que nous proposons d'appeler *délire de pauvreté*.

Les malades prétendent qu'ils sont ruinés; ils refusent de manger parce que les vivres sont trop chers, de se coucher pour ne pas avoir à payer leur lit, de se vêtir parce qu'ils n'ont pas les moyens d'acheter des vêtements (obs. de M. Linas) (2). D'autres disent qu'ils sont condamnés à mourir dans la plus profonde misère; ils se privent de manger sous prétexte que les aliments sont trop chers.

Notre malade de l'observation LXVIII présentait ce délire bien plus accentué encore; il est vrai qu'elle en était à la deuxième période de sa maladie (p. 457).

b. *Du délire hypochondriaque considéré au point de vue du diagnostic de la paralysie générale.* — Le délire hypochondriaque a-t-il, lorsqu'il appartient à la paralysie générale, un caractère particulier qui puisse le distinguer du délire hypochondriaque simple? Telle est la question qu'il s'agit de résoudre.

Baillarger a insisté sur le caractère *spécial* du délire hypochondriaque dans la paralysie générale. Certains auteurs ont partagé sa manière de voir, d'autres l'ont combattue. Le dépouillement de nos observations vous indiquera dans quel camp vous devez vous ranger.

(1) Calmeil, *Mal. inflamm. du cerveau*, p. 146.
(2) Linas, Thèse, 1857, obs. V.

Dufour, dans sa thèse (1) sur l'hypochondrie, soutient l'opinion de Baillarger. Il cite trois observations résumées du délire hypochondriaque à caractère spécial dans la paralysie générale.

La même année, Moreau (de Tours) (2), dans un mémoire lu à l'Académie de médecine, a cherché quelle était la fréquence relative du délire hypochondriaque dans la paralysie générale et dans les autres formes d'aliénation mentale, et les résultats fournis par cette étude sont incontestablement favorables à l'opinion de Baillarger. « Il existe, dit Moreau, entre le délire spécial hypochondriaque (tel qu'il a été décrit par Baillarger) et la paralysie générale, des rapports sinon nécessaires, du moins très intimes, dont l'importance n'avait jusqu'ici éveillé l'attention d'aucun observateur. »

En effet, sur 15 observations de délire hypochondriaque spécial, Moreau en a trouvé 9 chez des malades franchement paralytiques, 4 dans des cas de paralysie générale douteuse, 2 seulement chez des malades qui ne présentaient aucun signe de paralysie générale.

Voici d'ailleurs, entre autres, une courte observation extraite de ce mémoire, qui justifie cette importance :

X... présente un ensemble de symptômes tels qu'il est permis de concevoir des craintes sérieuses sur un état futur de paralysie générale; mais on ne peut pas encore *asseoir un diagnostic certain*. Il y a une dizaine de jours, surgissent tout à coup des idées qui ne peuvent pas manquer d'attirer notre attention : X... se plaint d'avoir les boyaux percés, le canal bouché ; des idées ambitieuses se mêlent à ce délire. La paralysie générale ne tarda pas à se confirmer.

Du délire hypochondriaque avec caractères spéciaux. — Il est absolument nécessaire, pour bien étudier ce délire, d'introduire des subdivisions correspondant aux diverses variétés.

Le caractère commun à toutes ces variétés étant l'extrême absurdité du délire, nous proposons les subdivisions suivantes :

1° Délire d'obstruction et de négation des organes ; — négation de l'existence et de la personnalité ; — 3° délire des petitesses par opposition au délire des grandeurs ; — 4° délire d'exagération, ou

(1) Dufour, *Etude sur l'hypochondrie et le délire hypochondriaque*, 17 août 1860.

(2) Moreau, *Du délire hypochondriaque et de la paralysie générale*, mémoire lu à l'Académie le 26 décembre 1860.

emploi de nombres ou d'expressions insensés pour exprimer des idées dépressives.

1° Le délire d'obstruction ou de négation des organes est certainement l'une des formes les plus fréquentes du délire hypochondriaque dans la paralysie générale. C'est surtout sur cette variété que M. Baillarger a appelé l'attention: quand ce délire existe, il appartient 9 fois sur 10 à la paralysie générale (Baillarger).

Nous voulons en terminant ce qui a rapport au délire dépressif vous parler d'une forme particulière de délire que nous proposons d'appeler un *délire d'exagération*. Il consiste dans l'emploi de chiffres ou de termes exagérés pour exprimer de prétendues souffrances, des fautes imaginaires, etc.

Ce délire a plus de rapports avec le délire hypochondriaque qu'avec le délire mélancolique.

« Je ne voudrais pas avoir fait cela, dit une malade, pour des millions et des billions.—Elle répète à tout instant le chiffre 10400 pour exprimer combien elle est malheureuse. « J'ai donné 10400 francs et on me laisse mourir de faim. — J'ai donné 10 400 francs et on me traite ainsi. »

Une malade de Baillarger disait avoir la veille des millions de cœurs.

Madame H... disait qu'elle entendait les voix de 2 ou 3000 individus.

Une femme dit être malheureuse depuis plus de 6000 ans.

Un malade se plaint d'avoir une érection éternelle.

Une autre (1) se figure qu'on l'appelle le roi des sots.

Une autre se plaint d'avoir été volée de rubis et d'une tabatière de plus de 800 francs.

Une autre d'avoir ruiné des centaines de familles, d'avoir 300 millions de dettes.

Une malade a plus de 300 vers qui lui bouchent l'estomac.

Ces étranges manifestations du délire ambitieux méritent certainement de fixer l'attention. Elles se rencontrent au milieu des idées les plus dépressives, alors même qu'il n'existe aucune trace de délire de satisfaction, ni de richesses, ni d'ambition.

(1) Calmeil, *loc cit.*, obs. LIII.

En somme, le dépouillement de mes observations montre que sur 138 cas de paralysie générale à forme dépressive, le délire hypochondriaque a été observé 19 fois à la première période, et que sur ces 19 fois il s'est montré 17 fois avec un caractère qu'on ne rencontre que tout à fait exceptionnellement dans l'hypochondrie simple.

En résumé, le délire hypochondriaque des paralytiques affecte généralement des caractères spéciaux. Il peut servir au diagnostic.

Les caractères qui feront reconnaître le délire hypochondriaque de la paralysie générale d'avec le délire hypochondriaque simple, sont suffisamment tranchés : le plus saillant est la révoltante absurdité du délire.

Le second, c'est la soudaineté d'apparition du délire : un malade réveillera brusquement sa femme au milieu de la nuit pour lui dire qu'il se sent obstrué, qu'il a l'estomac bouché.

Un troisième caractère, c'est la mobilité du délire.

Un jour le malade se plaindra d'avoir l'estomac bouché, le lendemain ce sera la vessie, l'urèthre qui sera oblitéré.

Dans d'autres cas, le moindre événement détourne les malades de leurs idées de souffrances.

Un quatrième caractère, c'est le peu d'empressement qu'ont les malades à mettre les médecins ou les visiteurs au courant de leur état de souffrance, et la nécessité où l'on se trouve souvent de provoquer leurs idées hypochondriaques.

Nous nous rappelons à cet égard un fait qui nous restera gravé dans l'esprit : il s'agissait de poser un diagnostic chez une malade à la première période de la paralysie générale ; les troubles somatiques qui avaient été suffisamment accentués quelques jours auparavant pour permettre d'affirmer l'existence de la paralysie générale avaient complètement disparu le jour d'un examen ultérieur. La malade venait une heure auparavant d'avoir un accès hystériforme, elle était immobile sur sa chaise, et ne répondait qu'avec une sorte de répugnance aux questions qu'on lui posait ; le diagnostic était donc de la plus haute difficulté pour une personne voyant la malade pour la première fois. Nous parvînmes cependant, à force de questions, à faire dire à la malade qu'elle avait un anévrysme dans le ventre ; c'est à peu près le seul renseignement que nous pûmes tirer d'elle.

Nous demandâmes alors aux personnes de service si la malade

avait déjà parlé de cet anévrysme abdominal, et comme on nous répondit que oui, nous soupçonnâmes tout de suite la paralysie générale. Ceci prouve que la forme seule du délire peut, dans certains cas, mettre sur la voie du diagnostic, et qu'il faut donc bien admettre, avec Baillarger, que le délire hypochondriaque des paralytiques est un délire *spécial*.

Nous prévoyons l'objection que vous allez faire : Vous venez, direz-vous, de montrer que le délire hypochondriaque des paralytiques n'a pas *toujours* ces caractères que vous attribuez au délire spécial.

En outre, les auteurs ont manifestement prouvé que le délire que vous appelez spécial n'est pas *uniquement* affecté à la paralysie générale, puisqu'on le rencontre rarement, il est vrai, mais enfin puisqu'on le rencontre dans l'hypochondrie simple.

Il nous faut dire un mot des cas où le délire ambitieux et le délire dépressif s'observent, soit simultanément, soit successivement, soit alternativement chez le même malade. Ces cas, qui sont très intéressants au point de vue de l'étude de la mélancolie, en ce sens qu'ils prouvent que le délire expansif et le délire dépressif ne s'excluent pas nécessairement, qui sont aussi intéressants au point de vue de la pathologie, n'offrent qu'une importance médiocre relativement au diagnostic.

Car si le délire ambitieux a précédé le délire mélancolique, ou si les deux délires se sont montrés en même temps, le diagnostic n'a plus aucune difficulté, le délire ambitieux de la paralysie générale a des caractères tellement saillants que sa présence met tout de suite sur la voie du diagnostic.

Si au contraire c'est le délire mélancolique qui précède le délire ambitieux, nous rentrons dans le cas qui a été étudié au début de cette leçon.

B. *Troubles somatiques servant au diagnostic de la paralysie générale à forme mélancolique à la première période de la maladie.* — Il y a lieu de diviser ces troubles somatiques en deux grandes catégories : 1° ceux qui sont du domaine de la motilité, et 2° ceux qui sont du domaine de la sensibilité.

Les premiers se subdivisent en troubles paralytiques et en troubles ataxiques.

La seconde catégorie peut se subdiviser en :

Troubles de la sensibilité spéciale ;

Troubles de la sensibilité cutanée et troubles névralgiques.

Il semblerait, à cause même du nom que porte la maladie qui nous occupe, que les phénomènes paralytiques sont de tous les plus saillants et les premiers en date. On sait que ce serait une erreur de le croire ; les troubles de parésie sont en général peu marqués au début de la périencéphalite chronique.

Ce sont les *troubles ataxiques* qui dominent. Les parésies de la motilité doivent cependant être signalées. Elles sont passagères ou durables.

Elles se rencontrent dans les antécédents des malades et on les observe aussi à la période prodromique : on doit donc les rencontrer quelquefois à la première période.

Nous n'avons pas à revenir sur l'étude des parésies passagères, elles sont à la première période ce qu'elles étaient à la période prodromique.

Quant aux parésies persistantes, elles peuvent tenir à des lésions ayant amené secondairement la périencéphalite ; telles que des hémorrhagies cérébrales, des tumeurs du cerveau, des maladies de la moelle (périencéphalite par propagation).

Elles peuvent encore tenir à des névroses (hystérie, épilepsie, chorée, etc.) ayant amené plus tard la périencéphalite. Il ne doit s'agir que des parésies persistantes qui sont produites par la périencéphalite *primitive*.

Dans ces cas la paralysie a des caractères bien tranchés :

1° Elle est générale, c'est-à-dire qu'elle atteint primitivement toutes les parties du corps, sans qu'on puisse préciser exactement les points par lesquels elle débute.

2° Elle est incomplète, c'est-à-dire qu'elle est si légère au début qu'on peut avec raison lui refuser le nom de paralysie ; le mot parésie lui convient beaucoup mieux.

3° Elle est progressive, c'est-à-dire qu'elle augmente peu à peu d'intensité dans les points primitivement affectés, quoiqu'elle n'arrive jamais à être complète dans aucun.

4° Enfin (et c'est là un caractère très important), elle est toujours accompagnée de troubles ataxiques.

Cette altération de la motilité explique en partie la tournure qu'affectent les paralytiques, lorsqu'ils marchent. Ils marchent en écartant les jambes, se tiennent cambrés, comme s'ils avaient un tour de reins, tombent pesamment d'un pied sur l'autre et lèvent à peine les pieds ; aussi trébuchent-ils facilement sur un terrain inégal. Les familles manquent rarement de faire remarquer au médecin que depuis quelque temps les malades *bronchent* lorsqu'ils montent un trottoir, un escalier. Si, au milieu de leur course, on les appelle, pour les faire retourner brusquement, ils s'arrêtent en chancelant et oscillent quelques secondes avant de pouvoir changer de direction.

C'est aussi à la paralysie musculaire qu'il faut rapporter en partie le caractère de la physionomie des paralytiques : la figure des paralytiques est une sorte de masque sans expression.

Cette absence d'expression est bien en rapport avec la diminution de l'intelligence qui fait partie essentielle de la maladie ; mais elle est aussi produite par une légère parésie des muscles de la face : les sourcils ont souvent une conformation bizarre (Moreau, *Union médicale*, 1853) ; ils sont bien marqués et nettement séparés aux extrémités internes, mais cinquante fois sur cent, ils abandonnent l'arcade vers la partie moyenne pour se relever sur le front ou retomber sur les yeux, en frisant à la manière d'une moustache.

Le diagnostic de la parésie appartenant à la périencéphalite et des paralysies, d'autre part, que Lélut appelait *généralisées*, et qui tiennent à des intoxications, n'est souvent pas facile à faire.

A cette question des paralysies généralisées, amenées par des intoxications ou par propagation, se rapporte l'étude des paralysies générales secondaires que nous n'avons pas du tout à faire.

Revenons donc au diagnostic de la paralysie générale à forme mélancolique, et ne perdons pas de vue le problème à résoudre : Étant donné un mélancolique, en quoi l'étude des phénomènes de paralysie musculaire observés chez lui peut-elle aider au diagnostic?

Si, chez un mélancolique, on peut observer une parésie générale, incomplète, lentement progressive, le délire mélancolique appartient à la périencéphalite chronique diffuse.

De même si, chez un mélancolique, on surprend pendant longtemps une attitude irrégulière, on pourra soupçonner la périencéphalite chronique, car cette attitude irrégulière tiendra à une diminution de la puissance musculaire dans un des côtés du corps. Les paralysés généraux, même au début, ont souvent le corps incliné latéralement; quand ils marchent, ils ont une épaule abaissée; du côté correspondant à l'abaissement de l'épaule, on peut en général observer une légère déviation des traits de la face; les sillons sont moins marqués, l'œil est moins ouvert, on peut voir que la commissure labiale est abaissée; si l'on fait tirer la langue de ces malades, on constate que la pointe en est déviée *ordinairement* du côté sain; le fond du gosier n'est pas symétrique; la luette est ordinairement déviée.

Tous ces phénomènes tiennent à ce que la parésie musculaire est plus accentuée d'un côté du corps que de l'autre.

Ce qui permet de reconnaître cette parésie unilatérale, quand elle appartient à la périencéphalite, c'est qu'elle est habituellement passagère, et même c'est qu'elle atteint fréquemment les deux côtés du corps successivement.

Ainsi on l'observera, un mois du côté droit, puis un mois du côté gauche, puis elle disparaîtra complètement ou s'accentuera légèrement des deux côtés à la fois. Cette mobilité n'est donc pas en rapport avec une lésion persistante, et ce n'est que dans les cas plus avancés que la parésie prédominante d'un côté du corps est en rapport avec l'atrophie de l'hémisphère cérébral opposé. Les phénomènes de turgescence vasculaire, la présence de sérosité et de globules sanguins dans l'interstice des éléments nerveux de la subtance corticale, la présence de granules et de disques granuleux dans son épaisseur, ont semblé à Calmeil bien suffisants pour paralyser en partie l'action des agents de la contractilité musculaire. Cette dernière manière de voir est la vraie, elle rend compte de la mobilité des phénomènes de parésie.

Les recherches récemment entreprises par Ferrier, Hitzig, Carville et Duret sur la localisation des fonctions cérébrales et la connaissance que l'on a de la présence de grosses cellules dans la partie la plus interne des circonvolutions pariétales permettront peut-être de savoir quelles sont les circonvolutions dont la congestion ou le ramollissement amène la parésie musculaire.

Comme les premiers symptômes de la paralysie générale sont souvent des troubles d'ordre somatique, et comme le délire ne vient souvent qu'après eux, cette étude des parésies généralisées ou unilatérales, mobiles, incomplètes, progressives, a une haute importance pour déterminer la nature d'un délire ultérieur, si ce délire affecte la forme mélancolique.

La paralysie de la *troisième* paire est une de celles qu'on observe le plus fréquemment au début de la paralysie générale, elle se traduit : 1° par la chute de la paupière ; 2° l'exophthalmie ; 3° le strabisme externe, la diplopie ; 4° l'inégalité pupillaire. — Plusieurs de ces manifestations peuvent manquer ou bien toutes peuvent exister, mais être peu accentuées ; cette variabilité des phénomènes est bien en rapport avec les lésions qui les produisent.

Ces phénomènes ont été observés depuis longtemps chez les paralytiques.

Baillarger a attiré l'attention sur l'inégalité pupillaire dans la paralysie générale (1850) et en a en partie donné l'explication.

Depuis cette époque, l'inégalité pupillaire a été considérée par tous les auteurs comme un excellent signe de la paralysie générale au début : elle existe dans le tiers des cas, suivant Lasègue et Linas ; dans la moitié des cas, suivant Moreau.

C'est un excellent signe de paralysie générale au début qui est en rapport soit avec des lésions du nerf oculo-moteur commun, soit avec une dégénérescence graisseuse du muscle releveur. Le strabisme n'est pas moins important, il peut être interne ou externe, c'est-à-dire dépendre d'une paralysie du moteur oculaire commun ou du moteur oculaire externe.

Des autopsies de paralysés généraux morts à une période avancée de la maladie nous ont appris que ces phénomènes de paralysie musculaire tenaient en général à une altération nerveuse : les nerfs oculo-moteurs étaient indurés, atrophiés, par suite du développement anormal de tissu conjonctif entre les fibres du nerf, ou par suite de l'altération régressive des cellules d'origine de la troisième paire, et, consécutivement, les muscles avaient une altération considérable ; aux fibres musculaires s'étaient substituées de la graisse et une certaine quantité de noyaux.

C'est sans doute à un très léger degré d'exophthalmie qu'est due cette convexité plus marquée du globe oculaire que Moreau a observée chez les paralytiques.

L'étude des troubles oculo-pupillaires donne lieu à l'étude :

1° Du rétrécissement des pupilles ;

2° De la dilatation des deux pupilles ;

3° De l'inégale dilatation des pupilles ;

4° De la contractilité des pupilles et à quelques considérations très sommaires de physiologie pathologique.

Ce signe est fréquent dans la période d'invasion et dans le cours de la paralysie générale ; on a souvent peine à comprendre comment la vision n'est pas altérée, tant est grand le rétrécissement des pupilles.

Il est bien évident que la paralysie générale à forme mélancolique n'est pas plus exempte que l'autre de cette manifestation ; aussi le rétrécissement pupillaire peut-il servir à diagnostiquer la nature d'une mélancolie. Pour moi, ce signe n'a de valeur que si au rétrécissement se joint de l'insensibilité des pupilles à la lumière.

La dilatation anormale des pupilles se rencontre aussi quelquefois, mais c'est surtout l'inégalité des deux pupilles qui présente un intérêt considérable.

Cette inégalité est quelquefois passagère ; elle ne dure parfois qu'un quart d'heure ; le plus souvent, elle persiste pendant huit jours ; on la voit, dans d'autres cas, durer pendant un ou deux mois, puis disparaître et être remplacée par une inégalité en sens inverse.

Elle tient parfois à ce qu'une des pupilles est rétrécie, tandis que l'autre reste normale, mais le plus souvent elle tient à ce qu'une des pupilles est anormalement dilatée. Le défaut de contractilité des pupilles, qu'elles soient dilatées, ou rétrécies, ou inégales, s'observe aussi souvent au début de la paralysie générale, et la lésion porte tantôt sur les deux pupilles, tantôt seulement sur une seule.

Ces phénomènes oculo-pupillaires tiennent à bien des causes.

La lésion initiale peut siéger dans les racines antérieures des deux premières paires dorsales, dans le centre cilio-spinal qui s'étend de la cinquième cervicale à la troisième dorsale (voy. l'observation X). — Le ramollissement de ce centre amène le rétrécissement des pupilles (p. 415).

La dilatation des pupilles tient : ou bien à une hyperhémie du centre cilio-spinal ou bien (et c'est là le plus fréquent, c'est ce qui nous a conduit à étudier les phénomènes oculo-pupillaires à propos des phénomènes paralytiques), la dilatation des pupilles tient à la paralysie de la troisième paire; leur inégale dilatation tient à une inégale altération des nerfs de la troisième paire et des muscles qu'ils innervent.

Cette opinion est celle de Baillarger; nous avons, pour l'étayer, des preuves anatomiques. La lésion peut commencer par le manchon de méninges qui entoure le moteur oculaire depuis son émergence jusqu'à son entrée dans le crâne; de là, l'hyperhémie gagne le nerf; d'autres fois les régions par lesquelles passent les fibrilles du nerf à son origine *réelle* sont congestionnées; c'en est assez pour expliquer le trouble de fonctionnement du nerf moteur oculaire et en même temps le caractère passager des troubles qu'on observe.

Cette variabilité concorde avec l'absence de fixité des lésions congestives. D'autres fois nous avons pu observer des lésions persistantes des cellules des noyaux de la troisième paire, 8 sur 10 étaient altérées; alors les troubles mentionnés plus haut sont eux-mêmes persistants.

Enfin, l'inégalité pupillaire due au défaut de contractilité d'une des deux pupilles peut tenir à une lésion du nerf optique correspondant. Nous aurons plus tard à nous occuper de l'amblyopie considérée comme symptôme de la paralysie générale. Pour le moment, il nous suffit d'ajouter que les phénomènes oculo-pupillaires ont une haute importance au point de vue du diagnostic, car ils ne se rencontrent qu'exceptionnellement dans la folie simple; nous avons observé quelquefois dans la folie simple une inégalité pupillaire transitoire, mais nous n'avons jamais noté ni strabisme, ni prolapsus de la paupière supérieure, ni exophthalmie.

Aux paralysies musculaires peut se rattacher le phénomène de la constipation qu'on observe fréquemment chez les paralysés généraux, surtout chez ceux qui sont mélancolico-hypocondriaques.

Ce phénomène nous semble avoir une grande importance au point de vue de la pathogénie du délire hypochondriaque; il peut en outre, dans une certaine mesure, aider au diagnostic.

Les *phénomènes ataxiques* sont au moins aussi importants que les phénomènes de parésie pour le diagnostic de la paralysie générale à forme mélancolique, et ils ont toujours été moins bien étudiés.

En France, c'est Bouillaud qui a le plus attiré l'attention sur les troubles ataxiques ; il a consacré tout le livre cinquième de sa *Nosographie médicale* (1846) à l'étude des ataxies des centres nerveux ; il a prouvé que dans la paralysie générale des aliénés, l'ataxie jouait un grand rôle.

Depuis cette époque, Calmeil et Baillarger ont aussi considéré les symptômes ataxiques comme ayant une grande importance.

En Allemagne, Westphal, qui a étudié avec soin la paralysie générale par propagation (consécutive aux maladies de la moelle) et qui a signalé la fréquence de la paralysie générale consécutive au *tabes dorsalis*, a conclu que « dans la maladie appelée paralysie générale, les symptômes ataxiques étaient plus importants que les symptômes paralytiques (1). »

Aux phénomènes ataxiques nous croyons devoir rapporter :

1° Les tremblements fibrillaires qu'on observe dans les muscles de la face et le tremblement de la langue tirée hors de la bouche, les divers troubles de la parole ;

2° Le tremblement et l'inhabilité manuelle, le tremblement de l'écriture ;

3° Les troubles ataxiques qui ont pour siège les membres inférieurs et qui affectent avec ceux qui appartiennent à l'ataxie locomotrice une parenté sur laquelle nous aurons à insister.

Tremblement de la langue et des muscles de la face. — L'ataxie est caractérisée par des secousses non rythmées, qui ne se produisent, en général, que quand l'individu imprime un mouvement à sa langue, aux divers muscles de sa face, et surtout aux lèvres.

Parfois même, quand les malades sont le plus en repos et ne se disposent pas à parler, on peut observer du tremblement fibrillaire de tous leurs muscles de la face ; mais ce n'est habituellement que quand les malades se disposent à parler que, une ou deux secondes avant l'émission des sons, on voit une trémulation dans leurs divers groupes de muscles.

Ces secousses sont parfois très légères, fibrillaires, difficiles à

(1) NOTA. Il n'a pas signalé la rareté de la paralysie générale chez la femme, coïncidant avec une rareté proportionnelle du *tabes dorsalis*.

constater; elles occupent de préférence la lèvre supérieure et les sillons naso-labiaux.

D'autres fois elles sont très nettes et on peut les voir d'assez loin.

D'autres fois elles sont comme vermiculaires, consistant en petits soubresauts. Quand le malade a fini de parler, elles cessent la plupart du temps, mais persistent quelquefois.

Un des caractères les plus importants de ces tremblements fibrillaires, c'est d'être passagers. On les observera pendant un jour, puis on pourra être huit jours avant de les voir reparaître.

Mais, quand on peut les constater, on peut presque sans hésitation avancer qu'on a affaire à une paralysie générale.

Je ne veux pas être plus affirmatif, car j'ai quelquefois constaté dans la folie simple de l'ataxie des *lèvres* et de la *langue* chez des femmes très névropathiques, chez des hypochondriaques, chez des lypémaniaques à forme anxieuse; mais je ne me rappelle pas avoir jamais constaté chez ces malades du tremblement fibrillaire des autres muscles de la *face*, non plus que de l'hésitation de la parole.

La projection de la langue en avant ne s'effectue que par une succession de mouvements désordonnés, tantôt dépassant le but, tantôt ne l'atteignant pas; la langue tenue hors de la bouche est agitée par des ondulations de durée inégale, d'intensité variable, non rythmées, quelquefois vermiculaires. Quelquefois, lorsque la langue est tirée depuis quelques instants hors de la bouche, les muscles qui la constituent sont comme fatigués et le tremblement augmente notablement; les mouvements peuvent même être si étendus, que la langue arrive à toucher alternativement les dents supérieures et inférieures.

Quand le malade veut arrêter ce tremblement, il ne fait que l'accentuer.

De même que les mouvements des lèvres, ceux de la langue n'ont rien de pathognomonique; ils se rencontrent dans l'alcoolisme, dans la sclérose en plaques, dans la sénilité, et, exceptionnellement, dans des états nerveux divers. Cependant, lorsqu'on surprendra ce phénomène chez un mélancolique, surtout s'il n'a pas d'habitudes d'alcoolisme, il y aura lieu de redouter chez lui la paralysie générale.

Faire connaître les lésions qui correspondent à ces troubles ataxiques, c'est en révéler la haute importance et prouver que ces symptômes, insignifiants en apparence, ont en réalité la signification la plus précise au point de vue du diagnostic.

L'*ataxie de la langue* s'explique en partie :

1° Par l'irritation et par la compression des racines du nerf hypoglosse, qui préside à la motilité de la langue; les racines du nerf hypoglosse sont comprimées dans leur trajet intrabulbaire par suite de la présence d'abondants noyaux embryoplastiques et de corps fusiformes dans la substance nerveuse au milieu des fibrilles nerveuses; nous avons des coupes de bulbes de 2 μ d'épaisseur, colorées par l'hématoxyline, qui montrent cette lésion de la façon la plus manifeste.

2° La lésion des noyaux de l'hypoglosse, qu'elle soit consécutive à cette compression ou à cette irritation dont nous venons de parler, ou bien qu'elle soit primitive, rend aussi compte du trouble de fonctionnement de ce nerf : les cellules de l'hypoglosse sont atteintes de dégénérescence graisseuse et d'atrophie; le nombre des cellules malades peut varier de 1 à 6 sur 10.

Les lésions du facial expliquent aussi les troubles de la motilité de la langue, car on sait que ce nerf innerve les muscles glosso et pharyngo-staphylins, le ventre postérieur du digastrique, le stylo-hyoïdien, tous muscles qui élèvent la base de la langue : les lésions du facial expliquent en outre les troubles ataxiques que nous avons signalés dans les muscles de la face et des lèvres. Or ces lésions sont les mêmes que celles de l'hypoglosse. Les délicates fibres d'origine du facial circulant à travers un tissu condensé, par suite de l'abondance des noyaux embryo-plastiques et des corps fusiformes, se trouvent gênées dans leur fonctionnement, et en outre nous avons noté que les cellules du facial sont en général beaucoup plus malades et plus prématurément atteintes que celles de l'hypoglosse et des autres nerfs bulbaires.

Cette antériorité des lésions des noyaux d'origine du facial que j'ai constatée dans un grand nombre de cas concorde avec les données cliniques qui apprennent que, dans la majorité des cas, ce sont les muscles innervés par le facial qui sont les premiers pris de la trémulation et de l'ataxie qu'on observe chez les mélancoliques paralytiques et qui font absolument défaut chez les mélancoliques imples.

Messieurs, les *troubles de la parole* que l'on observe dans la paralysie générale sont de plusieurs ordres, et ont des dénominations différentes. Ils s'appellent ânonnement, hésitation, bredouillement, bégayement, tremblement.

C'est bien à tort que l'on confondrait tous ces termes, et de plus ces divers troubles sont en rapport avec diverses lésions et ne coexistent pas nécessairement chez le même malade.

La parole suppose l'intégrité : 1° de la substance corticale des lobes antérieurs du cerveau qui sont le siège de l'intelligence;

2° Des fibres nerveuses qui se rendent de la substance corticale au bulbe et qui servent de conducteurs à la volonté;

3° Du bulbe et des noyaux intra-bulbaires des nerfs animant les muscles qui entrent en jeu pendant l'exercice de la parole;

4° Des troncs nerveux qui animent les muscles;

5° Et des muscles eux-mêmes.

Or, tous ces divers organes peuvent être simultanément ou successivement lésés, même pendant la première période de la paralysie générale; de là les troubles si divers que nous allons étudier.

1° La *lésion des couches corticales antérieures* produit du trouble de la mémoire; de là, difficulté pour trouver les mots (les malades cherchent leurs mots); l'ânonnement est cet embarras de la parole qui est produit par le retard dans la présentation ou dans l'émission des lettres, des syllabes et des mots : cette imperfection du langage articulé est de même ordre que celle que nous étudierons à propos de l'écriture, en disant que les malades oublient en écrivant des lettres, des syllabes et des mots : les malades n'ont pas ou presque pas conscience de cette imperfection, puisque la lésion qui la produit occupe précisément le siège de l'intelligence.

Cette lésion consiste :

1° Dans l'hyperhémie de la substance corticale;

2° Dans l'imbibition de la substance corticale des lobes antérieurs par du blastème, par des exsudats et par des produits nouveaux embryoplastiques, etc.;

3° Dans le ramollissement de la couche corticale des lobes antérieurs du cerveau.

L'ânonnement est rare à la première période de la paralysie générale, il se prononce au fur et à mesure que la maladie fait des progrès; son dernier terme est le mutisme absolu; il se voit donc rarement dans la mélancolie de la première période.

A ces mêmes lésions se rapportent ces phénomènes d'aphémie qui font que le vocabulaire des malades est excessivement restreint; tel était le cas de notre malade qui à un moment donné ne disait que ces paroles : « Ça va mieux, ça fait mal. » Chacun a pu noter que les paralytiques répètent les mêmes bouts de phrases pendant des heures entières.

2° La *lésion des fibres conductrices* allant de la substance corticale des circonvolutions antérieures au bulbe à travers la substance blanche cérébrale, à travers les corps striés et la protubérance, peut aussi produire l'ânonnement; car d'une façon générale les troubles sont les mêmes, quand la lésion siège dans l'organe élaboratoire ou dans l'organe de transmission.

Or, les lésions des fibres conductrices sont fréquentes; elles tiennent : 1° à l'innombrable quantité de noyaux embryoplastiques qu'on rencontre dans la substance nerveuse et surtout dans les gaines vasculaires et dans les espaces périvasculaires.

2° A la présence d'amas d'hématine et d'hématosine, à la présence d'épanchements globulaires, de petits foyers de ramollissement.

Le plus souvent ces lésions coïncident avec celles de la substance corticale; aussi les malades n'ont-ils presque jamais conscience de leur ânonnement.

3° Ils peuvent au contraire avoir conscience du *bégayement*, du tremblement, de l'hésitation de leur parole; car ces troubles ne sont pas le résultat de l'oblitération intellectuelle, mais sont la conséquence de l'ataxie des mouvements auxquels président les nerfs bulbaires hypoglosse, facial, spinal et glosso-pharyngien.

Or, ces nerfs sont fréquemment *lésés dans leurs origines bulbaires*, dès le début de la paralysie générale, c'est ce que je vous ai indiqué à propos de l'étude du tremblement de la langue et des lèvres.

Chez une femme morte au trentième jour d'une paralysie générale, les lésions des vaisseaux et des cellules d'origine du nerf facial étaient déjà bien manifestes.

On conçoit facilement que des appareils aussi délicats que les fibrilles et les cellules originaires des nerfs bulbaires soient gênés dans leur fonctionnement par ce *nombre incalculable de petits corps étrangers*, surtout si l'on songe à la complexité des actes musculaires que nécessite le langage articulé.

4° Les *troncs nerveux animant les muscles* qui entrent en jeu pour l'articulation des sons sont rarement malades dans leur parcours depuis le bulbe jusqu'aux muscles auxquels ils sont destinés.

5° Quant à ces muscles dont l'intégrité est aussi indispensable, ils sont rarement malades au début de la paralysie générale; mais dans les périodes ultérieures on les rencontre parfois lésés.

C'est ainsi qu'en 1872 nous avons observé, avec Hanot, l'altération graisseuse des fibres musculaires de la langue et la multiplication des noyaux du sarcolemme (1).

Dans ces cas les malades ne peuvent plus parler; ils n'émettent que des sons inintelligibles, ils ne peuvent plus non plus tirer la langue, ils ont de la dysphasie et de la paralysie concomitante du pharynx.

Ces phénomènes de dysphasie se rencontrent dans les cas de paralysie générale suraiguë accompagnés de délire hypocondriaque.

Ces *troubles de la parole* que je viens d'énumérer ont une importance capitale au point de vue du diagnostic.

Car ceux surtout qui appartiennent aux troubles ataxiques se rencontrent tout à fait au début de la paralysie générale, et ils ne manquent presque jamais. Il faut seulement savoir qu'on les observe dans l'alcoolisme; mais, tandis qu'ils sont persistants dans la paralysie générale, ils sont transitoires dans l'alcoolisme.

Quant à l'*ataxie des membres*, elle se traduit : 1° quelquefois, mais rarement au début de la paralysie générale, par de petites oscillations que l'on constate lorsque les mains sont détachées d'un point d'appui : ce symptôme est commun au début de l'alcoolisme chronique; il n'a pas une grande valeur diagnostique, car on le voit aussi se produire chez d'autres individus anémiés et névropathiques; 2° la légère ataxie des membres supérieurs, au début de la paralysie générale, se manifeste bien plus souvent par de l'inhabileté manuelle : les malades deviennent maladroits; ils laissent tomber les

(1) A. Voisin et Hanot, *Société de biologie*, 2 décembre 1872.

objets qu'ils tiennent, ils perdent leur aptitude aux travaux délicats; leur écriture est moins nette, les caractères tracés sont en général plus petits. Les *a*, les *o*, toutes les lettres courbes, en général, ne sont pas régulières et les caractères sont plus petits, parce que le malade tient instinctivement ses doigts le plus près possible du papier. On constate dans l'écriture d'autres défauts bien plus importants, mais qui tiennent au trouble de l'intelligence : telles sont les répétitions de lettres, et surtout les absences de lettres, de syllabes et même de mots.

Ce qui différencie l'ataxie des aliénés paralytiques de l'ataxie des alcooliques, c'est la conservation de la force musculaire beaucoup plus fréquente dans la paralysie générale que dans l'alcoolisme. Ce qui peut permettre de reconnaître l'ataxie des aliénés paralytiques de l'ataxie des tabescents, c'est : 1° l'absence chez les tabescents, du moins au début de la maladie, de troubles intellectuels; 2° l'absence habituelle de douleurs fulgurantes et de troubles visuels chez les paralytiques ; 3° c'est que les secousses de l'ataxie chez les paralytiques, au moins au début, n'augmentent pas lorsque les yeux sont fermés ; en outre ces secousses ne sont pas continues, elles peuvent paraître et disparaître successivement chez le même malade pendant une période de temps assez courte; 4° c'est que l'ataxie des membres inférieurs est rare au début de la paralysie générale ; lorsqu'elle existe, elle est caractérisée par une incertitude hasardeuse de la marche, et l'occlusion des paupières ne produit pas alors habituellement le chancellement ou l'affaissement du malade.

Je ne m'occupe pas de la paralysie générale consécutive à l'ataxie locomotrice ; il s'agit seulement des troubles ataxiques dans la paralysie générale simple : ces troubles, très peu marqués au début, s'accentuent souvent à la deuxième et à la troisième période de la maladie. Ils sont produits par trois ordres de lésions médullaires : 1° par les lésions des méninges spinales postérieures, sur lesquelles il y aura à revenir à propos des phénomènes d'*hyperesthésie;* 2° par des altérations de la substance grise centrale qui seront aussi étudiées plus tard ; 3° par une hypertrophie du névrilemme des cordons postérieurs (sur des coupes fines des cordons postérieurs, on voit un nombre variable de tubes, 10, 15, ou 20, éparpillés et distants les uns des autres, dont le névrilemme est opaque et double d'épaisseur).

En résumé, les troubles ataxiques sont, au début de la paralysie générale, au moins aussi importants que les symptômes paralytiques et que les symptômes intellectuels.

Aussi sont-ils du plus haut intérêt au point de vue du diagnostic. Les malades s'inquiètent souvent de ces troubles ataxiques, de ce bredouillement qu'ils ne s'expliquent pas ; bien que cette inquiétude témoigne de la conservation de l'intelligence, il faut soupçonner tout de suite chez ces malades la paralysie générale ; à plus forte raison l'apparition de ces troubles somatiques chez un homme qui serait mélancolique doit-elle faire concevoir de grandes craintes pour l'avenir de ce mélancolique. Le mâchonnement, la raideur des muscles du tronc, le grincement des dents, sont encore des symptômes accessoires qui rentrent dans les troubles de la motilité. Le mâchonnement se rencontre plutôt à la deuxième période qu'à la première, c'est cependant parfois un symptôme du début. Les malades font sans cesse des mouvements de dégustation ; rien ne donne à la physionomie une apparence plus instinctive, plus niaise, de sorte que ce signe, quand il existe au début, n'est pas dénué d'une certaine importance au point de vue du diagnostic. La raideur des muscles du tronc appartient à la première période de la paralysie générale, au moins autant qu'à la période prodromique.

Le grincement des dents a été signalé par M. Baillarger comme se rencontrant assez souvent à la première période de la périencéphalite diffuse.

Des troubles de la sensibilité qu'on peut observer chez les mélancoliques atteints de périencéphalite diffuse. — Je vous ai montré en étudiant la période prodromique que l'*amblyopie* était très rare au début de la paralysie générale.

Il est évident que, dans les cas où la paralysie générale est due à la propagation d'une lésion médullaire (ces cas ont été étudiés avec soin par Foville), dans les cas, dis-je, où la paralysie générale est consécutive à l'ataxie locomotrice progressive, par exemple, l'amblyopie est un des symptômes les plus constants de l'ataxie locomotrice progressive.

Les *hallucinations de la vue* sont aussi peu fréquentes à la première période de la paralysie générale que dans la folie simple : leur absence ou présence est donc d'une certaine importance au point de vue de leur diagnostic. Mais les troubles de l'odorat ont une bien autre importance que les troubles de la vue. Nous les avons décrits en 1867 dans nos conférences de la Salpêtrière (1). La diminution de l'odorat est un signe de la plus haute valeur pour le diagnostic de la paralysie générale au début. Il réunit en effet toutes les conditions d'un excellent diagnostic :

1° D'abord, en effet, il est presque constant; pour notre part, nous l'avons très rarement vu manquer.

2° Il n'appartient pas à une autre maladie qu'à la paralysie générale, sauf les cas exceptionnels; dans la folie simple, l'odorat est plutôt exagéré.

3° C'est un signe du début ; on peut le constater alors même qu'il n'y aurait pas encore d'ataxie de la langue, d'inégalité pupillaire, d'affaiblissement de la mémoire.

4° C'est un signe facile à percevoir. L'exploration doit se faire au moyen d'une substance odorante connue, du poivre par exemple ; il faut avoir soin de cacher à la vue des malades le poivre qu'on va leur présenter ; si par l'odorat la substance n'est pas reconnue, il faut la mettre sous les yeux, pour savoir si elle sera reconnue à la vue. Si elle est reconnue à la vue, on peut affirmer que la démence n'est pas en cause, et que si le malade n'a pas reconnu le poivre, c'est que son odorat est diminué ou aboli. Le plus souvent la substance odorante ne produit aucune impression sensorielle, et les malades ne savent pas ce que c'est qu'on leur fait sentir ; d'autres fois, le poivre est pris pour du camphre, pour du tabac, etc., d'autres fois enfin il est reconnu.

Les deux narines n'ont pas toujours le même degré de sensibilité ; bien souvent l'odorat est conservé d'un côté seulement.

Une chose bien curieuse à noter, c'est la réapparition du sens de l'odorat pendant les périodes de rémission ; ce fait se trouve signalé dans notre observation.

Les *hallucinations de l'odorat* sont bien rares dans la paralysie

(1) A. Voisin, *Union médicale*, 1867.

générale au début; elles sont beaucoup plus fréquentes dans la folie simple.

La *diminution* ou la *perte de l'odorat* d'un ou des deux côtés est produite par une altération très notable des nerfs olfactifs. Quand la diminution de l'odorat prédomine à gauche, c'est que les lésions du nerf olfactif gauche sont plus profondes que celles de l'autre côté. Les lésions du nerf olfactif peuvent tenir à la compression des cellules d'origine des nerfs olfactifs, dans la partie antérieure des lobules sphénoïdaux; elles seraient dues à la même cause que les lésions du facial et de l'hypoglosse que nous avons déjà signalées. Mais nos études microscopiques nous ont montré ces lésions des *cellules* peu accentuées, tandis que nous avons trouvé des lésions bien manifestes des *nerfs* olfactifs : 1° épanchements globulaires dans la trame du nerf qui ôtent aux tubes nerveux leur parallélisme normal; 2° présence d'un nombre très considérable de noyaux embryoplastiques; 3° artérite dans les vaisseaux qui alimentent le nerf; 4° on voit en outre que les nerfs olfactifs adhèrent souvent aux méninges, ils sont ramollis ; nul doute que la diminution de l'odorat ne tienne au début à l'hyperhémie méningée. Dès lors on conçoit la possibilité des retours de l'odorat pendant les rémissions.

Le sens du goût est trop intimement lié à celui de l'odorat pour ne pas être diminué en même temps que lui, au début de la paralysie générale; de la peut-être cette gloutonnerie qu'on remarque chez les paralytiques et qui leur est souvent funeste.

Le sens de l'ouïe n'est presque jamais modifié chez les mélancoliques paralytiques au début, tandis que dans la folie simple il est souvent excité; il est des mélancoliques simples qui entendent le tic-tac d'une montre à une distance de plus de 5 mètres et qui perçoivent des bruits à peine perceptibles aux autres personnes. Quant aux hallucinations de l'ouïe, elles sont aussi fréquentes à la première période de la paralysie générale que dans la mélancolie simple ; il ne faudrait donc pas se fonder sur ce symptôme pour établir le diagnostic.

L'*anesthésie* est un symptôme assez fréquent au début de la paralysie générale ; la sensibilité peut être diminuée dans tous ses modes (sensibilité à la douleur, à la température, etc.) ; ce que nous avons dit de l'anesthésie à la période prodromique s'applique très bien à la première période de la maladie confirmée; cette anesthésie est essentiellement passagère, elle se rencontre bien plus souvent dans la folie hystérique, névropathique, hypocondriaque, chez les convulsionnaires et chez les épileptiques à la suite de leurs attaques; aussi pensons-nous que ce symptôme a une importance diagnostique tout à fait secondaire.

Chez un paralysé général au début, nous avons pu constater pendant deux jours seulement de l'anesthésie croisée (anesthésie des membres gauches et de la moitié droite de la face). Cette anesthésie coïncidait avec une grande agitation. Le malade entendant des coups de fusil, voyant le diable, avait peur.

Dans la folie névropathique, au contraire, j'ai toujours vu l'anesthésie croisée coïncider avec un état d'affaissement général et d'abattement dont on ne peut tirer les malades.

Les *névralgies* des paralysés généraux peuvent tenir à quatre ordres de causes :

1° A l'état névropathique du sujet;

2° A des congestions passagères de la moelle;

3° A une affection persistante de la moelle;

4° A des lésions viscérales.

Toutes ces propositions ont besoin de quelques développements.

1° L'état névropathique peut être considéré comme *complication* et comme *cause* prédisposante de la paralysie générale; personne n'ignore les étroites relations qui existent dans toutes les affections nerveuses; toutes ces affections peuvent se compliquer les unes les autres, il ne faut donc pas s'étonner de voir l'état névropathique compliquant la paralysie générale, tout comme il complique la folie hystérique ou toute autre forme de folie.

L'état névropathique peut aussi prédisposer à la paralysie générale: cette proposition perd tout ce qu'elle peut avoir de choquant au premier abord, si l'on veut bien considérer que la paralysie générale est une inflammation et que les névralgies sont incontestablement des causes prédisposantes aux inflammations.

Ces aperçus vous paraîtront suffisants pour expliquer comment la paralysie générale peut être accompagnée de douleurs névralgiques. Une mélancolie compliquée de douleurs névralgiques n'est donc pas nécessairement une mélancolie simple ; ce peut être aussi bien une mélancolie prodromique de la paralysie générale et peut-être aussi une mélancolie symptomatique. L'existence ou l'absence de douleurs névralgiques généralisées ou localisées, rémittentes, intermittentes ou continues, chez un mélancolique ne prouve donc absolument rien sur la nature de la mélancolie, ne peut aider en rien au diagnostic.

2° Il n'en est pas tout à fait de même des névralgies qui tiennent à des états congestifs passagers de la moelle épinière. Les états congestifs de la moelle étant comme les états congestifs passagers du cerveau dont nous avons parlé plus haut, ils indiquent qu'il se passe dans l'appareil de l'innervation des modifications vasculaires du plus fâcheux augure ; aussi quand chez un mélancolique nous voyons survenir des douleurs fulgurantes, des douleurs vives dans les lombes, quand nous voyons que la pression des apophyses épineuses produit des douleurs (comme nous l'avons rencontré maintes et maintes fois), nous réservons le pronostic.

3° Enfin chez un mélancolique qui est au début de la paralysie générale les phénomènes douloureux peuvent tenir à une affection permanente de la moelle. Personne n'ignore les relations qui existent entre les maladies de la moelle et la paralysie générale. Calmeil, et depuis lui Westphal et Magnan, et Foville, et d'autres ont assez nettement démontré la parenté qui existe entre les maladies de la moelle et la périencéphalite. J'ai pu suivre au moyen du microscope les lésions médullaires se propageant dans l'encéphale. Il est donc bien certain que les maladies de la moelle prédisposent à la paralysie générale, que les douleurs symptomatiques des maladies de la moelle doivent faire redouter l'évolution ultérieure de la paralysie générale, que ces douleurs survenant chez un mélancolique doivent faire craindre que cette mélancolie n'appartienne à la paralysie générale. Dans d'autres cas, les lésions de la moelle et la périencéphalite sont simultanées. Ces lésions médullaires sont : 1° des lésions des méninges postérieures de nature inflammatoire comme celles des méninges cérébrales : l'hyperhémie des méninges pendant la première période de la maladie irrite les racines nerveuses, et produit la douleur par suite de la multiplication incroyable de noyaux embryoplastiques autour des racines postérieures, et dans les parois vasculaires; 2° des altérations de la substance grise centrale (formation dans les parois des vaisseaux sanguins et autour de ces parois de noyaux embryoplastiques, compression et altération consécutives des cellules des cornes postérieures). Il est de règle de voir que la partie postérieure de l'axe rachidien est bien plus exposée que la partie antérieure à être le siège d'une inflammation identique à celle du cerveau : même dans le bulbe, ce sont les nerfs dont les cellules d'origine sont le plus rapprochées de la partie postérieure qui sont les premiers troublés dans leur fonctionnement (facial et hypoglosse). Cette spécialisation des lésions à la partie *postérieure* de la *moelle* et à la partie *antérieure* du *cerveau* m'a donné à penser qu'elle exprimait un rapport fonctionnel de la plus haute importance.

Ce n'est qu'exceptionnellement que les cornes antérieures de la moelle sont le siège d'une lésion importante, mais alors cette lésion se traduit par des symptômes qui sont très intéressants au point de vue du diagnostic, car ils ne se rencontrent *jamais* dans la folie simple. Ces symptômes sont : 1° des douleurs dans les muscles; 2° l'atrophie aiguë de tous les muscles du corps. Hanot a présenté à la Société de biologie, en 1872, deux observations, dont une avec autopsie, d'atrophie musculaire aiguë dans la paralysie générale.

4° Les douleurs chez les paralysés généraux peuvent encore tenir à des lésions viscérales, pulmonaires, céphaliques, spléniques, rénales, intestinales. Je vous en parlerai à propos de la *pathogénie du délire hypochondriaque*.

Des troubles circulatoires dans la mélancolie qui appartient à la paralysie générale. — On observe constamment, au début surtout, des mouvements fébriles passagers.

La question de savoir si la paralysie générale est une phlegmasie est pour moi complètement jugée aujourd'hui; je partage l'opinion soutenue magistralement par Parchappe et par Calmeil. Les autres auteurs ont pour la plupart contesté la nature inflammatoire et fébrile de la paralysie générale (Baillarger, Marcé, Morel, Falret, Westphal); la plupart des Allemands et quelques-uns de leurs imitateurs en France ne regardent pas la paralysie générale comme une inflammation, mais comme une dégénérescence. Il n'est pas indifférent de trancher cette question de pathogénie, car on peut espérer guérir une inflammation, tandis qu'on est désarmé contre une dégénérescence ou contre une variété morbide dont on ignore la nature. L'étude de la fièvre dans la paralysie générale est, disais-je, de la plus haute importance pour prouver la nature inflammatoire de la maladie, et pour permettre de dire si tel délire mélancolique appartient ou non à la périencéphalite. Il est des malades qui arrivent dans nos salles sans aucun renseignement antérieur, plongés dans la stupeur, le mutisme ; leurs pupilles peuvent être égales ; il est impossible, vu leur état de mutisme, d'étudier l'état fonctionnel de leurs sens ; leur refus de se prêter à l'examen empêche de savoir s'il y a de l'ataxie ; il est alors très difficile de poser le diagnostic de folie simple ou de paralysie générale. Dans ces cas, la constatation de la fièvre est d'un grand secours et tranche la question du diagnostic. La fièvre a dans la paralysie générale des caractères particuliers, c'est ce qui ressort des études que j'ai communiquées à l'Académie de médecine en 1875.

1° La fièvre est périodique ou rémittente avec exacerbations, elle peut ne durer que quelques heures ou quelques jours pour se reproduire de nouveau après des intervalles de huit à quinze jours.

2° La fièvre survient en général brusquement.

3° La température n'atteint pas un chiffre exagéré ; c'est ainsi qu'elle s'élève rarement au delà de 39° ; elle oscille entre 37°,8 et 38°,6. Les courbes graphiques montrent bien manifestement tou ces caractères de la fièvre ; elles montrent en outre que chez les paralysés la température habituelle est au-dessous de la normale, de sorte qu'une température de 37°,4, qui serait normale chez un individu sain, doit être considérée comme fébrile lorsqu'elle appartient à un paralysé général. Tout comme chez un ictérique, une température de 37°,4 doit être considérée comme fébrile.

4° La température est toujours plus élevée le soir que le matin.

5° L'élévation de la température s'accompagne de rougeur de la face, rarement de sueurs, le plus ordinairement d'une augmentation de la mauvaise humeur des malades et d'excitation.

L'observation de la fièvre chez les paralysés doit être biquotidienne et prolongée pendant des mois entiers ; c'est là une première circonstance qui a fait méconnaître l'existence de la fièvre dans la paralysie générale; une deuxième circonstance, qui explique le silence des auteurs à l'égard de ce symptôme important, c'est ce fait que j'ai signalé plus haut, de l'abaissement de la température au-dessous de la normale, qu'on rencontre presque constamment chez les paralysés en dehors des poussées fébriles.

Quand je parle de la fièvre chez les paralysés, je ne veux pas entendre ces poussées de fièvre bien nettement accentuées qui accompagnent les attaques apoplectiformes, tétaniformes, épileptiformes, ni ces accidents de délire aigu, de manie congestive, de périencéphalite à forme insidieuse, qui s'accompagnent d'une grande élévation de la température et qui sont du pronostic le plus grave.

Je ne parle que de la fièvre dans la paralysie générale qui suit sa marche habituelle. Or, c'est surtout à la première période (à la période intéressante à étudier au point de vue du diagnostic et du traitement) que se montre la fièvre que nous venons de décrire; plus tard la maladie a une marche chronique, sans autre réaction fébrile que celles que provoquent les complications (attaques apoplectiformes, etc., méningite spinale, pneumonie).

Il ne faudrait pas se laisser tromper par les apparences de la fièvre et considérer comme ayant de la fièvre un mélancolique qui aurait des frissonnements, des sueurs, de la rougeur de la face, et même de l'accélération du pouls, s'il n'a pas en même temps une augmentation de la température *jugée au moyen du thermomètre.* Combien ne voit-on pas d'erreurs de diagnostic fondées sur ces caractères accessoires de la fièvre! J'ai vu, l'année dernière, une jeune malade mélancolique qui avait été maintenue pendant trois semaines au lit, à Beaujon, comme atteinte de méningite *spéciale*, parce qu'elle avait de temps à autre ces phénomènes de rougeur de la face, d'accélération du pouls, de sueurs, etc., dont je viens de parler; chez cette malade, ces rougeurs passagères de la face étaient en rapport avec un état de chloro-anémie; j'ai observé aussi des malades que l'on a saignés par erreur.

Mais l'étude que nous avons faite de la fièvre dans la paralysie générale, étant basée principalement sur les observations *thermométriques*, doit aider à éviter ces erreurs regrettables.

Il est encore un autre élément de diagnostic qui nous a plusieurs fois permis de distinguer la folie simple de la paralysie générale : c'est l'état de la contractilité et de la tonicité artérielles, c'est-à-dire l'état de sthénie ou d'asthénie vasculaires.

Dans la mélancolie simple, le pouls est le plus ordinairement petit, serré, résistant, comme crispé, dans un état comparable à celui de beaucoup de muscles de la vie organique ou animale; les courbes obtenues par le sphygmographe sont alors très peu hautes, sans dicrotisme ni plateau; les lignes ascendantes sont courtes, le tracé sphygmographique se rapproche d'une ligne horizontale.

Nous ne parlons pas, bien entendu, des cas de folie par athérome, ni des cas de folie simple, chronique, avec athérome et démence consécutives.

Dans la mélancolie appartenant à la paralysie générale, au contraire, le pouls est assez développé, assez facilement dépressible, et le sphygmographe permet de constater une médiocre tension artérielle avec des lignes ascendantes plus hautes que dans l'état normal, se continuant par une ligne courbe ou par un plateau avec la ligne descendante; dans la ligne descendante, on peut remarquer des oscillations, un degré variable de dicrotisme. Cet état s'accentue au fur et à mesure que la maladie progresse.

Il y a donc dans la folie simple et dans la paralysie générale deux états différents de la pulsation radiale.

Dans la folie simple, névropathique, il y a fréquemment des spasmes des muscles de la vie animale et de la vie organique, et état sthénique.

Dans la folie paralytique, il y a asthénie; cette asthénie est bien en rapport avec le relâchement de certains groupes de muscles de la vie organique, elle peut être considérée comme un état de paralysie vaso-motrice, ainsi que cela s'observe dans les maladies fébriles.

En résumé, l'étude du pouls et de la contractilité artérielle corrobore l'opinion émise plus haut sur la nature fébrile de la paralysie générale, et constitue un moyen de diagnostic à employer dans les cas où l'état lypémaniaque, la stupeur, le mutisme, l'absence d'inégalité pupillaire, l'impossibilité d'étudier les sens, et les mouvements de la langue, des lèvres ou des membres, ou l'absence de renseignements sur les antécédents du malade, rendent difficile le diagnostic de la paralysie générale au début et de la folie simple.

Aux phénomènes congestifs il faut rapporter ces tumeurs sanguines du pavillon de l'oreille observées assez souvent dans la paralysie générale même au début.

La circulation du pavillon de l'oreille est liée à la circulation intra-crânienne. Les rougeurs de la face, qui annoncent un mouvement congestif à la tête, s'accompagnent toujours de rougeur et de chaleur aux oreilles. Ces hématomes du pavillon de l'oreille ne résultent pas toujours de froissements comme on l'a dit ; la preuve en est qu'ils sont rares chez les maniaques, chez les épileptiques, chez les déments sans complications ; il n'est pas non plus prouvé que les hématomes des boxeurs aient la même nature et le même siège que les hématomes des paralytiques. Comme ces épanchements sanguins se rencontrent parfois au début de la paralysie générale (Dumesnil, 1860), ils peuvent jusqu'à un certain point figurer parmi les signes diagnostiques.

Du diagnostic de la mélancolie qui appartient à la paralysie générale arrivée à la seconde ou troisième période. — Ce diagnostic n'a rien de difficile. Le délire soit lypémaniaque, soit hypocondriaque, prend un caractère d'absurdité tellement accentuée qu'il suffirait pour faire reconnaître la démence paralytique. Ces signes somatiques, que nous venons d'étudier à la première période, s'accentuent aussi progressivement ; la maladie est souvent traversée par des attaques épileptiformes, de sorte que le diagnostic n'offre véritablement aucune difficulté, même quand le délire revêt la forme lypémaniaque, ce qui n'est pas la règle. Le diagnostic ne pourrait être erroné, puisque le plus souvent les conceptions délirantes mélancoliques sont entremêlées avec des idées de richesses et de grandeurs à ces périodes avancées de la maladie. C'est une idée, malheureusement trop accréditée aujourd'hui, que hors du délire ambitieux ou expansif il n'y a pas de paralysie générale. L'étude de mes observations montre combien cette croyance est fausse, puisque sur 138 cas nous en avons 61 dans lesquels le délire ambitieux n'est noté à aucune période de la maladie.

Si, comme cela arrive le plus souvent, le délire ambitieux s'est rencontré à une période quelconque de la maladie, chez un mélancolique à la deuxième ou à la troisième période de la paralysie générale, le doute n'est plus possible, ou du moins il n'est plus permis.

Diagnostic différentiel du délire mélancolique chez les fous paralytiques, chez les épileptiques, chez les malades atteints de folie congestive, chez les individus atteints d'alcoolisme, chez les panophobes.

a. *Épilepsie.* — Certains épileptiques présentent, en effet, des symptômes qui rendent difficile le diagnostic.

Ce sont ceux chez lesquels on observe de la confusion dans les idées, de la lenteur dans les conceptions, une sorte d'obnubilation, de la diminution dans la volonté, des hallucinations en même temps que de l'inégalité des pupilles, un frémissement fin de la langue.

La difficulté augmente, lorsque l'épileptique a des conceptions délirantes hypocondriaques ou, au contraire, des idées de satisfaction qui le portent à nourrir de vastes projets et à concevoir des plans irréalisables. Cette difficulté est grande parce qu'il existe, eu égard aux résultats finaux de l'épilepsie, une parenté anatomo-pathologique entre cette maladie et la paralysie générale.

Quoi qu'il en soit, le diagnostic peut encore être porté. Il s'appuiera sur les anamnestiques, sur l'évolution de la maladie, sur l'intégrité constante du langage articulé, sur la conservation de l'odorat, sur la ressemblance du délire hypocondriaque de l'épileptique avec le délire hypocondriaque simple, sur l'absence d'analogie du délire de richesses, de grandeurs, avec celui des fous paralytiques, le délire de satisfaction de l'épileptique étant plutôt vague, mal déterminé, platonique pour ainsi dire, ne portant pas généralement sur la possession d'or, de millions, de maisons, de vêtements, de meubles, etc.

b. *Folie congestive.* — Il ne suffit pas de différencier la paralysie générale à la période prodromique de la folie simple, névropathique, spasmodique, par anémie; il est nécessaire d'établir ses différences avec une forme qui se rapproche de la paralysie générale par ses lésions anatomiques, c'est-à-dire de la folie congestive.

Baillarger n'a pas encore formulé son opinion sur la nature de ces folies congestives auxquelles il a cependant assigné des symptômes, une marche et un pronostic spéciaux.

Si la paralysie générale commence par de la congestion, il est des folies qui restent toujours congestives, c'est-à-dire ne sont jamais caractérisées par de l'artérite, de la transsudation de parties constituantes du sang et leur organisation en cellules et en noyaux embryoplastiques. On ne rencontre pas non plus, dans ces folies congestives, d'adhérences méningo-cérébrales, mais on trouve du piqueté, des apoplexies capillaires, des produits d'épanchements sanguins, des cristaux d'hématine, d'hématosine et des infractus.

Dans ces formes, les symptômes sont aussi différents de la paralysie générale.

En effet, les malades atteints de folie congestive ont les pupilles toujours égales; ils sont toujours sérieux, ou bien s'ils sourient, c'est pour se moquer et persifler; ils manifestent une grande vivacité, ont la parole brève et nette, ils sont très hallucinés d'un ou de plusieurs, sens et ont, consécutivement aux hallucinations, des conceptions délirantes qui concordent avec l'habitus extérieur : *l'ensemble de ces aliénés est homogène.*

La mémoire, dans cette folie congestive, reste nette; les aliénés se rappellent exactement toutes les circonstances de leur vie, avant et depuis leur maladie. Cette particularité les distingue absolument des paralysés généraux aussi bien que l'absence d'ataxie.

Vous avez vu dans mes salles des malades qui présentent cet état depuis dix à douze ans, sans qu'il se soit produit aucune manifestation propre à la paralysie générale.

c. *Alcoolisme.* — Ce diagnostic est une chose difficile, même quand les deux états sont nettement accentués, puisqu'on voit tous les jours des aliénistes très distingués s'y tromper et prendre pour de la paralysie générale ce qui était de l'alcoolisme, puisqu'il existe encore nombre d'auteurs qui admettent une paralysie générale de nature alcoolique.

La paralysie générale et l'alcoolisme sont deux états morbides tout à fait différents au point de vue anatomo-pathologique, différents aussi au point de vue symptomatique; nous ne pouvons cependant pas nier que le diagnostic ne soit difficile et qu'il ne peut être affirmé, dans quelques cas, qu'après l'examen des lésions cérébrales.

Lorsque les maladies ne sont pas encore nettement accentuées, cette difficulté est plus considérable. Dans l'alcoolisme, on trouve, en effet, comme dans la paralysie générale, même quand la maladie est peu avancée, de la débilité intellectuelle, des hallucinations, parfois des idées de grandeurs, des troubles de la sensibilité, de la vue, etc. Nous allons néanmoins essayer de différencier l'alcoolisme avec délire lypémaniaque de la paralysie générale à forme mélancolique.

A la *période prodromique*, le *diagnostic* est à peu près impossible; vouloir établir des nuances entre deux états aussi mal caractérisés l'un que l'autre, serait faire un travail inutile.

On a, dira-t-on, pour établir ce diagnostic, les antécédents ; il est bien certain, en effet, qu'un homme de mœurs sévères qui viendrait à présenter des troubles somatiques et intellectuels de nature douteuse ne pourra pas être taxé d'alcoolisme.

Mais la proposition inverse n'est pas aussi évidente et il est permis de se demander, si un homme qui fait des excès habituels de boissons et qui présente à un moment donné des troubles somatiques et intellectuels difficiles à caractériser, est atteint d'alcoolisme ou d'un commencement de paralysie générale. Le doute est parfaitement légitime, nous disons même que, le plus souvent, la question est insoluble; car enfin il n'est pas inadmissible que la paralysie générale survienne chez un homme qui fait des excès de boissons, tout aussi bien qu'elle survient chez un individu qui n'en fait pas.

D'autant plus que les excès de boissons habituels sont bien de nature à amener au cerveau des fluxions passagères qu'on peut considérer comme causes *prédisposantes* à l'invasion ultérieure d'une *inflammation* cérébrale.

Et en outre, qui peut affirmer qu'un homme qui fait des excès de boissons, alors que c'est contraire à ses habitudes antérieures, n'est pas déjà paralysé général? Bien souvent, en effet, les habitudes d'ivrognerie appartiennent à la paralysie générale. Nous nous expliquons :

Tous les auteurs ont noté au début de la paralysie générale et surtout à la période que l'on appelle prodromique, un changement de caractère et d'habitudes : tel individu qui était rangé jusqu'alors devient, dès qu'il est malade, avide d'émotions, coureur de femmes, etc.; tel autre devient avide de boissons : nos observations et bien d'antres signalent ces habitudes d'ivrognerie, comme annonçant le début de la paralysie générale.

On voit donc que la question est très complexe et que la recherche des antécédents n'a pas toute l'importance qu'on pourrait lui supposer

Lorsque la paralysie générale est à la première période et qu'elle affecte la forme mélancolique, on arrive à la différencier de l'alcoolisme en s'appuyant : 1° sur les signes psychiques ; 2° sur les troubles somatiques.

1° *Sur les signes psychiques.*— Est-il possible de différencier le délire mélancolique de la paralysie générale de celui de l'alcoolisme ?

S'il s'agit de délire mélancolique, survenant après une intoxication alcoolique aiguë, le doute sera bientôt levé, parce que chez les alcoolisés de cette catégorie, le délire est fugace, et qu'au bout de quelques semaines, on voit les conceptions délirantes disparaître peu à peu et la raison revenir.

Porter un diagnostic immédiat est le plus souvent très difficile : on peut cependant remarquer chez les alcoolisés une confusion d'idées et une apathie qu'on n'observe pas chez les paralysés à la première période.

S'il s'agit d'ivrognes de profession atteints de délire aigu à forme lypémaniaque, voici les caractères de ce délire :

Les malades n'ont pas conscience de leur état et ne comprennent pas la signification de leur séjour dans les asiles. — Leur raisonnement est troublé; les malades interprètent d'une façon erronée des sensations réelles qui sont ainsi le point de départ d'illusions. Il est facile de les arracher à leur préocupations tristes et même à leur stupeur par des interrogations. Les malades relèvent alors la tête, répondent plus ou moins nettement, mais bientôt, si l'on ne se hâte de les presser de questions, le délire reprend le dessus. — La volonté est considérablement affaiblie si l'on en juge par l'indécision qui règne dans les actes les plus simples de la vie et par le peu d'énergie des malades.

« Le délire dépressif triste (avons-nous dit dans une précédente leçon) revêt tantôt le caractère de la tristesse proprement dite, tantôt de la douleur, tantôt de la honte, tantôt du repentir ou de l'indifférence. — D'autres fois, les conceptions délirantes sont des idées de culpabilité, d'influence magnétique, jointes à des hallucinations presque toujours terrifiantes et injurieuses.

» Elles donnent la mesure de l'état de souffrance morale de ces aliénés. Aussi, pour échapper à ces tortures intimes, le uns vont-ils se plaindre à l'autorité et font ainsi découvrir leur délire, d'autres cherchent une fin dans le suicide.

» Les hallucinations ont dans l'alcoolisme un caractère particulier; c'est surtout pendant les premières heures de la nuit qu'elles tourmentent les malades: ils rêvent tout éveillés, ont des cauchemars, voient sur leurs lits des serpents, des rats, etc. S'ils s'endorment malgré cela, les hallucinations persistent et troublent leur repos.

» Il est rare que cet état dure au delà d'un mois ou deux, non pas que les malades soient au bout de ce temps radicalement guéris; ils conservent en effet quelques symptômes d'alcoolisme chronique, moins de force musculaire, d'énergie morale, de facilité à travailler, à comprendre, moins de mémoire surtout, et de plus ils retombent avec une extrême facilité après quelques excès ou bien à la suite d'une peine morale, ou d'une abstinence plus ou moins absolue d'excitants alcooliques. »

Ce tableau n'a rien de bien caractéristique et il ressemble assez à ce qu'on observe dans la paralysie générale mélancolique.

Nous ne pouvons pas dénaturer les faits pour soutenir notre cause; il nous faut accepter les choses comme elles sont, et conclure que par l'examen seul du délire, le diagnostic entre la paralysie générale mélancolique et le délire dépressif des alcoolisés est presque impossible.

Si le délire des paralytiques revêt la forme hypochondriaque le diagnostic devient possible; car nous avons vu que même à la première période de la paralysie générale, le délire hypochondriaque a souvent un caractère vraiment spécial qu'on ne rencontre pas ailleurs, pas même dans l'alcoolisme; les alcooliques diront qu'ils ont de la pesanteur d'estomac, de tête, du feu dans le gosier, etc.; mais ils ne parleront pas d'intestins bouchés, de sang aqueux, etc., etc.

Dans une troisième catégorie de délire alcoolique il faut placer celui de l'alcoolisme chronique ; les alcooliques chroniques ont de l'amnésie ; leurs discours sont sans cesse embarrassés par des mots, tels que *chose*. Il s'y joint souvent du trouble de la parole : la parole est hésitante, mal détachée, ânonnée. Les malades n'ont pas conscience de leur état, ils ne veulent pas croire que ce soit l'abus d'alcool qui les a rendus malades ; le caractère offre des singularités. Un malade aura toujours, tout bas, un secret à vous dire, et ce secret n'est rien. « D'autres ont une prévenance exagérée, soit pour les médecins qui les traitent, soit pour les malades qui les entourent, il semble qu'ils veuillent couvrir ainsi l'insuffisance de leur intelligence et racheter la honte de leur conduite (1). » Mais les relations qu'ils ont avec leurs femmes, leurs parents, leurs enfants, sont loin d'être sur le ton aimable. La diminution d'énergie au travail est un des faits les plus fréquents qui ressort des réponses des alcoolisés sur les salaires qui leur sont dévolus dans leurs travaux ; tous racontent, sans se douter de la portée de leur dire, qu'ils gagnent moins qu'autrefois ; aussi la plupart tombent-ils dans le dénuement et la misère.

Ils ont d'ailleurs une défiance d'eux-mêmes qui empoisonne leur existence et met obstacle à toutes leurs entreprises, aux projets et aux démarches les plus simples.

La liberté morale est notablement diminuée chez la plupart d'entre eux ; ils présentent une faiblesse inouïe de caractère, se laissent facilement circonvenir et entraîner à des actes répréhensibles.

Chez ces malades, la physionomie porte à des degrés variables le cachet de la tristesse ; il est difficile de leur arracher quelques mots de réponse, de les distraire de leurs conceptions délirantes et de leurs hallucinations plus ou moins tristes et terrifiantes. Tel malade a une physionomie triste et insouciante, et par moments une expression de satisfaction, n'a aucune vivacité dans les traits ; la mémoire est diminuée ; il faut lui crier dans les oreilles.

Un autre est assis sur une chaise dans l'immobilité la plus complète, sa physionomie exprime une tristesse profonde ; si on lui demande à quoi il pense, il murmure quelques mots parmi lesquels on saisit

(1) Voy. plus haut, p. 246, *État mental dans l'alcoolisme* (*Ann. méd.-psych.*, 1862).

avec peine : « J'ai la tête lourde. » Il pousse des soupirs et dit que sa femme le trompe : « J'entends, dit-il, des voix qui me parlent d'elle, qui l'accusent, ces voix partent des murs, elles appartiennent à des personnes que je connais. » Pas le moindre embarras de la parole, pupilles égales, tremblement des mains, sensibilité obtuse.

On voit là encore que le diagnostic entre l'alcoolisme et la paralysie générale n'est pas facile à porter. Lasègue parle ainsi du délire chez les alcoolisés comparé au délire des paralytiques :

« Le trouble de l'intelligence provoqué par l'abus des spiritueux consiste dans un affaiblissement beaucoup mieux caractérisé par l'expression populaire d'abrutissement que par toutes les dénominations scientifiques. Le malade a conscience de son infériorité, il se rend à peu près compte des choses qui l'entourent, il est tourmenté par des hallucinations. »

L'alcoolisé diffère des autres aliénés en ce qu'il juge plus souvent ses hallucinations. Joignez à cette hébétude tous les mauvais instincts qui peuvent accompagner l'idiotie ou l'imbécillité ; supposez-les se développant sans les freins de la morale et de la raison, vous aurez un tableau résumé de l'état mental des alcooliques. Pour la différence de l'état mental des paralytiques M. Lasègue accorde une grande valeur aux hallucinations de la vue. « Il est rare, dit-il, que les hallucinations ne soient pas constatées comme un symptôme essentiel et constant de l'alcoolisme ; au degré le moins saillant, elles apparaissent encore sous la forme de rêves, et il est important, quand on soupçonne une influence alcoolique, d'interroger les malades sur la nature des rêves qui se reproduisent le plus habituellement durant leur sommeil.

» Les alcooliques n'ont pas l'indifférence des paralytiques ; ils se plaignent de leurs souffrances ; s'ils en abrègent le récit, c'est uniquement par paresse, et il suffit de les replacer sur ce terrain pour qu'ils rendent compte de leurs moindres sensations. »

« La lypémanie de cause alcoolique, dit M. Dagonet (1), ne présente pas de caractères qui lui soient propres ; il serait difficile de la distinguer en dehors des renseignements commémoratifs.

(1) Dagonet, *De l'alcoolisme au point de vue de l'aliénation mentale* (*Ann. méd.-psych.*, 1873, p. 144).

» Parfois cependant le délire lypémaniaque se montre comme une sorte de prolongation et de reflet de l'accès d'alcoolisme qui a précédé l'explosion de la folie. Le malade continue à entendre les mêmes menaces, les mêmes injures; il a les mêmes hallucinations spéciales de la vue : il voit des animaux qui veulent le dévorer; il accuse les personnes qui sont autour de lui d'être la cause des sensations extraordinaires qu'il éprouve.

» Quelques malades conservent la conscience de l'affaiblissement de leur volonté, de cette espèce d'impuissance où ils sont de réagir contre les impulsions qui les dominent, d'éloigner les idées fixes et les pensées dangereuses qui viennent sans cesse s'offrir à leur esprit; ils se plaignent amèrement de cette sorte d'automatisme auquel ils sont réduits; en même temps on observe chez eux de la céphalalgie, des crampes, des étourdissements et quelques autres accidents rappelant ceux de l'alcoolisme. »

En général, il existe chez tous ces malades un changement profond de caractère, c'est l'une des conséquences les plus fréquentes des habitudes d'intempérance; toutes ces nuances sont incontestablement difficiles à saisir. Que devons-nous en conclure? C'est que la forme seule du délire ne suffit pas pour porter un diagnostic différentiel, entre l'alcoolisme chronique et la paralysie générale avec délire lypémaniaque; c'est qu'il faut recourir à l'observation attentive des troubles somatiques.

2° Ceux des troubles somatiques qui appartiennent plus spécialement à la paralysie générale vous ont été décrits au diagnostic différentiel de la paralysie générale mélancolique et de la mélancolie simple (p. 494); ceux qui appartiennent plus spécialement à l'alcoolisme sont les suivants :

Troubles digestifs (gastralgie fréquente), fourmillements des pieds et des mains, anesthésie cutanée, non plus momentanée, mais durable; troubles de la vision, affaiblissement de l'acuité visuelle, diminution des appétits sensuels précédée parfois d'une notable excitation; tremblement des mains, plus tard des bras et des jambes, — accompagné le plus habituellement d'un affaiblissement musculaire.

Mais en somme bon nombre de troubles somatiques sont communs aux deux états. C'est précisément ce qui rend le diagnostic si difficile et parfois impossible, bien que, comme nous l'avons déjà dit, les deux états soient caractérisés par des lésions anatomiques essentiellement différentes. Il n'y a que les médecins très versés dans les maladies mentales qui peuvent arriver à diagnostiquer avec une certaine exactitude. Et encore ne doivent-ils pas se flatter de l'espoir de porter un diagnostic immédiat; le plus souvent une longue observation est nécessaire et le médecin est alors guidé par la marche de la maladie (1).

d. *Délire panophobique.* — Il offre aussi avec le délire mélancolique des paralysés certaines analogies qu'il nous semble bon de signaler.

Le délire panophobique a été très bien étudié par Morel (2). Cet auteur a eu occasion d'en observer de nombreux cas à l'asile de Rouen pendant et après les événements de 1870 et 1871. La description qu'il a faite de ce délire sous le titre de *délire panophobique* des aliénés gémisseurs montre qu'il doit être bien difficile, dans certains cas, de différencier ce délire de celui des paralysés. Le délire des panophobes gémisseurs se caractérise par une anxiété des plus vives s'étendant à toutes choses et surtout aux intérêts immédiats de l'existence.

Les malades soumis à des terreurs inimaginables dont ils ne s'expliquent pas la raison, poussent des gémissements incessants pendant des semaines, des mois, des années. — Leur délire n'a rien de coordonné. Cependant beaucoup craignent d'être mis à mort ou d'être condamnés à des peines déshonorantes ou d'être ruinés, dépossédés. Cette panophobie se complique quelquefois d'hypochondrie; quelques-uns se croient morts et gardent une immobilité cadavérique.

Vous voyez tout de suite combien le diagnostic doit être parfois difficile. Comme dans la paralysie générale le délire n'est pas connu, il a souvent un caractère d'absurdité bien propre à induire en erreur,

(1) J'ai publié dans mon *Traité de la paralysie générale*, page 70, une observation d'alcoolisme avec délire de grandeurs, de richesses, qui a guéri, et dont les détails rendent le diagnostic très intéressant.

(2) Morel, *Ann. méd.-psych.*, 1871.

et, quand il s'y joint du délire hypochondriaque, le diagnostic basé uniquement sur le délire nous semble être de toute impossibilité. Avant de vous prononcer, vous devrez attendre l'apparition des signes somatiques de la paralysie générale, ou bien l'apparition du délire ambitieux.

Heureusement le délire panophobique est très rare; les cruels événements qui ont eu pour théâtre le pays où Morel observait, ont fait naître un nombre relativement considérable de délire de ce genre; mais il est exceptionnellement observé en temps ordinaire. Un caractère qui pourrait encore permettre de différencier le délire panophobique du délire dépressif des paralytiques, c'est l'absence d'hallucinations. Les hallucinations, bien qu'on en ait dit, sont habituelles au début de la paralysie générale, elles ne disparaissent d'ordinaire que quand survient une démence assez accentuée; chez les panophobiques, au contraire, les hallucinations paraissent, d'après Morel, faire complètement défaut.

Un autre caractère différenciel est tiré de la marche de la maladie : le délire panophobique dure quelquefois pendant très longtemps, pendant des années, sans troubles somatiques correspondant, par leur gravité, aux troubles intellectuels; la vie persiste très longtemps chez les malades panophobiques ; chez les paralysés, au contraire, on n'observe jamais bien longtemps un délire aussi continu et aussi semblable à lui-même, et la maladie prend rapidement une marche fatale.

Pathogénie du délire mélancolique.

Messieurs, nous allons maintenant étudier le délire mélancolique proprement dit et le délire hypochondriaque.

Il y a lieu d'examiner deux ordres de causes : les causes somatiques et les influences morales.

Des causes somatiques. — Nous ne savons rien de bien précis à cet égard; on n'a pas encore déterminé quelles sont les parties du cerveau, quelle est la couche de cellules (en admettant qu'elle existe), qui président à la manifestation des idées mélancoliques. Des recherches personnelles qui remontent à 1876 (1) m'ont pour-

(1) *Leçons cliniques sur les maladies mentales*, 1876, p. 60 et suiv.

tant appris que dans la mélancolie simple, d'origine sensorielle et hallucinatoire, c'étaient dans les circonvolutions pariétales, surtout les deuxièmes (en rapport avec les couches optiques), que sont placées spécialement les lésions (1); mais je n'ose pas encore proposer d'explication pour le délire mélancolique dans la paralysie générale; tout ce que nous savons, c'est qu'en général les lésions cérébrales sont diffuses dans la paralysie des aliénés, puisqu'elles sont le résultat des troubles vasculaires. Or cette diffusion de la lésion n'est pas, à mon avis, sans importance; elle explique pourquoi le délire est général dans la folie paralytique, pourquoi le délire n'est jamais partiel ou, s'il l'est dans le début, ne le reste pas longtemps. Un processus qui envahit simultanément tous les éléments de l'appareil nerveux, doit nécessairement en troubler les diverses fonctions; de là le délire géné ral : la mémoire, le jugement, la sensibilité affective, le caractère sont également et simultanément altérés.

Cette manière d'expliquer pourquoi le délire des paralytiques est un délire général, nous semble de nature à corroborer l'opinion de Delasiauve sur les délires généraux, basée uniquement sur les considérations psychologiques. Pour Delasiauve, le délire est nécessairement général, chaque fois que telle ou telle fonction de l'intelligence est lésée, à cause des connexions intimes qui existent entre les diverses fonctions intellectuelles : l'attention fixe les conquêtes de la mémoire, l'imagination les féconde, le jugement les utilise; toute irrégularité partielle entraîne l'irrégularité de l'ensemble, tandis qu'un délire qui porte sur les facultés morales ou instinctives peut être partiel, car les sentiments sont indépendants les uns des autres; de même les instincts, loin de s'impliquer, s'excluent fréquemment.

Ainsi le délire mélancolique de la périencéphalite est un délire général, à cause de la diffusion de la lésion qui le produit; aussi le terme de lypémanie, en tant que s'appliquant à un délire partiel, doit autant que possible être banni du langage, lorsqu'il s'agit de paralysie générale. Ce n'est que dans des cas exceptionnels que la lésion de la paralysie générale débute spécialement par telle ou telle partie de l'appareil cérébral; on a alors affaire à ces paralysies

(1) Voy. plus haut, p. 106.

générales frustes dont la symptomatologie peut varier à l'infini.

Les lésions cérébrales nous semblent encore, dans certains cas, expliquer la forme mélancolique du délire; non pas que nous admettions l'opinion émise par Gubler et consignée dans la thèse de Materne, que la mélancolie est en rapport avec l'anémie du cerveau, tandis que le délire de grandeur est produit par la congestion de l'encéphale. Cette hypothèse n'était pas fondée sur un nombre d'observations suffisant; en outre, nous avons observé bon nombre de cas de mélancolie avec congestion, surtout à la suite des fièvres graves ou pendant les fièvres graves; mais nous admettons très volontiers l'influence de la congestion des couches optiques sur la production des hallucinations. Les travaux de Luys ont mis en lumière les fonctions des couches optiques relatives à la sensibilité; nos observations ont aussi montré la relation qui existe entre la congestion des couches optiques et des centres sensoriels de la base et la production des hallucinations de la vue et de l'ouïe. Or, si l'on songe à la fréquence des hallucinations au début de la paralysie générale, à l'influence des hallucinations sur la production du délire mélancolique, on ne sera pas éloigné de croire que la congestion des couches optiques n'est pas étrangère, dans certains cas, à l'apparition du délire mélancolique. Quant à l'opinion développée par Austin, qui considère le délire mélancolique avec ou sans hallucinations, comme lié à un état morbide des couches optiques, nous ne pouvons pas l'admettre, car elle est *trop absolue*, et aux objections faites par Skac (*Edinburgh medical Journal*, avril 1860) à cette manière de voir, nous ajouterons que nous avons fait bien des autopsies de fous paralytiques mélancoliques sans rencontrer de congestion des couches optiques. Nous n'en avons trouvé que quand le délire mélancolique avait été le résultat évident d'hallucinations.

Relativement aux influences morales, nous devons être tout aussi réservé. On serait porté à croire à priori que les influences dépressives, longtemps prolongées chez un individu qui devient ultérieurement paralysé général, doivent retentir sur le caractère de son délire et lui donner une teinte mélancolique; cette opinion ne serait

(1) Lunier, *Influence des evénements de 1870-71 sur le mouvement de l'aliénation mentale, en France* (*Ann. méd.-psychol.*, 1874).

pas le moins du monde conforme à la vérité, si l'on en croit Lunier, qui a eu occasion d'étudier sérieusement l'influence des circonstances extérieures sur le caractère du délire.

Pour nous, nous ne pouvons pas nous refuser à admettre l'influence des causes déterminantes de la folie sur la forme du délire ; cela nous semble incontestable pour ce qui est de la folie simple ; et, relativement à la folie paralytique, nous voyons trop de paralysies générales à forme mélancolique depuis plusieurs années pour pouvoir nier l'influence des douloureux événements de 1870-71. Il faut bien se rappeler que la paralysie générale est une maladie à marche lente dont le germe peut remonter aux événements de 1870 et dont les manifestations ne sont sensibles qu'en 1873-74. A l'heure qu'il est (1881), nous ne voyons, pour ainsi dire, plus que des paralysés généraux mélancoliques, surtout dans le début. Ces changements dans les formes des maladies ont incontestablement leur raison d'être; ils ne sont pas des effets du hasard ; ils sont inexpliqués, mais non inexplicables. Les événements que nous avons traversés en 1870, 1871, les préocupations financières, politiques, etc., qui nous tiennent en suspens depuis 1871, ne sont pas sans influence sur la forme mélancolique qu'affecte la paralysie générale, surtout parmi les malades de la classe aisée. Nous ne voulons pas terminer ce qui a rapport à l'influence des causes morales sur le caractère mélancolique du délire, sans parler de la mélancolie produite par des idées de grandeurs. Le délire des grandeurs n'est pas toujours l'indice d'un bonheur parfait ; les souverains « des petites maisons » déplorent parfois avec amertume l'injustice de leurs prétendus sujets, ils se figurent qu'ils sont d'une origine illustre et qu'on leur a substitué pour des raisons politiques des individus de basse origine. Ces idées sont pour eux la source d'un véritable délire de persécution, sur lequel Foville a appelé l'attention.

Influence de la pellagre sur le caractère du délire dans la paralysie générale. — Il y a lieu encore de se demander si la paralysie générale pellagreuse revêt plus souvent la forme mélancolique que la forme expansive. On sait que le délire des pellagreux non paralysés généraux revêt presque constamment la forme mélancolique avec idées de suicide. Il est permis de supposer à priori que le délire des pellagreux paralysés doit aussi revêtir la forme mélancolique. La forme ambitieuse a été notée par Baillarger chez les pellagreux de Lombardie (à l'hospice de la Senavra); l'auteur a même appelé l'attention sur le contraste qu'il y a entre la modicité des désirs ambitieux de ces malheureux paysans, lorsqu'ils ne sont pas malades, et l'extravagance de leurs idées ambitieuses, sitôt qu'ils deviennent paralytiques.

Pathogénie du délire hypochondriaque.—Tandis que le délire mélancolique proprement dit est parfois produit par des hallucinations de la vue, de l'ouïe, le délire hypochondriaque est plutôt le résultat d'*illusions* de la sensibilité générale et de sensations douloureuses organiques. Il ne faut pas oublier que les fous paralytiques ne sont pas seulement *aliénés*, que tous les appareils de leur économie sont plus ou moins vite et plus ou moins profondément lésés. Leur sang n'a certainement pas la consistance et la constitution du sang normal. C'est ce qui ressort de travaux de Michéa et de mes études personnelles. Je suis fréquemment frappé de l'apparence morbide de la rate dont on sait l'importance comme organe hématopoïétique. La rate est tuméfiée; son tissu est pâle, mollasse; on en obtient par le raclage, avec le manche du scalpel, une sorte de bouillie grenue. Leurs intestins et leur foie, leurs reins, leur cœur, leurs poumons, leur moelle, sont, comme leur cerveau, lésés dans leur constitution et dans leurs diverses fonctions; de là, sans aucun doute, des troubles variés dont nous ne pouvons pas nous rendre compte, et que les malades traduisent à leur façon, en disant qu'ils ont les intestins bouchés, le foie pourri, etc., etc.

D'une façon générale, il faut se garder de considérer le délire hypochondriaque comme un délire survenant sans motif, sans lésions. Le délire hypochondriaque simple a en général pour raison d'être une lésion somatique passagère quelquefois, et alors elle échappe à l'analyse, permanente le plus souvent, qu'on peut dès lors retrouver à l'autopsie (maladies de la matrice, lésions du plexus solaire) (1); à plus forte raison, doit-on penser que le délire hypochondriaque des paralysés n'est pas sans reposer sur quelque fondement. Il doit être, dans la plupart des cas en rapport avec des lésions viscérales. Ce qui le prouve, c'est la gravité, signalée par tous les auteurs, de la

(1) Voy., *Leçons cliniques sur les maladies mentales*, 1874, p. 161.

paralysie générale à forme hypochondriaque. Doit-on dire que la gravitéde la paralysie générale hypochondriaque tient à la forme du délire, et n'est-il pas plus logique de penser que la forme du délire tient à la gravité des lésions?

J'adopte la deuxième manière de voir. On rencontre chez les paralysés généraux des lésions variées que nous allons étudier rapidement, et qui sont parfois si profondes qu'on doit s'étonner de voir si rarement du délire hypochondriaque dans la paralysie générale. Ces lésions portent :

1° Sur la moelle; elles peuvent alors provoquer de l'anesthésie et de l'hyperesthésie;

2° Sur le nerf grand sympathique et sur les viscères; elles peuvent influencer la nutrition;

3° Sur le cerveau.

Lésions de la moelle. — Elles sont fréquentes, sinon constantes, dans la paralysie générale, et leur siège me paraît comporter des troubles de sensibilité générale, de nature pénible, qui peuvent amener des idées tristes. En effet, rien n'est plus fréquent que d'observer dans la substance grise centrale, et plutôt dans les cornes postérieures, une hyperhémie intense, accompagnée d'endartérite et suivie plus tard de lésions des cellules.

De plus, les méninges de la moelle présentent d'une façon constante des altérations qui pourraient bien seules expliquer des douleurs et des sensations pénibles. Ces altérations consistent en méningite spinale postérieure, méningite postérieure, caractérisée par de l'hyperhémie, des tractus celluleux, des néomembranes, au milieu desquelles sont pris et pincés les filets des racines postérieures, et, au microscope, par une multiplication extraordinaire de noyaux embryoplastiques et de cellules embryonnaires, dans les parois et le long des vaisseaux et dans les parties avoisinantes des méninges. On aperçoit aussi au microscope les fibres nerveuses des racines postérieures entourées d'une énorme quantité de ces noyaux; on comprend facilement, à la vue de ces altérations, qu'il se produise par leur fait des troubles de la sensibilité générale de nature douloureuse ou simplement pénible. Je comparerais volontiers les sensations que ces malades doivent éprouver au malaise que détermine la compression d'un membre, d'un doigt ou d'un nerf. Le malade peut ressentir de l'engourdissement, des battements, et si l'on réfléchit que ces lésions du cordon médullaire sont ordinairement très étendues, on comprend l'état pénible dans lequel sont plongés les malades. A ces lésions médullaires il faut ajouter l'inflammation de l'épendyme du canal central de la moelle.

Ces douleurs névralgiques produites par la lésion de la moelle épinière et de ses membranes ne sont pas les seules qu'on observe dans la paralysie générale. Nous avons vu que souvent, bien longtemps avant l'apparition de la paralysie générale, les malades étaient tourmentés par des douleurs névralgiques de la face et du reste de la tête. Ces douleurs persistant, lorsque la paralysie générale est déclarée, peuvent expliquer dans certains cas le délire mélancolique et le délire hypochondriaque. Peut-être sont-ce des phénomènes de paraplégie légère, qui font dire aux malades qu'ils n'ont plus de jambes; le raisonnement n'étant plus là pour rectifier le jugement, les malades portent une appréciation qui nous semble absurde et non fondée, mais qui a probablement sa raison d'être dans des troubles parésiques. Chez une malade qui prétendait avoir une double langue, il y avait de l'embarras de la parole. C'est peut-être cette gêne dans l'articulation des mots qui avait suscité à cette femme l'idée d'une double langue, dont « l'une, accessoire, s'enroulait autour de la première et en empêchait le libre fonctionnement ». Chez les individus qui disent avoir l'estomac bouché, le gosier bouché, l'intestin bouché, nous ne serons pas le moins du monde éloigné de croire que ces idées hypochondriaques sont le résultat d'illusions, et que ce sont des spasmes, de la constipation, qui donnent naissance à ces conceptions délirantes; nous avons pu voir au commencement de 1874 un officier qui a été interné à Charenton et qui, après avoir présenté pendant cinq mois le délire de satisfaction, comme on ne le rencontre que dans la paralysie générale, fut pris un matin de délire hypochondriaque. Le malade disait qu'il était bouché, il refusait absolument de manger; nous insistâmes tellement pour qu'il prît une cuillerée de potage, que nous parvînmes à la lui faire avaler, et, sitôt la première cuillerée prise, le malade dit qu'il était débouché, et il continua à manger sans grande difficulté. Cette obturation était-elle autre chose qu'un spasme du pharynx? L'idée de spasme se présenta seule à notre esprit. Baillarger a d'ailleurs noté le fait suivant chez les malades qui refusent de manger, c'est que, sitôt que de gré ou de force on leur a fait prendre quelque aliment, ils peuvent continuer à manger d'eux-mêmes.

Les spasmes du gosier sont mentionnés dans une observation de Baillarger (1). Le spéculum pharyngien nous paraît bien propre à faire cesser ces spasmes du pharynx; aussi l'employons-nous de préférence à la sonde qu'on passe par le nez pour l'alimentation forcée de ces hypochondriaques.

Quant à la constipation, elle est aussi probablement la cause de beaucoup de délires hypochondriaques.

Influence de la constipation sur le délire hypochondriaque. — Un de nos collègues nous a communiqué à cet égard une observation bien concluante : il s'agit d'un officier de marine atteint depuis deux ans de paralysie générale avec des alternatives de délire hypochondriaque et de délire expansif (ce malade est arrivé à la fin de la première période). Pendant le mois dernier, le délire a revêtu la forme hypochondriaque. Le malade se disait bouché, se plaignait de douleurs vagues dans les entrailles, mangeait peu; il était alors très constipé, restait pendant cinq ou six jours sans aller à la garde-robe, et tous les médicaments échouaient contre cette constipation; la podophylle n'avait pas encore été essayée; l'administration de ce purgatif provoqua des selles régulières, et, du jour où les fonctions alvines reprirent leur cours normal, on vit disparaître les idées hypochondriaques. Le malade est aujourd'hui dans une période de délire expansif. Il y a bien probablement entre cette disparition du délire hypochondriaque et le rétablissement des garde-robes, plus qu'une simple *coïncidence*, il y a sans doute un rapport de cause à effet.

Nos observations mentionnent d'ailleurs souvent la constipation chez les paralysés généraux hypochondriaques.

Peut-être existe-t-il, comme Michéa a cherché à le démontrer (2), un rapport de cause à effet entre l'analgésie et cette variété de délire hypochondriaque, qui fait que les malades perdent la conscience de leur identité; Fodéré et Buchez (*Journal des progrès,*

(1) Baillarger, *Paralysie générale terminée par la diathèse gangréneuse* (*Union médicale*, 1858).

(2) Michea, *Ann. méd -psychol.*, 1864. — *Gaz. hebd.* (*De l'analgésie chez les aliénés*, 1856).

t. X, p. 88) avaient déjà signalé cette singulière forme de délire hypochondriaque; en 1856 (avril), Legrand du Saulle en rapporta un cas. Michéa n'hésite pas à considérer l'analgésie comme la cause de cette perte de conscience.

Influence de l'anesthésie cutanée sur la production du délire hypochondriaque. — Nos observations ne corroborent pas cette assertion; car dans celle où se trouve notée la perte de la conscience du moi, nous n'avons pas vu signalée l'analgésie. Michéa croit aussi que l'hyperesthésie cutanée est une cause de délire hypochondriaque. Ne pourrait-on pas aussi considérer l'hypochondrie de la paralysie générale dépressive comme de la même nature que cette exagération du moi qu'on observe dans la forme expansive? Les personnes qui ont vu beaucoup de paralysés ont pu remarquer cet égoïsme révoltant qu'on observe à la première période de la maladie quand elle affecte la forme expansive : les malades ne parlent que d'eux, tout ce qui n'est pas eux leur est étranger et indifférent. Le mot *je* se présente à chaque instant dans leur conversation. Ils parlent de leurs talents et de leurs faits et gestes, de leur excellente santé, sans s'inquiéter de celle des personnes qui les écoutent. L'excès de la personnalité ressort de la même façon, lorsque le paralysé général parle de ses conceptions hypochondriaques.

Nous serons presque porté à comparer les *troubles viscéraux* de la paralysie générale à ceux qu'on observe chez les petits enfants mal alimentés. Ces graves troubles de nutrition des enfants à la mamelle, que Parrot a si bien étudiés sous le nom d'*athrepsie des nouveau-nés*, ne produisent pas chez ces petits malades des douleurs bien vives, bien localisées; les nourrissons qui succomberont en quelques semaines ou même en quelques jours aux progrès de la désorganisation qui s'opère en eux, ne ressentent qu'un malaise vague; ils poussent des cris de détresse, mais dont il est impossible de déterminer la cause. La même chose arrive chez les paralysés; il est le plus souvent impossible de localiser le point de départ de leurs sensations, mais ce n'est pas à dire pour cela que ces sensations soient imaginaires. Ce que les petits enfants expriment par leurs cris de détresse (le mot est de Parrot, il est à conserver), les paralysés l'expriment en disant qu'ils ont le sang aqueux, la vessie pourrie, le crâne bourré d'étoupes, etc. Nous qui ne sommes pas malades, nous ne pouvons pas nous expliquer ces diverses sensations, mais ce n'est pas une raison pour les nier.

La mélancolie et l'hypochondrie du paralysé général peuvent encore tenir à des lésions pulmonaires, hépatiques, spléniques, rénales et intestinales.

La *tuberculisation pulmonaire* est fréquente chez les paralysés généraux. Clouston (1) a remarqué que, dans trente-trois cas de paralysie générale accompagnée de tuberculisation, le délire avait été d'abord mélancolique et accompagné d'impulsions au suicide; dans ces cas, la tuberculisation n'avait pas été l'effet du refus d'acceptation des aliments ou du dérangement de la nutrition, et, dans la plupart des cas, elle n'avait causé que de faibles dérangements; elle était presque latente et ne s'accompagnait ni de toux ni d'expectoration.

On rencontre fréquemment, à l'autopsie des paralysés généraux, des lésions du foie, de la rate, des reins, de nature irritative. Rien n'est fréquent comme l'existence dans les reins d'adhérences entre la substance corticale et la capsule, et d'un état d'hyperhémie plus ou moins intense. Les capsules du foie et de la rate portent souvent aussi les traces d'inflammation d'âge différent, et, comme nous l'avons dit, la substance de la rate est souvent altérée.

Les *lésions intestinales* ne sont pas moins fréquentes chez les paralysés généraux, qui ont présenté du délire mélancolique ou hypochondriaque. Elles consistent en entérite simple ou ulcéreuse; l'entérite simple peut occuper tout l'intestin, ou l'intestin grêle, ou le gros intestin seul; nous avons vu aussi des cas où les ulcérations étaient très nombreuses et occupaient même l'estomac.

Ces ulcérations sont comparables par leur aspect à l'ulcère simple de l'estomac et aux ulcérations atoniques; leurs bords ne sont pas tuméfiés, et il est rare que la paroi musculeuse soit perforée.

On comprend que l'existence d'états morbides gangréneux ou inflammatoires chroniques puisse donner lieu à des sensations douloureuses et à des conceptions délirantes tristes.

Ces lésions intestinales ulcéreuses nous paraissent pouvoir être produites de la même façon que les phlyctènes et les ulcères de la

(1) *Ann. méd.-psych.*, 1864, t. IV, p. 66.

peau chez ces mêmes malades, et reconnaître pour cause des altérations des cellules des cornes antérieures de la partie moyenne de la substance grise de la moelle. Or la liaison entre ces lésions médullaires et les troubles fonctionnels du sympathique est singulièrement éclaircie par la connaissance que l'on a de grosses cellules que Jacubowitch a démontré être les cellules d'origine du sympathique (dans la partie moyenne de cette substance grise près de sa limite externe). Les lésions intestinales seraient donc pour moi le résultat de troubles vaso-moteurs.

Nous avons des préparations histologiques qui montrent les lésions des cellules de la moelle en rapport avec ces troubles vasomoteurs.

Aux lésions médullaires et viscérales que nous avons indiquées comme pouvant produire le délire mélancolique et hypochondriaque, il faut ajouter les altérations du grand sympathique, surtout lorsqu'il s'agit d'expliquer le délire hypochondriaque.

Les divers modes de délire hypochondriaque permettent d'ailleurs de suivre la lésion dans les diverses ramifications de ce nerf important.

Ainsi les conceptions singulières qui se lient à l'acte de la défécation, à l'acte de la digestion, de la déglutition, indiquent des modifications de la sensibilité ganglionnaire.

Poincarré et Bonnet ont décrit des lésions qu'ils ont trouvées dans les ganglions du grand sympathique et qui peuvent être considérées comme un pas important dans la pathogénie des troubles du sympathique. Nos observations nous ont appris que chez les hypochondriaques, il existe fréquemment, dans les ganglions semilunaires, des lésions inflammatoires avec multiplication nucléaire.

Mais si ces lésions du sympathique peuvent expliquer le délire hypochondriaque dans la paralysie générale à marche lente, elles sont impuissantes, à notre avis, à expliquer ces cas de paralysie générale aiguë accompagnés d'hypochondrie et suivis rapidement de la mort. Dans ces cas, *ou bien* 1° les lésions cérébrales peuvent être tellement graves, le ramollissement de la substance corticale être tellement intense et étendu, qu'il explique suffisamment la forme du délire, la lésion jetant le malade dans une sorte de déliquium et d'anéantissement qui imprime au délire un caractère éminemment dépressif (nous avons en effet constaté un certain nombre de fois un ramollissement considérable de la substance corticale chez des paralysés généraux hypochondriaques); *ou bien* 2° les lésions sont de prime abord généralisées et s'étendent au bulbe, à la moelle en même temps qu'au cerveau, et déterminent dans les organes des premières voies digestives, innervés par les nerfs bulbaires, des sensations pénibles qui amènent l'idée hypochondriaque.

L'examen histologique du bulbe et des noyaux d'origine des nerfs bulbaires que j'ai fait chez des paralysés généraux au début de leur affection, m'a en effet appris que, dès les premières périodes, le bulbe est atteint, que les cellules des noyaux d'origine des nerfs bulbaires sont altérées rapidement, et que sur le trajet des fibrilles de ces nerfs il se fait une multiplication nucléaire d'origine vasculaire dont la présence trouble nécessairement le fonctionnement de ces nerfs.

Des cas où le délire hypochondriaque est impossible à expliquer. — il est encore des cas plus difficiles à expliquer; ce sont ceux où le délire hypochondriaque survient brusquement et est passager. Dans ces cas, on pourrait dire que la même lésion qui, lorsqu'elle est permanente, produit un délire hypochondriaque permanent, produit, lorsqu'elle est passagère, un délire passager, et nous ne serions pas en peine de trouver des analogies pour expliquer ces lésions passagères. Pourquoi n'y aurait-il pas dans le sympathique, dans la moelle, dans les viscères, des poussées congestives analogues à celles qui se font dans le cerveau et qui provoquent les accidents temporaires étudiés par Bayle et par Calmeil? Demander pourquoi la paralysie générale revêt la forme hypochondriaque, c'est demander pourquoi la folie hystérique revêt la forme érotique, pourquoi la folie pellagreuse revêt la forme suicide et mélancolique. Il est permis de faire des hypothèses, tant que ces hypothèses reposent sur des observations bien prises.

Messieurs, l'existence d'un délire dépressif à une période quelconque de la paralysie générale a-t-elle une influence appréciable sur la marche de la maladie, sur la gravité du *pronostic?* Pour résoudre la question, il nous faudra, comme dans les chapitres précédents, étudier séparément le délire mélancolique et le délire hypochondriaque, aux diverses périodes de la maladie.

D'abord à la période prodromique, puis à la première, à la seconde et à la troisième période :

1° *Du délire mélancolique à la période prodromique.* — L'existence de la mélancolie ou du délire mélancolique à la période prodromique de la paralysie générale est tellement fréquente, qu'on ne peut inférer de ce signe aucune conséquence pour le pronostic. Nous avons déjà dit que la mélancolie est maintenant presque la règle chez les paralytiques à la période prodromique, et que même chez ceux qui sont excités à un moment donné, qui sont loquaces, contents d'eux et des autres, on peut presque toujours, en observant longtemps et en consultant les familles, retrouver des traces de délire mélancolique ou tout au moins de mélancolie, de tristesse vague, que rien ne justifiait.

L'étude de la forme du délire ou du caractère à la période prodromique ne peut donc nous fournir aucune donnée sur la gravité du pronostic. Au contraire, l'étude de la *durée* de la période prodromique nous semble de la plus haute importance au point de vue du pronostic. Nous avons en effet remarqué que lorsque la période prodromique dure longtemps, lorsque, par exemple, les signes somatiques ne surviennent qu'au bout de deux ans, ou lorsque le changement de caractère persiste pendant un an, avec un affaiblissement progressif mais très lent des facultés intellectuelles, l'évolution de la maladie est proportionnellement lente dans toutes ses périodes. Les malades chez lesquels le début de la paralysie générale a été insidieux sont rarement enlevés par une mort rapide. Chose plus curieuse encore, ils résistent aux complications les plus graves, telles que les hémorrhagies méningées. Nous connaissons plusieurs malades, chez lesquels le début de l'affection a été extrêmement insidieux et qui ont traversé sans succomber les phases les plus critiques ; un entre autres a, depuis trois ans, en moyenne, tous les deux mois, des accidents épileptiformes, comateux; à la suite d'une des attaques il est resté paralysé du côté gauche, mais enfin il survit.

Chez ceux au contraire dont la maladie a eu une évolution rapide à son début, et surtout à la période prodromique, les complications sont beaucoup plus redoutables, et en admettant même qu'il ne survienne pas de complications, la mort n'en arrive pas moins rapidement. Elle est causée soit par le marasme progressif, soit par des eschares qu'aucun topique ne peut guérir.

Cette remarque que nous avons faite, si elle est conforme à la vérité, est de la plus grande importance au point de vue du pronostic et de la pathogénie de la paralysie générale; relativement au pronostic, il est très important de pouvoir prédire que chez tel malade la paralysie générale aura probablement une évolution lente; et par contre, il n'est pas inutile, dans certains cas, d'avertir les familles des dangers plus immédiats que courent les malades. Que d'erreurs de pronostic ne fait-on pas tous les jours au sujet de la paralysie générale ?

Tel malade, au sujet duquel on avait laissé entrevoir des craintes sérieuses pour un avenir prochain, vit encore trois ans, quatre ans même après la déclaration du danger.

Un optimisme exagéré met encore l'expert ou le médecin dans une position plus difficile. Ces quelques considérations suffisent pour montrer toute l'utilité qu'il y aurait à posséder un élément de pronostic certain. Or cet élément ne doit pas être un chiffre donné par la statistique : savoir que la durée moyenne de la paralysie générale est d'environ deux ans, c'est ne rien savoir du tout au sujet du pronostic d'un cas donné.

Aussi n'ai-je pas pris la peine de calculer la durée moyenne de la paralysie générale dans nos observations.

Ce qu'il faut chercher, c'est une loi; or je crois être sur la trace de cette loi, en disant qu'en général la marche de la maladie est uniforme dans un cas donné; que si les premières périodes sont de longue durée, les deuxième et troisième périodes seront longues aussi; le malade pourra vivre cinq ou six ans, pourra traverser non pas impunément, mais du moins sans perdre la vie, les complications les plus menaçantes (telles que hémorrhagies méningées, attaques épileptiformes) ; que dans les cas, au contraire, où les premières périodes sont courtes, la maladie risque fort d'avoir une évolution rapide ou d'être brusquement interrompue par une complication. Il est bien entendu que nous parlons des cas, et ce sont malheureusement les plus fréquents, où aucune intervention thérapeutique sérieuse n'essaye de modifier l'évolution de la maladie.

Ainsi donc, quand on observe chez un malade une période prodromique longue, quand, par exemple, le caractère s'est modifié depuis deux ans avant l'apparition de la paralysie générale confirmée; quand, longtemps avant d'être aliéné, le malade est devenu sombre, mélancolique, se plaignant de céphalée passagère, de bouffées de chaleur au visage, quand surtout on a pu observer des rémissions plus ou moins prolongées pendant cette période prodromique, nous croyons qu'on peut espérer que la paralysie générale aura une évolution lente, et qu'on est en droit de laisser entrevoir cette pensée aux familles.

Dans les cas, au contraire, où la paralysie générale apparaît brusquement, sans prodromes, débutant, par exemple, par une congestion cérébrale avec délire, si le délire subsiste après la disparition des accidents somatiques, en revêtant un caractère de débilité, quand les accidents somatiques ne s'effacent pas rapidement, si enfin (et nous en avons vu plusieurs cas bien concluants) il survient avec une rapidité très grande, *en quelques heures*, un état d'affaissement général, d'une intensité quelquefois prédominante d'un côté du corps, il y a lieu alors de redouter une évolution rapide de la maladie, en rapport avec un *ramollissement aigu d'une grande partie de la surface du cerveau*.

Au point de vue de la physiologie pathologique, cette donnée que nous venons de signaler, à savoir, que la paralysie générale a une évolution uniforme chez le même malade, a une valeur considérable; si elle est exacte, si les observations ultérieures la confirment, on cherchera à l'interpréter, et l'étude de la pathogénie de la paralysie générale sera probablement éclairée. On cherchera à quelles lésions correspond une évolution lente de la maladie, et quelles sont les parties de l'appareil nerveux dont la lésion coïncide avec une évolution rapide.

Messieurs, nous sommes en mesure de répondre d'une façon assez satisfaisante, nous le croyons, à cette question que nous venons de soulever. Dans une première catégorie, en effet, de paralysies générales, la maladie a une marche lente (souvent tout à fait analogue à la marche de la folie simple), la lésion n'occupe, pendant une période plus ou moins longue, que les vaisseaux, et n'intéresse que par voisinage l'élément nerveux lui-même.

Il y a une analogie très grande sur le rapport de cette forme de lésions entre ces fous paralytiques et les malades atteints d'ataxie locomotrice progressive, devenus aliénés; chez les uns comme chez les autres, la lésion reste pendant très longtemps uniquement vasculaire, et consiste en artérite, en présence de noyaux, de cellules embryoplastiques et de corps fusiformes dans les parois vasculaires. Une des particularités de cette forme de lésion, c'est qu'il n'existe pas d'adhérences cérébro-méningées, dans les premières années du moins, et c'est que l'altération porte beaucoup plus sur le cerveau que sur les méninges.

Dans une deuxième forme, dans les cas où la maladie suit sa marche classique ou même a une évolution rapide, les lésions occupent d'emblée non seulement les vaisseaux, mais encore la substance nerveuse. L'altération vasculaire est la même que dans le premier cas, mais la multiplication des noyaux et des cellules embryonnaires est exubérante, et la substance nerveuse est envahie dès le début par ces corps étrangers. De là un ramollissement par exsudation, dont la généralisation peut amener rapidement la mort.

C'est la lésion que l'on observe dans les cas de paralysie générale avec délire hypochondriaque, qui sont rapidement suivis de mort.

Ainsi donc, chaque fois que la période prodromique sera de longue durée, c'est que la lésion sera uniquement vasculaire, et que le tissu nerveux sera respecté dans sa constitution intime et que les troubles de fonctionnement seront dus à des lésions de voisinage.

Dans les cas, au contraire, où la période prodromique est courte, ou même n'existe pas, c'est que les lésions vasculaires auront été assez intenses pour amener à leur suite la destruction d'une plus ou moins grande étendue de substance nerveuse et pour produire des lésions irréparables : de là la gravité du pronostic.

2° *Du délire mélancolique à la première période.* — Tout ce que nous venons de dire de la mélancolie à la période prodromique s'applique à la première période de la maladie confirmée.

Un malade étant arrivé à la première période, c'est-à-dire la paralysie générale étant bien nettement confirmée pour un observateur exercé, l'existence du délire mélancolique a-t-elle quelque valeur au point de vue du pronostic? Nous ne le croyons pas; si le délire est mélancolique, *sans traces d'idées hypochondriaques*, avec ou sans *idées ambitieuses*, il n'aggrave pas le pronostic.

Le pronostic est donc celui de la paralysie générale à forme expansive; nous n'avons pas à y insister. Il est grave certainement, mais il nous semble qu'on a noirci le tableau du pronostic de la paralysie générale. Nous sommes de ceux qui croient à la thérapeutique, à la condition qu'elle soit active; nous nous appuyons sur nos convictions relatives à la nature inflammatoire de la paralysie générale; nous croyons qu'il n'est pas au-dessus des ressources de l'art d'arrêter une inflammation, quand on la prend à une époque voisine de son début, et qu'il faut bannir du langage médical la désolante pensée du Dante : « Vous qui entrez ici, quittez toute espérance. » On voit survenir à *toutes* les périodes de la paralysie générale des guérisons inespérées; à plus forte raison, à la première période la guérison est-elle possible, surtout si elle est secondée par un traitement approprié.

Des diverses variétés de mélancolie considérées au point de vue du pronostic. — Les suicides ne sont pas fréquents chez les paralytiques, même chez ceux qui sont mélancoliques, soit parce que les malades n'ont pas l'intelligence nécessaire pour accomplir leurs desseins et qu'ils échouent dans leurs moyens, soit plutôt parce que leurs conceptions délirantes n'ont pas assez de ténacité.

La mélancolie aggrave sérieusement le pronostic, quand elle s'accompagne d'idées d'empoisonnement et de refus des aliments; dans ces cas, l'emploi de la sonde œsophagienne devient nécessaire, mais la nutrition souffre de ce procédé anormal d'alimentation, et si l'on songe, d'une part, que la paralysie générale s'accompagne souvent de troubles profonds de la nutrition, que, d'autre part, l'état mélancolique, même quand il n'appartient pas à la paralysie générale, s'accompagne de troubles sérieux de la nutrition (c'est ainsi que nous avons vu souvent mourir avec des taches scorbutiques, du purpura, des eschares, etc., des mélancoliques simples qu'on était forcé d'alimenter à la sonde), on comprendra combien la nutrition des paralytiques mélancoliques qui refusent les aliments doit être compromise.

La mélancolie est aussi à redouter quand elle affecte la forme de mélancolie avec stupeur, etc., avec l'immobilité de la mort.

Nous avons examiné au microscope la substance corticale de Della, cet aliéné de Bicêtre qui feignait le mort. C'était un paralysé général.

3° *Du délire mélancolique à la seconde et à la troisième période.* — La mélancolie qui survient à la deuxième ou à la troisième période de la paralysie générale ne nous semble pas non plus aggraver le pronostic, à moins, comme nous venons de le dire, que les malades ne refusent les aliments. Nous savons d'ailleurs que le délire mélancolique persiste rarement, et qu'il est le plus souvent alors entremêlé de délire ambitieux.

Dans les cas où la mélancolie a persisté pendant toute la durée de la maladie, le pronostic ne paraît pas avoir une gravité exceptionnelle.

Le délire mélancolique, quand il n'est pas joint au délire hypochondriaque, ne paraît pas avoir d'influence sur la marche de la maladie, à moins qu'il ne soit accompagné de stupeur et du refus des aliments.

Il n'en est pas de même du délire hypochondriaque. A *quelque période qu'il apparaisse,* il est d'un pronostic *fâcheux,* et cela se conçoit facilement; car, ou bien le délire hypochondriaque est la cause cérébrale, et alors il indique des lésions graves, rapides et étendues de la substance corticale; ou bien ce délire est le résultat d'illusions de la sensibilité générale, et alors il indique des lésions viscérales profondes et menaçantes. Ajoutez à cela qu'il peut se compliquer, tout comme le délire lypémaniaque, du refus des aliments; les malades prétendent qu'ils sont bouchés, etc., qu'ils n'ont plus d'intestins, se refusent à manger, et alors à la dépression psychique et somatique s'ajoute le défaut de réparation; aussi est-il d'observation journalière que le délire hypochondriaque est d'un pronostic grave. Il emprunte sa gravité, dans certains cas, à des phénomènes de diathèse gangréneuse qui se développent concurremment quelquefois avec une incroyable rapidité.

C'est ainsi que des eschares et des anthrax gangréneux se développent sur certaines parties du corps chez des malades non alités, et en des endroits qui n'ont supporté aucune pression. La forme de gangrène est la forme humide; il se produit rapidement de vastes décollements sous des portions de peau violacées; en quelques jours, les os peuvent être mis à nu, et le siège de prédilection de ces eschares est le coude, le sacrum, le talon, les extrémités des orteils.

L'état général participe à cette désorganisation; la face devient terreuse, le nez effilé, l'œil éteint, l'haleine fétide, les malades rendent parfois des crachats gangréneux, ils ont en même temps de la diarrhée.

Nous avons constaté dans l'état du sang d'un certain nombre de ces malades des altérations qui concordent bien avec cet état général : du sang retiré, chez ces malades, de l'extrémité du doigt piqué avec une épingle, présente : 1° à l'œil nu une couleur noirâtre et une consistance visqueuse; 2° au microscope, et aussitôt que la goutte de sang a été placée sous le couvre-objet, des îlots de globules rouges parfaitement séparés les uns des autres par des espaces vides dans lesquels on aperçoit les globules blancs en quantité souvent normale. Cet état de séparation en îlots est analogue à ce qui se voit dans certains cas de leucocythémie. Après la mort, le sang recueilli dans le cœur est visqueux, poisseux, non pris en caillots, et il a l'apparence de gelée de groseilles.

La coïncidence de ces phénomènes gangréneux rapides avec la paralysie générale à forme hypochondriaque aiguë a été signalée par Baillarger, mais non expliquée dans sa cause intime.

Quant au traitement de la paralysie générale à forme mélancolique, nous avons suffisamment fait connaître notre manière de voir à ce sujet : « *Il faut soigner les paralysés généraux*, c'est un devoir pour le médecin; il ne faut pas se contenter d'être simple spectateur de l'évolution de la maladie, il faut tâcher de l'enrayer. »

La *logique* indique qu'on doit pouvoir y parvenir, si l'on combat à son début la lésion inflammatoire qui cause tous les désordres psychiques et somatiques que nous avons étudiés; l'*expérience*, d'autre part, prouve qu'on y parvient quelquefois, et bon nombre de ces cas, que Baillarger désigne sous le nom de folie congestive, nous paraissent être des paralysies générales qu'on a arrêtées ou qui se sont arrêtées spontanément dans leur évolution. Ce qui est certain, c'est qu'on parvient à empêcher la mort *immédiate* chez les individus qui ont des complications telles qu'attaques épileptiformes, apoplectiformes, etc. Enfin, on parvient dans bon nombre de cas à prolonger bien longtemps l'existence des malades en prévenant les complications et en combattant les mouvements fébriles que nous avons signalés, soit par le sulfate de quinine, soit par les bains froids prolongés, soit quelquefois par l'usage presque quotidien de la digitaline. La morphine employée à doses progressives et considérables parvient, chez les mélancoliques *simples ou vésaniques*, à améliorer presque toujours leur état et à amener souvent, au bout d'un temps variable, une guérison définitive, ainsi que cela résulte de mes observations publiées (1).

Employée chez les mélancoliques paralytiques à doses aussi considérables, elle produirait des accidents, et, en tout cas, n'amènerait aucune amélioration.

Théoriquement l'opium qui congestionne le cerveau (peu nous importe que ce soit en paralysant les vaso-moteurs ou en excitant des nerfs dilatateurs), est formellement contre-indiqué dans une affection de nature congestive et inflammatoire; pratiquement, nous avons déjà dit que chez une malade (obs. p. 411) la morphine employée à haute dose amenait comme des coups de sang, et que chez d'autres malades, la médication a échoué en tant que *curative*.

L'action palliative de l'opium a pu être parfois utilisée; mais, ainsi que nous l'avons déjà dit, ainsi que nous l'avons répété bien souvent, ce n'est qu'à la condition d'employer des doses faibles de médicament (10 centigrammes au maximum); cette dose n'est pas comparable à celle de 60 centigrammes, de 90 centigrammes même par jour, de morphine, que nous employons avantageusement dans certains cas de mélancolie simple.

Somme toute, dans la mélancolie congestive, *dans la mélancolie appartenant à la paralysie générale*, je *proscris* l'opium et tous ses composés, à n'importe quelle dose.

La morphine a aussi été employée depuis plusieurs années dans la folie, par les Allemands.

(1) Aug. Voisin, *Bulletin de thérapeutique*, 1874, 1876 et 1881.

Nous avons trouvé dans un journal allemand (1859) un article du Dr Richarz, sur l'emploi de l'opium dans la mélancolie, qui est bien en rapport avec notre manière de voir (1).

« Il est, dit le Dr Richarz, certains mélancoliques dont l'excitation marque en quelque sorte la véritable situation ; c'est que leurs idées sont incohérentes, s'effacent rapidement et se succèdent sans transition ; cette versatilité devait en imposer, quand on se bornait à un examen superficiel et exclusivement psychologique : ces malades étaient pris pour des maniaques ; mais, en y regardant de plus près, on voit que les mélancoliques agités se plaignent de ne pouvoir s'arrêter à aucune pensée, que la réflexion leur est impossible ; leurs idées se croisent et s'entre-choquent de la manière la plus bizarre, et c'est une contradiction permanente qui les porterait souvent à croire au dédoublement de leur personnalité. Le mélancolique agité se plaint de son état, ce que ne fait jamais le maniaque ; chez le premier l'agitation est l'expression de l'anxiété, l'angoisse y est permanente.

» Dans ces cas, l'opium, auquel on a souvent recours, ne donne aucun bon résultat ; son emploi ne repose sur aucune donnée scientifique, ne répond à aucune indication de causalité et va directement contre le but qu'on doit se proposer. Ce moyen s'adresse tout au plus à quelques symptômes vis-à-vis desquels il a une action à peine palliative. »

Ces réflexions sont parfaitement justes si, comme nous le croyons, elles s'appliquent à des cas de mélancolie due à un processus congestif ou inflammatoire ; aussi notre conclusion est-elle formelle :

Rejeter l'opium et tous ses composés dans le traitement de la mélancolie congestive ; s'adresser, au contraire, aux agents qui peuvent décongestionner l'encéphale, bromure de potassium, sulfate de quinine, digitaline ; emploi du maillot, des bains froids prolongés, des purgations répétées, des vésicatoires sur la tête, une bonne hygiène physique et morale.

Quant à l'usage du haschisch dans la mélancolie appartenant à la paralysie générale, nous croyons qu'il faut le proscrire complètement, parce que, ainsi qu'il résulte des expériences sur l'extrait

(1) Voy. *Ann. méd.-psych.*, 1860 (Revue des journaux allemands analysé par Renaudin).

de haschisch communiquées par nous en collaboration avec Liouville à Villard (thèse de Paris, 1870), le haschisch congestionne le cerveau et produit, même chez les animaux intoxiqués, des hémorrhagies en nappe.

Nous vous parlerons maintenant, Messieurs, des cas où la *paralysie générale a été consécutive à une folie mélancolique simple.*

Le délire mélancolique peut non seulement faire partie des symptômes de la paralysie générale, il peut non seulement faire prévoir l'apparition prochaine de la maladie (mélancolie prodromique), il peut encore être une cause de la paralysie générale; il peut, pour ainsi dire, préparer le terrain à l'inflammation aiguë ou chronique qui est la lésion essentielle de la paralysie générale. C'est cette dernière proposition que nous allons tâcher de démontrer, en nous appuyant comme toujours :

1° Sur les preuves tirées du raisonnement;

2° Sur les preuves tirées de l'expérience, soit de notre expérience personnelle, soit de l'autorité du témoignage de nos devanciers. Nous n'avons plus à revenir sur la distinction que nous avons faite entre la mélancolie prodromique et la folie mélancolique simple. Nous avons assez parlé de l'utilité qu'il y avait à différencier ces deux choses, et de la nécessité où l'on était d'introduire une distinction artificielle dans certains cas difficiles à classer; nous avons pris comme base de cette distinction l'élément durée, et nous avons dit que : 1° Tout délire mélancolique qui serait survenu moins de deux ans avant l'apparition de la paralysie générale serait considéré par nous comme appartenant à la période prodromique; 2° qu'une folie mélancolique dont l'apparition daterait de plus de deux ans avant la constatation des signes bien tranchés de paralysie générale serait considérée par nous comme folie simple.

C'est ainsi qu'au délire mélancolique qui durerait huit ans sans symptôme de paralysie générale, nous assignons la dénomination de délire mélancolique simple, et à la paralysie générale ultérieure, la dénomination de périencéphalite consécutive à une folie mélancolique simple.

Deux cas peuvent se présenter relativement aux périencéphalites consécutives à une folie simple : Dans un premier cas, la périencéphalite et la folie simple antérieure n'ont entre elles aucune relation de cause à effet. Il est bien certain, en effet, que la périencéphalite peut survenir chez un individu qui a été atteint de folie simple, tout comme elle survient chez un individu sain d'esprit jusqu'alors.

Je ne veux étudier que les cas où la périencéphalite paraît être amenée par la folie simple antérieure.

Mais comment, dira-t-on, pouvez-vous différencier ces cas les uns des autres? Dans quelles circonstances prétendrez-vous que la folie simple antérieure a amené la paralysie générale? Sur quoi vous baserez-vous pour dire, au contraire, que la folie simple et la paralysie générale n'ont entre elles aucun rapport de cause à effet, mais seulement un rapport de succession?

Nous répondrons que, dans certaines circonstances, la question est facile à résoudre et que la solution s'impose pour ainsi dire d'elle-même, et que, dans les cas les plus obscurs, nous emploierons encore une distinction artificielle basée sur la durée des rémissions.

Dans les exemples suivants, la question est facile à résoudre. Supposons un homme atteint de folie mélancolique simple ou vésanique depuis six ans, chez lequel on verrait, au bout de ces six ans, survenir progressivement de la débilité intellectuelle et en même temps du tremblement de la langue, de la parole, puis qui, au bout de ces six ans, serait tout à coup pris d'une attaque épileptiforme ; nous croyons qu'on pourrait affirmer que, chez cet homme, la paralysie générale a été préparée et causée par la folie simple antérieure.

Supposons, au contraire, un individu qui aurait eu pendant six ans un délire mélancolique simple, puis qui, après six ans de bonne santé, deviendrait paralytique ; il serait irrationnel de considérer son délire mélancolique antérieur comme cause directe de la paralysie générale.

Le délire mélancolique doit être considéré comme un accident de la vie de cet homme, accident indiquant, si l'on veut, une prédisposition aux affections cérébrales, mais n'étant pas la cause de la périencéphalite ultérieure.

Il est des cas bien plus difficiles à résoudre : celui, par exemple, d'un individu qui aurait eu à trois reprises (de vingt à trente ans) des atteintes de folie simple séparées par des rémissions de longue durée, et qui à trente-deux ans deviendrait fou paralytique. Doit-on, dans ce cas, considérer la paralysie générale comme résultat de la folie simple ou comme affection indépendante de la folie simple?

Ces faits, difficiles à classer, peuvent varier à l'infini; aussi croyons-nous encore ici devoir recourir à une distinction artificielle reposant sur la *durée* de la rémission qui sépare la dernière atteinte de la folie simple du début de la paralysie générale.

1° Si cette rémission dépasse deux ans, surtout si la folie simple antérieure n'a pas eu une longue durée, je considère cette folie simple comme tout à fait indépendante de la paralysie générale ultérieure.

2° Si cette rémission dure moins de deux années, surtout si la folie simple antérieure a eu une longue durée, je crois qu'on doit considérer la folie simple comme cause de la paralysie générale; ainsi, pour préciser les idées, supposons un malade atteint de folie mélancolique simple pendant six ans, ayant ensuite une rémission d'un an, puis un retour du délire, sans signe tranché de paralysie générale pendant un an, puis une paralysie générale évoluant en trois ans, nous considérerons : 1° la folie qui aura duré six ans comme une folie simple ayant prédisposé à la paralysie générale; 2° la folie qui aura duré un an, sans symptômes bien nets de paralysie générale, comme appartenant à la période prodromique; et 3° la paralysie générale ultérieure comme la conséquence de la folie névropathique primitive.

Les termes du problème étant ainsi bien nettement définis, nous allons aborder l'étude des paralysies générales causées par une folie mélancolique simple.

C'est une question intéressante, Messieurs, surtout au point de vue du pronostic; car aucune affection des centres nerveux n'est plus à redouter que la paralysie générale, et il n'est pas inutile de savoir qu'un malade atteint de folie simple depuis un certain nombre d'années peut être menacé d'une périencéphalite.

Parchappe cite des cas de paralysie générale ayant pris naissance sur des sujets affectés depuis longtemps déjà d'une forme quelconque de folie simple. Nous en avons rapporté plusieurs (1). Calmeil cite

(1) *De la mélancolie dans ses rapports avec la paralysie générale.* (Prix Lefevre 1875, *Mémoires de l'Académie de médecine*, t. XXXIII.

aussi plusieurs observations concluantes, et il pense qu'on ne saurait « trop se tenir en garde contre le développement de l'inflammation cérébrale, même alors que le dérangement des facultés mentales ne s'est d'abord manifesté que sous des formes simples. »

Il nous paraît logique de penser que la paralysie générale doit se produire plus facilement chez un individu dont le cerveau est déjà préalablement altéré, sinon dans ses éléments, du moins dans ses fonctions, que chez un individu parfaitement sain : à ce titre, la folie simple antérieure pourrait déjà être considérée comme cause prédisposante ; mais ne peut-elle pas aussi agir d'une façon plus immédiate, ne peut-on pas concevoir que la congestion chronique, que l'inflammation des organes encéphaliques soient amenées par un trouble fonctionnel préalable, par une folie névropathique antérieure ? Nous croyons la chose possible, si nous en jugeons par ce qu'on rencontre à chaque instant en pathologie.

Influence des névropathies sur la production des fluxions, des congestions et de l'inflammation. — Tous les jours nous avons sous les yeux des fluxions, des congestions et des inflammations produites par des névropathies : ainsi les fluxions qui reconnaissent pour causes des névralgies dentaires. Nous connaissons une dame enceinte depuis trois mois, qui, à la suite de violentes douleurs utérines, avait eu des vomissements longtemps incoercibles, et, en outre, une fluxion considérable avec éréthisme des deux mamelles, et une congestion de la muqueuse de l'arrière-gorge accompagnée de muguet. Or, tous ces accidents avaient cédé très rapidement : les vomissements, à l'usage du bromure ; la congestion des mamelles et de l'arrière-gorge, à l'application de sangsues (deux sur les mamelles et deux au cou). Ces accidents n'étaient que des troubles sympathiques d'une grossesse.

Trousseau a insisté avec le plus grand soin sur ces faits, sur la nécessité qu'il y a dans la péritonite, par exemple, à calmer la douleur pour empêcher l'inflammation de survenir.

Marotte, en 1860, dans les *Archives de médecine*, a signalé l'influence hémorrhagique des névralgies lombo-sacrées ou lombo-abdominales, influence se traduisant par des congestions et des hémorrhagies utérines ; le même auteur (*Arch. de méd.*, 1874) explique certains cas d'hématocèles rétro-utérines par la paralysie vaso-motrice due à des névralgies utérines.

Nous trouvons enfin dans l'*Union médicale* du 16 février 1875 une note du même auteur sur l'influence de l'élément névralgique sur le développement du côté de la gorge d'épiphénomènes congestifs qui peuvent simuler l'inflammation.

On connaît d'ailleurs la fréquence des leucorrhées dues à des névralgies lombo-abdominales. Valleix les a très bien étudiées.

On connaît les congestions pulmonaires à forme névralgique décrites par Woillez (1); Bourgeois a décrit également, dans sa thèse (1870), cette forme de congestion.

C'est cette donnée théorique qui a fourni l'idée Jansen (2) de proposer les inhalations de chloroforme et l'usage du chloral dans le traitement de la pneumonie. — Cahen (3) a parlé, entre autres, de ces congestions intermittentes de l'œil, qui sont sous la dépendance des névralgies sus et sous-orbitaires.

Joly, Mazades, ont aussi insisté sur ces phénomènes réflexes provoqués par des troubles *sine materia*.

Nous avons signalé, plus haut, la fréquence des névralgies généralisées antérieures chez les paralytiques.

Il n'est pas impossible que ces névralgies persistantes finissent par produire par action réflexe une inflammation des vaisseaux de l'encéphale. Chose curieuse, lorsque l'inflammation survient, la névralgie disparaît d'habitude : ce fait est noté dans diverses observations de Calmeil; Brierre le signale; moi-même je l'ai observé souvent; la douleur, durât-elle depuis des années, disparaît ordinairement quand arrive l'inflammation cérébrale, tout comme les névralgies dentaires disparaissent sitôt que la fluxion est produite.

De même que des névralgies localisées peuvent amener une fluxion localisée, que des névralgies généralisées peuvent produire à la longue une inflammation lente de l'encéphale, il est logique de penser qu'un état nerveux intense et prolongé du cerveau ou plutôt de ses méninges peut déterminer des phénomènes fluxionnaires et plus tard inflammatoires dans les organes encéphaliques.

C'est ainsi que j'ai eu occasion d'observer à la Salpêtrière, en décembre 1873, une femme qui, à la suite de pertes excessive-

(1) Dans son *Traité clinique des maladies aiguës des voies respiratoires*, p. 71.
(2) *Bull méd. du Nord*, 1873.
(3) Dans son *Mémoire sur les névroses vaso-motrices* (*Arch. de médecine*, 1863).

ment considérables de sang, devint aliénée ; on avait manifestement là affaire à une folie par anémie. Un traitement par la morphine, destiné à congestionner le cerveau, avait déjà produit des résultats incontestables, lorsqu'une pneumonie vint compléter la guérison de la maladie. — Malheureusement cette pneumonie se compliqua bientôt de pleurésie ; la pleurésie devint purulente, un pyopneumothorax se développa en l'espace de huit jours, et malgré l'opération de l'empyème, cette malade succomba. A l'autopsie, on trouva dans son cerveau, dans le lobe sphénoïdal droit, une partie de substance blanche, large comme une pièce d'un franc, qui présentait un grand nombre de pertuis vasculaires d'un calibre anormal, indices d'une congestion passée. Nous n'hésitâmes pas à penser que cet état était dû à une fluxion, et que chez cette femme la folie névropathique, qui avait duré peu de temps (trois semaines au plus), avait amené une fluxion localisée.

Influence de l'état de folie névropathique sur la production de la congestion cérébrale. — Nous avons aussi vu des cas de folie névropathique suraiguë, accompagnés d'angoisses, de douleurs extrêmement vives et d'hallucinations intenses, terminées en quelques jours par la mort, par suite d'une fluxion générale du cerveau comparable à l'apoplexie capillaire, et depuis que nous avons observé ces cas, nous nous sommes toujours bien trouvé de faire, dès le début du délire maniaque, des applications de larges vésicatoires sur l'occiput préalablement rasé, ou même de sangsues derrière les oreilles ; une amélioration rapide est le résultat habituel de cette pratique, et nous n'avons plus ensuite qu'à traiter l'état nerveux dans sa simplicité.

Lorsqu'on ne traite pas par cette méthode des malades atteints de délire maniaque aigu, on s'expose à les laisser succomber à une apoplexie capillaire ou à une apoplexie séreuse sous-arachnoïdienne quelquefois très rapides.

Ce sont ces phénomènes fluxionnaires qui trompent souvent les médecins, surtout quand ils voient les malades pour la première fois. Ils diagnostiquent à tort une paralysie générale là où le fond de l'état morbide est primitivement névropathique ; ce n'est que plus tard, lorsque la fluxion n'a pu être arrêtée, qu'il peut se produire des lésions de périencéphalite aiguë.

Ce que nous venons de dire suffit pour montrer la possibilité de la transformation, à la longue, d'une folie mélancolique simple en paralysie générale.

L'étude de la température de la tête dans la folie simple, qui se présente avec l'ensemble des phénomènes propres à la manie, permet encore de comprendre la possibilité de cette transformation. Nous avons observé souvent, en effet, les caractères de l'hyperthermie locale céphalique chez des malades en état de manie aiguë, quoiqu'ils n'aient pas de fièvre (1). Le thermomètre étant appliqué, dans ces cas, en arrière des oreilles, on constate 36°,5 à 37°, tandis que la température axillaire est de 36°,4 à 36°,8. Or, à l'état normal, la température postauriculaire est de 35° au maximum.

Les connaissances que l'on a aujourd'hui sur les vaso-moteurs permettent de se rendre compte de cette transformation possible de folie simple en folie paralytique.

Délire mélancolique pendant les maladies aiguës. — Bien souvent on voit survenir à la suite des maladies aiguës, ou même pendant les maladies aiguës à la période d'état, un *délire mélancolique* qui disparaît, mais qui d'autres fois se termine par la paralysie générale.

Cette mélancolie, qui survient dans les maladies aiguës, est de nature éminemment congestive. On conçoit donc qu'elle ait de la tendance à se terminer par la périencéphalite. Nous en avons observé bon nombre de cas. Mais cette question de la mélancolie survenant à la suite des fièvres graves et devenant paralysie générale, mérite quelques développements. Nous allons essayer de démontrer d'abord que cette mélancolie est de nature congestive. Ce qui nous le fait affirmer, c'est l'observation clinique ainsi que l'examen anatomique. L'observation au lit du malade apprend que souvent le délire mélancolique observé, pendant que la fièvre était violente, disparaît, sans laisser de traces, sitôt que la fièvre tombe. Les observations suivantes montreront ce fait bien nettement.

(1) Aug. Voisin, *Étude de la température de la tête chez les aliénés.* — Leçons cliniques professées à la Salpêtrière (*France médicale*, 6 et 9 décembre 1878. et Congrès aliéniste de 1878).

OBS. LXI. — *Varioloïde anormale. — Délire mélancolique.*

G. Jans est malade depuis le 22 mars 1862. Il a de la fièvre, des picotements dans le bras droit, de la contracture et des convulsions cloniques de quelques secondes de durée, alternant avec de la paralysie dans les mains, et surtout à droite. Légère analgésie. Le 29, apparition de pustules de variole; mêmes phénomènes de contracture et de convulsions intermittentes jusqu'au 31 mars.

Apparition de nouvelles pustules; évolution lente et irrégulière des premières.

Le malade est un peu abattu, a l'air triste, s'émeut et pleure sans motif, appelle son père en pleurant.

Mais, dès le 6 avril, les pustules prirent un développement normal, s'ombiliquèrent, se desséchèrent, et, avec la fièvre, disparurent le délire mélancolique et les autres phénomènes nerveux. — Le 14, le jeune homme était complètement guéri.

Les phénomènes nerveux et le délire mélancolique parurent tenir chez ce jeune malade à un état congestif du cerveau, puisqiluont disparu lors de l'évolution régulière des pustules et de la diminution de la fièvre.

OBS. LXII. — *Délire mélancolique dans le cours d'une fièvre intermittente quotidienne.*

X..., trente ans, entre à l'hôpital de la Charité (service de M. le professeur Bouillaud) le 17 juillet 1862. Il a eu à plusieurs reprises des accès intermittents : depuis huit jours il avait un accès tous les soirs à six heures. — Caractère taciturne, constitution affaiblie.

Le 17 juillet, à cinq heures un quart, on le trouve en larmes, assis dans son lit, et disant : « Je veux m'en aller. » Depuis une heure de l'après-midi, il se plaignait de céphalalgie, de douleurs abdominales; la peau était très chaude et sudorale. A cinq heures trois quarts, air égaré, soupirs, pleurs, hallucinations. Il regardait fixement la fenêtre, et quand on lui demandait ce qui attirait ainsi son attention, il répondait : « C'est quelqu'un qui m'a dit de venir. »

Le lendemain matin, l'intelligence était revenue complètement : le malade ne se souvenait pas de ce qui s'était passé la veille; mais le soir, entre deux et trois heures de l'après-midi, mêmes phénomènes que la veille.

Le mal céda rapidement à l'administration du sulfate de quininé, et le 28 décembre, X... quittait l'hôpital parfaitement rétabli.

Voici donc un homme qui, aux heures mêmes des stades de la fièvre quotidienne, a été pris de délire lypémaniaque avec hallucinations. — Ce délire était, sans aucun doute, en rapport avec de la congestion. On sait, en effet, que sous l'influence de cette fièvre il se produit parfois des congestions dans d'autres viscères (foie, rate, poumon), et même dans la moelle.

Mongellaz (1), Medicus (2), Kœnig, rapportent des faits semblables de mélancolie intermittente coïncidant avec les heures des accès.

L'observation à l'amphithéâtre confirme ces données de la clinique. Ainsi, en 1862, nous avons vu à la Charité (service de M. Bouillaud) deux femmes nouvellement accouchées, atteintes l'une cinq jours, l'autre trois semaines après l'accouchement, de délire mélancolique avec hallucinations effrayantes : l'une des deux malades succomba, et l'autopsie a prouvé la nature vraiment inflammatoire de la complication mortelle ; il s'agissait en effet d'une méningo-encéphalite.

Legrand du Saulle a cité un exemple de simple congestion méningée chez une nouvelle accouchée, atteinte de délire mélancolique. Nous avons eu à la Salpêtrière, à la fin de 1874, une jeune fille envoyée comme atteinte de délire mélancolique simple, et dont le trouble intellectuel était en rapport avec une fièvre typhoïde arrivée à la deuxième période. Cette malade refusa pendant plus d'un mois de parler et de manger, et dut, sur la fin de sa maladie, être nourrie à la sonde.

Cette alimentation forcée, l'usage des bains froids pour calmer sa fièvre ardente, parvinrent à soutenir sa vie pendant un mois, mais non à améliorer l'état mental de cette jeune malade ; elle resta jusqu'à sa mort sans parler, sans crier, les yeux fixés toujours sur le même point, et à l'autopsie nous constatâmes une congestion bien manifeste des couches optiques et des circonvolutions pariétales correspondantes (tout le cerveau étant d'ailleurs notablement hyperhémié).

La mélancolie qui survient pendant les fièvres graves et qui persiste après la guérison de la fièvre n'est pas encore la paralysie générale ; mais, par la nature même de la lésion qui la produit, on conçoit la transformation de l'une dans l'autre, c'est-à-dire l'apparition de cellules et de noyaux embryoplastiques dans les parois vasculaires et autour de ces parois.

Voici cinq observations qui montrent la folie simple à forme mélancolique se transformant en paralysie générale.

(1) Mongellaz, *Monographie des irritations intermittentes.*

(1) Medicus, *Geschichte periodischer Krankheiten.* Carlsruhe, 1764, ou Frankfurt, 1794.

OBS. LXIII. — *Passage de folie simple à paralysie générale. — Folie mélancolique simple, caractérisée par des idées de persécution, par la croyance à des influences électriques, ayant duré six ans, sans modification, et se terminant la sixième année par une apoplexie sanguine.*

La nommée V..., soixante-six ans, est entrée il y a six ans dans mon service avant que j'en fusse le médecin, à la suite d'un certificat médical déclarant qu'elle « était atteinte de délire de persécution, qu'elle se croyait sous des influences électriques, qu'elle était mélancolique et affaiblie dans son intelligence. »

Pendant son séjour dans le service jusqu'au 7 août 1867, elle n'a pas cessé d'être plongée dans un état de torpeur profonde, dans le mutisme; elle se refuse le plus ordinairement à marcher, bien que la motilité des membres soit normale; elle mange seule. Elle est très pâle depuis un certain temps. Elle laisse souvent aller sous elle.

Le 7 août 1867, je la trouvai étendue sur son lit; le visage pâle, ne parlant pas. Œdème des membres inférieurs, des mains et de la face.

Le deuxième claquement valvulaire à la pointe est râpeux.

Urine non albumineuse.

Traitement. — Digitale et autres diurétiques.

2 février. — Perte de connaissance absolue depuis hier matin. Yeux fixes. Respiration précipitée. Collapsus des quatre membres. Raideur au niveau des articulations. Peau très chaude. Pouls 120. Insensibilité complète. Pupilles inégales; la pupille gauche du double plus large.

Mort le soir.

Autopsie. — Le cœur s'est arrêté en diastole. Le ventricule gauche est rempli de sang noirâtre. Plaques calcaires sur la valvule mitrale.

Reins normaux.

Congestion hypostatique à la base des deux poumons.

Poids du cerveau, 1260. Nerfs crâniens un peu mous. Bulbe et protubérance, mous.

Hyperhémie notable des méninges qui couvrent les lobes antérieur et moyen gauches, au niveau surtout des premières frontales et première et deuxième pariétales.

Il est dans le lobe antérieur des points où l'enlèvement des méninges ne peut se faire sans arracher la substance corticale qui apparaît alors lie de vin dans la partie qui reste, et ramollie. Cette dernière portion se dissocie sous le filet d'eau.

Dans ce même lobe antérieur gauche, je note que, là où il n'y a pas d'adhérences, la teinte de la substance grise coupée perpendiculairement est d'un blanc jaunâtre et n'est pas traversée comme ailleurs par des vaisseaux gorgés de sang.

Dans l'hémisphère droit, même état de décoloration et teinte blanc jaunâtre; pas d'adhérences ni de ramollissement.

Pâleur extrême des corps striés, des couches optiques et des plexus choroïdes.

L'examen microscopique des parties très vasculaires de la substance corticale de l'hémisphère gauche, fait par Cornil, a montré une injection considérable de capillaires, quelques apoplexies sanguines dans les gaines lymphatiques. Nulle part il n'existe de corps granuleux. Dans ces parties hyperhémiées, les cellules de la zone inférieure de la substance grise sont énormes et fortement pigmentées. Celles de la zone supérieure sont normales.

Obs. LXV. — *Pachyméningite chronique consécutive à une folie simple. Délire mélancolique; idées hypocohndriaques. Hallucinations très intenses.* — *Autopsie.*

La nommée W..., soixante-neuf ans, marchande de journaux, est entrée le 25 mai 1861 dans mon service, atteinte de délire de persécution, d'hypochondrie, d'hallucinations, et présentant entre autres ce symptôme : qu'elle était persuadée qu'on lui jetait sur le corps un *ingrédient qui la brûlait.*

Lorsque je la vis en 1869, elle présentait l'état suivant :

Traits réguliers, vue faible par suite de cataractes commençantes. Pupilles égales, ouïe, odorat normaux. Pas d'ataxie des lèvres, de la langue.

L'auscultation du cœur fait constater au deuxième temps, à la pointe, un bruit de souffle rude. Elle dit éprouver à la tête et dans les bras des sensations de chaleur qu'on lui inspire; et qui disparaissent par la seule apposition des mains. Lorsqu'elle parle, elle est prise d'une sensation qui lui entre par la gorge, qui suit le long de l'abdomen et qui part du plafond; *elle sait ce que c'est que la physique*; *elle l'a étudiée il y a vingt-cinq ans ; c'est la physique qui produit ces sensations.*

Elle parle de courants d'air qu'elle ressentait chez elle, qui partaient de trous dans les papiers qu'avaient faits les locataires, et elle est convaincue que c'était l'œuvre de la méchanceté des locataires, qui ont toujours été jaloux d'elle et de sa famille, parce qu'elle avait obtenu une place de marchande de journaux dans le Luxembourg. Lorsqu'elle était dans la guérite, des individus lui disaient des gros mots, des injures, et elle entendait à ses oreilles : « *Tu ne sortiras pas, tu t'en iras.* »

Dans le service, elle se plaint qu'on veut l'empêcher de manger, qu'on l'empêche d'avoir de l'ouvrage. Elle n'a aucune conscience de son état de maladie.

Son père est mort d'une congestion cérébrale; son frère est original. Un autre frère est mort épileptique.

La maladie a conservé le même caractère de folie lypémaniaque avec hallucinations jusqu'en janvier 1871, époque à laquelle elle a été prise d'une péricardite aiguë à laquelle elle a succombé en trois jours, malgré des applications de ventouses scarifiées et de vésicatoires.

Autopsie. — Injection très forte des parties médianes de la dure-mère à droite et à gauche. La couleur de cette membrane est d'une teinte rouge intense qui est due à une néomembrane qui tapisse la face interne de la dure-mère dans presque toute son étendue, jusqu'au niveau des bosses frontales, jusqu'à l'étage inférieur du rocher, et jusqu'aux fosses sphénoïdales.

Elle est composée de plusieurs feuillets entre lesquels il y a du sang liquide et en caillots. La cavité arachnoïdienne renferme une cuillerée à bouche de sérosité rougeâtre, en plusieurs points de la cavité sous-arachnoïdienne, et en particulier au niveau de la partie postérieure des 1re et 2e frontales droites et du tiers postérieur de la 2e frontale gauche, il existe des nappes de sérosité claire. Les veines méningées inférieures et supérieures sont turgides.

Cerveau symétrique. Il pèse 1180 grammes, y compris le cervelet.

A la partie postérieure du lobe occipital gauche existe dans la cavité sous-arachnoïdienne une certaine quantité de sang. Il n'existe en ce point aucune adhérence entre la méninge et la substance corticale que l'on aperçoit être seulement le siège d'un piqueté rouge fin.

Des coupes de toutes les circonvolutions supérieures montrent aussi un piqueté fin dans la substance grise des 1re frontale, 1re et 2e pariétales, 1re occipitale gauches, 1re et 2e frontales droites.

Pas de lésion, à l'œil nu, des paires crâniennes.

Les os du crâne sont épais.

Cœur. — Le cœur s'est arrêté en diastole. Notable quantité de sérosité rougeâtre dans la cavité du péricarde qui est granulé en plusieurs points et fortement arborisé.

Cette observation emprunte son intérêt à l'existence pendant de longues années d'une folie lypémaniaque simple, qui s'est compliquée d'une pachyméningite chronique; il est probable que la démence paralytique serait survenue ultérieurement, si cette malade n'avait succombé par le fait d'une lésion indépendante de sa maladie cérébrale.

Obs. LXV (1). — Mme Antomelti conçoit à l'âge de trente ans, sans raison suffisante, un véritable dégoût pour l'existence, et elle fit plusieurs tentatives de suicide ; au bout de quelques mois de traitement dans une maison d'aliénés, elle parut avoir renoncé à l'envie de se tuer, et vécut chez elle dans un état voisin de l'indolence ; elle était calme, mais non dans un état intellectuel complètement satisfaisant ; à trente-deux ans, frayeur occasionnée par un incendie. Suppression de l'écoulement menstruel, délire évident, agitation, incohérence, troubles de la parole, tremblement des mains. Depuis lors, la maladie a suivi son évolution sans intermittences, la démence est survenue rapidement, paralysie générale presque complète avant la mort. Contracture des quatre membres; mort à l'âge de quarante-cinq ans.

Pseudo-membrane saignante dans la double cavité de l'arachnoïde, infiltration et violente injection de la pie-mère, substance grise soudée à cette dernière membrane, érosion de circonvolutions, substance fibreuse indurée. Dans le principe, aucun symptôme ne faisait soupçonner chez cette malade l'imminence d'une lésion de la motilité ; il est à remarquer même que depuis un an on ne la considérait plus pour ainsi dire comme malade d'esprit, lorsqu'une sensation de frayeur imprévue vint occasionner la suppression du flux menstruel et l'explosion d'un nouvel accès de folie.

On s'aperçoit tout de suite, pour cette fois, que sa prononciation avait cessé d'être libre et que ses mouvements péchaient par un défaut d'assurance ; l'existence de la paralysie générale qu'on sut si bien saisir et diagnostiquer alors n'aurait certainement pas échappé davantage à l'attention des médecins, si elle eût figuré à l'époque du premier accès d'aliénation.

Obs. LXVI (1). — Madame Cécile, âgée de cinquante-six ans, a toujours eu un caractère sombre; elle a été prise d'un premier accès de lypémanie lors de l'apparition de ses règles, d'un deuxième à la suite de sa première couche, d'un troisième à l'âge de trente-sept ans; son délire offrait les caractères de la défiance ou de la stupidité;

(1) Calmeil, *loc. cit.*, obs. 71.

(1) Calmeil, *Maladies inflammatoires du cerveau*, Paris, 1859, obs. 26.

elle refusait de parler, d'agir, de travailler, et se livrait la nuit à des actions déraisonnables; comme la figure était rouge, on fit un traitement antiphlogistique, et au bout de deux mois madame Cécile fut rendue à son mari. A cinquante-trois ans, cette dame eut encore un délire pendant trois jours, à la suite de la perte de son mari.

De cinquante-trois à cinquante-six ans, contrariétés domestiques, retours de tristesse, parfois raison chancelante.

A l'âge de cinquante-six ans, symptômes de défiance et de préoccupations, hallucinations, taciturnité, actes déraisonnables, entrée à Charenton : après huit jours de délire, accès convulsifs subits, suivis de fièvre, de prostration, d'accidents généraux graves. Les accès persistent jour et nuit, ils sont épileptiformes ; coma, mort le huitième jour.

Autopsie. — La substance spongieuse des os du crâne est rouge et injectée. La pie-mère est rouge ; elle a contracté avec la périphérie des hémisphères cérébraux des adhérences très peu larges, mais nombreuses.

La substance grise qui est restée attachée à la face interne des méninges n'y forme qu'une couche mince et pelliculaire.

Obs. LXVII (1). — M. Th...., âgé de cinquante-deux ans, avait toujours été d'un caractère irascible, exagéré; il était depuis longtemps affecté d'un eczéma dont la guérison fut suivie, à ce qu'il prétend, d'une névralgie intercostale rebelle ; il était torturé, atrophié, perdu, il ne lui restait qu'à mourir, il jetait de hauts cris, pleurait, se roulait par terre. Ce malade, placé dans l'établissement de Brierre, était le tourment de la maison, réclamant nuit et jour les secours de la médecine.

Peu à peu cette grande exaltation se calma, mais on pouvait remarquer que M. Th.... parlait de sa fortune, de ses actes, de ses connaissances, de sa conduite, avec des expressions tellement hyperboliques que les médecins de l'établissement disaient : « Cet homme est menacé de paralysie générale, il aura la manie des millions. » Il n'y avait jamais eu aucun signe d'embarras de la parole, de diminution de la sensibilité; trois ans et demi se passent au milieu d'emportements, de colères non motivées.

La fortune est souvent compromise à raison des déterminations provenant d'un cerveau malade. Mais ce n'est qu'après ce temps qu'éclate la maladie redoutée et que M. Th..... rentre dans l'établissement de Brierre; il se passe d'abord un phénomène qui a été souvent noté dans les cas de l'espèce, c'est la disparition subite des douleurs névralgiques qui n'avaient pas quitté le malade depuis plusieurs années; presque aussitôt se fait un changement radical dans le caractère; puis viennent les symptômes de la manie paralytique à forme ambitieuse mêlée, momentanément, à un peu de dépression mélancolique. Le malade finit par s'éteindre après une lutte de deux ans.

Obs. LXVIII. — *Folie simple mélancolique. Pas d'idées de grandeur, de satisfaction, séries d'attaques épileptiformes. Mort. — Autopsie. Lésions de la paralysie générale à son début.*

La nommée N..... est entrée, en 1865, dans mon service, pour des hallucinations de tous les sens, se plaignant de persécutions imaginaires, de l'influence de la physique-

(1) Observation de Linnée empruntée à Brierre de Boismont (*Ann. méd.-psych.*, 1859).

Depuis, elle était restée valide, travaillait, mais criant sous l'influence de ses hallucinations, répondant tout haut à des voix et disant les choses les plus obscènes; quand en octobre 1868, elle a été prise de huit à quinze attaques convulsives par jour caractérisées par : chute à terre, tournoiement, grimaces et convulsions de la face, raideur générale, convulsions cloniques, écume buccale, urine involontaire.

19 juin 1869. — Hémiplégie incomplète à gauche, déviation des traits à droite.

Plus d'hallucinations depuis les convulsions. Pupilles égales, vue bonne; ouïe normale. Parole nette, pas d'amnésie.

7 juillet. — Très agitée, répondant à des personnes qui sont en-dessous, qui lui font des saletés, et lui disent des obscénités. Elle crache à sa gauche, elle le fait, dit-elle, parce qu'on vient de la toucher d'une manière inconvenante. Continuation des hallucinations de tous les sens.

6 octobre. — Reprise d'attaques convulsives, stupeur, perte de connaissance, fièvre, nez froid.

Mort après asphyxie lente, le 8 octobre au soir.

Autopsie : Cœur. — On y trouve une grande quantité de sang fluide, noirâtre.

Poumons. — Pas de tubercules pulmonaires; foie, rate, reins normaux.

Poids de l'encéphale, 1200 grammes.

Vascularisation considérable et état ecchymotique par places des méninges cérébrales.

Notable quantité de sérosité dans la cavité sous-arachnoïdienne. L'ablation de la méninge qui recouvre la première circonvolution pariétale gauche et qui est ecchymosée, ne peut se faire sans arracher la substance corticale de cette circonvolution dont la surface apparaît alors comme tigrée, tellement le piqueté est abondant; même état là où existent des ecchymoses méningées et en particulier sur la circonvolution la plus postérieure du lobe occipital droit.

Là où il n'y a pas d'ecchymoses, on peut enlever la méninge sans arracher de substance grise. La substance grise est partout abondamment piquetée en rouge.

Il en est de même dans tout le cerveau. Il existe des granulations fines à la surface interne du troisième ventricule, et dans les ventricules latéraux, au niveau des trous de Monro.

Rien de particulier dans les couches optiques et les corps striés.

État gris et ramollissement du nerf olfactif gauche; le droit est ramolli.

La méninge qui entoure la protubérance, les pédoncules, les corps genouillés, les tubercules quadrijumeaux, est excessivement vascularisée. Piqueté considérable des corps genouillés internes et externes.

Granulations nombreuses à laf ace interne du quatrième ventricule. Les racines des nerfs auditifs sont difficiles à distinguer.

Examen microscopique. — 1° Les capillaires des méninges hyperhémiées sont gorgés de globules sanguins et sont dilatés par places.

2° Une portion de substance grise de la première circonvolution pariétale présente des vaisseaux dont les parois sont fortement infiltrées de granulations jaune orangé; autour de plusieurs vaisseaux on voit des amas de globules sanguins de dates différentes; aussi quelques-uns sont déjà en voie de régression, en plusieurs endroits on en trouve de 30 à 40. Plusieurs vaisseaux capillaires sont gorgés de globules sanguins. Un certain nombre de cellules cérébrales sont dégénérées, graisseuses et pigmentées.

3° L'examen d'autres circonvolutions non adhérentes ne montre pas ces lésions vasculaires et cellulaires.

4° Une portion du corps genouillé externe gauche dont la consistance est diminuée offre des ampoules vasculaires, de l'hyperhémie, beaucoup d'amas globulaires, des cristaux d'hématine, des grains de pigment. On trouve plusieurs de ces cristaux autour d'un vaisseau notablement dilaté en ampoule.

5° Dans le nerf olfactif gauche il existe une énorme quantité de cristaux d'hématine et de granulations graisseuses dans la substance nerveuse et dans les parois vasculaires. Plusieurs vaisseaux sont obstrués par une gangue granuleuse rougeâtre et non transparente.

Messieurs, nous dégagerons des faits ci-dessus, sous forme de conclusions, les données qui nous semblent devoir ressortir comme les plus importantes :

1° La mélancolie se rencontre dans la paralysie générale à toutes les périodes et il faut bien se garder de considérer le délire ambitieux comme pathognomonique.

2° La mélancolie peut se trouver sous toutes ses formes : mélancolie avec idées de suicide, avec stupeur, avec agitation, avec idées religieuses, avec idées de persécution; mélancolie sans délire, etc., etc.; hypochondrie, délire hypochondriaque, mélange d'hypochondrie et de mélancolie.

3° La présence du délire dépressif n'exclut pas nécessairement le délire ambitieux préalable, simultané ou consécutif.

4° Dans certains cas, le délire ambitieux affecte une forme à laquelle nous paraît convenir la dénomination de délire d'exagération.

5° Le délire dépressif de la périencéphalite est toujours un délire général, parce qu'il est en rapport avec des lésions diffuses d'origine vasculaire.

6° Il peut s'accompagner d'hallucinations psycho-sensorielles, surtout de l'ouïe, que déterminent souvent les lésions hyperhémiques des couches optiques.

7° Le délire dépressif présente généralement, à quelque période qu'on l'observe, un caractère de débilité qu'on ne rencontre pas dans la folie simple.

8° Malgré ce caractère différentiel, l'examen seul des troubles psychiques ne permet pas habituellement, du moins dans les premières périodes, d'établir un diagnostic certain, et de dire si un cas donné de mélancolie appartient ou non à la paralysie générale.

9° Il faut donc s'aider de l'examen des troubles somatiques.

10° Parmi les troubles somatiques, je place en première ligne la diminution ou la perte de l'odorat, parce que ce symptôme est le plus précoce, le plus constant, le plus facile à reconnaître.

11° Puis viennent tous les troubles somatiques décrits par les auteurs ; nous y avons ajouté la fièvre et les caractères sphygmographiques du pouls.

12° Nous avons insisté avec un soin tout particulier sur l'étude de la mélancolie qu'on rencontre d'habitude à la période prodromique, parce que nous croyons qu'un traitement rationnel institué dès cette période pourrait enrayer les phénomènes vasculaires qui constituent la lésion essentielle de la paralysie générale, et parce que je crois avoir saisi un rapport entre la durée de la période prodromique et la durée de l'évolution de la maladie.

13° On n'est pas encore en mesure de diagnostiquer sûrement cette période prodromique à forme mélancolique, parce que les divers signes que nous avons énumérés n'ont de valeur que quand ils se rencontrent en grand nombre chez le même individu.

14° Le délire mélancolique, quelles que soient sa durée, sa forme, la période à laquelle il apparaît, ne semble pas donner à la maladie une gravité exceptionnelle, à moins qu'il ne s'accompagne de stupeur et de refus des aliments.

15° Le délire hypochondriaque, au contraire, est d'un pronostic fâcheux, parce qu'il est en général en rapport soit avec une lésion cérébrale étendue et rapide, soit avec des altérations des viscères.

16° Le délire hypochondriaque chez les paralysés généraux a des caractères spéciaux, à quelque période qu'il apparaisse :

1° Il est *absurde :* l'absurdité du délire se rencontre même dès le début ; dans la maladie confirmée, elle arrive à un degré dépassant toute expression ;

2° Il porte sur des sujets peu variés (obstruction des organes, négation de l'existence et de la personnalité, délire de pauvreté, micromanie, etc.);

3° Il survient brusquement ;

4° Il est mobile et sans consistance.

17° Le délire dépressif de la paralysie générale n'est pas heureument modifié par l'emploi de l'opium : l'opium, qui réussit si bien dans la mélancolie simple, échoue dans la mélancolie paralytique :

nous accordons une telle valeur à ce fait, que nous redoutons la paralysie générale chez tous les mélancoliques que nous ne parvenons pas soit à guérir, soit à améliorer par l'emploi de la morphine.

18° Dans la forme lente de la paralysie générale qui ressemble à la folie mélancolique simple, à la monomanie, au délire partiel, les altérations cérébrales consistent d'abord dans des lésions inflammatoires qui n'occupent que les vaisseaux de la substance corticale, la substance nerveuse restant saine, jusqu'au moment où le travail inflammatoire d'origine vasculaire l'envahit à son tour et en provoque le ramollissement.

19° C'est le peu d'intensité des lésions vasculaires dans certains cas, et l'intégrité plus ou moins prolongée des éléments nerveux, qui explique la possibilité des rémissions et des erreurs de diagnostic. C'est aussi dans ces formes, quand on parvient à bien les déterminer, que l'on peut espérer des guérisons.

20° Dans la forme hypochondriaque aiguë, des lésions siègent d'emblée dans les vaisseaux et au milieu des éléments nerveux de la substance corticale ; de là le ramollissement de cette substance sous l'influence d'une sorte d'œdème aigu.

21° Cette forme aiguë de paralysie générale hypochondriaque s'accompagne ordinairement d'une sorte de déliquium de tout l'organisme, d'une altération du sang, d'adynamie profonde ; de gangrène des membres et même des viscères, enfin d'une mort souvent rapide.

VINGT-CINQUIÈME LEÇON

De l'épilepsie. — Divisions. Symptômes. Complications. Etiologie.

MESSIEURS,

Je vais vous parler aujourd'hui d'une maladie difficile à définir, l'épilepsie. Nous pensons cependant que l'on peut dire que c'est une *maladie chronique, apyrétique, caractérisée par des attaques convulsives, des vertiges, des absences, qui frappent l'individu d'une façon irrégulière, au milieu de la santé, souvent, en apparence, la plus parfaite.*

L'épilepsie est bien une maladie et non pas un symptôme, malgré ce que peuvent dire certains auteurs, qui ne me paraissent pas avoir suffisamment vécu au milieu d'une population d'épileptiques. L'épilepsie confirmée se traduit, en effet, par une physionomie à part, donne à l'individu des caractères spéciaux, et imprime à l'intelligence une tournure particulière.

Nous admettons une épilepsie *idiopathique*, une épilepsie *symptomatique*, et une épilepsie *sympathique*.

L'épilepsie *idiopathique* est celle dont les causes prédisposantes sont une grande impressionnabilité, de l'exaltation de la sensibilité et dont les causes occasionnelles sont des émotions vives, des impressions pénibles, la peur, l'onanisme, des excès vénériens. Le nom d'épilepsie idiopathique doit aussi être donné à ces cas où la maladie est en rapport avec des névroses héréditaires, telles que l'hystérie, la chorée, et à plus forte raison l'épilepsie; mais il n'est pas nécessaire que les ascendants aient été épileptiques; il suffit qu'ils aient eu une névrose de l'ordre convulsif, ou même quelquefois une névrose non convulsive. Né avec une semblable prédisposition héréditaire, un individu devient épileptique, sous l'influence de certaines conditions, aussi bien qu'il serait devenu choréique ou hystérique.

L'épilepsie *symptomatique* se lie manifestement à quelque lésion matérielle des centres nerveux ; ainsi à une fracture du crâne, à une tumeur du cerveau, à une déformation du rachis.

L'épilepsie *sympathique* se rattache à une lésion des nerfs périphériques, aux vers intestinaux.

Symptômes. — L'épilepsie ne se caractérise pas d'emblée d'ordinaire. En effet, lorsqu'on interroge un épileptique, on apprend que, dans l'immense majorité des cas, l'intervalle de temps qui a séparé le moment de la cause efficiente et le moment de la première attaque a été occupé par des symptômes variés, mais caractéristiques; ainsi, après une peur, des enfants sont pris d'un tremblement général qui persiste un certain nombre d'heures, puis ils éprouvent pendant quelques jours des sensations diverses de la nature des auras, des secousses partielles ou générales, des tics, des étourdissements, des bourdonnements d'oreille. Ces phénomènes se compliquent bientôt de symptômes plus significatifs, qui ont été décrits par Th. Herpin, sous le nom d'*accès incomplets*, et qui consistent en crampes d'un membre, convulsions partielles, spasmes viscéraux, vertiges, commotions (1).

Ce n'est le plus souvent qu'après l'existence de la maladie, à l'état fruste, pendant quelques jours, quelques mois, des années même, que se déclare la première attaque convulsive. Alors l'épilepsie est *confirmée;* elle est constituée par des attaques, des accès, des vertiges, des absences, des troubles divers de la motilité et de la sensibilité, des phénomènes moraux et intellectuels, et par des intervalles de santé parfaite.

Les *attaques* sont annoncées quelquefois par des prodromes de durée et de forme très variables. — Certains malades éprouvent ou manifestent pendant quelques heures de l'irascibilité, de la mobilité, de la tristesse, plus rarement de la sérénité ou de l'enjouement; quelques-uns ressentent de la fatigue, des palpitations de cœur, de la lourdeur de tête ; des malades observés par Jackson sentaient toujours avant l'attaque une odeur extraordinaire; trois épileptiques

(1) Th. Herpin, *Des accès incomplets d'épilepsie*, Paris, 1867.

soignés par Herpin percevaient avant l'accès une odeur agréable, toujours la même. Les hallucinations de la vue sont plus fréquentes que les autres; chez quelques individus les accès commencent par des perturbations de l'ouïe, des bourdonnements, etc. J'en ai observé un certain nombre qui avaient à la fois des hallucinations de la vue et de l'ouïe. Je vous montrerai une jeune fille de mon service qui entend pendant quelques secondes avant l'attaque, des voix qui lui disent des mots désagréables, et aperçoit des figures grimaçantes.

Il est des malades chez lesquels ces prodromes précèdent les attaques de plusieurs jours; et quelquefois ces signes avant-coureurs ne se manifestent que la nuit par de l'insomnie, des cauchemars, des rêves fantastiques, voluptueux.

Les accès débutent quelquefois par une sensation subite de froid qui, d'abord localisée dans un point de la périphérie cutanée, se généralise en s'accompagnant de frissons.

Le tournoiement des objets, l'obscurcissement de la vue, le passage d'un nuage ou d'un brouillard devant les yeux, l'étourdissement, une sorte de vague de l'intelligence, la concentration de l'esprit sur une idée fixe, une espèce de rêve souvent fantastique, s'observent aussi parfois au début des attaques, des accès et des vertiges.

Ces prodromes s'observent moins fréquemment que l'*aura*. Ce mot désigne une sensation qui part d'un point du tronc ou des membres et se porte vers le cou et la tête. Elle est comparée tantôt à un vapeur froide, tantôt à de l'étouffement, quelquefois à une sensation de bien-être, à un mouvement intérieur, à une palpitation, à une crampe, à des soubresauts musculaires.

Si l'on consulte les statistiques d'Herpin (1) et Delasiauve (2), on arrive à conclure que l'aura part à peu près aussi souvent de l'épigastre, de la région périombilicale, du tronc, que des membres. Dans les membres, l'aura qui précède les attaques a pour siège habituel l'un des membres thoraciques et surtout les mains; vous avez vu dans mon service des malades chez qui elle occupait un ongle, un seul doigt, toujours le même; elle occupe rarement la tête.

(1) Herpin, *Du pronostic et du traitement de l'épilepsie*. Paris. 1852.

(2) Delasiauve, *Traité de l'épilepsie. Histoire, traitement, médecine légale*. Paris, 1854.

Le spasme qui accompagne l'aura tend toujours à monter vers les muscles dont les nerfs prennent naissance près de la partie antérieure de l'encéphale; pendant l'ascension de la sensation, les malades ressentent ordinairement des palpitations musculaires, des tremblements et des secousses (Herpin); l'aura des membres qui précède les accès incomplets, les vertiges, peut consister en sensation de frôlement, d'engourdissement d'une partie de la main, en une crampe douloureuse très limitée, en légers soubresauts des tendons, en palpitations musculaires. L'aura peut consister en une sensation d'engourdissement ayant son siège dans le scrotum.

L'aura abdominale et thoracique, qui précède les attaques, paraît avoir le plus souvent son siège dans l'estomac; les autres organes sont, par ordre de fréquence, les intestins, le pharynx et les organes intra-pelviens. Les malades comparent alors leur sensation initiale à un spasme, à une crampe, à une sensation de constriction, de resserrement, de pression, de torsion, de tortillement, de chaleur; très fréquemment, les spasmes s'accompagnent de borborygmes, d'éructation, de nausées, de régurgitations, de vomissements, de coliques, de ténesme du rectum, de la vessie. S'il s'agit d'aura pharyngée, les malades éprouvent dans le pharynx une sensation de chatouillement, de picotement, suivie d'un sentiment d'obstruction.

Si l'aura débute par les organes respiratoires, les épileptiques signalent nettement un spasme du larynx; ils parlent de resserrement du cou, d'étranglement, d'étouffements, de suffocation, d'oppression brusque (Herpin). Chez un certain nombre de malades, j'ai vu les attaques, et même les absences commencer par de violentes palpitations de cœur, par une douleur précordiale qui montait à la gorge et à la tête, et qui, arrivée là, était accompagnée de perte de connaissance.

J'ai vu dans mon service une femme qui cherchait à se retirer de la bouche comme un corps étranger. La respiration peut alors être gênée, comme dans une sorte de strangulation. Certains enfants se précipitent dans les bras de la personne présente et l'étreignent, d'autres courent sans direction. C'est après ce stade, souvent très court, qu'on voit les muscles volontaires de la face, à partir des maxillaires, être pris tantôt de convulsions antérieures au trouble et à l'abolition des sens, et tantôt de perturbations sensoriales et mentales antérieures à la perte de conscience et aux convulsions extérieures. Dans le premier cas, les malades signalent une sensation d'engourdissement et de contraction des muscles maxillaires, qui les portent à y mettre la main ; puis les muscles de la face entrent en convulsion, les yeux et la tête sont entraînés d'un côté, les sens se troublent, et c'est seulement alors que la connaissance se perd. Dans le second cas, l'abolition des sens et de l'intelligence succède immédiatement à l'aura. Dans les débuts par aura dans les voies respiratoires, les malades mentionnent, avant tout, la dyspnée (Herpin).

Le petit mal s'accompagne, le plus souvent, d'aura viscérale ; elle peut alors se borner à une douleur de l'estomac, à une légère dyspnée et à un resserrement du cou, à un mal de ventre. On n'a alors affaire qu'à un *prélude ;* mais si la sensation monte au cerveau, ainsi que le disent les épileptiques, ils éprouvent un *vertige* caractérisé d'abord par une perte de connaissance incomplète ou complète de peu de durée ; ils s'asseyent, restent debout ou marchent au hasard ; ils sortent de cet état comme d'un rêve et divaguent.

Certaines de ces *auras*, dites *motrices*, sont caractérisées par une impulsion irrésistible qui précipite l'épileptique en avant ou en arrière, et lui imprime un mouvement gyratoire. J'en ai vu, à Bicêtre, qui renversaient alors tout sur leur passage, et qui, dans leur course, se jetaient contre les tables, les colonnes, les portes, et se précipitaient enfin quelquefois dans les escaliers, qu'il descendaient au galop, sans se faire d'autre mal que des contusions.

L'aura peut présenter la forme giratoire, soit qu'elle précède une attaque, soit qu'elle soit le début d'un vertige.

Certaines auras se présentent avec une netteté tellement grande, que l'on a pu croire que la cause de l'aura avait son siège dans la partie même où le malade la sentait. Mais, dans le cas d'épilepsie supposée sympathique, l'affection est souvent liée à une lésion organique du cerveau ; cette opinion trouve sa confirmation dans ces faits peu rares où des foyers d'hémorrhagie et de ramollissement cérébraux provoquent des actes épileptiformes précédés d'auras dans les membres, et en particulier dans les membres du côté opposé à la lésion cérébrale.

J'ai pris un certain nombre de fois la température des membres où siégeaient les auras, et n'ai trouvé aucune différence avec la température des autres membres; mais il est à noter que, chez les malades qui accusent une aura périphérique, la température des extrémités est continuellement plus élevée de 4 à 5 degrés que dans l'état antérieur.

Suivant que l'épileptique est frappé d'attaques, d'accès, ou bien de vertiges, absences, préludes divers, on dit qu'il est atteint du *grand mal* ou du *petit mal*.

Les *attaques* sont caractérisées essentiellement par la perte de connaissance subite, l'abolition de la sensibilité, des convulsions générales, toniques ou cloniques.

L'épileptique pâlit ou quelquefois rougit, pousse un cri ou demeure sans voix, et tombe s'il est debout; la perte de connaissance est subite et absolue, la sensibilité générale et spéciale est abolie; en même temps, tout le corps est pris d'une raideur tétanique qui donne à certaines parties une position spéciale; le plus souvent, les yeux sont portés en haut; les cornées sont cachées derrière les paupières supérieures, et les muscles péribuccaux tiraillent la bouche de façon à lui donner une expression de laideur indicible; les dents, fortement serrées les unes contre les autres, mordent souvent la langue, la muqueuse des joues; la tête est portée en arrière ou sur le côté, ou en avant; dans ce dernier cas, il arrive souvent que les membres inférieurs et supérieurs, ainsi que le tronc, fléchissent d'une façon tellement complète que l'individu se roule en boule. Ordinairement l'un des deux membres supérieurs est porté en haut, et l'autre en bas. Les pupilles sont déjà immobiles et le plus souvent dilatées. L'état tétanique amène une coloration violacée de la face qui succède à sa pâleur. La figure, la langue et les lèvres se tuméfient; les globes oculaires font quelquefois un peu de saillie en avant; le début d'attaques s'est accompagné deux fois sous mes yeux d'un *rash* de toute la surface du corps, qui a précédé la période tétanique, puis l'a accompagnée, et m'a paru dépendre d'une action paralysante exercée sur le grand sympathique. J'ai vu un assez grand nombre de fois la face des épileptiques prendre une teinte jaune pâle à la fin de la période tonique, lorsque la teinte initiale avait été rouge.

A la période tétanique succède la période clonique, qui débute par des secousses fortes, rapides, de courte durée, séparées par des intervalles calmes, bientôt suivies de convulsions cloniques qui agitent le corps plus ou moins violemment et prédominent le plus ordinairement dans une moitié ou une partie du corps.

J'ai vu des malades qui, dans l'intensité des secousses cloniques, se soulevaient par bonds et se retournaient complètement ; le sol en était ébranlé. Les secousses sont tellement considérables quelquefois, qu'elles peuvent lancer le corps au loin : ainsi un enfant de Bicêtre, complètement idiot, paraplégique et stupide, par conséquent hors d'état de simuler, était lancé à 40 centimètres de sa chaise ; il y tombait dans une position perpendiculaire à celle qu'il avait auparavant.

La face participe à ces convulsions cloniques et prend une expression de plus en plus hideuse et repoussante, qu'elle doit surtout au tiraillement des traits, à la tuméfaction des lèvres et du nez, à l'écume buccale, à la teinte livide, aux plis accentués du front, des tempes, des ailes du nez. Les convulsions des yeux, qui sont portés en tous sens et roulent dans leurs orbites, augmentent encore l'aspect repoussant de l'épileptique.

La mâchoire inférieure participe à ces secousses et les mouvements de rapprochement et d'écartement successifs amènent surtout des plaies de la langue, lorsque celle-ci se présente entre les mâchoires. On l'a vue quelquefois séparée en deux.

L'écume qui s'échappe de la bouche et est rejetée avec force, est souvent mêlée de sang, sans pourtant que ce dernier signe indique sûrement que la langue ait été mordue ; je me suis assuré, à plusieurs reprises, que ce sang provenait d'une exhalation faite à la surface de la muqueuse des premières voies, et qu'on devait comparer ce phénomène au piqueté rouge que l'on observe souvent à la face, et l'expliquer par l'arrêt de la circulation veineuse que produit l'état tétanique des muscles du cou et par une transsudation du sang.

Cependant la respiration est râlante ; ce bruit est produit par l'air inspiré et expiré qui bat l'écume buccale pharyngée. L'expiration, la toux amènent l'expuition de mucosités qui s'échappent par la bouche et le nez. A ce moment, le malade pousse, quelquefois, pendant plusieurs minutes, des cris, des rugissements.

C'est au début de cette période, alors que l'état tétanique est intense et l'asphyxie profonde, que l'éjaculation a été observée; les auteurs ont expliqué ce phénomène par une action congestive exercée sur le plancher du quatrième ventricule; mais ce symptôme peut aussi dépendre d'une stimulation exercée sur les ganglions sacrés du grand sympathique, car, ainsi que l'a démontré Valentin, et que l'admet Longet, l'irritation du ganglion lombaire inférieur de l'un et de l'autre côté, ou encore du premier ganglion sacré, produit très souvent chez les lapins et les cobayes, plus rarement chez le cheval, des contractions dans le canal déférent et les vésicules séminales. Ségalas a, d'un autre côté, constaté que si l'on agit avec un stylet, de haut en bas, sur la moelle épinière, l'éjaculation a lieu.

L'émission involontaire de l'urine, si fréquente pendant les attaques, les vertiges, et qu'on observe, même pendant de simples absences, est due à la même cause, à une stimulation exercée sur le sympathique lombo-sacré par l'intermédiaire de la moelle épinière irritée.

Les bruits de gaz que l'on entend parfois dans les intestins, l'émission involontaire des fèces, sont dus à une même cause stimulante exercée sur le grand sympathique. Les vomissements qui précèdent quelquefois la convulsion, qui l'accompagnent ou qui la suivent immédiatement, sont dus à une excitation du pneumogastrique et du diaphragmatique.

L'attaque type d'épilepsie se termine par du stertor, du ronflement trachéal, s'accompagne d'une sueur profuse, d'une haleine dont l'odeur fétide est causée par un dégagement considérable d'ammoniaque, et dure un certain temps après l'accès.

L'attaque légère, le vertige, l'absence, ne sont suivis d'aucune augmentation de chaleur.

Lorsqu'une attaque d'épilepsie est au contraire intense, il est rare de ne pas constater un peu d'augmentation de la chaleur centrale, du nombre des pulsations et des mouvements respiratoires. Ainsi la température axillaire monte facilement à 38°, le pouls à 84-88, et le nombre des respirations à 24-28.

Une attaque d'épilepsie dure en moyenne de trois minutes à dix minutes, et, sur ce temps, la période tétanique dure quelques secondes; la période la plus longue est celle des convulsions cloniques.

La fin de l'attaque est ordinairement suivie d'un sommeil qui peut durer plusieurs heures et qu'il est toujours important de respecter au point de vue de l'intelligence.

A son réveil, l'épileptique a une physionomie souvent hébétée; il demande quelquefois ce qui s'est passé; il n'a conservé ancun souvenir des premiers phénomènes de l'attaque. Il se sent seulement fatigué, courbaturé, il accuse de la céphalalgie, il est sombre et rêveur.

Il n'est pas rare d'observer, après des attaques, de l'aphasie, de l'hémiplégie, le plus souvent transitoires, mais quelquefois aussi définitives, de l'anesthésie partielle unilatérale ou même bilatérale dont les limites sont, dans certains cas, singulières. La parésie et l'anesthésie ne se montrent pas exclusivement dans les membres où les convulsions ont été prédominantes; on observe aussi le piqueté ecchymotique de la face après les grandes attaques sous forme de petites taches rougeâtres comparables à des piqûres de puces. Ces taches indiquent d'une façon sûre qu'une attaque a été violente, et, dans l'impossibilité où l'on est de les produire volontairement, elles constituent un des meilleurs signes pour reconnaître si une attaque a été simulée ou non.

Les attaques sont le plus souvent isolées et séparées les unes des autres par des intervalles variables de quelques heures à plusieurs mois. L'épileptique se remet alors plus ou moins et présente parfois tous les attributs de la bonne santé. Dans un petit nombre de cas, au contraire, une attaque est suivie immédiatement de plusieurs autres, de façon à constituer un *paroxysme*, un état de mal. Trousseau désignait ces sortes d'attaques sous le nom d'*imbriquées* (1).

Dans ces derniers cas, le pouls devient excessivement petit (fig. 15),

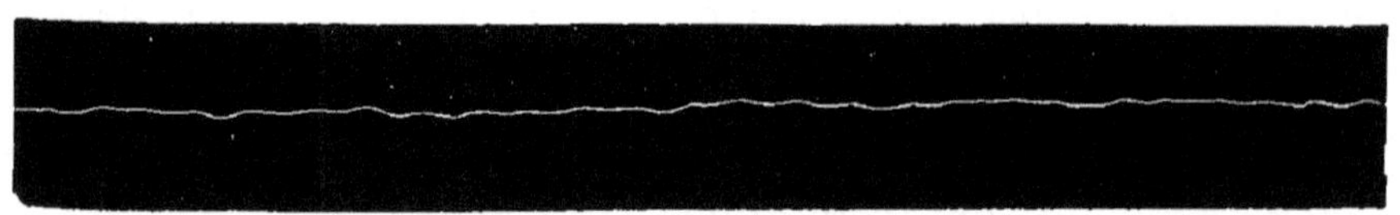

Fig. 15. — Après 450 accès en vingt-quatre heures.

(1) Trousseau, *Clinique médicale de l'Hôtel-Dieu*, 1882, t. II.

ainsi que vous pourrez en juger par ce tracé pris sur un jeune enfant qui avait eu 450 accès en vingt-quatre heures.

Le pouls des épileptiques présente des particularités que le sphygmographe m'a fait connaître et que je vais vous communiquer.

Deux à trois secondes avant une attaque, le pouls devient plus rapide, son impulsion est moindre et le sphygmographe montre que les courbes sont moins hautes, plus arrondies et plus rapprochées (fig. 16).

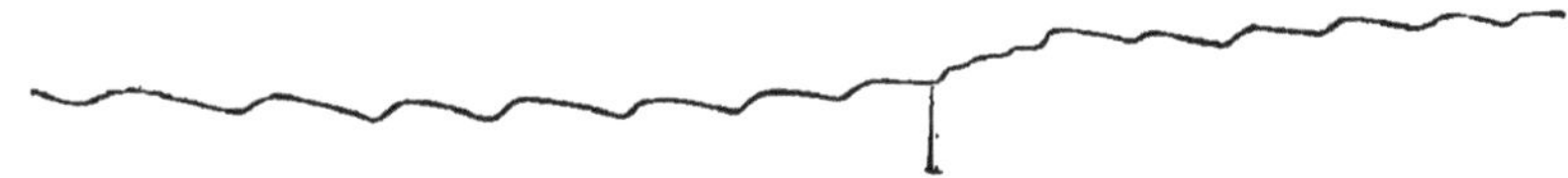

FIG. 16. — Navoret : Le trait vertical indique le début de l'attaque.

L'attaque survenue, on voit cinq à six petites ondulations successives et disposées suivant une ligne ascendante, puis une suite de courbes très peu élevées (fig. 17, 18, 19) ; ces courbes se prononcent

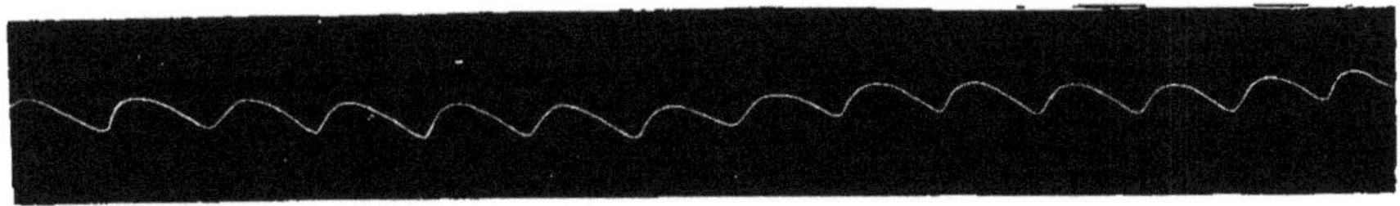

FIG. 17. — Chevreau : Trois minutes après le début d'une attaque.

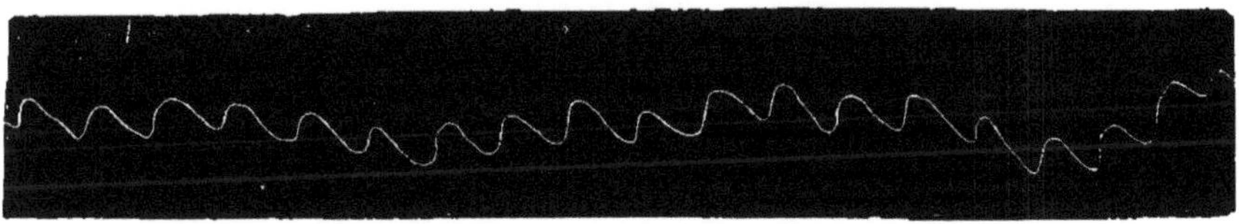

FIG. 18. — Poirey : Six minutes après le début d'une attaque.

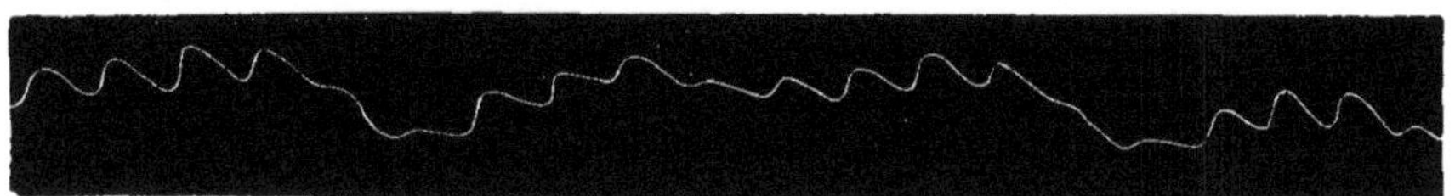

FIG. 19. — Poirey : Pendant le stertor.

plus tard davantage, présentent une convexité supérieure très accusée, donnant presque l'idée d'une moitié de sphère, puis, au bout de quelques minutes, on voit les lignes s'élever presque perpendiculairement à une hauteur trois ou quatre fois plus grande qu'avant l'attaque, présenter au sommet un angle plus ou moins aigu, puis redescendre en présentant les caractères les plus accusés du dicrotisme (fig. 20, 22 et 24).

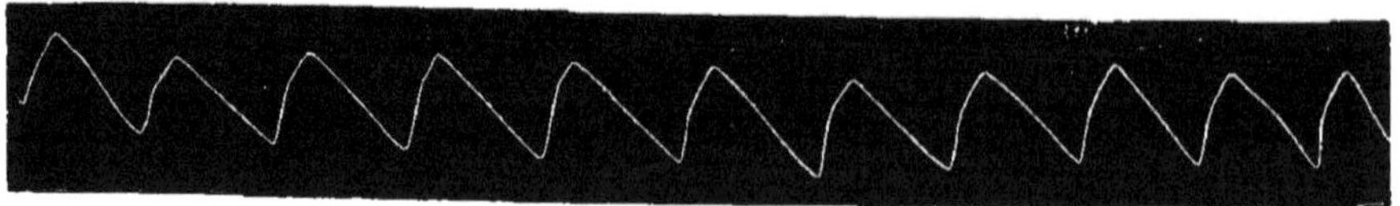

Fig. 20. — Gérard : Deux heures après une attaque.

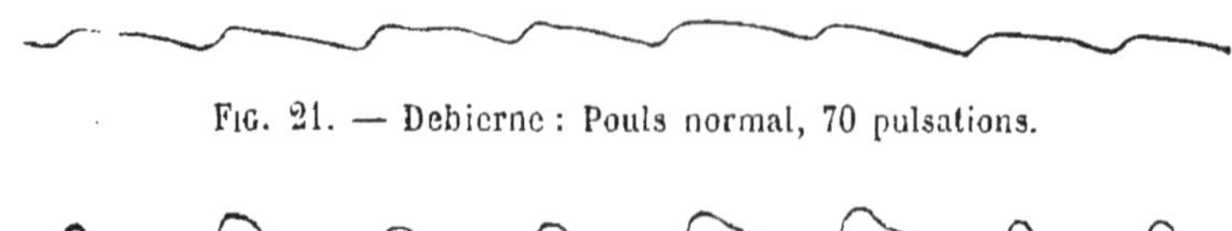

Fig. 21. — Debierne : Pouls normal, 70 pulsations.

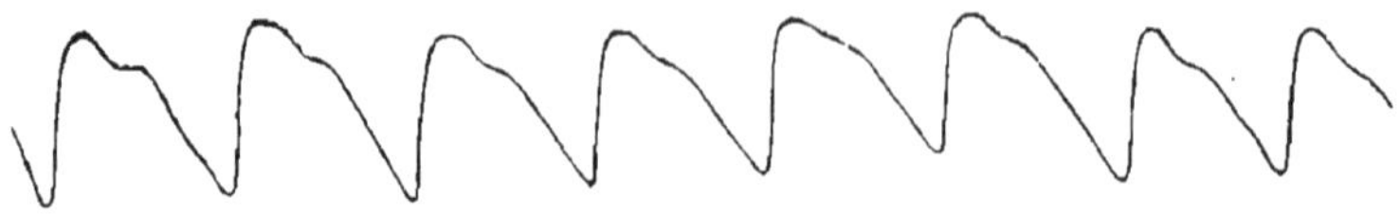

Fig. 22. — Debierne : Dix minutes après le début d'une attaque convulsive ; 88 pulsations.

La durée de cette forme de pouls a varié d'une demi-heure à une heure et demie chez mes malades; chez deux même, elle a été de deux à six heures. Ces tracés ont été recueillis sur deux épileptiques à la suite de grandes attaques convulsives; j'ai fait précéder le tracé pathologique du tracé normal, pris en l'absence de tout phénomène épileptique.

La connaissance était revenue lorsque le tracé a été pris.

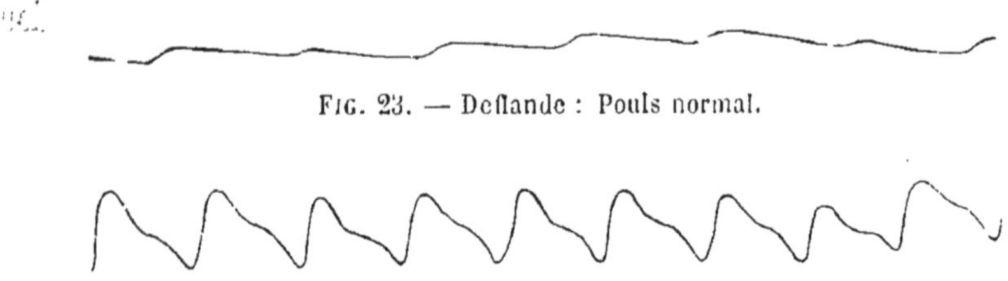

Fig. 23. — Deflande : Pouls normal.

Fig. 24 — Deflande : Vingt-cinq minutes après le début d'une attaque convulsive, pendant le sommeil consécutif, 116 pulsations.

L'augmentation de tension artérielle du début indique, je crois, une excitation des filets sympathiques vasculaires; plus tard, la diminution de cette tension se lie à une paralysie de ces filets nerveux et par conséquent à la prédominance d'action des filets spinaux.

Le sphygmographe semble donc démontrer que, au commencement de l'attaque, il se produit dans le système circulatoire une excitation du grand sympathique à laquelle succède rapidement sa paralysie.

Les *accès* doivent être séparés des attaques en raison de leur gravité moindre et de leurs formes qui s'éloignent notablement quelquefois de l'attaque type aussi bien que du vertige. Trousseau les désignait sous le nom d'*épilepsie partielle*. Ces accès présentent des caractères mixtes qu'il faudrait bien se garder de considérer comme appartenant aux convulsions dites épileptiformes; on comprend l'importance pronostique et thérapeutique de cette observation.

C'est dans la catégorie des accès qu'il faut comprendre ce que l'on appelle la *commotion*, c'est-à-dire une secousse qui ébranle tout le corps, mais qui est souvent partielle et suivie presque toujours de chute.

Le *vertige* diffère de l'accès en ce que la perte de connaissance existe seule ou bien n'est accompagnée que de très légères convulsions le plus souvent fibrillaires et tout à fait partielles (Delasiauve) (1). L'épileptique atteint de vertige s'affaisse plutôt qu'il ne tombe; aussi il ne se blesse jamais comme dans l'attaque et l'accès. Pas plus que dans l'attaque, la pâleur ne manque, le regard est fixe; il y a souvent émission involontaire d'urine ; très fréquemment l'épileptique prononce quelques mots toujours les mêmes, comme: c'est fini, ce n'est rien, ou bien d'autres qui n'ont aucun sens.

Les caractères sphygmographiques du pouls sont les mêmes dans le vertige que dans l'attaque.

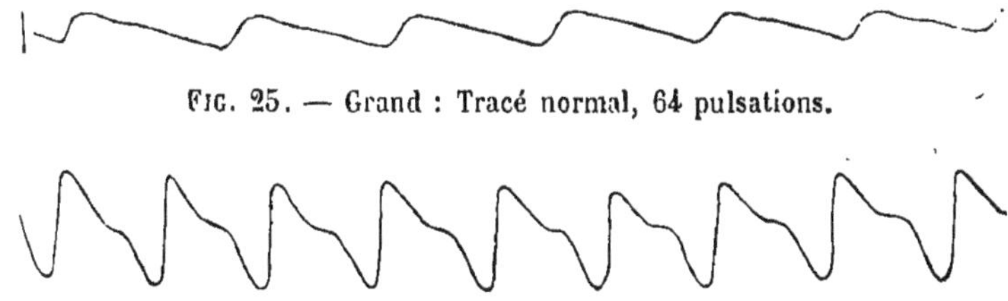

Fig. 25. — Grand : Tracé normal, 64 pulsations.

Fig. 26. — Grand : Soixante minutes après le début d'un vertige, 90 pulsations.

Le vertige seul est plus rarement suivi de délire que l'attaque con-

(1) Delasiauve, *Traité de l'épilepsie. Histoire, traitement, méd. légale.* Paris, 1854.

vulsive, mais cependant on voit quelquefois survenir de l'incohérence des idées, une susceptibilité exagérée, de l'agitation avec violence, de la gaieté ou de la tristesse à l'excès, des actes extravagants.

L'*absence* est entièrement limitée à la perte de connaissance et à la pâleur de la face. Aucun mouvement convulsif, aucune grimace, pas de chute. L'individu reste immobile, cesse de parler, de marcher, ou bien fait quelques pas, comme s'il ne se passait rien de particulier en lui ; sa face est cependant toujours pâle, l'œil fixe, les traits étonnés. L'obtusion des facultés et des sens n'est pas toujours tellement grande que l'on ne puisse se faire entendre du malade et constater quelques lueurs d'intelligence ; mais l'absence laisse après elle l'intelligence dans l'engourdissement, dans un profond état de vague que l'un de mes malades appelait fantastique ; il est rare qu'après les absences la mémoire ne soit pas confuse, le caractère impatient et l'humeur morose.

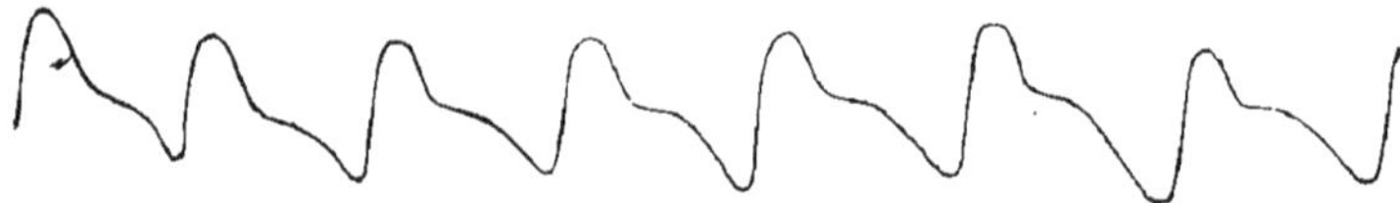

Fig. 27. — Beaufort : Trois minutes après le début d'un vertige.

C'est à la suite des vertiges et des absences que l'on voit se produire une sorte de somnambulisme qui est aussi souvent diurne que nocturne, qui dure quelquefois une heure et dans lequel des malades commettent des actes assez compliqués, mais toujours semblables en tous cas. Ils répètent dans cet état des actes de leur vie de chaque jour.

Les *préluaes* constituent encore une manifestation de l'épilepsie qui se confond le plus ordinairement avec l'aura simple et qu'Herpin considérait comme étant toujours le signe des accès avortés. Une variété fréquente de préludes est celle qui consiste en secousses brusques des membres et du tronc, en tics divers portant sur les muscles de la face, et, en particulier, les muscles des paupières.

Les attaques, les accès, les vertiges surviennent à peu près également le jour et la nuit chez certains sujets ; chez d'autres, ils ne se produisent que le jour ou la nuit; chez certains, leur apparition coïncide toujours avec les mêmes heures, les mêmes situations.

D'autre part, il est presque constant de voir une maladie intercurrente fébrile suspendre pendant son cours les attaques et autres phénomènes épileptiques.

Lorsqu'on a vu des individus pris de 15 à 20 attaques par nuit sans en avoir de diurnes, on a pu se demander si la position allongée ne favorise pas le mal; dans ces conditions j'ai fait placer les malades dans toutes les poses possibles, même à peu près debout, sans réussir à faire cesser les attaques.

La fréquence des attaques, vertiges, absences, est extrêmement variable; tel malade en a tous les ans, tous les six mois; tel autre jusqu'à 30 par jour; j'en ai vu plusieurs qui avaient quelquefois 450 accès en vingt-quatre heures. Les vertiges et les absences surviennent en nombre bien plus grand que les attaques; mais, s'il est rare qu'un épileptique soit frappé d'attaques sans avoir concomitamment des vertiges, des absences, des préludes, il est des plus fréquents de voir des individus qui ont seulement l'un de ces trois derniers symptômes sans avoir jamais d'attaques; on dit alors que l'individu a le petit mal, tandis que, dans le premier cas, il a le grand mal.

Axenfeld a fait remarquer que les attaques se reproduisent le plus souvent avec une uniformité absolue, avec leurs auras, leurs caractères propres et leurs complications (1). Il s'établit une sorte d'habitude d'après laquelle tel individu sentira toujours la même aura, poussera toujours un cri et le même cri, tombera sur le même point du corps, le front, l'occiput, se blessera de la même façon, présentera les mêmes mouvements convulsifs, se mordra la langue au même point, se luxera toujours une même épaule, sera toujours pris de délire après l'attaque.

L'épilepsie peut se terminer d'une façon funeste, soit que l'épileptique se soit fait des lésions traumatiques en tombant, soit qu'il se soit étouffé en ayant la bouche appliquée sur son oreiller, soit qu'il se soit brûlé pendant l'attaque. Des hémorrhagies méningées plutôt que cérébrales se font aussi quelquefois. Il peut survenir à la suite des accès des lésions inflammatoires graves; ainsi des méningites suppurées (Delasiauve).

(1) Axenfeld, *Des névroses*. Paris, 1863.

Il n'y a même rien d'étonnant à ce que l'épuisement nerveux soit la cause de la mort, ainsi que je l'ai observé dans un cas sur un enfant de treize ans, pris de trois cents accès dans l'espace de trois jours.

L'épileptique est sujet à des *accidents* assez nombreux pendant ses attaques et ses vertiges. Les plus fréquents sont des contusions, des plaies qui occupent surtout les points du corps les plus saillants: ainsi la face, l'occiput. Les contusions amènent quelquefois des phlyctènes qui laissent à leur suite des ulcères atoniques.

Quelquefois les épileptiques tombent dans le feu.

Nous allons maintenant, Messieurs, aborder un problème intéressant: Quels sont les rapports qui unissent l'épilepsie et l'aliénation mentale?

Des modifications du caractère et de l'intelligence se manifestent le plus ordinairement chez l'épileptique, enfant, adulte et vieillard.

Tous les épileptiques ne sont pas aliénés, mais tout épileptique est original, fantasque, difficile à vivre, et peut, à un certain moment, et sans qu'on puisse le prévoir, commettre des actes irrésistibles, de cause hallucinatoire le plus souvent, et de nature dangereuse. Aussi les épileptiques, réunis dans des établissements hospitaliers, doivent-ils être sous la direction d'un médecin aliéniste.

Le principal motif qui doit faire douter de l'intégrité de certains actes d'épileptiques réputés non aliénés est la facilité qu'ils ont presque tous à se laisser dominer par la mauvaise humeur, par la colère et par des instincts regrettables. Étant dominés par une irritabilité excessive, ils ont des sensations trop vives, qui faussent leur jugement et les empêchent d'apprécier sainement les actes et les paroles. Il y a sous ce rapport chez eux une absence d'équilibre, qui les rend insupportables dans leurs familles et dans la société.

Lorsque la maladie est confirmée, l'épileptique devient morose, triste, rêveur, nonchalant; il est par moments irascible et impérieux, et se laisse trop souvent aller aux plus mauvais penchants, aux instincts les plus brutaux. On en voit qui contractent des habitudes qui les assimilent à la bête : c'est ainsi qu'une malade de la Salpêtrière, mangeait des cataplasmes tout imbibés de pus, qu'une autre se régalait de rats morts. Parfois (Italus) ils ont un sentiment intérieur de bien-être et de satisfaction qui les porte à nourrir de vastes projets où à concevoir des plans irréalisables dans leur triste situation. Aussi l'on peut dire que, lorsque cette diminution du sens moral et cette mobilité de sentiments et de caractère sont poussées à l'excès, elles constituent une aliénation mentale réelle, et doivent être prises en sérieuse considération dans l'appréciation des actes commis par un épileptique.

Examinés en effet dans un service hospitalier, les épileptiques sont en général indisciplinables ; ils sont souvent rancuniers, haineux, poltrons. Ils sont très sensibles aux affronts et peuvent devenir des ennemis dangereux.

En général, ils ont de l'ordre, de la propreté ; entre eux, ils sont serviables, se secourent les uns les autres lorsqu'ils sont malades et se rendent mille petits services qui sont évidemment le résultat d'une compassion réciproque. Ils sont en général indolents et paresseux, et passeraient dans les asiles leurs journées à jouer aux cartes, à dormir, si on ne les stimulait pas par l'appât d'un travail lucratif.

L'*aliénation mentale* que l'on observe dans l'épilepsie se présente sous la forme aiguë et sous la forme chronique. Dans le premier cas, elle peut précéder ou suivre une attaque, survenir dans l'intervalle des accès, ou bien remplacer les attaques. La seconde forme se développe à la longue chez tous les épileptiques, ou préexiste à l'épilepsie sous forme d'idiotie.

L'aliénation mentale aiguë qui précède l'attaque, le vertige, consiste en hallucinations, en illusions de divers ordres (aura intellectuelle et sensorielle). Ces hallucinations sont quelquefois tellement terrifiantes que les malades commettent alors, avec une rapidité terrible, des actes entièrement inconscients.

La *manie épileptique* éclate avec une grande soudaineté ; elle se présente sous deux formes, une forme tranquille et une forme furieuse. Dans la *première*, les malades offrent une incohérence complète, ne reconnaissent pas les personnes qu'ils voient tous les jours, tutoient tout le monde, sont grossiers, injurieux, mais ne font pas de mal et ne se livrent à aucune violence.

Dans la *seconde forme*, ou manie furieuse, les malades sont atteints le plus ordinairement après trois ou quatre attaques successives ; leur physionomie exprime une colère mêlée de souffrance ; la face est contractée, jaunâtre ou rouge; elle est souvent couverte d'une sueur profuse; l'haleine exhale une odeur fétide, repoussante, fortement ammoniacale. Ces aliénés se livrent aux violences les plus grandes; déchirent, frappent, crient, injurient, crachent à la figure, mordent, tuent, et se précipitent contre tout ce qui les entoure, sous l'influence d'impulsions soudaines qui ont leur source et leur origine dans des illusions et des hallucinations de nature terrifiante.

L'existence des illusions et des hallucinations dans la manie épileptique est un des caractères qui la distingue le mieux de la manie simple, où les hallucinations sont rares.

Le *délire partiel* se présente, avec prédominance d'idées hypochondriaques et mystiques, ou sous forme de confusion, de lenteur de conception, de diminution de la volonté, auxquelles se joignent un sentiment de crainte vague, des illusions et des hallucinations. Des actes criminels dont l'individu n'a pas conscience, le suicide, l'homicide, l'incendie, ne sont que trop souvent la conséquence de ces troubles mentaux.

La nature de ces différentes formes de délire a été sujette à bien des controverses, les uns soutenant, comme Cossy (1), que ce délire est essentiellement nerveux; les autres, qu'il dépend de lésions cérébrales. Quant à moi, je n'hésiterais pas à me ranger parmi ces derniers; les nécropsies et les observations microscopiques que je vous ai soumises montrent que tout cerveau d'épileptique présente, dans les parois vasculaires, dans la gangue nerveuse et dans les cellules, des lésions qui expliquent suffisamment le désordre mental.

Troubles mentaux survenant dans l'intervalle des attaques. — Quelques rares malades présentent alors du délire aigu. Delasiauve a cité un cas où la folie survenait sans être précédée de crise. Le délire revêt alors les caractères tantôt d'une manie furieuse, tantôt d'un délire partiel avec impulsions violentes.

Troubles mentaux remplaçant des attaques. — Morel, le premier, a décrit cette variété de folie sous le nom d'*épilepsie larvée* (2). Il a montré que les phénomènes qui la constituent sont l'expression

(1) Cossy, *Recherches sur le délire aigu des épileptiques, manie intermittente, manie avec fureur, pour servir à l'histoire de l'épilepsie et de la folie.* Paris, 1854.

(2) B. A. Morel, *Traité des maladies mentales.* 2ᵉ édition, Paris, 1860.

d'une névrose à forme épileptique existant parfois depuis longtemps à l'état larvé.

Les principaux caractères qui permettent de reconnaître cette forme de vésanie sont une excitation périodique suivie de prostration et de stupeur, l'irascibilité excessive et sans motifs, la manifestation d'actes agressifs ayant le caractère de l'instantanéité et de l'impulsion irrésistible, les tendances à l'homicide et au suicide, des hallucinations terrifiantes, la sensation d'une atmosphère lumineuse.

Troubles mentaux définitifs. — Le premier trouble définitif qu'amène le mal comitial est la diminution de la mémoire, de l'attention, de l'énergie morale, etc. La diminution de la mémoire porte sur les dates, les mots, les signes représentatifs des idées, et amène l'impossibilité de parler correctement; les actions deviennent enfantines, elles se répètent sans cesse; quelques-uns de ces malades prononcent quelques mots toujours identiques; la pudeur est absente, et ces individus se livrent le plus souvent, avec frénésie, à l'onanisme.

Chez l'enfant en bas âge, l'épilepsie peut amener, non pas la démence, puisque la démence suppose la perte de notions autrefois possédées, mais bien l'idiotie, qui suppose que l'intelligence ne s'est pas développée ou s'est oblitérée de bonne heure.

Mais, Messieurs, en dehors des troubles mentaux, l'épilepsie se complique parfois de phénomènes liés à des lésions spinales et cérébrales.

Les lésions spinales, qui consistent en épaississement méningitique dans la moitié postérieure de la moelle, en granulations fines disséminées dans la méninge, en plaques fibro-cartilagineuses et même osseuses attachées au feuillet interne de l'arachnoïde, en dégénérescence grise du bulbe au niveau des olives, en sclérose disséminée de la moelle et en induration des olives, se traduisent pendant la vie par des phénomènes qui ne sont pas assez connus, douleurs rachidiennes ou sur le trajet des nerfs, élancements dans un membre hyperesthésie, ataxie.

Quelques malades ont des fourmillements en des points du corps les plus divers, qui pourraient se rapporter aussi bien à des troubles périphériques des vaso-moteurs qu'à des lésions spinales.

Les lésions cérébrales, qui consistent en méningite, adhérences avec la substance corticale, méningite suppurée, congestion, exsudation sanguine, foyers hémorrhagiques, dégénérescence granulo-graisseuse de la substance corticale par places, en sclérose, se caractérisent pendant la vie par de la démence, de l'ataxie de la parole, de l'agitation, des conceptions délirantes, des lésions de sensibilité et de motilité transitoires ou persistantes.

Certaines épilepsies se compliquent aussi parfois d'un état que l'on a appelé chorée électrique, dans lequel le corps du malade est parcouru par des frissons, des tremblements fins, qui ne lui laissent aucune trêve pendant plusieurs heures, quelquefois plus d'un jour.

Chez les malades que je vous ai montrés, l'épilepsie a été produite tantôt par des *causes prédisposantes*, *efficientes*, tantôt elle ne se rattachait à aucune cause appréciable.

L'hérédité de l'épilepsie est un fait contesté par un petit nombre d'auteurs, mais avéré par la plupart; l'épilepsie acquise est même héréditaire; c'est ce qu'ont établi des expériences très intéressantes de Brown-Séquard, d'où il résulte que des cobayes, rendus expérimentalement épileptiques, peuvent procréer des petits qui seront épileptiques. Si l'épilepsie acquise peut se transmettre par hérédité, à plus forte raison cela est possible pour l'épilepsie héréditaire.

Sur 95 épileptiques, 12 avaient des antécédents scrofuleux et tuberculeux francs, 12 avaient des ascendants morts d'alcoolisme chronique, ou sujets, avant leur mariage, à des habitudes alcooliques invétérées. J'ai pu m'assurer deux fois que la conception avait eu lieu en état d'ivresse. Parmi le reste des 95 malades, 41 avaient des antécédents névrosiques, tels que hystérie, chorée, affections que l'on voit parfois se produire alternativement chez le même individu; aussi on pourrait dire que ce sont les modalités diverses d'un même état maladif. On doit aussi se demander dans quelle proportion les enfants sont frappés dans une famille épileptique. Des observations qui me sont personnelles, il résulte que 17 ménages dans lesquels le père ou la mère sont épileptiques ont donné naissance à 35 enfants, et que, sur ce nombre, 16 sont épileptiques ou sont morts de convulsions.

Quant à l'influence presque exclusive du père, elle n'est pas absolue ; l'alcoolisme mis à part, le père et la mère ont une influence égale.

L'épilepsie *congénitale* ou connée a été quelquefois confondue à tort avec l'épilepsie héréditaire. Il y a pourtant de notables différences, car l'épilepsie congénitale dépend, non pas d'un germe héréditaire, mais d'accidents survenus pendant la vie intra-utérine (contusions, chutes, impressions vives).

J'ai vu plusieurs cas où l'épilepsie paraissait bien causée par une peur éprouvée par la mère pendant la grossesse.

La femme est plus exposée à contracter l'épilepsie, si l'on en juge par la population de Bicêtre et de la Salpêtrière.

Aucun âge ne met à l'abri de l'épilepsie, mais certaines périodes de la vie fournissent une plus grande somme de cas : ainsi la première enfance, la puberté, l'adolescence.

L'homme adulte et le vieillard sont moins exposés.

Le tempérament joue un grand rôle dans la prédisposition à l'épilepsie ; le mal caduc se produit, en effet, souvent sans causes héréditaires, mais par une cause occasionnelle morale, souvent légère, chez les individus pourvus d'une grande exaltation de la sensibilité.

L'influence des climats et des saisons est, de l'avis de la plupart des auteurs, peu connue jusqu'ici.

Beaucoup d'auteurs ont divisé l'épilepsie en *idiopathique*, *symptomatique* et *sympathique*.

1° J'appellerai *idiopathique* l'épilepsie dont les causes prédisposantes sont le plus souvent une grande impressionnabilité, une exaltation de la sensibilité, ce qu'on appelle un tempérament nerveux, dont les causes efficientes sont des émotions morales pénibles, de la peur, l'onanisme, des excès vénériens. Né avec ces prédispositions, un individu devient épileptique sous l'influence de ces causes efficientes, aussi bien, du reste, qu'il serait devenu choréique et même hystérique.

Telle est l'épilepsie idiopathique, dont la raison intime est une exagération de la force excito-motrice de la moelle, exagération dynamique qui se produit d'abord au moment d'une émotion vive par des mouvements involontaires de la face et des yeux, des troubles de la respiration et de la phonation, des changements de coloration du visage, puis qui se généralise après avoir commencé par être localisée dans les muscles animés par les nerfs moteurs dont l'origine est voisine du lieu d'excitation médullaire (Foville).

2° L'épilepsie *symptomatique* est celle qui se lie à quelque lésion de l'axe cérébro-spinal.

Un certain nombre d'auteurs n'admettent pas que l'on donne le nom d'épilepsie aux convulsions déterminées par des altérations matérielles, et veulent qu'on n'applique à ces accès convulsifs que le nom d'*épileptiformes*.

Mais il me paraît impossible, en présence d'un épileptique, de savoir d'une façon indubitable s'il a ou s'il n'a pas des lésions de l'axe cérébro-spinal antérieures à sa maladie, d'autant plus que, dans l'épilepsie idiopathique confirmée, il se fait assez fréquemment des lésions secondaires qui produisent elles-mêmes le retour d'attaques convulsives.

Parmi les épilepsies symptomatiques, il faut aussi classer celles qui sont le résultat de l'introduction dans l'organisme de l'alcool, du mercure, du plomb (épilepsie alcoolique, mercurielle, saturnine).

A ce sujet, plusieurs auteurs soutiennent que l'épilepsie causée par les alcooliques, l'absinthe, le plomb, n'est pas l'épilepsie, mais que l'on a affaire dans ces cas à des convulsions épileptiformes, et que les expressions épilepsie saturnine, alcoolique, doivent être bannies du langage médical. Il y a lieu de faire remarquer que cette expression de convulsions épileptiformes est très juste dans les premiers temps de l'action toxique irritative, mais qu'elle cesse de l'être plus tard. L'observation montre, en effet, qu'un grand nombre des individus atteints de la sorte ne cessent pas d'avoir par intervalles des convulsions, alors même que les causes toxiques ont été supprimées tout à fait.

Quant à la prétendue influence presque absolue des liqueurs d'absinthe sur les convulsions, il faut se garder de l'admettre à l'exclusion complète du vin, de l'eau-de-vie, du cidre, du poiré ; toutes ces boissons peuvent donner lieu à des convulsions, et, partant, à l'épilepsie.

L'éclampsie urémique des femmes enceintes doit être rangée dans la même catégorie d'épilepsie symptomatique, lorsqu'elle survient chez une femme antérieurement atteinte d'épilepsie.

La scrofule doit aussi être considérée comme une des causes de l'épilepsie symptomatique. Si l'on étudie en effet cette diathèse au milieu d'une population de jeunes épileptiques, on observe des enfants qui présentent tous les caractères de la scrofule, et qui, sans autre cause appréciable, sont devenus et restent épileptiques, malgré les traitements les plus divers employés contre le haut mal. La cause de l'épilepsie serait alors située, d'après Jos. Frank, dans les cellules du mésentère, dont l'altération agirait sur les plexus mésentérique et cæliaque.

Dans certains cas de diathèse scrofuleuse, l'épilepsie est le résultat de tumeurs de nature strumeuse occupant un point de la base du cerveau.

J'ai eu dans mon service de Bicêtre un scrofuleux épileptique qui a guéri par un traitement bromuré. Il mourut après trois ans de guérison. L'autopsie montra une tumeur interhémisphérique.

On observe encore chez les enfants un certain nombre de cas dans lesquels la maladie ne paraît pas avoir d'autre étiologie que le rachitisme. Ces enfants ont le sternum dit en carène, le thorax étroit, la tête grosse, le front proéminent, parcouru par des veines saillantes.

Un état d'anémie profonde peut aussi produire et entretenir l'épilepsie. Delasiauve rappelle avec raison que les chevaux, soumis accidentellement à une diète trop prolongée, sont exposés à une espèce d'épilepsie, la *faim-valle*, qui ne guérit que par la cessation de l'abstinence.

La syphilis peut aussi déterminer l'épilepsie la mieux caractérisée comme attaques convulsives et comme vertiges. J'ai soigné récemment une dame qui était atteinte, depuis un certain temps, d'absences, de vertiges précédés d'auras, et qui guérit par l'iodure de potassium en l'espace d'un mois.

La syphilis secondaire détermine assez fréquemment chez les femmes une épilepsie transitoire.

L'épilepsie est une complication assez fréquente de l'idiotie, et est, dans ce cas, le plus souvent, produite par des lésions de nature scléreuse de la substance cérébrale et des produits de nouvelle formation des méninges, etc.

Briand a observé deux cas d'épilepsie traumatique consécutive à du traumatisme des extrémités (1).

Les lésions traumatiques du cerveau, de ses enveloppes et même des os du crâne, ont produit parfois l'épilepsie. C'est ainsi que j'ai vu un jeune homme atteint à deux ans et demi de fracture grave de l'occiput, et affecté depuis d'épilepsie et d'atrophie du membre supérieur gauche.

Les maladies diverses du cerveau et de la moelle épinière, les tumeurs cérébrales, peuvent être de même des causes d'épilepsie.

De même encore, les fièvres cérébrales de l'enfance, les méningites, engendrent des produits plastiques, des collections séreuses qui sont des causes occasionnelles (2).

L'épilepsie spinale, ainsi désignée par J. Frank et décrite pour la première fois par Harlem, peut se produire dans les circonstances que je viens d'énumérer, ainsi que par sclérose en plaques disséminées.

3° *Épilepsie sympathique.* — Lorsqu'une cause excitante quelconque produit l'épilepsie en agissant sur l'axe cérébro-spinal, par l'intermédiaire d'un nerf sensitif ou du grand sympathique, l'épilepsie est dite réflexe ou sympathique.

Le trijumeau est un des nerfs sensitifs dont l'irritation produit le plus souvent le haut mal : ainsi, chez un épileptique de Bicêtre, l'affection a été déterminée par le séjour prolongé d'un morceau de verre sous le cuir chevelu de la région temporale droite, et a persisté depuis, malgré l'ablation du corps étranger.

La dentition est une des causes les plus fréquentes d'épilepsie sympathique ; nombre d'enfants qui ont eu des convulsions dentaires restent épileptiques.

Il faut absolument rapprocher de ces cas d'épilepsie produits par les excitations morbides du trijumeau le vertige que déterminent des lésions de l'oreille interne (Ménière) ; l'examen des organes de

(1) E. Briand, *Épilepsie traumatique* (*Gazette des hôpitaux*, 25 septembre 1869, p. 438, et 2 avril 1870).

(2) Jos. Frank, *Praxeos medicae*. Lipsiae, 1821, pars. II, vol. I, sect. II. De morbis nervorum, cap. XI.

l'ouïe est important à faire chez tout épileptique, et peut mener à des résultats thérapeutiques.

L'influence des excitations morbides des nerfs spinaux sur l'épilepsie n'est pas assez suffisamment prouvée par l'observation pour qu'on puisse rien affirmer de précis à cet égard, mais pourtant si l'on considère les expériences de Brown-Séquard, les effets de la section d'un nerf sciatique et les observations de guérison après ablation de tumeurs qui étaient sur le trajet de nerfs spinaux, on comprend que l'épilepsie sympathique soit possible dans des conditions analogues (1).

Le nerf grand sympathique joue un rôle considérable dans l'épilepsie réflexe. En effet, les impressions même des organes auxquels se distribue le grand sympathique peuvent à leur tour, en se propageant à la moelle ou à l'encéphale, déterminer la réaction de parties animées par les nerfs cérébro-rachidiens; ainsi les irritations du canal intestinal, chez les enfants, déterminent des convulsions; un calcul engagé dans l'uretère détermine des vomissements, etc.

Les nombreux rapports du grand sympathique avec les organes génitaux internes, par les plexus spermatiques ovariques et les filets que le plexus hypogastrique fournit au canal déférent, au vagin, à l'utérus et à l'ovaire, expliquent comment la menstruation, la copulation et l'onanisme exercent une si fâcheuse influence sur l'épilepsie. J'ai donné des soins à un jeune homme dont l'épilepsie était survenue consécutivement à la masturbation dans le trou d'échappement du fond d'une baignoire et à un traumatisme grave qu'avait causé le gonflement de la verge dans cet orifice. On ne saurait trop s'élever contre l'opinion des médecins qui conseillent le mariage comme moyen de guérison de l'épilepsie.

Il nous paraît résulter de cet exposé que le mal comitial peut être le résultat d'irritations ressenties par le grand sympathique viscéral. Des irritations portant sur les filets du grand sympathique qui accompagnent les artères peuvent aussi déterminer le mal comitial; l'épilepsie est dite alors *vaso-motrice*.

Dans cette variété d'épilepsie, il est à noter que les parties où le malade ressent des fourmillements et souvent une sensation de froid,

(1) Brown-Séquard, *Recherches sur l'épilepsie causée par la section du nerf sciatique chez les animaux* (*Archives de physiologie*, 1870).

présentent un abaissement de température et une diminution de sensibilité. C'est ainsi que les malades ont dans ces points 4 à 5 degrés de chaleur de moins qu'ailleurs.

En dehors de ces causes organiques que nous venons d'énumérer, il est un autre ordre de causes qui jouent un grand rôle dans l'épilepsie. On peut dire que tout phénomène extérieur plus ou moins extraordinaire, toute impression, toute excitation de la sensibilité générale des sens, tout écart de régime, toute fatigue exagérée, tout excès, surtout alcoolique, absinthique, toute émotion, est apte à provoquer le retour d'attaques chez un individu en puissance d'épilepsie.

L'influence des phases lunaires a été diversement interprétée par les auteurs anciens et modernes, mais cette croyance n'a pas résisté à des observations bien faites par Leuret et Delasiauve.

L'état hygrométrique n'a pas non plus la moindre influence.

Quant à l'état électrique, j'ai pu me rendre compte de son action pendant le tremblement de terre de Paris, qui en septembre 1866 a été accompagné de perturbations électriques si manifestes. Je me suis assuré que le nombre des attaques chez les adultes et les enfants de mon service à Bicêtre n'a nullement été modifié pendant les jours qui ont précédé et suivi ce phénomène terrestre, pas plus que pendant les quelques heures qui l'ont accompagné.

Il est encore un point d'étiologie qu'il serait très intéressant d'élucider, c'est l'influence de la nuit et du jour ; j'ai essayé de m'éclairer sur ce point, j'avais pensé que chez des malades atteints seulement d'accès nocturnes, la position horizontale était la cause occasionnelle: une disposition presque verticale du lit n'empêcha pas les accès de se reproduire.

On peut encore se demander pourquoi tel malade a toujours ses accès au même moment de la journée ou à peu près. C'est ainsi que je donne des soins à un jeune homme qui n'a jamais d'attaques que peu de minutes après qu'il est sorti de son lit.

Le passage trop brusque de l'abstinence ou d'une alimentation insuffisante à une nourriture forte pourrait (Russell-Reynolds) (1) provoquer l'épilepsie par suite d'une stimulation exagérée. C'est ainsi

(1) Russell-Reynolds, *Epilepsy*. London, 1861.

qu'on pourrait expliquer l'épilepsie chez ces dix-huit matelots naufragés, qui, recueillis après avoir passé sept jours sur un rocher dans l'abstinence la plus absolue, devinrent l'objet des plus grands soins, mais furent tous frappés d'épilepsie dans l'espace de quelques semaines.

Il est enfin une théorie toute chimique de l'épilepsie qui a été donnée par Paulet (1). Cet auteur pense que la cause prochaine de l'épilepsie est une altération spéciale du sang, caractérisée par la présence insolite d'une certaine proportion de carbonate d'ammoniaque; les observations qu'il a données sont intéressantes en ce qu'il a pu constater l'alcalescence de l'urine plusieurs heures avant les attaques épileptiques.

Je ne crois pas que l'on puisse généraliser ces faits ainsi que voudrait l'établir Paulet. On rencontre bien en effet du carbonate d'ammoniaque en excès dans l'urine d'épileptiques, mais c'est ordinairement après les attaques et surtout lorsqu'il en est survenu un grand nombre; cet excès de carbonate dans l'urine est alors dû à la fièvre que détermine l'état de grand mal, et il a son analogue dans l'haleine fortement ammoniacale de ces malades.

(1) Paulet, *Recherches expérimentales et chimiques sur la cause prochaine de l'épilepsie*, 1867.

VINGT-SIXIÈME LEÇON

Pathogénie de l'épilepsie, physiologie pathologique des phénomènes qui la constituent. Nature. Diagnostic. Pronostic.

Messieurs,

Je vais maintenant aborder l'étude de l'anatomie pathologique de l'épilepsie. Elle a été, jusqu'en ces dernières années, une des questions les plus obscures de la médecine; l'honneur revient à Marshall-Hall d'avoir, en éclairant la pathogénie, dirigé dans la vraie voie les recherches anatomo-pathologiques.

Parmi les altérations que l'on rencontre chez les épileptiques, les unes sont la conséquence des attaques, les autres sont déterminantes du haut mal.

Les lésions secondaires sont les plus nombreuses et ne sont pas les moins importantes, puisqu'elles montrent quelles sont les régions de l'axe cérébro-spinal sur lesquelles retentit le mal comitial.

L'attaque d'épilepsie elle-même et à plus forte raison une série d'attaques qui se reproduisent à court intervalle de temps déterminent des modifications des centres nerveux et d'autres organes qui sont parfaitement appréciables lorsque l'individu meurt en état de mal. Les centres nerveux, cerveau, moelle et méninges présentent une congestion considérable qui est de nature différente suivant que l'individu a succombé à une attaque isolée ou à une série d'attaques non interrompues.

Le cadavre présente en outre les caractères de la mort par asphyxie : c'est-à-dire de petites taches purpurines à la surface de la substance corticale cérébrale, à la surface du cœur et des poumons, dans le médiastin, et même sur le mésentère.

I. — Altérations qui sont la conséquence de l'attaque.

L'attaque d'épilepsie a déterminé parfois la mort par rupture du cœur. Schort en a observé un cas et Lunier deux. Dans ces trois cas, il n'existait aucune lésion antérieure du cœur et la rupture dut être attribuée à la gêne apportée à la circulation pendant l'attaque et aux efforts violents faits par les ventricules pour repousser le sang dans les artères comprimées et engouées.

D'ordinaire, dans ces conditions, le cadavre présente les traces d'une éjaculation de sperme, qui a pu, dans un cas que j'ai observé, être projeté jusqu'au menton.

Lorsque la mort est survenue à la suite d'une série d'attaques non interrompues, les lésions sont d'autant plus intenses que les accidents ont été plus prolongés. Les méninges cérébrales et cérébelleuses sont alors épaissies, très congestionnées, elles ont perdu leur transparence; dans l'espace interpédonculaire et le long des scissures, elles sont infiltrées de sérosité sanguinolente; le long des sillons, des scissures et des vaisseaux, apparaissent des traînées opalescentes.

La trame cérébrale et cérébelleuse elle-même est fortement congestionnée, les vaisseaux des corps rhomboïdaux sont turgides, la teinte des folioles du cervelet est lie de vin.

Sectionné, le bulbe présente une hyperhémie considérable, une coloration gris cendré de sa substance grise.

La protubérance annulaire participe à cette congestion, surtout dans les parties qui sont en rapport avec les pyramides antérieures, les pédoncules moyens.

L'examen microscopique du tissu nerveux donne des résultats en rapport avec ces altérations; accumulation de globules de sang dans les capillaires, épanchements de sang en grand nombre.

Lorsque les convulsions ont prédominé dans la sphère d'action de tel ou tel nerf moteur, l'inspection du bulbe présente quelques particularités intéressantes qu'a fait ressortir, le premier, Schroeder van der Kolk (1). Ainsi chez l'épileptique qui se mord la langue, les

(1) Schrœder van der Kolk, *On the structure and functions of the spinal cord and medulla oblongata* (*Sydenham Society*. London, 1859).

vaisseaux bulbaires sont turgides et distendus autour des origines réelles des nerfs hypoglosses.

II. — Altérations déterminantes.

Les altérations que l'on peut considérer comme *déterminantes* de l'épilepsie sont les unes immédiates, les autres éloignées.

1° *Altérations immédiates.* — Parmi les premières, il convient de ranger les tumeurs du crâne et du cerveau de nature syphilitique et d'autre nature, les ossifications de la dure-mère, les fongus, les concrétions méningées, les tumeurs des pédoncules cérébraux ainsi que j'en ai vu une qui était constituée par une hypertrophie simple des éléments nerveux, les fractures du crâne avec enfoncement et saillie intra-crânienne et des lésions diverses du rocher.

2° *Altérations éloignées.* — Les altérations déterminantes éloignées sont celles qui siègent sur n'importe quel point des nerfs sensitifs, des nerfs mixtes et du grand sympathique et qui déterminent l'épilepsie sympathique par une action irritative transmise au bulbe rachidien.

De ce nombre sont les névromes, les esquilles osseuses, les corps étrangers qui irritent les filets nerveux, les vers intestinaux et en particulier les oxyures, les tumeurs tuberculeuses qui ont leur siège le long des filets ou des ganglions du grand sympathique.

III. — Altérations secondaires.

Les altérations secondaires sont nombreuses et intéressent, en particulier, un certain nombre de points de l'axe cérébro-spinal, parmi lesquels il faut surtout signaler le bulbe rachidien, la moelle épinière, le cervelet, la substance grise corticale, les méninges cérébrale et cérébelleuse.

Bulbe. — La face antérieure du quatrième ventricule présente fréquemment une teinte grisâtre, une apparence œdémateuse due à une couche molle gélatineuse ; d'autres fois une teinte couleur tabac, et, d'une façon constante, des houppes vasculaires, des vaisseaux capillaires notablement dilatés, turgides, sur le trajet desquels existent des ecchymoses.

Ces lésions hyperhémiques englobent souvent totalement les racines des nerfs auditifs, et peuvent expliquer les hallucinations de l'ouïe qui accompagnent quelquefois le début des attaques d'un vertige, et qui constituent un des symptômes de certaines folies épileptiques.

Luys et moi nous avons observé, à peu près au milieu des régions antérieures des pyramides, et surtout au point d'union du bulbe et de la protubérance, une sertissure jaunâtre en forme de demi-collier d'aspect gommeux (teinte gomme arabique), constituée par une infiltration granuleuse interfibrillaire. Nous y avons vu des cellules d'une couleur jaune orangé due à la présence dans ces cellules de granulations granulo-graisseuses; dans beaucoup de cellules, le noyau n'est plus reconnaissable; le cylindre prolongement disparaît, les tubes deviennent variqueux.

Selon nous, ces lésions, situées sur le prolongement des fibres des pédoncules inférieurs, indiquent qu'elles ont subi une dégénérescence déterminée vraisemblablement par une sorte de fatigue des éléments nerveux, suite inévitable de nombreuses attaques convulsives.

Moelle épinière. — Elle présente quelquefois des lésions du plus grand intérêt qui apprennent que tout l'axe cérébro-spinal participe aux convulsions. Ces altérations occupent les faisceaux antérieurs, qui sont devenus fermes et résistants, et présentent au microscope les caractères de l'hyperplasie du tissu conjonctif.

Les méninges spinales antérieures présentent souvent des altérations qui siègent dans l'arachnoïde viscérale, et qui consistent en plaques de couleur blanchâtre, arrondies ou ovalaires, à bords festonnés ou anguleux, lisses sur leur face externe, rugueuses sur la face interne. D'apparence fibro-cartilagineuse, ces plaques avaient déjà été signalées par Esquirol (1); je les ai trouvées constituées au microscope par des fibres lamineuses et souvent incrustées de carbonate de chaux.

J'ai trouvé quelquefois des lésions analogues, quoiqu'à un bien moindre degré, dans les méninges spinales postérieures, chez des épileptiques qui avaient présenté des points douloureux, spontanés ou provoqués, le long de la colonne vertébrale

(1) Esquirol, *Des maladies mentales*. Paris, 1838.

J'ai rencontré plusieurs fois, dans la moelle d'épileptiques, une atrophie grise partielle des pyramides antérieures.

Cervelet. — Il est toujours plus ou moins altéré dans ses parties périphériques et centrales; les méninges cérébelleuses sont opalines, épaissies, quelquefois adhérentes; la substance grise des folioles apparaît pâle, jaunâtre, comme à travers un nuage.

Les corps rhomboïdaux ont une teinte très accentuée et présentent des dilatations vasculaires et quelquefois des teintes ecchymotiques, périvasculaires; le microscope montre des épanchements de matière colorante, de sang et d'hématosine autour des vaisseaux.

Substance grise corticale du cerveau. — La substance corticale offre toujours des lésions consécutives, lorsque l'épilepsie a été accompagnée de troubles intellectuels et de démence à un degré plus ou moins avancé, ou de folie. On y constate des altérations immédiates et des altérations consécutives. Parmi les premières, les plus importantes consistent dans une congestion plus ou moins intense de la substance corticale et dans des épanchements de sang dans les gaines périvasculaires. (Pour les lésions consécutives, je vous renvoie à mon article ÉPILEPSIE du *Dictionn. de méd. et de chir. pratiques*, tome XIII, 1876).

On rencontre dans le cervelet des opalescences méningées, alors même que la maladie a eu une moyenne intensité et qu'il n'y a pas d'adhérences.

Mon excellent collègue M. Luys et moi nous avons rencontré plusieurs fois des lésions des corps striés qui nous paraissent être la conséquence d'altérations du cervelet (1); elles consistent en coloration ambrée, en décoloration des arcades des corps striés du côté opposé au lobe cérébelleux le plus altéré, et s'expliquent par les rapports de continuité qui existent entre la substance grise d'un corps strié et les fibres des pédoncules inférieurs du lobe cérébelleux opposé.

Follet et Beaume se sont fondés sur des pesées de cerveaux d'épileptiques pour penser que l'épilepsie pourrait tenir à la rupture de l'équilibre entre les courants nerveux. Pour eux, cette rupture aurait sa raison directe dans l'hypertrophie relative ou l'atrophie de

(1) Luys et Voisin, *Contribution à l'anatomie pathologique du cervelet, du bulbe et des corps striés dans l'épilepsie* (*Archives générales de médecine*, décembre 1869, t. XIV).

l'un des hémisphères. Les autopsies d'épileptiques que ces deux auteurs ont faites, ont présenté constamment des différences de poids entre les deux hémisphères cérébraux. De semblables pesées ont été répétées depuis par Delasiauve dans dix-huit cas; mais la différence de poids, qui n'a été qu'une fois de 80 grammes, n'a pas dépassé 20 grammes dans d'autres, et a été nulle dans plusieurs.

Il ressort de l'état actuel de la science que l'on connaît les points de l'axe cérébro-spinal où retentit le plus particulièrement la maladie, et que l'on comprend comment elle mène à la folie et à la démence.

Il reste un dernier desideratum à combler, c'est de connaître les altérations qui peuvent se produire dans le grand sympathique, qui joue un des plus grands rôles dans l'absence, le vertige et l'attaque.

Nous étudierons, Messieurs, en quelques mots, la pathogénie de l'épilepsie et la physiologie pathologique des phénomènes qui la constituent.

I. — Pathogénie de l'épilepsie.

Les théories qui ont été émises pour expliquer l'épilepsie peuvent être divisées, ainsi que l'a fait Falret, en trois catégories principales, les unes reposant sur la circulation cérébrale, les autres sur les altérations du sang, les dernières sur le pouvoir réflexe ou excito-moteur de la moelle épinière et principalement de la moelle allongée.

La *théorie de la congestion* a été admise par la plupart des auteurs anciens, parce que, à l'autopsie d'individus morts pendant les attaques, on trouve des lésions congestives; mais c'est prendre l'effet pour la cause.

La *théorie de l'anémie cérébrale* a été soutenue il y a vingt-cinq ans par Tenner et Kussmaul (1). Ces auteurs admettent que l'anémie seule est la condition organique de toutes les épilepsies. Ils se fondent sur des expériences dans lesquelles la ligature des artères

(1) Kussmaul und Tenner, *Untersuchungen ueber Ursprung und Wesen der fallsuchtartigen. Zuchengen bei der Verblutung.* Franckfurt am Mein, 1857.

carotides et vertébrales et des saignées abondantes ont déterminé chez des animaux des convulsions. Mais à cette théorie, que ses auteurs ont trop généralisée, on peut opposer, ainsi que l'a fait Axenfeld, les excellents effets de la saignée dans l'éclampsie, la suspension d'accès épileptiques pendant la compression des carotides.

Les partisans de la seconde théorie attribuent l'épilepsie à une *altération du sang par un agent toxique né dans l'organisme.*

D'après Todd, l'accès épileptique serait précédé de l'accumulation graduelle dans le sang d'un poison morbide qui arrive à produire dans le cerveau ou dans quelques-unes de ses parties un haut degré d'excitation. Plus récemment, Paulet a répété cette même opinion en s'appuyant sur plusieurs observations où il aurait constaté que les attaques d'épilepsie sont précédées pendant plusieurs heures d'un excès de carbonate d'ammoniaque dans l'urine.

Sans vouloir prétendre que cette théorie explique l'épilepsie, je dois dire et vous avez pu constater qu'un grand nombre d'épileptiques, qui ont de fortes attaques, répandent, pendant les quelques heures qui les suivent, une odeur et exhalent une haleine ammoniacales. J'ai fait souvent analyser dans ces circonstances l'haleine d'épileptiques, et j'ai pu m'assurer qu'elle renfermait une énorme quantité d'ammoniaque. Mais je serais porté à croire que cette accumulation d'ammoniaque dans l'organisme est bien plutôt le résultat du trouble apporté dans l'organisme par les attaques que la cause même de ces attaques; c'est du moins le résultat de mon expérience personnelle; en effet, des urines recueillies dans les heures qui précèdent les attaques ne renfermaient aucune trace de carbonate d'ammoniaque, tandis que ce principe apparaissait après les séries d'attaques répétées à court intervalle.

La troisième théorie qui est aujourd'hui le plus généralement admise fait jouer le rôle principal à la moelle allongée.

Marshall Hall, le premier, émit l'opinion que l'épilepsie est due à une excitation morbide du bulbe rachidien, siège pour lui des actes réflexes.

La convulsion tonique des muscles du cou amène les symptômes du petit mal, la perte de connaissance, les modifications de couleur de la face, tandis que la convulsion tonique de la glotte est suivie des symptômes du grand mal, convulsions générales ou partielles.

La cause de la perte de connaissance et des changements de coloration de la face paraît être bien plutôt celle qu'a donnée Brown-Séquard, c'est-à-dire une excitation des filets du grand sympathique, consécutive elle-même à l'irritation du bulbe, excitation qui se propage aux filets vaso-moteurs cérébraux, amène le resserrement des rameaux artériels et, par suite, l'anémie cérébrale et faciale, ainsi que la perte de connaissance. Quant aux convulsions, Brown-Séquard les explique par la propagation de l'excitation aux nerfs moteurs (1).

La théorie qui place dans le bulbe le siège de l'épilepsie a été aussi adoptée par M. Ach. Foville (2). Cet auteur a fait ressortir l'influence du pouvoir excito-moteur ou réflexe du bulbe et de la partie supérieure de la moelle épinière, sur les phénomènes convulsifs des membres et du tronc.

Les observations anatomo-pathologiques de Schrœder van der Kolk sont venues apporter un nouvel appui à cette opinion. Ce savant a remarqué, en effet, sur les épileptiques une coloration anormale de la face antérieure du quatrième ventricule, l'augmentation de volume des capillaires qui la tapissent et de ceux qui pénètrent dans l'épaisseur du bulbe.

Un médecin anglais, Russell Reynolds, a donné de la convulsion en général et des accès épileptiques en particulier, une explication sujette à quelques critiques. Cet auteur attribue la convulsion à l'augmentation des fonctions vitales d'un tissu ou d'un organe, consécutive elle-même à l'augmentation du mouvement moléculaire. Suivant ainsi l'opinion de Virchow, il cite en particulier, comme cause de cet excès d'action, toutes les cachexies, les vices généraux de nutrition, tels que le tubercule, la scrofule, le rachitisme, la syphilis. C'est de même, par un accroissement de fonctionnement des centres nerveux, que Russell Reynolds explique les convulsions qui dépendent de la croissance, les convulsions sympa-

(1) Brown-Séquard, *Sur l'arrêt immédiat de convulsions violentes par l'influence de l'irritation de quelques nerfs sensitifs* (*Archives de physiologie*, 1868, p. 157). — *Avortement d'attaques d'épilepsie par l'irritation de nerfs à action centripète* (*Idem*, p. 317).

(2) Foville, *Considérations physiques sur l'accès d'épilepsie*, thèse de doctorat, Paris, 1857.

thiques, celles qui tiennent à des intoxications, ou qui sont causées par des lésions des centres nerveux (1).

Kussmaul et Tenner ont émis sur la pathogénie des convulsions épileptiques, une théorie très discutable (2), d'après laquelie ces phénomènes ne dépendraient que de l'encéphale et seraient produits par l'accumulation du sang noir dans cet organe pendant l'asphyxie épileptique. Or, des expériences déjà assez nombreuses démontrent qu'un animal privé d'encéphale peut avoir des convulsions.

Ainsi le cerveau ne doit pas être considéré comme étant le siège de l'épilepsie; les phénomènes qui indiquent sa participation à la maladie sont secondaires par rapport à ceux qui se passent dans les régions bulbaires. Pour nous, le bulbe et ses prolongements pédonculaires vers le cervelet, le cervelet et ses pédoncules sont les organes d'où part l'ictus épileptique.

Les causes elles-mêmes de cette excitation morbide des régions bulbaires peuvent être médullaires, intra-crâniennes ou périphériques; et, d'abord, l'épilepsie spinale ne peut être mise en doute, si l'on tient compte des observations de J. Frank, de Brown-Séquard. L'épilepsie de cause intra-crânienne ne peut non plus être niée, malgré les affirmations contraires de Brown-Séquard, de Bouillaud.

Les autopsies démontrent que l'épilepsie pure existe fréquemment chez des individus ayant des tumeurs cérébrales. C'est ainsi que, sans parler du fait d'Odier (3), j'ai vu chez un enfant une tumeur à cheval sur les deux pédoncules cérébraux.

M. le professeur Hardy a noté aussi que les lésions intra-crâniennes sont souvent le point de départ de véritables accès épileptiques; ainsi les exostoses syphilitiques de la base du crâne.

Quant aux causes périphériques, leur existence n'est pas non plus douteuse; une observation de Broca (1869) a montré un jeune malade guéri, au moyen de la trépanation, de l'épilepsie causée par un traumatisme du crâne (4).

(1) Russell Reynolds, *Epilepsy*. London, 1861.

(2) Kusslmaul et Tenner, *Untersuchungen uber Ursprung und Wesen der fallsuchartigen Zuchungen bei der Verblutung*. Frankfurt am Mein, 1857.

(3) Odier (de Genève), *Manuel de médecine pratique*, 3e édition. Genève, 1821.

(4) Broca, *Trépanation contre l'épilepsie* (*Gazette des hôpitaux*, 11 février 1869).

II. — Physiologie pathologique des symptômes qui constituent l'épilepsie.

Le premier par ordre de venue, quoique non constamment senti, est l'*aura*. L'aura est un des phénomènes sur lesquels on a le plus discuté : les uns le considérant comme une sensation périphérique; d'autres avec Axenfeld comme l'écho lointain d'un état pathologique des centres nerveux. D'autres auteurs, et en particulier Locher, Maisonneuve, Portal, Herpin, regardent l'aura comme un phénomène périphérique d'ordre convulsif et spasmodique. Quant à nous, Messieurs, nous pensons que l'aura a aussi très rarement une origine périphérique; mais qu'elle peut consister soit en une simple sensation centrale perçue à la périphérie, soit en un spasme périphérique dont la cause excitante est essentiellement centrale.

L'aura a presque toujours une origine centrale, mais la sensation qui la constitue se passe réellement à la périphérie et dans les points où elle est ressentie.

L'explication est la même pour l'aura sensitive que pour l'aura motrice, l'aura psychique et l'aura sensorielle. L'ictus est toujours central pour de là se propager aux nerfs sensitifs, aux nerfs moteurs, aux cellules cérébrales et aux organes des sens.

Cette explication s'applique à tous les cas à peu près, et une seule exception pourrait être admise pour l'épilepsie vaso-motrice.

M. le professeur Brown-Séquard a démontré que la *pâleur de la face* et la perte de connaissance sont déterminées par une irritation des nerfs vaso-moteurs, laquelle amène le resserrement des ramifications artérielles et consécutivement une anémie subite de la face et des lobes cérébraux.

Le *cri* a été interprété de plusieurs façons bien différentes, tantôt comme l'expression de la frayeur et de la surprise (Beau), ou de la douleur (Herpin).

Billod et Axenfeld pensent qu'il n'en est pas ainsi et que le cri résulte d'une secousse convulsive des muscles du larynx, suivie d'un brusque mouvement d'expiration. Du reste, ce symptôme est loin d'être constant. La chute paraît due non pas, comme Billod le pense, au tétanos temporaire des muscles, mais tout simplement à la perte du sentiment et de la connaissance.

Convulsions générales. — Les convulsions générales sont les signes par excellence qui séparent le petit mal du grand mal, c'est-à-dire les absences, vertiges, des accès et des attaques.

L'excitation du bulbe, des régions bulbaires et de la moelle épinière se propage aux nerfs moteurs de la base du crâne, facial, hypoglosse, maxillaire inférieur et aux nerfs émanés de la moelle épinière et amène les convulsions, la laideur du visage, la projection en avant de la langue, le trismus, l'état tétanique des muscles, du cou, de la poitrine, du ventre, des membres.

Cette explication adoptée par Marshall Hall le premier, puis par Foville, Schrœder van der Kolk, se rapproche plus de la vérité que celle mise en avant par Kussmaul, Tenner et Radcliffe (1).

La *dilatation de la pupille*, qui est un des meilleurs signes de l'épilepsie, un de ceux que l'on ne peut simuler, est produite par la contraction des fibres radiées de l'iris, dont le point de départ est la surexcitation du grand sympathique cervical.

La *morsure de la langue* est produite, selon Schroeder van der Kolk, par une localisation spéciale de l'excitation bulbaire dans le voisinage des racines de l'hypoglosse.

Le *coma* correspond plutôt à un état congestif cérébral qu'à un simple épuisement nerveux, et est remplacé chez la plupart des malades par un sommeil réparateur. Axenfeld suppose que ce sommeil correspond au moment précis où l'hyperhémie cérébrale disparaît, des recherches récentes lui ayant appris que, pendant le sommeil, le cerveau est loin d'être plus congestionné qu'à l'état de veille et qu'il se trouve dans un état d'anémie relative (Durham).

L'*émission de l'urine* et l'*éjaculation du sperme* sont deux phénomènes d'une fréquence variable qui, je crois, dépendent d'une excitation anormale des portions lombaire et sacrée de la moelle épinière du grand sympathique.

Quant aux *vomissements* que l'on observe dans certaines épilepsies, ils sont évidemment dus à une convulsion du diaphragme et des muscles abdominaux ou bien du diaphragme et des muscles abdominaux séparément.

La *petitesse du pouls* et les petites courbes parfaitement arrondies qui se produisent aussitôt le début de l'attaque, que je mets sous

(1) Radcliffe, *Epilepsy and other convulsive affections*. London, 1854.

vos yeux (1), indiquent une action stimulante exercée sur les filets sympathiques vasculaires et par conséquent la constriction des tuyaux vasculaires : mais cette stimulation du sympathique est remplacée bientôt par sa paralysie, et l'on observe alors le *développement du pouls*, la hauteur des lignes sphygmographiques, et le dicrotisme (2).

L'*écume buccale* est considérée par Herpin comme venant de l'action irrégulière comprimante des muscles, ou d'une modification essentielle des organes sécréteurs ou de ces deux causes réunies.

Je crois aussi qu'il y a hypersécrétion des glandes salivaires, mais que c'est la contraction des muscles faciaux qui empêche l'écoulement de la salive et la fait refluer à la partie antérieure de la cavité buccale (Besson).

L'épilepsie ne revêt pas toujours, tant s'en faut, tous les caractères que nous venons d'énumérer. Elle peut exister sans aura, sans convulsions extérieures, même, ce qui est très rare, sans perte complète ou incomplète de la connaissance, et cela, suivant l'étendue du retentissement de l'ictus sur les nerfs moteurs et le grand sympathique.

Quant au délire maniaque que l'on voit quelquefois remplacer les attaques, il est difficile de ne pas l'attribuer au transport de l'excitation épileptique des organes incitateurs du mouvement à ceux qui président à l'accomplissement des actes intellectuels, c'est-à-dire à la substance grise des circonvolutions cérébrales.

Quoi qu'il en soit, nous devons nous tenir encore dans une prudente réserve sur le mécanisme de la *maladie* elle-même (Jaccoud), avec ses intermissions surprenantes, ses retours imprévus, ses formes diverses, avec tous ses caractères enfin qui établissent encore une limite difficile à franchir entre l'épilepsie morbide et l'épilepsie artificielle.

Vous connaissez la pathogénie et la physiologie pathologique de l'épilepsie, il nous est possible d'en étudier la nature. Pour nous, il est hors de doute que l'épilepsie est non pas un symptôme, une affection limitée à un point du système nerveux, comme on l'a dit et

(1) Voyez fig. 16, p. 574.
(2) Voyez fig. 20, 22, 24, p 575.

comme on le dit encore quelquefois, mais bien une affection générale qui intéresse une grande partie de l'axe cérébro-spinal et du grand sympathique, et qui a son siège principal dans le bulbe rachidien.

L'épilepsie est certainement une névrose, mais sa cause peut être organique aussi bien qu'essentielle ; en effet, elle peut dépendre des altérations organiques des centres nerveux, d'intoxications, de lésions périphériques (épilepsie survenue à la suite d'une blessure du testicule et guérie par la castration, J. Frank), (épilepsie survenue à la suite d'enfoncement du crâne et guérie par la trépanation, Broca) (1), épilepsie vermineuse ; toutes ces causes et bien d'autres peuvent déterminer l'exaltation du bulbe et amener l'épilepsie, qui, malgré cette étiologie, n'en est pas moins une névrose ; d'ailleurs, l'affection convulsive s'éloigne dans ces cas des maladies purement organiques pour se rapprocher des névroses, par son absence de suite, ses manifestations rapides, passagères, dont on ne peut suivre ni préciser la marche tant elles agissent par surprise.

Du reste, si l'on voulait ne classer dans l'épilepsie que les convulsions *sine materia*, on courrait grand risque, à moins de faire l'autopsie dans les premiers temps de la maladie, de ne voir partout que des convulsions symptomatiques.

Aussi, tout en reconnaissant que l'épilepsie peut être déterminée par des causes organiques, inaccessibles à nos sens et à nos moyens d'investigation, je n'hésite pas à déclarer que le nom d'épilepsie symptomatique ne doit être donné à l'épilepsie que dans les cas où les malades présentent des déformations du crâne, de la colonne vertébrale, des signes de parésie, de paralysies sensorielles, de maladies diverses des centres nerveux, qui ne laissent aucun doute sur l'existence d'une lésion antérieure aux convulsions.

J'arrive maintenant, Messieurs, à la partie la plus importante peut-être de cette clinique, le diagnostic de l'épilepsie. Si le diagnostic de l'épilepsie type n'est pas difficile, on n'en peut dire autant de l'épilepsie incomplète, des absences, des secousses et commotions, et de tous ces phénomènes qui ne rappellent en aucune façon l'appareil symptomatique du haut mal.

(1) Broca, *Trépanation contre l'épilepsie* (*Gaz. des hôpitaux*, 11 février 1869).

S'il est fâcheux de ne pas distinguer les phénomènes légers de l'épilepsie, il est bien autrement regrettable de méconnaître l'épilepsie ou d'en ignorer l'existence lorsqu'elle est parfaitement établie. Combien de femmes n'a-t-on pas laissées se marier, dans la pensée que ces vertiges, que l'on supposait d'ordre hystérique, disparaîtraient avec le mariage, tandis que le mariage a aggravé l'état maladif.

Les phénomènes épileptiques (accès, vertige) sont aussi fréquemment méconnus lorsqu'ils ne surviennent que la nuit; le stertor est pris pour du ronflement simple, les convulsions pour de l'agitation ; il est arrivé que des épileptiques à attaques nocturnes se sont mariés sans que personne soupçonnât leur état. Il est possible d'éviter de semblables erreurs lorsque l'épilepsie nocturne s'accompagne, ce qui est presque la règle, d'incontinence d'urine ou d'incontinence de matières fécales; lorsque l'on constate sur la face un piqueté fin ecchymotique, une morsure de la langue, de la courbature, une céphalalgie spéciale; lorsqu'on apprend que l'oreiller est taché par de la salive et surtout de la salive sanguinolente. Dans ces dernières conditions on peut être certain qu'il s'est produit un accès nocturne de haut mal.

Le professeur Trousseau a signalé une cause d'erreur qu'il importe bien de faire connaître, et qui consiste à prendre pour une congestion cérébrale une attaque d'épilepsie. Lorsque le médecin, en effet, arrive auprès d'un malade qui est sans connaissance et qu'il le trouve en état de coma, dans la résolution complète, avec la face rouge, il peut croire à une congestion du cerveau, et sa supposition lui paraîtra d'autant plus fondée, que le malade aura eu, postérieurement au coma, des accidents paralytiques partiels; mais s'il apprend que de temps en temps il existe des absences diurnes, que les prétendues congestions sont précédées de mouvements des membres; si le malade accuse après ses congestions mal à la langue ou des aphthes; si l'on constate sur la face un piqueté fin, et si l'on sait enfin que ces congestions se reproduisent de temps en temps, le médecin peut être certain que le malade est épileptique.

La congestion, la turgescence habituelle de la face, ont été aussi plusieurs fois, à ma connaissance, la cause d'erreurs de la part de médecins qui pensaient qu'ils étaient en présence de congestions cérébrales, et qui traitaient par des saignées, des purgatifs, les malades.

Le diagnostic de l'épilepsie dans les attaques épileptiformes de la paralysie générale des aliénés est quelquefois difficile à établir.

La similitude entre la première et les secondes est en effet souvent tellement complète que les meilleurs esprits hésitent à porter le diagnostic.

Il faut attendre la fin de l'attaque et même quelques jours après l'attaque. Si l'on constate alors que le malade a perdu de sa mémoire et de ses facultés intellectuelles générales, et en particulier de l'attention, de l'initiative, de la volonté, de l'aptitude à la direction de son ménage et de ses affaires; si l'on note qu'il est atteint d'une parésie plus ou moins complète de la face ou d'un membre, ou d'un peu d'incontinence d'urine, et si l'on observe qu'il a conservé des secousses choréiformes dans un côté du corps, on peut être certain que l'attaque convulsive est symptomatique de la paralysie générale.

L'*éclampsie* occupe aussi une place dans la question du *diagnostic différentiel* de l'épilepsie avec les autres affections convulsives.

On ne peut diagnostiquer l'éclampsie qu'en tenant compte des antécédents, des circonstances concomitantes (grossesse, accouchement, débuts d'une fièvre éruptive, dentition, albuminurie) ; de plus, l'éclampsie présente presque toujours le caractère aigu, est souvent accompagnée de fièvre et se lie à un état morbide qui se manifeste par d'autres symptômes, et ne laisse pas entre les convulsions des intervalles de santé parfaite; l'épilepsie est un état chronique, apyrétique, d'une étiologie vague, qui présente, entre les attaques convulsives, un état de santé complète. En outre, il est rare que la première attaque d'épilepsie n'ait pas été précédée de phénomènes prodromiques analogues à ceux que j'ai décrits.

L'*hystérie* est facile à distinguer de l'épilepsie. En effet, au lieu d'observer, comme dans l'épilepsie, un cri unique, la perte immédiate et complète de connaissance, la pâleur, puis la lividité de la face, sa laideur, la raideur générale, les secousses générales, la morsure de la langue, l'écume à la bouche, le coma, le stertor, la stupeur consécutive, on entend des plaintes, des sanglots; on assiste à des efforts pour se débarrasser la gorge; on voit une teinte et une apparence non désagréables de la face qui exprime la souffrance, mais non la laideur; aucun signe d'asphyxie, pas de morsure de la langue, pas de stertor, pas de perte de connaissance; après l'accès, aucune stupeur, seulement de la fatigue, des sanglots ou des rires.

L'hystérie peut exister chez un même malade en même temps que l'épilepsie (1). Les travaux de Sandras, Bourguignon, Landouzy, Maisonneuve, Beau, Briquet (2), Moreau (de Tours), Dunant, autorisent à admettre deux formes bien distinctes d'hystéro-épilepsie: dans la première il y a tantôt des accès d'hystérie et tantôt des accès d'épilepsie; dans la seconde, les accès se composent, en même temps, de symptômes hystériques et de symptômes épileptiques réunis (Landouzy). A ces deux formes types on peut, avec Dunant, ajouter un groupe d'hystériques qui ressentent quelques-unes des manifestations non convulsives de l'épilepsie (vertige, absence), et un groupe d'épileptiques qui présentent quelques symptômes de l'hystérie non convulsive.

Il est une classe d'accidents *vertigineux* (vertige nerveux) qui peuvent être une cause d'erreur dans le diagnostic: ce sont ceux qui sont liés d'une part à des lésions de l'oreille interne, siégeant spécialement dans les canaux demi-circulaires, et d'autre part à des désordres gastriques.

Le diagnostic de ce genre d'accidents doit se fonder sur l'absence de perte complète de connaissance, sur l'existence des bruits dans les oreilles, de diminution de l'ouïe, de douleurs auriculaires, de lésions de la membrane du tympan.

Le vertige *a stomacho* se distingue en particulier du vertige épileptique par les circonstances étiologiques qui lui sont spéciales (excès d'aliments, inanition ou dyspepsie habituelle). Dans ce cas, le malade ne perd pas connaissance.

Pour trancher la question, l'épilepsie est-elle idiopathique ou symptomatique, le médecin doit remonter aux antécédents de toute sorte, se bien renseigner sur la façon dont se sont manifestés les premiers phénomènes, sur leur relation ou non avec une maladie qui aurait précédé l'épilepsie, sur les principaux caractères des attaques, sur l'état de l'intelligence, de la motilité et de la sensibilité.

(1) H. Landouzy, *Traité complet de l'hystérie*, 2e édition. Paris, 1848, in-8°.

(2) Briquet, *Traité clinique et thérapeutique de l'hystérie*. Paris, 1859, in-8°.

Lorsque le médecin apprend que les ascendants n'ont jamais été atteints d'affection de nature tuberculeuse, scrofuleuse, syphilitique, que la maladie a suivi une grande émotion, une peur, qu'elle n'a pas été consécutive à une affection aiguë quelconque ayant retenti d'une façon intense sur les centres nerveux, que le malade a toujours été d'une grande impressionnabilité, que les phénomènes morbides se manifestent très franchement sous forme d'absences, de vertiges, d'accès ou d'attaques, il peut être à peu près certain que l'épilepsie est idiopathique et n'est qu'une névrose; je dirai encore qu'on ne doit pas s'appuyer sur l'existence de convulsions unilatérales ou limitées à un membre, pour soutenir que l'épilepsie n'est pas dans ces conditions une simple névrose.

Si, au contraire, le médecin apprend que des ascendants sont tuberculeux, scrofuleux, que la maladie a été consécutive à une affection aiguë ou à un traumatisme du cerveau qui a porté atteinte aux centres nerveux, arrêté ou altéré l'intelligence, amené une parésie d'un membre, d'une moitié ou d'une partie de la face, d'un sens, il peut être certain qu'il a affaire à une épilepsie symptomatique.

La possibilité de lésions cancéreuses, syphilitiques, tuberculeuses du cerveau, doit toujours être présente à l'esprit; aussi l'examen de tous les organes ne devra jamais être négligé, car il est rare que dans ces cas on ne découvre pas une céphalalgie fixe, bien localisée, ou des lésions des sens, de la motilité, etc.

De même que cela s'observe pour les attaques convulsives qui sont symptomatiques d'un ramollissement cérébral partiel, il existe quelquefois une aura dans le côté du corps opposé à la lésion, et en particulier le plus souvent à l'épaule opposée.

Selon MM. Gros et Lancereaux (1), le malade atteint d'épilepsie syphilitique accuse toujours des antécédents syphilitiques, chancres, bubons indurés, accidents secondaires. Au lieu de débuter d'emblée, l'épilepsie est presque toujours précédée de malaise, de céphalée nocturne avec ou sans exostoses, d'alopécie, d'ecthyma, etc. L'absence de l'hérédité, le développement tardif de la maladie qui n'éclate jamais avant trente ans, enfin sa curabilité sous l'influence de la médication spécifique, sont aussi des signes précieux.

(1) Gros et Lancereaux, *Affections nerveuses syphilitiques*. Paris, 1861.

Pour ce qui concerne les épilepsies alcoolique, absinthique, saturnine, mercurielle, leur diagnostic découle en partie de la connaissance des antécédents, de l'habitus extérieur, de l'examen de l'haleine, des gencives et des ongles.

L'épilepsie produite par l'alcool, le vin, le cidre, se caractérise le plus ordinairement par des accès isolés survenant à longs intervalles; l'épilepsie absinthique par des accès qui se reproduisent en très grand nombre dans un très court espace de temps : ainsi j'ai signalé à la Société anatomique des cas d'épilepsie absinthique avec 150 à 200 accès en vingt-quatre heures; depuis, Marcé et M. Magnan ont observé les mêmes faits.

L'épilepsie saturnine se reconnaît principalement par les antécédents, la connaissance de la profession, des habitudes du malade, le liséré gris des gencives, la teinte spéciale de la face, l'existence de coliques, de constipation, de parésie des extenseurs, des mains; quant aux accidents convulsifs eux-mêmes, ils ressemblent à ceux de l'épilepsie ordinaire : il y a des vertiges, de grands accès et des accès de manie.

Il en est de même dans l'intoxication mercurielle: j'ai vu un doreur sur glaces qui éprouve depuis plusieurs mois, en même temps que le tremblement, des vertiges caractérisés par une sensation de tournoiement, une perte de connaissance instantanée qui amène quelquefois la chute à terre, un mouvement d'inclinaison du tronc de droite à gauche et d'avant en arrière.

Dans ces cas, la connaissance des antécédents et les autres symptômes donnent la clef du diagnostic.

L'épilepsie *sympathique* est, si l'on accepte celle qui est liée à la présence de vers dans l'intestin, d'un diagnostic très difficile.

Son allure est, en effet, en tous points semblable à celle de l'épilepsie idiopathique, et l'examen le plus approfondi ne permet pas de découvrir une action périphérique excitante.

On ne saurait trop se garder de croire que là où est l'aura, là est aussi la cause de la maladie; l'aura n'est, dans la très grande majorité des cas, qu'une sensation périphérique dont la cause est centrale.

Quant à l'épilepsie *vermineuse*, comme elle est assez fréquente chez les enfants, il faut examiner les pupilles, demander s'il existe des démangeaisons nasales, anales, se faire montrer les selles et employer une médication appropriée qui lèvera souvent les doutes que l'on aurait pu avoir.

Épilepsie simulée. — L'épilepsie est une des maladies qui ont été le plus fréquemment simulées, parce qu'elle ne demande qu'une représentation momentanée, et qu'il est possible d'être bien portant dès que l'accès est passé (Tissot).

Pour ce qui concerne l'épilepsie *alléguée*, on sait que l'on peut, même si l'on ne voit pas des attaques, soupçonner l'épilepsie à certains signes que le simulateur n'imite pas ordinairement, ne peut pas imiter ou imite mal : ainsi la morsure de la langue, le piqueté de la face, les cicatrices sur les parties saillantes de la face, surtout au front, au menton, aux pommettes.

Les difficultés du diagnostic ne sont pas moindres pour ce qui regarde l'épilepsie *simulée*. On peut imiter la chute à terre, les convulsions, la rougeur de la peau, l'écume à la bouche en mâchonnant du savon, l'urination; il est vrai qu'on ne peut pas reproduire la pâleur de la face, la dilatation et l'immobilité de la pupille, non plus que l'insensibilité de la peau et des muqueuses; mais la pâleur de la face est un signe tellement fugace et rapide, qu'on ne peut compter sur lui, et des simulateurs peuvent, ainsi que je m'en suis assuré, porter les yeux tellement haut en arrière des paupières, qu'il est difficile de rien voir de précis du côté des pupilles; d'ailleurs l'insensibilité des pupilles et de la muqueuse oculo-palpébrale n'existe que dans les périodes tonique et clonique. J'ai aussi observé plusieurs cas d'épilepsie vraie où les pupilles ne se dilataient pas et n'étaient pas immobiles; enfin j'ai vu des individus tellement peu sensibles ou tellement maîtres d'eux-mêmes, qu'à moins de les brûler, ils ne se seraient pas trahis.

Voici les principaux points sur lesquels je crois qu'on peut se fonder pour établir la réalité de l'épilepsie.

L'épileptique tombe partout indistinctement et le plus souvent en avant; la face est pâle; les convulsions sont bornées à un côté ou prédominantes de ce côté; les pupilles le plus souvent dilatées et presque toujours insensibles à la lumière; la sensibilité abolie; après l'attaque, l'individu reste hébété, obtus et porte parfois de petites taches ecchymotiques sur la face et en particulier au pourtour des yeux.

Le pouls enfin présente les caractères sphygmographiques les plus importants qu'il est impossible de simuler, et que je considère comme tranchant seuls la question de diagnostic dans certains cas difficiles.

Deux ou trois secondes avant que l'attaque commence, les courbes sphygmographiques sont moins hautes, plus arrondies et plus rapprochées. L'attaque survenue, on voit cinq à six petites ondulations successives et disposées suivant une ligne ascendante, puis une série de courbes très peu élevées ; ces courbes se prononcent davantage, présentent une convexité supérieure très accusée, donnant presque la forme d'une moitié de sphère; puis, au bout de quelques minutes, les lignes s'élèvent presque perpendiculairement à une hauteur trois ou quatre fois plus grande qu'avant l'attaque; elles présentent au sommet un angle plus ou moins aigu, puis redescendent en présentant les caractères les plus accusés du dicrotisme.

La durée de cette forme de pouls varie d'une demi-heure à une heure et demie, elle a même duré quelquefois six heures après une attaque.

Ces modifications du pouls ne sont pas propres à la grande attaque seule; je les ai observées aussi dans le vertige (fig. 26 et 27).

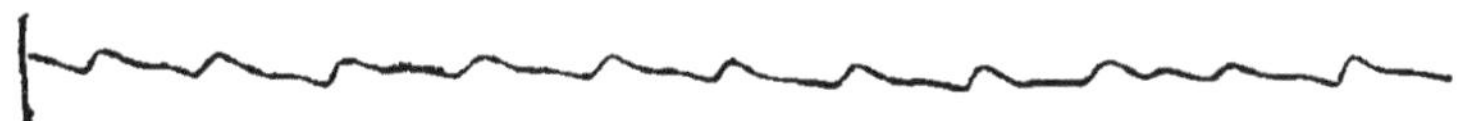

FIG. 28. — Debierne : Tracé pris aussitôt après une course rapide.

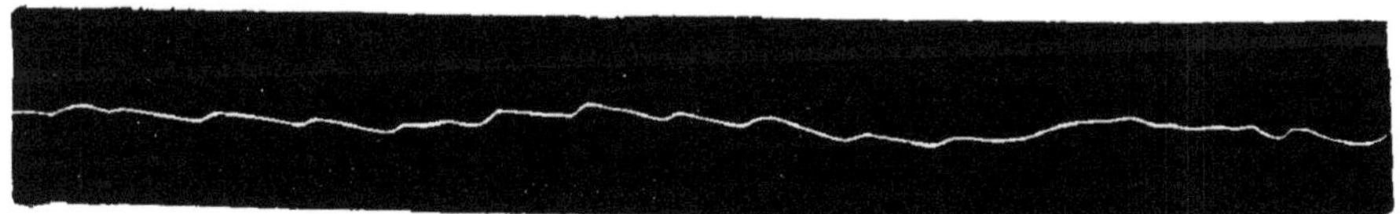

FIG. 29. — Chevreau : Tracé pris après une course.

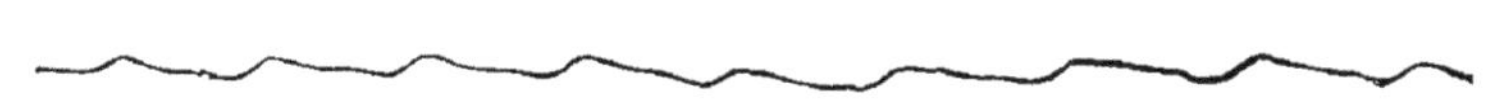

FIG. 30. — Tracé pris sur moi après une course rapide.

Lorsqu'on prend un tracé chez un homme sain ou un épileptique qui vient de se livrer à une course rapide ou à des efforts violents, on obtient des tracés qui n'ont rien de comparable avec les précédents (fig. 101, 102, 103).

Depuis la publication de mon mémoire (1868), E. Boisseau a eu l'occasion d'appliquer ou de faire appliquer le sphygmographe chez plusieurs épileptiques à la fin d'attaques (1), et il a recueilli des tracés se rapprochant beaucoup des miens.

Cottardi a employé ce moyen avec succès chez un certain nombre de soldats italiens simulateurs. Les tracés qui accompagnent son mémoire sont absolument semblables à ceux que j'ai publiés (2).

J'ai pu essayer ce moyen de diagnostic chez des simulateurs et acquérir ainsi la conviction que le sphygmographe est appelé à donner les meilleurs résultats dans ces cas de simulation. Un individu qui a fait le sujet de ces observations a abusé longtemps à Paris de la crédulité publique et a échappé au service militaire. Placé d'abord comme épileptique à Bicêtre, il a été envoyé à l'asile de Clermont avec le même diagnostic. Là, après avoir passé l'âge de la conscription et après s'être assuré qu'il était exempt, il avoua au médecin qu'il simulait l'épilepsie. Depuis il a répété nombre de fois les attaques lorsqu'on le lui demandait. J'ai assisté à plusieurs d'entre elles et j'ai constaté que cet individu simulait à merveille l'épilepsie, mais que les caractères sphygmographiques du pouls différaient complètement de ceux que m'avaient offert des épileptiques (fig. 31, 32, 33).

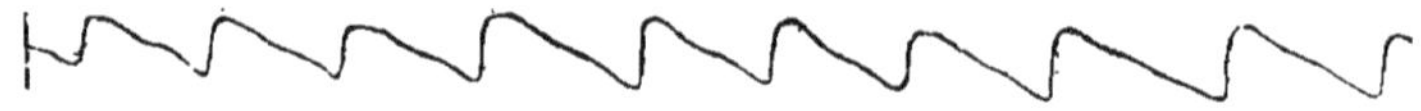

FIG. 31. — V... : Épileptique simulateur. Tracé pris avant les attaques simulées, à jeun.

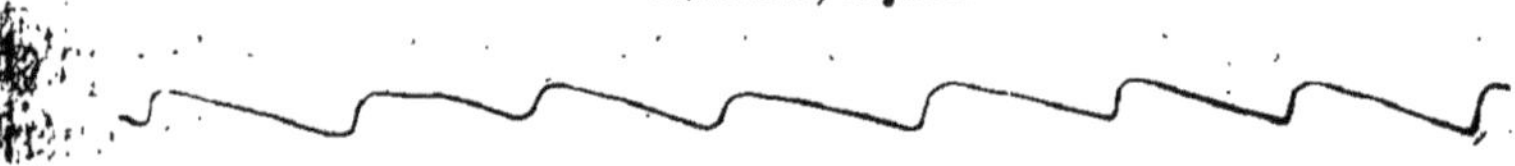

FIG. 32. — V... : Tracé pris quatre minutes après le début d'un petit accès simulé.

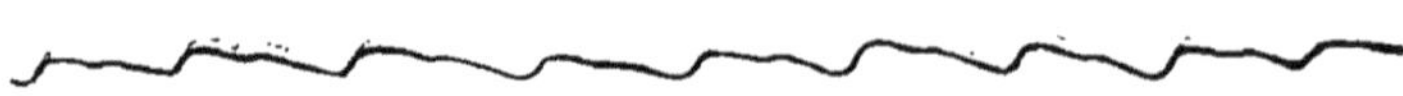

FIG. 33. — V... : Quatre minutes après le début d'une attaque forte simulée.

Ces tracés me paraissent suffisamment démontrer combien les caractères du pouls que l'on constate après les vraies attaques d'épi-

(1) E. Boisseau, *Des maladies simulées et des moyens de les reconnaître*, Paris, 1870 in-8°.
(2) L. Cottardi, *la Diagnosi differenziale fra l'epilepsia vera e la simulata*. Roma, 1879.

lepsie diffèrent de ceux qu'on observe chez le simulateur; ces derniers me semblent permettre dorénavant de découvrir la fraude avec une précision scientifique et avec une certitude d'autant plus grande, qu'il n'est pas nécessaire d'assister aux accès pour établir son diagnostic.

Lorsque vous serez, Messieurs, en présence d'un malade épileptique quel pronostic devez-vous porter? Le temps n'est plus où l'on pouvait imprimer à l'épilepsie le cachet de l'incurabilité, ainsi qu'on l'a fait jusqu'à ces derniers temps.

Une des premières questions que soulève l'étude du pronostic de l'épilepsie est celle de savoir si cette maladie peut guérir spontanément; quelques faits le prouvent, mais leur nombre est très peu considérable.

Je crois que l'épilepsie n'est que très exceptionnellement curable d'elle-même, et qu'il ne faut pas compter sur une chance aussi problématique.

La médecine d'action est, au contraire, arrivée aujourd'hui à des résultats très favorables.

Un certain nombre de circonstances doivent être prises en considération dans le pronostic de cette maladie : l'hérédité, le sexe, la conformation, la complexion, l'âge, le tempérament, l'état mental, la moralité, les habitudes de l'épileptique, l'ancienneté de la maladie, la nature des accès (Herpin) (1), leur fréquence, leur retour de jour ou de nuit.

L'hérédité ne présente rien d'absolument fâcheux lorsqu'elle s'applique à la transmission de l'épilepsie. Ces cas, en effet, guérissent aussi bien que d'autres; mais il n'en est pas de même lorsque l'épilepsie héréditaire est liée à la transmission de la scrofule, de la syphilis et du tubercule. Elle est alors à peu près incurable.

Le sexe n'a aucune influence pronostique.

La conformation du squelette doit être prise en considération; ainsi, il est rare qu'un individu qui présente une disposition vicieuse quelconque du crâne guérisse, surtout lorsque cette disposition porte sur le diamètre antéro-postérieur de la tête. L'étroitesse de la

(1) Herpin, *Du pronostic et du traitement curatif de l'épilepsie*. Paris, 1852, in-8°.

poitrine, sa forme dite en carène, sont aussi de mauvaises conditions.

L'âge a une influence pronostique des plus évidentes; l'épilepsie est très grave dans la première enfance jusqu'à dix ans, et dans la jeunesse, de vingt à trente ans.

Les tempéraments lymphatique, lymphatico-sanguin, sanguin, sont plus défavorables que les autres, tandis que les épileptiques à tempérament nerveux simple guérissent ou s'améliorent facilement avec le bromure de potassium.

L'idiotie, la démence et la tendance au délire comitial, sont de mauvaises conditions, parce que ces phénomènes concomitants sont presque tous liés à des lésions cérébrales ou cérébro-méningées. Pourtant, lorsqu'un épileptique idiot ou dément ne présente pas de parésie ni de contracture, on peut le guérir de l'épilepsie et améliorer par la suite son intelligence.

La moralité de l'individu, ses habitudes, ont une grande influence; il suffit, en effet, d'un écart de régime, d'un excès de boissons, d'un abus de plaisirs vénériens, de l'onanisme, pour compromettre un traitement en bonne voie.

Le retour diurne ou nocturne des attaques est sans effet sur la curabilité de l'épilepsie, mais il en a un grand sur l'état de l'intelligence; il est, en effet, à noter que les attaques nocturnes altèrent beaucoup moins l'intelligence que les attaques diurnes. On peut se demander si cela ne tient pas à ce que l'épileptique qui est pris en dormant se repose, après la crise, dans un sommeil réparateur?

L'ancienneté de la maladie peut influer sur le pronostic. Ainsi, Herpin avait remarqué que les chances de succès étaient très grandes au-dessous de trois mois de durée.

La nature des crises a une valeur considérable : on ne rencontre aucun cas rebelle chez les individus qui n'ont eu que des vertiges, ou des accès, ou des attaques; mais le pronostic est grave lorsqu'un épileptique présente réunies les attaques aux vertiges et aux absences.

Les climats froids paraissent avoir une mauvaise influence, si j'en juge par des observations prises à Moscou.

L'*hystéro-épilepsie* est plus difficile à guérir que l'épilepsie ou l'hystérie isolées, et, si elle guérit, elle laisse toujours après elle quelque phénomène nerveux qui rappelle à la malade qu'elle a été sujette à des attaques, et qui doit inspirer au médecin la crainte constante de voir récidiver l'affection convulsive; lorsqu'elle ne guérit pas, elle affaiblit, moins que l'épilepsie pure, les facultés intellectuelles (Dunant) (1).

Il me reste, Messieurs, à vous parler du traitement de l'épilepsie; ce sera l'objet d'une prochaine leçon.

(1) Dunant, *Recherches et observations sur l'hystéro-épilepsie*, thèse inaugurale, Paris, 1863, p. 46.

VINGT-SEPTIÈME LEÇON

De l'épilepsie. — Traitement de l'attaque et des accidents qui suivent les attaques, les vertiges. — Traitement ayant pour but d'empêcher le retour des phénomènes morbides. — Traitement de l'épilepsie elle-même.

MESSIEURS,

La thérapeutique de l'épilepsie comprend : 1° le traitement de l'attaque; 2° celui des accidents qui suivent les attaques, les vertiges, etc.; 3° celui qui a pour but d'empêcher le retour des phénomènes morbides, et 4° le traitement de la maladie elle-même.

1° *Traitement de l'attaque.* — Dès le début de l'attaque il faut placer l'épileptique dans une position horizontale, à terre ou sur un lit bas, exhausser fortement la tête, débarrasser le cou de tout ce qui pourrait le serrer, et éviter que le malade se blesse. Si l'épileptique se mord la langue, il faut s'efforcer de la repousser d'entre les dents; mais il faut se garder d'interposer un morceau de liège ou de bois, un linge, car on a vu des épileptiques dont les dents coupaient tout ce qu'on mettait entre leurs dents et qui pouvaient l'avaler. Si l'on met des corps plus durs, on s'expose à ce que le malade se casse les dents. Lorsque la salive mousseuse est très abondante, il est bon d'incliner la tête sur le côté pour qu'elle puisse s'écouler dehors. Lorsque l'attaque est survenue, toute inspiration de substances est inutile.

La compression des carotides a déjà été employée un grand nombre de fois avec succès; son but étant d'empêcher la congestion cérébrale par atonie des vaisseaux artériels et veineux qui suit la contraction des mêmes vaisseaux, on doit l'employer au moment où l'attaque va entrer dans sa période convulsive.

J'ai employé aussi avec succès deux fois un moyen que Brown-Séquard a recommandé : *flexion* aussi énergique que possible *de l'un des deux gros orteils*.

La *ligature des membres* a été employée dans le cas de séries d'attaques, et dans le but d'empêcher la succession répétée d'un grand nombre d'accès. Ce moyen paraît agir en soustrayant momentanément à la circulation générale une quantité considérable de sang, et présenterait tous les avantages de la saignée sans en avoir les inconvénients. Quoi qu'il en soit de l'explication, il a parfaitement réussi, entre autres dans un cas relaté par Piégu (1).

Lorsqu'un épileptique a l'habitude de tomber la tête en avant, il est bon de lui faire porter continuellement un bourrelet ; lorsqu'il se luxe l'épaule dans ses attaques, on s'efforcera de maintenir le bras le long du tronc pendant l'attaque, ou bien on doit fixer sur lui un appareil contentif des luxations de l'épaule.

Lorsqu'on assiste à un accès il faut s'efforcer de prévenir ou diminuer l'asphyxie. Or le meilleur moyen est, pour cela, de faire inhaler du chloroforme, de verser sur la face de l'eau froide et de fléchir énergiquement un gros orteil.

2° *Traitement des accidents consécutifs aux attaques*. — Lorsque les attaques, les vertiges, sont suivis de céphalalgie, de stupeur, de malaise général, il y a avantage à donner des bains de pieds stimulants (Valleix) ; si les signes de congestion vers la tête sont très marqués, si surtout le malade a eu un certain nombre d'attaques qui se sont répétées dans un court intervalle, une application de sangsues derrière les oreilles, à l'anus ou aux malléoles, est utile en même temps qu'il faut donner un purgatif. Lorsque les attaques sont suivies de délire, d'égarement, d'agitation maniaque, de fièvre, on se trouve toujours bien d'appliquer à la nuque, le plus haut possible, un vésicatoire que l'on doit entretenir pendant quelques jours, de donner du sulfate de quinine, de la digitale, du calomel à dose fractionnée, et des purgatifs.

Pour parer au délire maniaque qui se produit fatalement chez quelques malades après des attaques qui reviennent en séries au nombre de huit à dix, quelquefois moins, j'ai employé avec succès,

(1) Piégu, *Observation d'état de mal épileptique guéri par la ligature des membres* (*Annales médico-psychologiques*, 1844, t. IV, p. 304).

à Bicêtre d'abord, puis à la Salpêtrière, le curare à la dose de 15 centigrammes et plus. Voici comment je procède : dès la première attaque j'injecte dans le tissu cellulaire sous-cutané de l'avant-bras cette dose de curare en solution bien filtrée et bien claire ; je répète la dose pendant les jours suivants ; je la porte même à plus de 2 décigrammes, et je la donne chaque jour, tant que le malade conserve un peu de stupeur et de vague.

3° *Traitement qui a pour but d'empêcher le retour des phénomènes morbides.* — L'épileptique doit éviter toute espèce d'excès, tout écart de régime.

Lorsque l'attaque d'épilepsie est précédée de prodromes, d'auras, tels que sensations périphériques, épigastriques, bourdonnements d'oreille, hallucinations, on a cherché souvent à en empêcher l'explosion, mais on y est rarement parvenu.

Les frictions sur les parties où existent l'aura sont une ressource instinctive que l'on peut employer avec avantage.

Broca a présenté à l'Académie de médecine de Paris, en 1868, un appareil compresseur imaginé par Rozier (de Bordeaux) (1), et employé avec succès sur un épileptique dont les crises étaient annoncées par une aura se manifestant dans l'index droit.

J'ai employé ce moyen avec succès dans les cas où l'aura existe dans une main ou dans un pied.

L'application d'un sou entre le pouce et son ongle a arrêté plusieurs fois des attaques chez certains de mes malades. Il en a été de même dans quelques cas de l'application d'un voile noir sur la tête.

L'inspiration d'odeurs fortes (ammoniaque, tabac) donne quelquefois les meilleurs résultats lorsque les malades sont prévenus par une aura de leur attaque. J'ai pu aussi empêcher l'explosion d'attaques chez des malades qui en étaient avertis par des auras épigastriques d'une durée de près d'une minute, en leur faisant manger une ou deux bouchées de pain.

Je citerai seulement, pour mémoire, le fait singulier d'un malade de Bicêtre, sur les épaules duquel il suffisait de monter, au moment de l'aura, pour empêcher l'invasion de l'attaque.

L'épilepsie qui survient périodiquement, au moment des règles,

(1) Rozier, (de Bordeaux), *Bulletin de l'Académie de médecine*, séance du 11 février 1868, t. XXXIII, p. 179.

par exemple, ne peut que bien rarement être arrêtée par des médicaments antipériodiques, mais il est bon d'augmenter notablement la dose du médicament aux époques des règles.

4° *Traitement de l'épilepsie elle-même.* — On doit toujours supposer, surtout lorsqu'il s'agit d'un enfant ou d'un adolescent, que la maladie peut être produite par la présence d'entozoaires, d'un tænia dans l'intestin, et par conséquent, il faut administrer des vermifuges. Nombre de faits prouvent que l'on a souvent ainsi guéri des malades chez lesquels on ne soupçonnait pas, au premier abord, une semblable cause.

Le traitement *antisyphilitique* est aussi celui que l'on doit employer avant tout autre, lorsque l'épilepsie est survenue à partir de l'adolescence sans avoir été précédée de phénomènes de nature épileptique.

Le traitement du haut mal n'est pas seulement thérapeutique, il est aussi hygiénique, et l'hygiène des épileptiques doit être tout spécialement surveillée; les habitudes, les mœurs, la profession, doivent être, en effet, l'objet d'une attention scrupuleuse de la part du médecin; la vie de l'épileptique doit être calme, exempte d'émotions, de préoccupations, de contrariétés, de causes d'excitation, de grands travaux intellectuels; un régime uniforme, même monotone, une alimentation modérée, la continence absolue, la sobriété, l'abstinence de vin pur, de café, de thé, de bière, sont de la plus grande importance.

Tout exercice exagéré est mauvais, mais les exercices modérés, et en particulier la gymnastique dite de chambre, constituent un bon moyen de traitement; les bains de rivière sont mauvais en ce sens qu'un épileptique peut se noyer pendant un accès.

Quant à la thérapeutique proprement dite de l'épilepsie, elle est entrée depuis une vingtaine d'années seulement dans une voie certaine. — Affirmée à cette époque par Herpin (de Genève), le premier, la curabilité de l'épilepsie est devenue aujourd'hui une certitude.

C'est au bromure de potassium que l'on doit maintenant les plus nombreux succès. Employé pour la première fois en Angleterre, par Laycock, en 1853, ce sel a été d'abord employé en France par Bazin, Hardy, et a donné de beaux succès entre les mains d'un grand nombre de médecins.

Le bromure de potassium doit être pur, exempt d'iode, de chlore et de sels de potasse. Il doit être donné quelques moments avant les repas, à des doses variant de 2 grammes à 12 grammes et plus par jour et très lentement progressives ; mais comme les doses à employer peuvent varier beaucoup chez les individus, suivant l'âge, la constitution, la force, j'emploie depuis plusieurs années un moyen qui m'a donné les meilleurs résultats et qui consiste dans l'examen de l'état de la nausée réflexe que l'on produit en introduisant une cuiller jusqu'à l'épiglotte. J'ai remarqué que l'on n'était réellement arrivé à la dose thérapeutique du bromure de potassium que lorsque l'on avait supprimé la nausée réflexe ; c'est seulement alors que l'on est certain d'agir sur le bulbe et de diminuer sa force excito-motrice. J'ai été assez heureux pour voir ce critérium d'action thérapeutique du bromure de potassium approuvé par le professeur Claude Bernard dans ses leçons au Collège de France.

Lorsque l'on a supprimé la nausée réflexe, le médicament ne doit plus guère être augmenté, mais il doit être donné avec persévérance et continuité pendant des années entières, lorsque la maladie s'améliore ou guérit. Au bout de deux ans d'amélioration ou de guérison, le médicament n'a plus besoin d'être administré tous les jours, mais tous les deux, trois ou quatre jours, pourvu que l'on s'assure que la nausée réflexe est toujours absente. C'est seulement après un grand nombre d'années passées sans phénomènes épileptiques que l'on peut cesser le traitement ; mais avant ce moment l'administration du remède doit être toujours continue. L'intermittence est une grande faute ; à maladie chronique, il faut une médication chronique. Le bromure de potassium doit rester presque un aliment pour l'épileptique qu'il a guéri.

Le bromure de potassium peut être employé avec avantage dans toutes les formes d'épilepsie, idiopathique, symptomatique, comme dans les cas de phénomènes épileptiformes, même lorsqu'ils se lient à l'idiotisme, au crétinisme. Mais en recommandant l'emploi du bromure de potassium de préférence aux autres médicaments, pour toute affection convulsive du genre épileptique, je considère que son utilité est plus grande encore dans les cas où l'épilepsie est idiopathique, dans ceux où elle est le résultat d'une grande impressionnabilité, d'une exaltation de la sensibilité, dans ceux où elle a été produite par des émotions vives, des impressions pénibles, la peur, l'onanisme, les excès vénériens, dans ceux enfin où elle est la conséquence héréditaire de névroses, telles que l'hystérie, la chorée, l'épilepsie même; du reste, si le bromure de potassium ne guérit pas toujours, il atténue le plus souvent la maladie, diminue ou même supprime presque l'éréthisme nerveux, les secousses, les soubresauts si fréquents chez les épileptiques.

Le bromure de potassium peut supprimer les auras, tout en ne faisant pas disparaître complètement les accès. Il agit moins bien sur les absences et les vertiges que sur les attaques.

La proportion suivant laquelle je suis arrivé à suspendre les phénomènes épileptiques est devenue de plus en plus grande depuis que j'ai trouvé ce critérium de la nausée réflexe : aujourd'hui je suspends la maladie chez la moitié des individus adultes traités; chez les enfants, au contraire, la proportion des succès est à peine d'un quart.

L'administration du bromure de potassium réclame, lorsqu'elle doit être continuée longtemps, quelques précautions, sans lesquelles on est exposé à la nécessité d'en suspendre l'emploi. Ainsi des diurétiques doivent être régulièrement donnés pour favoriser la sécrétion urinaire et l'élimination du bromure de potassium par les reins, et pour empêcher certaines éruptions cutanées du caractère le plus désagréable pour les malades. L'association de l'arsenic me paraît aussi indispensable pour s'opposer à ces accidents cutanés que j'ai décrits (1). Le fer doit être fréquemment associé au bromure de potassium pour empêcher l'anémie, la cachexie qu'il produit à la longue et certaines affections de mauvaise nature survenant chez les individus qui en prennent de hautes doses pendant plusieurs années.

J'ai observé que le bromure de potassium réussissait en général moins bien chez les enfants que chez l'adulte. On peut, chez des enfants de deux à trois ans, employer des doses de 50 centigrammes à 1gr,50; de cinq à dix ans, des doses de 2 à 5 grammes, et de dix à quinze ans des doses de 3 à 12 grammes. Le bromisme, que j'ai à plusieurs reprises observé chez des enfants, et qui se caracté-

(1) Mémoire qui a obtenu à l'Académie de médecine le prix Civrieux (1871)

rise par de l'abattement, de l'inappétence, une grande prostration des forces, du catarrhe pulmonaire, n'est jamais grave lorsqu'on suspend aussitôt le médicament. Chez l'adulte, au contraire, le bromisme se manifeste par des phénomènes plus graves de catarrhe pulmonaire, d'adynamie ou bien d'ataxie des plus intenses. L'action du bromure de sodium et du bromure de lithium est la même que celle du bromure de potassium. Les doses doivent être un peu moins élevées.

Tous ces moyens doivent être employés concurremment avec le bromure de potassium. Lorsqu'une épilepsie idiopathique aura été inutilement traitée par les bromures, il faut user des préparations métalliques suivant les méthodes de Laroche, Franck, Urban, Heim et Herpin, et des médicaments dits vasculaires, concurremment ou isolément.

Parmi ces préparations celles de *zinc* (oxyde, lactate, valérianate) sont celles qui ont amené jusqu'à présent le plus de guérisons ; elles doivent être administrées une heure après les repas, sous forme pilulaire. La dose initiale journalière d'oxyde de zinc peut être, chez des enfants au-dessous de dix ans, de 0gr,10 par jour, et peut être portée à 0gr,80 par jour, en trois fois. Au-dessus de dix ans, on peut commencer par la dose de 0gr,15 par jour et aller jusqu'à 6 grammes chez l'adulte sans produire autre chose que quelques nausées, un peu de diarrhée, un certain degré d'anémie et de diminution de fibrine du sang. (Michaelis.)

Le *sulfate de cuivre* ammoniacal doit être aussi administré sous forme pilulaire une heure après les repas. La dose initiale quotidienne chez les enfants au-dessous de dix ans, est de 0gr,005 à 0gr,01 ; au-dessus de dix ans, elle est de 0gr,02 à 0gr,04 ; on peut atteindre chez un adulte la dose quotidienne de 0gr,40 à 0gr,60, mais on est souvent obligé de la diminuer ou de la suspendre à cause des nausées, vomissements, inappétence, diarrhée qui l'accompagnent.

Le *nitrate d'argent cristallisé* a été administré aux épileptiques, depuis la dose initiale de 1 centigramme jusqu'à celle de 30 centigrammes par jour. De la Rive et Rayer ont obtenu un certain nombre de succès avec ce médicament (1).

(1) Rayer, *Épilepsie avec accès quotidiens guérie par le nitrate d'argent* (*Journal des connaissances médico-chirurgicales*, janvier 1846, et *Ann. médico-psychologiques*, 1846, t. VII, p. 294).

Le *chlorure d'argent* a été employé avec succès par Riccardi dans quelques cas.

Les médicaments dits vasculaires, que l'on peut employer dans l'épilepsie, lorsque le bromure de potassium, l'oxyde de zinc, le sulfate de cuivre demeurent sans effets, sont inutiles, sont la valériane, la belladone, l'armoise.

La *valériane* est donnée en poudre ou en extrait hydro-alcoolique. Le valérianate d'ammoniaque a été employé, dans ces dernières années, contre le vertige épileptique, notamment par Michéa (1).

La *belladone*, conseillée dans le siècle dernier par Fredin, a été remise en honneur par Murray, Debreyne (2), Bretonneau, Trousseau, Leuret et Ricard. Trousseau comptait un certain nombre de guérisons avec ce médicament, lorsqu'il avait été pris avec persévérance; aussi Trousseau arrivait à donner pendant quinze, vingt mois, jusqu'à 20 centigrammes par jour, et ne diminuait ou suspendait que lorsque la dilatation excessive des pupilles, le trouble de la vue, la sécheresse du gosier, la diminution de la mémoire indiquaient un effet toxique.

Le *curare* a été employé contre l'épilepsie, d'une façon rationnelle, par Thiercelin, le premier.

Quant à nous, nous avons fait nos premiers essais à Bicêtre, de concert avec H. Liouville. Dans une première série de six malades, tous épileptiques et déments depuis longues années, la médication n'a pas réussi. Depuis nous l'avons employée et nous l'employons chez des épileptiques moins gravement atteints, et nous avons constaté la disparition à peu près complète des grandes attaques chez certains malades; elle a été complète chez deux. J'ai échoué entièrement chez le plus grand nombre. Vous savez les résultats excellents que le curare m'a donnés dans la manie épileptique.

L'*électricité à courant constant* rend quelques services dans le traitement de l'épilepsie, par l'action calmante qu'elle peut exercer sur les nerfs périphériques et sur les centres nerveux.

Ce mode d'emploi de l'électricité, ainsi que son application au traitement des névroses, est surtout connu par les travaux de Remak,

(1) Michéa, *Du valérianate d'atropine dans le traitement de l'épilepsie*, (*Bulletin de l'Académie de médecine*, 1853, t. XVIII, p. 1097; *Bulletin de thérapeutique*, 15 mars 1856).

(2) Debreyne, *Des vertus thérapeutiques de la belladone*. Paris, 1852, in-8°.

de Benedikt (1), de Fieber (2); il n'a guère été employé en France, au moins à ma connaissance, pour le traitement de l'épilepsie. Quant à moi, j'ai commencé à en faire usage depuis que j'ai vu mettre en pratique l'électrothérapie à Vienne, et je suis arrivé aux résultats suivants :

Le courant constant supprime avec une grande rapidité les points d'hyperesthésie cutanée et musculaire, que présentent si souvent les épileptiques, et qui jouent si fréquemment un rôle important dans leur maladie.

La *gymnastique* dite *de chambre*, les exercices corporels de toute espèce, sont un adjuvant auquel on doit avoir recours, surtout chez les enfants et les adolescents qui sont d'une nature très irritable, d'un tempérament très nerveux, qui présentent de la maigreur des muscles, un développement incomplet des membres, une certaine étroitesse de la poitrine, liée à de la saillie des veines du cou, du front, des tempes, et à un volume disproportionné de la tête.

Le *trépan* a été depuis longtemps employé dans le traitement de l'épilepsie.

Broca a trépané avec succès un enfant atteint d'attaques épileptiques consécutives à un traumatisme du crâne (3).

La *ligature* et la *section des nerfs* des membres dans lesquels les épileptiques éprouvent des auras bien nettes et bien limitées, auraient peut-être, dans quelques cas, une bonne influence, si l'on en juge par les faits de Pontier et de Fabius (ce dernier rapporté par Portal), et par les expériences de Brown-Séquard.

Vous savez que l'extirpation de tumeurs d'où semblaient partir des auras a amené la guérison des épileptiques; c'est ainsi que Schort a agi chez un malade dont les attaques débutaient constamment par une vapeur froide partant du mollet. Il découvrit dans la profondeur des tissus, sur le trajet des nerfs, un petit corps dur, ganglionnaire, cartilagineux, et en fit l'extraction. Depuis, l'épilepsie guérit. Delasiauve a reproduit un certain nombre d'autres faits semblables, dus à Caron, Leduc, Fabrice de Hilden, Larmorier (4).

(1) Benedikt, *Nervenpathologie und Elektrotherapie*. Leipzig, 1874-1876.

(2) Fr. Fieber, *Die Behandlung der Nervenkrank heiten mit Electricität*. Wien, 1873.

(3) Broca, *Gazette des hôpitaux*, 11 février 1869.

(4) Delasiauve, *Traité de l'épilepsie*. Paris, 1854.

L'avulsion de dents douloureuses a amené le même résultat heureux entre les mains de Malouet, Portal, Anglade, Mösner.

La thérapeutique de l'*épilepsie saturnine* intense consiste dans l'emploi de la diète et des boissons délayantes ; c'est au moins la conclusion à laquelle est arrivé Tanquerel des Planches. Dans le cas d'épilepsie saturnine subaiguë et légère, l'épilepsie cesse dès que le malade renonce à l'emploi du plomb : ainsi pour les ouvriers typographes. Lorsque l'épilepsie persiste au contraire et devient chronique, ce qui n'est pas rare, le bromure de potassium réussit ordinairement.

J'en dirai autant de l'épilepsie alcoolique et absinthique : elle peut cesser par le seul fait de l'abstinence de liqueurs ; mais nombre d'observations montrent que des individus sont restés épileptiques tout en supprimant l'usage d'alcooliques. Dans ces cas, il faut recourir au bromure de potassium.

Le traitement de l'*hystéro-épilepsie* doit suivre les mêmes indications que celui des deux névroses qu'elle réunit en une seule. S'il s'agit d'un enfant prédisposé héréditairement, il faut, à la première apparition d'accidents nerveux (éclampsie, spasmes, contractions), redoubler de précautions pour écarter tout ce qui risquerait de devenir une occasion de convulsions, comme les sensations fortes ou agaçantes, la douleur, l'insolation prolongée, la colère, la jalousie. Il faut équilibrer les goûts et les capacités exceptionnelles de l'enfant en cherchant à amener au même niveau les facultés et les sentiments qui sont moins développés, en ayant soin de suspendre le travail intellectuel et corporel avant que la fatigue ait amené une exaltation factice des forces (1). (Dunant.)

(1) Dunant, *Recherches sur l'hystéro-épilepsie*, thèse inaugurale, Paris, 1862, n° 46.

VINGT-HUITIÈME LEÇON

De l'emploi du bromure de potassium dans les maladies nerveuses. Modes d'administration. Doses. Durée du traitement. Bromisme. Cachexie bromique. Éruptions cutanées. Différence dans la tolérance suivant les âges.

Messieurs,

Dans une précédente leçon, je vous ai exposé le traitement de l'épilepsie. Je veux y revenir aujourd'hui pour vous entretenir tout spécialement de la médication bromurée.

Mon attention s'est depuis longtemps portée sur les phénomènes physiologiques du bromure de potassium, du côté du tube digestif, des parties génitales, de l'appareil respiratoire, du système nerveux, des sens, de la peau et des membres ; j'ai fait remarquer, dès 1866, que la sensibilité tactile et aux piqûres de la langue, de la bouche, du pharynx, de l'épiglotte ne présente aucune modification; tandis que la sensibilité réflexe de la base de la langue, du voile du palais, du pharynx et de l'épiglotte était diminuée ou abolie, lorsque les malades prennent des doses de 4 grammes et plus. J'ai observé que le larmoiement que l'on produit en introduisant une cuiller dans l'arrière-gorge disparaissait le dernier.

Le médicament a été employé, dans les premiers cas que j'ai soignés, à des doses variant de 2 à 10 grammes. Il était inutile dans l'épilepsie liée à des lésions cérébrales, congénitales ou accidentelles ; il donnait les meilleurs résultats dans l'épilepsie dont la cause prédisposante est une grande impressionnabilité, une exaltation de la sensibilité, dans celle qui est produite par des émotions, des impressions pénibles, la peur, l'onanisme, dans l'épilepsie héréditaire de nature purement névrosique, et dans celle qui résulte de la force *excito-motrice* de la moelle. J'ai aussi noté que le bromure diminuait et même supprimait l'éréthisme nerveux des épileptiques, les secousses, les soubresauts qu'ils ressentent si fréquemment.

J'ai eu l'occasion d'insister sur l'influence de ce médicament, sur la force excito-motrice de la moelle et sur le moyen de reconnaître l'état de cette force pendant l'administration du bromure de potassium (1). L'action du médicament doit être surveillée, disais-je, de telle sorte que l'on arrive à suspendre la nausée que l'on produit en introduisant une cuiller, à la base de la langue, jusqu'à l'épiglotte même.

La suppression de la nausée réflexe, et, par conséquent, la diminution de la force excito-motrice de la moelle, étaient une condition nécessaire pour la réussite. Les insuccès constants signalés par quelques-uns de mes confrères et collègues me paraissaient tenir à l'insuffisance des doses, insuffisance qui suppose la persistance de la nausée et par conséquent l'absence d'effets sur la moelle.

Je me propose de vous exposer maintenant de quelle façon je comprends le mode d'administration de cet agent thérapeutique; la surveillance de son action médicamenteuse; quels sont les phénomènes qui indiquent que la dose thérapeutique n'est pas assez forte et ceux qui apprennent qu'elle est exagérée; quels sont les signes qui permettent de bien augurer de l'action du médicament, la durée qu'il faut donner au traitement, les caractères du bromisme; certains accidents cérébro-spinaux qui en sont la conséquence, les états morbides secondaires qui résultent de la *cachexie bromique*, les éruptions cutanées que détermine ce sel et les modifications du caractère qui se manifestent chez les sujets soumis au traitement.

Il me restera à vous dire les différences que la tolérance et la posologie du bromure de potassium peuvent présenter chez l'adulte et chez l'enfant.

I. *Mode d'administration du bromure de potassium.* — Le premier point sur lequel j'insisterai auprès de vous est de ne jamais se

(1) *Annales médico-psychologiques*, t. X, juillet 1867.

servir que d'un bromure pur, exempt d'iode, de sulfate de potasse et de chlorure de potassium.

Le médecin doit, s'il veut réussir dans le traitement, s'assurer lui-même de la qualité du médicament, ou en faire faire une analyse soignée. L'expérience m'a appris, pour l'épilepsie, entre autres, qu'il était de la plus grande importance de surveiller la pureté de ce sel.

Aussi j'ai pris l'habitude de faire analyser le bromure que prennent tous mes malades, tout en me réservant de l'essayer moi-même au moyen des procédés simples que chacun connaît : l'épreuve en particulier par l'amidon et l'acide nitrique ou le bichlorure de mercure seul, pour reconnaître l'iodure de potassium; celle par le nitrate d'argent et l'ammoniaque pour déceler l'existence du chlorure (1).

Quant au mode d'administration du bromure, je me suis toujours conformé aux règles suivantes.

Les malades versent chaque matin, dans un verre rempli d'eau, la quantité de bromure pesée d'avance, additionnent ou non cette eau d'un peu de sirop d'écorce d'oranges amères et en boivent le liquide en deux moitiés, l'une au commencement du déjeuner, l'autre au commencement du dîner. J'ai souvent remarqué que l'ingestion du bromure avant le repas mettait les malades à l'abri de la sensation pénible épigastrique que provoque quelquefois ce médicament pris à jeun.

Je recommande aussi aux personnes qui prennent du bromure de l'avaler sans le garder dans la bouche; en agissant ainsi je les expose moins à la carie dentaire que peut produire le contact du bromure.

(1) La présence de l'iodure de potassium se reconnaît :

1° En ajoutant au bromure de potassium, de l'amidon et de l'acide nitrique; la coloration bleue indique la présence de l'iode;

2° En traitant la solution suspecte par le bichlorure de mercure qui ne donne rien avec le bromure pur, et qui forme avec l'iodure de potassium un très beau précipité rouge de biodure de mercure.

La présence du chlorure se reconnaît par l'action successive du nitrate d'argent et de l'ammoniaque en excès. La solution ammoniacale sursaturée par l'acide nitrique reproduit à l'état de chlorure d'argent tout le chlorure de potassium primitivement mêlé au bromure.

II. *Doses.* — *Criterium d'action thérapeutique.* — Il faut continuellement surveiller les effets physiologiques du médicament si l'on veut améliorer ou guérir l'épilepsie, et si l'on veut éviter les accidents du bromisme.

En premier lieu, il est nécessaire d'étudier souvent chez le malade, l'état des actes réflexes qui appartiennent au bulbe et à la moelle.

Je me suis jusqu'à présent très bien trouvé d'explorer entre autres l'état de la nausée, du larmoiement et de la toux que l'on détermine en introduisant une cuiller à la base de la langue jusqu'à l'épiglotte ; celui de l'éternument et du larmoiement produits par la titillation des narines et des fosses nasales avec les barbes d'une plume.

J'ai l'habitude d'augmenter les doses jusqu'à ce que je sois arrivé à supprimer complètement la nausée réflexe et à promener jusqu'à l'épiglotte un levier en bois.

Il m'a paru favorable d'avoir pour le bromure de potassium des indices de dose thérapeutique, qui permettent d'en augmenter, ou d'en diminuer rationnellement les quantités, et de graduer l'intensité de la médication d'après des données physiologiques.

J'ai été heureux, du reste, de voir Cl. Bernard, que j'avais entretenu de cette question, approuver ma manière de procéder, dans ses leçons au Collège de France.

M. Besson, élève de M. le professeur Sée, a aussi adopté ce *criterium* d'action thérapeutique.

J'emploie ce *moyen d'épreuve* chez tous les malades que je soigne et j'étudie l'état de ces actes réflexes avant de commencer l'administration du bromure, puis je continue à faire ces examens pendant toute la durée du traitement, tous les huit jours, tous les quinze jours au plus.

J'augmente la dose, jusqu'à ce que je sois arrivé à supprimer entièrement la nausée réflexe ; et alors je cesse de l'augmenter et je ne lui fais plus subir que de légères variations.

C'est ainsi que j'ai obtenu des résultats satisfaisants chez un nombre assez important de malades que j'ai traité depuis près de vingt ans.

En agissant ainsi, je me suis assuré que les doses à employer variaient de 50 centigrammes à 12 grammes par jour.

La dose à donner varie suivant l'âge, la constitution, la force, et suivant la maladie. Elle doit, en général, être faible dans la première enfance et dans la vieillesse, elle peut être souvent aussi forte, sinon plus forte dans l'enfance que dans l'âge adulte.

La dose doit être très peu élevée chez les malades impotents, infirmes, alités, chez ceux qui prennent peu d'exercice. Il m'a paru que la non-tolérance et le bromisme qui se produit quelquefois avec une étonnante rapidité tenaient principalement à l'absence ou à la faiblesse de la perspiration cutanée et de l'élimination du médicament par les sécrétions.

Aussi il est indispensable de surveiller l'appétit des malades et de les engager à prendre de l'exercice, à aider à l'entretien d'une perspiration cutanée suffisante, et de provoquer même la sueur par des moyens naturels.

Des diurétiques doivent être régulièrement donnés pour favoriser la sécrétion urinaire et l'élimination du bromure de potassium par les reins, afin d'empêcher certaines éruptions cutanées de caractère désagréable pour les malades. Le fer doit être fréquemment associé au bromure de potassium, pour empêcher l'anémie et la cachexie qu'il produit assez souvent.

On peut juger par d'autres signes que la nausée réflexe, que le médicament n'est pas donné à dose assez élevée ; ainsi l'absence de lassitude, de courbature, d'action anti-anaphrodisiaque, hypnotique, sédative générale indiquent certainement que le malade n'est pas suffisamment impressionné par le remède.

III. — C'est sur les indications exposées ci-dessus que je fonde le *pronostic* de la médication ; aussi la lassitude, les effets sédatifs généraux, l'influence hypnotique, la facilité de suppression des actes réflexes, l'action anti-anaphrodisiaque, sont de bons augures ; mais lorsque l'excitation génitale est déterminée par le bromure, et à plus forte raison lorsqu'elle ne disparaît pas, il est à croire que le bromure de potassium ne produira aucun effet satisfaisant.

La *durée* du traitement d'un épileptique ne saurait être aujourd'hui indiquée, sans s'exposer à l'erreur.

La thérapeutique curative du mal comitial est trop récente pour que l'expérience ait pu se prononcer définitivement à cet égard.

Le nombre des observations d'épileptiques qui sont restés guéris depuis près de vingt ans, n'est pas assez considérable pour que l'opinion soit fixée. J'ai publié sur ce sujet une première série de faits tirés de la pratique d'Herpin (1), et j'ai donné un exemple qui devra être suivi. Ce sont, en effet, des observations de longue durée, qui autoriseront un jugement définitif sur la durée du traitement de l'épilepsie.

Jusque-là, en présence des rechutes survenues après six, huit ans et même plus, je considère que cette durée doit être au moins de dix ans ; et j'inclinerais à penser que le bromure de potassium doit rester, pour ainsi dire, un *aliment* pour l'épileptique qu'il a guéri, ou dont il a suspendu la maladie.

IV. *Accidents et phénomènes morbides qui résultent de l'administration du bromure de potassium.* — 1° *Bromisme.* — Le bromure de potassium (2) peut produire quelquefois, soit du bromisme dont il est nécessaire de connaître les signes avant-coureurs, soit quelques accidents du côté des voies respiratoires, soit des états morbides secondaires qui dépendent de la cachexie bromique, soit des éruptions cutanées.

Le bromisme survient de deux façons différentes, l'une brusque, l'autre lente, dans des conditions pourtant identiques de doses, de durée de traitement, d'âge et de condition des individus.

La température extérieure ne m'a pas paru exercer la moindre influence sur la genèse de ces accidents.

La forme rapide, brusque du bromisme, s'est présentée de la façon suivante, chez des malades qui, depuis trois à quatre ans, prenaient du bromure de potassium aux doses de 6 à 10 grammes :

Titubation, difficulté considérable de la marche, impossibilité de s'exprimer, abaissement des paupières, somnolence, céphalalgie, diarrhée, regard éteint, stupeur ; en même temps, l'écriture est tremblée, mal tracée, les phrases sont écrites d'une façon à peu près incompréhensible, parce qu'il y manque des portions de mots, des mots entiers. Dans les pages que je me suis fait écrire,

(1) *Bulletin de thérapeutique*, 15 mars 1870.

(2) Ce que je dis du bromure de potassium s'applique aux bromures de sodium et de lithium.

des mots sont répétés plusieurs fois; des lettres sont mises à la place d'autres. Ainsi, un malade très instruit m'a écrit le jour même des accidents : « Je suis allé damir par cette grande chateur ru faubg Poiss. et de là rue basse du Rempart. En revenant, il m'a pris un tel mal de tête que j'allais tout branlant et qu'arrive au teinleries j'ai été très fontint de marreur sur un instant, sur un trottoir » (*sic*).

La langue devient au bout de quelques heures, rouge, sèche et large. Les malades ont très soif.

Dans ces cas, il faut, le plus ordinairement, supprimer de suite l'administration du bromure de potassium. J'ai vu des accidents céder en quelques jours à des bains de vapeur sèche, à du café noir, à des purgatifs, à des tisanes diurétiques et à une alimentation liquide très nourrissante.

La forme lente du bromisme s'annonce sous deux aspects entièrement différents.

Dans le premier cas, l'intoxication lente s'annonce par un teint blanc mat de la peau et surtout de la peau de la face, par de l'hébétude, de la stupeur, de la sécheresse de la bouche dont le mucus devient collant, un amaigrissement considérable, par de la titubation, par un sommeil profond, par de la difficulté de parler et de trouver les mots; puis le malade tombe dans un état adynamique profond, le teint est jaune sale, les yeux sont caves et fixes, le visage est amaigri, l'expression est celle de la stupeur et de l'hébétude, l'individu est dans un état de profond abattement, la vue est excessivement affaiblie, l'ouïe est dure, la parole est hésitante, la voix éteinte, la conception des idées difficile, la mémoire obscurcie, les gencives sont douloureuses, quelquefois rouges, tuméfiées, la langue, les lèvres, la muqueuse buccale présentent un mucus filant, les narines sont obstruées par un mucus épais et des croûtes jaunâtres; les mains tremblent aussi pendant les mouvements volontaires, il existe en même temps de la diarrhée. Dans ces conditions, la station debout, la marche sont impossibles, car l'individu trébuche et a toutes les apparences de l'homme ivre.

Dans ces cas la sensibilité générale était intacte, mais les actes réflexes étaient abolis.

Lorsque cet état d'intoxication s'aggrave, les individus tombent dans un coma de moyenne intensité, avec fièvre, et présentent alors quelquefois du catarrhe pulmonaire auquel ils pourraient succomber.

Lorsque le bromisme s'améliore, le malade reste pendant quelques jours somnolent, endormi, hébété; il est nécessaire de le faire manger, mais la difficulté de la déglutition est parfois si grande que l'on ne peut que faire avaler des aliments liquides, qui reviennent souvent par le nez. Dès que la fièvre a cessé, on trouve le pouls excessivement déprimé.

Tous les phénomènes vont du reste rapidement en décroissant, aussitôt que la médication instituée répond à la cause des accidents.

Le traitement qui m'a toujours le mieux réussi consiste d'abord dans la suppression du bromure, puis dans des bains de vapeur sèche, des tisanes sudorifiques et diurétiques, dans du café noir, une forte alimentation liquide, lait, bouillon, jus de viande, extrait de viande, vin et dans des lavements d'eau simple.

Il est des cas d'épilepsie et d'hystéro-épilepsie graves dans lesquels le bromisme doit être produit dans sa première forme lente et être maintenu pendant un certain nombre de jours (dix à trente).

Dans le second cas de bromisme lent, on observe des accidents cérébro-spinaux caractérisés par un délire général qu'accompagnent des hallucinations, des idées de persécution, des violences, de l'ataxie des membres et de la langue, du trouble de la parole. J'ai eu récemment encore l'occasion d'observer dans ces conditions un malade qui m'avait été adressé par un médecin de province, comme atteint de folie simple on vésanique.

Ce malade, épileptique, traité depuis plusieurs mois par le bromure de potassium à la dose de 6 à 8 grammes par jour, présentait des troubles bizarres qui furent pris par un médecin et deux internes de nos hôpitaux, pour une forme de paralysie générale. Je pensai, au contraire, que nous avions affaire à une variété de bromisme, et j'affirmai que dans dix jours cet individu serait guéri.

Mon diagnostic se fondait sur les antécédents du malade, la marche rapide des phénomènes, sur la prédominance de l'état d'abattement, sur les caractères du regard, sur la démarche titubante, l'apparence de l'ivresse, l'absence de l'inégalité pupillaire.

Le traitement fut fait en conséquence : bains de vapeur sèche, lavements fréquents d'eau simple, un purgatif, alimentation tonique, café noir, eau rougie.

En effet, sept jours après, les phénomènes morbides avaient complètement disparu, et treize jours après être arrivé à Paris, ce malade retournait guéri dans sa province.

2° *Toux.* — J'ai observé assez fréquemment chez des femmes, des enfants et des adolescents qui prenaient de 5 à 6 grammes de bromure, *une toux sèche*, *quinteuse*, avec respiration difficile, suivie de vomissements muqueux ou alimentaires et survenant par accès de deux à trois heures, surtout le soir ou pendant le repos au lit. Par sa forme, cette toux se rapproche tout à fait de celle de la *coqueluche.* — Je l'ai vue durer des mois entiers, mais, au contraire, cesser rapidement lorsque le traitement est suspendu. — J'ai pu pourtant quelquefois l'arrêter en donnant au malade de la morphine ou de la belladone.

3° *États morbides secondaires dépendant de la cachexie bromique.* — A côté des accidents que l'on a désignés sous le nom de bromisme, il est nécessaire de réserver une place importante à ce que j'appellerai la cachexie bromique.

Cet état morbide, qui se caractérise par une décoloration considérable de la peau, des muqueuses, des bruits de souffle vasculaires, de la langueur dans les mouvements et dans le regard, un état de débilitation générale, de l'amaigrissement, doit être pour le médecin l'objet d'une sérieuse attention; mais il est facile d'y remédier lorsqu'on le reconnaît à temps.

L'état *adynamique* a été le trait commun d'affections mortelles que j'ai observées sur quelques-uns de ces malades; anthrax gangréneux, érysipèle ambulant, pneumonie, etc. Les parents de tous mes malades m'ont dit qu'ils avaient pâli depuis quelque temps, qu'ils avaient maigri, qu'ils ne mangeaient plus régulièrement, qu'ils étaient toujours somnolents et que leur regard était éteint.

Quant à l'explication à donner à ces faits, je pense que la *cachexie* et l'*adynamie bromiques* avaient mis ces malades dans des conditions défavorables, pour supporter une maladie quelconque; j'ai observé, en effet, qu'aucune réaction ne s'est faite chez eux pendant le cours de la maladie, et que les signes pronostiques les plus graves se sont déclarés dès le début.

Je crois devoir conclure de ces accidents redoutables que tout malade qui prend du bromure de potassium à des doses dépassant 5 grammes par jour, doit être observé par un médecin tous les quinze jours au moins, et je considère comme dangereuse l'habitude qu'ont les pharmaciens de délivrer du bromure de potassium sur le vu d'ordonnances médicales qui ont déjà servi.

4° *Éruptions cutanées produites par le bromure de potassium.* — Quatre éruptions diverses peuvent se montrer sur la peau des individus qui prennent du bromure de potassium.

1° En premier lieu, une éruption partielle d'acné, que l'on peut comparer à l'acné simple et à l'acné indurée ; elle se produit en général peu de temps après le début du traitement, lorsque les doses du médicament sont de 3 à 4 grammes.

L'éruption est précédée de démangeaisons assez incommodes, et se produit surtout sur la poitrine et la face ; dans le premier cas elle se montre plus spécialement sur les épaules, et dans le second sur le front, le nez et les ailes du nez.

La forme des boutons est tout à fait celle de l'acné simple et de l'acné indurée.

Les pustules apparaissent en quantité très variable ; mais leur nombre s'accroît surtout lorsque les doses du médicament sont fortes ; rien n'est moins régulier à cet égard. Certains états de la peau paraissent favoriser la multiplicité de ces boutons, ainsi son épaisseur et sa lubréfaction par une sécrétion grasse. Les individus lymphatiques et sanguins y sont plus spécialement prédisposés.

Cette éruption est aussi plus abondante dans la jeunesse et l'âge adulte.

Les saisons chaude et froide n'ont aucune influence sur leur production.

La durée de ces pustules est très variable, de huit jours au moins et même plus. Du reste, cette durée est complètement en rapport avec la persistance des fortes doses de bromure de potassium ; c'est ainsi qu'un malade qui présente une forte éruption acnéiforme avec des doses de 5 grammes et au-dessus, voit diminuer le nombre des pustules lorsqu'il ne prend plus que 3 grammes et moins encore.

Les pustules laissent le plus souvent à leur suite, une tache d'un rouge plus ou moins vif, sous laquelle persiste un noyau induré.

2° La seconde éruption n'a son analogue dans aucune des affections connues de la peau.

Elle consiste dans l'existence aux membres inférieurs, rarement ailleurs, de plaques de forme allongée, ou assez exactement arrondies, de plusieurs centimètres de diamètre, à bords mamelonnés, d'une teinte rosée ou rouge-cerise générale, mais jaunâtre, en quelques points, comme si du pus était infiltré sous l'épiderme.

Le siège de prédilection est le mollet, même lorsque l'éruption récidive. — Chez deux de mes malades qui en ont été atteints trois et quatre fois, les plaques se sont toujours montrées au mollet.

Le centre des plaques est quelquefois mamelonné comme les bords; ces mamelons sont formés par des pustules acnéiformes qui se sont groupées pour constituer des tumeurs; ils peuvent faire à la surface de la peau une saillie de 3 à 4 millimètres et ont une base très dure; ces mamelons restent arrondis pendant quelques jours, puis ils s'affaissent en partie, lorsque leurs sommets laissent suinter une sérosité puriforme. On voit alors, au centre de chaque mamelon, une dépression ombiliquée par laquelle suinte un liquide crémeux qui, en se séchant, forme des croûtes jaunâtres épaisses.

Ces mamelons sont très douloureux au moindre toucher, et la marche en est parfois rendue impossible. Il est à noter que le centre déprimé des mamelons est le siège d'une insensibilité absolue au tact et à la douleur.

Ces mamelons sont entourés d'une aréole rougeâtre et d'un peu d'œdème.

Ils s'affaissent lorsque le liquide qu'ils renferment s'en est échappé; mais cet affaissement est très lent, et le suintement, qui peut durer un an, donne facilement naissance à des croûtes épaisses très tenaces.

Ces plaques présentent quelquefois une persistance inouïe, parce qu'elles sont entretenues par des éruptions successives de nouveaux groupes de pustules et de nouveaux mamelons.

J'ai vu deux malades chez qui les tumeurs des jambes avaient été remplacées par des *ulcères atoniques*, ressemblant au rupia, dont le fond rosé présentait l'apparence de végétations et exhalait une odeur fétide. La pression sur ces ulcères déterminait une douleur analogue à celle des plaies par coupure des doigts.

Chez un de ces malades la durée de ces *ulcères* a été de trois mois, et chez le second de sept mois.

Je n'ai jamais observé de tuméfaction ganglionnaire concomitante, ni de fièvre.

Lorsque ces tumeurs et ces ulcères guérissent, ils laissent à leur suite des traces indélébiles consistant en taches jaunâtres couvertes de squames; pendant les premiers temps, on sent dans le tissu cellulaire sous-cutané des noyaux au niveau desquels les malades accusent des démangeaisons, et même des douleurs, des crampes.

Le diagnostic de ces tumeurs et de ces ulcères a embarrassé plus d'un médecin à qui mes malades avaient été demander conseil, et j'ai vu des confrères qui n'ont voulu croire que c'était là une éruption bromurée que lorsqu'elle eut disparu en quelques jours, sous l'influence de la suspension du médicament.

Il suffit, en effet, le plus souvent, de quatre à six jours de non-administration du bromure de potassium pour que l'éruption disparaisse.

Outre ce diagnostic, que l'on pourrait appeler négatif, on peut reconnaître la nature de ces tumeurs par l'existence simultanée de pustules d'acné sur d'autres parties du membre et du corps, par l'aspect des mamelons qui sont évidemment formés par la réunion de plusieurs pustules d'acné groupées dans un petit espace, par l'apparence ombiliquée et l'insensibilité du centre des mamelons, par le suintement séro-purulent qui s'y fait et enfin, par la connaissance de la médication bromurée.

Le développement complet de ces tumeurs se produit ordinairement d'une façon rapide en quelques jours.

La durée de ces saillies varie nécessairement suivant que les doses sont fortes ou faibles, mais il m'a paru aussi ressortir de l'observation de mes malades, que cette durée est bien plus longue chez ceux qui sont sujets aux affections cutanées, et en particulier aux éruptions de nature dartreuse.

J'ai remarqué aussi que ces tumeurs se formaient plus souvent l'hiver.

Le traitement que j'ai suivi, dans ces cas, a consisté à faire usage de cataplasmes de farine de fécule, lorsque la rougeur et l'érythème périphériques étaient intenses, à éviter des marches fatigantes, à tenir le membre malade dans une position horizontale. Des applications continues de cérat opiacé ou d'eau alcoolisée m'ont donné les meilleurs résultats.

L'ouverture prématurée des pustules ne m'a pas paru favorable.

3° Le troisième genre d'éruption que j'ai observé est plus rare que les autres. Je ne l'ai vu que trois fois; il consiste dans des plaques rouges légèrement saillantes à la surface de la peau; elles sont plates et unies, de forme très variable, longues, oblongues, à bords nets ou irréguliers, d'une largeur de 4 millimètres à 2 centimètres, d'une longueur également variable, qui a été, dans un cas, de 6 centimètres.

La couleur est celle dite pelure d'oignon, dans le centre, et d'un rouge cerise à la circonférence; ces deux teintes existent sur une grande largeur.

La saillie qu'elles forment est très légère et comparable à celle des plaques d'urticaire. Elles sont supportées sur un fond ferme, mais élastique au toucher, comme dans l'érythème noueux qu'elles rappellent tout à fait par la forme des élevures, la nodosité qui supporte chacune de ces taches, et la réapparition de certaines taches par le frottement. Leur rougeur disparaît momentanément à la pression. Les plaques blanchissent par la compression des parties voisines. Les malades y ressentent des démangeaisons, le soir en se couchant, la nuit et lorsque la température est très élevée; la pression à leur niveau est peu ou pas douloureuse. Leur venue est annoncée par des démangeaisons et par des douleurs dans les membres, par une sorte de raideur. Les douleurs préliminaires ont été, dans un cas, tellement intenses que la malade a dû prendre le lit quatre jours avant l'apparition des taches.

Les élevures se montrent sur les membres inférieurs et supérieurs, le tronc, et épargnent la face; leur nombre est au moins de quatre ou cinq dans chaque membre et de douze à quinze au plus. Elles paraissent et disparaissent avec la même rapidité, mais laissent toujours après elles la nodosité sous-dermique.

Dans un cas, les moitiés inférieures des deux membres inférieurs se sont tuméfiées et ont été le siège, pendant quatre jours, d'un œdème bien caractérisé.

Je n'ai vu qu'une fois, une véritable réaction fébrile générale, caractérisée par une élévation de température axillaire (38°,2), de la sécheresse de la peau, par l'accroissement du nombre des pulsations (92 à 104) pendant cinq jours, puis par une sueur abondante.

Dans ces cas, je recommande beaucoup aux malades de boire des boissons diurétiques simples et nitrées, et de prendre des laxatifs.

Les voies digestives ne m'ont présenté, que dans deux cas, l'aspect saburral de la langue, la diminution de l'appétit. Dans le troisième cas, elles étaient à l'état normal.

J'ai observé cette éruption pendant l'hiver seulement.

La durée de cette éruption a été de douze jours chez les malades qui ont eu la fièvre, et de six mois chez celui qui n'a pas eu de fièvre; chez ce dernier l'éruption n'a réellement cessé qu'avec la venue de la saison chaude.

Quelques jours et même quelques semaines après la disparition des élevures et de toute espèce de rougeur, on sent encore, dans les parties correspondantes du tissu sous-cutané, des nodosités élastiques légèrement douloureuses à la pression.

J'ai constaté, une fois, une teinte jaunâtre ecchymotique de la peau, là où avait existé une de ces élevures.

L'apparition de ces élevures a coïncidé avec des doses assez élevées, et, en tous cas, prolongées de bromure de potassium; c'est ainsi que les deux malades prenaient depuis trois ans de 4 à 5 grammes de médicament.

La première fois que je vis cette éruption, je pensai avoir affaire à un érythème noueux, en raison des douleurs des membres, de la forme de ces élevures, de leur couleur, de l'induration de leur base, mais elle présentait aussi, avec l'urticaire, un caractère commun, la disparition et la réapparition des plaques sous l'influence de la chaleur et des frictions.

La marche de l'éruption, sa durée et certains de ses caractères, m'ont fait penser que c'était une affection entièrement artificielle.

Ainsi, elle a persisté six mois, chez un malade, tandis que la durée maximum de l'érythème noueux et de l'urticaire est de trois semaines; si, dans l'érythème noueux la durée est plus longue, on voit les tumeurs s'ulcérer, tandis que, dans l'érythème noueux, le diamètre maximum des taches est de 2 à 3 centimètres, il a été chez mes malades de 6 centimètres.

L'érythème noueux s'accompagne toujours de fièvre, ce qui n'a pas eu lieu chez un de mes malades.

Ce n'était pas de l'urticaire, parce qu'on ne trouve jamais l'éruption ortiée accompagnée de nodosité sous-cutanée, et pourtant cette affection artificielle se rapproche considérablement de l'urticaire par la couleur centrale et la teinte périphérique de ses élevures, par leur disparition et leur réapparition rapide et par la facilité de leur production sous l'influence des frictions, par l'existence d'un œdème dans les membres atteints.

Cette éruption artificielle m'a paru tenir à la fois de l'érythème noueux et de l'urticaire. Un de mes malades que j'avais envoyé à un célèbre spécialiste en maladies de peau, sans lui dire le traitement qu'il suivait, m'a apporté son ordonnance avec la mention : érythème ortié.

Chaque fois j'ai diminué pendant un certain temps la dose de bromure que j'ai ramenée à 2 grammes.

4° Plusieurs de mes malades ont été aussi atteints d'eczéma sécrétant des jambes et de pityriasis très étendu du cuir chevelu. Cette variété d'eczéma ne cède que lorsque les doses du médicament sont éloignées ou supprimées.

Ces éruptions diverses n'exercent aucune influence favorable sur l'épilepsie ainsi que le démontrent 41 observations, et même d'après ces observations les malades exempts d'éruptions ont guéri un peu plus que ceux qui en ont eu.

L'arsénic et les diurétiques sont les meilleurs moyens d'empêcher ces accidents cutanés.

V. *Différences dans la tolérance des enfants pour le bromure de potassium et dans la tolérance des adultes.* — Ces *différences* sont notables : j'ai souvent remarqué que des enfants de huit à quinze ans supportaient des doses considérables avec une étonnante facilité et sans présenter de fatigue, de lassitude, d'hypnotisme, de lenteur de mémoire, d'obscurcissement d'intelligence, d'inappétence, de diarrhée, ni de diminution dans les actes réflexes de l'arrière-gorge.

L'enfant m'a paru moins impressionné que l'adulte par ce médicament, je parle de l'enfant valide, car l'enfant infirme, alité, présente moins de tolérance que l'adulte.

Ce fait de tolérance pouvait s'expliquer par une élimination par les reins plus rapide que chez l'adulte.

J'ai donc recueilli un certain nombre d'urines d'enfants et j'ai prié M. Sonnerat, ancien interne en pharmacie des hôpitaux, de m'aider dans ces recherches.

Première analyse. — Urine d'un enfant de sept ans prenant gr,50 de bromure de potassium par jour, depuis six mois.

Température extérieure : + 27 degrés à + 30 degrés.

Caractères généraux. — Volume total pour vingt-quatre heures : 500 centimètres cubes, dans lesquels était contenu 1gr,87 de bromure.

Ni albumine ni sucre.

Deuxième analyse. — Urine d'un enfant âgé de quatorze ans. Malade prenant 8gr,75 de bromure par jour, depuis un an.

Température extérieure : + 25 degrés à + 30 degrés.

Caractères généraux de l'urine. — Volume total pour les vingt-quatre heures : 1800 centimètres cubes, qui contenaient 2gr,94 pour 800 centimètres cubes.

Ni albumine ni sucre.

Troisième analyse. — Urine de vingt-quatre heures d'une enfant de onze ans, qui prend depuis un mois 13 grammes de bromure de potassium, volume total pour les vingt-quatre heures : 100 centimètres cubes qui sont mis en expérience.

Absence d'albumine, absence de bile.

On trouve par litre 7gr,3 de bromure de potassium.

Quatrième analyse. — Voici l'analyse quantitative d'une urine de vingt-quatre heures d'un adulte qui prenait par jour depuis deux ans et plus, 10 grammes de bromure de potassium. La quantité rendue en vingt-quatre heures a été 2 litres 90 grammes.

M. Sonnerat a opéré sur 360 grammes de cette urine, qui contenait 3gr,004 de bromure par litre.

Cinquième analyse. — Analyse de l'urine de vingt-quatre heures de M. S..., âgé de trente ans, prenant 7gr,50 de bromure par jour depuis un an.

Caractères généraux. — Volume total de la quantité émise en vingt-quatre heures : 2300 centimètres cubes.

L'urine n'est pas albumineuse et ne renferme pas de sucre. L'urine de vingt-quatre heures renferme 6gr,40 de bromure.

Sixième analyse. — Urine d'un jeune homme de dix-neuf ans, prenant 10gr,50 de bromure de potassium par jour, depuis un mois.

Température extérieure : + 25 degrés à + 30 degrés.

Volume total pour les vingt-quatre heures : 2160 centimètres cubes qui renferment 12gr,94 de bromure.

Ni albumine ni sucre.

Il est donc émis dans ce cas plus de bromure qu'il n'en a été pris chaque jour.

Le fait ne nous paraît pas extraordinaire, l'absorption complète du médicament pouvant avoir été ralentie la veille pour une raison ou pour une autre et s'être opérée le lendemain, en même temps que celle du bromure ingéré.

Septième analyse. — Urine de vingt-quatre heures d'une femme de vingt-cinq ans, qui prend depuis deux mois 5 grammes de bromure de potassium.

Volume total pour les vingt-quatre heures : 1600 centimètres cubes.

Ni sucre ni albumine.

L'urine de vingt-quatre heures renferme 4gr,18 de bromure.

J'ai cherché en outre à savoir si l'emploi de diurétiques, tels que de la scille conseillée par Carle, augmentait beaucoup la quantité de bromure éliminée par les reins. J'ai fait prendre à la malade qui fait l'objet de la sixième analyse, pendant un mois, 5 grammes de bromure de potassium additionné de 50 centigrammes de teinture de scille, et j'ai prié M. Sonnerat de l'analyser. Le résultat n'a pas été conforme à ce que je croyais ; peut-être la cause de la diminution de l'élimination par les reins doit-elle être cherchée dans le fait que la huitième expérience s'est faite en été, à une époque où l'élimination par la peau est plus active qu'en hiver, époque où eut lieu la septième expérience.

Huitième analyse. — Urine de vingt-quatre heures de cette malade :

Volume de 1175 centimètres pour vingt-quatre heures.

Ni sucre ni albumine, 2gr,73 de bromure par litre.

La plupart de ces résultats ne me donnant pas une représentation suffisante des doses ingérées de bromure, je me suis demandé si le médicament ne s'éliminerait pas en notable quantité avec les matières fécales, et j'ai fait recueillir sur une malade qui prenait depuis trois mois 5 grammes de bromure de potassium, les fèces de vingt-quatre heures.

Neuvième analyse des matières fécales, obtenues par un purgatif drastique, de la malade qui a fourni l'urine pour la septième analyse; elle prend depuis trois mois 5 grammes de bromure de potassium.

Ces matières fécales ne renferment pas de bromure de potassium, ou si elles en renferment, ce *sont des traces seulement* que les moyens chimiques ne nous permettent pas de déceler.

E. Sonnerat.

La conclusion à tirer de ces deux dernières analyses est que l'urine et les fèces ne sont pas les seuls produits excrémentitiels par lesquels s'élimine tout le bromure de potassium, et qu'il faudrait rechercher quelle est la quantité qui sort de l'organisme par la peau et par la salive.

Elles font voir que rien n'est variable comme la quantité de bromure éliminée par l'urine et que l'élimination par les reins n'est pas plus abondante et le serait même moins chez les enfants que chez les adultes.

Si j'en juge par les cinq analyses faites sur des urines d'adultes, l'élimination par vingt-quatre heures ne se fait pas suivant des règles constantes; tantôt la quantité éliminée est d'un peu plus de la moitié, tantôt des 3/4 et même des 4/5 par rapport à la quantité ingérée. Elle a même été une fois (anal. 6e) supérieure à la dose quotidienne de bromure.

Ce sont ces variations et ces différences qui doivent expliquer comment des malades sont atteints de bromisme, et comment le médicament s'emmagasine dans les glandes de la peau jusqu'à droduire les éruptions si incommodes que j'ai décrites plus haut.

Quant à l'enfant et à la difficulté avec laquelle il est impressionné par ce médicament et les actes réflexes qui diminuent ou disparaissent chez lui, il faut évidemment que l'élimination du sel se fasse largement par une autre voie que les reins, c'est-à-dire par la peau.

Cette dernière voie me paraît d'autant plus probable que les enfants infirmes condamnés au lit ne supportent pas des doses de 3 à 4 grammes sans présenter quelques signes de bromisme.

Il est certain que par ses ébats, ses jeux, ses mouvements, l'enfant aide considérablement à la perspiration cutanée et à l'élimination du médicament par cette voie.

Ce dernier point a besoin, du reste, pour être éclairci, d'expériences qu'il faut souhaiter voir se réaliser.

VI. Le *caractère* des épileptiques soumis au traitement bromuré devient quelquefois insupportable, acariâtre, violent, surtout lorsque les phénomènes convulsifs sont supprimés; mais j'ai remarqué que ces troubles du caractère arrivaient à diminuer et même à disparaître lorsque la maladie était définitivement dominée.

Je serais disposé à croire que ces troubles du caractère que présente plus ou moins tout épileptique et qui sont parties constituantes de sa maladie, ressortent davantage ou bien s'accentuent lorsque l'état convulsif a cessé.

OBSERVATIONS D'ÉPILEPTIQUES TRAITÉS PAR LES BROMURES DE POTASSIUM, DE SODIUM, DE LITHIUM, ETC.

Les individus que j'ai classés dans la catégorie des malades guéris ont cessé d'avoir aucun phénomène épileptique.

J'ai placé dans la catégorie des améliorés un certain nombre d'individus chez qui la cessation des phénomènes morbides ne date encore que de un an à dix-huit mois. Je considère qu'une période de vingt mois à deux ans, sans troubles morbides, est, avant tout, nécessaire pour autoriser le classement d'un de ces malades parmi les guéris, sans toutefois que cette répartition signifie le moindrement que l'épileptique ne doit plus être traité. Telle n'est pas, tant s'en faut, ma pensée, car je ne crois pas que l'on puisse aujourd'hui déterminer la durée du traitement du mal comitial, mais je poserais volontiers en principe que le bromure de potassium doit rester, pour ainsi dire, un *aliment* pour l'épileptique qu'il a guéri, ou dont il a suspendu la maladie.

J'aurais peut-être à m'excuser de donner des observations et en trop grand nombre, mais j'ai pensé que, pour démontrer la curabilité possible de l'épilepsie, je ne saurais apporter trop de preuves.

§ 1. — Guérisons.

Obs. I. — *Épilepsie idiopathique provoquée par la peur.* — Guérison par le bromure de potassium. H... (Geneviève), âgée de dix-neuf ans. Attaques au nombre de 20 à 25.

Vient me consulter le 15 juillet 1866. Prend 3 grammes de bromure par jour. Reste guérie jusqu'à sa mort survenue en 1871 par la variole.

Obs. II. — *Épilepsie idiopathique causée par la peur.* — Guérison depuis seize ans. Sendr..., à Bourg-la-Reine, âgé de quatorze ans, vient à ma consultation le 5 novembre 1866. — 15 à 20 attaques.

Décembre 1882. — La guérison ne s'est pas démentie. Le jeune homme a cessé de lui-même de prendre le médicament depuis dix ans. Il est instituteur.

Obs. III. — *Épilepsie idiopathique.* — Migraines depuis l'âge de sept ans. 33 à 35 attaques. Guérison par le bromure de potassium depuis treize ans.

Mme H..., âgée de vingt-six ans, rue Neuve-des-Petits-Champs. Première consultation le 15 octobre 1866.

Mai 1882.—La guérison ne s'est pas démentie. Cette dame prend toujours 3 grammes de bromure pendant huit jours par mois.

Obs. IV. — *Épilepsie idiopathique.* — Prédisposition héréditaire aux maladies nerveuses. 6 attaques. Guérison *par le bromure de potassium* depuis dix-neuf ans.

C..., âgé de vingt-quatre ans et demi, tanneur. Vient me consulter le 28 février 1866.

Ce jeune homme, fils d'une mère qui a eu deux accès d'aliénation mentale et qui est atteinte depuis un an d'épilepsie caractérisée par des attaques convulsives, a été guéri par le bromure de potassium. La cessation des phénomènes morbides date de dix-neuf ans. Il s'est marié et est père d'un enfant bien portant.

Obs. V. — *Épilepsie idiopathique provoquée par des excès sexuels.* — 110 attaques. Guérison par le bromure de potassium, depuis vingt ans.

M. F..., âgé de trente ans, commerçant, vient me consulter le 25 octobre 1865.

Ce malade est venu réclamer mes soins au bout de vingt et un ans de maladie, caractérisée par des attaques convulsives. L'épilepsie a été combattue par le bromure de potassium à la dose maximum de 5 grammes par jour. Les phénomènes morbides ont cessé complètement depuis.

Obs. VI. — *Épilepsie idiopathique.* — B. . Attaques suivies de délire maniaque. 200 attaques. Guérison par le bromure de potassium depuis seize ans.

Première visite le 4 avril 1866.

Ce malade était atteint d'épilepsie depuis vingt mois, lorsque j'ai pris le service où il était placé. Il avait des attaques convulsives suivies fréquemment de délire. J'ai employé le bromure de potassium à des doses variant entre 3 et 10 grammes. Les phénomènes morbides ont cessé depuis seize ans. De 3 à 11 grammes de bromure par jour.

Mai 1882. — Je revois B..., deux ou trois fois par an. Il se porte très bien. Il prend 3 grammes de bromure, deux fois par semaine.

Obs. VII. — *Épilepsie idiopathique.* — 75 attaques convulsives. Attaques et vertiges. Guérison par le bromure de potassium depuis dix-neuf ans.

Mme Ad..., âgée de vingt-huit ans, vient me consulter, le 5 février 1866.

Elle était atteinte d'épilepsie depuis cinq ans. Sa maladie consistait en absences, vertiges et attaques. Le nombre des attaques avait été jusque-là de 75.

Le traitement par le bromure de potassium a fait cesser les phénomènes morbides depuis dix-neuf ans. De 3 à 5 grammes par jour.

Obs. VIII. — *Épilepsie idiopathique.* — 250 attaques. Délire maniaque. — Accès. — Secousses. Guérison depuis quatorze ans.

C..., âgée de seize ans, est amenée à ma consultation, le 6 mai 1866.

Cette malade était atteinte d'épilepsie depuis trois ans, lorsqu'elle est venue à ma consultation. Le nombre de ses attaques avait été jusque-là de 250, celui des secousses incalculable, et cette jeune fille avait éprouvé à plusieurs reprises du délire maniaque consécutivement à des attaques. La médication bromurée a fait cesser les phénomènes morbides depuis quatorze ans; de 3 à 5 grammes par jour.

Mai 1882. — La guérison ne s'est pas démentie. Elle s'est mariée; elle a un enfan bien portant. Le traitement est continué.

Obs. IX. — *Épilepsie héréditaire qui a éclaté dans l'enfance.* — 20 attaques. Guérison depuis neuf ans.

Ch..., âgé de vingt-cinq ans, est venu me consulter, le 15 novembre 1865.

Ce jeune homme était atteint d'épilepsie depuis neuf ans, lorsque j'ai été appelé à le soigner. La maladie était héréditaire. Le nombre des attaques avait été jusque-là de 20.

Du 12 février au 12 décembre a eu une attaque. Du 12 décembre au mois de mai suivant, bien. Ch. a pris pendant tout ce temps, 4 ou 5 grammes de bromure de potassium.

Le traitement par le bromure de potassium (de 3 à 5 grammes par jour) a fait cesser les phénomènes morbides depuis neuf ans. A présenté une éruption bromurée.

Mai 1882. — La guérison s'est maintenue. M. Ch. prend toujours 3 grammes de bromure par jour.

Obs. X. — *Convulsions dans le bas âge. — Épilepsie dans l'âge adulte.* — Très nombreuses attaques (1200 à 1300); vertiges; accès de folie. Guérison depuis quatorze ans.

M. J.... âgé de cinquante-trois ans, vint me consulter le 21 avril 1869.

Ce malade était atteint d'épilepsie depuis sept ans lorsqu'il est venu réclamer mes soins. Dans l'enfance, il avait eu des convulsions.

L'affection était caractérisée par des attaques, des vertiges, des absences et fréquemment par des accès de délire maniaque accompagnés d'hallucinations.

Le nombre des attaques avait été jusque-là de plus de 1200.

La médication bromurée a fait cesser tout phénomène morbide depuis quatorze ans. Environ 4 grammes par jour.

Mai 1882. — M. J... va très bien. Il prend 4 grammes de bromure par jour.

OBS. XI. — *Épilepsie causée par l'onanisme.* — 24 attaques, nombreux vertiges et absences. Guérison depuis dix-neuf ans.

L..., commis, âgé de dix-neuf ans. Vient me consulter en juillet 1865.

Ce malade était atteint d'épilepsie, depuis cinq ans, lorsqu'il a été confié à mes soins. L'affection était caractérisée par des attaques, de très nombreux vertiges et absences. Le nombre des attaques était jusque-là de 24.

La médication bromurée a fait cesser tous les phénomènes morbides depuis dix-neuf ans et la guérison se maintient depuis quatorze ans que le traitement a cessé (de 4 à 8 grammes par jour).

Mai 1882. — La guérison ne s'est pas démentie.

OBS. XII. — *Épilepsie idiopathique.* — 250 attaques. Guérison depuis huit ans.

Mme P..., âgée de trente et un ans, demeurant à la campagne, vient me consulter le 13 octobre 1865.

Cette malade était atteinte d'épilepsie depuis seize ans lorsqu'elle a été confiée à mes soins. L'affection consistait en attaques convulsives et en accès incomplets. Le nombre des attaques était jusque-là de 250.

La médication bromurée a fait cesser tous les phénomènes morbides depuis huit ans et demi, 3 à 8 grammes par jour.

Mai 1882. — Mme P... va très bien. Elle ne prend plus de bromure depuis 1874.

OBS. XIII. — *Épilepsie idiopathique.* — 3 attaques. Guérison par le bromure de potassium depuis seize ans.

C..., trente ans, cocher, vient me consulter, le 7 avril 1866.

Ce malade était atteint d'épilepsie depuis un mois, lorsque j'ai commencé à le traiter. L'affection consistait en attaques convulsives que le bromure de potassium a fait cesser depuis seize ans, 2 à 4 grammes par jour.

OBS. XIV. — *Épilepsie du jeune âge, idiopathique.* — Nombreuses absences, 10 attaques. Guérison depuis quinze ans.

J'ai été consulté, le 26 juin 1868, pour M. D..., âgé de quinze ans et demi.

Ce jeune homme était atteint d'épilepsie depuis trois ans et demi, lorsque j'ai commencé à le traiter. La maladie était caractérisée par des absences très nombreuses et par des attaques. Le nombre des attaques avait été jusque-là de 10.

La médication bromurée a fait cesser tous les phénomènes épileptiques depuis quinze ans. 3 à 4 grammes par jour.

Mai 1882. — Cessation du traitement depuis huit ans.

OBS. XV. — *Épilepsie idiopathique.* — Absences et 350 attaques. Guérison par le bromure de potassium depuis quinze ans.

Le nommé G..., âgé de trente-six ans, cultivateur à Chambourcy, vient me consulter, le 17 juillet 1868.

La maladie date de quinze ans. Attaques tous les deux ou trois mois. Stupeur et hébétude consécutives.

6 novembre. — Bien. La physionomie est considérablement modifiée ; au lieu d'exprimer la souffrance, la tristesse comme avant, elle est heureuse, satisfaite, l'œil est net, vif, le teint clair ; on ne retrouve plus cette sorte de voile de l'intelligence que l'on découvrait auparavant dans l'expression du regard. Sommeil calme et prolongé, absence de nausée réflexe, augmentation de la quantité d'urine, conservation tout à fait intacte de la sensibilité générale du corps (piqûres, compas, poids, température). Sensibilité de l'arrière-gorge conservée. Bromure de potassium 4gr,50 par jour ; dose maximum.

25 novembre. — Bien. Bromure, 4gr,40 par jour.

11 janvier 1870. — Bien. Bromure de potassium : 4gr,25 par jour.

29 janvier. — Bien. Pas de nausée réflexe ; la mémoire est à peu près revenue à l'état où elle était antérieurement à la maladie ; il est vif, alerte ; le regard est intelligent, n'exprime plus l'obtusion. Bromure de potassium : 4gr,50 par jour.

Ce malade était épileptique depuis quinze ans lorsque j'ai commencé à le traiter.

L'affection était caractérisée par de nombreuses absences, par des attaqnes. Le nombre des attaques avait été jusque-là de 350.

La médication bromurée a fait cesser tous les phénomènes morbides depuis quinze ans, 3 à 5 grammes par jour.

Décembre 1881. — La guérison ne s'est pas démentie.

Obs. XVI. — *Antécédents héréditaires névrosiques.* — Convulsions dans la première enfance. Absences, vertiges ; guérison par le bromure de potassium depuis cinq ans et demi.

Ce jeune homme était atteint d'épilepsie depuis son bas âge ; la maladie, qui pendant de longues années avait consisté en absences, s'était compliquée de vertiges depuis trois ans.

La médication bromurée a fait cesser tous ces phénomènes. Environ 4 grammes par jour.

Décembre 1880. — M. L... est mort en 1877 de fièvre typhoïde sans avoir présenté de phénomènes épileptiques depuis le 12 août 1868.

Obs. XVII. — *Antécédents héréditaires névrosiques.* — 10 attaques, absences, influences des boissons alcooliques. Guérison depuis quatorze ans.

Le nommé L..., vingt-cinq ans, garçon marchand de vins, vient me consulter le 12 septembre 1866.

Ce jeune homme était atteint d'épilepsie depuis trois ans. La maladie consistait en attaques, en absences très nombreuses, en névralgies épileptiformes. Le nombre des attaques avait été jusque-là de 10.

La médication bromurée a fait disparaître tous les phénomènes épileptiques depuis quatorze ans. Il prend de 3 à 6 grammes par jour.

Obs. XVIII. — *Antécédents morbides héréditaires.* — Attaques convulsives. Absences. Guérison depuis dix-neuf ans.

Le nommé C..., trente et un ans, ingénieur des ponts et chaussées, vient me consulter le 4 mai 1866.

Ce malade, fils d'un aliéné, était atteint depuis six mois de vertiges et d'absences.

La médication bromurée a fait cesser tous les phénomènes morbides depuis dix-neuf ans, de 1 à 3 grammes par jour.

Mai 1882. — La guérison ne s'est pas démentie. M. C..., est à la tête d'une importante usine et maire d'un arrondissement de Paris.

Obs. XIX. — *Épilepsie idiopathique.* — 30 attaques. Nombreuses absences. Guérison depuis quinze ans.

M. P..., cinquante-trois ans, menuisier, vient me consulter le 18 septembre 1867.

Ce malade était atteint depuis vingt ans d'épilepsie caractérisée par des secousses, des absences et des attaques. Le nombre des attaques survenues jusque-là était de 30; a médication bromurée a fait cesser tous les phénomènes morbides depuis quinze ans. A pris de 3 à 4 grammes par jour pendant dix ans.

Obs. XX. — *Épilepsie idiopathique.* — 5 attaques, absences. Guérison depuis dix-sept ans.

Le nommé J..., ouvrier charpentier, âgé de dix-huit ans, vient me consulter le 2 août 1865.

Ce jeune homme était atteint d'épilepsie depuis deux ans. (Un frère est épileptique.) La maladie était caractérisée par des absences et des attaquns. La médication bromurée a fait cesser tous les phénomènes morbides depuis dix-sept ans. De 3 à 4 grammes par jour jusqu'en 1875.

Obs. XXI. — *Épilepsie dans l'adolescence due aux conséquences d'un traumatisme du crâne et du cerveau. Atrophie d'un membre supérieur.* — Près de 1000 attaques. Nombreuses absences. Trouble mental de nature mystique. Affaiblissement considérable de l'intelligence. Traitement par le bromure de potassium. Suppression des attaques, des absences depuis quinze mois. Retour à l'état mental antérieur à la maladie. Aucun phénomène épileptique depuis quatre ans.

M. L..., vingt-quatre ans, vient me consulter le 3 décembre 1868.

Ce malade était atteint depuis six ans d'épilepsie d'origine infantile, caractérisée par des attaques, des absences, du délire et de l'affaiblissement de l'intelligence. Le nombre des attaques avait été de plus de 1000; celui des absences était incalculable.

Le bromure de potassium a suspendu tout phénomène épileptique depuis quatre ans, mais l'intelligence est restée affaiblie. 3 à 4 grammes de bromure de potassium par jour.

Obs. XXII. — *Épilepsie datant du jeune âge.* — Absences et migraines depuis l'âge de douze ans jusqu'au moment actuel. Attaques à quarante-trois ans. Délire maniaque consécutif aux attaques. Guérison par le bromure de potassium. Suppression du délire qui suivait auparavant les attaques. Absence de tout phénomème épileptique depuis douze années.

M. R..., quarante-neuf ans, ancien chef d'institution, entre dans mon service à l'hospice de Bicêtre (section des épileptiques), le 12 janvier 1866.

Ce malade était atteint depuis trente-huit ans d'épilepsie. De douze ans à quarante-trois ans, il avait eu des absences et des migraines. A partir de quarante-trois ans, il avait commencé à être pris d'attaques convulsives et de délire maniaque consécutif qui durait trois à quatre jours (3 à 8 attaques tous les vingt jours).

Le bromure de potassium a supprimé d'abord les absences, les migraines, a réduit à 5 ou 6 par an le nombre des attaques et a empêché le développement de nouveaux accès de délire maniaque. La dose a été d'abord de 3 à 6 grammes par jour.

Ce malade enfin qui en avait été réduit à être placé dans un hospice a pu reprendre ses fonctions d'instituteur et de professeur.

Décembre 1873. — Depuis 1871, l'état de ce malade s'est encore amélioré; il n'a eu qu'une attaque il y a dix-huit mois.

Il prend chaque jour 5 grammes de bromure de potassium.

Mai 1882. — Je revois M. R... plusieurs fois par an. Il n'a pas eu d'attaque depuis 1871. Il a de nouveau fondé une institution où il gagne 20 à 30 000 francs par an. Il professe toute la journée. Il continue à prendre 5 grammes de bromure de potassium par jour.

Obs. XXIII. — *Antécédents héréditaires épileptiques.* — Convulsions dans la première enfance. Épilepsie consécutive. Faiblesse de l'intelligence. Mobilité excessive. Vertiges et attaques. Suppression des attaques par le bromure de potassium depuis neuf ans. Amélioration de l'intelligence.

La nommée All..., âgée de cinq ans et demi, est entrée, le 13 avril 1869, dans le service de M. Baillarger, à la Salpêtrière.

Cette enfant qui était épileptique depuis son plus bas âge, et avait des attaques toutes les cinq ou six semaines et des vertiges toutes les semaines, est notablement améliorée par le bromure de potassium. Elle n'a eu que trois attaques dans l'espace de quatre ans et une trentaine d'absences ou de vertiges. Avait pris de 1 à 3 grammes par jour.

Mai 1882. — Elle n'a plus d'attaques, ni d'absences avec vertiges. L'intelligence est moyenne. La médication bromurée a été suspendue depuis six ans.

Obs. XXIV. — *Épilepsie idiopathique.* — État de folie. Hallucinations. Guérison depuis douze ans.

La nommée J..., âgée de trente-cinq ans, est entrée, le 8 septembre 1870, dans le service de M. Baillarger, à la Salpêtrière. Épileptique depuis deux ans.

Le bromure de potassium a, dans ce cas, suspendu les attaques au bout de six mois et fait disparaître l'état de folie mélancolique avec hallucinations. De 2 à 4 grammes par jour.

Obs. XXV. — *Épilepsie idiopathique.* — Secousses et vertiges. Guérison depuis douze ans.

M. C..., âgé de quarante-cinq ans, vient me consulter le 10 novembre 1869.

Bromure de potassium : 3 grammes par jour.

10 décembre. — Bien ; acné sur la face ; diminution considérable de la nausée réflexe.

Bromure de potassiun : 2gr,50 par jour.

10 janvier 1869. — Dort mieux, a bien moins de cauchemars : ne se sent plus autant le sang à la tête. Aucun phénomène morbide ; a encore un peu de nausée réflexe, nombreux boutons d'acné à la face.

Mai 1882. — Guérison maintenue. Il prend bromure de potassium : 3gr,80 par jour.

Obs. XXVI. — *Épilepsie idiopathique datant du jeune âge.* — Absences, puis attaques au nombre de deux cents à peu près. — Suppression depuis six ans des attaques par le bromure de potassium.

M. D..., vingt-quatre ans, me consulte le 6 novembre 1869.

Traitement. — Bromure de potassium, 3 grammes par jour à prendre en deux fois.

Juillet 1874. — Une à cinq absences par mois. Bromure de potassium : 5gr,50 par jour.

La physionomie n'est plus hébétée, l'intelligence est à peu près revenue complètement.

Ce malade, atteint depuis douze ans d'épilepsie caractérisée par des absences et des attaques qui ont profondément altéré l'intelligence, a cessé depuis quatre ans d'avoir des attaques; n'a eu que peu d'absences, et en même temps l'intelligence est revenue à peu près normale. La physionomie n'a pas le cachet d'hébétude qu'elle présentait.

Décembre 1873. — L'amélioration persiste. Le malade n'a plus d'attaques; il n'a que des absences à des intervalles éloignés.

Obs. XXVII. — *Prédisposition héréditaire aux convulsions. — Épilepsie dans l'âge adulte.*

30 attaques. Auras dans le membre inférieur gauche, troubles des vaso-moteurs. Amélioration, dès l'abord, par le bromure de potassium. Productions d'attaques à la suite seulement d'excès alcooliques et d'emploi de bromure impur. Guérison ultérieure depuis neuf ans.

M. L..., aubergiste, vient me consulter le 8 octobre 1866.

Décembre 1873. — Depuis 1868 M. L... n'a pas eu d'attaque; mais a continué à éprouver plusieurs fois par mois des préludes, c'est-à-dire la sensation d'engourdissement dans la jambe gauche.

Le traitement a été et est continué à des doses variant de 4 à 5 grammes par jour.

Ce malade, atteint depuis un an d'attaques d'épilepsie au nombre de 30, et d'auras dans un membre inférieur, a cessé d'avoir des attaques depuis sept ans, mais a continué à ressentir des auras.

Mai 1882. N'a plus aucun phénomène épileptique depuis 1874.

Obs. XXVIII. — *Épilepsie datant de un an.* — 5 *attaques, nombreuses absences. Guérison depuis quinze ans par le bromure de potassium.*

M. D..., âgé de quarante-neuf ans, vient me consulter le 15 mai 1867. Il est atteint d'épilepsie depuis un an. 5 attaques, nombreuses absences. Hébétude. Affaiblissement intellectuel.

La médication par le bromure de potassium à la dose maximum de 6 grammes par our a amené en 8 mois la cessation de tout phénomène morbide.

Mai 1882. — La guérison ne s'est pas démentie depuis 1868.

M. D... prend chaque jour 3 grammes de bromure.

Obs. XXIX. — *Épilepsie datant de trois ans.* — 50 *attaques, absences et vertiges. Guérison par le bromure de sodium depuis onze ans.*

M. B..., trente-cinq ans, vient me consulter le 20 avril 1872.

Il est atteint d'épilepsie depuis trois ans. 50 attaques très fortes. Absences et vertiges.

La médication par le bromure de sodium (7 grammes maximum par jour) a supprimé au bout de 5 mois tous les phénomènes morbides.

Mai 1882. — La guérison se maintient. M. B... prend 2 grammes de bromure par jour.

Obs. XXX.— *Épilepsie datant de six mois.* — 5 *attaques. Guérison par le bromure de sodium depuis dix ans.*

M. Far..., âgé de vingt ans, vient me consulter le 25 juillet 1873.

Il est atteint d'épilepsie depuis six mois. 5 attaques types.

La médication par le bromure de sodium a supprimé tous les phénomènes comitiaux au bout de quatre mois (dose de 6 grammes).

Le médicament a été porté à la dose de 5 à 6 grammes.

Mai 1882. — La guérison se maintient. La médication est continuée (4 grammes).

Obs. XXXI. — *Épilepsie datant de l'enfance. — Absences et* 1000 *attaques. Guérison par le bromure de potassium depuis trois ans.*

Mme Sch..., âgée de vingt-un ans, vient me consulter le 17 août 1871.

Absences dans l'enfance et dans la jeunesse. Première attaque convulsive à l'âge de quinze ans. Deuxième attaque, quatre mois après. Troisième attaque, quatre jours après son mariage. Puis attaques mensuelles, bi-mensuelles, hebdomadaires et quotidiennes.

La médication par le bromure de potassium à la dose maximum de 9gr,50 par jour a fait cesser tout phénomène épileptique depuis décembre 1879.

Le médicament est continué à la dose de 5 grammes par jour.

Obs. XXXII. — *Épilepsie datant de seize ans.* — 700 *à* 800 *attaques. Guérison par le bromure de potassium depuis treize ans.*

M. J..., âgé de trente-sept ans, est atteint d'épilepsie depuis seize ans, à la suite d'une plaie du crâne produite par un éclat d'obus devant Sébastopol, en 1855. Il vient me consulter en août 1871.

Première attaque convulsive après quatre mois. Depuis trois à cinq attaques par mois, et nombreuses auras.

La médication par le bromure de potassium à la dose maximum de 6gr,50 par jour a fait cesser de suite les attaques et les auras au bout de six mois.

Mai 1882. — La guérison ne s'est pas démentie. M. J... prend 2 grammes de bromure de potassium par jour. Il est placier en librairie.

Obs. XXXIII. — *Épilepsie datant de six mois.* — 6 *accès. Guérison par le bromure de potassium depuis cinq ans.*

M. L..., dix-huit ans, est confié à mes soins le 29 décembre 1871.

Début de l'épilepsie en août dernier par une forte attaque suivie de cinq autres en six mois.

La médication par le bromure de potassium à la dose maximum de 5gr,50 a fait cesser dès le commencement du traitement tous les phénomènes épileptiques.

Mai 1882. — La guérison se maintient. Ce jeune homme ne prend plus de bromure depuis cinq ans.

Obs. XXXIV. — *Épilepsie datant de trois mois.* — 3 *accès. Guérison par le bromure de sodium depuis quatre ans.*

Is...., âgé de treize ans, est confié à mes soins le 24 mars 1878.

3 attaques d'épilepsie depuis janvier 1878. Auras auditives fréquentes.

La médication par le bromure de sodium a fait cesser tous les phénomènes épileptiques dès le début du traitement.

Dose maximum : 5 grammes par jour.

Mai 1882. — L'enfant est rentré au collège depuis deux ans. Il continue à prendre 1gr,50 par jour.

Obs. XXXV. — *Épilepsie datant de huit ans.* — 800 *attaques. Séries d'attaques coïncidant avec la menstruation. Guérison par le bromure de sodium depuis six ans.*

Mlle N., vingt-huit ans, est amenée à ma consultation le 16 novembre 1875.

Épilepsie datant de huit ans, dont la cause est une déception de cœur.

Nombreuses attaques par séries, de cinq à dix, et coïncidant surtout avec les périodes menstruelles.

La médication par le bromure de sodium, à la dose de 7 puis de 6 grammes par jour, a fait cesser les attaques depuis six ans. L'humeur est toujours très désagréable.

Obs. XXXVI. — *Épilepsie datant de trois ans.* — 20 *à* 30 *attaques. Nombreuses auras. Guérison par le bromure de sodium depuis quatre ans.*

M. M..., clerc de notaire, vingt-cinq ans, atteint d'épilepsie depuis trois ans (20 à 25 attaques, très nombreuses auras), vient me consulter le 5 janvier 1877.

Je le traite par le bromure de sodium aux doses de 4 à 5 grammes par jour.

Mai 1882. — Les attaques ont cessé dès le début du traitement et les auras ne se sont plus manifestées depuis février 1878.

La médication est continuée à la dose de 2gr,50.

Obs. XXXVII. — *Épilepsie datant de six mois.* — 3 *attaques. Nombreuses absences. Guérison par le bromure de potassium depuis huit ans.*

M. Saint-J..., âgé de quinze ans, est amené à ma consultation le 13 août 1873.

Il est atteint d'épilepsie depuis six mois.

3 attaques suivies de délire et de modifications du caractère.

Absences.

La médication par le bromure de potassium à la dose maximum de 7gr,50 a fait cesser les phénomènes morbides au bout de deux ans.

Mai 1882. — La guérison se maintient.

Ce jeune homme a fait son droit, son volontariat. Il est avocat. Il prend 4 grammes de bromure par jour.

De plus, je traite par le bromure de potassium, depuis ces dernières années, un certain nombre d'épileptiques de la ville, atteints à des degrés divers.

Chez aucun de ces malades, l'épilepsie ne résiste au médicament. Beaucoup de ces malades sont en voie de guérison.

Dans mon service d'hôpital, les résultats sont moins favorables, mais ils sont pourtant satisfaisants. Il faut tenir compte, dans ce milieu, des résistances et des mauvaises volontés de toute espèce qu'y rencontre le médecin pour soigner les malades.

§ 2. — Améliorations.

Obs. XXXVIII.— *Épilepsie idiopathique dans l'âge adulte.* — 44 attaques, très nombreux auras et préludes.

S..., trente ans, employé de commerce, vient me consulter le 10 septembre 1865.

Le malade a été traité par le bromure de potassium à des doses variant de 7 à 10 grammes. Il a eu de trois à cinq attaques par an.

Ce jeune homme, qui était épileptique depuis deux ans et avait eu de très nombreux préludes et absences et plus de quarante attaques par an, n'a plus eu que quatre à huit attaques par an, dans les cinq premières années qu'il a été soumis au traitement bromuré. De 7 à 10 grammes par jour.

Mai 1882.— M. S... est toujours en traitement à la dose de 7 ou 8 grammes. L'amélioration s'est encore accentuée. Il n'a pas eu d'attaques depuis quinze mois.

Il est comptable dans une maison de commerce.

Obs. XXXIX. — *Épilepsie idiopathique dans l'âge adulte.* — Plus de 80 attaques. Auras céphaliques. Somnambulisme. Absences très nombreuses. Suppression des attaques par le bromure de potassium. Persistance des absences.

G..., vingt-neuf ans, employé, est entré, en 1864, à l'hospice de Bicêtre (section des épileptiques).

Ce malade, atteint depuis cinq ans d'épilepsie, caractérisée par des attaques (80) depuis le début, des absences, par des accès de somnambulisme, a cessé d'avoir des attaques pendant les sept années qu'il a pris du bromure de potassium. Les absences n'ont pas cessé.

G... est mort à la fin de 1872. L'autopsie a révélé l'existence d'une tumeur qui occupait la surface supérieure de l'un des hémisphères.

Il est remarquable que le bromure ait pu suspendre les attaques convulsives.

Obs. XL. — *Épilepsie idiopathique survenue dans l'âge adulte.* — 845 attaques peu près. Démence. Actes de violence.

F..., âgé de cinquante-huit ans, estampeur sur bijoux, est entré à Bicêtre, dans le service de M. Delasiauve, le 12 mars 1855.

Je l'examine le 27 septembre 1865, peu après mon entrée dans le service : d'une constitution robuste, d'une intelligence affaiblie et bégayant considérablement, ayant de nombreux accès d'épilepsie, dix à quinze en moyenne par mois, depuis le commencement de l'année 1865.

Juillet 1867. — Pas d'accès. Ce malade est resté jusqu'en octobre 1867 sans avoir d'accès ni de délire; mais il a succombé dans ce mois à une pleuro-pneumonie. De 2 à 8 grammes par jour.

Obs. XLI. — *Épilepsie idiopathique dans l'adolescence.* — Plus de 1000 accès diurnes et nocturnes. Suppression des accès diurnes par le bromure de potassium. Persistance des nocturnes.

Le nommé Wed...., vingt-huit ans, cordonnier, entre à l'hospice de Bicêtre, le 20 novembre 1866.

A partir du 21 janvier 1867 jusqu'en juin 1869, ce malade a cessé d'avoir des attaques diurnes; mais les attaques nocturnes ont continué aussi fréquentes.

Sorti de l'hôpital en juin 1869, il cessa son traitement, mais rentra trois mois après à la suite du retour des attaques diurnes. —Le traitement par le bromure de potassium fut de nouveau institué par M. Falret, et les attaques diurnes ont cessé, malgré la persistance des attaques nocturnes.

Obs. XLII. —*Épilepsie venant compliquer dans l'adolescence une surdi-mutité de naissance.* — Faiblesse mentale antérieure à l'épilepsie, 100 attaques à peu près. Diminution considérable des attaques par le bromure de potassium.

Le nommé Ch.., âgé de vingt-deux ans, est entré, en mars 1866, à l'hospice de Bicêtre.

Pendant les années 1867, 68, 69, 70, le médicament a été donné à la dose de 6 ou 7 grammes par jour. Il a eu 8 attaques par an.

Octobre 1870.—F... a continué à suivre la médication par le bromure de potassium. Il n'a plus eu qu'une attaque tous les deux ou trois mois.

Ce malade sourd-muet de naissance était atteint depuis trois ans d'épilepsie. Le nombre des attaques avait été jusque-là de 100. Le bromure de potassium a réduit à 2 ou 3 par an la quantité des attaques : de 2 à 6 grammes par jour.

Obs. XXLIII. — *Épilepsie idiopathique dans l'âge adulte.* — 400 attaques à peu près. Vertiges. Diminution considérable des attaques sous l'influence du bromure de potassium depuis trois ans.

Le nommé F..., âgé de trente-trois ans, est entré le 22 juillet 1866 à l'hospice de Bicêtre, dans un état d'agitation maniaque consécutive à des attaques d'épilepsie au nombre de une à deux par semaine. Sous l'influence du bromure de potassium (5 gr. par jour) F... n'a plus qu'une attaque tous les deux eu trois mois. Le bromure de cadmium a été inutile.

Obs. XLIV. — *Alcoolisme du père. Habitudes alcooliques du malade.* — Excès de tous genres. Épilepsie dans l'adolescence. 300 attaques à peu près. Délire maniaque furieux et hallucinations consécutives aux attaques. Suppression du délire.

Le nommé P..., vingt-six ans, entre à l'hospice de Bicêtre, le 20 octobre 1865, dans mon service.

De juillet 1866 à février 1867, ce malade eut trois ou quatre attaques par mois.

Le 6 février 1867, je commence à le traiter par du bromure de potassium à la dose de 4 grammes par jour. La nausée réflexe est très nette.

18 février. — La dose du médicament est portée à 5 grammes par jour. La nausée réflexe a disparu.

Depuis cette époque jusqu'en octobre 1869, ce malade n'a pas cessé de prendre le médicament bromuré et il n'a pas eu une seule attaque, quoiqu'il ait repris sa profession de typographe.

Je n'ai pas revu P... depuis cette époque.

Le bromure de potassium a diminué chez ce malade le nombre des attaques et a supprimé le délire qu'elles amenaient infailliblement auparavant : 4 à 5 grammes par jour.

Obs. XLV. — *Prédisposition héréditaire aux maladies du système nerveux.* — Épilepsie dans l'enfance ; 30 attaques à peu près. Très nombreux vertiges.

M. L....., âgé de quarante-deux ans, marchand de couleurs, vint me consulter le 3 août 1865.

Jusqu'en janvier 1868, une attaque. De 4 à 5 grammes de bromure de potassium.

15 janvier 1868. — Va bien. En février suivant. M. L... est mort d'un anthrax de la lèvre inférieure qui s'était compliqué de pneumonie à forme adynamique.

En résumé ce malade était atteint depuis l'enfance d'épilepsie caractérisée par des attaques convulsives et de très nombreux vertiges. Le nombre des attaques était de 30. Le bromure de potassium a diminué considérablement les attaques et les a réduites à une au plus par an. De 2 à 6 grammes par jour.

Obs. XLVI. — *Alcoolisme du père. Épilepsie dans l'enfance.* — Absences, puis attaques au nombre de 270 à peu près et très nombreux vertiges. Amélioration par le bromure de potassium. Diminution des 2/3 du nombre des attaques.

La nommée B..., âgée de dix ans, entre, le 11 avril 1866, à la Salpêtrière, dans le service de M. Baillarger.

Cette enfant était atteinte, depuis l'enfance, d'épilepsie caractérisée par des attaques convulsives au nombre de 20 à 30 par mois.

La médication bromurée a abaissé ce nombre à 10 au plus par mois : de 2 à 12 grammes par jour.

Obs. XVLII. — *Antécédents héréditaires par le côté maternel.* — Épilepsie dans l'enfance. 350 attaques à peu près, vertiges, faiblesse intellectuelle. Amélioration par le bromure de potassium, réduction des deux tiers du nombre des attaques.

La nommée N..., âgée de quinze ans, est entrée, le 30 janvier 1869, à la Salpêtrière, dans le service de M. Baillarger.

La médication a été bien supportée, l'enfant est très vive et très alerte, la mémoire est notablement meilleure, et elle n'a présenté aucun symptôme de bromisme. Dose de 7 grammes à 11 grammes par jour.

En décembre 1870, une attaque, quatre vertiges. Bromure de potassium : 11gr,50.

En janvier 1871, quatre attaques. Bromure de potassium : 11gr,50.

En février, une attaque. Bromure de potassium : 11gr,50.

Obs. XLVIII. — *Antécédents héréditaires tuberculeux du côté paternel.* — Convulsions dans la première enfance. Épilepsie consécutive à forme éclamptique. 9 attaques. État général cachectique. Suppression des attaques sous l'influence du bromure de potassium depuis onze mois.

La nommée R..., âgée de six ans, est entrée, le 18 mai 1868, dans le service de M. Baillarger.

Mars 1871. — Pas d'attaques depuis avril 1870. Dose de 2 à 3 grammes. Le bromure de potassium est continué à la dose de 3 grammes.

Obs. XLIX. — *Épilepsie du premier âge. Idiotie secondaire. — 60 attaques. Antécédents tuberculeux chez le père. Amélioration de l'épilepsie sous l'influence du bromure de potassium.*

La nommée M..., sept ans, m'est amenée, le 10 février 1869.

Cette enfant qui était idiote et épileptique a été considérablement améliorée par le bromure de potassium. De 3 à 5 grammes par jour.

Obs. L. — *Épilepsie produite par une peur, à l'âge de quarante-deux ans.* — Vertiges très nombreux, 30 à 40 par mois. Amélioration par le bromure de potassium. Réduction de plus de moitié du nombre des vertiges.

La nommée Pl..., âgée de quarante-cinq ans, est entrée, en 1866, dans le service de M. Baillarger, à la Salpêtrière.

Cette malade était atteinte depuis trois ans d'épilepsie caractérisée par des vertiges au nombre de 20 à 30 par mois.

La médication bromurée a diminué de moitié le nombre des vertiges. De 2 à 11 grammes par jour.

Obs. LI. — *Convulsions de la première enfance consécutives à une mauvaise alimentation.* — Hémiplégie consécutive. Épilepsie à l'âge de deux ans, nombreuses attaques (vingt par jour en moyenne). Amélioration très notable par le bromure de potassium.

La nommée Am..., âgée de douze ans, est entrée, le 10 janvier 1870, dans le service de M. Baillarger.

En 1871, cette malade qui avait jusqu'à vingt attaques en 24 heures, n'en a plus eu qu'une ou deux tous les quatre jours, depuis l'usage du bromure : de 2 à 12 grammes par jour.

Obs. LII. — *Prédisposition héréditaire du côté maternel aux affections nerveuses.* — Épilepsie à l'âge de six ans par suite d'une peur. 30 à 50 attaques par semaine. Vertiges.

B..., âgée de huit ans, entre, le 9 février 1870, dans le service de M. Baillarger, à la Salpêtrière.

Cette enfant était atteinte depuis deux ans d'épilepsie caractérisée par des attaques convulsives qui se reproduisaient trente à cinquante fois par semaine, et par des vertiges.

Le bromure de potassium a abaissé le nombre des attaques à dix au plus par semaine.

Obs. LIII. — *Épilepsie depuis trois ans.* — 900 attaques à peu près. Abrutissement de l'intelligence.

La nommée C... est entrée à la Salpêtrière, le 17 décembre 1861, à l'âge de quinze ans, dans le service de M. Delasiauve. Passe, le 15 avril 1870, dans le service de M. Baillarger.

Elle était bien constituée, mais présente maintenant une paralysie à peu près, complète des deux membres inférieurs, elle laisse aller sous elle ; elle ne parle pas, est en démence complète et en stupeur profonde.

Ces phénomènes sont survenus depuis qu'elle est épileptique. La maladie s'est déclarée à l'âge de douze ans, sans cause connue.

Cette malade était atteinte depuis trois ans d'épilepsie caractérisée par de nombreuses attaques qui avaient abruti son intelligence. Le bromure de potassium a supprimé les attaques pendant quinze mois, et elle n'en a plus eu depuis qu'une tous les dix-huit mois à deux ans. 3 grammes par jour.

Obs. LIV. — *Épilepsie datant de quarante ans.* — Très nombreuses attaques. Paraplégie. Démence. Suppression des attaques par le bromure de potassium.

La nommée F..., âgée de quatre-vingts ans, entre, le 25 mai 1870, à la Salpêtrière dans le service de M. Baillarger.

Cette femme est épileptique depuis l'âge de quarante ans; les attaques surviennent tous les quinze jours, par séries de deux ou trois. Le bromure a supprimé de suite les attaques, mais la malade contracte une pneumonie et succombe le 17 janvier 1871.

Quoique paraplégique et démente, et assurément atteinte de lésions cérébro-spinales, cette femme, épileptique depuis quarante ans, a donc cessé d'avoir des attaques sous l'influence du traitement par le bromure de potassium. De 1 à 4 grammes par jour.

Obs. LV. — *Épilepsie datant de vingt-deux ans, causée par la peur en* 1848. — Auras initiales; puis absences, et enfin attaques. Secousses. État de folie à plusieurs reprises. Suppression des attaques depuis six mois, sous l'influence du bromure de potassium.

La nommée Ansl..., âgée de soixante-quatre ans, est entrée, le 20 mai 1870, à la Salpêtrière, dans le service de M. Baillarger.

Cette femme est épileptique depuis l'année 1848, et sa maladie a été causée par la peur que lui ont causée les émeutes de juin 1848; sa maison a reçu 17 boulets, et elle a eu grand'peine à sauver ses enfants. 1000 attaques.

Le 27 mai 1870, début du traitement par le bromure de potassium, à la dose de 4 grammes par jour en deux fois. Les attaques sont supprimées.

Le 16 janvier 1871 la malade est atteinte de pneumonie grave. Le médicament est discontinué le 17.

Obs. LVI. — *Prédisposition héréditaire du côté maternel aux affections nerveuses.* — Épilepsie à l'âge de dix-neuf ans. 1000 attaques à peu près. Folie maniaque consécutive aux attaques. Violences. Diminution notable des attaques depuis treize mois.

La nommée R..., âgée de vingt-huit ans, est entrée, le 25 mai 1868, dans le service de M. Baillarger.

Cette malade épileptique depuis neuf ans et devenue aliénée dangereuse à la suite de nombreuses attaques, est considérablement améliorée depuis 13 mois; tandis qu'avant le traitement elle avait deux attaques par semaine, elle n'en a plus eu que trois depuis ces treize mois, l'état mental se modifie par intervalles. A pris de 5 à grammes par jour.

Obs. LVII. — *Épilepsie idiopathique dans l'adolescence.* — 600 attaques à peu près. État de folie consécutive. Traitement par le bromure de potassium. Éruption bromurée aux mollets. Amélioration de l'épilepsie. Pas d'attaques depuis neuf mois. État mental satisfaisant.

La nommée L..., âgée de vingt-cinq ans, est entrée, le 15 avril 1870, dans le service de M. Baillarger.

Cette malade qui était atteinte, depuis onze ans, d'épilepsie caractérisée par des attaques au nombre de 600 qui ont amené la folie mélancolique, a cessé depuis neuf mois d'avoir des attaques et est très améliorée au point de vue de l'état de folie. Dose de bromure de 6 à 8 grammes par jour.

Obs. LVIII. — *Épilepsie idiopathique causée par une peur, et datant de vingt-deux ans.* — Attaques au nombre de 10 à 15 par mois. Vertiges.

La nommée F..., âgée de quarante-cinq ans, est entrée, le 10 mai 1870, à la Salpêtrière, dans le service de M. Baillarger.

Cette malade était atteinte depuis vingt-deux ans d'épilepsie caractérisée par des attaques convulsives au nombre de 10 à 15 par mois qui ont amené de la folie mélancolique à forme religieuse. — La médication bromurée a supprimé les attaques depuis onze mois et amélioré considérablement l'état mental. De 5 à 7 grammes par jour.

Obs. LIX. — *Épilepsie idiopathique depuis douze ans, causée par une tentative de viol commise sur elle par son père.* — Vertiges, puis attaques (600).

La nommée E.,., trente ans, institutrice, est entrée, le 15 avril 1870, à la Salpêtrière, dans le service de M. Baillarger.

Cette malade, atteinte depuis l'âge de dix-huit ans d'épilepsie caractérisée par des vertiges et des attaques convulsives au nombre de plus de 600 et de folie mélancolique hallucinatoire consécutive, a cessé depuis sept mois d'avoir des attaques et des vertiges et n'est plus aliénée. 5 grammes de bromure par jour.

Obs. LX. — *Hystéro-épilepsie* survenue au moment de la menstruation. 1200 attaques Aliénation mentale.

La nommée Lind..., célibataire, quarante-denx ans, est entrée, le 12 mai 1865, à la Salpêtrière, dans le service de M. Baillarger.

Cette malade, atteinte depuis vingt-six ans d'hystéro-épilepsie caractérisé par des attaques au nombre de plus de 1200, a cessé depuis sept mois d'avoir des attaques et ne présente plus de folie mélancolique. 2 à 3 grammes de bromure par jour.

Obs. LXI. — *Épilepsie depuis seize ans.* — Excitation de la force excito-motrice de la moelle. Secousses fréquentes dans le membre supérieur droit; dix à dix-sept attaques par an. Médication bromurée. Suppression des secousses. Diminution des attaques.

Mme D..., âgée de trente-trois ans, est atteinte d'épilepsie depuis seize ans (10 à 17 attaques par an, 20 à 30 secousses par mois).

Caractère très impressionnable ; la cause déterminante de la maladie est une série d'impressions pénibles qui ont accompagné une visite domiciliaire chez son père, pour cause politique.

La médication bromurée a été commencée le 16 novembre 1865 ; de 3 grammes par jour, la dose était portée à 5 le 28 novembre, et dès le 17 décembre, la malade a cessé d'éprouver des secousses, elles ne se sont pas reproduites. Les attaques elles-mêmes ont diminué; leur nombre n'a été que de 5 à 7 par an, depuis six ans que dure le traitement.

Ainsi, sous l'influence de la médication, suppression des secousses et diminution des attaques. La dose, portée il y a quatre mois à 6 grammes, est continuée en ce moment (20 août 1870) et bien supportée.

Il est à noter que depuis le traitement, le sang menstruel apparaît en retard, est moins abondant et moins coloré.

Obs. LXII. — *Épilepsie datant de dix ans; démence; séries d'attaques et de vertiges.* — 500 attaques. Éloignement des attaques. Augmentation des intervalles entre les séries.

M. C..., âgé de vingt-neuf ans, est confié à mes soins, le 19 août 1865.

Sous l'influence du bromure de potassium, la durée des rémissions est augmentée; mais encore le nombre des attaques a beaucoup diminué dans chaque série; c'est ainsi que M. C... n'a eu qu'une ou deux attaques par série. Les attaques sont remplacées par des vertiges en même quantité. Dose moyenne : 6 grammes par jour.

La médication est continuée. La mémoire s'est améliorée; mais le jugement, le caractère, la sociabilité sont restés dans l'état d'infériorité que j'avais constaté avant le début du traitement.

Obs. LXIII. — Mme de L..., âgée de cinquante ans, sujette, depuis vingt ans, à des attaques d'épilepsie franches et intenses, au nombre de 5 ou 6 (en série) par mois; a été soumise, par moi, à la médication bromurée (6 grammes en moyenne par jour) depuis cinq ans. A partir de cette époque, elle n'a eu que 4 à 8 attaques par an; et de plus, elle a cessé d'éprouver des secousses et des soubresauts brusques qui la prenaient fréquemment jour et nuit.

Obs. LXIV. — *Alcoolisme du père. Hystérie de la mère.* — Convulsions dans le bas âge. Hallucinations, délire (dès l'âge de douze ans) de nature vertigineuse. Puis à dix-sept ans, attaques convulsives au nombre de 30 par an. Hallucinations, délire furieux, tentatives de suicide consécutives aux attaques. Inégalité pupillaire. Absences. Crampes. Disparition des crampes, des hallucinations, de l'inégalité pupillaire, diminution du nombre des attaques.

Le nommé H..., vingt ans, vient me consulter, le 18 janvier 1869.

Traitement par le bromure de potassium à la dose de 4gr,50 à 6gr,30 par jour et vésicatoire à la nuque jusqu'en 1874. L'amélioration persiste. Le traitement est continué.

En résumé, ce malade atteint d'épilepsie caractérisée par des attaques convulsives des accès, des vertiges et par des hallucinations terrifiantes, de nature dangereuse, a été amélioré par le bromure de potassium, au point de vue des phénomènes convulsifs et a cessé d'avoir des hallucinations qui le poussaient au suicide.

Obs. LXV. — *Épilepsie de l'enfance. Nervosisme de la mère. Épilepsie du père.* 3 attaques.

L'enfant V..., âgée de neuf ans, est confiée à mes soins, le 17 janvier 1870.

S'améliore sous l'influence de la gymnastique et du bromure de potassium (de 2 à 3 grammes par jour).

Obs. LXVI. — *Épilepsie idiopathique. Vertiges et attaques datant de douze ans. Accès de manie. Amélioration de l'épilepsie. Cessation du trouble mental maniaque.*

La nommée G..., quarante ans, est entrée le 20 août 1868, dans le service des épileptiques de la Salpêtrière dirigé par M. Delasiauve.

Traitement. Bromure de potassium, 3 grammes en deux fois chaque jour, au commencement des repas.

Cette malade qui avait, tous les quinze jours, des séries de 2 à 6 attaques et du délire maniaque qui leur était fréquemment consécutif, n'a plus eu qne 14 attaques depuis six mois, et est trois mois sans en avoir une seule. (Dose : 3 grammes de bromure par jour.)

OBS. LXVII. — *Épilepsie provoquée par une émotion très vive. Attaques. Pas d'hérédité. Traitement par le bromure de potassium au bout de vingt-trois ans. Amélioration.*

La nommée B..., âgée de cinquante ans, entre dans le service des épileptiques à la Salpêtrière, le 17 mai 1870.

Cette femme, atteinte d'attaques d'épilepsie et d'absences depuis vingt-trois ans, est dans un état d'amélioration sensible, depuis qu'elle est soumise au traitement par le bromure de potassium. (De 3 à 4 grammes.)

OBS. LXVIII. — *Antécédents tuberculeux. Épilepsie du jeune âge.* 600 *attaques à peu près.*

Mme M...., vingt-six ans, vient me consulter. le 14 septembre 1868.

Cette malade, atteinte depuis dix-sept ans d'épilepsie caractérisée par des attaques convulsives, par de la folie mélancolique et par de l'incohérence, a été améliorée par le bromure de potassium. Les attaques ont été supprimées; elle a eu une dizaine d'accès et de vertiges en l'espace de dix-huit mois, tandis qu'auparavant elle avait 8 à 10 attaques par nuit.

L'état mental n'a été modifié qu'au point de vue du délire mélancolique. De 3 à 5 grammes par jour

Juillet 1870.— Morte de pneumonie double dans le cours d'une scarlatine. La médication bromurée a été suspendue pendant la pneumonie.

OBS. LXIX. — *Épilepsie idiopathique.* — 400 *attaques.* — *Une sœur épileptique.*

Le nommé R..., âgé de vingt-trois ans, est entré le 14 novembre 1859 à l'hospice de Bicêtre.

Pendant le traitement par le bromure de potassium, c'est-à-dire dans l'espace de cinq mois. R... n'a eu que cinq attaques. De 3 à 5 grammes de bromure par jour.

1873. — J'ai appris que ce malade a, depuis 1866, repris à certains intervalles le traitement par le bromure de potassium et que chaque fois l'épilepsie en avait été également améliorée.

OBS. LXX. — *Antécédents héréditaires épileptiques. — Épilepsie dans l'adolescence. Attaques.—Accès incomplets.—Préludes. Amélioration notable par le bromure de potassium, mais persistance des préludes et des vertiges.—Éruption bromurée. Cessation des attaques depuis six ans.*

P..., âgée de vingt ans, vient me consulter le 4 octobre 1865.

Cette malade, atteinte depuis six ans, d'épilepsie héréditaire, caractérisée par des attaques convulsives, des absences et des secousses, a cessé d'avoir des attaques. Depuis huit ans le nombre des absences et des secousses a sensiblement diminué. De 1 à 4 grammes par jour.

Obs. LXXI. — *Épilepsie idiopathique. — Nombreuses attaques. — Absences. — Amélioration notable par le bromure de potassium.*

Mme L..., vingt-sept ans, vient me consulter le 22 novembre 1864.

Cette malade, atteinte depuis huit ans d'épilepsie caractérisée par des attaques et des absences, a vu son état s'améliorer sous l'influence du bromure de potassium. Dose de 2 à 5 grammes.

Obs. LXXII. — *Antécédents héréditaires névrosiques. — Épilepsie du jeune âge débutant par des absences. — Aggravation par le mariage.*

Première attaque pendant une première grossesse; plusieurs attaques pendant une seconde. Délire aigu consécutif à des attaques, absences.

Mme S..., vingt-six ans, vient me consulter le 10 septembre 1867.

Traitement.—Bromure de potassium : 2 grammes par jour en deux prises ; augmentation de 50 centigrammes tous les quinze jours.

3 janvier 1868. — Depuis septembre, a eu 15 à 20 vertiges par mois. Bromure de potassium : 6 grammes par jour.

Juin 1871. — N'a pas eu d'attaques. Même nombre de vertiges.

Le médicament a toujours été continué par intervalles, à la dose de 4 à 5 grammes.

Octobre 1874. — Même état, caractère insupportable. Idées lypémaniaques.

En résumé, cette malade atteinte depuis l'enfance d'absences, puis de vertiges, et enfin, pendant le mariage, d'attaques convulsives suivies de délire de plusieurs jours, a cessé d'avoir des attaques depuis qu'elle est soumise au traitement par le bromure de potassium, mais est toujours atteinte de vertiges. De 2 à 6 grammes par jour.

Obs. LXXIII. — *Épilepsie idiopathique du jeune âge.*

15 attaques. — Très nombreuses absences avec hallucinations. — État cachectique d'un pronostic défavorable.

M. B..., âgé de vingt-deux ans, me consulte le 20 novembre 1868 :

État actuel. — Présente des attaques et des absences. De plus, tous les trois jours au moins, perte séminale nocturne. Ce jour-là il se produit dans le jour un plus grand nombre de phénomènes épileptiques.

Ce malade qui était atteint, depuis l'âge de treize ans, d'épilepsie caractérisée par des absences, puis des attaques convulsives, a cessé d'être frappé d'attaques depuis qu'il est soumis au traitement bromuré, mais les absences, les vertiges persistent, ainsi que l'état de cachexie qui est toujours d'un pronostic défavorable chez un épileptique. De 4 à 6 grammes de bromure par jour.

Obs. LXXIV. — *Antécédents héréditaires tuberculeux. — Épilepsie à l'âge de douze ans aggravée par le mariage.*

100 attaques. — Plus de 1000 vertiges. — Amélioration par le bromure de potassium. — Suppression des attaques.

Mme M..., trente ans, vient me consulter, le 10 février 1866.

En résumé, 41 vertiges en 1866 et pas une attaque complète, tandis qu'en 1865, 222 vertiges et 6 attaques.

Du 9 janvier 1867 au 31 décembre 1873 la malade a eu six à dix vertiges par mois, mais pas d'attaques.

Le bromure a été donné aux doses de 4 à 5 grammes.

Cette malade, atteinte depuis dix-huit ans d'épilepsie caractérisée par des attaques et des vertiges, a cessé, sous l'influence du bromure de potassium, d'avoir des attaques depuis huit ans, mais a continué à avoir des vertiges.

§ 3. — Insuccès.

Obs. LXXV. — *Plaie du crâne. — Convulsions épileptiformes. — Idiotie. — Insuccès de la médication bromurée.*

L'enfant M..., âgé de quatre ans et demi, m'est amené en mars 1868.

Juin 1871. — Même état. Le traitement est continué à la dose de 1 gramme.

En résumé, cet enfant atteint d'idiotie et d'épilepsie consécutives à un traumatisme du crâne, a été traité inutilement par le bromure de potassium.

Obs. LXXVI. — *Épilepsie consécutive à une contusion cérébrale et datant de dix ans. Nombreux accès. — Traitement par le bromure de potassium. — Insuccès.*

Le nommé B..., vingt-quatre ans, cordonnier, est entré à l'hospice de Bicêtre (section des épileptiques) pendant que le service était dirigé par M. Delasiauve.

Ce malade, atteint d'épilepsie consécutive à un traumatisme du crâne, a été inutilement traité par le bromure de potassium : de 4 à 8 grammes par jour.

Obs. LXXVII. — *Épilepsie symptomatique d'une lésion cérébrale survenue dans l'enfance. — Hémiplégie. — Insuccès de la médication bromurée.*

Le nommé W..., âgé de vingt-trois ans, est entré à l'hôpital de Bicêtre en 1861.

Le nombre des accès a été jusqu'ici de quatre à six par mois. La médication bromurée (3 à 4 grammes par jour, depuis août 1865 jusqu'en 1867) n'a produit aucune amélioration.

Obs. LXXVIII. — *Épilepsie produite par une impression pénible vive, chez une jeune fille d'une intelligence arriérée. — Aggravation de la maladie pendant une fièvre typhoïde. — Insuccès de la médication bromurée.*

Mlle G..., âgée de vingt ans. Épileptique depuis l'âge de dix ans.

La médication bromurée (2 à 6 grammes par jour pendant trois mois) n'a amené aucune amélioration, et a coïncidé au contraire jusqu'ici, avec l'augmentation dans la fréquence des accès.

Obs. LXXIX. — *Épilepsie consécutive à une maladie fébrile de l'enfance, éruption bromurée. — Accès, auras; insuccès de la médication bromurée.*

Le nommé S..., âgé de onze ans, entre, le 20 novembre 1865, dans l'hospice de Bicêtre.

État actuel, 3 juillet 1866. — Cet enfant a plusieurs fois par mois des accès caractérisés par : perte de connaissance, chute à terre, pâleur de la face, immobilité des pupilles, convulsions toniques et cloniques des membres droits.

L'enfant est doux, a un bon caractère ; il lit très couramment les caractères écrits ; sa figure est intelligente ; bonne conformation du squelette ; nausée réflexe. Bromure de potassium : 1 gramme par jour.

La médication par le bromure de potassium est suspendue ; son insuccès a été dans ce cas, tel que l'enfant a eu en six mois 70 accès ; il en avait eu 80 dans toute l'année suivante.

Obs. LXXX. — *Convulsions de l'enfance. — Arrêt de l'intelligence, synostose basilaire prématurée. — Idiotie. — Épilepsie définitive. — Accès. — Insuccès de la médication bromurée.*

La médication a été continuée pendant toute l'année 1867, mais l'état du malade est resté stationnaire ou à peu de chose près.

Ainsi il a eu 45 accès, tandis qu'il en avait eu 73 dans l'année 1866.

Obs. LXXXI. — *Antécédents héréditaires tuberculeux du côté paternel. — Épilepsie dès le bas âge. — Obtusion de l'intelligence. — Insuccès de la médication bromurée.*

La nommée A..., âgée de douze ans, est entrée, le 20 février 1868, dans le service de M. Baillarger à la Salpêtrière (section des enfants).

Du 21 mars 1868 au 27 mars 1869. — Traitement par le bromure de potassium à la dose initiale de 1 gramme et maximum de 5gr,50 par jour.

Le nombre des attaques n'a pas diminué. La nausée réflexe avait été supprimée dès juillet 1868, lorsque la malade était arrivée à prendre 4 grammes du médicament.

Obs. LXXXII. — *Antécédents héréditaires tuberculeux du côté du père. — Épilepsie dès le bas âge. — Attaques. — Obtusion intellectuelle. — Insuccès de la médication bromurée.*

La nommée M..., âgée de quatorze ans, est entrée dans le service de M. Baillarger, il y a deux ans, à la Salpêtrière (section des enfants).

Elle est épileptique depuis son bas âge. Réglée depuis 1867.

La malade est soumise, en septembre 1867, au traitement par le bromure de potassium à la dose initiale de 1 gramme, qui est portée successivement à 2 grammes en l'espace de deux mois, puis à 6 grammes au bout de quatre mois.

La médication a été continuée sans aucun résultat avantageux pendant dix-huit mois. Le nombre des attaques a été le même.

Obs. LXXXIII. — *Antécédents héréditaires tuberculeux du côté maternel. — Épilepsie dès le bas âge. — Attaques. — Hémiplégie. — Obtusion mentale. — Insuccès de la médication bromurée.*

La nommée M..., âgée de quatorze ans, est entrée dans le service de M. Baillarger à la Salpêtrière (section des enfants).

2 mai 1867. — Du bromure de potassium est administré à la dose initiale de 1 gramme.

La dose est portée progressivement à 4gr,50 en l'espace de cinq mois.

Cette enfant a 27 attaques en mai; 34 en juin; 10 en juillet; 18 en août; 60 en septembre; 42 en octobre.

La médication est suspendue en novembre 1867.

OBS. LXXXIV. — *Prédisposition aux affections nerveuses. — Contusion cérébrale. — Épilepsie consécutive. — Attaques et vertiges. — Insuccès de la médication bromurée.*

Le nommé L..., âgé de vingt ans, est amené à ma consultation, le 22 septembre 1865 Prend 3 grammes de bromure par jour.

Je revois le malade en 1868. Le nombre des attaques est moindre qu'avant le traitement bromuré, il n'est pas de une par mois. La médication est continuée.

OBS. LXXXV. — *Prédisposition héréditaire aux affections nerveuses. — Mauvaise conformation du crâne. — Idiotie. — Épilepsie. — Insuccès de la médication bromurée.*

L'enfant J..., âgé de neuf ans, est amené à ma consultation, le 21 juin 1867.

Le 28 juin, je le soumets au traitement par le bromure de potassium à la dose de 2gr,50 par jour.

Je continue la médication aujourd'hui encore, 25 janvier 1874, et n'en ai obtenu aucun bénéfice, bien que j'aie poussé la dose jusqu'à 6 grammes par jour.

10 mars. — Même état. Même médication.

Juin. *Id.* *Id.*

En résumé, la maladie de cet enfant atteint de déformation du crâne et d'idiotie congénitales, puis d'épilepsie caractérisée par des attaques et des vertiges, a résisté à la médication bromurée.

OBS. LXXXVI. — *Prédisposition héréditaire aux affections nerveuses. — Lymphatisme de la mère. — Épilepsie de l'enfance. — Imbécillité. — Insuccès de la médication bromurée.*

Le nommé M..., âgé de dix ans, est confié à mes soins, le 20 août 1865.

L'enfant a succombé, en 1870, à une méningo-encéphalite aiguë qui a été la conséquence d'attaques répétées en nombre incalculable pendant trois jours.

OBS. LXXXVII. — *Nervosisme des ascendants. — Épilepsie succédant à une chorée. Attaques et vertiges. — Insuccès de la médication bromurée.*

Le nommé de M..., âgé de quatorze ans, est amené à ma consultation, le 26 décembre 1864.

De janvier 1865 à décembre 1866, je traite ce jeune homme inutilement par du lactate de zinc, de cuivre.

Le 5 décembre, je commençai à lui faire prendre chaque jour du bromure de potassium à la dose de 2gr,50 par jour, et j'augmentai progressivement la quantité jusqu'à ce que j'eusse atteint la dose de 12 grammes par jour; mais la maladie n'a été en aucune façon diminuée, bien que la médication ait été continuée pendant quatre ans. Après cette époque, elle a été suspendue.

Obs. LXXXVIII. — *Prédisposition héréditaire aux maladies nerveuses, par le côté paternel. — Épilepsie dans l'adolescence. — Coïncidence des attaques avec la menstruation. — Insuccès de la médication bromurée.*

Mlle B..., âgée de vingt-sept ans, est amenée à ma consultation, le 31 mars 1869.

La médication par le bromure (3 à 4 grammes par jour) a été suivie sans succès.

Obs. LXXXIX. — *Nervosisme de la mère.— Épilepsie. — Vertiges. — Attaques. — Originalité du malade. — Apparence féminine. — Insuccès de la médication bromurée.*

Le nommé W..., âgé de vingt ans, est amené à ma consultation, le 9 octobre 1868.

1874. — La maladie reste la même, malgré le traitement par le bromure (3 à 5 gram. par jour).

Obs. XC. — *Épilepsie du père. — Nervosisme de la mère. — Attaques éclamptiques à l'âge de trois ans. — Auras, vertiges, puis accès avec prédominance des convulsions à gauche. — Succès de la médication bromurée. — Éruption bromurée* (1).

L'enfant X..., âgé de sept ans, est confié à mes soins, le 25 septembre 1865.

Je donne tous les deux jours 11gr,50 et les deux autres jours 8gr,50, sans que sa santé physique en soit altérée.

Grande amélioration en 1870. Suppression des attaques et des vertiges depuis 1881.

Obs. XCI. — *Caractères de dégénérescence. — Nervosisme chez des ascendants du côté paternel. — Épilepsie. — Vertiges et attaques. — Insuccès de la médication bromurée.*

La nommée S..., âgée de quatorze ans, est amenée à ma consultation, le 19 octobre 1868.

La médication a été suivie avec un grand soin depuis 1868; les doses de bromure ont été portées progressivement à des doses de 4 grammes, 4gr,50, 5 grammes, un moment même elles ont déterminé un peu de bromisme; la maladie n'a été un peu diminuée, au point de vue des attaques, que dans la première année du traitement, mais en 1870, cette jeune fille a eu vingt-deux attaques; les vertiges ont été aussi fréquents.

Les parents persistent cependant à vouloir continuer la médication.

Obs. XCII. — *Épilepsie du jeune âge. — Alcoolisme du père. — Insuccès de la médication bromurée.*

Le nommé S..., âgé de quinze ans, est confié à mes soins, le 26 octobre 1866.

Bromure de potassium : 4 grammes par jour sans succès.

(1) Cette observation pourrait être aujourd'hui rangée dans la catégorie des guérisons.

OBS. XCIII. — *Épilepsie. — Alcoolisme du père. — Habitudes alcooliques du malade. Une sœur épileptique. — Insuccès de la médication bromurée.*

Le nommé T..., âgé de dix-huit ans, vient me consulter, le 1er février 1867.

Le malade ne discontinue pas de boire, et prend son médicament très irrégulièrement, aussi la médication n'a amené aucun résultat.

OBS. XCIV. — *Épilepsie. — Alcoolisme du père. — Un frère épileptique. Insuccès de la médication bromurée.*

La nommée T..., âgée de dix-sept ans, est amenée à ma consultation, le 11 mars 1867.

Malgré l'emploi du traitement pendant quelques mois, de nouvelles attaques se sont produites. La médication a été depuis suspendue.

OBS. XCV. — *Alcoolisme du père. — Ascendants sourds-muets. — Convulsions dans la première enfance. — Épilepsie au moment de l'adolescence. — Séries d'attaques. — Délire consécutif. — Faiblesse intellectuelle. — Insuccès de la médication bromurée.*

Le nommé L..., âgé de vingt ans, vient à ma consultation le 20 juin 1866.

13 mai au matin. — Mort après une série d'attaques.

OBS. XCVI. — *Alcoolisme du père. — Épilepsie dès le bas âge. — Accès et vertiges, près de 1000 accès. — Parésie d'un membre. — Secousses choréiques. — Accidents scrofuleux. — Insuccès du bromure de potassium.*

La nommée P..., âgée de dix-sept ans, est entrée le 15 juillet 1868, dans le service des enfants de la Salpêtrière (M. le Dr Baillarger).

OBS. XCVII. — *Alcoolisme du père* (absinthe). — *Convulsions dans le bas âge. — Épilepsie consécutive. — Attaques. — Absences. — Obtusion de l'intelligence. — Insuccès de la médication bromurée.*

La nommée M..., seize ans, est entrée le 2 août 1867, dans le service de M. Baillarger à la Salpêtrière.

D'octobre 1868 au 22 avril 1870, elle a été traitée par le bromure de potassium à des doses variant de 2 à 6 grammes, sans amener la moindre amélioration.

OBS. XCVIII. — *Alcoolisme du père. — Hystéro-épilepsie dès le bas âge, attaques. Absences, arrêt de l'intelligence. — Insuccès de la médication bromurée.*

La nommée W..., âgée de dix-sept ans, est entrée en 1865 à la Salpêtrière, service de M. Baillarger.

Du 27 avril 1868 à avril 1870, j'ai soumis sans résultat aucun la malade à des doses de bromure successivement croissantes, depuis 1 gramme jusqu'à 5 grammes.

La forme des attaques est restée la même.

Obs. XCIX. — *Alcoolisme du père. — Épilepsie à cinq ans attribuée par la malade à la peur de son père ivre. — Sœur dégénérée et vicieuse. — Insuccès de la médication bromurée.*

La nommée G..., est entrée le 15 mai 1868, dans le service de M. Baillarger à la Salpêtrière. Elle est âgée de sept ans, et épileptique depuis deux ans.

La dose de bromure, portée jusqu'à 12 grammes, est abaissée progressivement à la dose de 6 grammes sans que le nombre des attaques augmente ou diminue.

Obs. C. — *Alcoolisme du père. — Épilepsie du jeune âge* (neuf ans). — *Attaques, 25 à 30 par jour. — Insuccès de la médication bromurée.*

La nommée M...., dix ans, entre dans le service de M. Baillarger, à la Salpêtrière, le 11 avril 1868.

La dose du bromure est portée progressivement à 5gr,50 en l'espace de quatre mois, et est maintenue pendant dix-huit mois, sans que le nombre des attaques ait été diminué.

Obs. CI. — *Convulsions dans le bas âge. — Épilepsie consécutive* (sept ans). *Attaques. — Idiotie. — Insuccès de la médication bromurée.*

La nommée S..., treize ans, est entrée le 23 mars 1868 dans le service de M. Baillarger à la Salpêtrière.

La médication, portée à la dose de 6 grammes pendant cinq mois, n'amène pas de résultat avantageux.

Obs. CII. — *Nervosisme des accidents. — Épilepsie du bas âge* (trois ans). — *Attaques. Accès de manie. — Incohérence. — Insuccès de la médication bromurée.*

Bromure de potassium : 4gr,50 par jour sans succès.

Obs. CIII. — *Épilepsie par peur de la foudre à l'âge de douze ans. — Attaques. — Mère tuberculeuse. — Traitement par le bromure de potassium au bout de onze ans. — Habitudes alcooliques. — Insuccès du traitement.*

Le nommé P..., âgé de vingt-trois ans, entre le 12 décembre 1865, dans mon service, à l'hospice de Bicêtre (section des épileptiques).

Nous avons pu constater chez ce malade que le bromure de potassium est impuissant à empêcher le développement des attaques chez les épileptiques qui se livrent aux abus alcooliques.

Obs. CIV. — *Épilepsie idiopathique, datant de neuf ans. — Accès et vertiges. — Insuccès de la médication bromurée.*

Le nommé Q..., âgé de dix-sept ans, garçon menuisier, est entré dans mon service, à l'hospice de Bicêtre (section des épileptiques), le 18 mars 1865.

Le nombre des accès est de six à vingt par mois, et celui des vertiges très considérable.

Le 21 août 1865, le malade commence à prendre 1 gramme de bromure de potassium par jour. La dose est élevée progressivement à 7 grammes en l'espace de deux mois.

Pendant cet intervalle, le nombre des accès a été de trente, celui des vertiges considérable.

De septembre à février la dose de bromure est portée à 9 grammes.

En juin, la médication est suspendue, le nombre des accès n'ayant pas diminué.

Obs. CV. — *Convulsions pendant le bas âge. — Épilepsie consécutive. — Accès de manie aiguë. — Affaiblissement de l'intelligence. — Absences. — Insuccès de la médication bromurée.*

La nommée M..., vingt-cinq ans, passementière, est entrée le 25 avril 1870 dans le service des épileptiques de la Salpêtrière (M. Baillarger).

Cette malade, atteinte depuis le premier âge de convulsions, puis d'épilepsie et dont l'intelligence est considérablement affaiblie, n'a pu être être améliorée par le bromure de potassium.

Obs. CVI. — *Épilepsie datant de l'âge de sept ans. — Attaques. — Vertiges. — Démence. — Insuccès de la médication bromurée.*

La nommée R..., trente-sept ans, brocheuse, est entrée le 15 mai 1870 dans le service des épileptiques de la Salpêtrière (M. Baillarger). Insuccès d'un traitement de trois ans.

Conclusions à tirer des observations précédentes sous le rapport de l'étiologie, de l'ancienneté de la maladie, des complications survenues dans le cours de l'épilepsie, de la fréquence des phénomènes morbides : influence de l'état mental du malade. — Durée du traitement. — Quels sont les phénomènes qui résistent le plus au traitement.

Le nombre des observations d'épileptiques est donc de cent six. Sur ce nombre, trente-sept sont guéris depuis plusieurs années. Trente-sept sont améliorés, et plusieurs sont guéris de leurs attaques et n'ont plus que des auras, des absences ou des vertiges; trente-deux sont restés rebelles au traitement.

Il ressort de ces faits que les bromures de potassium, de sodium et de lithium ne sont pas seulement utiles dans l'épilepsie idiopathique, qui est pure névrose et de date récente, qu'ils le sont aussi dans celle qui s'est traduite par un à deux milliers d'attaques et même dans celle qui est liée à des lésions cérébrales congénitales, à des tumeurs, à l'imbécillité, à l'idiotie, et, ainsi que je le dirai tout à l'heure, dans les cas d'attaques épileptiformes symptomatiques de ramollissement cérébral.

Aussi, en présence de ces résultats, je crois, Messieurs, que l'on n'est plus en droit de porter un pronostic sur la curabilité d'un épileptique avant de l'avoir traité pendant quelques mois par les préparations de brome.

Il me reste à tirer, de ces nombreux faits, des conclusions dont l'importance tiendra, je crois, à ce que j'ai recueilli ces observations sans aucun choix, lorsque les malades m'étaient amenés, et à ce qu'elles proviennent à peu près également de la pratique de la ville et de la pratique hospitalière.

En analysant les circonstances sous l'influence desquelles est née l'épilepsie, dans ces cas divers, je dirai quelle a été l'action des bromures de potassium dans chaque fait particulier et la marche de la maladie.

Causes prédisposantes. — 1° Neuf malades présentent comme cause prédisposante l'*hérédité tuberculeuse*. Aucun de ces neuf n'a guéri; quatre ont été améliorés.

2° Chez vingt-quatre, la prédisposition consiste soit dans le *nervosisme*, soit dans la folie, soit encore dans des convulsions qu'ont présentées des ascendants : huit ont été guéris, huit ont été améliorés, chez huit la maladie a résisté au traitement.

3° Pour sept, l'épilepsie existait chez des ascendants : six ont été améliorés, un est resté rebelle.

4° Chez douze, la prédisposition consistait dans l'alcoolisme du père; trois seulement ont été améliorés, neuf ont été rebelles au traitement.

5° Chez douze, la prédisposition tenait à des circonstances individuelles, convulsions, chorée antérieure, caractère nerveux, impressionnabilité excessive, etc... Six ont été guéris, deux ont été améliorés, quatre ont été rebelles.

6° Chez cinq, la prédisposition consistait dans des conditions anatomiques anormales de la voûte crânienne et de la base du crâne. Ces cinq malades n'ont pas guéri.

7° Trois présentaient, comme prédisposition, un état morbide antérieur de l'encéphale. Un a guéri, deux ont été améliorés.

8° Relativement à la condition, au sexe et à l'âge, il y avait vingt-huit malades adultes qui étaient mes clientes de la ville. Quinze ont été guéries, huit améliorées, cinq ont été rebelles au traitement.

Trente-sept hommes adultes étaient mes clients de la ville : vingt-trois ont guéri, neuf ont été améliorés, cinq n'ont pas guéri.

Seize femmes adultes appartenaient à un service hospitalier. Onze ont été améliorées, cinq ont été rebelles au traitement.

Dix-neuf hommes adultes étaient à l'hôpital : cinq ont guéri, neuf ont été améliorés, cinq ont été rebelles au traitement.

Dix-sept petites filles étaient à l'hôpital : huit ont été améliorées, neuf n'ont été ni guéries, ni améliorées.

Deux petites filles étaient mes clientes de la ville. Les deux ont été améliorées.

Trois petits garçons étaient dans un service hospitalier. Les trois ont été rebelles au traitement.

Cinq petits garçons étaient mes clients. Aucun des cinq n'a été guéri ou amélioré.

Causes déterminantes. — 1° Chez deux malades, l'épilepsie avait été et était causée par la menstruation : une est améliorée, l'autre a résisté au traitement.

2° Chez cinq malades, l'onanisme avait provoqué ou provoquait l'épilepsie. Un a guéri, deux ont été améliorés, deux ont été rebelles au traitement.

3° L'épilepsie a été causée dix-huit fois par des impressions très vives et pénibles, par la peur, et presque chaque fois, l'impression a été suivie d'un tremblement qui a duré plusieurs heures. Cinq de ces malades ont guéri, neuf ont été améliorés, trois ont été rebelles au traitement.

4° Une mauvaise hygiène a paru avoir amené l'épilepsie dans trois cas. Un malade a été amélioré, les deux autres n'ont pas guéri.

5° L'épilepsie a été et était causée trois fois par la dentition. Aucun de ces cas n'a guéri.

6° Neuf de mes malades sont devenus épileptiques à la suite d'affections diverses, telles que fièvre typhoïde, méningite. Cinq ont été améliorés; chez quatre, le mal a résisté au traitement.

7° Chez deux femmes, l'épilepsie était produite par des tubercules cérébraux et n'a pu être enrayée. J'ai vu l'une d'elles succomber à une méningite tuberculeuse caractérisée par une cécité instantanée, du collapsus, du délire, des vomissements, et finalement par des attaques éclamptiques.

8° L'épilepsie a été produite deux fois par un traumatisme du crâne; et a été, dans un cas, rebelle au traitement.

9° Dans quatre cas où la maladie était causée ou entretenue par des excès alcooliques, le bromure de potassium a été impuissant à contrebalancer la fâcheuse influence des alcooliques; il n'a servi qu'à empêcher le développement du mal dans l'intervalle des abus de boissons.

10° Dans vingt et un cas, l'épilepsie ne pouvait être attribuée à aucune cause prédisposante ou héréditaire. Trois de ces malades ont guéri, quatorze ont été améliorés, quatre ont été rebelles au traitement.

En résumé. — Le bromure de potassium a échoué lorsque l'épileptique était en puissance d'hérédité tuberculeuse, lorsqu'il était né d'ascendants qui se livraient aux excès alcooliques, lorsque son crâne était mal conformé; le médicament a réussi au contraire, lorsque la prédisposition consistait dans le nervosisme des ascendants et même dans l'épilepsie des ascendants.

Le bromure de potassium réussit également chez la femme et l'homme, mais il échoue fréquemment chez l'enfant.

Ce médicament a échoué ordinairement, lorsque les causes déterminantes et persistantes ont été l'onanisme, la menstruation, la dentition, des lésions crâniennes d'origine traumatique, des tubercules cérébraux, l'alcoolisme.

Il a donné des résultats avantageux dans les cas où les causes déterminantes avaient été des impressions très pénibles, la peur.

Ancienneté de la maladie. — Le degré d'ancienneté de l'épilepsie est un des critériums qu'il est indispensable de peser pour mesurer la gravité de la maladie et juger de la valeur thérapeutique du médicament, soit dans le cas de réussite, soit dans le cas d'insuccès.

J'examinerai donc la durée de l'affection chez mes 97 malades, au moment où j'ai été appelé à leur donner mes conseils, et je supputerai le nombre de cas de guérison, d'amélioration ou d'insuccès dans ces cas.

DURÉE DE LA MALADIE LORS DE LA PREMIÈRE VISITE.

	NOMBRE DES CAS.	GUÉRIS.	AMÉLIORÉS.	INSUCCÈS.
De 1 mois à 6 mois	7	6	1	»
De 6 mois à 1 an...............	2	1	»	1
De 1 an à 2 ans................	10	4	3	3
De 2 ans à 3 ans...............	13	5	5	3
De 3 ans à 5 ans...............	12	5	5	2
De 5 ans à 10 ans..	22	9	5	8
De 10 ans à 15 ans.............	24	4	10	9
De 15 ans à 20 ans.............	12	4	4	4
De 20 ans à 30 ans.............	9	1	7	1
De 30 ans à 50 ans.............	4	»	2	2

On voit : 1° que dans plus de la moitié des cas (66) la maladie avait eu, antérieurement au traitement, une durée de un mois à dix ans, et que cette série a fourni 16 guérisons sur les 30 cas de guérison;

2° Que la série de un mois à trois ans, qui compte 32 malades, a fourni 16 cas de guérison, 9 d'amélioration, 7 d'insuccès.

3° Que la série des cas de dix ans à cinquante ans, qui compte 48 malades, a fourni 9 guérisons, 23 améliorations, 14 insuccès.

Il résulte de cet exposé que le bromure de potassium produit des résultats également favorables lorsque la maladie date de un mois à trois ans, ou de trois à dix ans.

Complications survenues chez l'épileptique. — Certains malades m'ont présenté des complications dont il faut tenir compte, telles que l'inégalité et la déformation des pupilles; la diminution de la vue par opacités péripapillaires, par tubercules de la choroïde; la diminution de l'ouïe, la parésie plus ou moins complète d'une moitié du corps ou d'un membre, consécutive aux attaques d'épilepsie.

L'importance de ces phénomènes morbides que j'ai observés chez les malades qui font le sujet des observations LI, XCIII, X, XXXVII, XLVI, tient à ce qu'ils sont la conséquence d'épanchements plastiques, de sclérose partielle consécutive, qui ont atrophié un ou plusieurs nerfs crâniens ou de foyers hémorrhagiques de la substance cérébrale et de la protubérance annulaire. Nombre d'autopsies m'ont démontré que le nerf moteur oculaire commun, le nerf optique, l'auditif, étaient ainsi altérés par des lésions qui se retrouvaient encore dans d'autres portions de l'encéphale et qui expliquaient par leur généralisation l'incurabilité de l'épileptique.

L'état de mariage est défavorable à la curabilité de l'épileptique; les observations LXIII, LIX, XCIII en font foi.

L'onanisme augmente considérablement la gravité de la maladie.

Fréquence des phénomènes morbides. — Le degré de fréquence des accès, des vertiges et des absences offre un intérêt majeur pour apprécier la valeur thérapeutique des bromures, et je n'aurais garde de laisser de côté ce critérium important.

Voici un tableau qui est établi dans cette idée :

NUMÉROS DES OBSERVATIONS.	NOMBRE TOTAL des ATTAQUES ET AUTRES PHÉNOMÈNES.	GUÉRIS.	AMÉLIORÉS.	INSUCCÈS.
1re série. — 4, 13, 14, 17, 18, 20, 28, 30, 38, 48, 65.	3 à 10 attaques. Chez 10, absences.	10	2	»
2e série. — 1, 2, 3, 9, 11, 19, 27, 36, 38, 45, 49, 73.	10 à 50 attaques. Chez 11, vertiges et absences.	8	4	»
3e série. — 7, 39, 42, 64, 74.	50 à 100 attaques. Chez 4, vertiges et absences.	1	4	»
4e série. — 5, 6, 8, 12, 26, 46, 48, 70, 90.	100 à 300 attaques. Chez 6, vertiges et absences.	5	3	1
5e série. — 15, 43, 44, 47, 62, 69, 71, 72, 88, 89, 91.	300 à 500 attaques. Chez 11, vertiges et absences.	1	7	3
6e série. — 32, 35, 40, 53, 55, 57, 59, 68, 75, 76, 82, 84, 86, 92.	500 à 1000 attaques. Chez 10, vertiges et attaques.	2	7	5
7e série. — 10, 21, 22, 31, 41, 51, 52, 54, 58, 60, 61, 63, 66, 67, 77, 78, 79, 80, 81, 83, 86, 87, 93, 94, 96, 97, 98, 101, 102, 103, 104, 105.	1000 à 4000 attaques. Chez 25, vertiges et absences.	4	10	19
8e série — 95, 99, 100, 106.	4000 jusqu'à 25000 et en quantité incalculable.	»	»	4
9e série. — 50.	Vertiges seuls en grand nombre.	»	»	1

Il résulte de ce tableau *que dans la première série de* 12 *cas*, le nombre des guéris a été de 10 et celui des améliorés de 2;

Que dans la deuxième série de 12 *cas*, le nombre des guéris a été de 8 et celui des améliorés de 4;

Que dans la troisième série de 5 *cas* le nombre des guéris a été de 1, celui des améliorés de 4;

Que dans la quatrième série de 9 *cas*, le nombre des guérisons a été de 5, celui des améliorations de 3, celui des insuccès de 1;

Que dans la cinquième série de 11 *cas*, le nombre des guérisons a été de 1, celui des améliorations de 7, celui des insuccès de 3 ;

Que dans la sixième série de 14 *cas*, le chiffre des guérisons a été de 2, celui des améliorations de 7, celui des insuccès de 5 ;

Que dans la septième série de 33 *cas*, le chiffre des guérisons a été de 4, celui des améliorations de 10, celui des insuccès de 19;

Que dans la huitième série de 4 *cas*, le nombre des guérisons a été de 0, celui des améliorations de 0, celui des insuccès de 4;

Et que dans la neuvième série de 1 *cas*, la maladie n'a pas été améliorée.

La conclusion à tirer de cette statistique est que : 1° 12 parmi les guéris avaient eu moins de 50 attaques, et 6 autres en avaient eu moins de 300, 3 de 300 à 1000 et 4 de 1000 à 400.

2° Que 12 parmi les améliorés avaient eu moins de 100 attaques.

Le bromure de potassium amène difficilement des résultats avantageux dans les cas de récidive de l'épilepsie.

En résumé, il m'a paru que le bromure de potassium réussissait surtout dans les cas où les malades avaient eu moins de 50 attaques, qu'il améliorait plus sûrement lorsque les épileptiques avaient eu moins de 100 attaques, et qu'il pouvait être même utile, lorsque le chiffre dépassait 1000.

Influence de l'état mental sur les résultats du traitement par les bromures. — J'ai cru utile d'examiner si l'état mental habituel des épileptiques ou le trouble mental consécutif aux attaques empêchent en quelque façon les bons effets du bromure :

1° Dans les 37 cas de guérison, 2 malades avaient un trouble mental habituel, consistant chez 1 en obtusion profonde; 6 malades étaient atteints de délire maniaque transitoire après leurs attaques.

2° Dans les 37 cas d'amélioration, 17 malades avaient de la faiblesse ou de l'obtusion mentales, 1 était idiot, 16 présentaient du délire maniaque transitoire, consécutif aux attaques.

3° Dans les 32 cas d'insuccès, 12 avaient de la faiblesse ou de l'obtusion mentales ou de l'incohérence, 4 étaient idiots, 6 étaient atteints de délire maniaque après les attaques.

Dans la première série un tiers présentait donc un trouble mental.

Dans la seconde tous en avaient.

Dans la troisième la proportion est des trois quarts.

L'existence d'un trouble mental quelconque paraît donc être d'un fâcheux augure pour le succès de la médication bromurée.

Durée du traitement. — J'ai dit que le bromure de potassium devait être administré plusieurs années après la guérison, et après le commencement de l'amélioration.

Voici un tableau qui indique exactement le temps pendant lequel je l'ai administré jusqu'ici à mes malades.

NUMÉROS des observations.	NOMBRE d'années écoulées depuis la guérison.	NUMÉROS des observations.	TEMPS écoulé depuis l'amélioration.	NUMÉROS des observations.	NOMBRE d'années écoulées depuis l'amélioration.	NUMÉROS des observations.	INSUCCÈS. Durée du traitement.
1	6 ans.	38	17 ans.	65	5 ans 4 mois.	75	1 an 4 mois.
2	16 ans.	39	2 ans.	66	7 ans 4 mois.	76	2 ans 4 mois.
3	13 ans.	40	2 ans.	67	3 ans.	77	7 mois.
4	19 ans.	41	6 ans.	68	9 ans.	78	10 mois.
5	20 ans.	42	11 ans.	69	19 ans.	79	1 an 4 mois.
6	16 ans.	43	16 ans.	70	18 ans.	80	1 an 4 mois.
7	19 ans.	44	4 ans.	71	15 ans.	81	22 mois.
8	14 ans.	45	3 ans.	72	13 ans.	82	3 ans 4 mois.
9	9 ans.	46	15 ans.	73	8 ans.	83	2 ans 10 mois.
10	14 ans.	47	13 ans.	74	6 ans.	84	5 ans 4 mois.
11	19 ans.	48	2 ans.			85	1 an 4 mois.
12	8 ans.	49	13 ans.			86	1 an 10 mois.
13	16 ans.	50	14 ans.			87	22 mois.
14	15 ans.	51	12 ans.			88	3 ans 4 mois.
15	15 ans.	52	12 ans.			89	2 ans 4 mois.
16	4 ans 4 mois.	53	15 ans.			90	10 mois.
17	14 ans.	54	8 mois.			91	10 mois.
18	18 ans 4 mois.	55	1 an.			92	22 mois.
19	15 ans 10 mois	56	14 ans.			93	2 ans 4 mois.
20	17 ans 4 mois.	57	12 ans.			94	22 mois.
21	4 ans.	58	12 ans.			95	1 an 4 mois.
22	12 mois.	59	12 ans.			96	24 mois.
23	9 ans.	69	15 ans.			97	24 mois.
24	12 ans.	61	17 ans.			98	10 mois.
25	12 ans.	62	18 ans.			99	1 an 4 mois.
26	6 ans.	63	13 ans.			100	1 an 4 mois.
27	9 ans.	64	18 ans.			101	12 mois.
28	15 ans.					102	14 mois.
29	11 ans.					103	1 an 4 mois.
30	10 ans.					104	14 mois.
31	3 ans.					105	2 ans.
32	13 ans.					106	3 ans.
33	5 ans.						
34	4 ans.						
35	6 ans.						
36	4 ans.						
37	8 ans.						

J'ai joint à ce tableau la note du temps pendant lequel les épileptiques non guéris ont été soumis au traitement bromuré, avant que le médicament fût suspendu.

Quels sont les phénomènes épileptiques qui résistent le plus au bromure de potassium. — Les observations précédentes mettent hors de doute que les attaques convulsives sont moins difficilement suspendues que les absences, les vertiges, les auras et les préludes, lorsque la maladie est ancienne.

J'ai constaté chez plusieurs de mes malades atteints depuis longtemps d'épilepsie, l'impossibilité de faire disparaître quelques-uns de ces derniers symptômes, même les plus légers, alors que les attaques avaient disparu depuis plusieurs années.

Ainsi parmi les épileptiques améliorés, huit ont cessé d'avoir des accès, mais continuent à avoir des absences, des vertiges ou des préludes.

Il est aussi à noter que ces derniers phénomènes ne disparaissent jamais tant que les malades continuent à avoir des attaques.

Enfin, j'ai toujours trouvé une résistance insurmontable à guérir les épileptiques qui n'avaient que des vertiges de date ancienne.

Il n'en est pas de même lorsque les auras, les préludes, constituent les symptômes précurseurs du mal comitial. Les bromures de potassium, de sodium, etc., les enrayent avec succès, lorsqu'ils constituent la première période de la maladie. J'ai eu l'occasion de faire cette observation chez deux individus, et j'ai été heureux jusqu'à ce jour (11 mois dans un cas, 21 mois dans l'autre) pour guérir ces phénomènes initiaux, et pour arrêter le développement ultérieur de la maladie.

On sait l'importance qu'attachait Herpin à reconnaître et à traiter de bonne heure ces auras et ces préludes avant qu'il soit survenu d'attaques convulsives.

Aussi il me paraît importer singulièrement à l'avenir de la médication bromurée, de pouvoir guérir, avec ce médicament, des phénomènes qui conduisent fatalement à l'épilepsie confirmée : *Principiis obsta.*

En résumé, Messieurs, 37 épileptiques sur 106, ont cessé de présenter le moindre phénomène morbide depuis 3 ans au moins et 22 au plus. J'ai placé ces malades dans la catégorie des guéris.

Plusieurs, parmi les 36 améliorés n'ont pas présenté le plus léger phénomène depuis plusieurs années; je les ai laissés dans la catégorie des améliorés, parce qu'ils ont encore des absences. Beaucoup parmi ces améliorés n'ont plus d'attaques, et ne sont atteints que de leurs absences ou de leurs vertiges antérieurs. D'autres ont moins d'attaques. D'autres enfin ont moins d'absences et de vertiges.

Les bromures ont échoué dans tous les cas où l'épilepsie se liait à la diathèse tuberculeuse.

Ils ont réussi dans la moitié des cas où il existe chez les ascendants du nervosisme.

L'épilepsie héréditaire a été améliorée 4 fois sur 5.

L'épilepsie qui se rattache à l'alcoolisme du père est très rebelle Chez 12, 3 seulement ont été améliorés.

L'épilepsie liée à des déformations du crâne a toujours été rebelle.

Le sexe n'a pas paru exercer la moindre influence.

Les épileptiques de la ville guérissent en plus grand nombre que les épileptiques de l'hôpital.

L'épilepsie causée par la menstruation est difficile à guérir.

L'onanisme provoque le retour d'attaques et d'autres phénomènes épileptiques, et gêne l'action des bromures.

L'épilepsie causée par des impressions vives, la peur, a guéri 3 fois, a été améliorée 9 fois, et a été rebelle 3 fois.

L'épilepsie causée par la dentition n'a pas guéri une fois.

L'épilepsie qui est la suite de fièvre typhoïde, méningite, a été améliorée 5 fois sur 9.

L'épilepsie causée par des tubercules cérébraux a été incurable dans tous les cas.

L'épilepsie par traumatisme du crâne a été rebelle au traitement, sauf dans un cas.

L'épilepsie alcoolique guérit ordinairement seule; mais les excès alcooliques commis par un épileptique amélioré ou guéri par le bromure de potassium, qui est encore en traitement, déterminent le retour des phénomènes morbides.

L'*ancienneté* de l'épilepsie n'a pas tant d'influence qu'on peut le penser sur le pronostic de la médication bromurée; le bromure produit des résultats également favorables lorsque la maladie date de 1 mois à 3 ans, ou de 3 à 15 ans.

Les bromures sont un véritable spécifique pour certains épileptiques dont ils suspendent la maladie, quelle qu'en ait été la durée.

Pourtant, le plus grand nombre des épileptiques guéris n'avait pas eu plus de 300 attaques.

L'*existence d'un trouble mental* quelconque est le plus fréquemment d'un mauvais augure pour le succès de la médication bromurée; pourtant, j'ai vu l'état de folie cesser en même temps que le mal comitial.

Les bromures font plus aisément disparaître les attaques que les absences et les vertiges.

Ils ne sont pas seulement efficaces contre les attaques, dans l'épilepsie idiopathique, ils le sont aussi dans l'épilepsie symptomatique; ils font cesser les attaques épileptiformes, et, comme on le verra plus loin, ils ont guéri entre mes mains deux tétanos traumatiques sur 3, et une chorée.

VINGT-NEUVIÈME LEÇON

Maladies diverses traitées par le bromure de potassium (chorée, tétanos, attaques épileptiformes).

MESSIEURS,

La première application du bromure de potassium dans le traitement de la CHORÉE est due à Gubler (1). De même Bondet (2) a traité par le bromure de potassium à la dose de 1 gramme une femme qui était agitée par des sautillements continuels et qui ne pouvait ni coordonner, ni diriger ses mouvements. Tous les symptômes nerveux disparurent. Ils ont reparu plus tard; le médicament a été prescrit de nouveau et, sous son influence, la guérison a été de nouveau obtenue.

Bondet a aussi observé un jeune enfant qui se trouvait, depuis plusieurs mois, dans un état permanent de contracture et qui était dans l'impossibilité de marcher et d'exécuter des mouvements réguliers. Plusieurs médications avaient échoué. Bondet administra le bromure de potassium et la guérison devint très rapide; il se produisit une détente générale, et toutes les saillies causées par les contractions musculaires disparurent. La dose de bromure a été de 1 gramme par jour dans ces cas.

Bondet a remarqué encore les heureux effets de ce médicament sur le vomissement, la toux (3).

Le bromure de potassium a été employé avec succès par M. J. Worms dans un cas de *chorée rhumatismale* (4).

(1) *Gazette hebdomadaire*, 1865, p. 427.
(2) *Gazette médicale de Lyon*, 15 novembre 1868.
(3) *Idem, ibid.*, 15 novembre 1868.
(4) *Bulletin de thérapeutique*, 30 avril 1869.

M. Gallard a traité aussi avec succès un choréique par le bromure de potassium (1).

Application à la médecine des petits enfants. — L'utilité du bromure de potassium a été encore étendue à la médecine des petits enfants par la publication d'un mémoire de M. Moutard-Martin, intitulé : *Quelques applications nouvelles du bromure de potassium à la médecine des petits enfants* (2).

Le bromure de potassium administré à des doses modérées, est, dit ce médecin, parfaitement toléré par les enfants en bas âge ; par son action sédative il guérit l'insomnie des petits enfants, que cette insomnie soit calme ou agitée et mêlée de cris. Administré chez les enfants qui présentent quelques-uns des accidents de la période de dentition caractérisés par l'agitation, l'insomnie, la toux, il réussit fréquemment à calmer ces accidents, et probablement par son usage prudemment réglé, on pourrait quelquefois prévenir les convulsions. On ne doit pas administrer le bromure de potassium aux petits enfants qui ont la diarrhée. Dans certains cas exceptionnels, où l'éréthisme nerveux est prédominant, le bromure de potassium peut avoir une action prompte et décisive.

Tétanos. — Le bromure de potassium a été employé pour la première fois, et presque en même temps, contre le tétanos par le docteur Bachencel (de la Trinité) (3), et par le docteur Bruchon (4).

Les deux autres faits connus où le bromure de potassium a été employé contre le tétanos sont dus à Max Figuerra (5); dans les deux cas la maladie a été enrayée.

Spasmes. — Ferrand a publié trois observations (6) dans lesquelles le bromure de potassium lui a paru très utile contre les spasmes réflexes du rectum. Ferrand pense que ce médicament a supprimé, dans ces cas, la sensation périphérique douloureuse qui est le point de départ du spasme.

(1) *Bulletin de thérapeutique*, 30 juin 1869.
(2) *Académie de médecine*, 1er décembre 1868.
(3) *The Lancet*, 27 février 1869.
(4) *Bulletin de thérapeutique*, 8 juillet 1869.
(5) *Idem, ibid.*, 15 novembre 1869.
(6) *Idem, ibid.*, 15 mars 1868, p. 228.

Voici le résumé de maladies diverses que j'ai traitées par le bromure de potassium (chorée, tétanos, attaques épileptiformes).

I. — *Chorée grave compliquée de perte de la parole.* — Guérison par le bromure de potassium.

Le 28 octobre 1870, je suis appelé auprès de la nommée A..., 5 ans.

15 janvier 1871. L'enfant est entièrement guérie sous l'influence du bromure de potassium dont la dose a varié de 2 à 6 grammes par jour.

II. — *Troubles nerveux d'origine centrale se manifestant dans les nerfs des extrémités et surtout dans ceux des mains.* Gêne des mouvements de la langue. Phénomènes céphaliques. — Guérison par le bromure de potassium.

M. de C..., capitaine de dragons, vient me consulter le 12 septembre 1866.

Bromure de potassium, 6 grammes par jour. La dose est successivement abaissée à 2 grammes. — Guérison accomplie au mois d'octobre 1867.

III. — *Tétanos traumatique. Plaie en séton de la cuisse droite par une balle.* — M..., soldat, 25 ans. Novembre 1870. Tétanos grave. Guérison par le bromure de potassium à la dose de 8 grammes et des injections sous-cutanées de morphine, 0,09 par jour.

IV. —*Plaie contuse de la jambe droite par un éclat d'obus.* —Tétanos. Traitement par le bromure de potassium et les injections sous-cutanées de *morphine*. Guérison.

Le soldat de G..., âgé de vingt-huit ans, entre dans mon service d'ambulance à la Salpêtrière pour une plaie par éclat d'obus reçu à la face postéro-externe de la jambe droite, le 30 novembre 1870. Bromure, 12 grammes; 0,12 de morphine par jour.

J'ai employé encore le bromure de potassium contre un certain nombre de *phénomènes d'ordre réflexe* déterminés par le traumatisme ou la congélation chez des soldats amenés dans mon service, phénomènes qui précèdent le plus ordinairement le tétanos.

V. — Un nommé B..., atteint de contusion de la jambe droite par un éclat d'obus, le 2 décembre 1870, commence à éprouver le 18 du même mois, alors que sa plaie allait bien, un tremblement général sans fièvre.

Le 23, je lui donne à prendre 5 grammes de bromure de potassium par jour.

Le 31, le tremblement a beaucoup diminué; le 5 janvier, il a cessé, et depuis le 2 février il ne s'est pas reproduit malgré la suspension du médicament.

VI. — Un nommé N... a été atteint le 30 novembre 1870 d'une plaie en séton à l'aine gauche, qui est guérie. Il commence à ressentir le 20 janvier 1871 de la raideur dans le membre inférieur gauche, des crampes douloureuses dans le mollet gauche qui gênent considérablement la marche.

Je fais prendre 6 grammes de bromure de potassium par jour.

15 février. Guérison confirmée. Sortie du blessé.

VII. — Un nommé D... soldat, entre, le 25 décembre 1870, dans mon ambulance pour une eschare par congélation de l'extrémité antérieure du gros orteil gauche ; le 26 janvier, l'eschare n'est pas encore détachée.

26 janvier. Ce soldat observe que, depuis huit jours, les mouvements de son pied et de sa jambe gauche sont accompagnés de tremblements dans le sens antéro-postérieur, qu'il ne peut arrêter et qui durent quelques secondes. Ces mouvements se produisent même pendant l'état du repos. Anesthésie aux piqûres des extrémités des doigts de ce pied. Les phénomènes morbides cessent en l'espace d'un mois, au moyen de 6 grammes de bromure par jour.

Attaques épileptiformes. — Le bromure de potassium m'a réussi dans des cas que l'on pouvait croire rebelles, ainsi dans l'épilepsie symptomatique de foyers de ramollissement cérébral.

VIII. — *Attaques épileptiformes causées par un ramollissement cérébral. Hémiplégie à gauche.*

La nommée Dou... âgée de soixante-deux ans, entre le 25 mai 1870 à la Salpêtrière, dans le service de M. Baillarger. Amélioration par le bromure de potassium. 4 grammes par jour.

IX. — *Attaques épileptiformes produites par un foyer de ramollissement cérébral.* Guérison des attaques par le bromure de potassium.

M. B..., cultivateur, cinquante-deux ans, vient me trouver en consultation le 18 juin 1868. A pris de 3 à 4 grammes de bromure par jour.

X. — *Attaques épileptiformes causées par un foyer de ramollissement cérébral.* Hémiplégie à gauche. Amélioration par le bromure de potassium.

Mlle P..., cinquante-cinq ans, a été prise en 1869 de perte de connaissance, collapsus suivi d'hémiplégie à gauche ; trois mois après, attaques épileptiformes se reproduisant au nombre de quatre à six en trois jours.

Ces attaques se sont reproduites chaque mois pendant quatre mois. Après ce temps, Mlle P... a été soumise à la médication bromurée (3 à 4 grammes de bromure par jour).

Depuis dix mois, les attaques ne se sont plus reproduites.

Le traitement est continué.

Remarquez, Messieurs, parmi ces dix derniers faits une *chorée grave* que le bromure de potassium porté à la dose de 6gr,50 a guéri ;

Un cas de troubles nerveux d'origine médullaire enrayés par le même médicament ;

Deux faits de *tétanos traumatique*, dont l'un des plus graves, guéris par le bromure de potassium ;

Et trois autres soldats chez lesquels ce médicament a arrêté le développement de phénomènes nerveux qui, chez les deux précédents, avaient précédé le tétanos et en étaient les symptômes précurseurs.

A ces sept faits j'ai ajouté les trois malades dont les *attaques épileptiformes* ont été suspendues par l'usage du bromure de potassium

Ainsi ce médicament est utile non seulement contre toutes les affections nerveuses convulsives, mais encore contre l'élément *convulsion* qui complique un certain nombre d'états morbides.

Il est anti-convulsif et sédatif et me paraît être appelé à jouer un rôle de plus en plus important dans la thérapeutique des maladies nerveuses, à la condition que le médecin tienne un compte précis de son action physiologique et observe le critérium que je vous ai exposé dans la précédente leçon.

TRENTIÈME LEÇON

Du traitement vésaniqne de la folie par le chlorhydrate de morphine.

MESSIEURS,

Je désire vous entretenir aujourd'hui d'une méthode qui donne à l'asile la physionomie d'un service hospitalier et qui imprime aux aliénés le caractère de malades ordinaires.

Pour Cl. Bernard (1), la morphine est caractérisée essentiellement par son action hypnotique et par une propriété d'excitabilité particulière aux bruits extérieurs. Elle endort la douleur qui a son siège dans le *sensorium commune*, et elle exalte l'irritabilité sensitive qui est l'origine des actions réflexes. Mais il s'empresse d'ajouter que cette apparente dualité d'action n'est que la conséquence de ce principe, que toute substance soporifique est d'abord excitante.

Tel était, à peu près, l'état de nos connaissances sur les effets physiologiques de la morphine sur le système nerveux, lorsque parut, en 1845, une première observation de guérison d'un aliéné par l'opium, due à Moreau (de Tours) (2). Il s'agit d'un cas de manie intermittente qui a cédé à des doses croissantes d'extrait d'opium jusqu'à production du narcotisme.

Michéa a beaucoup, et avec succès, employé l'opium et la morphine dans la folie (3).

Engelken (4) a conclu de ses essais sur l'emploi de l'opium chez

(1) Claude Bernard, *Leçons sur les substances toxiques et médicamenteuses*.
(2) Moreau (de Tours), *Annales médico-psychologiques*, t. I, p. 312, 1845.
(3) Michea, *Annales méd.-psych.*, 1853.
(4) Engelken, *Annales méd.-psych.*, p. 140, 1855.

les aliénés, que la dépression morale, l'angoisse précordiale, l'insomnie, la mélancolie hypochondriaque sont les principales indications pour son usage.

Baillarger (1) a publié une observation de manie, qu'il a guérie par l'opium à la dose de 30 centigrammes par jour, et il a émis l'opinion que l'opium était indiqué dans tous les cas de manie et surtout chez les malades affaiblis.

Dans la même année, les *Annales médico-psychologiques* disaient que l'opium restait frappé, en France, d'un ostracisme inexcusable parmi les agents employés à combattre le délire.

Le docteur Clerici a été conduit à l'emploi des opiacés (2) dans la folie triste, par cette considération que, chez beaucoup de mélancoliques, des inquiétudes, la crainte, la peur, semblent le plus souvent, en tourmentant les malades, entretenir leur état maladif, tandis que l'administration de l'opium produit habituellement un délire gai ou tout au moins une disposition exhilarante.

Marcé (3) a guéri une mélancolie par l'opium donné à la dose maximum de 85 centigrammes.

Legrand du Saulle (4) a remarqué que l'opium, administré dans la manie à doses progressives, puis brusquement supprimé, est d'une grande efficacité. Il dit avoir toujours échoué lorsqu'il s'est agi de combattre la lypémanie et la monomanie.

Morel a employé avec succès l'opium dans certains cas de folie (5) ; il l'administrait jusqu'à 20 centigrammes par jour ; il diminuait la dose lorsque le pouls reprenait de l'élévation, de la fréquence; il en suspendait l'usage lorsque les dispositions hallucinatoires se produisaient.

Crawford et Graves pensent que l'insomnie, qui est le signe précurseur de la folie, et qui est accompagnée des symptômes de l'aliénation mentale commençante, est efficacement combattue par l'opium à doses progressives (6).

Dumesnil et Lallier ont aussi employé avec succès l'extrait

(1) Baillarger, *Ann. méd.-psych.*, p. 555, 1855.
(2) Clerici, *Gazzetta medica di Lombardia,* novembre 1856.
(3) Marcé, *Annales médico-psychologiques*, 1859.
(4) Legrand du Saulle, *Ann. méd.-psych.*, 1859.
(5) Morel, *Maladies mentales.* Paris, 1860.
(6) Graves, *Leçons de clinique médicale,* trad. Jaccoud, t. II, p. 691.

gommeux d'opium uni à la digitale contre l'excitation des aliénés (1).

La méthode des injections sous-cutanées, si justement prônée par le professeur Béhier, en 1859, par Bourdon, par Courty (de Montpellier), et parfaitement exposée dans la thèse de Jousset, devait être utilisée dans la folie, chez des malades qui n'ont pas conscience de leur état et qui résistent à tout, jusqu'à rendre impossible la prise de médicaments par la bouche.

L'application de cette méthode au traitement de la folie me paraît avoir été faite en 1857, par Erlenmeyer, le premier, ou du moins cet auteur a publié le premier travail sur ce sujet. Il a assigné à cette méthode l'avantage d'une action immédiate et sûre (2).

La méthode des injections sous-cutanées de morphine est employée aussi à l'Asile des aliénés d'Illenau (3).

Les avantages qui ont été reconnus à l'emploi de cette médication, par Roller, sont une action sédative qui dure de trois à six heures et une vertu curative dans la lypémanie et dans les aliénations où il existe des névralgies.

D'un autre côté, Reisner (4) dit n'avoir rien obtenu avec la morphine dans la folie triste, et il affirme que la morphine n'a jamais retardé ni prévenu les accès de folie intermittente, et n'a jamais guéri les malades dont la folie dépend d'hallucinations de la vue et de l'ouïe. Pour ce médecin, la morphine est efficace contre les anomalies de la sensibilité périphérique, et elle a peu d'effet dans la manie aiguë.

Kraft-Ebing, élève de Roller (5), insiste sur la coexistence, dans la plupart des affections mentales, de deux facteurs, l'un central, l'autre périphérique, intimement liés l'un à l'autre, et il déclare que c'est cette découverte de l'élément périphérique de nature névralgique qui a conduit le médecin d'Illenau à faire usage des injections sous-cutanées dans la folie.

(1) *Annales médico-psychologiques*, janvier 1868.
(2) Erlenmeyer, *Ann. méd.-psych.*, 1857.
(3) *Annales de la Société de médecine de Gand*, 1868.
(4) Reisner, *Annales médico-psychologiques*, t. XII, p. 280, 1869.
(5) Kraft-Ebing, *Ann. de la Soc. de méd. de Gand*, p. 147, 1870.

Tigges a traité des aliénés ayant des sensations périphériques, et il dit que les injections de morphine ne sont suivies que d'une amélioration passagère, tant de l'état physique que des sensations anormales (1).

Cet exposé historique exprime, je pense, l'état de la question du traitement de la folie par l'opium et par les injections sous-cutanées de morphine.

Tel était l'état de la question lorsque je commençai à m'en occuper, en 1867, dans ce service.

La posologie me fut difficile à établir, car aucun travail précédent n'a donné des indications suffisantes sur ce point et sur les signes pronostiques qui permettent de bien ou mal augurer de la médication et de la maladie ainsi traitée.

C'est au milieu de ces perplexités que je commençai à employer les injections sous-cutanées de chlorhydrate de morphine.

Les premiers sujets sur lesquels j'essayai la médication furent des agitées, des lypémaniaques, des persécutées, des hallucinées.

J'arrivai progressivement à leur administrer des doses de 6 à 8 centigrammes ; mais je provoquai des vomissements d'une grande intensité, qui me firent diminuer ou cesser la médication.

Je n'obtins rien de bon dans cette première série d'essais ; je tâtonnais, lorsque j'appris par Roller, médecin de l'asile d'Illenau, que je n'avais rien à redouter des vomissements, mais qu'au contraire, pour réussir, je devais augmenter les doses.

J'ai profité des avis de ce médecin, et j'ai traité depuis ce moment par cette méthode les catégories d'aliénés appartenant à la folie lypémaniaque, hypochondriaque, hystérique, à la folie maniaque, à la folie avec hallucinations de la vue, de l'ouïe, de l'odorat et de la sensibilité générale.

Voici des observations de malades de la ville et de l'hôpital que j'ai soignés ainsi.

(1) Tigges, *Annales médico-psychologiques*, mars 1871.

§ 1. — Guérisons.

Obs. I. — *Folie lypémaniaque datant de deux ans ; conceptions délirantes mystiques ; hallucinations de la vue psycho-sensorielles ; traitement par les injections sous-cutanées de morphine ; guérison.*

La nommée Berg..., âgée de quarante-neuf ans, domestique, est entrée dans mon service le 29 mars 1873, dans un état de folie névropathique lypémaniaque caractérisé par des idées mystiques et de persécution, de la stupeur et des hallucinations de la vue. Je la trouvai immobile, les yeux fermés. Elle parla aussitôt de magiciens, me dit qu'on voulait lui faire jouer la comédie, m'appela mauvais homme, coquin. Elle prenait de temps en temps une pose extatique et fixait le plafond, y voyait le diable. Pupilles égales ; vue, odorat, ouïe normaux. Pas d'ataxie de la langue ni des lèvres. Insensibilité de l'épiglotte au toucher. Pas d'anesthésie ni d'hyperesthésie de la peau. Pas de douleur ovarienne. Pas de troubles appréciables dans les organes thoraciques et abdominaux. Ne dort pas la nuit.

Cette malade, chez qui le début de la folie datait de deux ans, et dont l'affection consistait en délire lypémaniaque et en hallucinations terrifiantes de la vue, a été traitée par la morphine à la dose maximum de 359 milligrammes par jour et a guéri en l'espace de quatre mois.

La morphine a toujours déterminé, quelques minutes après l'injection, une rougeur vive de la face, de l'injection des conjonctives, de la somnolence et un sentiment de chaleur intérieure, et des vomissements dans les premiers temps.

Obs. II. — *Folie générale névropathique caractérisée par des hallucinations, de l'agitation successive, de l'incohérence d'actes, de paroles ; idées de grandeur ; hallucinations psycho-sensorielles ; traitement par les injections sous-cutanées de morphine ; guérison.*

La nommée Cast..., âgée de vingt-sept ans, est entrée dans mon service de la Salpêtrière, le 4 mars 1872, dans un état de folie caractérisé par de l'agitation maniaque, de l'incohérence d'actes, de paroles, des hallucinations de la vue, de la sensibilité générale.

Cette femme, atteinte de folie générale caractérisée par des hallucinations, une agitation excessive, de l'incohérence des actes et des paroles, fut traitée par la morphine à des doses variant de 60 à 99 milligrammes ; mais cette dernière dose seule guérit la malade en trois mois.

La morphine a déterminé souvent chez elle des vomissements, de la rougeur de la face et des yeux, du narcotisme et la sensation de l'ivresse.

OBS. III. — *Folie mélancolique névropathique causée par de l'anémie cérébrale et caractérisée par des idées mystiques et de la tendance au suicide ; traitement par la morphine ; guérison.*

La nommée Char..., trente ans, domestique, est entré le 13 novembre 1871 dans mon service de la Salpêtrière, dans un état de folie mélancolique avec des idées mystiques, tendance au suicide, déterminé par de l'anémie cérébrale, suite elle-même de privations nombreuses qu'elle a subies pendant le siège.

Elle était excessivement maigre et les jambes étaient enflées. Pâleur considérable de la peau. Pas de souffle cardiaque ni vasculaire.

Conformation normale. Pupilles égales. Sens normaux. Parole nette. Apyrexie.

Il est impossible de savoir si elle a des hallucinations ; on constate seulement qu'elle est accablée par des idées tristes, et qu'elle a des tendances au suicide. Dans les jours qui suivent son entrée, elle s'est, en effet, refusée à manger, et il a fallu employer la sonde œsophagienne. Pas de sommeil.

Cette femme, atteinte depuis six mois au moins de folie lypémaniaque, avec conceptions délirantes, mystiques et tristes, et idées de suicide, fut traitée par la morphine à la dose maximum de 160 milligrammes par jour, et guérit en sept mois.

Les effets physiologiques de la morphine ont été produits à chaque injection.

OBS. IV. — *Folie lypémaniaque à forme religieuse, idées de damnation; traitement par la morphine; guérison.*

X..., vingt-trois ans, est amenée à ma consultation, le 9 juillet 1873, dans un état de folie lypémaniaque avec idées de suicide.

Elle est maigre, très pâle ; sa physionomie exprime la souffrance. Elle remue sans cesse et me dit tout de suite qu'elle a blasphémé, qu'elle a insulté la Vierge, qu'elle a voulu se lancer dans des luttes contre la religion. Elle raconte que, dans le début de son état de souffrance, elle a eu des scrupules religieux, des doutes sur la religion, sur les dogmes, qu'elle a eu de l'impiété.

Cette malade, atteinte depuis plusieurs mois de folie lypémaniaque avec conceptions délirantes religieuses, idées de damnation, de suicide, et traitée par la morphine à la dose maximum de 123 milligrammes par jour, a guéri en l'espace de trois mois

La morphine a déterminé, comme effets physiologiques, de l'anéantissement, de la somnolence, de la rougeur de la face.

OBS. V. — *Folie hystérique avec hallucinations psycho-sensorielles; incohérence d'actes, de paroles; agitation excessive; début de la maladie il y a trois ans; traitement par les injections sous-cutanées de morphine; guérison.*

La nommée R..., âgée de quarante-huit ans, est entrée le 19 décembre 1872 dans mon service de la Salpêtrière. Elle est dans un état de malpropreté notable ; fait à chaque instant des grimaces; parle à haute voix; sa voix est très enrouée; elle manifeste une grande incohérence d'actes et de paroles et beaucoup d'agitation.

Elle est grande, brune ; la tête est bien faite; les diamètres du crâne sont moyens les pupilles égales.

L'étude des sens est difficile à faire ; j'obtiens pourtant d'elle qu'elle a des bourdonnements d'oreille depuis plusieurs années.

Parole nette. Pas de phénomènes ataxiques dans la langue, les lèvres et les membres. Force musculaire moyenne. Pas d'engorgement ganglionnaire. Rien de particulier dans le cœur, dans les gros vaisseaux ni dans les poumons.

Une pression modérée sur les quatre premières vertèbres dorsales détermine une douleur vive, mais aussitôt après, la malade part d'un éclat de rire. « Je suis très chatouilleuse, dit-elle, mais pas amoureuse. »

Une pression modérée sur la région ovarienne gauche provoque une douleur excessivement vive. La sensibilité de la peau est généralement exagérée. La malade dit entendre et avoir souvent entendu des cloches, des voix de gens qui menacent de la tuer, des voix souterraines d'hommes.

Elle ressent dans le ventre des douleurs analogues à celles de l'accouchement, qui provoquent des envies fréquentes d'uriner ; elles sont causées, dit-elle, par un cousin germain à qui elle n'a fait que du bien. « Je suis, ajoute-t-elle, comme tous ces animaux, les idiots, les cochons, qui ne font que du bien et que l'on tue pour les manger. »

Cette femme, atteinte depuis trois ans de folie hystérique à forme lypémaniaque, accompagnée d'hallucinations, d'incohérence d'actes et de paroles et d'une agitation excessive, et traitée par la morphine à la dose maximum de 380 milligrammes par jour, a guéri en l'espace de onze mois.

Les effets physiologiques ordinaires ont été obtenus.

OBS. VI. — *Folie générale névropathique de cause morale; agitation maniaque, hallucinations; idées de persécution et de suicide; début il a un an; traitement par la morphine; guérison.*

La nommée Mar..., vingt et un ans, est entrée le 23 juillet 1872 dans mon service de la Salpêtrière, dans un état d'agitation excessive.

Moyenne taille, cheveux bruns, traits réguliers, oreilles symétriques, petites. Pupilles égales.

Maxillaire supérieur étroit; voûte palatine haute, étroite.

Température axillaire, 37°,3

Cette jeune femme, atteinte depuis un an de folie lypémaniaque, caractérisée par des hallucinations, une agitation excessive, des idées de persécution, de suicide, et traitée par la morphine à la dose maximum de 212 milligrammes par jour, a guéri en l'espace de quatre mois. Le début de l'amélioration a coïncidé avec les premiers phénomènes physiologiques produits par la morphine.

Obs. VII. — *Folie tuberculeuse à forme lypémaniaque, accompagnée d'hallucinations; guérison des phénomènes méningitiques par des vésicatoires et de la digitaline; la fièvre passée, guérison des hallucinations par la morphine.*

La nommée F..., vingt-cinq ans, domestique, est entrée le 20 janvier 1872 dans mon service à la Salpêtrière dans un état d'agitation excessive.

Elle est sortie guérie le 15 mars 1874. Je l'ai revue en bonne santé en novembre 1881.

Cette femme, atteinte de folie lypémaniaque de forme spéciale, accompagnée tout d'abord de fièvre, de signes de méningite, a été guérie par une médication anti-inflammatoire de ces derniers phénomènes. La morphine, à la dose de 15 centigrammes, a fait cesser les hallucinations qui persistaient après la cessation de la fièvre. Cet heureux emploi de la morphine dans la deuxième période d'une folie diathésique m'a paru d'autant plus satisfaisant que l'on est ordinairement désarmé devant la chronicité du délire. Je ferai en outre remarquer que je n'ai commencé à faire usage de la morphine que lorsque le thermomètre m'a appris que la fièvre avait cessé; l'existence du moindre état inflammatoire du cerveau étant, dans ma pensée, une contre-indication formelle aux injections de morphine.

Obs. VIII. — *Folie native héréditaire; accès apparaissant avec la menstruation; manie subaiguë; traitement par la morphine; injections sous-cutanées; guérison.*

G..., vingt-deux ans, intelligence arriérée. Dépression sus-orbitaire. Céphalalgie fronto-pariétale depuis l'âge de douze ans, compliquée à chaque époque menstruelle d'étourdissements, de troubles de la vue, de surdité et d'obtusion intellectuelle. Depuis l'âge de douze ans, idées incessantes de mariage. Frayeurs très grandes pendant la Commune. État d'agitation depuis ce temps. Paroles et actes incohérents et indécents. État de manie subaiguë. Idées continuelles de mariage. Dose initiale de morphine, 3 milligrammes; dose maximum quotidienne, 31 milligrammes.

La morphine a déterminé ses effets physiologiques ordinaires, et le résultat a été de faire disparaître rapidement la céphalalgie, et avec elle les conceptions délirantes ; trois mois après, la guérison était complète (1872); elle s'est maintenue depuis cette époque.

OBS. IX. — *Folie générale névropathique non héréditaire; hallucinations psycho-sensorielles ; idées d'empoisonnement ; troubles nombreux de la sensibilité générale ; névralgies ; agitation maniaque ; traitement par la morphine en injections sous-cutanées ; guérison.*

H..., trente-six ans. Dépression sus-orbitaire très prononcée. Agitation excessive. Dit être la victime de revenants; « avait un grand théâtre, un régiment de sœurs; avait été empoisonnée ». Frayeurs subites. Paroles ordurières. Sujette depuis dix ans à de l'épigastralgie, de la rachialgie, à de l'aménorrhée ; dose initiale de morphine, 22 milligrammes; dose maximum quotidienne, 23 centigrammes.

La guérison a été obtenue en cinq mois, et se maintient depuis lors.

OBS. X. — *Folie lypémaniaque religieuse; hallucinations de la vue psycho-sensorielles; agitation maniaque; guérison par les injections sous-cutanées de morphine.*

H..., cinquante-six ans. Pas d'hérédité. Début de la maladie à la suite d'un pèlerinage. Hallucinations de la vue (le diable), Frayeurs, agitation excessive. Prières et génuflexions. Dose initiale de morphine, 10 milligrammes; dose maximum quotidienne, 298 milligrammes. Effets physiologiques morphiniques; guérison en six semaines, maintenue depuis.

OBS. XI. — *Folie lypémaniaque; hallucinations psycho-sensorielles; conceptions délirantes tristes; incohérence ; idées de richesses; agitation excessive; guérison par les injections sous-cutanées de morphine.*

K..., quarante-deux ans. Pas d'hérédité. Influences morales tristes. Début brusque, par divagations, chants, actes incohérents en public. Idées de richesse. Idées religieuses. Hallucinations de l'ouïe. Langage incohérent. Dose initiale, 6 milligrammes; dose maximum, 96 milligrammes. Guérison en deux mois, maintenue depuis.

OBS. XII. — *Folie lypémaniaque; céphalalgie; hallucinations de l'ouïe, de l'odorat, psycho-sensorielles; idées de persécution ; idées d'empoisonnement; guérison par les injections sous-cutanées de morphine.*

L..., trente-trois ans. Pas d'hérédité. Cause morale triste. Hallucinations de l'ouïe. On court après elle, on dit qu'elle va crever; on frappe derrière les murs; elle soupçonne un M...; elle entend des hommes entrer par les cheminées; elle se dit empoisonnée, sent de mauvaises odeurs. Dose initiale, 4 milligrammes; dose maximum, 177 milligrammes. Guérison en deux mois et demi, maintenue depuis cette époque.

OBS. XIII. — *Folie générale; hallucinations de l'ouïe, de la vue, psycho-sensorielles; agitation maniaque; début de la maladie il y a quinze mois; guérison par les injections sous-cutanées de morphine.*

C..., vingt-sept ans. Pas d'hérédité. Agitation excessive. Déchire tout, saute, danse, jure. Entend la mort, le diable ; est en état de frayeur presque constant. Voit un homme dans sa chambre. Dose initiale, 18 milligrammes ; dose maximum, 13 centigrammes. Guérison en cinq mois, qui s'est maintenue depuis.

Obs. XIV. — *Folie lypémaniaque avec hallucinations de l'ouïe, psycho-sensorielles ; conceptions délirantes variées ; idées et tentatives de suicide ; guérison par les injections sous-cutanées de morphine.*

R..., cinquante-huit ans. Pas d'hérédité. Nombreux chagrins. Début il y a quatre mois. Entend, depuis cette époque, qu'on fusille des sergents de ville, que l'on assassine son frère, qu'on brûle sa famille. Elle sanglote ; état d'angoisse. Les hallucinations de l'ouïe (cris des sergents de ville) sont continues. Se croit condamnée. Dose initiale, 33 milligrammes ; dose maximum, 265 milligrammes. Guérison en huit mois.

Obs. XV. — *Folie lypémaniaque avec hallucinations de l'ouïe psychiques et psycho-sensorielles, et de la sensibilité générale ; croyance à la damnation, à des persécutions ; guérison par les injections sous-cutanées de morphine.*

S..., trente-quatre ans. Pas d'hérédité. Elle entend depuis huit mois le diable qui la soulève. Des voix répètent tout ce qu'elle pense ; elle dit être obligée de causer avec elles, de crier, de tourner comme les individus qui lui parlent. Elle sent le parquet remuer sous elle et se sent soulever. Dose initiale, 3 milligrammes ; dose maximum, 211 milligrammes. Guérison en six mois, maintenue depuis.

Obs. XVI. — *Folie générale avec hallucinations de l'ouïe très intenses, causée par des ménorrhagies répétées ; agitation excessive ; guérison par la morphine.*

S..., cinquante ans. Pas d'hérédité. Très agitée ; crie, répète à chaque instant *oui* et *non*. Entend la voix de son fils qu'on assassine ; parle de têtes coupées, de prison. Dose initiale, 18 milligrammes ; dose maximum, 96 milligrammes. Guérison en sept jours, consolidée le douzième jour par une pleuro-pneumonie.

Obs. XVII. — *Folie névropathique lypémaniaque avec hallucinations de l'odorat, de l'ouïe ; guérison par la morphine.*

D..., quarante ans. Causes morales. Pas d'hérédité. Depuis neuf jours elle sent continuellement de mauvaises odeurs ; elle entend des voix injurieuses ; est persuadée qu'elle est très malade et incurable. Profonde tristesse. Dose initiale, 17 milli grammes ; dose maximum, 7 centigrammes. Guérison en un mois, maintenue depuis dix ans.

Obs. XVIII. — *Folie lypémaniaque avec hallucinations psycho-sensorielles ; idées de persécution, de suicide ; guérison par la morphine.*

Cl..., cinquante-huit ans. Début il y a trois semaines, par des hallucinations de l'ouïe, de nature injurieuse, qui la plongent dans la tristesse et lui donnent l'idée de se suicider. Pas d'hérédité. Dose initiale, 2 milligrammes ; dose maximum, 15 milligrammes. Cessation des hallucinations et des autres phénomènes. La médication est continuée pendant deux mois. Maintien de la guérison depuis dix ans.

OBS. XIX. — *Folie hystérique avec hallucinations psycho-sensorielles; agitation excessive; guérison par la morphine.*

V..., trente ans. Pleure, rit, crie qu'on va l'assassiner; chante des airs de théâtre, voit des revenants, entend qu'on l'injurie, qu'on l'accuse d'avoir trahi ses parents. Dose initiale, 6 milligrammes; dose maximum, 90 milligrammes. Guérison en un mois, maintenue depuis.

OBS. XX. — *Folie névropathique à forme lypémaniaque; illusions de la vue; actes incohérents; crainte d'être guillotinée; état de frayeur; folie à double forme; guérison par la morphine.*

D..., trente-trois ans. Pas d'hérédité. Cause morale triste. Elle croit qu'on va la guillotiner, elle soupire, pleure; est agitée par instants, et dans d'autres est en stupeur. Dose initiale, 24 milligrammes; dose maximum, 100 milligrammes. Sa guérison est obtenue en quatre mois et s'est maintenue depuis.

OBS. XXI. — *Folie névropathique à forme extatique, avec hallucinations de l'ouïe, datant de huit mois; guérison par la morphine.*

D..., trente-deux ans. Hérédité paternelle. État d'extase avec hallucinations de l'ouïe, de nature religieuse; idées de pénitence, génuflexions, prières, refus de manger. Dose initiale, 3 milligrammes; dose maximum, 82 milligrammes. Guérison en trois mois; maintenue depuis.

OBS. XXII. — *Folie névropathique de forme lypémaniaque; hallucinations; agitation excessive; guérison par la morphine.*

C..., trente-six ans. Pas d'hérédité. Surexcitation nerveuse depuis deux ans (siège de Paris). Hallucinations de l'ouïe, terreurs, cris depuis trois semaines. Dose initiale, 6 milligrammes; dose maximum, 18 milligrammes. Guérison en sept jours, maintenue depuis dix ans.

OBS. XXIII. — *Folie névropathique de forme lypémaniaque avec hallucinations psycho-sensorielles de l'ouïe, de la vue, de l'odorat, du goût; alternatives d'excitation et de stupeur, guérison par la morphine.*

C..., trente-trois ans. Pas d'hérédité. Malade depuis trois mois. Entend des voix qui lui disent que son mari n'est pas mort, qu'on va la battre. Elle voit des hommes qui la poursuivent; sent à tout moment des odeurs de fumée et un goût d'herbes. État d'anxiété, de stupeur, puis d'excitation. Dose initiale, 5 milligrammes; dose maximum, 188 milligrammes. Guérison en six mois; maintenue depuis.

OBS. XXIV. — *Folie névropathique de forme lypémaniaque; hallucinations psychiques; homicide; agitation intense; idées de grandeurs; guérison par la morphine.*

B..., trente-six ans. Pas d'hérédité. Cause morale depuis deux ans et demi. Une voix qui est en elle lui dit que ses enfants sont sans pain, qu'on les a tués. Il y a un mois, elle est montée sur une table et elle a crié qu'elle était l'impératrice. A eu des idées d'empoisonnement, des emportements sans raison. Très agitée en ce moment, nous injurie. Dose initiale, 18 milligrammes; dose maximum, 142 milligrammes. Guérison en trois mois, maintenue depuis.

Obs. XXV. — *Folie névropathique à forme lypémaniaque; hallucinations et illusions; idées de suicide, d'homicide; névralgies multiples; céphalalgie; état maladif remontant à plusieurs années; pas d'hérédité; guérison par la morphine.*

P..., quarante-neuf ans. Idées tristes de jalousie. A des idées de suicide. Tentative d'homicide sur son mari. Elle voit passer des ombres et se figure que ce sont des femmes qui vont trouver son mari. Elle voit jaune ce qui est blanc; anxiété extrême, stupeur. Dose initiale, 5 milligrammes; dose maximum, 33 milligrammes.

Toutes ces guérisons se sont maintenues jusqu'à ce jour.

§ 2. — Améliorations.

Obs. XXVI. — *Folie névropathique de forme lypémaniaque; hallucinations; point douloureux syncipital; idées de suicide; troubles de la sensibilité générale; amélioration par la morphine.*

X..., cinquante et un ans. Hérédité. Causes morales tristes. Depuis huit mois, douleurs généralisées, battement dans le thorax, la tête. Point fixe syncipital. Tristesse. anxiété, désespoir. Dose initiale, 17 milligrammes; maximum, 25 centigrammes. Amélioration obtenue en un mois, et maintenue depuis. Cessation des hallucinations.

Obs. XXVII. — *Folie névropathique de forme lypémaniaque; hallucinations; idées d'empoisonnement; incohérence; chiffonnage; eschare du coude et carie de l'olécrane droits; amélioration considérable obtenue par la morphine.*

P..., trente-neuf ans. Hérédité tuberculeuse. Originalité et excentricité natives. Depuis trois ans, douleurs de tête qui durent quinze jours à trois semaines. Depuis quatre mois, hallucinations de l'ouïe, idées d'empoisonnement. Sensation de feu dans l'estomac; agitation maniaque excessive. Séjour à Charenton pendant deux mois, sans amélioration. État cachectique. Dose initiale de morphine, 1 centigramme; maximum, 598 milligrammes. Amélioration se rapprochant de la guérison. Il est à noter que l'eschare du coude a guéri spontanément en neuf jours, à la dose de 331 milligrammes. La malade ne conserve que des idées fugitives d'empoisonnement, un peu d'enfantillage et de tendance à l'excitation (1).

(1) Depuis la publication de cette observation dans le *Bulletin de thérap.*, 1874, cette malade est sortie guérie de la Salpêtrière, mais elle a été reprise deux fois de folie.

OBS. XXVIII. — *Folie hystérique de forme lypémaniaque datant de cinq ans; hallucinations de tous les sens et de la sensibilité générale; hallucinations contradictoires de l'ouïe; idées d'influences magnétiques; chiffonnage.*

L..., quarante-deux ans. Hérédité. État de vague continu et de stupeur. Dose initiale, 4 milligrammes; maximum, 149 milligrammes. Guérison des hallucinations, du chiffonnage. Persistance de l'état mélancolique.

OBS. XXIX. — *Folie névropathique de forme lypémaniaque, héréditaire; hallucinations; alternatives de dépression et d'agitation; amélioration très notable par les injections sous-cutanées de morphine.*

R..., trente et un ans. Hérédité maternelle et paternelle. Caractère original. Début il y a un an par hallucinations de la vue.

Dose initiale, 1 milligramme; maximum, 299 milligrammes.

L'amélioration dure depuis dix mois. Cessation des hallucinations. Persistance du caractère excentrique et d'originalités.

OBS. XXX. — *Folie lypémaniaque avec alternatives de dépression et d'agitation, avec hallucinations terrifiantes de la vue et de l'ouïe; recrudescence aux époques menstruelles; amélioration par les injections sous-cutanées de morphine.*

R..., vingt-quatre ans. Agitation et stupeur alternatives. Hallucinations nocturnes et diurnes. Dysménorrhée. Augmentation de la température pendant les accès. Elle voit et elle sent des enfants, des animaux dans ses vêtements.

Dose initiale, 12 milligrammes; maximum, 390 milligrammes. Cette dernière dose maintient le calme, mais elle n'empêche pas entièrement les hallucinations.

OBS. XXXI. — *Folie lypémaniaque avec hallucinations et stupeur compliquée de démence commençante; amélioration par la morphine.*

D..., quarante-six ans. A failli être tuée pendant le siége par un obus et est restée pendant quatre mois dans un état de terreur continuelle, croyant entendre des coups de fusil. Vient de faire un séjour de six mois dans un asile, sans y avoir été traitée. Entend des coups de fusil; tristesse et stupeur profondes. Faiblesse de la mémoire.

Dose initiale, 2 milligrammes; maximum, 55 milligrammes. Cessation des hallucinations, mais persistance de la tristesse.

OBS. XXXII. — *Folie hystérique de forme lypémaniaque; hallucinations primitives; idées de persécution fondées sur des idées de richesse, de parenté avec le prince Eugène, et de possession d'un mobilier; hallucinations multiples; récidive; amélioration par la morphine; cessation des délires secondaires et des idées de persécution, dont l'origine était un état hallucinatoire de l'ouïe.*

M..., trente-neuf ans. Déjà malade il y a neuf ans. Aliénée depuis deux ans. Hallucinée de l'ouïe et de la sensibilité générale. Agitée par moments.

Après six mois de traitement inutile par le bromure de potassium, emploi de la morphine à la dose maximum de 16 centigrammes.

Cessation des hallucinations, des idées de richesse, de possession d'un mobilier. Persistance de l'originalité et d'un peu d'excitation. Son état s'est assez amelioré pour qu'elle retournât en Italie (1876).

Obs. XXXIII. — *Folie lypémaniaque causée par de l'anémie consécutive aux privations du siège de Paris; hallucinations de la vue; excitation intense; amélioration par la morphine; influence fâcheuse de la menstruation.*

L..., quarante-deux ans. Très agitée. Crie au feu et fait des gambades. Elle empêche d'ouvrir la porte : « N'ouvrez pas la porte. Dieu le défend. »

Dose initiale, 6 milligrammes; maximum, 483 milligrammes.

Elle a eu deux rechutes à des époques menstruelles.

La dose de 190 milligrammes a fait cesser deux fois l'état hallucinatoire et l'agitation.

Obs. XXXIV. — *Folie lypémaniaque héréditaire; illusions; idées de persécution; point douloureux syncipital et idées de suicide; amélioration par la morphine; suppression du point douloureux et des idées de suicide.*

X..., quarante-six ans. Hérédité paternelle. Pleure continuellement, se plaint d'être mal vu. A des illusions de la vue, s'est livré à des violences contre des amis.

Dose maximum, 20 centigrammes.

Obs. XXXV. —*Folie hystérique de forme morale surtout; agitation maniaque par accès; amélioration; guérison de plusieurs accès par la morphine.*

L..., vingt-neuf ans. Hérédité paternelle. Excentricités depuis sa jeunesse. Absence d'ordre, de conduite. Dépenses exagérées.

Agitation très grande. Inconvenance de paroles et d'actes. État lascif. Influence de la menstruation sur le retour d'accès de folie.

Dose maximum, 365 milligrammes.

Guérison de plusieurs accès avec cette dose.

Obs. XXXVI. — *Folie hystérique caractérisée par des troubles moraux, des persécutions et des violences envers un individu, portées jusqu'à l'homicide, des accès hallucinatoires avec illusions et de l'agitation maniaque; amélioration par la morphine.*

B..., trente-huit ans. A été arrêtée, ayant frappé un individu de six coups de couteau. Injurieuse, menaçante, méprisante. Paroles cyniques. Violences envers une infirmière. Plusieurs accès dans le service.

Dose maximum, 465 milligrammes, qui à chaque accès ont fait cesser l'agitation.

§ 3. — Insuccès.

OBS. XXXVII. — *Folie lypémaniaque simple, de cause morale chez une femme fatiguée par l'allaitement; hallucinations; idées de grandeur; insuccès de la médication morphinique.*

La nommée L..., vingt-trois ans, est entrée le 30 novembre 1871 dans mon service; pas d'hérédité. La malade nourrit depuis neuf mois son enfant, et, déjà faible par suite des privations qu'elle a subies pendant le siège, elle a beaucoup pâli depuis six mois et est épuisée par l'allaitement.

Elle a été très chagrine pendant trois mois que son amant est resté sur les pontons; il y a six jours, elle a été prise d'hallucinations, d'agitation excessive, de frayeurs; elle a poussé des cris pendant deux nuits de suite.

J'apprends qu'elle a été très impressionnée dans ces derniers jours par les menaces d'une voisine de faire de nouveau emprisonner son amant.

Conformation normale, sens normaux. Pupilles égales. Pas d'ataxie. Parole et mémoire nettes. Motilité et sensibilité normales. Rien de particulier dans les organes respiratoires et circulatoires. Température axillaire, 37 degrés.

La malade parle de femmes qu'elle entend et voit, de tentatives d'empoisonnement sur elle, de la voix de Dieu qui l'encourage à supporter le mal qu'on lui fait.

Elle chante par moments. Elle dit entre autres cette phrase : « Je ne veux plus de Thiers pour mari, je vais régner. »

Elle proteste contre son séjour dans un hospice et elle nie être malade.

Diagnostic : folie névropathique liée à l'anémie et causée par des influences morales.

J'ai soumis cette femme à la médication morphinique pendant deux ans. J'ai employé la dose maximum par jour de 35 centigrammes pendant plus de trois mois.

La malade a été améliorée à plusieurs reprises, mais elle a présenté plusieurs récidives aux époques menstruelles. De plus, son délire lypémaniaque a été compliqué dès le début de la maladie par des idées de grandeur consistant à se faire croire femme de Napoléon, impératrice, cousine de l'empereur; ainsi que dans d'autres cas semblables, ce dernier mode de conception délirante est d'un pronostic fâcheux; aussi cette femme ne guérit pas, quoique je continue encore le traitement.

OBS. XXXVIII. — *Folie lypémaniaque avec hallucinations de l'ouïe, de la vue, de la sensibilité générale, compliquée d'idées de grandeur et d'incohérence; récidive. traitement infructueux par la morphine.*

D..., quarante-six ans. Pas d'hérédité. Déjà aliénée en 1868. Hallucinations de l'ouïe. Idées de jalousie, de persécution. Violences envers son mari, sa fille. Injures envers nous; paroles méprisantes. Elle dit converser avec le Père céleste, apercevoir Dieu sur la boule du monde avec une robe bleue. « On dit que je suis folle et cependant je gouverne le monde. » Mémoire, parole intactes. Traitement pendant seize mois; dose maximum, 307 milligrammes. Aucun résultat.

OBS. XXXIX. — *Folie lypémaniaque avec hallucinations, compliquée d'idées de grandeur; traitement infructueux par la morphine.*

S..., quarante-sept ans. Pas d'hérédité. A beaucoup souffert de privations pendant le siège de Paris. Début de la maladie par des hallucinations injurieuses de l'ouïe en décembre 1870, puis hallucinations de la sensibilité générale. Idées de persécution; elle se croit reine de France nommée par le peuple; « on n'a pas le droit de tenir enfermée une puissance. » Traitement pendant deux ans et demi; dose maximum, 40 centigrammes par jour. Aucun résultat.

OBS. XL. — *Folie lypémaniaque systématisée avec des idées de richesse; hallucinations; extravagances; incohérence; traitement infructueux par la morphine.*

D..., soixante-cinq ans, dit avoir un héritage de 6 millions, dont on l'a frustrée. Elle a fait à pied la route de Bayonne à Paris pour réclamer auprès de M. Thiers. Elle entend sous terre les francs-maçons qui bataillent. Traitement par la morphine; dose maximum, 348 milligrammes. Aucun résultat.

OBS. XLI. — *Folie lypémaniaque de cause morale; hallucinations; idées et tentatives de suicide; insuccès de la médication morphinique.*

D..., trente-trois ans. Chagrins de cœur. Début, il y a quelques mois, par des hallucinations injurieuses de l'ouïe. Idées de suicide. Agitation excessive; vue d'animaux. Frayeurs. Traitement par la morphine; dose maximum, 339 milligrammes. Aucun résultat.

OBS. XLII. — *Folie lypémaniaque; idées mystiques; hallucinations; état cachectique; insuccès de la médication morphinique.*

T..., trente-sept ans. Hérédité maternelle. Début, il y a un an. Idées mystiques. Entend des voies injurieuses qui l'accusent de faire du mal à son pays. Traitement pendant six mois, dose maximum, 390 milligrammes, maintenue pendant trois mois sans aucun phénomène physiologique morphinique.

OBS. XLIII. — *Folie lypémaniaque; stupeur; mutisme; état cachectique; insuccès du traitement par la morphine.*

R..., quarante-six ans. Début de la maladie en 1870, par suite de la guerre. Hallucinations. Craintes d'être emprisonnée; dose maximum, 29 centigrammes, continuée pendant quatre mois sans aucun effet physiologique morphinique.

§ 4. — Résumé des observations.

En 1874, j'avais déjà traité 43 malades et j'avais obtenu les résultats suivants :

25 malades guéris, 11 malades améliorés, 5 insuccès.

Depuis 1874 j'ai persévéré dans la même voie thérapeutique. Je répartirai les observations nouvelles en huit catégories d'après la forme de la folie.

I. Les cas les plus nombreux que j'ai eus à traiter ont été des cas de folie lypémanique avec hallucinations (*première catégorie*); ce sont ceux qui m'ont donné les résultats les plus satisfaisants. Les conséquences de cette facilité relative à atténuer et à guérir les hallucinations peuvent devenir considérables, car il est bien peu d'aliénés qui n'aient pas d'hallucinations, et il en est peu aussi dont la maladie ne soit provoquée et entretenue par l'hallucination.

La guérison de ce phénomène est le plus souvent rapidement obtenue, dans des cas récents, avec des doses faibles, mais il est nécessaire d'employer parfois des doses très élevées, lorsqu'il est d'ancienne date.

La résistance à l'action physiologique et thérapeutique du chlorhydrate de morphine est quelquefois alors surprenante; ainsi j'ai donné jusqu'à 70 centigrammes du médicament, par jour, sans produire aucun effet, alors même que les aliénés chroniques étaient chétifs et maigres.

Cette résistance est telle, que j'ai fait maintenant entrer dans ma pratique le principe de pratiquer la transfusion du sang à ces malades, avant d'instituer le traitement morphinique, et c'est seulement lorsque leur santé physique est amendée que la morphine détermine des effets thérapeutiques; avant cela, l'insuccès est la règle.

J'ai noté qu'au lieu de présenter de la résistance à l'action physiologique du médicament, certains malades offraient, au contraire, une intolérance extrême qui se manifeste par des vomissements incoercibles, une inappétence absolue, une faiblesse considérable et de l'amaigrissement. J'ai eu beau suspendre, ou diminuer la médication et la reprendre en n'employant que de faibles doses de 1 centigramme par jour, et même de 2 milligrammes en deux fois; l'intolérance a persisté, malgré que les malades fussent atteints entre autres de névralgies intenses, cause de conceptions délirantes.

Je crois maintenant pouvoir expliquer ces faits d'intolérance en disant que j'avais affaire à des vésanies et à des névralgies de nature congestive. En effet, ainsi que je vous l'ai dit précédemment, l'état congestif est une contre-indication absolue à l'emploi des opiacés, et malheureusement il est difficile de reconnaître une méningo-encéphalite à sa période prodromique et quelquefois même à la première période. La difficulté est quelquefois insurmontable.

L'action négative de la morphine m'a servi plusieurs fois de pierre de touche pour le diagnostic et m'a fourni l'explication de l'intolérance de certains malades pour la morphine.

Je croirais donc volontiers que toute vésanie qui résiste à l'opium est de nature congestive et que, dans les cas où l'on pense que la congestion n'est que secondaire, qu'elle est, par exemple, la suite d'une excitation cérébrale intense, il est d'une bonne thérapeutique d'employer un traitement anticongestif avant de combattre l'état nerveux par des préparations morphiniques.

II. La *deuxième catégorie* comprend des aliénés dont la folie était compliquée de démence, d'amnésie, et qui ont guéri. Il m'a paru très satisfaisant d'obtenir ce résultat alors que la perte de mémoire est considérée, à bon droit, comme un des plus fâcheux signes pronostiques. Les photographies de la malade Bell... (obs. XVII) montrent les transformations que peut subir la physionomie d'une aliénée par le fait de son affection. (Voy. photographie, fig. 3 et 4.)

Une de ces malades a même guéri malgré son délire de richesses et de satisfaction.

III. Je me suis bien trouvé dans ces cas et dans ceux de folie générale (*troisième catégorie*), d'employer, dès le début du traitement, des vésicatoires à l'occiput et à la nuque préalablement rasés, afin de faire disparaître toute trace de congestion primitive ou consécutive à la névrose. Je me suis assuré d'ailleurs par des coupes fines de l'occipital et par l'examen des méninges cérébrales que les vésicatoires appliqués dans cette région font un appel important de sang à la périphérie du crâne, appel qui débarrasse la partie centrale atteinte.

IV. Il était intéressant de montrer, dans la *quatrième catégorie*, que les aliénés considérés comme les plus difficiles à guérir, les lypémaniaques gémisseurs, peuvent guérir par la morphine.

V. J'ai réuni, dans la *cinquième catégorie*, trois actes de folie névropathique compliquée de dipsomanie qui ont très facilement cédé au médicament.

VI. Dans la *sixième catégorie*, j'ai réuni :

1° Une observation de folie hystérique suraiguë avec délire général et hallucinations que j'ai pu guérir en quatre jours ;

2° Une seconde observation de folie de longue date causée par une névralgie vulvaire et clitoridienne, considérée comme incurable;

3° Un cas de folie déterminée par des névralgies viscérales et ganglionnaires;

4° Un fait de folie hypochondriaque.

VII. La *septième catégorie* renferme deux observations de folie puerpérale dont l'une était compliquée de délire de grandeurs et de richesse. Les deux malades ont guéri. J'ai ajouté à cette série d'observations de malades guéris, le fait d'une femme âgée, dont la folie chronique consistait en incohérence, en actes déraisonnables (chiffonnage, etc.), et qui a guéri avec des doses de 75 centigrammes et plus.

J'ai constaté un fait intéressant chez une dame que j'avais déjà guérie par la morphine. Elle a présenté, deux jours après, une émotion très grande, tous les signes d'un nouvel accès de mélancolie avec sthénie du pouls. La médication morphinique que j'ai employée aussitôt, à la dose de 5 centigrammes par jour, a déterminé un développement du pouls, une sueur abondante, de la rougeur intense de la face et a guéri la mélancolie le troisième jour.

Cette action de la morphine sur la circulation, que j'observe chez tous les aliénés qui guérissent, est intéressante à faire ressortir à propos d'un cas où la folie a été arrêtée dès le début.

La pratique que j'ai acquise m'a de plus en plus convaincu que la guérison de toute hallucination est possible lorsqu'elle ne remonte pas à un grand nombre d'années, et que d'ailleurs on peut toujours modérer les conséquences des hallucinations les plus anciennes, c'est-à-dire diminuer l'agitation, les gémissements, les cris, l'insomnie de ces malheureux malades.

Il faut ordinairement employer chez eux des doses de 40 centigrammes et plus atteintes progressivement.

Un dernier point intéressant est relatif à l'influence rapide du traitement sur la lypémanie accompagnée de cyanose. L'observation XV (p. 707) en est un exemple. C'est par son action sur la sthénie du système artériel que la morphine me paraît alors agir en facilitant la nutrition de la substance nerveuse, et en faisant disparaître ou diminuer l'anémie et la dyscrasie, conséquences de la sthénie.

VIII. La longue durée du traitement de quelques-uns de mes malades et la grande quantité de chlorhydrate de morphine employée m'ont suggéré à un certain moment la crainte que les globules du sang n'en fussent altérés ou diminués, et qu'il ne survînt, par conséquent, un état d'anémie qui serait préjudiciable à la santé physique de ces aliénés.

J'ai fait, dans l'intention de m'éclairer, un certain nombre d'examens de leur sang au moyen de l'hématimètre de Hayem et Nachet.

Voici le résumé d'observations pratiquées sur ceux de ces malades chez lesquels la durée du traitement a varié de huit mois à deux ans. J'y ai joint les doses maxima employées.

L'examen a été fait pendant l'usage de ces fortes doses. La numération des globules a été opérée d'après une moyenne de trois observations simultanées.

			Quantité des globules rouges dans 1 millim. cube.
Ban.....	Dose maximum pendant un an.............	0,44	3,765,000
Boi.....	Dose maximum pendant deux ans..........	0,60	4,769,000
Hild....	Dose maximum pendant quinze mois........	0,88	5,145,000
Duf.....	Dose maximum pendant six mois...........	0,78	4,450,000
Langl...	Dose maximum pendant dix-huit mois......	0,48	4,769,000

Ainsi que l'on peut en juger, mes craintes étaient vaines. Le chiffre des hématies reste dans une bonne moyenne, alors que la dose du chlorhydrate de morphine est très élevée. Ce résultat est d'ailleurs conforme aux remarques que j'ai faites sur l'apparence extérieure de ces malades qui guérissent. Il est de règle que le teint s'éclaircit alors, que la face devient rose et claire, que le corps prend du poids et de l'embonpoint et que, chez la femme, les règles réapparaissent.

Le chlorhydrate de morphine ne produit donc aucun effet défavorable sur la crase du sang; l'état de folie chronique, au contraire, a une action destructive sur les hématies. Les examens que j'ai faits avec l'hématimètre m'ont en effet appris que la proportion des hématies diminuait notablement dans la folie chronique, et qu'il n'est pas rare de ne trouver dans cet état que 3200000 à 3500000 hématies par millimètre cube.

1re CATÉGORIE. — *Folie lypémaniaque avec hallucinations.* — Les quinze observations (I à XV) suivantes montrent suffisamment à quel point le traitement par la morphine permet au médecin de se rendre maître des hallucinations. Je ne puis m'expliquer comment Morel a pu poser en principe qu'il suspendait l'usage de l'opium lorsque des dispositions hallucinatoires se produisaient.

C'est, au contraire, une des particularités les plus intéressantes de ce traitement de pouvoir guérir ou toujours diminuer les hallucinations et les troubles secondaires qui en sont la conséquence.

OBS. I. — *Folie lypémaniaque chez une femme de cinquante-quatre ans ; état de cachexie intense; tentatives de suicide; guérison par la morphine.*

La nommée B..., âgée de cinquante-quatre ans, pâtissière, est entrée dans mon service le 27 mars, atteinte de folie névropathique avec hallucinatious et troubles de la sensibilité, et est dans un état d'anémie chronique et de maigreur intense.

La guérison est complète en février ; elle retourne dans sa famille, où elle continue de prendre 3 centigrammes par jour en une pilule. 188[illegible]. Cessation du traitement. La guérison s'est maintenue.

OBS. II. — *Folie lypémaniaque, tentative de suicide : guérison par les injections sous-cutanées de chlorhydrate de morphine.*

La nommée B..., âgée de trente-quatre ans, blanchisseuse, est entrée dans mon service le 16 mars 1874, dans un état de folie lypémaniaque caractérisée par des idées de persécution, stupeur, spasmes, douleurs générales et une tentative de suicide dans un puits.

28 octobre. — Cessation du traitement et le 31 la malade sort guérie; après m'avoir raconté les détails de sa maladie.

Je l'ai revue le 17 mai 1881, bien portante.

OBS. III. — *Folie lypémaniaque, troubles de la sensibilité générale; névralgies; guérison par la morphine.*

La nommée G..., âgée de cinquante-cinq ans, cuisinière, est entrée dans mon service le 12 mars 1874, atteinte de folie lypémaniaque en rapport avec des troubles de la sensibilité générale.

21 août. — Cessation du traitement.

15 novembre 1874. — Elle sort guérie, retourne en Suisse.

J'ai su en juillet 1875 qu'elle allait bien.

OBS. IV. — *Folie lypémaniaque datant d'un an; hallucinations; tentative de suicide; guérison par les injections sous-cutanées de morphine.*

La nommée D..., âgée de cinquante-cinq ans, domestique, est entrée dans mon service le 14 février 1875.

22 août. — Son état est assez satisfaisant pour lui permettre de retourner dans son pays.

Elle reconnaît bien qu'elle était malade lorsqu'elle a tenté de se suicider.

Obs. V. — *Folie lypémaniaque avec hallucinations de l'ouïe, de la vue, de l'odorat, frayeurs ; onanisme effréné ; guérison par les injections sous-cutanées de chlorhydrate de morphine portées à la dose de 1gr,50 par jour.*

Mme P..., âgée de ving-six ans, d'origine anglaise, est confiée à mes soins le 14 mars 1874.

La malade n'a commencé à ressentir quelques effets physiologiques morphiniques qu'à la dose de 1gr,50 injectée en deux fois (matin et soir).

La dose a été maintenue pendant quelques jours. Les hallucinations ont cessé rapidement. — La dose a été abaissée peu à peu.

24 décembre. — Guérison. Cessation du traitement.

7 janvier 1875. — La guérison s'est maintenue. J'ai recommandé à son mari de faire faire à sa femme des injections sous-cutanées de morphine (de 1 centigramme) s'il observait de la mauvaise humeur.

Cette dame est morte en 1878 de phthisie pulmonaire.

L'intérêt de cette dernière observation tient en particulier à ce que les hallucinations n'ont cédé qu'à une dose de 1gr,50 de chlorhydrate de morphine en injections sous-cutanées et à ce que la malade a supporté cette énorme dose sans en être incommodée. Je me suis demandé si c'était son affection ou sa qualité d'Anglaise qui avait présenté la résistance aux effets du médicament. J'inclinerais à croire que c'est une question de race, car je sais que les médecins anglais portent très haut les doses de morphine *données* par la méthode *hypodermique*.

Obs. VI. — *Folie lypémaniaque avec hallucinations de l'ouïe, de la vue et de l'odorat; guérison par le chlorhydrate de morphine.*

J'ai commencé à donner des soins fin mai 1875, à Mme St..., âgée de trente-deux ans.

Des injections sous-cutanées de chlorhydrate de morphine sont faites deux fois par jour, à la dose maximum de 3 centigrammes.

Les hallucinations diminuent peu à peu, et disparaissent dans le mois d'octobre.

Le traitement est continué pendant deux autres mois à la dose de 1 centigramme par jour, sans que les hallucinations et le délire se soient reproduits. Le caractère est redevenu doux. Mai 1882. La guérison s'est maintenue.

Cette observation emprunte une certaine importance à cette circonstance, que la maladie a pu guérir malgré que je l'aie traitée dans son domicile, et sans qu'aucune disposition intérieure de son appartement ait été changée.

Obs. VII. — *Folie mélancolique avec stupeur; guérison en sept jours par les injections sous-cutanées de morphine.*

Mme Hel..., âgée de vingt-cinq ans, est confiée à mes soins le 7 mars 1875, dans un état de folie mélancolique avec stupeur et mutisme.

Dose, 4 centigrammes et demi trois fois par jour.

21 mars. — Guérison. La malade retourne dans la ville de province d'où elle m'avait été amenée.

12 avril 1882. — La guérison ne s'est pas démentie.

Obs. VIII. — *Folie lypémaniaque causée par des hallucinations de l'ouïe guérison.*

La nommée An..., soixante-trois ans, est entrée le 16 août 1875 dans mon service, avec du délire de persécution, des hallucinations de l'ouïe et de l'odorat, des tendances hypochondriaques.

25 octobre. — Guérison. Suspension du médicament.

18 novembre. — La malade sort guérie.

Obs. IX. — *Folie lypémaniaque avec hallucinations, idées mystiques; guérison par la morphine.*

La nommée Fic..., âgée de trente-huit ans, cuisinière, est entrée dans mon service le 30 août 1873, atteinte de folie simple avec idées mystiques et stupeur.

13 janvier. — Cessation du traitement.

Le 2 mars suivant, elle sort guérie après m'avoir raconté tous les détails de sa maladie.

Elle a la conscience très nette du trouble mental dans lequel elle était.

Obs. X. — *Folie lypémaniaque avec hallucinations; guérison par les injections sous-cutanées de morphine.*

La nommée Pic..., âgée de cinquante et un ans, est entrée dans mon service le 3 février 1875.

1er juin. — Elle sort dans un état de guérison, reconnaissant bien qu'elle a eu la tête troublée, disant qu'elle a eu des hallucinations de l'ouïe et des craintes qu'on ne lui fît du mal.

23 décembre 1880. — Elle vient me voir; va très bien.

Obs. XI. — *Folie lypémaniaque avec hallucinations; traitement par la morphine; guérison.*

La nommée Thi..., âgée de cinquante-six ans, marchande d'habits, est entrée dans mon service le 8 janvier 1874, dans état de folie lypémaniaque avec hallucinations.

30 mars. — Cessation du traitement.

13 avril. — Elle sort guérie de mon service.

Je l'ai revue en juillet 1875 et en février 1879, elle était bien portante et m'amenait pour les traiter deux femmes atteintes d'hallucinations.

Obs. XII. — *Folie lypémaniaque avec hallucinations; guérison par la morphine.*

La nommée L..., âgée de quarante-neuf ans, domestique, est entrée dans mon service le 12 janvier 1874, atteinte de folie lypémaniaque liée à de l'hystérie, et caractérisée par des idées de persécution et des hallucinations.

15 avril. — Cessation des injections. Son état est satisfaisant.

Elle continue à prendre 2 centigrammes de morphine en pilule, et sort guérie le 29 avril 1874.

Je l'ai revue en juin 1881, bien portante.

Obs. XIII.— *Folie lypémaniaque; idées de persécution; névralgies; hallucinations de l'ouïe; guérison par la morphine.*

La nommée L..., âgée de trente-sept ans, cuisinière, est entrée dans mon service le 14 janvier 1874, atteinte de folie névropathique avec troubles de la sensibilité générale et idées de persécution.

Le 4 mai, elle sort guérie.

Je l'ai revue en octobre 1875, bien portante.

Obs. XIV. — *Folie lypémaniaque avec hallucinations; guérison par la morphine.*

La nommée Guy..., âgée de quarante et un ans, domestique, est entrée dans mon service le 27 avril 1874.

12 août. — Cessation du traitement.

13 août. — La malade sort guérie.

Obs. XV.— *Folie mélancolique avec cyanose : œdème des extrémités; mutisme; stupeur et hallucinations.*

Mlle D..., âgée de seize ans, fut confiée à mes soins le 30 octobre 1875.

La maladie a été causée par un chagrin d'amour, et a débuté le 7 septembre par de la stupeur, du mutisme, suivis d'agitation et d'incohérence de paroles et d'actes.

24 janvier 1876. — Guérison.

Mai 1882. — Elle s'est mariée, a deux enfants.

2e catégorie. — Les quatre cas de guérison suivants vous paraîtront particulièrement intéressants, parce que la folie s'était compliquée de diminution de la mémoire, d'un certain degré de démence, et parce que dans plusieurs d'entre eux la maladie a présenté deux phases bien distinctes, où la thérapeutique a dû être complètement différente.

La seizième observation indique la possibilité de guérir les aliénés atteints d'amnésie, de démence aiguë; la connexité qui existe entre la folie névropathique et la congestion cérébrale, et la nécessité de guérir l'état congestif avant de traiter l'état névropathique. Cette observation montre encore l'importance de faire le diagnostic anatomique de la folie, diagnostic que l'on peut faire, quoi qu'en disent quelques auteurs.

OBS. XVI. — *Folie générale, hallucinations; délire de richesses, de satisfaction; caractère de la démence aiguë; phénomènes congestifs compliquant l'état névropathique ; traitement primitif par les révulsifs et les antiphlogistiques; médication secondaire par la morphine; guérison. Dose maximum, 24 centigrammes par jour.*

La nommée Rou..., âgée de vingt ans, journalière, est entrée le 10 avril 1874 dans mon service, dans un état de manie aiguë.

9 novembre. — A partir du mois de décembre, la malade n'a pas cessé d'être bien. La dose de morphine quotidienne est de 12 centigramme (deux fois par jour) et est maintenue pendant quatre mois. La malade sort en juin 1875. Elle se rappelle précisément tout ce qui s'est passé, a conscience de son état de maladie grave, elle travaille régulièrement.

Elle me remercie de l'avoir guérie. Novembre 1881. La guérison s'est maintenue.

En résumé, j'ai traité d'abord cette jeune fille au moyen de révulsifs et d'antiphlogistiques, pendant la durée des troubles mentaux de nature congestive ; puis, avec la morphine, lorsque l'état névropathique m'a paru seul persister, et la guérison a pu être obtenue malgré un délire de richesses, une diminution considérable de mémoire, et de l'enfantillage, qui m'ont fait penser que j'avais affaire à de la démence aiguë, compliquant la maladie principale.

L'observation dix-septième est encore un exemple de folie compliquée de perte à peu près complète de la mémoire et de cachexie intense.

OBS. XVII. — *Folie lypémaniaque; gémissements ; amaigrissement considérable ; amnésie; guérison par la morphine* (voy. la photographie, pl. VI, fig. 3). *Dose maximum, 20 centigrammes par jour.*

La nommée Bell..., âgée de vingt-cinq ans, est entrée, dans mon service le 12 août 1874, atteinte de folie lypémaniaque avec idées de persécutions et hallucinations de l'ouïe, perte presque complète de la mémoire, maigreur et teint jaunâtre.

13 mai. — Son état est tout à fait satisfaisant.

9 juin. — Cessation du traitement; ses règles, qui avaient disparu durant sa maladie, sont revenues. Elle sort guérie. (Photographie, pl. VI. fig. 4.)

Je l'ai revue en novembre 1880, en bonne santé.

L'observation dix-huitième se rapporte à un cas de folie lypémaniaque, avec stupeur, qui était compliquée de perte de la mémoire et qui a guéri.

Obs. XVIII. — La nommée P..., âgée de vingt-deux ans, est entrée dans mon service le 18 avril 1874, à la suite du certificat suivant du docteur Lasègue : État de stupeur, réponses indécises, perte de mémoire. Arrêtée pour vagabondage.

La dose est diminuée progressivement et sans qu'il y ait eu de récidive ; la malade sort, après un an de séjour, parfaitement raisonnable. Je l'ai gardée dans mon service six mois après sa guérison. En résumé, cette femme, malade depuis deux ans et atteinte de lypémanie compliquée de perte de la mémoire, a guéri après l'emploi de doses de 75 centigrammes de chlorhydrate de morphine.

J'ai pu encore guérir par les injections sous-cutanées de morphine une jeune fille atteinte de folie hystérique avec hallucinations et tendance à la démence, habitudes de chiffonnage, datant de huit mois.

Obs. XIX. — La nommée Rab..., âgée de dix-neuf ans, est entrée le 9 juillet 1874 dans mon service, à la suite du certificat suivant, délivré par M. Lasègue : « Etat maniaque, tendance à la démence. Délire datant de huit mois; incohérence et loquacité. Prédominance d'idées politiques. Mère morte de tubercules pulmonaires; a toujours eu un caractère indifférent, et n'a jamais rien fait avec suite. »

10 septembre. — Des phénomènes physiologiques intenses (somnolence continue, rougeur très forte des joues, du front) sont obtenus à la dose de 40 centigrammes; et c'est à partir de ce moment que les hallucinations, qui avait considérablement diminué, cessent tout à fait.

La malade devient en effet calme, posée.

La dose a été maintenue deux mois, puis graduellement supprimée.

Elle est sortie guérie.

Je l'ai revue depuis, en décembre 1875 et en 1881, dans un état entièrement normal. Elle s'est mariée, a un enfant.

3e catégorie. — Les quatre observations qui suivent, ont pour but de montrer qu'il est utile, dans certains cas de folie, avec délire général et avec agitation, d'appliquer avant tout un traitement révulsif, lorsqu'on a reconnu qu'un état congestif, fébrile ou non, est venu se surajouter aux troubles nerveux.

Obs. XX. — La nommée Aub..., âgée de quarante ans, lingère, est entrée dans mon service le 30 avril 1874. Traitement morphinique.

6 juin. — Son état mental est très satisfaisant, la dose est progressivement abaissée jusqu'au 6 juillet suivant, où j'ai cessé le traitement.

18 juillet.— La malade est sortie dans un état de guérison complète, après m'avoir rendu compte de tous les détails de sa maladie.

Décembre 1881. — Elle va bien.

Obs. XXI. — *Folie avec délire général, idées religieuses; guérison par la morphine.*

La nommée Du..., âgée de trente-trois ans, est entrée dans mon service le 15 mai 1875, dans un état de manie aiguë, survenue sans cause connue. Il y quinze ans, accès de folie semblable.

7 août. — Les injections déterminent de l'assoupissement, et ont amené un calme complet.

20 août. — N'a plus d'hallucinations; peut être considérée comme guérie.

La dose est abaissée peu à peu à partir du 8 septembre, et la malade sort le 20 octobre, reconnaissant bien qu'elle a été malade, et racontant toutes les particularités de son délire.

Elle nous remercie de nos soins, elle sort le 24 octobre.

Décembre 1881. — Va bien.

Obs. XXII. — *Folie aiguë générale, causée par des hallucinations; traitement par la morphine; guérison.*

La nommée D..., âgée de quarante-quatre ans, coloriste, est entrée le 4 juin 1875 dans mon service de la Salpêtrière dans un état de « manie chronique avec tendance à la démence, préoccupations hypochondriaques » (certificats d'entrée des médecins). Malade depuis six mois, à la suite d'un grand chagrin. L'affection a été caractérisée. par de la mélancolie, du refus de manger, de l'insomnie, par des hallucinations, des invocations à Dieu, à la Vierge.

Le 5 juillet. — L'état mental est tout à fait normal; elle n'a plus d'hallucinations depuis huit jours.

Elle se plaint seulement de fatigue; elle a vu ses parents et ses enfants. La médication est suspendue.

Sortie de mon service le 13, elle vient me voir le 20 octobre. Elle va très bien.

Je l'ai revue, le 4 février 1876 et en 1880, en bon état.

En résumé, cette femme était entrée dans mes salles dans un état d'agitation excessive, ayant de la fièvre; après qu'un vésicatoire placé à l'occiput eut enlevé la fièvre, j'ai employé les injections sous-cutanées de morphine, qui ont fait cesser rapidement les hallucinations.

La sensibilité de la malade au médicament a été très accentuée.

La dose maximum a été 72 milligrammes.

OBS. XXIII. — *Folie d'origine rhumatismale; traitement par les révulsifs, puis par les injections sous-cutanées de morphine; guérison.*

La nommée Ro..., âgée de quarante et un ans, couturière, est entrée dans mon service le 25 avril 1874.

4 août. — Cessation du traitement.

13 août. — Elle sort parfaitement guérie.

Mai 1882. — Elle va bien.

4e CATÉGORIE. — Les observations suivantes sont celles d'aliénés gémisseurs.

OBS. XXIV. — *Folie lypémaniaque; état de maigreur extrême; gémissement et pleurs continuels; traitement par la morphine; guérison.*

La nommée Lech, âgée de vingt-six ans, repasseuse, est entrée dans mon service le 3 février 1875, dans un état de folie lypémaniaque avec hallucinations.

4 novembre. — Elle sort entièrement guérie.

Elle m'a raconté que pendant sa maladie elle voyait son père et sa mère, qui sont morts, qu'elle les entendait; que, dans le début, elle a eu des hallucinations de l'ouïe, de la céphalalgie; que, ayant été emmenée par des sergents de ville, elle s'est souvent demandé ce qu'elle avait fait pour être arrêtée, et qu'elle croyait être dans une maison de punition. Elle se souvient avoir voulu se brûler et s'être coupé le pied.

Les injections sous-cutanées lui donnaient une sensation de chaleur générale agréable, et faisaient monter le sang à la tête.

Elle me remercie des soins que je lui ai donnés.

Un mois après sa sortie, elle est venue me rendre visite à l'hôpital. Je l'ai revue plusieurs fois depuis, entre autres en mai 1882.

OBS. XXV. — *Folie lypémaniaque à forme gémissante; guérison par les injections sous-cutanées de chlorhydrate de morphine, à la dose maximum de 70 centigrammes.*

La nommée R..., âgée de vingt-sept ans, couturière, est entrée dans mon service le 26 novembre 1873, dans un état de folie lypémaniaque, avec idées hypochondriaques et de persécution; tentative de suicide.

6 juillet. — Cessation du traitement, et le 18 elle sort guérie,

Je l'ai revue, en décembre 1875, parfaitement guérie.

5e CATÉGORIE. — Les trois observations suivantes ont trait à des cas de folie compliquée de dipsomanie.

OBS. XXVI. — *Folie hystérique ; dipsomanie et hallucinations; guérison par la morphine.*

La nommée Leb..., quarante-trois ans, est entrée dans mon service le 16 janvier 1874, atteinte de folie hystérique, compliquée de dipsomanie et d'hallucinations de l'ouïe.

4 avril. — Cessation du traitement.

4 mai. — La malade sort guérie.

Mai 1882. — Elle va bien.

OBS. XXVII. — *Folie névropathique, hallucinations, dipsomanie; traitement par les injections sous-cutanées de morphine; guérison.*

La nommée Por..., âgée de cinquante-trois ans, journalière, est entrée dans mon service le 13 février 1875.

14 mars. — Les hallucinations ont entièrement disparu, et la dôse est alors progressivement abaissée jusqu'au 8 mai, où elle sort guérie. Avant son départ, elle me rend compte de toutes ses hallucinations, a conscience de son état de maladie passé.

OBS. XXVIII. — *Folie mélancolique avec hallucinations; dipsomanie; guérison par les injections sous-cutanées de morphine.*

La nommée L..., âgée de quarante-cinq ans, blanchisseuse, est entrée dans mon service le 17 février 1872.

Injections morphiniques. La dose est portée à 17 centigrammes.

4 mars. — L'amélioration se prononçant, la dose est diminuée de 6 milligrammes par jour en moyenne jusqu'au 22. Suppression du traitement le 1er avril.

La malade est sortie le 14 mai 1873, bien guérie.

6e CATÉGORIE. — Les quatre autres observations sont des exemples de folie hystérique, guérie en quelques jours, de folie causée par de l'hyperesthésie clitoridienne et vulvaire, de folie accompagnée de troubles viscéraux et ganglionnaires, et de folie hypocondriaque.

Il me paraît important d'insister sur ce dernier cas, parce que je considérais jusqu'ici la folie hypocondriaque comme rebelle à ce mode de traitement.

OBS. XXIX.—*Folie hystérique, avec hallucinations; manie ; guérison en quatre jours, consécutivement à une action très intense du chlorhydrate de morphine.*

Mlle Th..., artiste, est confiée à mes soins le 24 août 1872.

L'état s'améliore rapidemeut, et sans qu'il y eût de nouvelles hallucinations, la guérison est définitive le 25 août.

Cessation du traitement le 20 septembre. La dose maximum a été 300.

Obs. XXX. — *Folie névropathique; troubles de la sensibilité générale; hyperesthésie clitoridienne et vulvaire; incohérence d'actes; guérison de la folie par les injections sous-cutanées de morphine, atténuation des névralgies.*

Mlle K..., âgée de vingt-neuf ans, est confiée à mes soins en septembre 1874.

Après cinq mois de traitement, à des doses de 68 à 70 centigrammes par jour, en trois fois, l'amélioration de la malade était évidente ; elle n'avait plus les allures d'une aliénée; la physionomie était bonne et tranquille ; elle souffrait encore par moments, mais les injections morphiniques sous-cutanées amenaient un calme qui durait trois à quatre heures.

La dose a été continuée.

En mars 1875, l'amélioration a persisté ; la malade s'habille dès le matin, et s'occupe dans le ménage. Même dose.

5 avril. — Elle vient elle-même m'ouvrir la porte, elle a une tenue très convenable ; elle est sortie deux fois hier de chez elle, ce qu'elle n'a pas fait depuis vingt-deux mois.

Elle souffre encore un peu, mais elle n'est plus aliénée.

Elle a ses règles le 5 juin.

Mai 1882. — La guérison se maintient. (Cette malade avait été traitée sans succès à plusieurs reprises par la dilatation forcée du vagin.)

Obs. XXXI. — *Névralgies multiples; névralgie stomacale, boulimie, nevralgie vésicale, état de mélancolie; guérison par les injections sous-cutaneés de morphine.*

Mme C..., âgée de quarante-huit ans, est confiée à mes soins le 20 novembre 1874.

La guérison a été obtenue en deux mois par les injections sous-cutanées de chlorhydrate de morphine à la dose maximum de 40 centigrammes, donnés en quatre fois.

Mai 1882. — La guérison s'est maintenue.

Obs. XXXII. — *Folie hypocondriaque; douleurs variées; hallucinations de l'ouïe et de la vue; guérison par les injections sous-cutanées de morphine.*

La nommée Et..., vingt-six ans, cuisinière, est entrée dans mon service le 30 avril 1874.

18 avril 1875. — Elle sort de mon service dans un état très satisfaisant.

7e catégorie. — L'une des deux observations suivantes de folie puerpérale emprunte son intérêt à cette circonstance que l'aliénation était compliquée, dans le début, de délire de grandeurs et de richesses et de fièvre ; aussi, je n'ai employé la morphine qu'après avoir fait cesser l'état congestif et la fièvre. La succession de ces deux moyens de traitement a déterminé une guérison radicale.

Obs. XXXIII. — *Folie puerpérale; délire de grandeurs, de richesses, avec fièvre, délire consécutif lypémaniaque avec pleurs incessants, flux de salive; traitement par des vésicatoires, puis par la morphine; guérison.*

H..., vingt et un ans, est entrée dans mon service le 24 mai 1875, dans un état de manie aiguë puerpérale.

Sortie fin octobre. Je l'ai revue en janvier 1882, bien portante.

En résumé, la folie puerpérale de cette malade se caractérisait par du délire de richesses, de grandeurs, par la fièvre, une salivation très intense, et enfin par un délire lypémaniaque, des pleurs incessants.

Après qu'un vésicatoire, appliqué à l'occiput, eut supprimé l'élément fièvre, j'ai fait faire des injections sous-cutanées de morphine, qui ont amené la guérison en trois mois.

Obs. XXXIV. — *Folie puerpérale avec délire général et hallucinations; guérison par la morphine.*

La nommée Pon..., âgée de vingt-trois ans, journalière, est entrée dans mon service le 2 mars 1874.

4 août. — Cessation du traitement.

3 octobre suivant, elle sort tout à fait guérie.

8e catégorie. — L'observation suivante a trait à une femme âgée, aliénée depuis neuf ans, qui avait été envoyée dans mon service comme incurable. — Elle était de plus incohérente, chiffonnait, ramassait des cailloux, des feuilles dont elle s'affublait.

La morphine a été employée à doses élevées (75 centigrammes) et la malade a bien guéri.

Obs. XXXV. — *Manie chronique; incohérence; habitudes de chiffonnage; guérison par la morphine.*

La nommée Thop..., cinquante-cinq ans, est entrée dans mon service, à la suite de certificats portant qu'elle est atteinte de manie chronique, d'incohérence, d'idées de suicide, d'insomnie, d'érotisme.

La guérison a demandé un an; la malade est sortie après ce temps, reconnaissant bien qu'elle avait été aliénée.

Voici encore, Messieurs, quelques observations d'aliénés que j'ai traités récemment à l'hôpital ou dans des établissements d'aliénés.

Obs. XXXVI. — *Folie lypémaniaque avec hallucinations de l'ouïe et de la vue; idées terrifiantes et tentatives de suicide; onanisme; guérison en deux mois et demi : dose maximum,* 9 *centigrammes.*

Mlle Nob..., vingt ans, fille d'un marchand de graines en détail, est confiée à mes soins le 25 mai 1880. Pas d'hérédité. La folie date de six mois. Onanisme incessant.

Traitement.— Application de six sangsues à la région iliaque droite. Enveloppement quotidien dans un drap mouillé d'eau à 20 degrés, pendant une heure. Injections sous-cutanées de chlorhydrate de morphine. Dose initiale : 1 milligramme. Applications d'un aimant (pouvant soulever 12 kilogrammes) sur le bas-ventre, pendant douze heures de suite chaque jour.

Le 3 juin, la physionomie est un peu moins inquiète. Les attouchements ont paru cesser sous l'influence des applications d'aimant. Il n'est plus nécessaire de lui attacher, la nuit, les mains.

Le ventre est à peine sensible. La malade mange seule.

La dose de morphine est de 1 centigramme, donnée en deux fois; elle sera élevée de 2 centigrammes en six jours.

Le 12, la dose est de 2 centigrammes. Pas de phénomènes physiologiques morphiniques. Élever la dose de 2 milligrammes par jour.

Le 28, menstruation. Le lendemain, agitation, cris, grimaces; apparences de douleurs abdominales. Cataplasmes sur le ventre. Suppositoires opiacés.

Le 2 juillet, hallucinations évidentes. Elle parle bas, et paraît répondre à une voix. Pas d'onanisme.

La dose de morphine (injections sous-cutanées) est de 4 centigrammes.

Le 30, amélioration évidente.

La dose est de 6 centigrammes par jour en deux injections.

La guérison est devenue définitive vers le 15 août avec la dose de 9 centigrammes. En deux à trois jours, le regard s'est éveillé et la jeune malade a repris son allure ordinaire.

La dose de morphine a été diminuée progressivement à partir du 30 août, jour des règles, et supprimée le 15 septembre.

Je la revis en octobre et en décembre. La santé était parfaite.

Mai 1882. Elle va très bien.

Obs. XXXVII. — *Folie lypémaniaque; idées de persécution et hallucinations de l'ouïe; idées de suicide; guérison : dose maximum,* 12 *centigrammes.*

La nommée Mol..., âgée de trente-six ans, est entrée dans mon service le 11 novembre 1876. La folie date de trois ans.

Injections de chlorhydrate de morphine, à la dose initiale de 3 milligrammes. En décembre, les hallucinations sont beaucoup moins fréquentes; mais elle est toujours effrayée, et n'a pas encore conscience de son état de maladie. La dose est de 12 milligrammes. Elle est portée successivement à 6 centigrammes, matin et soir, et maintenue pendant les mois de février et mars. L'amélioration s'est accentuée; les hallucinations ont disparu, la malade se rend compte de son état de maladie. Les doses sont abaissées pendant le mois de mars et, le 31, elle sort guérie.

Mai 1882. — La guérison ne s'est pas démentie. Mlle Mol..., vient me voir de temps en temps.

Obs. XXXVIII. — *Folie lypémaniaque caractérisée par des hallucinations et des idées de persécution; guérison : dose maximum,* 18 *centigrammes.*

La nommée Bou... est entrée dans mon service le 15 mai 1875. La folie date de quatre ans.

Commencement du traitement par les injections sous-cutanées de chlorhydrate de morphine, à la dose de 3 milligrammes, derrière l'oreille droite.

Le 10 juin, la sensation de picotements dans la tête a disparu ; l'injection faite à l'avant-bras est de 48 milligrammes jusqu'en juillet, où la dose est abaissée, par suite de non-tolérance, puis cessée tout à fait.

L'état de cette femme est un peu amélioré à cette époque, mais elle n'a pas encore conscience de sa maladie.

Au mois de septembre les hallucinations reparaissent ainsi que le délire. Je reprends les injections de morphine, qu'elle supporte bien, jusqu'à la dose de 9 centigrammes, matin et soir.

Le 8 décembre, elle n'éprouve plus de picotement dans la tête ; mais, en avril 1876, elle croit encore à la réalité de ses hallucinations passées. La dose est abaissée à 3 centigrammes.

Le 31 mai, elle sort guérie.

1882. — La guérison ne s'est pas démentie. Cette femme vient me voir de temps en temps.

Obs. XXXIX.— *Folie lypémaniaque ; gémissements ; idées de persécution; préoccupations religieuses ; guérison : dose maximum,* 60 *centigrammes.* (Photographie, pl. VIII, fig. 1.)

La nommée Bau..., domestique, âgée de quarante et un ans, est entrée dans mon service de la Salpêtrière, le 4 janvier 1876, dans un état de folie caractérisée par de l'exaltation, des préoccupations religieuses, des idées de persécution et des menaces de suicide par immersion et pendaison, à cause de crimes imaginaires. La folie date de dix-huit mois.

Commencement du traitement par les injections sous-cutanées de chlorhydrate de morphine et bains de Barèges. Dose initiale de morphine, 3 milligrammes.

La dose est élevée progressivement jusqu'à 60 centigrammes par jour en deux fois. A cette dose, toute trace de délire cesse.

La malade la supporte bien, quoiqu'elle commence à éprouver des nausées. La dose est maintenue quinze jours, puis abaissée progressivement jusqu'au 20 mai 1877.

Le 1er juin, la médication est suspendue. La malade va bien; elle reconnaît avoit été malade, et nous raconte toutes les idées délirantes qu'elle a eues et les sensations qu'elle a éprouvées.

Elle sort le 15 juin 1877. (Voy. photographie, pl. VIII. fig. 2.)

Juillet 1880. Depuis sa sortie la guérison ne s'est pas démentie; elle est venue me voir plusieurs fois à la Salpêtrière. Elle s'est mariée il y a un an.

Mai 1882. La guérison se maintient.

OBS. XL. — *Folie lypémaniaque avec hallucinations; tentative de suicide; dypsomanie; guérison : dose maximum,* 30 *milligrammes. — Durée du traitement, quatre mois.*

La nommée Peig..., âgée de cinquante-quatre ans, est entrée dans mon service le 5 février 1878. La folie date de deux mois.

Injections sous-cutanées de chlorhydrate de morphine. La dose de 15 milligrammes, matin et soir, n'a pas été dépassée, et le traitement a duré trois mois. Les hallucinations ont disparu bien vite, mais la croyance à la réalité a persisté plus longtemps; elle se rappelle tous ses actes dont elle me donne l'explication.

Elle sort guérie, le 11 juillet, ayant pleine conscience de sa maladie passée.

Mai 1882. — La guérison s'est maintenue.

OBS. XLI. — *Folie hystérique de forme lypémaniaque; idées d'empoisonnement, liées à des sensations morbides; douleur iliaque bilatérale; guérison : dose maximum,* 12 *centigrammes.*

La nommée W..., âgée de trente-six ans, demoiselle de magasin, est entrée le 23 mai 1879 dans mon service de la Salpêtrière, dans un état de folie caractérisé par une grande exubérance de paroles incohérentes, des craintes d'empoisonnement, des hallucinations de la vue et de l'ouïe. La folie date de trois mois.

Le 26 mai, je la soumets à un traitement comprenant : 1° des injections sous-cutanées de chlorhydrate de morphine, à la dose de 3 milligrammes devant être progressivement augmentée; 2° bromure de potassium à la dose de 4 grammes chaque soir; 3° une immersion quotidienne d'une minute de durée dans un bain à 20 degrés. Mais je suis obligé, à cause de sa résistance, de remplacer cette immersion par l'enveloppement dans le drap mouillé.

Le 25 juin, la dose de morphine est de 45 milligrammes, matin et soir.

Son état s'améliore jusqu'au 3 juillet. Même dose de morphine.

L'amélioration continue; elle commnece à reprendre conscience d'elle-même, mais conserve de la tristesse et de la tendance à pleurer. La dose de morphine qui n'est plus que de 3 centigrammes matin et soir est progressivement abaissée.

Le 6 janvier suivant, la malade sort dans un très bon état de santé, avec pleine connaissance des différentes phases de sa maladie. Elle vient me voir deux fois par semaine, et prend 3 milligrammes de morphine chaque fois.

Mai 1882. Son état se maintient.

OBS. XLII.— *Folie religieuse; hallucinations de l'ouïe; traitement par les injections sous-cutanées de morphine; guérison : doses maxima,* 70 *centigrammes.*

La nommée Pa..., âgée de trente-deux ans, est entrée dans mon service de la Salpêtrière le 9 juillet 1877.

Je commence le traitement morphinique le 14 septembre, à la dose initiale de 30 milligrammes, et l'élève progressivement jusqu'a 35 milligrammes matin et soir. Sous cette influence, la malade se calme, devient raisonnable, travaille : l'amélioration continuant, les doses sont diminuées; et le traitement cesse le 15 novembre. Elle n'a plus d'hallucinations, et son état continue à être satisfaisant.

Depuis, il lui est arrivé deux fois de sentir des préludes d'accès, et chaque fois quelques injections de morphine ont empêché le développement des phénomènes.

Obs. XLIII.—*Folie névropathique avec hallucinations; guérison par le traitement morphinique : dose maximum,* 30 *centigrammes.*

La nommée R..., âgée de cinquante et un ans, ouvrière en dentelles, est entrée dans mon service de la Salpêtrière le 3 décembre 1877. La folie date de six mois.

Injections sous-cutanées de chlorhydrate de morphine pendant deux mois. La dose n'a pas dépassé 1 centigramme et demi matin et soir. En février 1878, elle n'a plus d'hallucinations, dort bien, a conscience de sa maladie. Elle ne se figure plus qu'on la regarde.

L'amélioration continue et, le 10 mars, la malade sort guérie.

Obs. XLIV. — *Folie hystérique; chloro-anémie; hallucinations; guérison par le traitement morphinique : dose maximum,* 10 *centigrammes.*

La nommée Mar..., âgée de vingt ans, domestique, est entrée dans mon service le 29 novembre 1876, venant de l'hôpital Beaujon, où elle avait eu des attaques d'hystérie avec agitation.

Injections de chlorhydrate de morphine, pilules de fer, bains de Barège; lavements d'assa fœtida, 2 grammes.

Pendant son séjour à l'hôpital, elle est très émotive. Un jour on lui entend dire, en montrant son bras : « Voyez cette vilaine femme, comme elle me serre. » Elle était pâle et tremblait. Elle prend parfois des attitudes lascives. La dose de morphine est portée progressivement à 5 centigrammes matin et soir.

A la fin de mars l'état d'impressionnabilité a disparu; le calme est complet. Elle sort guérie.

Obs. XLV. — *Folie hystérique; hallucinations; excitation; guérison par le traitement morphinique : dose maximum,* 5 *centigrammes.*

La nommée Magnad..., coloriste, âgée de vingt-deux ans, entre dans mon service de la Salpêtrière le 2 février 1877, dans un état d'excitation telle, qu'il est à peu près impossible d'obtenir d'elle une réponse aux questions posées. La folie date de deux ans.

Commencement du traitement par les injections sous-cutanées de chlorhydrate de morphine : dose initiale, 1 milligramme et demi.

La dose est progressivement élevée jusqu'à 18 centigrammes sans produire d'effets physiologiques dans une période d'un mois; puis jusqu'à 26 centigrammes matin et soir. Elle est alors très améliorée ; se souvient de sa maladie, me raconte ses hallucinations. Je la laisse sous cette influence jusqu'en juin, en ajoutant au traitement des prises de bromure et l'hydrothérapie. La dose de morphine est progressivement abaissée, et à la fin de juillet elle sort guérie.

Mai 1882. La guérison s'est maintenue.

Obs. XLVI. — *Folie hystérique; hyperesthésie ; hallucinations; guérison par le chlorhydrate de morphine : dose maximum,* 5 *centigrammes.*

La nommée Gui..., âgée de trente ans, est entrée dans mon service de la Salpêtrière le 15 décembre 1877, dans un état de folie caractérisée par des hallucinations, des frayeurs, des paroles décousues et incessantes, des accès convulsifs et de l'hyperesthésie spinale. La folie date de trois ans.

Injections sous-cutanées de chlorhydrate de morphine à la dose initiale de 3 milligrammes. Drap mouillé.

Le 19 janvier 1878, la dose est de 21 milligrammes matin et soir, l'amélioration commence.

En février, elle n'a plus d'accès, mais par moments elle crie et s'agite; en général parle peu.

A la fin de février, la physionomie est bonne, l'intelligence normale. Elle se rend compte de son état, et me fait le récit de sa maladie. Peu à peu, dit-elle, elle s'est sentie arrêtée dans l'expression de sa pensée, à la suite de chagrins, elle perdait la mémoire des mots et des noms, et la conversation lui devenait impossible. La force venant à lui manquer, elle n'osait plus sortir seule; et les attaques qu'elle n'avait auparavant qu'aux époques menstruelles étaient devenues très fréquentes.

Les doses sont progressivement abaissées. Elle sort guérie en mars.

Obs. XLVII. — *Folie hystérique avec hallucinations de l'ouïe; mutisme; traitement par les injections sous-cutanées de chlorhydrate de morphine; guérison : dose maximum, 8 centigrammes.*

La nommée Cal..., âgée de trente-huit ans, est entrée dans mon service le 10 novembre 1877. La folie date de quatre mois.

Le 20 novembre, commencement du traitement par les injections sous-cutanées de chlorhydrate de morphine à la dose de 1 milligramme et demi. Drap mouillé.

Depuis ce moment jusqu'au 24 janvier, il se fait une amélioration, légère d'abord, puis accentuée davantage; elle répond aux questions qu'on lui fait et travaille à la couture, mais n'a point souvenance de ce qui s'est passé pendant sa maladie. La dose de morphine est alors de 3 centigrammes matin et soir.

Le 25 janvier, l'amélioration continuant, les doses sont abaissées progressivement. Le 10 février, 15 milligrammes; elle parle raisonnablement; a fait deux sorties chez elle, s'est occupée de son enfant et de son ménage.

Le traitement prend fin en mars, où la malade sort guérie.

Obs. XLVIII. — *Folie lypémaniaque; guérison par le chlorhydrate de morphine*
(Photographie, pl. VIII, fig. 4 et 5.)

La nommée Gog..., est entrée le 19 janvier 1880, dans mon service de la Salpêtrière Grand'mère maternelle morte aliénée à soixante-cinq ans.

La malade s'est mariée à dix-huit ans et devint veuve dix-huit mois après. Est remariée depuis trois ans.

N'a jamais eu ni enfants, ni fausses-couches.

Début de la maladie, il y a deux ans. Idées tristes. Paroles ordurières. Hallucinations effrayantes.

Etat à son entrée.— Oreilles symétriques et bien faites. Traits réguliers. Marmotte continuellement des prières. État cachectique. La peau de la face et des mains est très pâle (voy. photographie, pl. VIII. fig. 4). Maigreur générale. Parole nette. En avant de la partie interne de la fosse sus-claviculaire, submatité notable. Temp. axill. 37 degrés.

N'a pas ses règles pour le moment.

La pression sur les côtés du ventre et de la poitrine est douloureuse. Le tracé sphygmographique est impossible à prendre à cause de la mobilité de la malade.

A notre demande pourquoi elle est triste, elle répond qu'on veut la guillotiner. Elle nous montre une autre malade qu'on veut aussi guillotiner. Elle a entendu dire que trois têtes devaient tomber.

Traitement par le chlorhydrate de morphine en injections sous-cutanées. Dose initiale, 2 milligrammes augmentée chaque jour de 2 milligrammes.

17 mars 1880. — La malade a une apparence raisonnable. travaille, demande à sortir.

Croit qu'il y a la guerre, sent la poudre et dit toujours qu'on veut la guillotiner ou la brûler.

Elle répond aux questions qu'on lui pose. A de la mémoire, s'exprime bien.

20 mars. — Entend toujours le canon, le pistolet.

21 mars. — Travaille un peu. Physionomie toujours préoccupée. Il existe de la subtité dans la région supérieure de la poitrine à gauche ; un peu de rudesse respiratoire.

25 mars. — Tenue raisonnable. Dit ne plus entendre le canon depuis deux ou trois jours. Travaille à la couture.

L'ouïe n'est pas diminuée et elle n'a plus de bourdonnements d'oreille.

La dose de morphine est de 6 centigrammes par jour en deux fois.

2 avril. — Engraisse. Va bien, dit qu'elle entendait le canon parce qu'elle avait le cerveau faible.

Ce qui l'a rendue malade, c'était que son beau-frère manquait d'ouvrage depuis longtemps.

C'étaient des idées de malade de dire que l'on voulait me guillotiner, dit-elle.

Sortie. (Voy. photographie, pl. VIII, fig. 5.) La photographie montre bien le retour à la santé). — La dose de morphine a été abaissée progressivement, puis supprimée.

Mai 1882. — La guérison s'est maintenue.

§ 5. — Effets thérapeutiques en général. Posologie. Marche de la guérison ou de l'amélioration.

De l'étude de ces observations, je crois, Messieurs, pouvoir dégager les remarques générales suivantes :

1° Pour peu que la maladie ne date pas de trop longtemps (pas plus de six ans, sauf exception) et qu'elle ne soit pas compliquée de séries de délires, la médication, lorsqu'elle ne guérit pas la maladie, la maintient dans l'état où elle était au moment du traitement ou bien dans sa simplicité ; elle empêche la formation de délires secondaires, tertiaires, etc., de sorte que l'on ne voit pas le plus ordinairement se former la série qui aboutit fatalement à la folie systématisée, à l'incohérence et à la démence.

2° La morphine a une action remarquablement sûre sur l'agitation des aliénés, que cette agitation soit l'expression d'un délire général, ou d'un délire partiel, ou d'hallucinations. Le calme se produit ordinairement deux à trois heures au plus après une injection suffisante.

J'ai observé que la dose de morphine capable de calmer les malades est très variable et ne peut être atteinte qu'après quelques jours de tâtonnements.

Je puis dire cependant qu'une agitation peu forte, liée à un délire partiel ou à des hallucinations, est ordinairement apaisée en très peu de jours, avec une dose de 5 à 6 centigrammes, tandis que la quantité de morphine doit être de 13 centigrammes au moins pour l'agitation intense.

La lypémanie avec hallucinations et stupeur des jeunes filles guérit le plus ordinairement avec la dose de 9 à 10 centigrammes par jour; la lypémanie simple avec 3 à 5 centigrammes.

La lypémanie avec gémissements demande de hautes doses (de 50 à 70 centigrammes) par jour;

La folie circulaire, de 40 à 60 centigrammes par jour.

Le calme obtenu, il s'agit de guérir l'aliéné; et c'est, dans la pluralité des cas, avec des doses élevées que l'on peut y arriver. La dose quotidienne de 13 centigrammes continuée pendant un certain temps suffit dans un certain nombre de cas, mais elle est insuffisante dans beaucoup d'autres ; il faut employer jusqu'à des doses quotidiennes de 20, 30, 40 centigrammes et même de 1 gramme. On arrive parfaitement à injecter en une fois 40 centigrammes, même chez des malades qui en ressentent des effets physiologiques.

La dose initiale doit toujours être très faible (1 à 3 milligram.). Je ne me départis jamais de ce mode. Il faut, en effet, avant tout, étudier la tolérance et la susceptibilité de chaque individu, variable suivant le sexe, l'âge, le tempérament et la race.

3° La manière dont le délire disparaît est aussi intéressante; le délire se désagrège, les conceptions délirantes, les hallucinations ne forment plus un corps dont les parties se tiennent; elles disparaissent les unes après les autres, de sorte qu'un jour le malade se trouve n'en avoir que le souvenir et ne conserve qu'un peu de tristesse, de vague et d'étonnement de l'esprit, comme si l'organe cérébral avait subi une commotion dont il est quelque temps à se remettre.

Il aborde peu à peu le médecin d'une façon aimable, tandis que jusque-là il avait été muet, ou acariâtre, ou violent.

De méfiant envers lui, il devient confiant ; d'insubordonné, il est soumis, régulier.

Il m'a paru plusieurs fois que les symptômes de la folie disparaissaient suivant un ordre inverse de l'ordre d'apparition. Ainsi, les malades qui ont eu des hallucinations et consécutivement des conceptions délirantes, commencent par être guéris de ces dernières avant de cesser d'avoir les premières. Ils continuent pendant quelques jours encore à avoir des hallucinations, mais ils n'y croient plus.

J'ai noté chez un certain nombre de malades un fait psychologique très intéressant : c'est le retour de la mémoire, qu'ils avaient perdue ou qui était devenue obtuse.

4° Les hallucinations de l'ouïe disparaissent ordinairement les dernières. Les voix, les paroles prononcées deviennent de moins en moins articulées ; elles se résolvent en bruits, en bourdonnements, en murmures comme celui que laisse entendre un coquillage placé à l'oreille.

5° L'âge des malades ne me paraît pas exercer une notable influence sur la curabilité par ce traitement. C'est ainsi que parmi les guéris, 26 avaient de vingt à trente ans, 21 de trente à quarante, 16 de quarante à cinquante, 13 de cinquante à soixante.

6° Je trouve dans une série de 101 de mes malades guéries que 49 étaient mariées et que 52 ne l'étaient pas.

§ 6. — Indications de l'emploi de la morphine.

A. La médication morphinique guérit le plus souvent la folie lypémaniaque, qu'elle soit exempte d'hallucinations, ou qu'elle en soit accompagnée. L'état dépressif avec anémie est un de ceux qui cèdent le mieux à la morphine, probablement par suite de cette action excitante primitive indiquée par Cl. Bernard.

B. Les phénomènes mélancolie, stupeur, extase, idées de

suicide, idées religieuses, mystiques, cèdent parfaitement à la morphine, et le plus ordinairement dans un laps de temps assez court.

C. L'agitation maniaque, idiopathique ou symptomatique d'hallucinations et de conceptions délirantes, est un des phénomènes sur lesquels la morphine a le plus d'action.

D. L'anxiété mélancolique est aussi rapidement améliorée.

E. Cette médication a une influence très puissante sur les névralgies que présentent si souvent les aliénés, et surtout les femmes aliénées.

F. La folie à double forme et circulaire, qui passe pour incurable, guérit comme d'autres folies. Elle a guéri deux fois (obs. XX et XXIII, p. 694) et a été améliorée deux fois (obs. XXIX et XXX, p. 696).

La guérison des hallucinations chez un grand nombre de mes malades est un fait qui me paraît devoir être d'autant plus signalé qu'il a été nié par les médecins qui ont écrit sur la question. Je dois dire cependant que la folie la plus difficile à guérir est celle qui a pris son origine dans des hallucinations, et celle dans laquelle les hallucinations jouent à peu près l'unique rôle.

L'expérience m'a appris que la folie qui date de plusieurs années, cinq ans, six ans même, ainsi que l'a dit du reste Roller, peut guérir par cette méthode (1).

Dans une série de 75 malades guéris, la folie datait de six ans chez 5, de trois à cinq ans chez 9, de deux ans chez 9, de un an chez 11, et de plusieurs mois chez le reste.

§ 7. — Contre-indications de l'emploi de la morphine.

Les contre-indications de cette méthode de traitement sont pour moi formelles.

1° Tout aliéné qui est atteint de folie inflammatoire, idiopathique ou symptomatique de lésions des centres nerveux, de folie épileptique ou d'une forme quelconque de paralysie générale, se trouve très mal de la médication opiacée. Une erreur de diagnostic peut être funeste aux malades.

2° La morphine n'est d'aucune utilité dans la *folie par athérome*

(1 Consulter mon mémoire sur Illenau (*Bulletin de thérapeutique*, 15 novembre 1874).

artériel, et, qui plus est, elle pourrait être nuisible en raison des congestions qu'elle produit et qui elles-mêmes amèneraient des hémorrhagies par rupture vasculaire (1).

Le diagnostic de la *nature anatomique de la folie* est, on le voit, de la plus sérieuse importance.

§ 8. — Effets physiologiques. Signes pronostiques favorables ou défavorables. Mode d'action curative de la morphine. États physiologiques et morbides qui font varier ou qui annulent la médication.

A. *Effets locaux des injections de chlorhydrate de morphine*. — Une injection, quelque faible qu'elle soit, détermine chez les aliénés ainsi traités une sensation légèrement brûlante et produit à la peau une saillie blanchâtre comparable à la piqûre d'une ortie.

Les injections de 1 à 8 grammes et plus de solution de morphine au trentième déterminent une saillie d'un volume proportionnel et une douleur assez vive.

La tumeur disparaît au bout de deux heures et ne laisse à sa place qu'un empâtement dont on ne voit plus de traces après quatre à cinq jours.

B. *Effets physiologiques généraux*. — L'aliéné qui reçoit pour la première fois une injection sous-cutanée de morphine éprouve des phénomènes qui varient suivant les doses, suivant son impressionnabilité personnelle et suivant sa maladie. Aux plus faibles doses, l'individu peut éprouver tout de suite un léger sentiment d'étourdissement et même de vertige, de la chaleur à la tête et aux extrémités, un peu de trouble dans la vue et un sentiment désagréable de nausée. Il peut même vomir avec des doses de 3 à 6 milligrammes, surtout s'il est très maigre, cachectique et anémique.

Aux doses moyennes données d'emblée, l'aliéné éprouve aussitôt, ainsi que l'a signalé Piedvache pour les individus non aliénés, une sensation de chaleur, qui, de la partie injectée, monte à la tête et s'étend dans les membres ; il devient très rouge, il a la vue troublée, la pupille se contracte, l'œil devient vitreux, le regard incertain comme dans l'ivresse alcoolique; puis il ressent un

(1) Je ne crois pas utile de vous relater les observations des malades traités sans succès.

anéantissement général, de la somnolence qui va jusqu'au sommeil, des nausées, des éructations, des vomissements.

La contraction pupillaire est parfois le seul indice de l'action du médicament longtemps avant les autres effets. Je l'ai même vue se présenter chez les malades réfractaires à l'action de la morphine, ainsi chez Fal... (Photographie, pl. VIII, fig. 3) (1).

Au bout de trois quarts d'heure, l'étourdissement augmente, la marche est vacillante. Les phénomènes sont diminués par le séjour à l'air extérieur.

La morphine cesse de produire ces effets gênants après cinq heures, mais un peu de paresse cérébrale persiste durant près de huit heures, pendant les premiers temps.

A des doses fortes données d'emblée, ou bien lorsqu'une dose telle que 3 à 10 milligrammes est injectée par erreur dans une veine, l'aliéné éprouve une sensation de montée chaude à la tête, de brouillement de la vue, et il peut être pris d'un état d'anéantissement voisin de la syncope, dans lequel il fléchit en arrière et perd à peu près connaissance. Les pupilles se dilatent alors et l'on observe quelques secousses cloniques dans les muscles de la face. Cet état dure quelques minutes, après lesquelles l'individu semble se réveiller, puis enfin se relève (2).

L'individu qui est traité depuis un certain temps par la morphine n'en présente pas moins des phénomènes immédiats durant les heures qui suivent les injections.

Les symptômes les plus rapides des injections fortes sont la rougeur de la face, rougeur qui est souvent d'une teinte cerise, et l'injection des conjonctives, qui durent deux heures à peu près; l'aspect endormi de la physionomie, l'accablement, la somnolence, le sommeil, une sensation de chaleur générale, une légère augmentation de température dans les quatre heures qui suivent l'injection (deux à huit dixièmes), très rarement une céphalalgie qui peut arracher des cris (je l'ai observée deux fois au bout de deux à trois minutes); du trouble de la vue; au bout d'une demi-heure, ces phénomènes cessent pour faire place à un sentiment de bien-être et de force (3).

(1) Voyez la note sur Fal... (p. 732).

(2) Comparez Tardieu. *Étude médico-légale et clinique de l'empoisonnement.*

(3) Comparez Gubler, *Commentaires du Codex.*

Tandis, en effet, que le matin avant le traitement, les malades sont languissants, courbaturés, comme anéantis, qu'ils éprouvent un malaise qui les empêche de travailler, ils sont vifs, alertes et travaillent après le traitement, et tandis que le matin beaucoup ressentent des frissons, ils éprouvent, après le traitement, un sentiment de chaleur. Les névropathes ainsi traités n'ont presque jamais froid aux pieds.

D'autres phénomènes immédiats des injections, chez des malades traités tous les jours, sont des nausées, des vomissements muqueux et alimentaires en nombre quelquefois très grand.

Les vomissements se produisent tout de suite ou après deux ou trois heures, quelquefois même après huit heures, et peuvent durer jusqu'au soir pour reprendre le lendemain matin avant les injections.

J'ai empêché plusieurs fois les vomissements de se produire en faisant boire, une heure avant l'injection, 1 à 2 grammes de chloral, mais cet effet n'est pas constant. La glace ingérée en petits morceaux empêche souvent le vomissement.

La dose qui produit pour la première fois les vomissements varie suivant la maladie et suivant sa gravité. La quantité de 3 milligrammes peut suffire, tandis que, d'autres fois, il faut arriver jusqu'à 30 centigrammes.

Lorsque l'injection a été faite par inadvertance dans une veine, le malade éprouve très rapidement une sensation de montée chaude à la tête, de la rougeur de la face, de la contraction pupillaire, des fourmillements et des picotements dans les membres et dans la tête, des étourdissements, du trouble de la vue, un serrement de cœur douloureux. On dirait, c'est l'expression des malades, que le cœur cesse de battre, qu'ils ont reçu un coup, un choc, et le sommeil les prend. — Ces phénomènes se dissipent au bout de quelques heures sous l'influence de l'air, de frictions excitantes, du café et de la marche.

Il n'est pas rare de voir la folie s'améliorer après ces phénomènes.

Il m'est arrivé deux fois, lorsque mes élèves n'étaient pas suffisamment expérimentés, d'observer de la pâleur de la face, de la diminution des battements du cœur, l'état petit et filiforme du pouls et la perte de connaissance.

Les moyens qui m'ont toujours réussi sont la respiration artificielle et du café en boisson et en lavement.

Voici maintenant les effets déterminés par l'usage longtemps prolongé de la médication morphinique :

1° *Appareils digestif et urinaire.* — L'appétit est diminué dans les premiers jours, mais bientôt il reparaît et il augmente notablement. La soif est intense ; les malades ressentent tous une sécheresse de la bouche souvent violente. Ils salivent considérablement ; ceux qui ont vomi dès les premières doses arrivent à ne plus vomir lorsque les doses sont très élevées. La langue est parfois très blanche dans les premiers jours qui suivent l'administration de hautes doses de morphine par la bouche. L'haleine a souvent une odeur toute spéciale comparable à celle du sperme. Beaucoup ont de la pneumatose, des coliques, de la constipation et même, par moments, de la diarrhée accompagnée de coliques. La diarrhée n'a rien d'étonnant, car une injection sous-cutanée de morphine de 3 à 5 milligrammes peut déterminer des selles abondantes et des coliques chez un individu sain.

Bally a pensé que la dysurie, qu'il a observée chez l'homme, dépendait de la tuméfaction de la prostate. Cette opinion ne résiste pas aux observations nombreuses que j'ai faites sur les femmes aliénées de mon service, qui ont eu, presque toutes, de la difficulté à uriner et même de la strangurie.

2° *Appareil génital.* — La menstruation est ordinairement diminuée ou même suspendue par les premières doses de 15 centigrammes et plus ; mais, plus tard, elle reparaît régulière, surtout lorsque la guérison a été obtenue.

L'érection et l'éjaculation sont plus longues à se produire sans que les désirs vénériens soient affaiblis. La femme ne peut être satisfaite que très difficilement.

3° *Appareil circulatoire.* — La *circulation* présente des modifications évidentes. Les joues deviennent très rouges peu après l'injection et restent dans cet état pendant plusieurs heures. Les conjonctives s'injectent fortement. Le pouls change notablement.

J'ai été souvent frappé de sa plénitude, quelquefois de son accélération.

Les tracés *sphygmographiques* que j'ai pris indiquent une notable diminution de tension et un peu de dicrotisme. Ces modifications du pouls sont surtout appréciables aux doses de 10 à 12 centigrammes; elles sont d'autant plus importantes à observer que, dans la plupart des folies névropathiques, l'intensité du spasme artériel me semble être dans un rapport certain avec les troubles de l'intelligence. Le rapport de cause à effet me paraît d'autant plus certain, que la diminution et la suppression de l'excès de la tension artérielle accompagnent le début de l'amélioration et qu'aucune malade traitée par la morphine n'a guéri sans avoir présenté les modifications du pouls qu'indiquent ces tracés sphygmographiques.

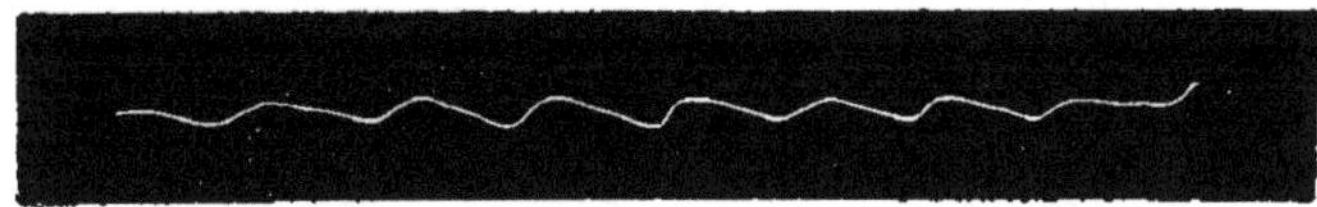

FIG. 34. — Tracé sphygmographique pris avant le traitement (obs. X, p. 692).

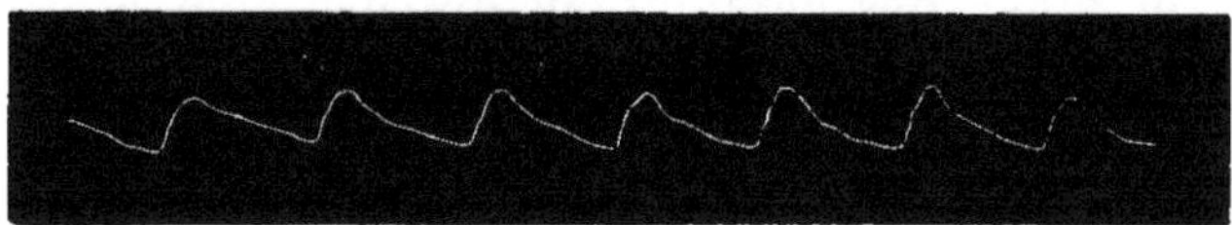

FIG. 35. — Tracé sphygmographique pris un matin, après l'injection, au moment où la dose quotidienne injectée était de 114 milligrammes (obs. X).

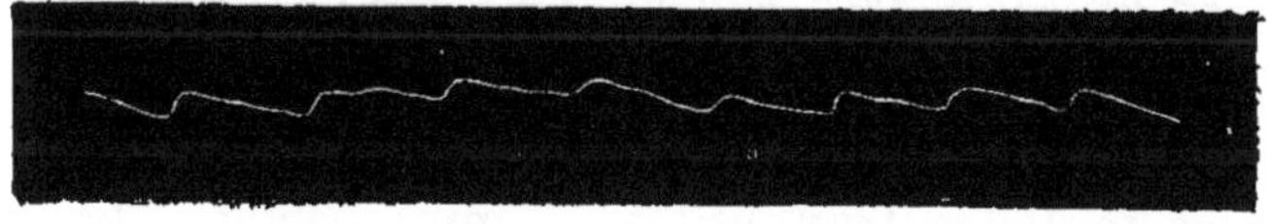

FIG. 36. — Tracé sphymographique pris avant le traitement (obs. XIX, p. 694).

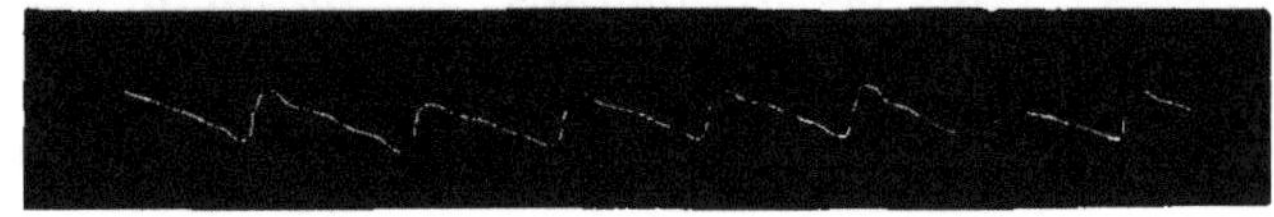

FIG. 37. — Tracé sphygmographique pris un soir, au moment où la dose quotidienne injectée le matin était de 81 milligrammes (obs. XIX).

4° *Appareil respiratoire.* — Le chlorhydrate de morphine ne m'a pas paru avoir d'autres influences sur la respiration que de déterminer un léger sentiment d'oppression; mais, à haute dose, il détermine souvent de l'enrouement, quelques secondes après l'injection.

5° *Peau et membres.* — Dans les premiers temps du traitement, mes malades ont *maigri*; mais plus tard, lorsque leur état s'est amélioré, l'embonpoint a reparu et le poids du corps a augmenté sensiblement.

La face a présenté quelquefois certaines particularités ; en effet, tandis que sous l'influence de la maladie la face de quelques malades est d'un jaune citron, elle rougit chez ceux-là mêmes presque aussitôt après l'injection, et cette rougeur dure plusieurs heures. J'ai pu, récemment, chez une femme, empêcher la persistance de la teinte ictérique en diminuant les intervalles entre les injections. La médication arrive à faire disparaître les rides et les sillons quelquefois si profonds que présente la face de certains lypémaniaques. La *peau* a été quelquefois le siège d'un prurit assez désagréable.

Certains malades ont ressenti, avec de fortes doses de 12 centigrammes et plus, des commotions diurnes et nocturnes dans les membres. D'autres n'en ont éprouvé qu'au bout de vingt heures et cessaient de les ressentir une fois l'injection du matin faite. Ils comparent ces sensations à des secousses électriques. Je me suis assuré que ce sont bien des effets du médicament, ainsi que Cl. Bernard l'a dit.

6° *Durée de l'influence morphinique.* — La durée de l'influence de la morphine sur les aliénés varie beaucoup d'après le degré et la variété du trouble mental.

Chez les malades tranquilles, comme certains lypémaniaques, certains monomanes, la durée de l'action est de près de vingt-quatre heures ; chez les maniaques, les hallucinés et les lypémaniaques agités, la durée de l'action ne dépasse guère huit heures mais n'atteint jamais vingt heures. Il en est de même chez les hystériques agitées.

Aussi il est nécessaire, si l'on veut guérir ou améliorer, de renforcer l'injection du matin par une seconde injection dans l'après-midi, et quelquefois même par une troisième injection vers la vingtième heure, ces deux dernières données à des doses moins fortes que celle du matin.

Cette durée de l'action du médicament est révélée parfois par des phénomènes assez singuliers : vers la vingtième heure les malades ont des frissons, un malaise général, de la courbature, un sentiment d'anéantissement, sont incapables de rien faire, et tous ces malaises cessent aussitôt l'injection du matin faite. Ce *besoin de la médication* est d'autant plus intéressant à observer, que l'on a affaire à des malades qui, d'ordinaire, se refusent à tout traitement et qu'on les voit attendre avec impatience le moment où ils seront traités et prendront le tour de ceux qui les précèdent.

Les variations dans la durée de l'action de la morphine ont une grande influence sur le sommeil : c'est ainsi que tantôt une injection de 10 à 20 centigrammes, faite le matin, favorise le sommeil de la nuit suivante, et que tantôt cette même injection est insuffisante pour amener du sommeil nocturne. Cela tient quelquefois à ce que l'injection du matin détermine du sommeil pendant une partie du jour et que le besoin de dormir la nuit n'existe plus. Je fais dans ces cas une seconde injection dans l'après-midi.

C. *Effets physiologiques d'un pronostic favorable; mode d'action curative de la morphine.* — L'aliéné qui guérira ou qui s'améliorera par les injections sous-cutanées de morphine présente, dès les premières doses, les phénomènes suivants, qui s'accentueront, puis diminueront plus tard et dont quelques-uns cesseront enfin.

Je les note par ordre d'apparition :

Rougeur de la face, des conjonctives; nausées; vomissements muqueux et alimentaires ; sensation de chaleur générale ; anéantissement ; courbature ; sommeil ; amaigrissement et perte de poids dans les premiers temps ; diminution continue de la tension artérielle, que l'on constate avec le doigt et avec le sphygmographe ; puis amélioration de la physionomie, qui s'embellit, devient intelligente ; le teint s'éclaircit du menton au front ; le front est, à un certain moment, encore jaune, alors que le bas de la face est clair et rose ; franchise et vivacité du regard ; augmentation du poids et embonpoint ; réapparition régulière des règles.

La corrélation entre ces phénomènes physiologiques et la cure de l'aliénation me paraît pouvoir être expliquée de la manière suivante :

La rougeur de la face est le résultat d'une diminution dans la tension vasculaire qui se produit aussi dans l'encéphale et qui détermine le narcotisme. Il en est de même de la sensation de chaleur générale.

La diminution continue de la tension artérielle qui remplace l'augmentation de la tension, indique que l'*état sthénique* du système artériel est dominé, et que les fonctions végétatives vont de nouveau se rétablir.

En effet, cette asthénie est suivie de modifications visibles de la physionomie, du regard, du teint, de la face, de la couleur de la peau en général, de l'expression de la pensée, de l'augmentation du poids du corps et de la réapparition des règles, en même temps que de la diminution, puis de la cessation du délire et des hallucinations.

Il semble que la morphine facilite la nutrition de la substance nerveuse et qu'elle fait disparaître ou diminuer l'anémie et la dyscrasie dont on observe les symptômes et dont j'ai maintes fois constaté les traces dans la substance grise des circonvolutions pariéto-frontales.

Cette explication que je donne de l'action de la morphine me semble être corroborée par un fait d'observation que tout médecin a pu observer sur des aliénés atteints de folie simple, à savoir : que le délire diminue et même cesse pendant les maladies fébriles. Que de fois m'est-il arrivé d'obtenir des paroles raisonnables et des renseignements exacts sur leurs antécédents, sur leurs conceptions délirantes et sur leurs hallucinations, d'aliénés pris de fièvre symptomatique d'une angine, d'une pleurésie, d'une pneumonie, lesquels s'étaient refusés jusque-là à parler ou à répondre ! La fièvre avait déterminé, dans leur cerveau, une paralysie vasomotrice sous l'influence de laquelle l'état sthénique des vaisseaux cérébraux et l'anémie de la substance cérébrale avaient diminué ou cessé temporairement.

Le même fait physiologique se produit au moment de la mort, chez certains aliénés privés jusqu'alors de raison.

J'ai aussi observé cette lucidité un ou deux jours avant la menstruation.

L'influence favorable de la médication morphinique sur certaines folies dont la cause est *une douleur cérébro-spinale ou ganglionnaire* doit être encore expliquée par la cessation rapide de la douleur. Des auteurs, s'inspirant de l'opinion de Cl. Bernard, ont eu raison de dire que dans ces cas l'amélioration et la guérison tenaient à ce que le cerveau était moins sensible aux impressions douloureuses, mais les nombreuses réponses que m'ont faites mes malades me permettent aussi de vous affirmer que la douleur est atténuée et enfin supprimée.

Avant d'obtenir le calme on observe souvent une période d'excitation par insuffisance de la dose. D'autres fois, cette période d'excitation persiste après chaque injection, avant d'observer la série des autres phénomènes physiologiques, contraction des pupilles, rougeur de la face, somnolence, etc.

Il est encore un fait assez intéressant que j'observe chez les aliénés dont la maladie s'améliore, c'est la diminution de la tolérance morphinique. Tel aliéné qui supportait chaque jour 10 centigrammes n'en supporte plus que quelques milligrammes. L'intolérance est donc alors un signe pronostique très favorable.

D. *Motifs d'un pronostic défavorable.* — Il est une particularité très intéressante du traitement : c'est celle qui concerne la *résistance* aux effets physiologiques morphiniques.

Cette résistance est énorme chez des individus atteints de folies incurables ou difficilement curables.

Certains aliénés ne présentent de phénomènes physiologiques qu'après les doses injectées de 13 centigrammes et plus.

J'ai eu des malades chez lesquels la morphine n'a déterminé aucun phénomène physiologique, bien que j'aie élevé les doses quotidiennes données en une fois jusqu'à 45 centigrammes, et bien que je sois arrivé à ces doses élevées, en une semaine, par quantités quotidiennes de 6 à 8 centigrammes, ce qui exclut l'idée de tolérance. L'estomac, l'intestin, le cerveau, les artères ne ressentent aucun effet chez ces aliénés, et il semble que vous leur injectiez une solution non médicamenteuse.

Une malade, la nommée Fal… (photographie, fig. 3), que j'ai en ce moment dans mon service, reçoit chaque jour, en deux injections sous-cutanées, 2 grammes de chlorhydrate de morphine sans présenter aucun effet morphinique autre qu'une légère contraction pupillaire.

Les malades qui m'ont offert une résistance absolue aux effets physiologiques n'ont pu être même améliorés ; aussi, j'en suis arrivé à considérer comme défavorable dans le début de la médication l'absence de vomissements, de rougeur de la face, de diminution de la tension artérielle, de narcotisme et d'amaigrissement.

Il est impossible de savoir, dans l'état actuel de nos connaissances, comment expliquer cette résistance de certains aliénés à des doses élevées de morphine administrées en très peu de jours ; il faut se borner à enregistrer le fait.

L'intolérance de certains malades à des doses même faibles est aussi une condition défavorable, c'est ainsi qu'il m'a été impossible d'arriver à aucun résultat chez une aliénée qui ne pouvait supporter un dixième de milligramme de morphine sans vomir toute la journée.

E. *Conditions physiologiques et morbides qui rendent la médication infructueuse ; accidents et dangers. — Menstruation.* — Les aliénés dont le délire se réveille ou dont l'agitation se reproduit aux périodes menstruelles sont les plus difficiles à guérir (obs. XXX, XXXIII et XXXV, p. 696 et 697), et cela se comprend, puisqu'elles ont en elles une cause périodique d'irritation sympathique ; aussi est-il nécessaire, chez ces malades, d'élever beaucoup les doses aux époques cataméniales.

La tolérance morphinique diminue quelquefois pendant la menstruation.

Les aliénés qui se refusent et qui se sont refusés à manger depuis un temps plus ou moins long, supportent difficilement la médication et guérissent ou même s'améliorent rarement, parce qu'il est impossible de donner des doses suffisantes.

Il en est de même des aliénés qui arrivent dans un état de *cachexie*, de maigreur, de pâleur intenses. Soit que les lésions cérébrales soient plus avancées que chez d'autres, soit qu'ils supportent mal les doses élevées, j'ai le plus souvent échoué. Il est de fait que les autopsies que j'ai pratiquées dans ces cas m'ont révélé des lésions macroscopiques et microscopiques bien plus avancées que chez d'autres, au point de vue de la dégénérescence graisseuse, de la nécrose des éléments nerveux et des altérations vasculaires.

Un état plus ou moins avancé d'*incohérence* est encore une mauvaise condition pour le succès ; la raison en est la même que celle que je viens de vous exposer à propos de la cachexie. Plus la nécrose des éléments nerveux et des capillaires cérébraux est avancée, plus l'amélioration et, à plus forte raison, la guérison sont difficiles.

Je vous ferai pourtant remarquer qu'il ne faudrait pas prendre absolument la diminution de mémoire, chez un aliéné, pour un signe de démence. La diminution de la mémoire doit être considérée quelquefois comme un résultat momentané du vague dans lequel les conceptions délirantes, les hallucinations plongent les malades, et elle disparaît par conséquent avec la cause qui l'avait engendrée.

L'ancienneté de l'aliénation, l'état de démence, de folie systématisée, la multiplicité des délires, les idées de grandeurs rendent, le plus souvent, la médication inutile ; pourtant, j'ai guéri une femme atteinte de folie lypémaniaque avec démence (obs. XX, p. 694), une autre atteinte de folie lypémaniaque avec idées de grandeurs (obs. XXIV, p. 694) et j'ai fait cesser les idées de grandeurs chez la femme M*** (obs. XXXII, p. 696).

L'ancienneté des *hallucinations* est encore un pronostic grave Dans ces derniers cas, les injections de morphine doivent être fréquentes et la saturation à l'excès par des doses élevées et rapprochées est la seule méthode utile dans ces formes intenses de l'aliénation mentale ; du reste, pour ces folies sensorielles comme pour les autres, la durée du traitement est ordinairement en rapport avec l'ancienneté de la maladie.

F. *La médication offre-t-elle des accidents comparables aux effets de l'opiophagie ?* — Je n'ai observé, chez aucun de mes malades, les caractères donnés aux opiophages et à ceux qui ont été empoisonnés par l'opium.

Enfin, Messieurs, je veux vous signaler un sérieux avantage de cette médication. Par la rapidité d'influence sur l'agitation d e malades, elle permet de traiter une certaine catégorie d'aliénés dans leur domicile et de leur éviter le séjour dans les établissements spéciaux. Les aliénés traités par cette méthode seront de plus en plus considérés comme des malades et non comme des individus qu'il faut au plus vite éloigner de leur foyer.

Je ferai aussi remarquer que les aliénés dont je vous ai annoncé la guérison étaient bien guéris ; ils présentaient ce caractère précis du retour à l'état normal : la conscience de l'état de folie antérieur, le souvenir du délire et de ses diverses manifestations et la reconnaissance pour ceux qui les avaient soignés, trois signes dont on ne tient pas assez compte lorsqu'on laisse sortir un aliéné d'un asile.

Il est en dernier lieu possible, par cette médication employée à temps, d'empêcher dans certains cas le développement à nouveau de l'aliénation mentale. Les aliénés ont presque tous en effet, au début de leur maladie, un point douloureux crânien, cérébral, intercostal ou autre, ou certains phénomènes dont la guérison obtenue par la morphine arrêterait l'accès menaçant de folie. J'ai déjà été assez heureux pour produire un semblable résultat chez quelques malades de mon service et chez plusieurs malades de la ville.

Messieurs, il est encore un point que je veux mettre en relief, c'est la possibilité de traiter par la méthode des injections sous-cutanées certains aliénés dans leurs familles, et, par conséquent, d'éviter à celles-ci le placement dans un établissement d'aliénés et la séparation de l'aliéné d'avec les siens, séparation qui, on aura beau dire, crée et laisse dans l'esprit de beaucoup d'aliénés des sentiments d'inimitié et de haine envers ceux de leurs parents qui les ont fait séquestrer.

Cette méthode permet en outre d'être sûr du traitement que l'on ordonne : les malades, les serviteurs, les parents mêmes ne peuvent pas m'induire en erreur, me tromper et me faire croire que les médicaments ont été pris, alors que trop souvent ils n'ont pas été donnés ou bien qu'ils ont été cachés ou jetés sur le sol.

La pratique déjà longue que j'ai du traitement des nerveux et des aliénés par les injections sous-cutanées de morphine m'a encore convaincu, Messieurs, du bien que cette méthode permet de faire en apportant du soulagement à la douleur physique et morale ; c'est, en somme, se montrer charitable que de l'employer.

Un certain nombre de médecins ne font pas une attention suffisante aux douleurs de leurs malades, et n'attachent pas assez d'importance à la longue durée des névralgies et à leur influence sur les fonctions morales et intellectuelles de ceux qui en sont les victimes.

On appelle *hypocondrie* l'état d'une personne qui se plaint sans cesse de douleurs plus ou moins aiguës, et l'on a de la tendance à considérer que l'imagination est tout chez ces individus, que la douleur est un mythe, et on les abandonne à leurs plaintes et à leurs gémissements.

Eh bien ! l'expérience apprend que bon nombre de ces malheureux arrivent à être frappés, après un plus ou moins grand nombre d'années, d'affections cérébrales et spinales organiques dont on aurait pu peut-être éviter l'évolution, si l'on avait traité la douleur.

J'ai observé sept cas de paralysie générale précédée longtemps à l'avance de névralgies le plus souvent très tenaces, d'autres fois mobiles.

Je vous rappellerai que Trousseau a insisté sur la nécessité qu'il y a, dans la douleur abdominale, de calmer l'élément névralgique pour empêcher l'inflammation de survenir ; que Marrotte a signalé l'influence des névralgies lombo-abdominales se traduisant par des congestions et des hémorrhagies utérines.

De même, Woillez explique certains cas d'hématocèle rétro-utérine par la paralysie vaso-motrice due à des névralgies utérines.

Cahen et d'autres attribuent certaines altérations congestives de l'œil à des névralgies sus- et sous-orbitaires.

Eh bien ! n'est-il pas rationnel de faire jouer à des paralysies vasomotrices dues à des névralgies des méninges cérébrales, un rôle déterminant dans la production d'affections organiques cérébrales, et d'ailleurs, sans parler de ces affections organiques, n'est-il pas connu que la douleur persistante prolongée, surtout la douleur de la face et de la tête, produit des modifications profondes dans le caractère, dans la pensée et dans la façon de vivre ? Le fonctionnement cérébral est troublé par ces habitudes morbides qui jettent les individus dans des malaises inexprimables et les empêchent de vaquer à leurs occupations. L'habitude morbide est une des choses le plus à éviter, surtout chez les individus qui présentent la moindre prédisposition aux affections mentales et nerveuses.

Aussi, calmer la douleur chronique, c'est faire de la bonne thérapeutique, parce qu'elle peut finir par amener, chez les prédisposés principalement, un trouble mental définitif, qui sera soit la folie simple ou vésanique, soit la folie paralytique.

Ces réflexions m'ont été suggérées par les différents mémoires publiés contre la pratique de l'emploi de la morphine en général.

La morphiomanie est le sujet choisi par plusieurs de leurs auteurs. J'ai lu ces mémoires, et leur lecture a provoqué en moi les réflexions suivantes :

1° La plupart des abus de la morphine, sinon tous, proviennent de ce que les injections sous-cutanées n'ont pas été faites par des médecins ou des élèves sous la direction de médecins. Ce sont, dans ces cas, les malades qui se les font, ou bien des gardes, des sœurs; ainsi c'était une sœur qui faisait les injections avec une solution impure chez la malade citée par M. Trélat (1).

C'est la duchesse de C... qui se fait elle-même ses injections.

Comment ne pas observer des abus de la morphine en Allemagne, lorsqu'on peut y acheter chez tous les épiciers une seringue de Pravaz et une solution de morphine.

M. Levinstein aurait dû apprendre ce détail à ses lecteurs dans son réquisitoire contre la morphine. Je n'ai jamais, quant à moi, toléré que les injections sous-cutanées fussent faites par d'autres que par des médecins ou des élèves sous la surveillance de médecins, et je m'en trouve bien, car je n'ai pas observé un seul cas de morphinisme.

Je vois des malades essentiellement névropathiques qui se trouvent toujours bien d'une injection quotidienne, même faible (1/2 centigramme à 3 centigrammes), et qui sentent alors presque instantanément disparaître des sensations, telles que des contractions de la mâchoire et des mains, des besoins de mordre et de serrer, de l'énervement, une sensation de faiblesse, des envies de pleurer; et éprouvent, au contraire, de la force, une chaleur générale et de la gaieté. La plupart de mes malades de la Salpêtrière me disent que les injections quotidiennes de morphine, même très

(1) *Bulletin de thérapeutique*, 1879, t. XCVI, p. 213.

faibles, leur donnent de la force, leur permettent de travailler et les rendent alertes pour toute la journée.

Je ne crois pas qu'on puisse appeler cela du morphinisme, car souvent le traitement a une durée déterminée ; si, dans certains cas, le traitement doit être continué longtemps, la cause en est la névropathie toujours prête à se réveiller : il est des individus dont l'état constitutionnel, incessant, sans relâche, est la douleur ; douleur tantôt limitée, tantôt générale, périphérique ou centrale, superficielle ou viscérale.

Cet état nuit à la nutrition par ses manifestations gastro-intestinales, à la locomotion par les phénomènes qu'il détermine dans les membres et à la tête.

Cet état empêche ou entrave le sommeil. Une dyscrasie souvent inquiétante en est le résultat.

Eh bien ! l'opium calme ces individus et leur permet de manger, de marcher, de dormir, de prendre du repos.

Les laisserez-vous sans secours ? Certainement oui, d'après ce que je lis dans les travaux hostiles à la morphine. Eh bien ! à l'opposé de ces auteurs, je soigne ces malades, je m'efforce de soulager leurs douleurs, et s'il faut que le traitement dure longtemps, je le fais durer longtemps, parce que les états constitutionnels chroniques demandent des traitements de longue durée. De même que le bromure doit être donné toute la vie à un épileptique qu'il a guéri ; de même que les alcalins sont toujours nécessaires aux graveleux, aux goutteux ; de même que l'arsenic et le soufre sont nécessaires aux dartreux ; de même le névropathe a toujours besoin d'une hygiène et de traitements spéciaux, etc. Pourquoi donc les névropathies constitutionnelles échapperaient-elles à cette loi des diathèses ?

Eh bien ! je le répète, si l'on ne traite pas ces malades par le seul médicament ou à peu près qui les calme et les guérit même, on manque de charité et on les expose à des maladies redoutables.

2° Les auteurs qui ont écrit contre les injections sous-cutanées de morphine ont cité des phlegmons, des abcès et même des eschares consécutifs aux injections.

J'affirme que, sauf quelques exceptions que j'ai pu m'expliquer, je n'observe jamais de semblables accidents, et chaque jour je fais pratiquer ou je fais, tant à l'hôpital qu'en ville, plus de cent cinquante injections.

Les exceptions s'expliquent de la façon suivante : on détermine sûrement des accidents phlegmoneux, si, en premier lieu, la solution n'est pas parfaitement limpide ; — en second lieu, si l'on n'a pas soin, avant d'introduire l'aiguille dans la peau, d'en faire sortir une à deux gouttes du liquide : les premières ont, en effet, une couleur sale, rouillée ; — en troisième lieu, si la morphine employée a été fournie par le fabricant sous forme de trochisques, comme celle de Merck (de Darmstadt) : la bonne morphine doit être en cristaux très fins et bien blanche ; j'ai vu la morphine de Merck déterminer, chez plus de quinze malades traitées le même jour, des phlegmons ; — en quatrième lieu, si la solution n'est pas froide : j'ai vu des solutions chaudes ou tièdes déterminer des eschares de la peau, par suite de la présence d'acide chlorhydrique.

Je croirais volontiers que c'est à la chaleur du liquide que sont dues les eschares signalées par Bonnefin à l'île Maurice, dont l'atmosphère est si chaude (1877, p. 8).

Ces conditions de traitement par les injections sous-cutanées de morphine bien observées, j'affirme que cette méthode donne des avantages très appréciables ; c'est ainsi entre autres qu'elle permet de traiter un certain nombre d'aliénés dans leurs familles.

Il n'y a qu'à demander quelques jours de patience à l'entourage, une organisation protectrice pendant un court laps de temps, afin de laisser à la morphine le temps d'agir, et l'on obtient une atténuation de phénomènes et un calme qui rendent possible, dans certains cas, la continuation sans difficulté du traitement familial. Je l'ai fait bon nombre de fois, et des confrères exerçant en province, dont je publie plus loin les observations, l'ont fait aussi, et ils m'ont dit combien les familles avaient été heureuses de cette méthode, qui leur avait permis de conserver leurs parents au milieu d'elles.

Malades traités dans leur famille.

Plusieurs de mes confrères de province ont mis à profit les indications thérapeutiques que j'ai formulées, et ont bien voulu me communiquer les notes suivantes sur des aliénés qu'ils ont traités à domicile :

1° Le docteur Lélu (d'Orbec) m'a appris récemment qu'en suivant les indications que j'ai données dans mes différents mémoires, il avait guéri deux mélancoliques, un homme et une femme, en l'espace de cinq semaines et dans leurs familles, avec des doses de 2 à 3 centigrammes.

2° Le docteur Tartas (de Morcenx) a traité également dans leurs familles trois mélancoliques, et il a obtenu le même résultat favorable.

3° Les docteurs A. et F. Juarez, aux Rosiers (Maine-et-Loire), ont recueilli et m'ont communiqué plusieurs observations d'aliénés qu'ils ont traités à domicile.

OBS. I. — *Folie lypémaniaque avec idées et tentatives de suicide. Dose quotidienne maximum, 1 gramme.*

Mme Deg..., âgée de cinquante-quatre ans, mère de six enfants qu'elle a nourris ; sans antécédents héréditaires ; très impressionnable, sujette à de fréquentes attaques de nerfs depuis 1862. Constipation habituelle.

Nous l'avons traitée par les injections sous-cutanées de chlorhydrate de morphine, en augmentant progressivement les doses, qui ont atteint un maximum de 1 gramme en vingt-quatre heures, administré en treize fois. Les idées délirantes se sont amoindries successivement, pour disparaître en octobre 1879, État très satisfaisant, qui se maintient aujourd'hui. Les doses de morphine ont été graduellement abaissées.

OBS. II. — *Folie lypemaniaque anxieuse. Agitation, hallucinations. Guérison. Dose quotidienne maximum, 8 centigrammes.*

Mme Françoise Dur...., femme Fléc..., quarante-cinq ans, mariée, mère de quatre enfants ; bonne santé habituelle.

Le 12 avril 1879, traitement par les injections sous-cutanées de chlorhydrate de morphine, à la dose initiale de 3 milligrammes.

Au 1er mai, crise violente, même état mental. Dose de 30 milligrammes, matin et soir.

Le 7 mai, 40 milligrammes matin et soir ; la malade me salue et me parle d'un grand cauchemar qu'elle vient d'avoir.

L'amélioration devient de plus en plus marquée ; les doses sont abaissées.

Le 23 mai, même état.

La malade continue à bien aller en novembre 1880.

OBS. III. — *Folie lypémaniaque. Hallucinations, idées de persécution. Traitement par les injections sous-cutanées de chlorhydrate de morphine. Dose quotidienne maximum,* 16 *centigrammes.*

Elie Sim..., soixante ans, sans antécédents héréditaires; bonne santé habituelle.

Le 1er mai 1879, traitement par les injections hypodermiques de chlorhydrate de morphine, à la dose initiale de 3 milligrammes.

Un mois après, les doses sont de 40 milligrammes matin et soir; l'état mental s'est un peu amélioré. Il est difficile d'obtenir une réponse, il est absorbé presque toujours. Vomissements.

En juin, 80 milligrammes matin et soir. Les idées de persécution diminuent. Les doses sont abaissées jusqu'à la fin de juin, où l'état mental est très bon.

Le 15 juillet 1880, l'état du malade reste satisfaisant.

OBS. IV. — *Folie lypémaniaque. Refus d'aliments. Idées hypochondriaques. Dose quotidienne maximum,* 8 *centigrammes.*

M. Pierre Gasbel..., trente ans, peintre, marié depuis six ans.

Le 6 novembre 1879, traitement par les injections hypodermiques de chlorhydrate de morphine, à la dose de 5 milligrammes.

Le 20, dose 30 milligrammes matin et soir. Vomissements. Commence à prendre un peu de nourriture.

Le 27, 40 milligrammes matin et soir. Amélioration. La dose est diminuée.

Le 7 décembre, l'état est moins bon, et la marche ascensionnelle du traitement recommence.

Le 16 décembre, le malade va mieux; travaille; la dose est diminuée.

Le 27 décembre, le malade est guéri.

Le malade, vu en novembre 1880, continue de se bien porter et a repris ses occupations.

OBS. V. — *Folie lypémaniaque. Refus de manger, de travailler. Dysmnésie. Guérison par les injections sous-cutanées de morphine. Dose quotidienne maximum,* 7 *centigrammes.*

Mlle B..., couturière, vingt-cinq ans, malade depuis six ans à la suite de quelques contrariétés de famille.

Le 5 juillet 1880, traitement par les injections sous-cutanées de chlorhydrate de morphine, à la dose de 5 milligrammes.

Le 7 août, 35 milligrammes matin et soir. Vomissements. Beaucoup de somnolence.

Le 30 août, la malade travaille, reconnaît qu'elle se fait de fausses idées; mange bien.

En septembre, état stationnaire.

En octobre, l'amélioration se prononce; la dose de morphine est progressivement abaissée.

En décembre, la malade va très bien. Les injections sont continuées le soir, à 10 milligrammes, à cause d'insomnie.

Obs. VI. — *Folie lypémaniaque. Guérison par les injections sous-cutanées de chlorhydrate de morphine. Dose quotidienne maximum,* 6 *centigrammes.*

Mlle Aub..., vingt-quatre ans, malade depuis deux ans à la suite de frayeurs et de contrariétés affectives.

Le 6 octobre 1879, traitement par les injections sous-cutanées de chlorhydrate de morphine.

A la dose de 20 milligrammes, matin et soir, commence à causer avec les personnes qui la soignent. A la dose de 30 milligrammes, matin et soir, qui a été atteinte en quinze jours, elle commence à prendre part aux occupations du ménage.

Les doses élevées jusqu'à 45 milligrammes sont abaissées, et le 11 novembre la guérison est complète.

S'est mariée depuis sa sortie et continue de très bien se porter.

Obs. VII. — *Folie lypémaniaque. Idées hypochondriaques. Hallucinations de l'ouïe. Guérison. Dose quotidienne maximum,* 8 *centigrammes.*

Mme Mor..., quarante-cinq ans, malade depuis cinq ans.

Traitée pendant huit mois par les injections sous-cutanées de chlorhydrate de morphine.

La dose maximum a été de 82 centigrammes dans les vingt-quatre heures, en quatre fois.

La guérison se maintient.

Voici en outre plusieurs observations d'aliénés que j'ai personnellement traités dans leurs familles.

Obs. VIII. — *Folie lypémaniaque. Idées de mort. Hyperesthésie du grand sympathique et du système cérébro-spinal. Guérison en dix jours. Dose maximum,* 14 *milligrammes.*

Mme Bour..., âgée de soixante-cinq ans.

Le traitement est commencé le 18 décembre 1878, à la dose de 1 milligramme. La dose est augmentée chaque jour de 8 dixièmes de milligramme; deux injections quotidiennes.

Le 23 décembre, la malade va beaucoup mieux; ses inquiétudes sont calmées ; la dose est de 7 milligrammes matin et soir. Elle est maintenue jusqu'au 31 décembre, où l'état de guérison est complet; aucune anxiété, aucune sensation morbide; puis elle est diminuée progressivement jusqu'au 8 janvier, où cesse le traitement.

Janvier 1882, la guérison ne s'est pas démentie.

L'observation suivante emprunte une partie de son intérêt à la transfusion de sang que j'ai pratiquée.

OBS. IX. — *Folie lypémaniaque avec idées de suicide. Anémie grave. Transfusion du sang. Chlorhydrate de morphine. Guérison. Dose maximum,* 3 *centigrammes.*

M. Lef... (de Viroflay) vient me consulter au sujet de sa femme, âgée de quarante et un ans.

Je la vois le 1er juin 1875. Elle vient de passer neuf mois dans une maison de santé.

La maladie date de septembre 1874, à la suite de ménorrhagies considérables, dont elle a été atteinte pendant trois semaines. Il en est résulté un état de. faiblesse considérable, une difficulté énorme de marcher, des nausées, des vomissements, de l'inappétence, du refus de manger. Tentatives fréquentes de suicide. Le nombre des globules est de 2 900 000 par millimètre cube.

La menstruation a cessé de septembre en décembre 1874.

Le 5 août, avec l'aide des docteurs Godart, Burlureaux et Delaunay, je pratique la transfusion de 70 grammes de sang de sa domestique, dans la veine médiane gauche.

Avant la transfusion du sang, la température axillaire était de 36°,8 et le pouls à 72. Cinq minutes après, elle est de 37°,5, et le pouls reste à 72.

La malade n'éprouve rien d'appréciable pendant l'opération. A cinq heures vingt minutes, frissonnement général; à cinq heures vingt-cinq, douleur à l'aine droite, où existe une hernie; à six heures et demie, douleur très aiguë à la main droite; assoupissement; à neuf heures un quart, un peu de toux; la malade est très calme.

Le 6 août, la malade est calme, a dormi.

Le 7 août, la malade a été agitée. Température axillaire, 37 degrés; pouls, 80.

Les garde-robes restent faciles depuis. La malade descend seule dans son jardin pour aller aux cabinets; elle dit qu'elle compte aller se promener demain.

Le 9 août, température, 37,5.

Le 12 août, apparition des règles.

Le 15 août, je fais donner à la malade du chlorhydrate de morphine à l'intérieur; dose initiale, 2 milligrammes, à répéter trois fois par jour.

L'appétit devient bon; les nuits sont à peu près calmes; la dose a été augmentée progressivement et atteint, le 28 août, 3 centigrammes en trois fois

Le 2 septembre, le calme est plus grand. J'examine le sang et je constate que le nombre des globules est supérieur à 4 657 000; il est tenace et s'étale difficilement sous le couvre-objet. La dose de morphine sera progressivement abaissée par milligramme jusqu'à 2 centigrammes.

Le traitement cesse à la fin d'octobre, la guérison est complète.

J'ai reçu plusieurs fois des nouvelles de Mme Lef..., sa santé est restée bonne. Je l'ai revue en novembre 1879; elle a pu supporter sans trouble d'esprit la perte de son fils, mort d'une méningite cérébrale.

Mai 1882, la guérison ne s'est pas démentie.

OBS. X. — *Manie hystérique. Traitement dans la famille. Guérison en quinze jours. Dose maximum,* 4 *centigrammes.*

J'ai été appelé, le 10 mars 1880, par M. le docteur ***, auprès de Mlle X..., âgée de vingt et un ans, que je trouve dans un état d'agitation très intense. Elle était sur son lit, échevelée, dans une tenue désordonnée, le regard égaré, la voie enrouée. Le langage, incohérent, portait sur les faits les plus divers, anciens et récents. Par moments, elle poussait de bruyants éclats de rire; en d'autres, elle pleurait; parfois la physionomie exprimait la terreur. Elle répondait aux questions posées, mais aussitôt après le délire recommençait.

Traitement par les injections sous-cutanées de chlorhydrate de morphine. Dose initiale de 1 milligramme, les injections faites deux fois par jour, et la dose augmentée de 2 milligrammes chaque fois.

Au bout de cinq jours, l'agitation était calmée, et la malade pouvait être emmenée aux environs de Paris, où le traitement fut continué.

Au douzième jour, les doses ne furent plus augmentées.

Au quinzième, l'état mental étant devenu à peu près normal, elles furent diminuées, et enfin supprimées à la fin du mois.

Depuis juillet 1880, la malade s'est très bien portée.

Obs. XI. — *Folie lypémaniaque. Idées de suicide. Guérison par le chlorhydrate de morphine à la dose maximum de* 5 *centigrammes.*

Je suis appelé, le 20 juin 1876, auprès de Mme de L.., âgée de trente-deux ans. La maladie a commencé il y a quatre ans, et a été manifestement causée par la ruine de son mari.

Traitement par le chlorhydrate de morphine (en solution au trentième) pris par la bouche. Dose initiale, 2 milligrammes.

Le 21 juin, 3 milligrammes à huit heures du matin, à midi et à six heures du soir. Elle a éprouvé le soir un peu d'étourdissement.

Doses variant de 2 à 6 centigrammes par jour pendant le mois de juillet.

Le 1er août, l'amélioration s'est accentuée, on n'observe plus que de l'irritabilité. Les idées délirantes ont disparu. Dose : 3 centigrammes par jour en trois fois.

Le 5 août, la malade se rend aux eaux de Bagnoles. Même dose.

Le 20 août, elle va bien. Dose, 2 centigrammes en trois fois.

Le 25 septembre, la guérison est complète; la malade prendra chaque jour pendant un mois 1 centigramme de médicament.

En résumé, cette jeune femme était atteinte de folie lypémaniaque causée par des chagrins, caractérisée par des idées de suicide, des conceptions délirantes de nature triste, du mutisme. Je l'ai traitée par le chlorhydrate de morphine ; je l'ai laissée dans sa famille, et j'ai pu la guérir en deux mois.

Obs. XII. — *Folie hystérique à forme maniaque. Traitement à domicile. Guérison en cinq semaines. Dose maximum,* 5 *centigrammes.*

Je suis appelé, le 16 avril 1879, à donner des soins à Mlle G..., âgée de seize ans.

Sujette depuis deux ans à des attaques hystériques; depuis plusieurs mois les attaques se sont rapprochées et le caractère est devenu plus difficile.

Le 17 avril, commencement du traitement.

Dose de morphine injectée : 2 milligrammes deux fois par jour.

Le 19, dose biquotidienne : 4 milligrammes.

Pendant un mois la dose varie de 15 milligrammes à 3 centigrammes.

Le 1er juin, état à peu près analogue à l'état normal; il existe de la faiblesse générale; deux gouttes de liqueur de Fowler par repas; l'hydrothérapie est continuée; la dose de morphine n'est plus que de 5 milligrammes une fois par jour.

Le 14 juin, cessation du traitement morphinique; continuation de la prise de la liqueur de Fowler.

Le 15 avril 1882, la guérison s'est maintenue.

En résumé, cette jeune fille, atteinte de folie hystérique à forme maniaque, accompagnée de mutisme et de refus de manger, traitée par les injections sous-cutanées de chlorhydrate de morphine à la dose maximum de 6 centigrammes par jour, a été guérie en l'espace de moins de six semaines. Lorsque cette jeune fille a pu sortir, l'hydrothérapie a été utile pour combattre la faiblesse consécutive à l'agitation et à l'abstinence.

La guérison a pu se faire dans l'appartement de ses parents; le peu de durée du traitement leur a évité la pénible obligation de la conduire dans un établissement d'aliénés.

Obs. XIII. — *Folie lypémaniaque à forme maniaque. Dose maximum, 6 centigrammes. Guérison. Durée du traitement, un mois.*

J'ai été appelé, en novembre 1876, par mon confrère le docteur N... auprès de Mlle D..., âgée de vingt-quatre ans.

La malade reste chez ses parents.

La dose initiale est de 3 milligrammes; elle est bien supportée; les injections sont faites deux fois par jour. La dose est augmentée de 2 milligrammes chaque fois.

Je revois la malade quatre jours après; elle a recommencé à dormir depuis hier; elle est un peu moins agitée.

La dose est de 2 centigrammes; elle sera augmentée de 2 milligrammes à chaque injections biquotidienne.

Au bout de quatre jours, le calme a beaucoup augmenté; le sommeil est à peu près revenu. Il existe encore des hallucinations, du bavardage et du désordre dans la tenue. La dose est de 3 centigrammes et demi par jour.

Le traitement est continué dans les conditions précédentes. A la dose de 6 centigrammes, la malade est entièrement calmée, et, la guérison étant complète, la médication est suspendue au bout d'un mois.

Obs. XIV. — *Folie lypémaniaque avec stupeur. Traitement dans la famille. Dose maximum, 3 centigrammes. Guérison en quinze jours.*

Une nommée Bou..., trente-trois ans, du Havre, m'est amenée, le 1er juin 1875, par son mari et son médecin. Il a fallu la traîner pour la faire entrer dans mon cabinet.

Dès le premier jour, injections sous-cutanées de chlorhydrate de morphine, deux par jour. Le traitement est fait au domicile de sa sœur. Dose initiale, 2 milligrammes. En sept jours elle est portée à 2 centigrammes et demi.

État le 8 juin. — Amélioration progressive considérable.

La malade se lève, mange sans trop de difficulté. Elle demande ce dont elle a besoin. L'état physique s'est un peu amélioré.

La dose est de 3 centigrammes.

État le 12. — La guérison est à peu près complète. Abaissement de la dose à 1 centigramme en trois jour.

Le quinzième jour, la malade va tout à fait bien. Elle retourne au Havre.

J'ai su, quatre mois après, que la guérison s'est maintenue.

Mai 1882. — Elle va bien.

TRENTE ET UNIÈME LEÇON

Folie tuberculeuse.

MESSIEURS,

Dans le cours des recherches que j'ai faites, il m'est arrivé de pouvoir observer des cas qui tiennent, d'une part, de la paralysie générale par quelques symptômes et par quelques lésions; d'autre part, de la folie simple monomaniaque par quelques signes, et qui cependant diffèrent de ces deux classes principales par leur nature, leur marche, et par les lésions anatomiques.

Ces cas doivent, ainsi que je vais vous l'exposer, être rattachés à la tuberculisation, et pourraient être désignés du nom de folie tuberculeuse.

Je ne prétends pas vous parler de faits qui n'ont jamais été entrevus. Je sais que la tristesse, une sorte de mélancolie, accompagne ordinairement la tuberculisation pulmonaire commençante; je sais que le délire est observé dans la méningite tuberculeuse, et qu'il y a un moment où l'on remarque, chez les enfants atteints de cette dernière maladie, moins de netteté dans les idées; je sais aussi que le délire a été décrit chez des tuberculeux dont l'affection est arrivée à une période avancée; mais je n'ai en vue qu'une variété de folie que j'appelle tuberculeuse. Je vous décrirai ses lésions spéciales, ainsi que les différences qui la séparent d'autres folies, tout en ne dissimulant pas les différences du diagnostic.

La *folie tuberculeuse* est *toujours de forme lypémaniaque;* elle suppose des antécédents héréditaires ou même personnels, tuberculeux ou névropathiques.

Les symptômes mentaux les plus importants consistent ordinairement, sinon toujours, en hallucinations, *de la vue surtout*, de nature terrifiante ou triste ; en agitation, en stupeur consécutives ; en violences, en menaces, en idées de suicide. Ces phénomènes mentaux sont quelquefois compliqués d'une céphalalgie lourde dont les malades parlent dans les moments d'amélioration.

J'ai examiné, avec le docteur Galezowski, les papilles optiques de l'une de ces malades qui avait des hallucinations de la vue et de l'amblyopie ; nous n'y avons pas vu de lésions. Les tracés sphygmographiques ne m'ont rien appris dans ces cas.

Je ne vous exposerai pas en détail toutes les formes secondaires que présente le délire de ces malades, et les idées variées de persécution qui les poursuivent ; de même que, dans les autres variétés de folie, il existe des conceptions délirantes primaires, et d'autres secondaires, tertiaires, etc.

Cette variété de folie s'accompagne quelquefois (et c'est là une de ses particularités) d'idées de satisfaction, de richesse, qui font qu'il est alors difficile de la distinguer de la paralysie générale ; ainsi, une malade parlait de 32 millions qu'elle avait payés ; elle parlait des princes d'Orléans, dont elle confectionnait « toutes les brosseries ». Mais cette femme n'a jamais présenté d'inégalité pupillaire, de trouble de la parole, de tremblement de la langue et des lèvres, de perte de la mémoire, et enfin de perte du sens de l'odorat, signe que je considère comme un des plus importants pour la reconnaissance de la paralysie générale au début, parce que, lorsqu'il existe, il est le résultat du ramollissement des nerfs olfactifs, consécutif lui-même à l'inflammation des méninges qui couvrent les circonvolutions satellites des nerfs olfactifs. En dehors de certaines conceptions délirantes, telles que ces idées de grandeur, que la croyance que son mari est fou ; qu'*il a*, selon son expression pittoresque, *passé par un champ de fèves*, cette malade était une monomane dans toute l'acception du mot.

La folie tuberculeuse se rapproche bien plutôt de la folie simple névropathique par ses symptômes, sa tournure d'ensemble ; mais, d'un autre côté, on observe des signes spéciaux, au point de vue de la détermination de lésions cérébrales et spinales, de nature tuberculeuse : ainsi, ces malades ont eu, ou bien ont du prolapsus de la paupière supérieure, des paralysies partielles et incomplètes d'un nerf de la face, des nerfs d'un membre supérieur. Ils ont encore des vomissements, des périodes de fièvre intense, de la fièvre le soir (jusqu'à 39 degrés dans l'aisselle) et des sueurs nocturnes.

La maladie procède par accès qui se reproduisent à des intervalles très variables, et dont la physionomie indique suffisamment, chaque fois, un état fébrile pendant les accès ; les pupilles sont dilatées.

J'ai vu deux de ces malades, dont l'affection ressemblait à la folie *névropathique*, présenter, à certains accès, de l'*amblyopie*, de l'*impossibilité* de distinguer les couleurs, en même temps que de la faiblesse du membre supérieur gauche, et de la fièvre.

Ces malades ont souvent des *abcès* de longue durée, à tendance fistuleuse, des caries osseuses de nature tuberculeuse, des eschares au *coude*, avec lésions de l'olécrâne ; leur maigreur est grande, la peau pâle, fine.

On constate au sommet des poumons des signes d'induration pulmonaire, et même de ramollissement du tissu.

La laryngite chronique est fréquente chez eux ; la poitrine est plus ordinairement étroite, les ongles hippocratiques.

Des symptômes graves du côté de la moelle épinière ont éclaté chez une de mes malades âgée de trente-huit ans, ils ont facilité mon diagnostic.

Elle présentait, depuis quinze jours à trois semaines, un état apyrétique, affirmé par deux médecins qui l'avaient soignée, un amaigrissement considérable, des hallucinations de l'ouïe, des idées tristes, suivies de tentatives de suicide, et de l'agitation excessive, alternant avec de la stupeur anxieuse, du prolapsus des paupières supérieures.

Je constatai, à mon premier examen, des signes d'infiltration tuberculeuse au sommet d'un poumon. Il survint des vomissements, une fièvre intense, et, plus tard, une parésie partielle d'un membre ; de l'hyperesthésie spinale très vive, des douleurs en ceinture, de l'hyperesthésie *croisée* excessive du membre inférieur droit et du membre supérieur gauche ; de la précipitation et une irrégularité considérable des battements du cœur, et des syncopes de la nature la plus grave, symptômes qui me permirent d'affirmer qu'une poussée tuberculeuse spinale était venue compliquer la tuberculisation cérébrale. L'autopsie le démontra après deux mois et demi de maladie. Voici les dessins faits sur les pièces fraîches :

Première forme de lésions. — Je pus observer chez elle une *première forme* des lésions anatomiques de cette folie. De la méningite était plus spécialement manifeste au niveau des circonvolutions pariétales. On trouvait quelques tubercules miliaires, arrondis, demi-transparents, grisâtres, du volume de petites têtes d'épingle, dans l'épaisseur de la pie-mère qui longe la scissure de Sylvius (leur siège de prédilection), et d'autres dans l'espace interpédonculaire. Il en existait encore dans la pie-mère qui tapissait la face postérieure de la moelle épinière (régions cervicale et dorsale) ; cette membrane était notablement hyperhémiée, mais peu épaissie dans les parties même où je trouvai du tubercule.

Deuxième forme de lésions anatomiques. — La *méningite* chronique peut exister chez les malades sans qu'on trouve des granulations miliaires dans la pie-mère, mais j'en ai rencontré dans la substance corticale.

J'ai consigné ici quelques détails empruntés à la relation d'une autopsie présentée à la Société anatomique en 1872, en mon nom et au sien, par M. Hanot, alors interne des hôpitaux, attaché à mon service.

Cette relation montre des lésions cérébrales dont l'existence et la nature n'auraient pu être soupçonnées sans le microscope. (Obs. I.)

Troisième forme de lésions anatomiques. — La *lésion tuberculeuse* s'est présentée à moi sous une *troisième* forme, en petites masses, du volume d'un pois, qui s'étaient creusé une loge dans la substance corticale. Outre les lésions *cérébro-spinales*, ces aliénés offrent des lésions viscérales et osseuses de nature tuberculeuse.

Les faits que je viens de vous exposer m'ont paru présenter un certain intérêt, et par l'appui qu'ils apportent aux opinions controversées de M. Moreau (de Tours), et par leur importance propre.

M. Moreau s'est efforcé, en effet, dans ses travaux sur la psychologie morbide et sur l'hérédité, de faire ressortir l'influence héréditaire de la phthisie sur le développement de la folie. Cette pensée, déduite avec réflexion de nombreuses observations, a été tout d'abord rejetée comme hypothétique; mais l'attention avait été attirée sur ce point de doctrine, et un nombre suffisant de médecins en ont, depuis, reconnu la justesse.

Il est à noter que la folie et la phthisie présentent quelquefois une alternance véritable.

Nous avons tous pu observer des cas d'individus guérissant de la folie pour mourir de phthisie pulmonaire, et réciproquement. Guislain a vu une femme qui, à la suite d'une grande frayeur, tomba dans une mélancolie avec stupeur qui dura quatre ans : au bout de ce laps de temps, elle fut prise de phthisie pulmonaire, et la folie cessa. L'alternance se reproduisit trois fois.

J'ai vu moi-même une jeune femme qui, à deux reprises différentes, offrit les symptômes les plus graves de tuberculisation pulmonaire aiguë, et qui, à deux fois, fut prise de folie lypémaniaque suraiguë, en même temps que les symptômes pulmonaires graves cessaient.

Schröder van der Kolk a donné de ces faits une explication qui paraît bien hypothétique, et que mes recherches anatomo-pathologiques n'ont point confirmée.

Pour lui, la folie, ainsi que la tuberculisation pulmonaire, sont la conséquence d'un excès d'excitabilité du bulbe et du pneumogastrique.

De même que la maladie de poitrine doit être alors considérée, dit-il, comme le symptôme périphérique d'une affection de la moelle allongée, aussi bien que la glycosurie, de même la folie est, dans ces cas d'alternance, la conséquence d'un état morbide du bulbe.

L'explication, toute ingénieuse qu'elle est, ne me semble pas pouvoir tenir devant les faits nombreux de délire et de folie cédant momentanément à une affection intercurrente fébrile non tuberculeuse, à une fièvre éruptive, à un rhumatisme articulaire aigu, à une suppuration abondante, et devant les observations où l'on constate en même temps des phénomènes pulmonaires et cérébraux, et enfin devant ces résultats des autopsies que j'ai faites dans ces cas de folie, à savoir : que les poumons, le cerveau et ses enveloppes sont atteints de tubercules pulmonaires. Il y a, du reste, des faits d'alternance apparente qui peuvent dépendre d'une plus grande intensité passagère des phénomènes dans un organe ou dans un autre.

Morel a observé aussi deux cas de folie chez les tuberculeux, et il pense que le trouble mental peut tenir aux désordres que la difficulté de la respiration doit amener dans la circulation et dans la nutrition du cerveau, et parfois à une méningite tuberculeuse; mais Morel pensait surtout que la folie pouvait survenir chez des phthisiques épuisés par des hémoptysies et des hémorrhagies, et tel n'est pas le mode pathogénique qui fait l'objet de ma leçon.

A la réalité d'une folie tuberculeuse, déterminée *primitivement* par la tuberculisation, on pourrait m'opposer que j'ai observé quelques-uns de ces aliénés, devenant vers la fin, et par le fait des progrès de la maladie, atteints de tubercules pulmonaires.

Ce ne sont pas ces cas que j'ai en vue, mais seulement *ceux* où, dès l'origine de la folie, et bien avant la cachexie qu'elle amène à la longue chez quelques malades, l'aliénation mentale et la phthisie pulmonaire marchent de pair, et viennent vous confirmer une fois de plus ce grand principe d'observation découvert par Louis, que les poumons présentent toujours du tubercule lorsqu'il en existe dans d'autres organes.

Les faits dont je parle n'ont pas davantage de rapport avec le cas de paralysie générale, où l'on observe, sur l'épendyme des ventricules latéraux et du quatrième ventricule, les granulations transparentes fines décrites par Joire.

Cet exposé historique et critique me semble laisser entière cette variété de folie tuberculeuse qui, avec ses caractères anatomo-pathologiques, se rapproche de la méningite tuberculeuse plus que du tubercule isolé, et qui la font ressembler, à ce point de vue anatomique, à la paralysie générale, quoiqu'elle en diffère par ses symptômes.

Les recherches anatomiques récentes de Grancher et de Thaon, sur le tubercule et sur l'inflammation spéciale dont il est la manifestation, m'autorisent, du reste, à penser que les malades seraient probablement devenus paralytiques généraux, si la maladie inflammatoire cérébrale n'avait pas trouvé chez eux un terrain favorable au développement du tubercule; et, comme appui à mon opinion, j'ajouterai que ces aliénés présentent de temps en temps de l'excitation cérébrale, des violences subites, des cris, sans rapport avec des hallucinations, qui sont le fait de congestions cérébrales, qui s'accompagnent de *fièvre*, et qui présentent de l'analogie avec certaines poussées congestives que l'on observe chez des paralysés généraux.

Le traitement qui réussit le mieux consiste en applications de vésicatoires permanents à la nuque et à l'occiput, préalablement rasés; en préparations sédatives du cœur et du système circulatoire.

Mais l'état aigu et le délire même passés, les malades conservent un état d'infériorité mentale qui les rend incapables de rentrer dans la société ou d'y reprendre avec fruit leurs occupations. Il survit une sorte d'enfantillage. La spontanéité, l'esprit d'initiative manquent; leur physionomie reste tout à la fois étonnée et mélancolique; leur maintien est raide et sans souplesse, et, enfin, tout en reconnaissant qu'ils ont été malades, ces aliénés se souviennent incomplètement de leurs hallucinations et de leurs conceptions délirantes passées.

En résumé, il existe une variété de folie tuberculeuse des adultes, caractérisée par du délire lypémaniaque, des hallucinations de la vue seulement, des conceptions délirantes de nature triste qui poussent les malades au suicide, rarement par des idées de richesse, et qui se reconnaît, d'un autre côté, à des symptômes appartenant à la méningite tuberculeuse, tels que des parésies partielles de la face et des membres, à la tuberculisation des poumons et des os, et à la méningite spinale tuberculeuse; ou bien les lésions anatomiques sont comparables à celles de la paralysie générale; mais elles s'en distinguent par l'existence de granulations tuberculeuses dans les capillaires de la substance corticale; ou bien les altérations anatomiques sont celles de la méningite cérébro-spinale tuberculeuse; ou bien encore elles consistent en petites masses tuberculeuses isolées visibles à l'œil nu dans la substance corticale.

Cette variété de folie peut être arrêtée dans sa marche, mais les malades conservent de l'infériorité mentale qui atteste que la substance cérébrale a subi une lésion définitive.

Cette variété de folie n'a aucun rapport avec la folie qui survient chez les malades atteints de tuberculisation pulmonaire à une période avancée de leur affection. Les lésions sont alors celles que j'ai décrites plus haut (1) et dans mon mémoire lu à l'Association pour l'avancement des sciences (2).

Voici quatre observations à l'appui :

Obs. I. — *Folie héréditaire.* — *Tuberculose cérébrale, pulmonaire et osseuse.* — *Folie lypémaniaque.* — *Hallucinations.* — *Quelques idées de grandeur.* — *Agitation excessive.* — *Formation de nombreux abcès.* — *Mort.* — *Autopsie.* — *Tubercules pulmonaires cérebraux, osseux, méningo-encéphalite tuberculeuse.* (Pl. V, fig. 5.)

La nommée R..., âgée de trente-huit ans, est entrée, dans mon service de la Salpêtrière, le 10 avril 1872, dans un état d'agitation des plus grandes. — Sa taille est moyenne ; elle est maigre, très mobile, parle continuellement à voix basse. Le crâne est petit, rond ; les oreilles sont fines; la gauche surtout est comme évidée. Les traits sont réguliers; les pupilles égales, contractiles, moyennes ; la vue, l'ouïe et l'odorat sont normaux.

La langue tirée hors de la bouche ne tremble pas. Pas de ganglions cervicaux postérieurs; la force musculaire des membres est grande.

Pas d'hyperesthésie le long de la colonne vertébrale. Ecchymoses nombreuses sur le tronc. Pas de souffle anémique ni organique au cœur ni au cou. Difficulté d'examiner les sommets des poumons. Pas d'augmentation du volume du foie. La miction urinaire et la défécation ne présentent rien d'anormal.

La parole est très nette. La malade parle de machinations dont elle a été l'objet, de gens qui la poursuivent, de voix qu'elle entend, de coups de pied, de violences dont elle a été l'objet.

Elle passe très rapidement d'un sujet à un autre, elle parle de quatre commissaires. « On m'a tuée, dit-elle, on m'a étranglée. » Puis elle parle de son mari, avec lequel elle a toujours été heureuse, riche, en travaillant toujours chez des personnes bien élevées.

De temps en temps, elle pleure à chaudes larmes, « dit que son mari est tombé en enfance *d'un seul coup.* » Il a reçu un coup à la tête, et puis aussi, c'est, dit-elle, la fermentation des fèves. »

Elle nous explique cette expression en disant que la fermentation des fèves donne des congestions cérébrales et qu'elle a lieu au printemps. « Ça fait, ajoute-t-elle, tomber d'apoplexie foudroyante les gens ahuris et faibles d'esprit. »

Elle nous dit que sa mère est morte de fluxion de poitrine ; son père, d'une tumeur du foie; qu'elle est l'aînée de six enfants; qu'elle a une sœur avec laquelle elle est brouillée ; puis elle interrompt ce récit pour nous parler du duc d'Aumale, du prince de Joinville, « dont elle confectionne toutes les brosseries. » Elle n'a aucunement conscience de son état maladif.

(1) Voy. p. 98.

(2) *Association française pour l'avancement des sciences : Congrès de Bordeaux* (1872).

Diamètre antéro-postérieur maximum		163 millim.
— bipariétal —		141 —
Courbe occipito-frontale totale		300 —
Circonférence horizontale totale		550 —
— — à sa partie antérieure.		250 —
Température en arrière de l'oreille droite	35°,4	
— — de l'oreille gauche	34°,8	
— axillaire	37°,2	

J'apprends quelques jours après, par son mari, qu'un de ses frères s'est asphyxié étant fou, qu'une de ses sœurs a eu des attaques convulsives et a été aliénée pendant huit jours; qu'elle-même a eu une pleurésie à droite; qu'elle a toujours été chétive; qu'elle a toujours été excessivement portée aux plaisirs sexuels; qu'elle est bavarde; que son langage est exalté. Aménorrhée depuis onze ans. Pendant le siège, elle a commencé à parler d'une façon incohérente et intempestive, à voir la nuit des fantômes et un homme qui devait l'arrêter: elle s'est encore exaltée pendant la Commune.

Traitée par les bains. Aggravation depuis trois mois. Enfin, il y a quinze jours, elle s'est livrée à des violences envers son mari, contre sa sœur, contre un jeune apprenti.

Il y a dix jours, elle a eu des hallucinations très intenses de la vue; s'est livrée avec son mari à des plaisirs sexuels effrénés; et le lendemain, elle s'est laissée aller en public à des actes impudiques vis-à-vis de jeunes garçons. Elle a dit, en dernier lieu, à son mari, qu'elle avait gagné 32 millions (c'était 32 sous).

Traitement. — Bains, injections sous-cutanées de morphine. Application d'un vésicatoire à la nuque, préalablement rasée.

15 avril. — Je constate aux sommets pulmonaires des râles fins et disséminés, et des signes d'induration pulmonaire peu avancée.

13 mai. — Même agitation. Diarrhée abondante.

5 juin. — N'est plus agitée.

12 juin. — Œdème des deux jambes. Urine anémique, non albumineuse, mais renfermant beaucoup de chlorure de sodium.

17 juin. — Râles sous-crépitants à la partie antéro-supérieure du poumon droit. Souffle tubaire à la partie postéro-supérieure du poumon gauche.

18 juin. — Agitation grande. Temp. axill., 38 degrés.

Je constate l'existence d'un abcès au coude droit, et l'abcès ouvert, de la carie de l'olécrâne.

22 juin. — Plusieurs abcès sous-cutanés, du volume d'une noix, se sont formés à l'épaule droite, à la fesse gauche, à la cuisse droite. Fièvre. Langue sèche, fuligineuse; diarrhée et vomissements alternatifs. Amaigrissement considérable. Appétit conservé.

24 juin. — Formation de nouveaux abcès au cuir chevelu et dans le tissu cellulaire des membres. Même état des poumons.

29 juin. — État général aussi grave; même agitation. Nouveaux abcès dans les membres inférieurs.

La température oscille entre 37°,8 et 38°,5, le pouls entre 90 et 116. Mêmes craquements aux sommets pulmonaires.

2 juillet. — Maigreur considérable. Langue fuligineuse. Temp. axill., 38°,7. Voix éteinte. Parotidite à droite.

Mort dans la journée.

Autopsie. — Dure-mère et arachnoïdes cérébrales saines.

On observe des adhérences partielles des méninges à la substance corticale. Ces adhérences n'existent pas plutôt dans les lobes antérieurs que dans les lobes moyens et postérieurs, et chacune occupe une petite surface.

La pie-mère présente encore un certain nombre de petites granulations blanchâtres disposées le long des vaisseaux.

Au niveau des adhérences pariétales, les méninges présentent de toutes petites taches de rouille qui, au microscope, sont constituées, d'une part, par une grande quantité de vaisseaux enroulés dans les parois desquels existent des noyaux fusiformes que le carmin colore, et, d'autre part, par des noyaux et des corps fusiformes que le carmin colore aussi.

Quelques-uns des capillaires présentent des dilatations ampullaires de la totalité ou d'une partie des vaisseaux.

L'examen au microscope de la substance corticale que l'on trouve adhérente aux méninges, préparée et durcie par les procédés classiques, renferme des noyaux et des corps fusiformes libres ou logés dans les parois vasculaires, qu'ils épaississent considérablement. Ce sont des noyaux accumulés qui constituent, pour la plus grande part, les granulations de la pie-mère signalées.

Quelques préparations de cette substance corticale fronto-pariétale m'ont fait découvrir enfin des *tubercules miliaires* accolés aux capillaires, faisant corps avec eux, empiétant sur leur canal, et constitués, comme vous le savez, par une agglomération de corps fusiformes et de matière granuleuse, et ayant forme de corps ronds, à centre plus obscur que la périphérie.

En dehors des points où l'on voit ces tubercules, les parois des capillaires sont épaissies par des noyaux et des corps fusiformes disséminés ou en amas.

Un certain nombre de cellules cérébrales sont déformées, atrophiées, pigmentées.

Pas d'athéromes des vaisseaux de la base. Cœur sain.

Dans les deux poumons, mais surtout aux sommets, granulations grises disséminées; pas de cavernes. Des deux côtés, dans le cul-de-sac diaphragmatique de la plèvre, au niveau des deux ou trois dernières côtes, vers le milieu de l'arc costal, sur une étendue de 4 à 5 centimètres environ, adhérence intime du poumon, par l'intermédiaire des feuillets pleuraux, à la face interne des côtes correspondantes.

A droite, les trois dernières côtes, au même niveau, c'est-à-dire à leur portion moyenne, sont profondement altérées sur une même étendue de 4 à 5 centimètres ; les bords, les faces, sont rugueux par place; diminution de la largeur et de l'épaisseur; tissu raréfié, friable. En d'autres places, la plaque osseuse est épaissie par hyperostose ; en quelques endroits, au niveau d'une sorte de nœuds d'épaississement, on trouve les côtes creusées de petites cavités du volume d'un gros pois, et analogues aux petites cavités qu'on observe dans les vertèbres atteintes de dégénérescence tuberculeuse ; à gauche, les deux dernières côtes seulement sont altérées de la même façon, et sur une étendue de 3 centimètres.

Ces côtes baignent dans une poche de pus verdâtre, épais, formée en dedans par leur face antérieure dénudée, en dehors par les fibres correspondantes du muscle grand oblique.

Nulle part, ces abcès ossifluents ne communiquent avec la cavité pleurale, ni avec le tissu cellulaire sous-cutané.

Les reins présentent la lésion suivante : Dans la substance corticale, à peu près à égale distance de la périphérie de l'organe et de la base des pyramides, se trouvent quelques petites masses sphériques du volume d'un pois environ, constituées par une substance semi-liquide jaunâtre; le microscope n'y décèle que des cellules de pus. Dans le tissu conjonctif qui les enveloppe, il existe une prolifération nucléaire très accentuée.

Les *deux apophyses* olécrâniennes sont érodées, recouvertes d'un pus visqueux, verdâtre, qui s'est insinué autour et en dehors des ligaments latéraux de l'articulation. Pas de pus dans les articulations.

Parotide droite infiltrée de pus.

Le sang n'offre pas de modifications appréciables dans sa coloration et dans sa fluidité; l'examen microscopique n'y offre rien de particulier.

OBS. II. — *Folie tuberculeuse lypémaniaque, avec hallucinations et idées de suicide. — Mort par pendaison. — Lésions tuberculeuses méningées, cérébrales, pulmonaires et laryngées.* (Pl. V, fig. 6.)

La nommée Col..., âgée de vingt-neuf ans, est entrée le 9 janvier 1873 dans mon service à la Salpétrière.

Son mari m'apprit que sa santé avait été satisfaisante jusqu'au siège de Paris par les Prussiens, mais qu'elle a eu de grandes privations à supporter; qu'elle a subi de nombreux malaises en attendant à la porte des marchands; qu'elle a vécu pendant plusieurs semaines de pain, d'ail et de suif, afin de laisser la viande à sa fille. Sa santé physique en a été très ébranlée.

Le premier trouble de l'intelligence remonte à la fin du siége; elle a dit à son mari qu'elle venait de voir son *père*, lequel est mort depuis un grand nombre d'années. Puis il survint des hallucinations de l'ouïe; elle se crut empoisonnée.

Elle fut placée une première fois à Sainte-Anne en 1871, dans un état que l'on a appelé *mélancolie*. Elle en est sortie au bout de quinze jours; mais depuis elle a conservé un fond mélancolique, s'exaspérant de temps en temps aux périodes menstruelles.

Enfin, il y a quinze jours, elle s'est précipitée sur une de ses voisines et l'a frappée d'un coup de hache.

Son mari me dit en outre que sa femme tousse et a la voix voilée depuis plusieurs années. Elle est enceinte de cinq mois. J'entends bien le bruit du cœur fœtal.

Son père et sa mère sont en bonne santé.

La malade, au moment où je l'examinai, était tranquille, très pâle. Elle me dit qu'elle a été amenée ici non pour cause de maladie, mais parce qu'elle a frappé une voisine. Comme j'insistai pour savoir la raison de cette violence, elle me répondit : « C'est la folie, sans doute. » Elle me dit que cette femme ne lui a jamais fait de mal, qu'elle ne l'a jamais entendue lui dire des injures.

La physionomie de la malade était préoccupée, la parole brève, mais parfaitement nette, la voix enrouée comme dans les affections chroniques du larynx; la mémoire normale, Tête bien conformée; pupilles égales; ouïe et vue normales. Plusieurs ongles ont la forme dite hippocratique.

Le sommet droit de la poitrine présente à la percussion une très légère diminution de sonorité, et le murmure respiratoire est un peu rude.

Je diagnostiquai une folie lypémaniaque d'origine tuberculeuse, me fondant sur le fait de violences subites; violences dont la malade se souvenait (ce qui exclut l'idée d'épilepsie), et qui résultaient d'excitation cérébrale que des hallucinations produisaient en partie. Or, l'excitation cérébrale me parut être chez cette femme le fait de congestion, et eu égard à la diathèse tuberculeuse dont elle présentait des manifestations, cette congestion me sembla être de nature tuberculeuse.

J'émis, à mon cours, l'opinion que la maladie présentait des points de rapprochement avec la paralysie générale, à cause des réponses éminemment niaises, mais que le terrain était plus favorable à la tuberculisation.

La grossesse se passa sans accident. Elle accoucha le 14 août 1873, debout, d'une belle petite fille, sans prévenir personne, de sorte que l'enfant tomba à terre. L'accouchement n'amena aucune modification mentale.

Le 1er juillet elle frappa l'interne de service avec une grosse pierre.

Le 1er octobre elle s'est pendue.

L'autopsie présente une vascularisation intense des méninges.

L'ablation des méninges qui recouvrent l'hémisphère gauche du cerveau amène en trois à quatre endroits, au niveau des circonvolutions pariétales, quelques débris de substance corticale, débris du volume de grains de chènevis.

A la partie interne du lobe occipital gauche, on aperçoit, sur une circonvolution, une saillie arrondie, d'une couleur légèrement jaunâtre, qui n'adhère pas aux méninges; mais la circonvolution qui lui est antérieure tient légèrement par des fibrilles à la méninge, qui est un peu épaissie. Cette circonvolution est évidemment plus vascularisée que normalement et un peu molle.

Dans les méninges qui recouvrent la partie postérieure de la première frontale et la partie interne de la première frontale ascendante gauches, on voit en quatre points des granulations grisâtres, légèrement dures; elles se trouvent toutes le long des sillons ou des vaisseaux. Rien de semblable dans l'hémisphère droit. Piqueté général de la substance blanche. Pas de granulations dans les ventricules.

A la face supérieure de la moelle lombaire on voit quelques petits corps étoilés, accolés à l'arachnoïde.

Un ventricule du larynx présente une granulation du volume d'un grain de millet exactement située sur la corde supérieure gauche.

La muqueuse d'une bronche de moyen calibre présente une semblable granulation. Pas de tubercules pulmonaires ni de cavités. Nous ne trouvons qu'en un seul point une petite masse plus ferme que le reste, mais sans caractères bien définis.

L'examen microscopique d'une parcelle de la substance qui s'est arrachée en détachant la méninge de l'hémisphère gauche, et qui a séjourné pendant plusieurs jours dans une solution d'acide chromique au 3000e, permet de constater un amas de nombreux noyaux ovoïdes, teintés par le carmin, pourvus de nucléoles, accolés à une partie de substance cérébrale.

Obs. III. — *Tubercules cérébraux et pulmonaires. — Folie tuberculeuse lypémaniaque. — Hallucinations. — Parésie partielle de la face et d'un membre supérieur. — Arrêt de la maladie, mais diminution définitive de l'intelligence.*

La nommée Des..., vingt et un ans, couturière, est entrée dans mon service de la Salpêtrière le 27 mars 1872, dans un état de folie lypémaniaque accompagné d'hallucinations de l'ouïe et de la vue, et porte les traces d'un long état maladif.

La peau est décolorée; la maigreur est très grande. On est frappé par un strabisme interne de l'œil gauche, la déviation à droite de la lèvre supérieure, le relèvement et l'augmentation de profondeur du sillon naso-labial droit, ce qui donne à sa physionomie un air dédaigneux.

Pas de déviation de la langue ni de la luette. Sur les amygdales et le voile du palais quelques traces de muguet. Dysphagie pour les liquides. Engorgement ganglionnaire sus-hyoïdien.

Diminution de sonorité notable à la partie la plus externe des fosses sous-claviculaires et sus-épineuses droites; retentissement exagéré de la voix en ce point. Pas de bruits cardiaques anormaux. Rien de particulier du côté du foie et de la rate.

Eschare du diamètre d'une lentille à la fesse droite. Elle laisse aller sous elle l'urine.

Un peu de douleur à la pression dans la fosse iliaque droite.

Il est très difficile d'obtenir de la malade la moindre réponse, et encore ses réponses sont-elles faites à voix basse. Le plus souvent elle ne paraît pas comprendre. Elle reste constamment dans un état voisin de la stupeur. Elle a eu encore des hallucinations de la vue : elle voit des boules, des ombres, des fantômes. Cependant elle sait venir de l'hôpital Saint-Antoine, y être restée six semaines, mais ne peut donner aucun détails sur sa maladie ; dit entre autres choses qu'elle a une sœur, sa mère (*sic*).

J'apprends de sa sœur les renseignements héréditaires et personnels suivants : Père et mère bien portants, non cousins; dix frères et sœurs en bonne santé.

La malade a toujours été chétive, mais n'a jamais été malade avant il y a trois mois. Elle était bonne ouvrière, intelligente. Son hygiène était très mauvaise; elle mangeait peu ou bien des riens, de la salade, jamais de viande. Sa vie était régulière. A eu un abcès dans la bouche qui a duré longtemps.

Il y a six semaines, elle est entrée à l'hôpital Saint-Antoine pour cet abcès, et pour des vomissements alimentaires. Elle est sortie de l'hôpital après une quinzaine de jours, mais elle a eu chez sa sœur de nombreux vomissements, du trouble de la vue; elle a cessé de pouvoir distinguer les couleurs et a été prise de diarrhée. Au bout de huit jours, elle a été de nouveau replacée à Saint-Antoine pour la diarrhée, les vomissements et les troubles de la vue; y est restée trois semaines et a été envoyée de là dans mon service.

Pendant ce second séjour à Saint-Antoine, elle a été prise de parésie complète du membre supérieur gauche. Elle est tombée depuis sept jours dans un grand abattement, s'est refusée à boire et à manger, a cessé de répondre aux questions ; mais n'a pas présenté d'agitation. En raison de son état de faiblesse, je lui ai donné du vin de quinquina.

Le diagnostic que je portai fut : *tubercules cérébraux et pulmonaires*, *folie lypémaniaque*. Je m'appuyai sur l'existence des parésies partielles portant sur le nerf moteur oculaire externe gauche et le nerf facial gauche, sur l'existence antérieure de troubles de la vue, de vomissements, d'une parésie du membre supérieur gauche seul, et sur la concordance de lésions pulmonaires au sommet.

L'examen ophthalmoscopique, fait de concert avec M. Galezowski, ne nous fit découvrir dans les deux yeux, rien autre chose qu'un peu d'injection anormale des deux papilles.

10 mai. — État mental satisfaisant : n'a plus de paralysie faciale depuis le 16 avril. Physionomie un peu mélancolique et niaise à la fois. Elle a encore un peu de faiblesse du membre supérieur gauche.

22 octobre. — Un peu d'agitation depuis deux jours. On la voit aller et venir dans un état d'égarement. Aménorrhée depuis son entrée ici.

27 octobre. — Menstruation pendant vingt-quatre heures. Elle se rappelle le temps qu'elle a déjà passé ici et les vomissements dont elle a été affectée; elle se souvient de son séjour à Saint-Antoine. Elle travaille à la couture, mais elle gagne peu ; son intelligence est notablement affaiblie ; elle est devenue niaise, présente quelques caractères d'un enfant. Elle accueille bien sa sœur; elle est affectueuse. Elle serre également des deux mains; n'est plus faible du membre supérieur gauche.

Les mouvements de tout le corps sont niais et gauches. Il existe encore de la diminution de sonorité au sommet droit. L'expiration y est nettement prolongée. Pas de râle. Pas de sueurs la nuit.

La malade est envoyée à l'asile de Blois.

Obs. IV. — *Folie tuberculeuse de forme lypémaniaque, accompagnée d'hallucinations.*

La nommée F..., vingt-cinq ans, domestique, est entrée le 20 janvier 1872 dans mon service de la Salpêtrière, dans un état d'agitation excessive. Elle tournait la tête de côté et d'autre, fixait, en faisant la moue, l'infirmière qui l'accompagnait ; puis elle frappait brusquement du pied le plancher, se levait, se mettait en colère, cherchait à frapper le poêle, regardait du côté de la fenêtre, et disait alors des mots grossiers. Elle s'agitait surtout en jetant les yeux du côté de la fenêtre, *nous disait qu'il fallait les fendre.* Tout en prononçant ses paroles, elle frappait du pied le parquet.

Depuis son arrivée, elle a cherché à frapper d'autres malades, et à d'autres, inoffensives, elle a fait des menaces.

A ma demande, comment elle s'appelait, elle me répondit en criant très fort :

— *Trouve, devine.*

— Quel âge avez vous ?

— *Pal, pal, pal.*

— Avez-vous votre père et votre mère ?

— *Dis non, non, non, non, jaune, jaune, bleu.*

— Y a-t-il longtemps que vous êtes malade ?

— *Tires-les fort fort à la glace.*

— Où est votre père ?

— *Et où est-il, parle, cherche, tu le trouveras.*

— Quand avez-vous eu vos règles ?

— *Cherche, tu trouveras, cherche.*

— Avez-vous une sœur ?

— *Je n'en sais rien ; d'abord, ça ne vous regarde pas ; f.....-le à la porte.*

Les traits sont réguliers : les lèvres épaisses; les oreilles symétriques, fines; les pupilles égales ; le nez gros. La voix est très enrouée. Pas d'ataxie de la langue. Parole nette. Engorgement ganglionnaire de chaque côté du cou.

Pas de douleurs spinales ; pas de taches sur le corps. Pas d'engorgement ganglionnaire inguinal. Rien de bien particulier au moment de son entrée du côté du cœur et des poumons, sauf un peu de diminution de sonorité et de retentissement exagéré de la voix au sommet du poumon droit.

Temp. axill., 36°,8. — Temp. rect., 37°,6. — Temp. en arrière de chaque oreille, 36 degrés.

J'apprends par une de ses sœurs que la santé de la malade a été bonne jusque un an après le siège de Paris ; mais qu'étant allée passer le temps du siège dans son pays, elle y a perdu son père, et y a eu des discussions irritantes d'intérêt avec ses frères et avec ses sœurs.

Rentrée à Paris, elle se logea dans la même maison qu'avant le siège, mais elle parut aux personnes qui la connaissaient déjà avoir changé de façon d'être ; elle se mit à parler beaucoup, à danser sans raison.

Elle a écrit au maire de son pays et à sa famille des lettres irritées.

Elle se plaignait à tous ceux qu'elle rencontrait de ses parents ; cessa de dormir ; se plaignit souvent de douleurs dorsales et se mit à tousser.

Elle a quitté son logement il y a quelques jours pour se faire soigner à l'hôpital, mais n'y put être admise, et c'est dans les rues de Paris qu'elle a été arrêtée en état de vagabondage.

Je portai le diagnostic : *Folie lypémaniaque liée à de la tuberculose cérébrale.*

Je fis appliquer à la nuque, préalablement rasée, un vésicatoire permanent. — Sulfate de quinine, 1 gramme par jour, pendant trois jours. L'agitation ne cessa pas pendant cinq jours.

1er février. — Je la trouvai frissonnant, claquant des dents. Temp. axill., 38 degrés. Elle toussait et crachait des mucuosités épaisses. Fièvre le soir.

2 février. — Temp. axill., 38 degrés.

3 février. — Temp. axill., 37°,3. Très agitée ; dit toute la journée : *droite, gauche.*

5 février. — Elle parle dans son délire, de chien, etc., et elle crie.

6 février. — Est calme, abattue. Paroles incohérentes. Temp. rect., le matin, 38 degrés. — Temp. rect., le soir, 39 degrés.

8 février. — L'auscultation des fosses sus-épineuses et sous-claviculaires droites permet d'y constater un retentissement considérable de la voix et quelques râles bulbaires, et la percussion de la submatité dans une étendue très limitée. Pouls, 88. — Temp. axill., 38°,4.

Crachats muqueux, épais, un peu rosés, finement aérés. Même incohérence de langage. Elle a commis hier un acte de violence contre une personne du service. — Vésicatoire à la région sous-claviculaire droite (à entretenir).

10 février. — Moins d'agitation.

11 février. — Pouls à 70.

14 février. — Grande agitation. Violences. Injures grossières. Râles sous-crépitants dans la fosse sus-épineuse droite.

17 février. — Même état. — Appliquer un vésicatoire permanent à la région occipitale, préalablement rasée ; 2 grammes d'extrait de haschisch.

19 février. — État de somnolence depuis la prise du haschisch.

20 février. — Amélioration de l'état du poumon. Est un peu calmée.

23 février. — La prise du haschisch amène toujours du calme ; mais les paroles sont toujours incohérentes.

Avril 1872. — État tantôt calme, tantôt agité. — Même traitement.

Mai. — Prédominance de la stupeur depuis mai. Par moments, et surtout le soir, un peu de fièvre. — Temp. axill., 38 degrés, souvent le soir ; 30 centigrammes d'extrait de haschisch.

Octobre. — La malade, qui est restée dans la stupeur depuis mai, commence à répondre à quelques questions. — Les vésicatoires ont été maintenus, et la dose de haschisch abaissée à 20 centigrammes.

Le 11 octobre. — Elle me dit que, lorsqu'elle était malade, elle voyait des femmes qui lui faisaient peur, mais qu'elle ne les voit plus. Elle accuse de la lourdeur de tête. — Suppression du haschisch ; caféine, 38 centigrammes ; une tasse d'arnica par jour.

2 novembre. — Elle vient me trouver, se plaignant de céphalalgie. Elle est en sueur et tremble. Temp. axill., 38 degrés. Pouls, 108. Brusquement, elle se lève, frappe du poing sur la table, et dit : *Je veux me marier.* — Vésicatoire à l'occiput.

3. — Face rouge; peau brûlante; stupeur. Temp. axill., 38 degrés; a laissé aller sous elle pendant la nuit.

4. — Pouls, 120. Temp. axill., 38 degrés. Elle marmotte des mots incompréhensibles et fait des grimaces; me dit souffrir dans la région frontale. — Digitaline Nativelle, 3 granules de 1/4 de milligr. chaque.

5 novembre. — Pouls 76. — Temp. axill., 37°,4. Un arrêt toutes les quatre ou cinq pulsations. Indique toujours qu'elle souffre de la tête. — Trois granules.

8. — Pouls, 68. — Temp. axil., 36°,8; intermittences dans le pouls.

9. — Pouls, 64. La malade sourit à mon approche et elle me parle de sa douleur de tête.

10. — Deux granules.

11. — Répond assez bien à des questions que je lui fais sur l'emploi de son temps et sur les aliments qu'elle a pris hier. — Deux granules.

12. — A raconté qu'elle a vu des hommes qui lui faisaient peur. Temp. axill., 38°,8. — Pouls, 60. — Injections sous-cutanées de 6 milligr. de chlorhydrate de morphine à l'avant-bras et deux granules de digitaline.

14. — La malade se prête à l'injection (5 milligr.). — Pouls, 56. — Deux granules.

16. — Même céphalalgie. — Injection sous-cutanée (7 milligr. 1/2).

18. — Épistaxis abondante.

19. — Injection sous-cutanée (9 milligr.). — Deux granules.

20. — Pouls, 44. — Temp. axill., 36°,7. — Injection sous-cutanée (12 milligr.).

24. — Les injections à dose croissante sont faites tous les jours. La malade fait attention à ce qui se passe autour d'elle.

9 décembre. — La dose de morphine est de 2 centigr. par jour et celle de digitaline de un quart de milligr. La malade n'a plus l'apparence de la stupeur. — Même traitement.

23. — Elle tend la main à l'infirmière de service. Pouls, 56. — Continuer les injections de morphine, dont la dose quotidienne est en ce moment de 24 milligr.

25 janvier 1873. — Elle travaille à la couture. Pouls, 60. Une intermittence toutes les quinze secondes. Ce dernier fait est constant depuis l'usage de la digitaline. La dose de morphine est de 3 centigr. Cesser la digitaline.

28. — La dose de morphine a été portée progressivement à 6 centigr.

Avril. — La dose de morphine a été portée progressivement à 12 centigr.

Mai 1873. — Dose de morphine, 15 centigrammes. La malade a la physionomie éveillée; elle travaille.

De mai à septembre, même dose.

Septembre. — La malade nous dit qu'elle n'a plus la moindre hallucination. Elle ne se souvient pas des hallucinations, en particulier, qu'elle avait au moment de son entrée, mais elle a exactement conscience de son état de maladie antérieure. Sa physionomie est éveillée, ses réponses faciles, rapides. Elle travaille et s'occupe. Elle conserve seulement en elle quelque chose de gauche, d'emprunté. Son sourire est un peu niais; elle fait tout ce qu'elle peut pour être aimable, gracieuse, mais il manque quelque chose pour que l'expression réponde à sa volonté et à ses désirs.

Décembre. — Sortie de la malade dans un état des plus satisfaisants.

EXPLICATION DES PLANCHES.

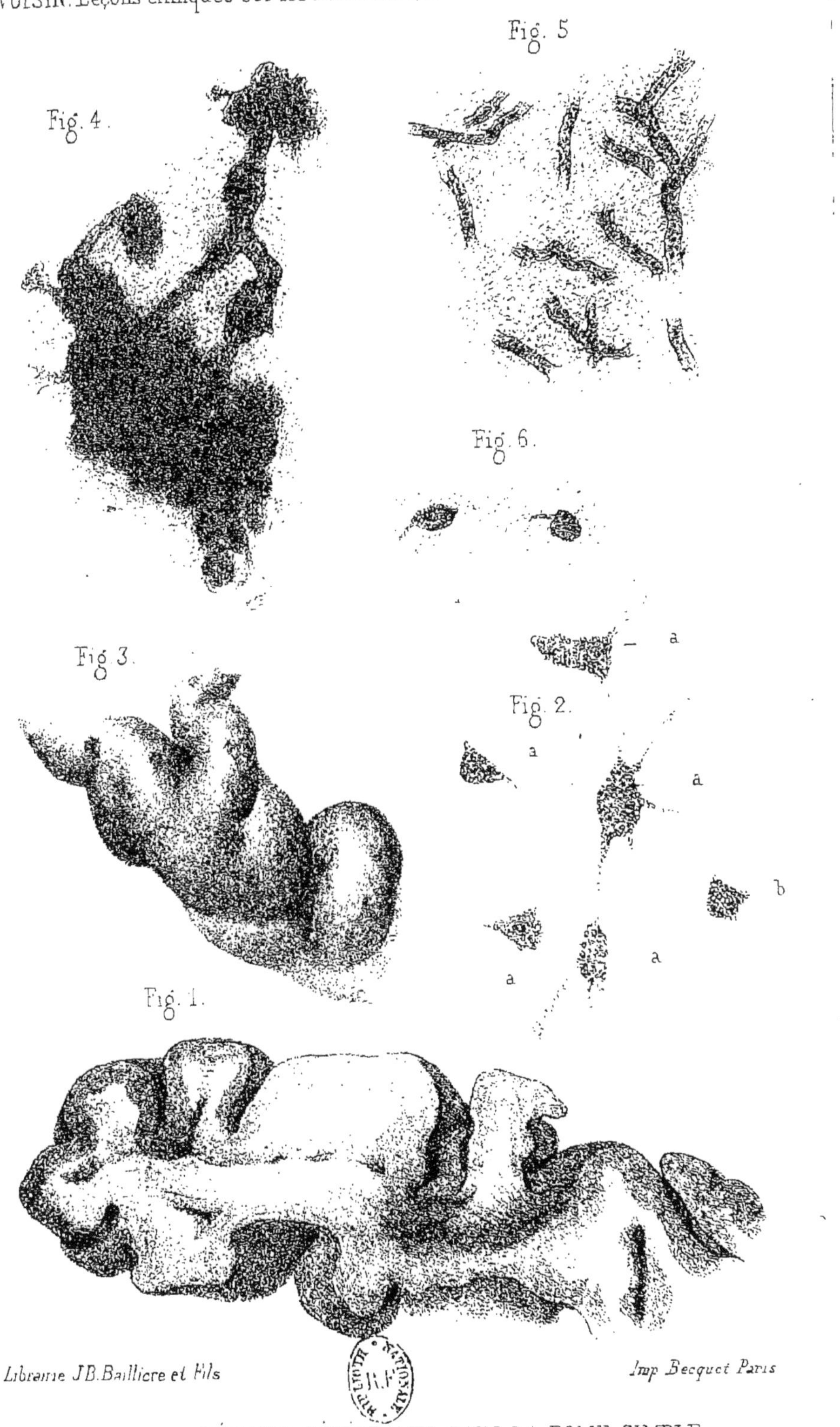

Librairie J.B. Baillière et Fils

Imp. Becquet Paris

LÉSIONS CÉRÉBRALES DANS LA FOLIE SIMPLE.

Aug. VOISIN. Leçons cliniques sur les maladies mentales. PL. II.

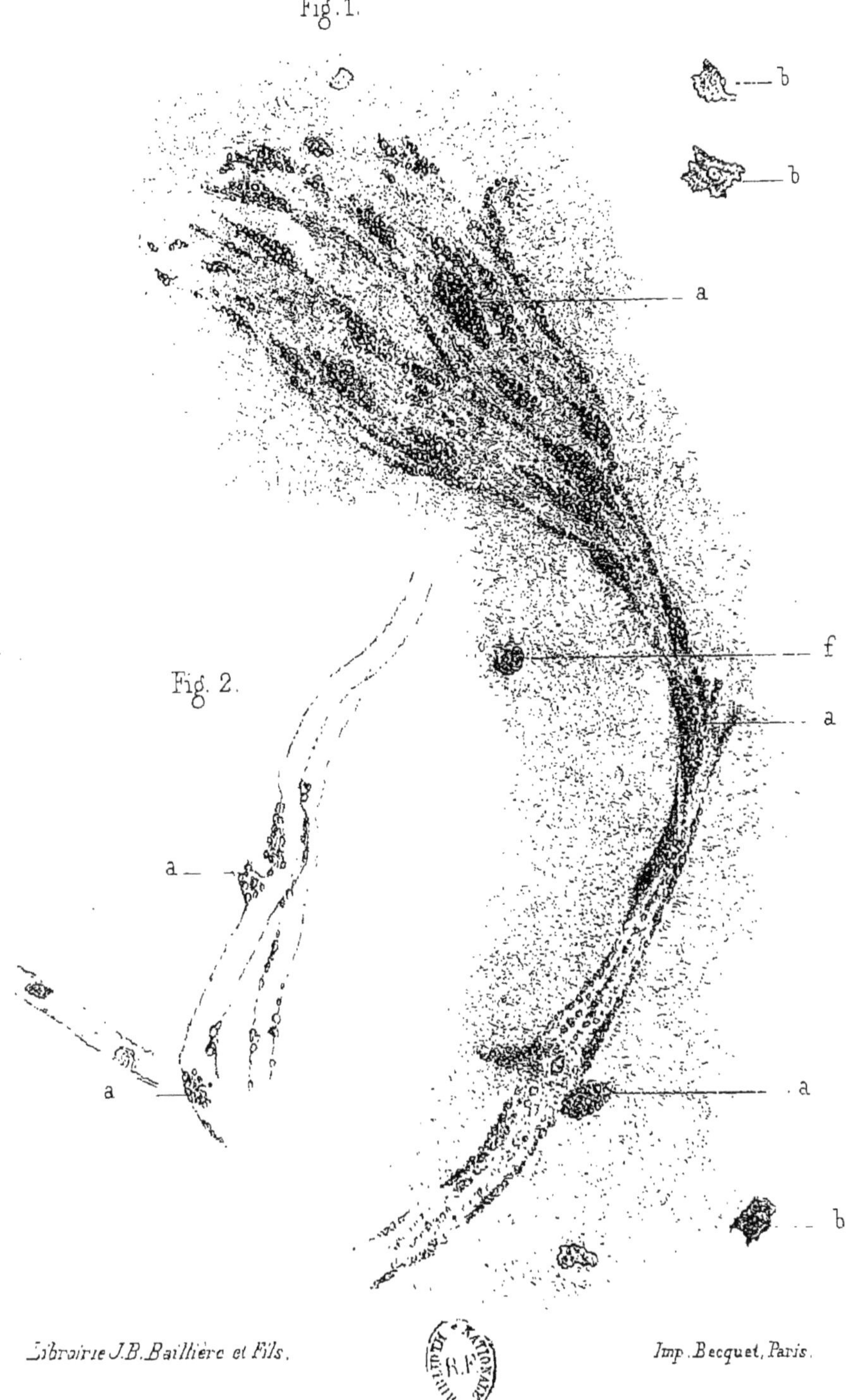

Librairie J.B. Baillière et Fils. Imp. Becquet, Paris.

LÉSIONS CÉRÉBRALES DANS LA FOLIE SIMPLE.

EXPLICATION DES PLANCHES

PLANCHE I. — LÉSIONS DANS LA FOLIE SIMPLE.

FIG. 1. — Décoloration et teinte grisâtre de la substance grise d'une portion de la première circonvolution frontale gauche (*a*) chez la malade Hav... (obs. XXIII, p. 104).

FIG. 2. — *a a a*. Altération au premier degré de cellules de la substance corticale de la circonvolution sus-indiquée; — *b*. Lésions au deuxième degré d'une cellule.
Grossissement : 290/1.

FIG. 3. — Taches grisâtres des circonvolutions cérébrales de la nommée Vio .. L... (obs. XXIV, page 104). Grandeur naturelle.

FIG. 4. — Altérations vasculaires, amas de pigment et infarctus observés dans une de ces taches.
Grossissement : 290/1.

FIG. 5. — Altérations des vaisseaux observées dans ces taches; leur fragmentation et leur pigmentation.
Grossissement : 290/1.

FIG. 6. — État de cellules trouvées dans ces taches; lésions des cellules au deuxième degré.
Grossissement : 290/1.

PLANCHE II.

Altérations de vaisseaux artériels et de cellules de la substance grise (zone moyenne) de la deuxième circonvolution occipitale gauche, chez la nommé At... (obs. XXII, page 102).

FIG. 1. — *a a a*. État granulo-graisseux des parois vasculaires. — *b b b*. Cellules présentant des lésions du premier degré. — *f*. Cellules altérées au deuxième degré.
Grossissement : 290/1.

FIG. 2. — *a a*. État granulo-graisseux des parois vasculaires.
Grossissement : 290/1.

PLANCHE III. — LÉSIONS DE LA CELLULE CÉRÉBRALE DANS LA FOLIE SIMPLE.

FIG. 1. — Anévrysme miliaire dans la substance corticale des circonvolutions frontales, chez la nommée Dech.., (obs. XXI page 102).

Grandeur naturelle.

FIG. 2. — Altérations granulo-graisseuses de capillaires de ces circonvolutions rontales.

Grossissement : 290/1.

FIG. 3. — Altérations granulo-graisseuses des capillaires de la première circonvolution frontale gauche, chez cette même malade.

a. Cellule altérée au troisième degré.

Grossissement : 290/1.

FIG. 4. — Tache d'une circonvolution (semblable à celle dessinée planche I, fig. 3), vue à un grossissement de 290 *diamètres* (obs. VI, page 105).

a a. Hematosine et pigments. — *b b b b*. Vaisseaux en fragments et en débris.

FIG. 5. — Quelques cellules observées dans l'une des circonvolutions frontales de la même malade Dech... (obs. XXI, page 102).

a a. Cellules saines ; — *c*. altérations au deuxième degré ; — *c*. altération au troisième degré.

Grossissement : 290/1.

FIG. 6. — Altérations des cellules de la substance corticale des circonvolutions pariétales de l'hémisphère droit, chez l'aliéné Pous... (obs. VIII, page. 105).

a. Lésions de cellules au premier degré, — *b b*, lésions de cellules au deuxième degré ; — *c c c c*, lésions de cellules au troisième degré.

Grossissement : 290/1.

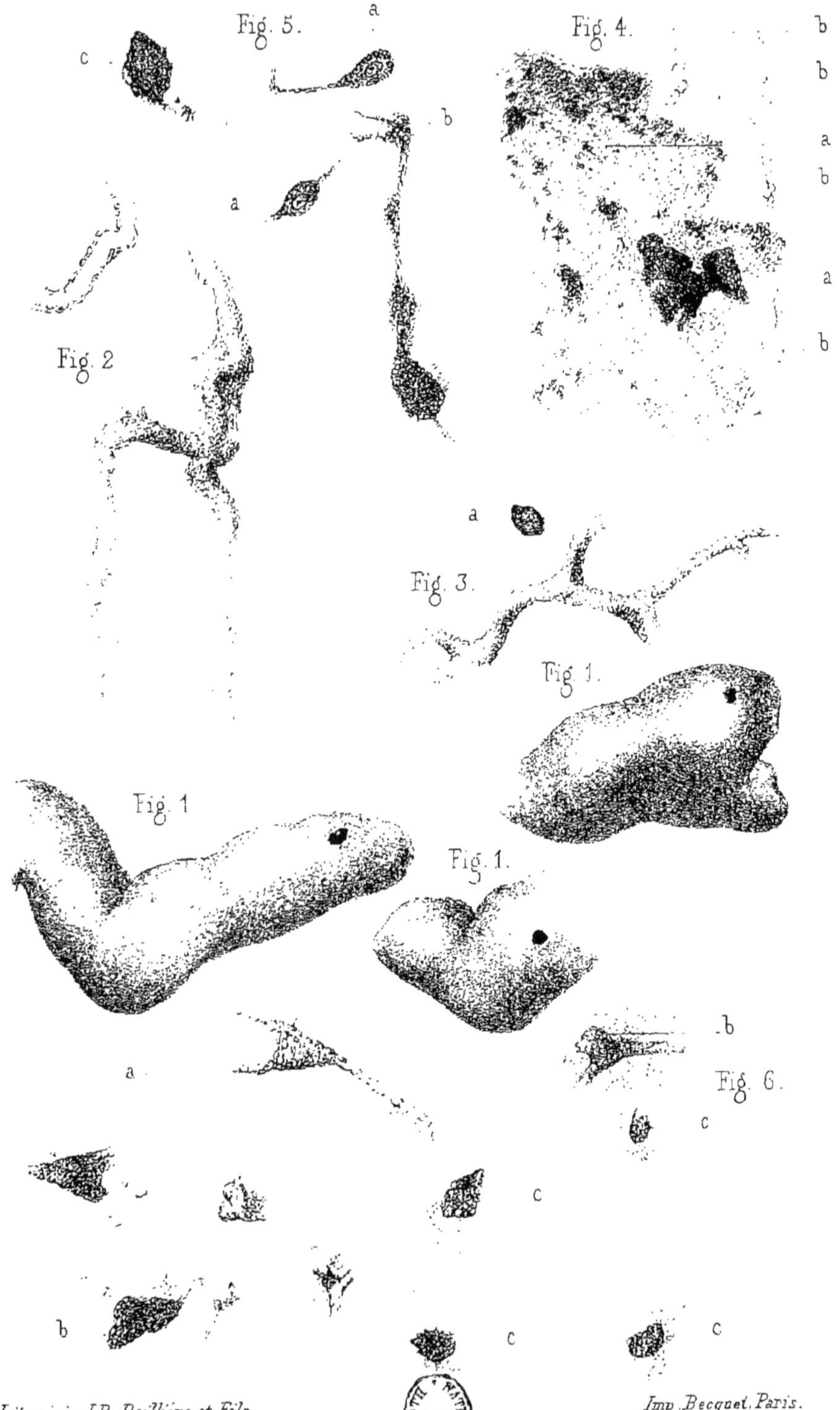

Fig. 5. Fig. 4. Fig. 2 Fig. 3. Fig. 1. Fig. 1 Fig. 1. Fig. 6.

Librairie J.B. Baillière et Fils. Imp. Becquet, Paris.

LÉSIONS CÉRÉBRALES DANS LA FOLIE SIMPLE.

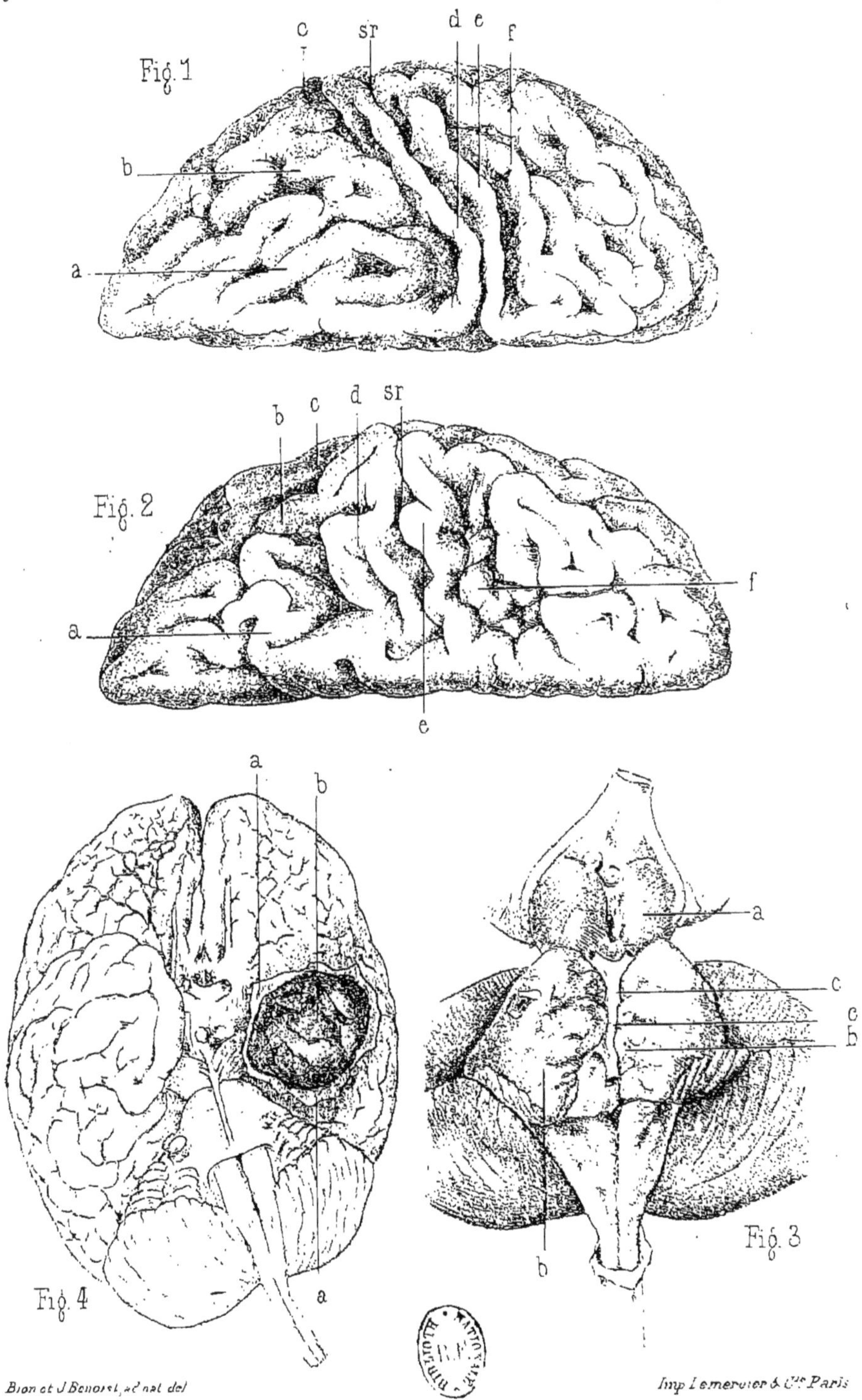

Bion et J. Benoist, ad nat. del.

Imp. Lemercier & Cie Paris

LÉSIONS DU CERVEAU CHEZ LES IDIOTS

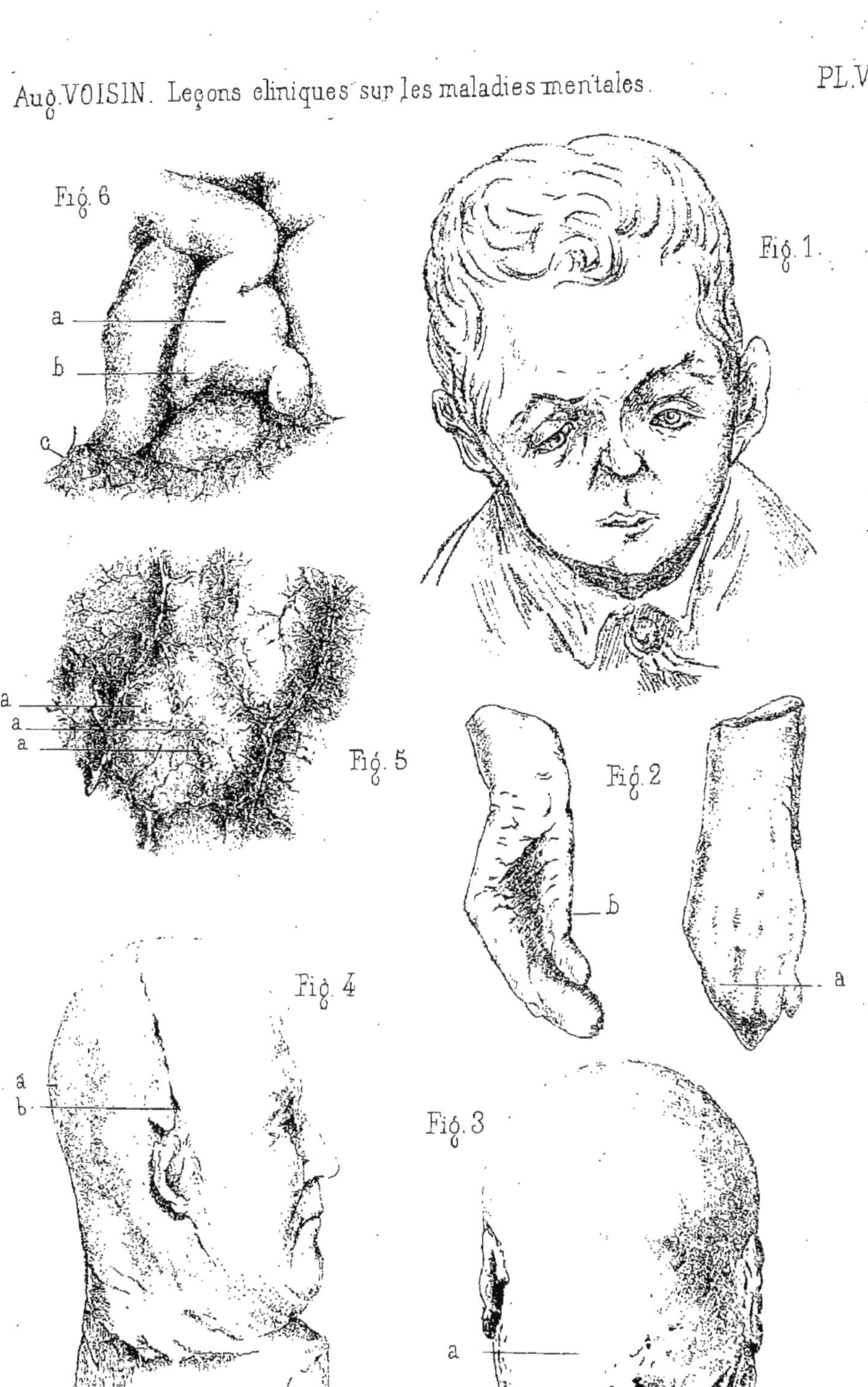

Bion et J. Benoist ad. nat. del.

Imp. Lemercier & Cie Paris

1 A 4 DÉFORMATIONS DU SQUELETTE CHEZ LES IDIOTS

5-6 LÉSIONS DANS LA FOLIE TUBERCULEUSE

PLANCHE IV. — LÉSIONS DU CERVEAU CHEZ LES IDIOTS.

FIG. I. — Hémisphère gauche de la nommée L... (obs. CXVIII, page 340).

a. 3e circonvolution frontale. — *b*. 2e circonvolution frontale. — *c*. 1re circonvolution frontale. — *d*. Frontale ascendante qui présente une disposition rectiligné et un seul pli secondaire, comme chez le fœtus. — *e*. 1re pariétale qui présente une disposition à peu près rectiligne et un seul pli secondaire. — *f*, 2e pariétale.

s. r. Scissure de Rolando.

FIG. 2. — Hémisphère droit de la nommée P... (obs. CXXXVII, page 355).

a, *b*, 2e pariétale. — *c*, *d*. 1re pariétale. — *e*. Frontale ascendante. — *f*. Portion atrophiée de la frontale ascendante.

s. r. Scissure de Rolando.

FIG. 3. — Protubérance, bulbe et pédoncules cérébraux de la nommée C... atteinte d'idiotie par absence de développement.

a. Pédoncule cérébral gauche atrophié. — *b*. Déformations, dépressions de la face inférieure de la protubérance. — *c*. Artère basilaire dans un sillon longitudinal.

FIG. 4. Cerveau de la nommée C... obs. CXIX, page 342). Agénésie de l'hémisphère gauche.

a a. Membrane qui fermait l'étage inférieur du ventricule latéral, et qui a été incisée. — *b*. Portion de cet étage inférieur mise à nu.

PLANCHE V. — DÉFORMATIONS DU SQUELETTE CHEZ LES IDIOTS. LÉSIONS DU CERVEAU DANS LA FOLIE TUBERCULEUSE.

FIG. 1. — Crâne très haut, face asymétrique, yeux disposés suivant une courbe chez le nommé C... (obs. CXXXVIII, page 356).

Oreilles très écartées et épaisses. Inclinaison du nez à gauche. Bouche de travers.

FIG. 2. — Mains palmées du même idiot.

FIG. 3. — Tête d'une idiote crétinoïde.

a. Largeur insolite de la nuque.

FIG. 4. — Tête d'une idiote.

a. Absence de saillie occipitale. — *b*. Ligne résultant de la moulure de la tête.

FIG. 5. — Méninges cérébrales de la nommée R... morte de folie tuberculeuse (obs. II, page 754.)

a a a. Tubercules miliaires.

FIG. 6. — Circonvolutions de la nommée Col..., morte de folie tuberculeuse (obs. II, page 757).

a. Circonvolution. — *b*. Tubercule. — *c*. Méninge abaissée.

PHOTOGRAPHIES

PLANCHE VI. — FOLIE PAR STHÉNIE.

1° H..., âgée de trente-neuf ans, atteinte de folie lypémaniaque, caractérisée par des hallucinations, de la stupeur, un état de sthénie vasculaire et de spasme des muscles de la face.

2° Ph..., âgée de quarante-et-un ans, atteinte de folie lypémaniaque à forme religieuse, sthénie vasculaire et spasme des muscles de la face.

3° Bell..., âgée de vingt-cinq ans, atteinte de folie lypémaniaque, avec sthénie de vaisseaux, spasme des muscles, maigreur considérable, compliquée d'amnésie et de démence.

4° La même malade Bell..., guérie par le chlorhydrate de morphine, au bout de trois mois de traitement.

La physionomie et l'habitus extérieur de cette femme sont tels, que l'on aurait peine à croire que c'est la physionomie de la même malade.

La maigreur a fait place à de l'embonpoint; au teint jaunâtre a succédé un coloris rose; et l'apparence excessivement maladive a été remplacée par un retour à la vie et à la santé.

PLANCHE VII. — FOLIE HASCHISCHIQUE.

FIG. 1. — Achmed, quarante-cinq ans, atteint de folie haschischique subaiguë obs. CI, page 283). Asile de Sidi Moristan, au Caire.

FIG. 2. — Femme âgée de cinquante-cinq ans, atteinte de folie haschischique chronique. Asile de Sidi Moristan, au Caire (obs. CII, page 283).

FIG. 3. — Said Effendi, âgé de vingt ans, atteint de folie haschischique mélancolique chronique. Asile de Sidi Moristan (obs. CIII, page 284).

FIG. 4. — Mahamoud Effendi, âgé de vingt-cinq ans, atteint de folie haschischique chronique, au degré le plus avancé. Asile de Sidi Moristan, au Caire (obs. CIV, page 284).

PLANCHE VIII. — FOLIE MÉLANCOLIQUE.

FIG. 1. — Bau..., âgée de quarante et un ans, atteinte de folie mélancolique (aliénée gémisseuse (obs. XVIII, page 716).

FIG. 2. — Bau..., après sa guérison par le chorhydrate de morphine, quatre mois près le début du traitement.

FIG. 3. — Fal..., aliénée gémisseuse (page 732).

FIG. 4. — Gog..., âgée de vingt-six ans, atteinte de folie lypémaniaque (obs. XXVII, page 719).

FIG. 5. — Gog... guérie par le chlorhydrate de morphine, un mois après le début du traitement.

Fig. I

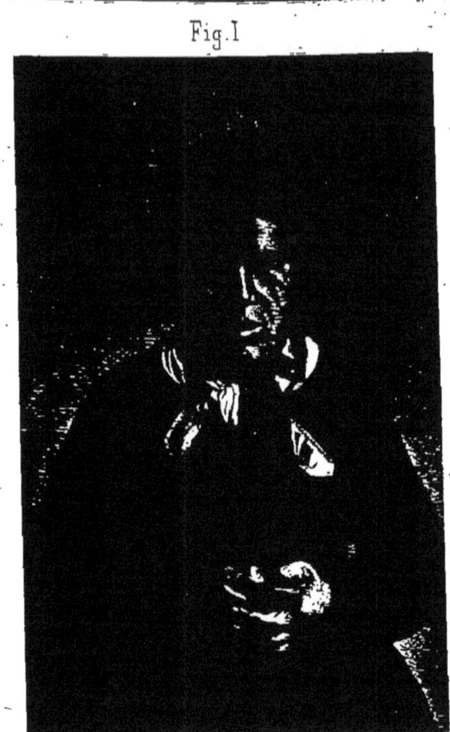

H..39 ans, Folie lypémaniaque.

Fig. II

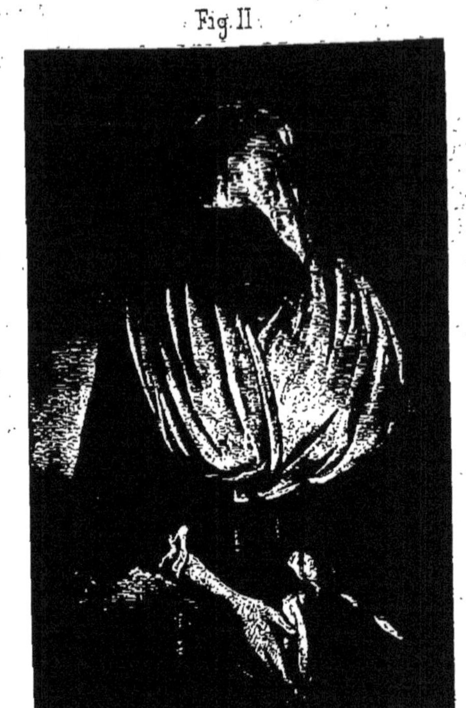

Ph..41 ans, Folie lypémaniaque.

Fig. III

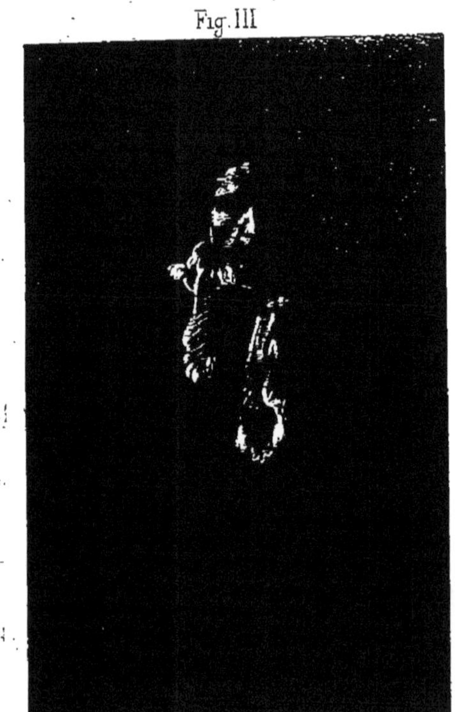

Bell..25 ans, Folie lypémaniaque avant le traitement.

Fig. IV

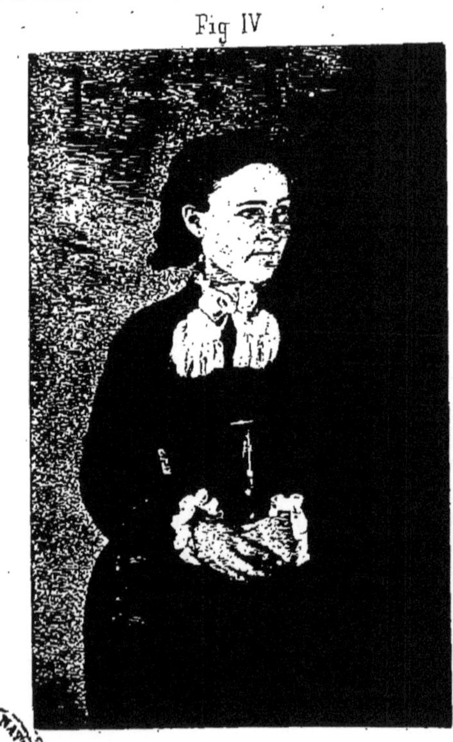

La même, guérie après trois mois de traitement.

Libr. J.B. Baillière et Fils. Photoglyptie Lemercier et Cie

FOLIE LYPÉMANIAQUE

Fig.I

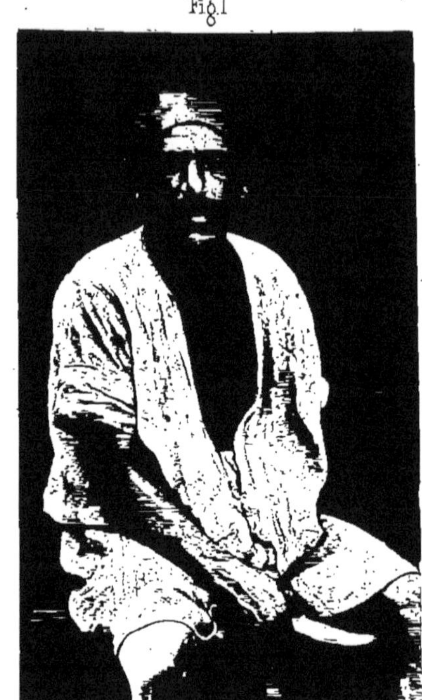

Achmed. 45 ans.

Fig.II

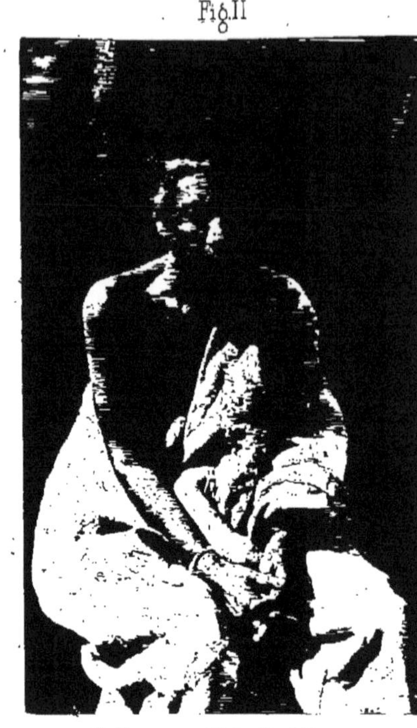

X. Femme âgée de 55 ans.

Fig.III

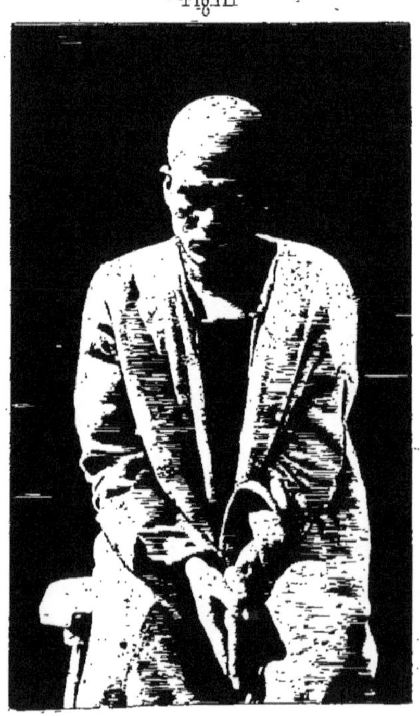

Saïd Effendi, 20 ans.

Fig.IV

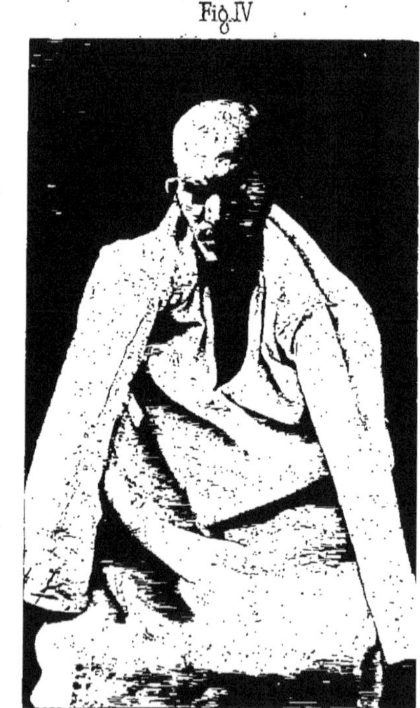

Mahambud Effendi. 25 ans.

Libr. J.B. Baillière et Fils. Photoglyptie Lemercier et Cie P

FOLIE HASCHISCHIQUE

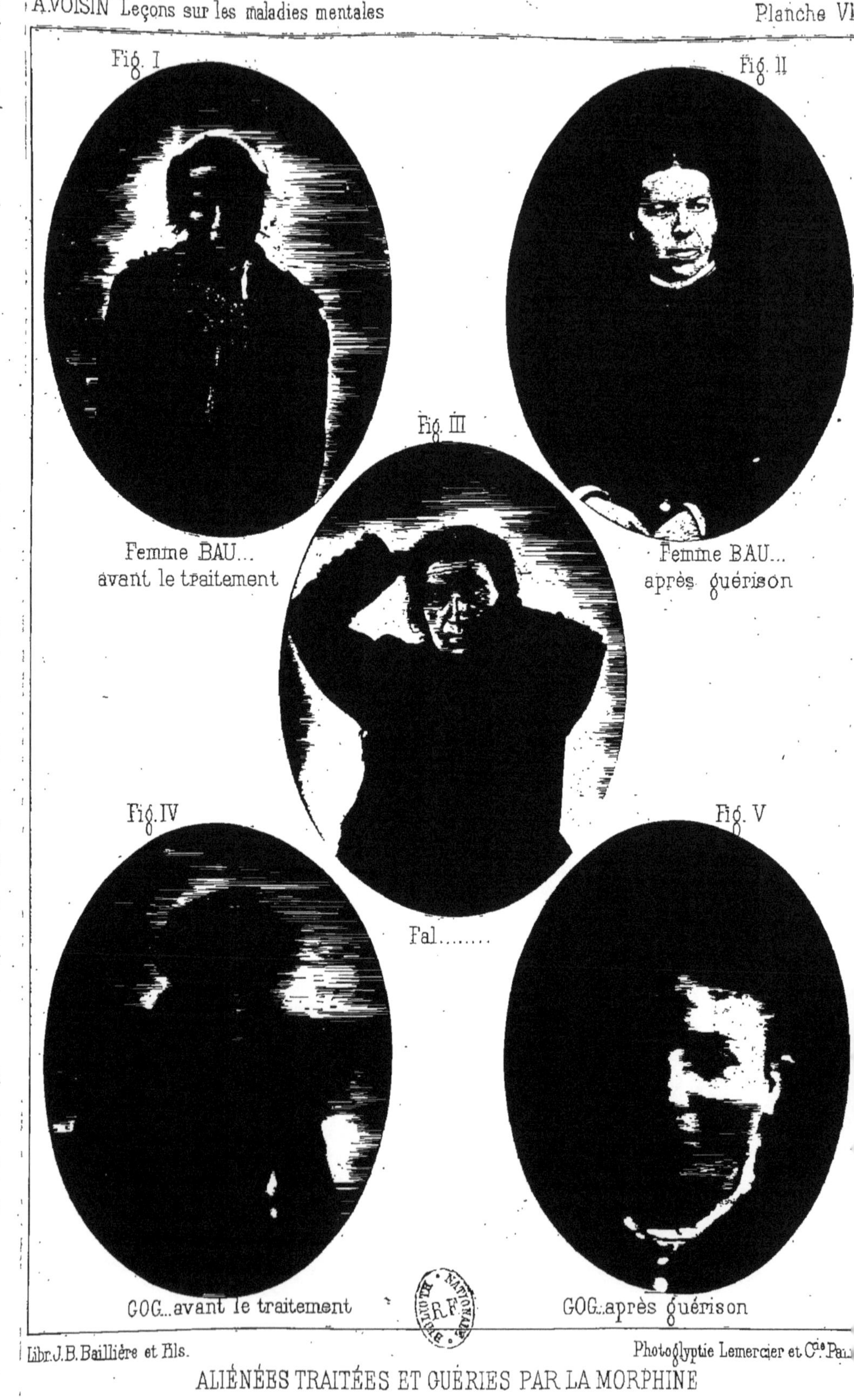

Femme BAU... avant le traitement

Femme BAU... après guérison

Fal........

GOG... avant le traitement

GOG... après guérison

Libr. J. B. Baillière et Fils. Photoglyptie Lemercier et Cie Paris

ALIÉNÉES TRAITÉES ET GUÉRIES PAR LA MORPHINE

TABLE DES MATIÈRES

DIXIÈME LEÇON

ONZIÈME LEÇON

DOUZIÈME LEÇON

TREIZIÈME LEÇON

QUATORZIÈME LEÇON

QUINZIÈME LEÇON

SEIZIÈME LEÇON

DIX-SEPTIÈME LEÇON

DIX-HUITIÈME LEÇON

DIX-NEUVIÈME LEÇON

VINGTIÈME LEÇON

VINGT ET UNIÈME LEÇON

VINGT-DEUXIÈME LEÇON

VINGT-TROISIÈME LEÇON

VINGT-QUATRIÈME LEÇON

VINGT-CINQUIÈME LEÇON

VINGT-SIXIÈME LEÇON

VINGT-SEPTIÈME LEÇON

VINGT-HUITIÈME LEÇON

VINGT-NEUVIÈME LEÇON

TRENTIÈME LEÇON

FIN DE LA TABLE DES MATIÈRES.

ERRATA

Les observations XXXIX (p. 154) et XXXIX (p. 716) s'appliquent à la même malade.

Les tracés sphygmographiques de la page 54 ont été recueillis sur les mêmes malades que ceux de la page 52 ; ils montrent l'action de la morphine.

LUYS (J.). Leçons sur la structure et les maladies du système nerveux. Paris, 1875, in-8, 80 pages avec une planche. 3 fr.

MAINGAULT. De la paralysie diphthéritique. Paris, 1860, in-8, 163 p. 2 fr.

MANEC. Anatomie analytique. Tableau représentant l'axe cérébro-spinal chez l'homme. Paris, 1829, planche et texte grand in-fol. 1 fr. 50

MARC. De la folie considérée dans ses rapports avec les questions médico-judiciaires. Paris, 1840, 2 vol. in-8. *Au lieu de* 15 fr. 5 fr.

MARCÉ (L.-V.). De l'état mental dans la chorée. Paris, 1860, in-4, 38 pages, 1 fr. 50

— De la valeur des écrits des aliénés au point de vue de la sémiologie et de la médecine légale. Paris, 1864, in-8, 32 pages avec 2 planches. 2 fr.

— Traité de la folie des femmes enceintes, des nouvelles accouchées et des nourrices, et considérations médico-légales qui se rattachent à ce sujet. Paris, 1858, 1 vol. in-8. 6 fr.

— Recherches cliniques et anatomo-pathologiques sur la démence sénile, et sur les différences qui la séparent de la paralysie générale. Paris, 1863, in-8, 72 pages. 2 fr.

— Des altérations de la sensibilité. Paris, 1860, in-8, 111 pages. 2 fr. 50

MARCHAL. Mémoires sur la paralysie de la troisième paire de nerfs crâniens, consécutive à la névralgie de la cinquième. Paris, 1846, in-8. 75 c.

MARFAING (Ernest). De l'alcoolisme considéré dans ses rapports avec l'aliénation mentale. Paris, 1875, in-8, 81 pages. 2 fr.

MESNET (E.). Étude médico-physiologique sur l'homme dit le Sauvage du Var. Paris, 1865, in-8, 22 pages avec portrait. 1 fr. 50

MICHÉA (F.). Du siège, de la nature intime, du symptôme et du diagnostic de l'hypochondrie. Paris, 1843, in-4, 81 pages. 2 fr. 50

— Des hallucinations, de leurs causes et des maladies qu'elles caractérisent. Paris, 1846, in-4, 32 pages. 1 fr.

MONGERI (Louis). Notice statistique sur l'asile des aliénés Solimani, à Constantinople. 1867, in-8, 58 pages. 3 fr.

MONTANÉ (Louis). Étude anatomique du crâne dans les microcéphales. Paris, 1874, gr. in-8 de 80 pages, 6 planches. 3 fr. 50

MORDRET. Considérations sur la sensibilité dans ses rapports généraux avec les phénomènes psychiques. (Fragments d'une étude sur la folie.) Paris, 1879, in-8, 64 pages. 1 fr. 50

MOREAU (J.) (de Tours). De l'étiologie de l'épilepsie et des indications que l'étude des causes peut fournir. Paris, 1864, 1 vol. in-4, 175 pages (6 fr.). 4 fr.

MOREL (B.-A.). Traité des dégénérescences physiques, intellectuelles et morales de l'espèce humaine et des causes qui produisent ses variétés maladives. *Ouvrage couronné par l'Institut de France*. 1857, 1 vol. in-8, 700 pages et Atlas de 12 planches in-4. 12 fr.

— Le cerveau, sa topographie anatomique. Paris, 1880, in-4, avec 17 pl. Cart. 7 fr. 50

— Le procès Chorinski. Études médico-légales. Rouen, 1868, 32 pages. 1 fr.

MOREL (B.-A.) et **FALRET** (Jules). Consultation médico-légale sur l'état mental de Jeanson, accusé d'incendie et de meurtre. Paris, 1869, in-8, 110 pages. 2 fr.

MOTET (A.). Les aliénés devant la loi. Paris, 1866, in-8, 48 pages. 1 fr.

— Accès de somnambulisme spontané et provoqué. Paris, 1881, in-8, 16 pages. 1 fr.

— Éloge de Morel. Paris, 1874, in-8, 36 pages. 1 fr. 25

NIEPCE (B.). Traité du goître et du crétinisme. Paris, 1851-1852, 2 vol. in-8. 9 fr.

NICOLAS-DURANTY. Diagnostic des paralysies motrices des muscles du larynx. Paris, 1872, in-8, 45 pages, avec 3 pl. 2 fr.

NIVET. Traité du goitre. Paris, 1880, 1 vol. in-8 de 297 pages. 6 fr.

— Études sur le goître épidémique. Paris, 1873, in-8. 2 fr. 50

PAIN (A.). De l'hygiène morale de la folie appliquée dans les grands asiles d'aliénés. Paris, 1861, in-8 de 16 pages. 50 c.

— Des divers modes de l'assistance publique appliquée aux aliénés. 1865, in-8. 1 fr. 50

PARENT et **MARTINET**. Recherches sur l'inflammation de l'arachnoïde cérébrale et spinale. Paris, 1821, in-8. *Au lieu de* 7 fr. 50 c. 3 fr.

PARIGOT. Tableau analytique des maladies mentales. Gand, 1854, in-8 oblong. 2 fr.

PARINAUD. Étude sur la névrite optique. Paris, 1877, gr. in-8, 64 pages. 1 fr. 50

PETIT (A.). Mémoire sur le traitement de l'aliénation mentale. Paris, 1843, in-8. 1 fr. 50

PHILIPS (A.-J.-P.). Électro-dynamisme vital, ou les relations physiologiques de l'esprit et de la matière démontrées par les expériences entièrement nouvelles et par l'histoire raisonnée du système nerveux. Paris, 1855, in-8. 7 fr.

ENVOI FRANCO CONTRE UN MANDAT SUR LA POSTE

Motteroz, Adm.-Direct. Imp. réunies, A

www.ingramcontent.com/pod-product-compliance
Ingram Content Group UK Ltd.
Pitfield, Milton Keynes, MK11 3LW, UK
UKHW020147250726
13967UKWH00002B/906